Holistic Integrative Hepato-Gastroenterology

整合消化病学

整合肠道病学

总 主 编　樊代明

副总主编　吴开春　赵青川

主　　编　梁　洁　卢瑗瑗

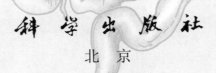

科学出版社

北　京

内 容 简 介

　　整合医学是从人的整体出发，将医学相关领域最先进的理论知识和临床各专科最有效的实践经验加以有机整合形成的更加符合人体健康和疾病预防与诊疗的新的医学知识体系。《整合消化病学》在整合医学理念指导下编写，共分五卷，即《整合食管病学》《整合胃病学》《整合胆胰病学》《整合肠道病学》和《整合肝病学》。《整合肠道病学》用全新的医学认识论讨论了肠道病学相关的科学知识，力求完成三大任务，即研究肠道病学知识的本质特征、形成方法和价值取向；探索消化科医师合理应用消化病学知识正确诊治（防）肠道病的方法和路径；通过整合融汇已知的一系列学科，以形成更高层次的肠道病学认识论。

　　本书将相关医学知识做了有机融合，涵盖许多新见解、新方法、新认识，不仅体量大，且思路新颖，内容深广。可供临床医务工作者，特别是消化专科临床医师、全科医师和护理人员参考阅读。

图书在版编目（CIP）数据

整合消化病学 . 整合肠道病学 / 樊代明总主编；梁洁，卢瑷瑷本册主编 . — 北京：科学出版社，2022.9
ISBN 978-7-03-072512-7

Ⅰ . ①整… Ⅱ . ①樊… ②梁… ③卢… Ⅲ . ①肠疾病—诊疗 Ⅳ . ① R57

中国版本图书馆 CIP 数据核字（2022）第 102058 号

责任编辑：李　玫 / 责任校对：张　娟
责任印制：赵　博 / 封面设计：吴朝洪

科学出版社 出版
北京东黄城根北街 16 号
邮政编码：100717
http://www.sciencep.com

北京画中画印刷有限公司印刷
科学出版社发行　各地新华书店经销
*

2022 年 9 月第 一 版　开本：889×1194　1/16
2022 年 9 月第一次印刷　印张：29 1/4
字数：800 000

定价：230.00 元
（如有印装质量问题，我社负责调换）

编者名单

总 主 编 樊代明

副总主编 吴开春　赵青川

主 编 梁　洁　卢瑷瑷

编 者（以姓氏笔画为序）

丁敬宾	卜婧愉	王　亮	王　萍	王玉娟
王明明	王家瑶	王春晖	毛　仁	邓　辉
石　钰	卢瑷瑷	申亮亮	田苗苗	乐双双
冯维博	宁晓暄	曲　璇	朱良如	朱维铭
朱嵘嵘	任　贵	刘　坤	刘　浩	刘　潜
刘占举	刘宇尧	刘雪梅	闫君雅	江　逊
许彭鹏	苏　松	杜春艳	李　凯	李　佳
李　唐	李　烨	李　翠	李一丁	李玉品
李红平	杨　洁	杨　洋	杨仕明	杨晓剑
时艳婷	吴　东	吴　维	吴　琼	吴　霞
吴国生	沃龙飞	沈　骏	宋立强	张　薇
张发明	张兆洲	张芽龙	陈　阳	陈　玲
陈　憩	陈发明	陈旻湖	陈翌东	武圣君
林　燕	林俊超	虎崇康	易志强	金熠蓉
房静远	封　琳	赵　玉	赵宏芳	赵宏亮
赵晓迪	郝一鸣	胡长江	钟　捷	秦红雁
贾　新	顾于蓓	顾东英	钱家鸣	凌方梅
高　洁	高小亮	高广勋	高智波	郭　薇
郭宏伟	黄景辉	曹田宇	龚剑锋	虞必光
康建琴	康晓宇	章文春	梁　洁	储　屹
曾令超				

学术秘书 康晓宇

前　言

　　医学发展至今，为人类的生存、繁衍乃至健康做出了巨大贡献。但随着社会进步，工业化进程加快，居住地城镇化发展，老龄化时代提前到来，特别是自然环境恶化及生活方式改变，医学面临着严峻的挑战：一方面，人类疾病谱正在发生根本性的变化，特别是人类对健康的需求日益提高，人们对医学发展的方向产生了质疑。另一方面，医学发展中呈现的专业过度分化、专科过度细化、医学知识碎片化，对医学理论和技术本身的发展形成了障碍。世界医学界曾先后提出转化医学、循证医学、精准医学等理念，试图解决上述难题，但最终均遭遇到了难以克服的困难。特别是这次新型冠状病毒肺炎（简称新冠肺炎）疫情大范围地损害了人类健康。传染病一次又一次像潮水般不断袭来，慢性病一个又一个呈爆炸式增长，对人类健康已形成了双重威胁。目前的状况提醒人类，克服这些困难单靠某个国家或某些地区的力量是不够的，单靠某个专业或某些专家的力量是不够的，单靠某项技术或某些方法、药品的简单使用也是不够的，甚至单靠医学界和医师的努力也是不够的。人类只有创建整合型的医学研究体系、医学教育体系、医疗服务体系、医学预防体系、医学管理体系等，然后将之有机融合，形成整合型的健康服务体系，才能在未来世界里"任凭风浪起，稳坐钓鱼船"。要创建整合型的健康服务体系，就必须有先进、科学且适时的医学理念引导，因此整合医学理念应运而生。

　　整体整合医学（holistic integrative medicine，HIM）简称整合医学，是从人的整体出发，将医学相关领域最先进的理论知识和临床各专科最有效的实践经验分别加以有机整合，并根据社会、环境、心理等的现实进行修正、调整，使之成为更加符合人体健康和疾病预防与诊疗的新的医学知识体系。从根本上讲，整合医学不是一门具体的医学专业，也不是一个局限的医学专科。但它适用于所有医学专业，也适用于所有医学专科。近期编者写过一篇3万多字的论文并已发表，题目是《整合医学——从医学知识到医学知识论》，再次阐明整合医学是知识论和方法学。关于医学知识，从事医学的人员都懂很多，不从医者也懂不少，但整合医学作为医学知识论则不然，它是研究医学知识的本质特征、形成方法和价值取向的认识论和方法学；是指导医师合理应用医学知识、正确诊治（防）疾病的认识论和方法学；也是利用现有普通医学知识凝聚、创造更高层次医学知识的认识论和方法学。

　　《整合消化病学》的撰写和出版是在整合医学理念指导下的又一次具体实践。全书共分《整合食管病学》《整合胃病学》《整合胆胰病学》《整合肠道病学》和《整合肝病学》五卷，共计300余万字，是目前中国乃至世界该领域大型的新版消化病学巨著。本书不仅体量大，且书中内容具有深而广的显著创新性。参加编写的200余位学者以整合医学作为医学知识论的理念，力求完成医学知识论要求的三大任务，即研究消化病学知识的本质特征、形成方法和价值取向；指导消化科医师合理应用消化病学知识来正确诊治（防）

消化系统疾病；在写作实践中学习整合消化病学相关内容，以形成更高层次的消化病学知识。由此提出了许多新见解、新方法、新认识，凸显出本书众多的新特点。以《整合胆胰病学》为例，至少可以总结出如下10个特点。

1.**胆胰与进化发育的整合思考**　以人为最高级动物，以倒叙方法，追溯并整合生物界从单细胞生物到不同代表性物种，再到人类，在数亿年进化过程中胆胰的结构和功能的形成与变迁，从而认识人类胚胎在母体子宫内仅用10个月便从一个受精卵发育成一个胆胰结构和功能完整的个体的过程。在此过程中对整体基因调控、发育分化基因的开放与关闭做出整合思考，为出生后整个生命周期中胆胰病的发生发展机制提供分子水平的理论基础。

2.**胆胰与生命周期的整合思考**　将胎儿、儿童、成年、老年四个阶段中胆胰的结构和功能变化与疾病的发生相联系、比较，整合思考其与健康维护和疾病诊治（防）关系的理论、策略及方法。

3.**胆胰与生化过程的整合思考**　将胆胰的结构和功能与人体重要生化过程，即甲基化、乙酰化、泛素化、糖基化、磷酸化五大生化过程相联系，整合思考胆胰病发生发展的分子机制，为胆胰病的诊断和治疗寻找生物学靶标奠定基础。

4.**胆胰与其他器官的整合思考**　本书整合分析了胆胰与皮肤、神经、肺、胃、肝、肠之间的关系，还整合分析了胆胰两者间的关系，为消化病今后在多学科整合诊治即MDT（多学科会诊）to HIM方面提供理论基础。用整合思维组建多学科整合诊治团队；制订个体化整合诊治方案；实现最优（大）化整合诊治效果。

5.**胆胰结构功能与胆胰病发生机制的整合思考**　本书在介绍胆胰的正常结构及功能的同时，对比介绍各种胆胰病所致胆胰结构及功能的改变，整合思考各种胆胰病的发生机制，以利于临床医师对胆胰病发生发展全程全貌的理解。

6.**胆胰病诊断与治疗方法的整合思考**　本书强调诊治（防）结合，诊治（防）并举。整合思考其相互关系，以便相得益彰。如对某一个胆胰病的外科治疗，既要考虑切除（resection）、修复（repairment）、移植（replacement），又要考虑该病的再生（regeneration）、康复（rehabilitation）和"返老还童"（rejuvenation）。

7.**胆胰病的中西医整合思考**　对每种胆胰病，充分展示中医和西医对其的不同认识和相同认识，且在诊断、治疗和预防上分别叙述，互为补充，整合思考实现中西医并重。

8.**不同胆胰病发生机制及治疗原则的整合**　胆胰病性质虽有不同，但可能有相互联系，都是从正常胆胰结构和功能出现变化开始，循序渐进，从量变到质变的过程。如从良性→恶性，功能→结构，急性→慢性，儿童→成人，成人→老年人，诊断→治疗，治疗→预防等，这些都应整合思考，做到同病异治、异病同治和防患于未然。

9.**首章设整合思考高度**　首章作为《整合胆胰病学》的概论，不仅从胆胰器官，而且从消化系统乃至全身整体角度，对近十年全球对胆胰病的研究成果进行整合分析，提倡观察问题要"连横"，横向扩展，即从观察→兴趣→分析→整合。首章不仅为读者提供前瞻性指引，而且为读者展现一个消化病学学术发展的新视野和新境界，实现整合医学知识论中的第一条和第二条功能，即研究医学知识的本质特征、形成方法和价值取向，从而指导医师合理应用医学知识，正确诊治（防）胆胰病。

10.**末章设整合思考前瞻**　末章作为《整合胆胰病学》的展望部分对书中各章提出的挑战性问题进行整合思考，对比分析，并根据医学未来发展的方向，提出可能的解决办法，提倡展望未来要"合纵"，即纵深到底，要从思考→思路→思维→思想，为读者未来开展整合胆胰病学的研究提供宝贵建议。实现整合医学知识论中的第一条和第三条功能，即研究医学知识的本质特征、形成方法和价值取向；从而利用普通医学知识创造更高层次的医学知识。

总之，整合是时代发展的特征，是解决划时代难题的法宝，医学同然。

最近国际医学界提出，疾病的整合诊治是未来医学发展的方向，不是之一，而是唯一。我曾在几年前说过，整合医学是未来医学发展的必然方向、必由之路和必定选择。但整合医学发展不会一蹴而就，这是一个需要不断总结，循序渐进，追求高度但又永远达不到最高点的永恒过程。作为主编，2020 年我曾组织全国近 1000 名学者撰写出版了中国乃至世界肿瘤领域大型的《整合肿瘤学》专著，共 6 册近 600 万字，受到广泛好评。《整合消化病学》是又一次对整合医学理念的具体实践。由我主编的《整合医学——理论与实践》已陆续出版至 9 卷。近期又有第 10 卷写成付梓，总计 10 卷，共 1083 万余字。尽管做出上述努力，但整合医学无论是理论研究还是实践探索只是开头，仍需要国内外医学同道群策群力，心往一处想，劲往一处使，这是世界、历史、人类赋予当代医务工作者的艰巨任务。当然在上述过程中尚有很多不完全、不完善，甚至不正确的地方，这也是本书不完美的地方，祈望广大读者给予批评指正，使整合医学沿着正确、健康的方向发展前行。

中国工程院院士

美国医学科学院外籍院士

法国医学科学院外籍院士

2021 年 11 月 11 日

目　录

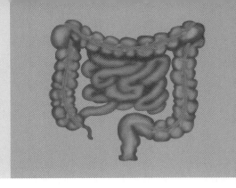

第1章　整合肠道病学概论

人体的肠道包括小肠和大肠，小肠 5～6m，大肠 1.5m。肠道完全伸展后总面积为 300～400m²，甚至比肺泡的总面积还大。肠道内有数百万个神经元，并且是自主神经系统，具有人体"第二大脑"之称。肠道内有数万亿个微生物，其数量与全身的细胞数量相当，在人体肠道细菌中，只有 10%～20% 的细菌是与他人相同的，其他微生物群因人而异，多取决于饮食习惯和生活方式。肠道的功能不只是消化和吸收所摄食物，还会对人体身心健康产生重要影响。例如，肠道中的微生物种群影响着人的健康和食欲、体重和心情；肠道还是人体最大的免疫排毒器官，影响免疫力、皮肤健康和精神状态。因此，肠道又被称为"身体健康的第一道防线"。《整合肠道病学》的编写，是立足于樊代明院士所提出整合医学（holistic integrative medicine，HIM）的理念，聚焦于肠道生理、病理和良恶性疾病的解析与诠释，注重与传统肠病学专著传递的思维方式相区分，从整合医学的视角聚焦肠病学，力图填补相关领域内空白，给予读者新概念、新思考、新启示。本章概论内容将从以下几个方面抛砖引玉，以引发读者从整合思维的角度重新审视当下肠病研究的思考。

一、进化学比对为研究人类肠道提供独特视角

食物为生命体提供了组织构建的原材料，同时也提供了活动的原动力。消化系统的主要功能是获得食物并从中摄取营养物质。从无脊椎动物到脊椎动物，为适应大自然的复杂环境，不同种

类动物由于各种因素的影响，消化道的结构产生了不同的进化。在人体消化道中，胃对吞咽下的食物进行储存和初步加工，小肠靠各种消化酶直接吸收营养，而大肠则靠微生物来发酵小肠未吸收的部分，从而间接获得营养。相比于动物性食物，多数植物性食物中的糖、蛋白质和脂肪比较少，再加上其中常有各种消化酶抑制剂，众多成分不能被小肠吸收。大量难以消化的成分，会进入结肠发酵，产生丁酸，而丁酸滋养肠道上皮细胞，诱导其生长、分化，维持肠道微环境。因此饮食构成中的植物性食物越多，就越需要结肠；而饮食构成中的动物性食物越多，就越需要小肠。人类的结肠体积只占 20% 左右，小肠体积却高达 60%，说明在进化史上，人类饮食中有很多可直接被消化吸收的营养，少部分食物经历结肠的发酵。人类的整个消化道占体重的比例，也是灵长类里最小的，这也说明在进化史上，人类吃的食物通常都很好消化。有人类学家认为，消化道非常耗能，靠大量获取动物性食物而缩小消化道，可以节省许多能量以供应大脑，即所谓的"昂贵器官假说"。

除了小肠和结肠的比例之外，消化道中另一个与饮食构成密切相关的因素是胃环境的酸碱性。学界一直把高酸性的胃部环境视为理所当然，其实在动物界中，极低的胃部 pH 是很少见的。因为无论是生产强酸，还是保护胃部不受酸伤害，都需要更多能量，所以除非必要，动物不会发展出很高的胃部酸性环境——这是一种昂贵的身体配置。胃部酸性的主要功能有帮助分解蛋白质——酸性环境除了能直接灭活、分解许多蛋白质外，还能将胃蛋白酶原激活成胃蛋白酶，并保证蛋白

水解的正常进行；过滤伴随饮食的外来微生物，减少感染风险，维持肠道微生物群的稳定。因此，饮食中的蛋白质越少，越不需要胃酸。植食动物的胃部通常有着很低的酸性（pH 多在 3 ~ 7），肉食动物中的腐食动物都有着极高的胃部酸性（pH＜2）。由此可见，人类与各类动物的胃肠道结构、功能存在着巨大差异。在科研过程中，常采用大鼠、小鼠进行包括饮食实验在内的各类实验，由此产生的实验结论存在一定的局限性，将来仍需寻找更加贴近人类胃肠道结构功能的动物模型进行更好的研究。

二、肠道菌群参与人体多种疾病发生发展，提供了整合医学范例

人的一生是与肠道菌群休戚与共的一生。从先天由母体获得的少量微生物，到后天随人体生长发育逐渐在肠道内安营扎寨，扩充增殖的庞大军团，再到由人体自身衰老或外界病理因素所致的菌群生态失衡、数量衰减及相伴而来的肠道疾病，肠道菌群一直同人类并肩同行，形影不离地走过生老病死。这些数以万计、种类繁多的肠道微生物构成人体的另类器官，是人体的"第二大脑"，与人体肠道健康及肠道疾病息息相关。肠道菌群包含千种细菌，其数量超过人体自身细胞的 10 倍，基因总数更是达百倍以上，并具有多种多样的生理功能。从整合医学的观点出发，健康的肠道菌群不仅可直接作用于肠道本身，促进肠道生长发育，参与食物消化吸收及物质代谢转化，形成肠道黏膜屏障，保护机体免受外来病原菌或理化因素的直接侵害，刺激、塑造、调节局部黏膜免疫；还可通过脑 – 肠 – 微生物轴等通路作用于中枢神经系统、内分泌系统、免疫系统等全身多种系统继而间接调节肠道的生长发育、消化吸收、代谢分泌等生理过程。

近年来，越来越多的疾病被认为与肠道菌群生态失衡和功能失调有关，从类风湿关节炎、糖尿病、哮喘，到自闭症、肥胖、心血管疾病等，虽然临床应用粪菌移植、益生菌和益生元补充等来治疗这些疾病的机制尚未被阐明，但也改变了西医对疾病治疗的理念，体现了整合医学实践。

肠道菌群一方面直接作用于肠道本身引发的肠道疾病，如肠道菌群失调相关的功能性消化不良、功能性腹泻、便秘、肠易激综合征；局部菌群屏障减弱引发的致病菌或条件致病菌相关肠道感染；肠道菌群结构变化、肠黏膜局部免疫稳态破坏及免疫应答异常激活等因素相关的炎症性肠病、肠道肿瘤等。另一方面，肠道菌群可通过作用于全身其他系统影响肠道疾病的病理生理过程，如通过改变脑 – 肠轴的功能反应调节机体激素分泌，诱发自主神经反应，激活情感应激通路等参与炎症性肠病的发生发展；通过调节血液循环中生物活性因子水平及机体免疫功能等参与肠道肿瘤的发生发展及其对抗肿瘤治疗的反应。因此，在对肠道菌群和疾病相关性的探索研究过程中，应当运用整合医学思维，全面、系统、综合地看待二者之间的关系，从中找到有效的预防及治疗策略。

三、内外科整合的肠病实践逐渐深入，传统内外科格局被打破

肠病学领域内镜技术的飞速发展使得内外科的界限逐渐模糊，如内镜黏膜下剥离术（endoscopic submucosal dissection，ESD）已成为早期癌症切除的技术，免除了开腹手术的痛苦和器官的切除，但与此同时常会带来一些新的治疗选择决策。针对组织学侵犯较深、早期转移可能性更高的"交界性"病例，需要内外科和病理等多学科整合诊治讨论进行抉择，有些高危病例即使进行了内镜切除治疗，仍需要追加手术。因此，多学科参与的治疗、护理、监测随访等全程整合管理显得尤为重要。

随着外科理念的不断更新，原来单纯地彻底切除病变逐渐转变为在追求最佳康复效果的目标下，实现彻底切除目标病灶的同时，充分保证剩余器官结构的完整性，最大限度地保留脏器功能。对于外科的要求也从 resection、repair、replace 到 regenerate、rehabilitate、rejuvenate 的转变。这样的转变意味着手术风险更高、难度更大，对医护团队的挑战更大、对手术技艺要求更高。在上述理念的推动下，越来越多的肿瘤手术不再盲目追求切除范围的扩大，而是在保证肿瘤根除效果的

基础上，尽量保留更多的器官功能。扩大根治范围并不能带来更多的远期生存获益，扩大根治术越来越少见，如目前直肠癌手术几乎已不做侧方淋巴结清扫，因为上述术式扩大了患者的创伤范围，由此带来了手术风险及并发症的增加，麻醉时长的增加，影响术后康复，但在患者远期生存方面的贡献却不大。与此同时，微创外科技术不断发展，微创外科的理念也不断更新。从手术入路、手术途径、手术范围的微创发展到身体、心理等方面综合的微创，而不再仅仅追求切口的微创。由此发展而来的快速康复外科学，倡导消化道手术早期经口进食，术后早期恢复活动，术前不再肠道准备，术中尽可能缩短手术麻醉时间等。目前，麻醉微创、切口微创、组织微创、术后康复微创等一系列措施已成为身心综合微创的重要途径，被越来越多的同仁所认可。由此可见，上述举措充分体现了整合医学理念在临床医学实践中的运用。

四、关注儿童和老年人肠道健康，是当下社会的迫切需求

第七次全国人口普查结果显示，我国 60 岁及以上人口占全国总人口的 18.70%，人口老龄化程度进一步加深，老龄人口规模大，增长速度快。全球老龄化进程加速，随着患者年龄的增长，除了正常的生理变化外，许多因素，包括环境暴露、获得性遗传性改变、药物治疗等，都会导致正常胃肠功能的破坏增加。老年患者食管和胃部疾病的发病率高，运动异常、胃食管反流、反流并发症、胃溃疡和胃肠道出血的发生率更高。类似地，下消化道疾病，如盆底疾病、便秘、腹泻、憩室病、炎症性肠病和结直肠癌，在老年患者中出现的频率增加并且通常不典型。老年患者也面临独特的营养挑战。由于小肠绒毛退化影响吸收，小肠肌间神经丛神经细胞数量减少等可能导致营养吸收减弱，营养不良也是常见问题。针对老年患者制订临床决策的过程也面临更多的并发症风险和不确定性。生命的本质必然由健康走向衰老、衰竭，躯体失能、失智，器官功能到达极限，老年人自然衰老常与病理改变相并发，存在多病共存、互

相激惹的情况，针对老年群体的治疗更应注重整合医学思想的融入，并体现较浓的人文关怀。

另外，随着三孩生育政策的放开，关注儿童肠道健康、促进下一代健康成长也是社会的迫切需求。人体在不同时期肠道的变化是不一样的，在结构上，新生儿、婴幼儿和儿童的肠道长度相对比成人长，为身高的 5 ～ 7 倍，但婴幼儿的肠壁薄，黏膜脆弱，肠系膜长而薄弱，结肠没有明显的结肠带与脂肪垂，升结肠与后壁固定差，容易发生肠扭转和肠套叠；在功能上，肠道长有利于增加肠道消化和吸收食物的面积，以满足婴幼儿生长发育的需要，但儿童肠液中各种酶含量较成人低，其消化吸收功能弱，且肠壁薄，导致通透性增高，肠道屏障功能差，肠内毒素等消化不全产物和过敏原，可以经过肠黏膜进入体内，引起全身感染和变态反应性疾病，且婴幼儿神经系统功能发育不完善，在其他系统有症状时，如发热、感冒等均可影响其肠道运动及分泌消化液的功能，导致食欲缺乏、呕吐和腹泻。儿童炎症性肠病（inflammatory bowel disease，IBD）、乳糜泻、食物不耐受或营养不良发生率居高不下，严重影响发展中国家国民健康和人口素质，并带来了沉重的经济负担。需要关注的是，很多肠道疾病都是慢性的或无法治愈的，不仅影响孩子的童年，还会影响他们的整个成年生活。这些疾病的管理策略需要更加广泛的多学科讨论，不仅关注短期的适宜治疗策略，还需关注长期的改善效果。例如，儿童 IBD 发病率高，需要儿科胃肠病学者、外科医师、营养师、护士和心理学者组成的团队进行多学科整合诊治（MDT to HIM）讨论联合制订策略，对于改善预后至关重要。对于儿童 IBD 如何制订个体化的干预措施？如何应用新技术的发展（包括高通量测序、菌群相关研究）更好地理解遗传性因素和细菌因子在肠道炎症中的作用？我们现有的知识和理解仍然存在许多不足，需要不断进行整合研究。

五、中西医整合肠病学兴起，双剑合璧荡疠气

我国传统医学对肠道也有独特的认识。据中

医脏象学说，"肠"是"六腑"之一，属于多气多血的阳明经络，为"传导之官"，肠与肺互为"表里"，主要功能是传导糟粕和吸收津液。大肠的传导与肺气的肃降、胃气的通降、脾气的运化及肾气的蒸化和固摄作用有关，体现了维持肠道健康稳态和预防其他多种慢性疾病的发生具有重要联系。西医治疗主要采取"辨病治疗"和"对症治疗"的方法，起效快，但有些肠道疾病如肠道功能性疾病，西医治疗存在一定难度，有"无处下手"的感觉。中医治疗注重整体，主要采取"辨证论治"方法，大多起效慢，疗效持续时间长。中医学认为，肠病的病因以正气虚损为内因、邪毒入侵为外因，两者相互影响。小肠病常见病机为小肠虚寒、小肠实热、小肠气痛，治疗宜温通小肠、清热泻火、理气止痛；大肠病常见病机为大肠燥结、大肠湿热、大肠寒湿、肠痈、大肠虚寒，治疗以泄热通便、清利湿热、温化寒湿佐以行气散寒、清热化瘀并解毒散痈、温中散寒为主。中医治疗主要是针对症状的缓解，特别是肠道功能性疾病，而对大多数肠道器质性疾病却"力不从心"。

中西医整合治疗肠道疾病有特殊优势，用西医西药快速解决肠道症状，用中医中药调理人体体质，预防肠道症状复发，促进肠道慢病康复。对于肠病，如何采用中医的整体观念、辨证论治理论，在宏观层面把控，利用现代化技术，在微观层面进行基础研究，并进一步转化为临床应用，值得探索。例如，结直肠癌，应用中医理论分析存在正气不足、免疫功能下降，宏观层面需要扶正气、提高患者的免疫功能；利用现代化技术发现肠道微生物菌群和免疫功能密切相关，通过调节肠道微生物菌群，可以调节患者的免疫功能，从而达到协助治疗肿瘤的目的。由此可见，中西医结合治疗策略的整合将成为未来肠病预防及临床诊治的重要理念。

六、肠道疾病的诊治需要重视和扶持人体自然力

由于不良的生活和饮食习惯，肠癌的发病率不断增加，据世界卫生组织统计，肠胃疾病对人类的威胁触目惊心。全球每年死于肠胃疾病的人

数在 1000 万以上，中国有 1/5 的人口患有肠胃病，居世界首位。由于工业化、饮食结构改变、快节奏生活和压力及抗生素使用的增加，胃肠道疾病呈上升趋势。肠道恶性肿瘤在我国发病率不断增加，根据最新数据显示，我国大肠癌发病率已经高居第二位，仅次于肺癌，超过长期位居第二位的胃癌，每年新发肠癌患者达 42 万例，死亡人数近 28 万，严重威胁广大群众的健康。2019 年年底来势汹汹、发展迅速的新型冠状病毒的侵袭，给人类生活带来了极大的灾难，但通过众人不懈的努力及新型冠状病毒疫苗的成功研制，防疫已经转为常态化。这次疫情的肆虐为医学的发展提示了新的方向，即将人体自然力与医疗干预相结合的整合医学模式。现代医学发展的研究对人体自然力的产生有较为清晰的认知，其可以具体划分为以下七种力：自主生成力、自相耦合力、自发修复力、自由代谢力、自控平衡力、自我保护力和精神统控力。总的来说，人体自然力就是人体内在的自我生长发育、新陈代谢、自治修复、免疫耦合、平衡与稳态、身心互动各种能力的总和。西医的体液学说及中医的阴阳学说、脏腑经络等都是以人体的固有属性为基础，探讨体质的本质与机体反应性之间的关系，这均说明自然力对人体内在平衡的维持有着不可或缺的作用。

未来医学应该向着探索如何合理运用和扶持人体自然力来维护人类和细菌、病毒及肿瘤之间的共生共存关系，并将其作为医疗干预的基础和切入点，使其向发挥健康和疾病防治服务作用的方向发展。因此，如何扶持人体"自然力"成为肠病研究领域的发展机遇和挑战。在疾病诊疗过程中，应该重视和发展人体自然力抵御疾病的作用。例如，在肿瘤诊治时，要以患者为治疗中心，施治过程中注意反向思考如何发挥机体本身的抗瘤作用，巧妙地采用整合疗法、个体化治疗及精准医疗来抵抗肿瘤，从而达到长期带瘤生存的平衡状态。作为医务工作者要充分重视自然力、认识自然力、研究自然力、检测自然力、呵护自然力和扶持自然力，要意识到调动自然力的作用在功能性肠病和肠道恶性疾病治疗方面有十分重要的作用，回归医学初衷，努力达到将医疗干预与人体自然力统一并行的最佳运行状态。

七、小结

整合肠病学集合了樊代明院士倡导的整合医学在消化系统疾病的实践案例。整合医学从整体观、整合观和医学观出发，将人视为一个整体，并将这一整体放在更大的格局下（包括自然、社会、心理等）考察，将医学研究发现的数据和证据还原成事实，将临床实践中获得的知识和共识转化成经验，将临床探索中发现的技术和艺术聚合成医术，在事实、经验和医术层面来回实践，从而形成整体整合医学。在本书的设计和编排上，从肠道基础概念、基本理论到临床实践，从肠道菌群到肠黏膜屏障和免疫，从肠道功能紊乱到多种慢性疾病的发生及与其他系统性疾病相互联系，从功能性疾病到器质性疾病，从中医到西医，从胚胎肠道发育到小儿肠道特征再到老年肠道退行性改变，从疾病标准治疗到康复治疗及心理人文关怀，编者生动地将肠道这一重要的脏器知识点连接成面，以加强知识的纵向和横向联系，帮助临床医师形成整体连贯的整合创新性思维。

英国剑桥大学医学史专家罗伊·波特曾说"人类从未活现在这么长，从未现在这么健康，而医学受到质疑从来没有现在这么激烈"。相信本书的问世能给广大医务工作者提供一个全新的视角来理解肠病，形成整合医学观，用于指导临床、造福患者。

（卢瑗瑗）

参考文献

杜治政, 2019. 论医学干预与人体自然力的平衡. 医学与哲学, 40(4): 1-6.

樊代明, 2016. 整合医学: 理论与实践. 西安: 世界图书出版公司.

樊代明, 2017. HIM, 医学发展新时代的必由之路. 医学争鸣, 8(3): 1-19.

樊代明, 2020. 试论医学的正确实践（一）——自然力与医学干预. 医学争鸣, 11(1): 1-6.

樊代明, 2021. 疫后医学发展的思考. 医学争鸣, 12(1): 1-7.

樊代明, 2021. 整合医学: 理论与实践 7. 西安: 世界图书出版公司.

孟令男, 刘浩, 聂勇战, 等. 后疫情时代人体自然力与肿瘤研究的思考. 医学争鸣: 1-10.

曾富玲, 孙维峰, 2019. 中西医结合之我见. 医学争鸣, 10(5): 55-58, 62.

Dekker E, Tanis PJ, Vleugels JLA, et al, 2019. Colorectal cancer. Lancet, 394(10207): 1467-1480.

Kundu P, Blacher E, Elinav E, et al, 2017. Our gut microbiome: the evolving inner self. Cell, 171(7): 1481-1493.

Matson V, Chervin CS, Gajewski TF, 2021. Cancer and the microbiome-influence of the commensal microbiota on cancer, immune responses, and immunotherapy. Gastroenterology, 160(2): 600-613.

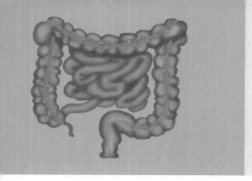

第2章 肠道的胚胎起源与基因调控

第一节 肠道的发育

肠管源于前肠尾段、中肠和后肠，大部分是由中肠发育演变而来。

一、中肠的发育和旋转

人胚第4周时，中肠为一条与胚体长轴平行的直管，以背系膜连于腹后壁，由于中肠生长速度比胚体快，其头端与前肠的尾段首先形成一个"C"形袢，凸向腹侧；随着胃的转位，"C"形袢转向右侧，形成十二指肠，十二指肠的背系膜与腹后壁融合，使十二指肠大部固定于右侧腹后壁。十二指肠以下的中肠则向腹侧弯曲，人胚第5周时形成矢状位的"U"形肠袢，称中肠袢（midgut loop）。中肠袢的顶端与卵黄蒂相连，并以此为界分为头、尾两支，至人胚第6周时，卵黄蒂退化消失。由于中肠袢生长快，腹腔容积相对较小，同时因肝增大和中肾的发育，中肠袢进入脐带内的胚外体腔（即脐腔），形成胚胎期的生理性脐疝（physiological umbilical herniation）。人胚第6～8周时，中肠袢在脐腔内继续生长，且头支比尾支生长速度更快，所以脐腔内主要是盘曲的头支；同时中肠袢以肠系膜上动脉为轴逆时针方向旋转90°，致使中肠袢由矢状位变为水平位，即头支转至右侧，尾支转至左侧。人胚第10周时，由于腹腔增大肝位置升高，中肾退化，以及腹腔负压的增加，中肠袢开始退回腹腔。退回时头支先退，尾支随后，脐腔随中肠袢的退回而封闭。人胚第

10～12周，退回腹腔的中肠袢再逆时针方向旋转180°，头支转到肠系膜上动脉的左侧，尾支位于右侧，可见小肠胚胎发育过程中，共逆时针旋转270°。中肠袢的旋转始于人胚第6周，止于人胚第12周，与胃的旋转同步完成。

胎儿出生后，由于脐动脉、脐静脉的闭锁，脐带的脱落，此处由瘢痕组织愈合，在脐环处形成一个先天性发育的薄弱区，且腹壁肌和筋膜在脐血管穿入部位仍未愈合，留有缺损，加之婴儿期的两侧腹直肌及前后鞘在脐部尚未合拢，所以，该部位仅为皮肤、皮下脂肪及瘢痕组织所覆盖。当婴儿腹腔内压力骤然增高时，如咳嗽、腹泻、便秘、过多哭闹等，大网膜、小肠或结肠等易在此处膨出，导致脐疝，常发生在脐带脱落后的数日至数周。多数情况下，出生后脐环继续缩小，90%以上的婴儿脐疝可于出生后6个月至2岁自愈。

二、中肠的演变和固定

在中肠复位与旋转的同时，中肠袢继续发育，头支生长快，形成小肠曲，盘曲于腹腔中部，后演变成空肠和回肠的大部；尾支变化较小，出现一囊状盲肠突或盲肠芽，是盲肠和阑尾的原基，也是大肠与小肠的分界。盲肠突以前的尾支形成回肠尾段，盲肠突以后的尾支横过十二指肠的腹侧形成横结肠的右2/3部分。盲肠突本身的近端迅速扩大，形成圆锥状盲肠，生长缓慢的盲肠远

端部分萎缩退化，形成一狭窄的小管，即为阑尾，胚胎期的阑尾位于盲肠尾端的正中部位，当盲肠和阑尾退回腹腔时，位于腹腔右上方，紧邻肝右叶，后降至右髂窝。若不能下降，则形成高位盲肠和阑尾，即阑尾位于肝的下方，发生率约 6%，男胎多见；若下降不完全，则异位于腰部；若过度下降，则异位至盆腔等；异位阑尾发生炎症时临床容易误诊，诊断需注意鉴别。

十二指肠除其上部约 2.5cm 的一段游离外，其余各部均固定于腹后壁，为腹膜后位器官。当盲肠与阑尾从右上腹下降至右髂窝时，升结肠系膜亦紧贴腹后壁，升结肠也成为腹膜后位器官。中肠的其余部分皆保留系膜，空回肠系膜最初附于腹后壁的正中线上。当中肠旋转时，此系膜围绕肠系膜上动脉的根部扭转，加之升结肠系膜的消失，使空回肠系膜的固定线从十二指肠空肠交界处斜向回盲交界处。若中肠袢退回腹腔时未旋转、转位不够或反向转位，则引起肠管解剖位置异常，即中肠袢异常旋转，常伴有胃、肝、胰、心脏及肺等其他器官的反转异位。研究表明，消化管形态的左右反转异位是由一些基因及其产物蛋白所调控。通过比较消化管左右异位突变的果蝇与正常果蝇的基因发现，*Myosin 1D* 基因缺如或 *Myosin 1C* 基因过表达，均可发生消化管左右反转异位，二者的协调配合控制内脏器官的正常分布。进一步实验发现，在消化管形态改变时，细胞内的 actin 与 myosin 相互作用，沿呈纤维状排列的 actin 单向运动，控制细胞偏左或偏右移动，逐渐变形发育成非对称的形态，由此推测在脊椎动物亦可能存在相似的调控内脏器官左右非对称性分布的机制。

后肠的演变：当中肠袢退回腹腔时，后肠被推向左侧，形成横结肠左 1/3 部分、降结肠、乙状结肠、直肠和肛管的上段。另外，后肠的内胚层亦形成膀胱和尿道的上皮。

后肠末端的膨大部分称为泄殖腔，末端由泄殖腔膜封闭，其腹侧与尿囊相连。人胚第 4～7 周，由于尿囊与后肠之间的间充质增生，自两侧向中线生长，从头端向尾端形成突向泄殖腔背侧的镰刀状隔膜，称尿直肠隔。约人胚第 7 周，尿直肠隔与泄殖腔膜接触，将泄殖腔分隔为腹、背两部分，腹侧部为尿生殖窦，将发育成膀胱和尿道；背侧部为肛直肠管，将发育成直肠和肛管上段，泄殖腔膜也被分为腹侧的尿生殖膜和背侧的肛膜，尿直肠隔的尾端则向外突出形成会阴体，是会阴的胚芽。肛膜的外方为一浅凹，称肛凹或原肛，肛膜于人胚第 8 周末破裂消失，原肛演变为肛管下段。可见肛管上 2/3 的上皮来源于内胚层，血供来自后肠的肠系膜下动脉；而肛管下 1/3 则来源于外胚层，血供来自直肠的阴部内动脉。内、外胚层分界处即为肛管的齿状线，其上皮由单层柱状转变为复层扁平。

（王　亮　秦红雁）

第二节　肠道细胞的形成和分化

一、肠上皮细胞类型的研究进展

肠内有丝分裂后分化细胞根据其不同的功能和遗传分化程序被分为两类（吸收型和分泌型）。小肠上皮由一种吸收细胞（肠细胞）和四种分泌细胞（杯状细胞、盘状细胞、肠内分泌细胞和绒毛细胞）组成（图 2-1）。在大肠中，帕内特细胞（潘氏细胞）不存在，吸收细胞被称为结肠细胞。在小肠和大肠中，所有有丝分裂后分化的细胞都来自位于隐窝底部附近的干细胞。另外两种细胞类型，杯状细胞和 M 细胞，还没有被明确地归入上皮细胞的吸收或分泌类。一生中肠干细胞在不断自我更新，并产生祖细胞（转运扩增细胞），这些祖细胞在终末分化和成熟之前经历额外的细胞分裂。

随着绒毛的出现，可以在胚胎中观察到最初的分化迹象。三种不同的上皮细胞类型（吸收细胞、杯状细胞和肠内分泌细胞）在此期间出现。与其他肠道上皮细胞不同,潘氏细胞出现的时间较晚,与隐窝的出现相一致。簇状细胞是一种新发现的分泌细胞类型,出生后也会在小鼠肠道中出现。图 2-1 显示了单个细胞类型的隐窝结构。当细胞终末分化时,细胞从隐窝迁移至绒毛上,除了位于隐窝底部的干细胞之间的潘氏细胞。图 2-1 显示了总结肠上皮分化的关键因素。基因显示在表达它们的细胞旁边,或者在它们的分化/成熟中起作用。自我更新的干细胞(红色和粉色)接收信号,产生吸收型肠细胞或分泌型细胞(肠内分泌细胞、杯状细胞、潘氏细胞和簇状细胞)。Notch 诱导干细胞表达抑制 Atoh1 的 Hes1,并使这些细胞成为肠细胞(白色)。表达分泌前体细胞(浅紫色)的 Atoh1 共表达 Notch 配体 Dll1。Neurog3 来自 Atoh1 指定的分泌祖细胞的肠内分泌前体细胞。GFI1 抑制 Neurog3 引导祖细胞分化为杯状细胞(蓝色)或潘氏细胞(黄色)。对丛生细胞(暗紫色)分化所需的因素知之甚少。

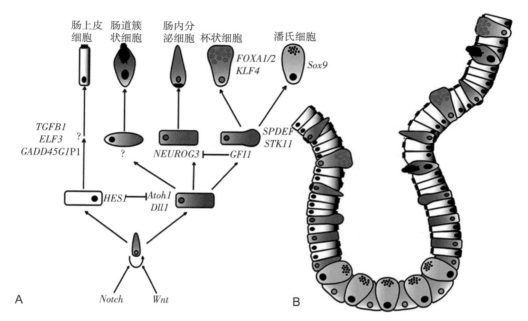

图 2-1　肠道分化模型

A. 总结肠上皮分化关键因素;B. 单个细胞类型隐窝结构

(引自: Mech Dev, 1998, 79: 153–159.)

二、单个肠上皮细胞的命运类型与分化

目前所有的肠上皮分化模型都支持长寿命、多潜能干细胞的存在,这些干细胞可以持续产生新的上皮细胞。基于一个肠上皮分化模型提出干细胞产生多能祖细胞,这些祖细胞通过连续的二元命运决定产生分化的细胞类型。基于另一个模型提出,干细胞产生几种不同的双能祖细胞,每一种都属于吸收型或一种类型的分泌型细胞,干细胞产生构成成熟肠上皮的许多不同细胞类型的机制仍未完全确定。Notch 通路通过调节吸收系与分泌系的选择,对肠上皮细胞的命运起至关重要的作用。Notch 细胞间域(NICD)在小鼠肠上皮细胞中的异位过表达可减少分泌细胞的数量。相反,抑制 Notch 通路会导致分泌细胞谱系的数量增加,而吸收的肠细胞和结肠细胞的数量则会减少。这些补充研究强烈表明,Notch 信号在决定肠上皮命运中起关键作用。Notch1 和 Notch2 是调节肠道分化关键的 Notch 受体。在 Notch 配体中,Dll1 和 Dll4 被认为是关键的肠上皮配体;Dll1 和 Dll4 的复合缺失除了促进肠道增殖祖细胞的丧失外,还促进了分泌细胞的分化,表现为 Notch 活性的丧失。在 Notch 转录靶点中,Hes1 被认为是肠道 Notch 信号的主要介导者之一;在 Hes1 缺陷小鼠中,随着 Atoh1 等分泌谱系特异性因子表

达的上调，观察到肠细胞减少，杯状细胞和肠内分泌细胞增加。与 Hes1 相反，Atoh1（也称为 Math1）被证明是胚胎和成人肠道分泌细胞分化所必需。此外，Atoh1 的过表达被证明足以引导祖细胞进入分泌细胞。

抑制 Notch 信号的研究显示，Atoh1 的表达上调，表明 Atoh1 受到 Notch 活性的负调控。此外，遗传学和药理学研究表明，Atoh1 是 Notch 信号通路的上位性——Atoh1 和 Notch 活性的同时丧失仅导致 Atoh1 表型改变（分泌细胞的丧失和增殖的维持）。综上所述，这些数据表明 Notch 对谱系特异性的影响是通过其对 Atoh1 的活性来实现的。Hes1 是直接抑制 Atoh1 表达的 Notch 靶标。然而，有研究表明，Atoh1 也抑制 Hes1 的表达。因此，由 Notch 活性水平控制的 Hes1 和 Atoh1 之间的相互调节可能在平衡吸收细胞和分泌细胞类型之间的细胞命运中起至关重要的作用。自从 Atoh1 被确定为分泌谱系分化的重要因子以来，调节分泌谱系分化的下游因子已被确定。GFI1 是一种依赖 Atoh1 在肠道表达的转录因子，被认为是在肠内分泌和杯状/潘氏前体之间分配 Atoh1 特异性分泌前体的关键。

最近一项研究表明，GFI1 通过抑制前内分泌转录因子 Neurog3 来实现这一功能。因此，细胞命运在分泌谱系之间的分配可能通过 Gfi1/Neurog3 的相对活性来实现，类似于 Hes1/Atoh1 选择吸收与分泌命运的方式。

Wnt/β-catenin 信号也参与了吸收细胞和分泌细胞之间的命运决定，在分化过程中与 Notch 信号在多个水平上相互作用。最近研究表明，Atoh1 的表达不仅受 Notch 的调控，而且还受 Wnt 信号通路的调控。Atoh1 可以通过 Gsk3-β 介导的磷酸化和蛋白小体随后的蛋白质降解而成为泛素化的靶点。Gsk3-β 靶向受 Wnt 途径活性调节，当 Wnt/β-catenin 信号失活时，Gsk3-β 被引导磷酸化 β-catenin 以标记其降解。Gsk3-β 的这种基本活性避免了 Atoh1 的磷酸化和随后的蛋白质降解；当 Wnt 信号发生时，Gsk3-β 从 β-catenin 重定向到 Atoh1。其他研究表明，Hes1 和 Jag1（Notch 配体）是受 Notch 和 Wnt/β-catenin 途径共同调控的几个基因之一。然而，Wnt/β-catenin 在细胞分化或分配中的具体作用被其在肠道中调节增殖和干细胞

活性的关键作用所混淆。先前的研究表明，Wnt/β-catenin 活性是肠道分化和干细胞稳态所必需的，故 β-catenin 活性的增加或降低都会严重干扰肠上皮细胞的生产和分化。因此，有必要进一步研究 Wnt/β-catenin 在谱系分配中的作用，以及 Notch 和 Wnt/β-catenin 信号通路在调节肠上皮细胞动态平衡和分化中的复杂相互作用。

据报道，在胚胎发育过程中对肠道进行区域化的基因也在成人的上皮分化中发挥作用。Cdx2 在肠上皮细胞中的异位表达导致潘氏细胞谱系丧失、杯状细胞和肠上皮细胞分化异常。GATA4 和 GATA6，这两个对肠道近端 - 远端类型很重要的基因，据报道会影响上皮细胞的分化。整合多种调控肠道分化的途径和机制仍是今后研究的重要目标。

（一）小肠上皮细胞和结肠上皮细胞

肠细胞和结肠细胞是小肠和大肠中最丰富的细胞类型。它们的主要功能是顶部吸收营养，底部输出。它们的顶端表面有典型的微绒毛，包括刷状边缘。Notch 活性被认为是吸收细胞谱系特征的关键，然而最近的研究表明，Notch 活性不是吸收细胞分化所必需，而是抑制 Atoh1 表达和分泌细胞命运所必需。这些结果表明：

1. 在缺乏 Notch 通路信号的情况下，祖细胞"默认"为肠细胞谱系。

2. 其他因素和途径必须指导吸收性细胞分化。一些基因与吸收性细胞分化有关，但很少影响这些细胞的分化，在 Ptk6 敲除小鼠中观察到延迟的肠细胞成熟和黏膜增生。Hnf1α 和 Hnf1β 的一致缺失导致肠细胞分化异常，同时也降低了分泌细胞的命运。Hnf4α 调节包括吸收细胞和分泌细胞分化和成熟因子在内的基因网络。对吸收性细胞分化重要的基因多效性可能反映了它们在确定肠道基本特征中的作用。

（二）M 细胞

膜状或微折叠细胞是微生物运输细胞，主要发现于覆盖在派尔斑和淋巴滤泡上的滤泡相关上皮（FAE）内。M 细胞包含不寻常的膜结构，有助于微生物向下层淋巴细胞、巨噬细胞和树突细胞的呈现。目前仍然缺乏对 M 细胞分化的基本理

解：替代模型表明，M细胞是由肠干细胞的独特分化程序或成熟肠细胞的逆分化产生的。已经观察到发育中的M细胞和相邻淋巴细胞（尤其是B细胞）之间的密切关系。最近，肿瘤坏死因子相关蛋白RANKLigand被证明对功能性M细胞的形成是必需的。在小肠绒毛、隐窝和FAE细胞中发现了RANK受体，这支持M细胞可以来源于成熟肠细胞的观点。

（三）肠内分泌细胞

肠内分泌细胞约占小肠和大肠上皮的1%，作为单个细胞分散在整个黏膜中，并产生和分泌激素。在小鼠肠道中鉴定出16种以上的肠内分泌细胞亚型。来自Atoh1特定分泌祖细胞的肠内分泌细胞的谱系特征需要神经蛋白3（Neurog3）。胚胎中Neurog3的异位表达足以以牺牲杯状细胞谱系为代价指导肠内分泌分化，支持Atoh1依赖的共同分泌祖细胞的概念。Neurog3下游表达的多个因子被认为在肠内分泌细胞的终末分化中起作用，以类似于胰腺内分泌分化的方式产生不同的肠内分泌细胞亚群。Neurod1/β2在Neurog3下游表达，在分泌素和CCK产生的肠内分泌细胞亚群的终末分化中起作用。其他被认为在肠内分泌细胞终末分化中起作用的因子包括Pdx1、IA1/Insm1、Nkx2.2、Pax4和Pax6。Ye和Kaestner的一项研究表明，成人肠道中FOXA1和FOXA2的缺失会导致小肠中几个肠内分泌细胞亚群的减少。该研究显示FOXA1和FOXA2作用于Pax6的上游，从Neurog3阳性和NeuroD1阴性的内分泌前体细胞中区分出这一亚类。

随着控制肠内分泌细胞规范的分级转录网络的阐明，产生肠内分泌细胞多样性和区域特异性的机制将变得清晰。这个网络很可能与控制胰腺内分泌分化的网络高度相似，并由其提供信息。

（四）杯状细胞

杯状细胞是肠上皮细胞中含量最丰富的分泌谱系，占小肠上皮细胞的10%～15%，约占结肠上皮细胞的50%。它们产生和分泌黏液，为上皮细胞提供一种保护屏障，使其免受有害的管腔内容物的伤害。目前的肠上皮分化模型表明，杯状细胞与潘氏细胞具有共同的祖细胞。这一观点得到了几项研究的支持，这些研究报道了协同影响杯状细胞和潘氏细胞谱系规范和分化的因素。例如，Spdef被认为与杯状细胞和潘氏细胞的成熟有关。Sox9的丢失导致杯状细胞和潘氏细胞减少。此外，Lkb1/STK11缺失会导致同时具有杯状细胞和潘氏细胞特征的"中间细胞"增多。Nocht信号活性在杯状细胞分化过程中起至关重要的作用。除了在选择分泌和吸收命运方面发挥作用外，Notch可能还有另一个特定于杯状细胞分化的作用，即在杯状细胞退出细胞周期后Notch信号通路相关基因表达活跃。NICD在有丝分裂后前体细胞中的异位表达增加杯状细胞数量，可能是通过增加Hes5的表达实现的。KLF4是另一种受Notch途径调控的分化因子，据报道对结肠杯状细胞的分化起重要作用。另一项研究证实了这一结果，研究表明肠道特异的胚胎klf4基因缺失会导致杯状细胞的异常分化，这种分化会持续到成年。然而，出生后可诱导的KLF4缺失既不干扰杯状细胞分化，也不干扰Notch抑制所诱导的杯状细胞化生，提示KLF4在胎儿和成人细胞分化中具有不同的作用。

在成人肠道中同时缺失HNF1、HNFα和HNFβ可增加杯状细胞的数量。这些因子被认为作用于Notch通路的上游，并调节Atoh1和Notch配体Jag1的表达。Wnt通路被认为部分通过调节Notch效应分子如Atoh1、Hes1和SPDEF来调节杯状细胞的分化。

（五）潘氏细胞

潘氏细胞是肠上皮的分泌细胞，能产生抗菌肽并分泌到肠腔内。与肠道的其他分泌细胞相比，潘氏细胞在很多方面都是独一无二的。与其他分泌细胞不同的是，潘氏细胞在出生后首先出现在隐窝形成的过程中。一旦决定了细胞的命运，潘氏细胞就会迁移到隐窝的底部，并在那里发育成熟。此外，潘氏细胞表达核β-连环蛋白（β-catenin），与所有其他分化的肠道上皮细胞不同。Wnt/β-catenin信号与潘氏细胞的分化、成熟有关。潘氏细胞移位出隐窝，它们的分化受到成年小鼠肠道中APC条件性缺失（导致β-catenin激活）的干扰。

在相关研究中，β-catenin 活性降低会抑制潘氏细胞的分化。同样，通过异位表达分泌的 Wnt 抑制剂 Dkk1 或通过缺失 Wnt 受体 Frizzled5 来抑制 Wnt/β-catenin 信号转导，会导致潘氏细胞分化的缺陷。Wnt 信号的正调控因子 LGR4 的缺失显著损害了潘氏细胞的形成。重要的是，Wnt/β-catenin 转录靶点 Sox9 被确定为潘氏细胞谱系指定和分化的重要因子。

最近的体外研究表明，成纤维细胞生长因子信号可能刺激 β-catenin 活性以维持潘氏细胞的分化；受体 fgfr-3 对潘氏细胞的出现和谱系分配是必不可少的。有趣的是，潘氏细胞可产生 Wnt、Notch 和 EGF 受体的配体，以调节邻近肠道干细胞的活性，并提供一个环境，允许 Wnt 介导的新生潘氏细胞成熟。

（六）簇状细胞

簇状细胞（又称刷状细胞）是一种罕见的肠道细胞类型，具有长而厚的微绒毛，肌动蛋白束深入其顶端细胞质。通过表达味觉感知相关蛋白及分泌阿片样物质，以及对腔内营养物质的阿片类物质的分泌，簇状细胞参与对肠道内容物的化学感知过程。簇状细胞因其在上皮内的频率和化学感觉功能而被认为是一种罕见的肠内分泌细胞。然而，最近根据其分化所需的遗传程序，丛状细胞被认为是第 4 分泌谱系。Gerbe 等报道，簇状细胞的形成依赖于 Atoh1，因此将其归类为分泌细胞类型。然而，簇状细胞的分化不受 Neurog3（肠内分泌细胞分化所需）、Sox9（潘氏细胞所需）、GFL1 或 Spdef（goblet/ 潘氏因子）缺失的干扰。簇状细胞的独特特征所需的分化因子仍有待鉴定。值得注意的是，假定的肠干细胞标志物 DCLK1 被证明定位于簇状细胞；簇状细胞与干细胞之间的关系尚待确定。

（王　亮　秦红雁）

第三节　肠道发育的分子调控

一、内胚层类型、肠管发生和模式

肠上皮由胚胎内胚层发育而来，内胚层是原肠胚发育过程中形成的 3 个主要胚层之一。内胚层由暂时性中间细胞（称为中胚层）衍生而来。在哺乳动物中，这些中间细胞在穿过原肠胚进入内胚层时被定义为内胚层。内生细胞暴露于转化生长因子 -β（TGF-β）相关生长因子结点，对于决定内皮细胞的命运至关重要。暴露于生长因子的时间和水平对于确定这种 α-β 模式很重要。例如，高淋巴结暴露促进前内胚层命运的表达。在原肠胚形成结束时，内胚层以细胞层的形式存在，该细胞层由区域决定因子的表达形成，如前内胚层中的 Sox2 和 Hhex，以及后内胚层中的 Cdx2。这个后内胚层会产生小肠和大肠。在内胚层形成和模式化过程中发生的细胞运动已被很好地描述，然而，指定不同内胚层区域的分子线索在很大程度上仍未定义，并且是一个活跃的研究领域。

在诱导和分子模式化之后，内胚层经历了广泛的折叠以产生胚胎肠管。虽然对小管发生的过程仍知之甚少，但据信其涉及与中胚层的相互作用，因为完整的内胚层肠管被连接肠管和体壁的中胚层包围。内胚层小管的形成是由胚胎前后两端的凹陷形成的，称为前肠门和尾肠门。随着前肠门（AIP）和尾肠门（CIP）的生长和变深，侧中肠内胚层腹面折叠完成小管发生；这与小鼠胚胎第 9 天（e9.0）胚胎的转变相一致。

二、肠上皮重组、绒毛形态发生和中间带建立

肠管完全形成后，单层上皮凝聚成假复层上皮，细胞核出现在根尖基底轴的不同水平，所有细胞都附着在基底膜上（e9.0 ～ e9.5）。从 e9.5 至 e13.5，由于间质、上皮和肠腔的扩张，肠管延

长，周长增加。当肠管在长度和周长上扩张时，上皮被认为转变为复层上皮，顶端细胞由连接复合体紧密连接，基底细胞松散连接，即使新出现的证据表明上皮的这种暂时性复层可能不会发生。在胚胎 e14.0 左右，上皮细胞重组为柱状结构，与绒毛的出现和细胞分化的启动相一致。次生腔（也称为上皮内腔）开始在复层上皮内形成，出现新生的连接复合体，连接排列在次生腔内的细胞。连接复合体延伸到相邻的细胞，这些细胞扩大次级管腔的大小，直至它们与初级管腔融合。同时，间充质细胞在上皮下凝聚，向中央腔生长，形成新生绒毛，被柱状上皮覆盖。启动和控制上皮重组和绒毛形态发生的机制尚不清楚，即使肠上皮和间充质之间的相互作用已被证明为肠的正常发育提供了许可性和指导性的线索。参与这种上皮 – 间充质相互作用的信号通路包括 BMP、Hedgehog、PDGF、TGF-β 和 Wnt 通路，这些信号通路在其他地方有更详细的综述。在目前的模型中，来自肠内胚层的 Hedgehog 和 PDGF 信号被邻近的间充质接收，并调节肌成纤维细胞和平滑肌细胞的分化。这些信号对初生绒毛的定位和生长至关重要，并在间充质中由转录因子级联解释，包括 $FoxL_1$、$FoxF_1$ 和 $FoxF_2$。其通过间充质调节 Wnt 和 BMP 信号的产生。上皮细胞接收 Wnt 和 BMP 信号，以调节新生肠祖细胞和干细胞的分化和增殖。上皮和间充质之间的相互作用包括几个额外的途径，它们并行和共同工作，并有多个水平的反馈调节。在肠上皮重组和绒毛形成过程中，增殖细胞散布于内胚层。随着绒毛的出现（小鼠为 e15.0），整个上皮都可以观察到增殖，但在绒毛上变得越来越少，以至于到了 e17.0，增殖细胞被限制在绒毛间区。Wnt/β-catenin 信号通路是调节成人肠上皮细胞增殖和干细胞维持的重要途径，也与绒毛间区的建立有关。在发育过程中，β-catenin 的 DNA 结合伴侣 Tcf4 的缺失对绒毛的出现没有影响，反而阻止了绒毛的增殖，导致绒毛间细胞和绒毛减少。尽管 Tof4 在绒毛形态发生后表达于绒毛间细胞（e16.5），但随后的研究报道，典型的 Wnt 活性仅限于胚胎绒毛，提出在胚胎绒毛中表达的 Tcf3 是发育期肠道中关键的 β-catenin 配对，并且 Tcf4 对增殖的调节不依赖于典型的 Wnt 活性。规范的 Wnt 信号通路在绒毛间带建立中的作用还需要进一步的研究。

三、隐窝发育与肠道干细胞的建立

在小鼠中，肠道发育持续到出生后阶段，并在断奶时完成。Lieberkuhn 隐窝包含成熟肠上皮中的所有干细胞和增殖细胞，从绒毛间上皮中长出。在目前的模型中，前体干细胞锚定到新生隐窝的位置，启动了隐窝的发育，这种发育是通过隐窝 – 绒毛交界处的向上移动（由间充质细胞运动驱动）而不是绒毛间上皮的向下迁移来实现的。Wnt 和 BMP 信号通路都与隐窝的形成有关。BMP 抑制剂 Noggin 在胚胎肠上皮中的异位表达导致垂直于隐窝绒毛轴的绒毛中隐窝的异常形成。虽然没有足够的直接证据表明 Wnt 信号通路与隐窝发育有关，但其作用已被提出，因为其下游靶标如 EphB 和 c-Myc 参与了这一过程。EphinB-EphB 信号对于控制隐窝内细胞的极化迁移是必不可少的；$EphB_2$ 和 $EphB_3$ 的丢失会导致潘氏细胞迁移到绒毛上。c-Myc 的丢失延缓了出生后早期隐窝的形成。

内胚层的形成首先在原肠胚形成过程中被检测到，小鼠的原肠胚形成发生在 e5.0～e7.5，在左侧的内侧到外侧平面上可见内胚层的形成。处于暂时性中胚层状态的细胞，而不是外胚层，通过原肠胚迁移，形成具有前后模式的中胚层或内胚层，这取决于暴露于结点的时间和水平。原肠胚形成后，内胚层可视为中胚层（脊索腹侧和侧板中胚层）下面的一层简单的上皮片。小鼠的内胚层小管形成发生在 e8.0～e9.5，并沿着前后轴线显示。在内胚层形成后，前端和后端缩进并随后形成口袋，称为前肠门（AIP）和尾肠门（CIP）。AIP 和 CIP 生长和延伸得更深，而外侧中肠内胚层（未显示，超出图像平面）向腹侧折叠以完成管状结构。在小管发生阶段，侧板的内脏中胚层包围折叠的内胚层，包围肠管并将其连接到背侧体壁。右侧标记生长和绒毛形成的图像显示内胚层管的内侧到外侧横截面。在 e10.5，肠内胚层看起来是一层紧密的假复层上皮；在接下来的 3 天里，管子变长变宽。绒毛的形成始于约 e14.5 的吻侧至尾侧波，因为成簇的间充质细胞在上皮下方形成，并向管腔中心延伸，形成绒毛。

四、体外诱导培养拟胃肠道的意义

胃肠黏膜上皮的干细胞具有强大的自我更新和定向分化能力，成为再生医学和药学等领域研究的重点，而体外诱导培养拟胃肠道的方法成为不可或缺的研究技术。目前，主要利用诱导多能干细胞（iPs cell），如胚胎干细胞（ESC）或成体干细胞，结合多种调控分子体外诱导培养拟胃肠道，体外诱导培养的拟胃肠道在形态和功能上与在体胃肠道非常相似，对于探讨胃肠发育、胃肠疾病的发生发展及胃肠新药的研发，甚至再生医学研究等具有非常重要的应用价值。

ESC 是从早期囊胚的内细胞团分离出的多能干细胞，能在体外不断地自我更新，并保持多向分化的潜能，可分化为内胚层、中胚层和外胚层的所有类型细胞。应用适宜的诱导方法，可将 ESC 诱导分化成所需类型的细胞，在一定条件下培养 ESC，形成类似早期囊胚的球体结构，称拟胚体（EB）。将小鼠拟胚体诱导培养 14 天左右，可出现肠管样结构，具有管腔，并形成上皮、固有层和肌层三层结构。肠上皮具有吸收细胞、内分泌细胞、杯状细胞，在肌组织间可见 Cajal 间质细胞。继续培养 21 天左右，ESC 诱导形成的肠管类器官出现节律性收缩，电生理可记录到电慢波和平台电位等，L 型钙通道发挥重要调控作用。电镜可见 Cajal 间质细胞彼此间及其与周围平滑肌细胞间形成缝隙连接，提示培养的拟肠管中 Cajal 间质细胞亦具有产生节律性起搏电位，并传递给周围平滑肌细胞引发肠管收缩的作用。虽未见拟肠管内神经网络的形成，但应用 5- 羟色胺受体 4（SR4）激动剂和拮抗剂处理小鼠拟肠管，分别可见促进或抑制神经网络形成的现象，说明 5- 羟色胺信号分子可能参与肠神经系统形成的调控。

另外，体外诱导培养的拟胃肠道亦是研究幽门螺杆菌致病机制的理想模型。我国人口 50% 以上的人群存在幽门螺杆菌感染，现已证实幽门螺杆菌感染与胃炎、消化性溃疡及癌症密切相关。利用 ESC 诱导培养的拟胃幽门组织证实幽门螺杆菌主要通过激活 NF-κB 介导炎症反应引起上皮损伤。

关于控制早期内胚层区域化和内胚层器官形成的因素仍有许多有待研究。特别是，需要对发育中的内胚层 / 上皮细胞和中胚层 / 间充质之间的相互作用有更深入的了解，才能建立一个关于个体形态发生和转录因子控制肠道器官发生的时空模型。

（王　亮　秦红雁）

参考文献

樊代明, 2016. 整合医学 : 理论与实践 . 西安 : 世界图书出版公司 .

樊代明, 2021. 整合医学 : 理论与实践 7. 西安 : 世界图书出版公司 .

李继承, 曾园山, 2018. 组织学与胚胎学 . 第 9 版 . 北京 : 人民卫生出版社 .

Bosse T, Piaseckyj CM, Burghard E, et al, 2006. Gata4 is essential for the maintenance of jejunal-ileal identities in the adult mouse small intestine. Mol Cell Biol, 26(23): 9060-9070.

Brodrick B, Vidrich A, Porter E, et al, 2011. Fibroblast growth factor receptor-3(FGFR-3) regulates expression of cell lineage-specific genes in intestinal epithelial cells through both TCF4/{beta}-catenin-dependent and -independent signaling pathways. J Biol Chem, 286(21): 18515-18525.

Garrison WD, Battle MA, Yang C, et al, 2006. Hepatocyte nuclear factor 4alpha is essential for embryonic development of the mouse colon. Gastroenterology, 130(4): 1207-1220.

Kazanjian A, Noah T, Brown D, et al, 2010. Atonal homolog 1 is required for growth and differentiation effects of notch/gamma-secretase inhibitors on normal and cancerous intestinal epithelial cells. Gastroenterology, 139(3): 918-928, 928. e1-e6.

Kim BM, Mao J, Taketo MM, et al, 2007. Shivdasani, phases of canonical Wnt signaling during the development of mouse intestinal epithelium. Gastroenterology, 113(2): 529-538.

Larsson LI, St-Onge L, Hougaard DM, et al, 1998. Pax 4 and 6 regulate gastrointestinal endocrine cell development. Mech Dev, 79(2): 153-159.

Lewis SL, Tam PPL, 2005. Definitive endoderm of the mouse embryo: formation, cell fates, and morphogenetic function. Dev Dyn, 235(9): 2315-2329.

Noah TK, Donahue B, Shroyer NF, 2011. Intestinal development and differentiation. Exp Cell Res, 317(19): 2702-2710.

Rodilla V, Villanueva A, Obrador-Hevia A, et al, 2009. Jagged is the pathological link between Wnt and Notch pathways in colorectal cancer. Proc Natl Acad Sci USA, 106(15): 6315-6320.

Stanger BZ, Datar R, Murtaugh LC, et al, 2005. Direct regulation of intestinal fate by Notch. Proc Natl Acad Sci USA, 102(35): 12443-12448.

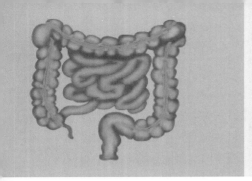

第3章　人与其他动物肠道的区别

第一节　生物进化中肠道的变迁

由于不同动物在进化过程中时空不同，所以了解不同动物肠道结构及功能的异同不仅有助于全面正确地理解肠道的正常功能及其调节机制，而且有利于各种动物实验的选择和设计及结果分析，这是因为许多人体研究试验只能在动物体上进行。Ⅰ期、Ⅱ期试验成功，而Ⅲ期临床试验失败的例子比比皆是。这与不同种类的动物具有许多与人类不同的解剖结构和生理构造有关。同时，有关动物肠道的研究也会给研究者指明许多新方向，如日本的 Takanori Takebe 团队受一些水生生物在低氧条件下通过肠道进行呼吸的现象所启发，对哺乳动物进行了类似研究，发现哺乳动物肠道也具有一定程度的呼吸功能，能通过肠道呼吸缓解呼吸衰竭。目前，人类也已通过观察和模仿自然界的生物创造出许多种机器，获得许多新发现。通过纯生物学研究方向切入，有学者开展过一系列有关人类呼吸道运动纤毛的试验，并发现这种纤毛除了能进行机械性运动外，还能作为受体探查侵入呼吸道的有害物质，并启动纤毛的防卫清除反应。这些研究成果，将为人类通过仿生治疗、攻克呼吸道疾病提供重要的生物学基础。这些挑战和发现都提示了将视线投向动物肠道的必要性。

要了解动物肠道的结构，首先要了解动物肠道的进化史，这样才能更清晰地展示肠道随环境变化和功能需求的关系。

一、由于摄食功能和生活周期简单，非脊索动物消化道都不甚发达

多孔动物门没有进化出消化器官，只有领细胞能够摄取食物并消化。刺胞动物进化出了能执行消化和循环功能的消化循环腔，而且有腺细胞分泌消化酶。它们的某些内胚层细胞只能通过吞入在腔内消化的食物颗粒来进行细胞内消化。扁形动物门已经具有了不完全的消化系统，肠壁有一层柱状上皮细胞紧密排列，该细胞由内胚层细胞形成。它们的肠道大多分支延伸到身体各部，直接为全身供给营养。这与其循环系统功能缺乏有关。线虫动物的肠道由来源于内胚层的单细胞构成。它们为了防止食物反流，在食管和肠道之间进化出了瓣膜，而且直肠后端已经具有了括约肌。而环节动物体内出现的次生体腔显著加强了其消化摄食的能力。棘皮动物进化出了胃，但胃后面仅有很短的肠道。有的棘皮动物肠道末端开口有肛门，有的无肛门。

二、在脊椎动物中，不同动物的肠道特点更加明显

圆口纲动物肠内已经进化出螺旋瓣，具有增加吸收营养面积的功能，可以延缓食物的吸收时

间，以提高消化吸收效率。螺旋瓣在软骨鱼和少数硬骨鱼仍然可见，但鱼纲的肠道分化不太明显，只有板鳃类鱼的肠道可明显分出大肠和小肠。鱼类肠道的长度与摄食习惯有密切关系。植食性鱼类的肠道较长，肉食性鱼类通常较短，而杂食性鱼类介于二者之间。随着鱼纲动物进化为两栖纲，肠道也进一步分化。在两栖纲中，肠道可分为大肠和小肠。小肠分为十二指肠、回肠，执行消化和吸收功能。大肠短粗，又称直肠，通向泄殖腔。接着，爬行纲又进化出了盲肠，能够消化吸收植物纤维，这与它们的植食性有关。鸟纲动物为了与飞行生活相适应，肠道发生了很大的变化。它们进化出了大食量、强消化力、迅速消化、不储存粪便的特性。鸟类的小肠为 U 形，分化为十二指肠、空肠、回肠。前两者之间无明显分界，二者均借肠系膜悬于背侧肠壁。鸟类大肠分为盲肠和直肠。盲肠位于大肠和小肠交界处，能够分解植物纤维。盲肠内有微生物定居，也具有消化作用。鸟类的直肠很短，不具有储存粪便的功能，但有吸收水分的作用。另外，各种哺乳动物间肠道也有很大差异。但它们的消化管长度和分化程度都与饮食习惯相关。总的来说，哺乳动物的大肠和小肠的基本结构均为膜、膜下层、肌层（外纵、内环）和外膜 4 层。小肠高度分化而且黏膜富含绒毛，小肠内的血管和淋巴管分布增强了对营养物质的吸收。小肠和大肠交界处为盲肠。其中，草食性动物的盲肠尤为发达，这一特点有助于消化植物纤维。

可见，随着进化程度上升和对营养的需求提高，动物逐渐进化出了完备的肠道，且功能趋向特化，效率越来越高。而且肠道的结构功能都能与它们的生活习性相适应，提高了它们在进化过程中的竞争力。

（胡长江　杨仕明）

第二节　人与常见动物肠道结构功能的异同

从比较解剖学的角度纵览了不同纲的动物的肠道特点后，本文选择了一些在实验中常用的动物来更加详细地阐述它们各自肠道的形态结构，以便于实验研究的参考。

一、小鼠

小鼠是各种实验中最常用的动物。小鼠体形小，易于饲养管理，便于提供同胎和不同品系动物。它们的肠道符合前述的哺乳动物肠道的普遍特征，肠道内神经丛存在于两肌层之间。在固有层，通常可见淋巴细胞、浆细胞和巨噬细胞，数量各不相等。

小鼠小肠上有肠绒毛和交替分布的肠隐窝。

小肠绒毛由黏膜层形成。肠隐窝上被覆着单层柱状上皮细胞，以肠上皮细胞为主，还有数量不等的黏液细胞及纵向分布的潘氏细胞、神经内分泌细胞。小肠上皮细胞为具有刷状缘的高柱状上皮细胞，核位于基底部。潘氏细胞位于隐窝底部，整个小肠均可见，空肠段分布较多，含有较大的嗜酸性粒颗粒。杯状细胞也见于小肠整段，回肠段最明显；杯状细胞体积较大，核位于基底部，顶端可见淡染嗜碱性颗粒状黏液空泡。内分泌细胞占整个肠内上皮细胞约 1%。

小鼠大肠包括结肠、盲肠和直肠。回肠通过回盲瓣连接盲肠。结肠黏膜的外观在不同位置差异较大，近端、中段和近直肠的远端分别呈明显的横向褶皱、无褶皱较平坦和纵向褶皱的形态。小鼠的盲肠有一个相对较大、直肠横襞明显的盲囊。盲肠和结肠黏膜中有深隐窝，无绒毛。盲肠和结肠黏膜主要为肠细胞、黏液细胞和分泌细胞，潘氏细胞不可见。小鼠的大肠与小肠相比，有更丰富的黏液细胞。小鼠的直肠非常短，外观基本类似于远端。直肠的上皮组织在肛门处突然转变为角化的鳞状上皮。

二、犬

犬作为帮助巴普洛夫发现食物消化规律获得诺贝尔奖的实验动物，有发达的消化系统和与人体相近的消化过程，现在被用作各种实验中。犬的肠道较短，仅为其体长 10 倍左右。

小肠：犬的小肠平均长度约为 4m。它们的十二指肠起自幽门，前部走行于肝的脏面，降部沿右季肋区后行，在右肾后方、第 6 腰椎腹侧转为袢，位于胃、肝和盆腔前口之间。而回肠的长度短，沿盲肠内侧前行，开口于结肠起始处。

大肠：犬的大肠平均长度为 60 ～ 75cm，管径比小肠稍粗，但无肠袋，纵肌带。犬的盲肠弯曲呈螺旋状，前端通过十二指肠后部腹内侧和回肠外侧以盲结口与结肠相连接，后端为盲肠尖。结肠呈"U"形袢形态，分为升结肠、横结肠、降结肠三段，无乙状结肠。升结肠沿十二指肠降部延伸，在幽门的位置转向左侧即为横结肠。降结肠在左肾腹内侧和十二指肠升部外侧后行，进入盆腔后直接延续为直肠。犬的直肠壶腹宽大，续于肛管。肛管长度较短，分为肛柱区、中间区和皮区三段。肛柱区的黏膜颜色暗，分布有特殊的肛腺。中间区长度较短。皮区宽，具有围肛腺和肛旁窦腺。肛旁窦腺分布于皮区两侧肛旁窦壁内，分泌物为具有异味的灰褐色脂肪块。分泌物通常聚集在窦腔内，可经肛旁窦小管排入皮区。

三、猪

猪和人在解剖学、生理学上都很相似，故也常用作实验动物。

猪的肠道长度约为体长的 15 倍，小肠平均长度在 15 ～ 21m，分为十二指肠、空肠和回肠。十二指肠长度在 0.4 ～ 0.9m。猪十二指肠起始于幽门，前部在肝的脏面形成乙状曲，降部走行至右肾后端并由此折转向左为后曲。十二指肠越过中线后再转向前行为升部，相邻于降结肠，最后移行为空肠。空肠长为 14 ～ 19m，在肠系膜前动脉前方续于十二指肠，卷曲形成许多肠袢，大部分位于腹腔右半部、结肠圆锥的右侧。空肠借较宽的空肠系膜悬吊于胃后方的腰下区，空肠内侧

邻升结肠和盲肠，背侧邻胰、十二指肠、降结肠后部、膀胱，右肾及子宫（母）。回肠长度较短，为 0.7 ～ 1.0m，肠管较直，管壁较厚。回肠于左腹股沟部连于空肠，向前背内侧延续，并于盲肠与结肠交界处的腹侧终止。回肠开口处的黏膜于盲结肠内突出形成长 2 ～ 3cm 的回肠乳头，顶端有回肠口。空肠和回肠内都有大量的淋巴结。

猪的大肠长 4 ～ 5m，比小肠粗，借肠系膜悬吊于两肾间腹腔的顶壁，分为盲肠、结肠、直肠和肛门。往后延伸，猪的盲肠位于左髂部，短粗，呈圆筒状，盲端钝圆，长为 20 ～ 30cm，直径为 8 ～ 10cm，容积一般在 1.5 ～ 2.2L，壁上形成 3 条纵肌带和 3 列肠袋。盲肠向后下方走行至结肠圆锥，后至骨盆前口和脐之间的腹腔底壁。结肠长 3 ～ 4m，位于胃后方，续于盲肠，起始部管径类似于盲肠，向后逐渐变细，分为升结肠、横结肠和降结肠。升结肠以升结肠系膜附着于肠系膜根，并在结肠系膜中盘曲形成螺旋形结肠圆锥。结肠圆锥底部宽大，由向心回和离心回组成。结肠圆锥朝向背侧，附着于腰部和左髂部，锥顶向左下方接触于腹腔底壁。圆锥外周为向心回，较粗，有 2 条纵肌带和 2 列肠袋，后折转为离心回，中间折转处称中央曲。结肠圆锥内部为离心回，肠管较细，无纵肌带和肠袋，以逆时针方向绕中心轴向上旋转 3 圈至锥底。离心回后经十二指肠升部腹侧面，沿肠系膜根右侧向前延伸。横结肠续于离心回，在肠系膜根前方由右侧行至左侧，折转，又向后移行连接降结肠。降结肠向后延伸至骨盆前口，移行为直肠。直肠在肛管前方膨大，形成直肠壶腹，壶腹周围存储大量脂肪。猪的肛门位于第 3 ～ 4 尾椎下方，短且不向外突出。

四、斑马鱼

在过去 20 年里，斑马鱼由于其世代时间短（2 ～ 3 个月）、繁殖力高（约 200 个卵／离合器）等生物学优势，逐渐成为生物和生物医学研究的顶级模式生物之一。而且斑马鱼体外发育，胚胎透明，易于操作和维护。此外，对许多最先进的细胞和分子生物学技术的敏感性，以及对化学和遗传操作的适应性使其越来越受欢迎。尽管斑马

鱼最初是作为发育遗传学模型开发的，但其用途已迅速扩展到生物和生物医学的许多其他领域，包括生理学、毒理学、疾病建模和药物开发等。

　　斑马鱼的肠道为起始段膨大的长管状管道结构。肠壁薄，肉眼观透明（便于观察）。肝、肠道、脾和胰形成相对独立且完整的内脏团结构，通过结缔组织一起连接肠道各段。它们的肠道起始于腹腔第 1 肋，行至泄孔，呈"S"状排布。肠道根据走向可分为前肠、中肠和后肠三段。前肠始于起始段膨大部，向后至第一折转处。前肠壁较厚、肠管较粗、容积大，可容纳更多食物。肠道于折转处至第二折转段为中肠。后肠续于第二折转处，沿中肠背侧后行。

　　斑马鱼主要的消化场所是前肠结构。斑马鱼的前肠起始膨大端绒毛十分发达，呈交错分枝状，后逐渐变为指状，高度有所降低。单层柱状上皮细胞排列紧密，在比较发达的肠绒毛的表面成簇排列，使肠绒毛表面呈分叶状前肠的杯状细胞数目多，细胞头部大且圆，多成行排列于肠绒毛上皮细胞之间，起始段肌层较厚，随着肠段的延伸逐渐变薄。与中肠、后肠相比，前肠肠绒毛高度高，面积大，肌层较厚，利于食物与吸收细胞的充分接触，同时提供更强的蠕动力。从这些结构特点都能看出前肠的消化能力。

　　微观上，斑马鱼的肠道上皮层没有肠隐窝，但是存在称为褶皱（绒毛）的指状突起，并且尺寸从前到后逐渐减小。高度分化的上皮细胞，如吸收性肠细胞（前肠和中肠）、产生黏蛋白的杯状细胞（整个肠）和肠内分泌细胞（前肠）已经被找到。但迄今为止，尚未在组织学上鉴定出潘氏细胞，也没有发现经典的微褶（M）细胞。

（胡长江　杨仕明）

参考文献

樊代明, 2016. 整合医学：理论与实践. 西安：世界图书出版公司.

樊代明, 2021. 整合医学：理论与实践 7. 西安：世界图书出版公司.

胡建华, 陈秋生, 林金杏, 2018. 斑马鱼组织细胞学彩色图谱. 上海：上海科学技术出版社.

雷治海, 2015. 动物解剖学. 北京：科学出版社.

李恩中, 2017. 动物解剖学与组织胚胎学. 北京：中国轻工业出版社.

任露泉, 梁云虹, 2016. 仿生学导论. 北京：科学出版社.

姚锦仙, 程红, 2008. 脊椎动物比较解剖学实验. 北京：北京大学出版社.

Romer AS, Parsons TS, 1985. 脊椎动物身体. 杨飞仑, 译. 北京：科学出版社.

Scudamore CL, 2019. 小鼠组织学. 刘克剑, 益仁华, 译. 北京：北京科学技术出版社.

Wallace KN, Pack M, 2003. Unique and conserved aspects of gut development in zebrafish. Dev Biol, 255(1): 12-29.

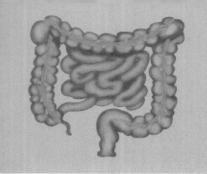

第4章 肠道的生理及其障碍的病理机制

肠道的生理功能主要包括消化功能、运动功能、分泌功能、黏膜屏障、免疫功能等。由于黏膜屏障和免疫功能内容较多，且具有明显特点。

第一节 肠道的消化功能

肠道是消化吸收的主要场所。肠道通过对摄入的食物进行消化，辅助其对于营养物质的吸收。肠道的消化障碍可能会引起多种肠道疾病。因此了解肠道的消化功能有重要意义。相关的酶、肠道菌群及年龄与肠道的消化功能有密切的联系。

一、糖类的消化与吸收

摄入食物中的大多数物质是多糖和二糖，大多数多糖无法被小肠上皮细胞直接吸收，只有少数的二糖如乳糖，能被少量吸收。小肠中的水解酶先要进行分解。大量的水解酶位于小肠绒毛处上皮细胞。在小肠上皮上有淀粉水解酶，水解酶把淀粉分解为麦芽糖、麦芽丙糖等。而这些酶有较高的活性，在十二指肠时大部分的淀粉被分解，之后麦芽糖酶把剩下的二糖分解为葡萄糖。二糖的水解位置是通过膜消化和消化接触最终在膜外完成的。但是，当未在小肠内消化吸收的糖类物质进入结肠时，这些糖类物质被发酵成短链脂肪酸，再被结肠吸收。纤维素是在肠道对糖类物质的消化吸收中较为特殊的糖类。纤维素是一组异质物质，人体的肠道内源性酶对于纤维素几乎没有消化作用。纤维素主要由大肠的细菌菌群发酵。

二、蛋白质的消化与吸收

大多数新生儿都能通过胞饮作用直接吸收蛋白质分子。但在出生后不久，这种能力便会消失，成年人的小肠大分子的蛋白无法通过，需要以多肽和氨基酸的形式通过。蛋白质的消化大多开始于十二指肠。与自身的蛋白酶和肠道细菌都有密切的关系。二者都可以把蛋白质分解成多肽或氨基酸。但如果蛋白质未被完全分解，在肠道的末段，结肠中的细菌则进行蛋白质发酵，把蛋白分解成氨、支链脂肪酸（BCFA）、胺、硫化氢、酚类、硫醇、吲哚和亚硝基化合物等物质。这些物质对人体有一定的危害，可能造成炎症性肠病。肠道中的益生菌可以调节肠道菌群，通过调节水解蛋白质的菌群并减少蛋白质发酵，减少代谢中毒性对于机体的损伤。此外，益生菌还可以调节自身蛋白酶的活性，以及提高上皮细胞对多肽及氨基酸的吸收和运输能力，促进蛋白质的消化吸收。

某些氨基酸本身对蛋白质的消化吸收也有重要的影响。谷氨酸作为信号分子发挥作用，调节蛋白质的消化吸收。谷氨酸在口腔内可刺激口腔，与相应的受体结合，促进肠道在头期的分泌。在肠道谷氨酸通过作用于内脏感觉（迷走神经反射）增强肠道的消化过程。

三、脂类的消化与吸收

食物中的脂类物质，主要以三酰甘油为主。胃内仅有较弱的胃酯酶。胃酯酶在酯酶中较为特别，主要作用于三丁甘油酸酯，而对长链的酸酯作用较小，对于胆汁有高抵抗性。在小肠中的胰脂肪酶起更重要作用。胰脂肪酶主要由相关蛋白 1 和相关蛋白 2 组成。相关蛋白 2 具有酯酶的活性，对于母乳脂肪的消化有重要作用。胰腺脂肪酶发挥作用与胰腺脂肪酶 - 共脂肪酶 - 脂质系统有密切的关系。在肠道，磷脂酰胆碱较为常见。由于胰脂肪酶的表面活性蛋白，在与底物结合后容易受到磷脂酰胆碱的抑制。而共脂肪酶通过蛋白 - 蛋白之间的作用方式，可以减轻胰脂肪酶受到的抑制。

此外在脂类消化的过程中，胆汁也起重要作用。它将脂类乳化形成小球，加大了与脂肪酶的接触面积。胶束及其胆汁酸可以支持脂肪酶消化脂质的功能，并使其靠近肠道刷状缘，从而增加脂质的吸收。脂质通常不溶于水，胃和肠中充满了水。如果没有胆汁的作用，饮食中的脂质和水就不会分离，水溶性脂肪酶将在水和脂质之间的小界面上低效发挥作用。因此，胆汁酸盐对脂质的乳化作用是使脂质颗粒悬浮在水中以将其溶解，从而显著增加了脂肪酶作用的表面积。

多种因素会影响肠道对于脂质的吸收。钙离子可以作用于胆汁与胆固醇的结合，影响胆固醇的吸收，起到降低胆固醇水平的作用。但脂类消化的相关产物本身对于肠道消化功能作用较小。不仅如此，肠道近端微生物群通过作用于消化吸收，对宿主适应膳食脂质方面的改变发挥关键作用，这些功能可能导致营养过剩和营养不良。

四、消化功能与年龄的关系

随着年龄的增长，肠道的绒毛结构会慢慢消失，肠道的表面积便会慢慢减少，导致肠道的消化吸收功能下降。此外，肠道中的酶也会随年龄发生改变。在幼儿时期乳糖酶具有较高的活性，蔗糖酶和麦芽糖酶活性较低，但在成年后乳糖酶活性降低，而蔗糖酶和麦芽糖酶活性远高于幼儿时期。相对来说，脂肪酶在消化分解脂质时，成年期的脂肪酶的含量基本不变，活性明显升高，但幼儿期的脂肪酶的含量和活性都会有明显下降，导致幼儿的脂质消化效率低于成人。这可能与幼儿脂肪酶的活性相对于成人更加依赖胆盐等物质的辅助有关。

（胡长江　杨仕明）

第二节　肠道的运动功能

肠道的运动与肠道的整个生理功能有着密切的关系。肠道运动是机械性消化的基础，通过肠道的运动，摄入食物被碾磨并与肠液充分混合，从而实现肠道对于食物的消化。

一、小肠的运动

（一）小肠运动的生理结构与支配

小肠由黏膜、黏膜下层、肌层及外膜构成。黏膜中的黏膜肌层和肌层是运动的基础。黏膜肌层由内环外纵两层较薄的平滑肌构成。当黏膜肌层收缩时，可以形成环状褶皱。肌层的平滑肌也是内环和外纵，二者间相互垂直。在内环形平滑肌和外纵行平滑肌之间，有神经丛调节小肠运动。小肠平滑肌收缩的机制：外界的刺激导致细胞膜去极化，细胞膜上的钙通道打开，钙离子内流，导致肌浆网内的钙离子流入细胞质，引起小肠平滑肌细胞收缩。持续的 1，4，5 三磷酸盐合成诱导钙释放是与心脏起搏器活性相关的钙瞬态的主要驱动因素。

黏膜和扩张反射的感觉神经元细胞位于肠道，因此在切断肠道与中枢神经系统的神经连接后，在体内肠道可产生运动反射。与其他肌肉组织相似，小肠平滑肌运动与相关的电信号有密切关系。位于肌间神经丛的 Cajal 间质细胞可以激发电信号慢波的产生及传递，但慢波本身并不引起小肠肌肉的收缩，是慢波产生的动作电位引起的肌肉收缩。在肠道的平滑肌，间隙连接在间质细胞的起搏器细胞之间及间质细胞和平滑肌细胞之间形成低电阻通路，这个间隙连接会促进电慢波传播从而实现肠道运动神经对于平滑肌的控制。而除此之外，肠道菌群（如肠道中的乳杆菌 DR7）的变化通过影响神经递质通路对肠道运动产生一定影响。

（二）小肠的运动方式

小肠的运动分成消化期和消化间期两种。消化期肠运动指的是在进食后的肠道运动。消化间期小肠运动是指消化运动之间所间隔的时间。

消化期小肠运动较为复杂，可以分成 3 种方式：分节运动、蠕动和紧张性收缩。消化期的 3 种肠道运动均为节律性收缩。

1. 分节运动　小肠分节运动时，舒张区与收缩区是交替的，当收缩区转变成舒张区，舒张区转变成收缩区时，在肠胃中的食糜也被分成两半，相靠近的食糜又合成一个新的食糜，这个过程反复进行。收缩区食糜可以向上下两个方向运动，再转变为舒张区会回到原位。由于环形肌的运动，肠道内压力升高，使食糜向前运动。小肠收缩时，大部分环形肌呈向心收缩，有小部分的收缩是离心的。收缩长度由参与的平滑肌数量决定。非传播的分节收缩，没有推进力，仅仅是将食团混合。

肠道的分节运动使肠道中的食糜与消化液充分接触，在收缩区时，食糜与肠道壁挤压，促进血液流动。

2. 蠕动　小肠的蠕动运动是环形肌和纵行肌自上向下做推行运动。一个蠕动波由食团前面的环形肌舒张和纵行肌收缩及后面的环形肌收缩和纵行肌舒张，而形成蠕动运动，让肠腔体积增大，食团后面的动力增加，使食团向前运动。一般，小肠的蠕动较慢，为 1 ~ 2cm/min。

蠕动是肠道的特征运动，肠道蠕动的机制还未完全研究清楚，主流的理论是肠神经系统的交替兴奋与抑制作用。有些物质也有重要的作用，如一氧化氮是影响蠕动波波前松弛的重要因素，乙酰胆碱对于收缩调节起作用。而脂糖可以通过 c-Jun 氨基端端激酶介导肠道的运动功能。

3. 紧张性收缩　小肠运动形式主要包括紧张性收缩和节律性收缩。在人体十二指肠中以节律性收缩为主。紧张性收缩通过平滑肌细胞微弱地持续收缩形成，对肠管形状的保持有重要意义。

（三）小肠运动障碍的类型及病理机制

临床上，小肠运动功能障碍可表现为动力减弱或丧失，如各种原因引起的肠麻痹；也可表现为收缩过强且不协调，如小肠痉挛。临床上以前一种异常多见。

肠麻痹可由腹膜炎、输尿管扩张、后腹膜血肿的刺激或由低钾血症等引起，但更多见于腹部手术后，即术后肠麻痹等。腹部手术对胃肠运动功能的影响表现在两个方面：一是术后早期肠麻痹，持续数天，其发生与手术牵扯、胃肠暴露及麻醉等影响有关，严重程度因手术处理部位、手术方式及干扰程度不同而异。二是与手术的类型有关，如迷走神经切断术、肠切除术或肠造口术产生的影响，这种影响持续时间较长，甚至可持久存在。对于第一个方面，目前研究较多，但仍存在不少异议和未知因素。

1. 腹部术后早期胃肠功能紊乱的实验研究　早在 1901 年，Bayliss 和 Starling 首次发现犬术后胃排空运动和肠推进运动迟缓的现象，继而 Cannon 在猫的实验中得到同样结果。Wilson 等进一步观察到，术后 40 ~ 48 小时，人的右结肠活动严重抑制，术后 5 ~ 7 天，小球粒（small sphere）通过结肠转运的时间延长；笔者以胃肠肌电活动及胃肠排推运动为指标，发现腹部术后有明显的胃肠运动功能紊乱，而且其严重程度与手术方式、干扰程度、手术持续时间等因素有关。

2. 腹部术后早期胃肠运动紊乱的发生机制　基础和临床研究表明，腹部手术可能通过以下环节干扰胃肠运动：①一些术前用药，如阿托品、乙醚、戊巴比妥钠等可抑制胃肠运动；②手术操作粗暴，对腹部脏器干扰过大，使胃肠蠕动恢复迟缓；③术后腹腔出血或感染使肠蠕动不能按时恢复；④术后水、电解质紊乱，尤其是钾离子不足的影响。有研究报道，钾离子可加速乙酰胆碱（Ach）的产生和释放，且在神经冲动传导中起一定作用，低血钾时，肠壁 Ach 减少，不足以诱发肌肉的收缩等。

国外大多数学者认为，腹部术后早期胃肠运动紊乱与胃肠运动的调控系统即肌源性、神经性和体液性调控系统的功能障碍有关，尤其广泛地研究了自主神经系统在肠麻痹发生中的作用，认为交感神经副交感神经平衡失调、反射性内脏交感神经过度兴奋参与了肠麻痹的发病过程，这成为临床治疗上选用酚乙酚妥拉明等交感神经阻断剂并配合迷走神经兴奋剂如新斯的明、氨甲酰甲基胆碱等以促进术后胃肠运动恢复的依据。

另外，精神因素对术后胃肠运动的影响也已引起重视。Cannon 及 Grace 等早就指出，某些情绪，如害怕、畏惧等可引起胃肠运动停止。所以手术前后稳定患者的情绪，解除其精神负担和恐惧心理很有必要。

3. 腹部术后早期胃肠运动紊乱对机体的影响　由于腹部术后胃肠运动功能紊乱，故在临床上，可因胃排空障碍而出现恶心、呕吐、上腹部饱胀；小肠运动的异常则引起腹痛、腹胀、肠鸣音减弱或消失；结肠运动异常则表现为无排气、排便。其中腹胀是临床上最常见的并发症，它是胃肠内容物停滞的直接结果，也是腹部术后机体病理生理变化的重要环节。近年来，随着麻醉和外科技术的进步，术后腹胀的发生率及严重性虽已显著下降，但仍有一些病例，术后腹胀的严重性可超越原发的疾病而成为治疗上的主要矛盾。腹胀时机体的病理生理变化主要为随着腹胀的发生、发展，胃肠内压增高，胃肠壁血液回流障碍使毛细血管滤过压增高，大量液体滤至腹膜腔及胃肠腔内。由于胃肠血供受阻，局部血管活性物质释放，引起毛细血管壁通透性增加，进一步促进液体的滤出。液体的大量滤出，不仅加重腹胀，与之形成恶性循环，且对机体产生严重影响，如下所述。

4. 可能的相关机制

（1）循环血量不足：有学者指出，术后腹胀的患者，胃肠积液多达数升，在全肠性肠麻痹时，胃肠腔内积聚的液体量可达血容量的 40%。

（2）电解质紊乱和酸碱失衡：大量的 Na^+、K^+ 随消化液丢失于第三间隙，而且从消化液丢失的 HCO_3^- 量常多于 H^+ 丢失量，故通常有电解质紊乱和代谢性酸中毒的发生。

（3）肠源性感染：由于胃肠血供减少，胃肠防御屏障功能降低，肠腔内细菌及内毒素等乘虚而入，可致感染，甚至继发产生败血症。

（4）其他：胃肠腔内压进一步增高，可引起肠壁缺血坏死、手术吻合口裂漏及由此产生的腹腔感染等；腹内压增高使膈肌活动受限，从而影响呼吸功能而致肺不张、肺部感染；术后早期因肠管失去蠕动能力，受累肠管相互之间或肠管与邻近的脏器长时间地接触，如果同时伴有炎症性纤维素渗出或在手术剥离时造成浆膜损伤创面，则肠管之间或肠管与邻近组织可发生粘连。因此，术后早期的功能性肠梗阻常引起接踵而来的粘连性肠梗阻。

二、大肠的运动

（一）大肠运动的生理构成

解剖学上将大肠分为盲肠、结肠和直肠，盲肠附有阑尾。在盲肠，主要有蠕动运动，以排送气体及肠内容物到结肠。结肠以环形肌收缩为主，可见多种运动形式：分节运动、集团蠕动、蠕动微波及逆行蠕动。这些运动有利于结肠对水、电解质的重吸收，并将肠内容物向肛门方向推送。结肠反射（或反应）也存在于结肠部位。该反射即指因进食胃充盈后反射性引起排便欲。其发生机制：胃的充盈通过反射激起结肠的集团蠕动（mass peristalsis），把存留于肠内的物质猛力排推到直肠，使直肠充盈而成为排便反射的刺激。这一过程涉及神经和（或）体液因素，尤其是胆碱能神经、阿片受体参与其中，因为阿托品或纳洛酮可拮抗此反射。直肠的运动主要是排便运动，这是由直肠纵行及环形平滑肌和骨骼肌参与的一种协调的神经反射活动。

（二）大肠运动的生理调节

1. 大肠平滑肌电活动　结肠各段及不同时间内的慢波频率变异很大，而且控制性电活动

（electrical control activity，ECA）与 ECA 之间的耦合，以及与机械活动的关系不是很清楚，因而难以分析，加之结肠内有粪便，插入测压装置及结肠镜困难，从而给结肠动力研究带来困难。

2. 神经及体液调节　一般大肠上半部由迷走神经的副交感成分行兴奋性调节，下半部由盆神经中的副交感成分行兴奋性调节；大肠的交感神经支配即来自腰髓的内脏神经，对大肠运动呈抑制效应。这些神经可受全身功能状态，尤其是情绪的影响。体液因子中胃泌素、胆囊收缩素对结肠运动具有促进作用，且被认为是其生理性调节物；促胰液素、胰高血糖素、血管活性肠肽（VIP）等则抑制结肠运动；其后发现结肠壁存在阿片肽类神经纤维及 P 物质神经纤维，实验证明它们具有增强结肠运动的作用。

（三）大肠运动障碍的类型及病理生理机制

常见的结肠运动紊乱，如肠易激综合征（irritable bowel syndrome，IBS）、先天性巨结肠及结肠憩室病等，均以结肠运动的异常为其基本的病理生理变化。

1. IBS　主要由结肠、小肠和胃的动力改变所致。IBS 也可影响食管及人体其他各系统（如泌尿系统、生殖系统）。IBS 是指由消化道、精神因素及肠腔因素之间相互作用而引起的综合征。主要临床表现为与结肠运动异常有关的症状，如腹痛、腹胀、排便习惯改变、黏液便及排便不尽感。IBS 的发生机制尚不十分清楚，认为可能与下列因素有关。

（1）结肠运动功能紊乱：Snape 等报道，IBS 患者的 ECA 频率显著高于正常人，但尚未得到之后其他研究的证实。Alvarez 在一名患者中注意到有蠕动异常，其症状加重与应激性刺激相关。Horowitz 等观察到 IBS 患者在腹绞痛时有移行性的丛集收缩，而且发现以腹泻为主的 IBS 患者结肠有大量的空腹收缩和高幅下传性收缩；而以便秘为主的 IBS 患者其高幅下传性收缩较少。

（2）内脏感觉异常：IBS 患者中，有数个部位如回肠、直肠 - 乙状结肠和肛管 - 直肠对气囊扩张过分敏感，提示有内脏感觉异常。以腹泻为主的患者对肛管 - 直肠内的气体、粪便的感知阈

值降低，故直肠内气囊稍一扩张即有排便感。由收缩引起的痛感也因痛觉过敏而加重。因此，肛管 - 直肠敏感性增高可以解释患者排便前疼痛和排便不尽感等症状。

对食管痛阈的研究揭示，IBS 患者食管痛阈降低，胃及小肠也有受累。所以推测可能这类患者整个胃肠道的内脏感受器发生了变化，或者由于中枢神经对信号加工的变化，更有可能是 IBS 患者自主神经受损，结果导致对生理性刺激的"察觉力"有所改变。

（3）心理障碍：现在多认为心理病理和（或）脑 - 肠对心理压力的反应是病理生理的基础。据报道，大部分 IBS 患者有心理上的障碍，包括焦虑、敌意、恐惧及妄想等。已知精神压力可影响结肠及消化道其他部位的运动，故曾有假说认为神经过敏症可能是 IBS 患者结肠运动紊乱的原因，但也未得到临床试验的证实。

（4）激惹肠道的肠腔因素：肠腔内存在的某些因素可改变肠道功能，引起肠道激惹如食物中的过敏原，不吸收的糖类如乳糖，以及参与消化过程的内源性化学物质如胆酸等。英国牛津某医院的临床试验表明，189 例 IBS 患者中有 91 例用食物排除法后症状得到改善。

还有学者认为 IBS 不像是以结肠基础动力失调为特征的综合征，因对某些生理性刺激如摄入食物及压力改变的过度反应至少在某些 IBS 患者中引起了症状。

2. 先天性巨结肠　特点是肛管、直肠及远端结肠运动功能紊乱，呈现持久收缩状态，而近侧结肠因内容物潴留而被动扩张。由于近端结肠内容物不能被排入和通过痉挛节段，故便秘、腹部胀痛为患者的主要表现。

先天性巨结肠可在出生时、早期童年或更晚时期出现，是小儿中常见的消化道畸形。其发生机制主要是下述几方面。

（1）痉挛节段内、肌间神经丛及黏膜下神经丛的神经元先天性缺失，而且其他抑制性神经元，如 VIP、神经降压素等肽能神经元也显著减少或缺失。

（2）在痉挛节段内，可见胆碱能神经纤维增多，活性过强。由于兴奋性纤维与抑制性成分的

比例失调，受累肠段收缩有余而舒张不足，从而出现持久收缩状态，近侧结肠的过度扩张则继发于前方的阻塞。

3. 结肠憩室病　是结肠黏膜通过肠壁薄弱部位向外疝出而产生的一种疾病。该病在欧美国家发病率较高，可能与西方低渣膳食有关。结肠憩室可发生在结肠的任何部位，常为多发，以降结肠和乙状结肠较多见。在我国，该病少见，以右侧结肠发生居多，且多为单发。

关于结肠憩室病的病因发病学尚不清楚。有假说认为憩室形成是因膳食或其他原因结肠平滑肌产生异常强烈的收缩，这些收缩使一小段结肠被夹在两个强收缩之间，当这些收缩相互推进时，闭塞段内产生异常高压，若该部位的结肠肠壁血管穿过肠壁，正好是肠壁纵行肌与环形肌的交叉而薄弱的部位。故随着压力的增高，黏膜经此薄弱点被推向结肠壁的浆膜下而形成憩室。已有一些实验证据支持结肠运动异常加上结肠壁薄弱点在憩室形成上起作用的假说。

结肠憩室为假性憩室，憩室壁由疝出的黏膜及覆盖的浆膜所构成，不含有肌肉层，此点可与真性憩室相区别，憩室与肠腔常以一狭窄的颈部小孔相通，肠内容物及气体容易进入憩室而不易排出，故较易继发憩室炎。一旦有炎症形成，常可导致穿孔、肠瘘等并发症，临床表现也趋复杂化。

（李红平　易志强　刘雪梅　庹必光）

第三节　肠道的分泌功能

肠道的分泌功能主要包括小肠的分泌功能及大肠的分泌功能。其中杯状细胞有重要作用。小肠的分泌物主要起消化作用，大肠的分泌物主要起润滑保护的作用。肠道的分泌物对于消化、吸收及维持肠道 pH 有重要的意义。

一、小肠的分泌功能

小肠分泌物主要包括酶及小肠液，有固体和液体的形式存在。液体主要是小肠液及少量的酶。固体主要是脱落的小肠上皮细胞，其中酶的含量远高于液体，是液体中的 100 ～ 200 倍。

小肠分泌物中的酶种类众多，主要有脂肪酶、淀粉酶、蛋白酶、乳糖酶等。肠道中酶的含量及活性会随年龄增长发生改变。在幼儿时期乳糖酶活性较高，蔗糖酶和麦芽糖酶活性较低，但到成年后乳糖酶活性降低，而蔗糖酶和麦芽糖酶活性远高于幼儿时期。相对来说，脂肪酶在消化分解脂质时，成年人脂肪酶的含量基本不变，活性明显升高。但幼儿在消化脂质时，脂肪酶的含量和活性都会有明显的下降。

小肠液呈弱碱性，pH 为 7.6 左右。小肠液的分泌变化范围较大，成人一天可分泌 1 ～ 3L。小肠液主要包括水、钾、氯、钙等无机盐离子，以及肠激酶、黏蛋白、脱落的上皮细胞、白细胞、免疫球蛋白等。由于黏蛋白含量的变化，小肠液的黏稠度发生改变。黏蛋白较多时，小肠液较黏稠，反之则较稀薄。小肠分泌多需蛋白转运体，并受严格控制。例如，肠液中的草酸盐就依赖于蛋白转运 PAT1（SLC26A6）的分泌，并受血管紧张素 II 的影响，后者具促分泌作用。机械膨胀、霍乱毒素、来自大肠杆菌的热稳定肠毒素、胆汁酸、黏膜炎症和化学性腹膜炎都会诱导肠道分泌，而神经阻滞剂可抑制 60% ～ 100% 的肠道分泌。

小肠液主要来自肠腺，少部分来自十二指肠腺。来自肠腺的小肠液含有肠激酶，起消化稀释作用，有利于吸收，大量的小肠液也可被微绒毛重吸收。来自十二指肠腺的小肠液含有大量的黏蛋白，主要起润滑保护肠道免受酸的腐蚀作用。在十二指肠表面有分泌黏膜，主要由分泌的碳酸氢盐构成。这层膜对肠道保护有重要意义，管腔 pH 1.5 ～ 2.0，碳酸氢盐的分泌使上皮细胞表面 pH 保持中性，使黏液对抗胃蛋白酶不可渗透至肠组织内。

此外，小肠杯状细胞也具有重要的分泌功能，其与肠道的固有免疫息息相关。小肠杯状细胞会分泌黏液，并填充在小肠绒毛之间。在隐窝开口处的杯状细胞分泌最多，含有抗菌肽、溶菌酶、DMBT1 和 MUC2 等物质。具有让细菌远离小肠上皮细胞的作用。

二、大肠的分泌功能

结肠中有许多分泌腺的隐窝，由上皮细胞覆盖，其中含有大量的杯状细胞，比小肠的杯状细胞多，当受到化学或机械刺激时，杯状细胞内的液体可从细胞孔中出来，杯状细胞也从杯状变成柱状、立方状，最后变成鳞状。肠道潘氏细胞通过分泌包括溶菌酶在内的抗菌蛋白来限制细菌入侵。大肠的分泌液不含消化酶，但有溶菌酶，呈碱性，主要起排出粪便时的润滑及中和酸性、防止损伤作用。但当潘氏细胞发生溶菌酶异常分泌时，可能会引起结肠炎症。

三、分泌相关的保护屏障

由于在肠道中有胃酸、消化酶等，对肠道具有损伤作用，因此肠道内形成了机械屏障及化学屏障相对的防御机制。

机械屏障主要包括肠道上皮细胞之间的紧密连接及肠道上皮细胞游离面的微绒毛。肠道的表面是单层柱状上皮，上皮细胞之间以紧密连接方式连接。上皮细胞之间的紧密连接让肠道中的水解酶，以及小肠液无法进入细胞之间，从而实现保护作用。在肠道上皮细胞游离面的微绒毛表面有细胞衣。细胞衣由细胞分泌的糖蛋白构成，糖链有半乳糖、盐藻糖、甘露糖等糖基。糖蛋白与蛋白质和脂质紧密结合在一起，可以保护顶端上皮细胞不受水解酶的影响。

化学屏障主要包括肠道的黏液屏障。黏液屏障是肠道非特异性屏障中重要的部分。在生理情况下，黏液屏障由肠道的肠腺及杯状细胞分泌形成。黏液屏障的主要成分是水，并且含有少量分子量较大的糖蛋白。在糖蛋白的末端含有唾液酸和硫酸酯类物质，呈酸性。黏液屏障具有一定的缓冲作用，抵御过度酸碱环境中的损伤。来自外在血管交感神经纤维或内在肠道神经的神经冲动可以通过对上皮细胞的直接影响或通过与免疫细胞的相互作用而影响黏膜屏障功能。

小肠和大肠内有丰富的神经丛。小肠和大肠都受到肠神经系统作用，特别是黏膜下神经的调节，尤其是神经递质乙酰胆碱和去甲肾上腺素的调节。除了神经调节外，大量调节肽和其他主要作为协同递质和神经调节剂的物质影响小肠和大肠的黏膜转运。两种方式都与肠道的分泌息息相关。

四、肠道分泌及其肠肝循环

肠肝循环与肠道的分泌与吸收有着密切关系，在生理情况下，胆汁或有关物质分泌入肠道，被肠道重吸收，经门静脉重新进入肝，此过程称为肠肝循环。胆汁酸 95% 会被肝重吸收，小部分重吸收的胆素原随血液进入体循环，运送到肾，随尿液排出或是通过粪便排出。人体正常肝每天只能产生 3～5g 的胆汁酸，但人体正常消化需要 12～32g，所以肠肝循环起了重要的作用，使有限的胆汁酸重复使用，从而实现食物乳化作用。

肠肝循环中，胆固醇在位于内质网的胆汁酸合成酶胆固醇 7α 羟化酶（CYP7A1）的作用下合成 7α- 羟基 -4- 胆甾烯 -3- 酮（C4）。紧接着在肝，C4 经过羟基化形成初级胆汁酸。初级胆汁酸包括鹅去氧胆酸及胆酸。而初级胆汁酸又与甘氨酸、牛黄胆酸等物质结合，生成结合胆汁酸。结合胆汁酸被胆盐输出泵从细胞内运到了细胞外，汇入肝管，进入胆道系统，最终在肠道中释放。在回肠末端，结合胆汁酸重新被分解成游离胆汁酸。游离胆汁酸在 7α- 脱氢酶的作用下形成次级胆汁酸。次级胆汁酸包括石胆酸和去氧胆酸。这些次级胆汁酸在到达回肠末端时，通过上皮细胞顶部的钠依赖性胆汁酸转运蛋白被重吸收，然后被细胞膜基底膜上的有机溶质转运蛋白 α/β，转运进入门静脉系统，从而到达肝。再由肝细胞表面的 Na^+/ 牛黄胆酸共转运多肽和有机阴离子转运多肽进入肝细胞。继之再重新开始胆汁酸的肠肝循环。

（胡长江　杨仕明）

参考文献

樊代明, 2016. 整合医学: 理论与实践. 西安: 世界图书出版公司.

樊代明, 2021. 整合医学: 理论与实践 7. 西安: 世界图书出版公司.

高洁, 杨楠, 刘娟, 等, 2021. 胆汁酸肠肝循环及胆汁酸性腹泻的机制研究进展. 东南大学学报 (医学版), 40(2): 256-260.

吕永慧, 舒建昌, 宋卫兵, 2008. 肠黏膜屏障与肠内营养. 西安: 第四军医大学出版社.

张睿, 马根山, 蔡君艳, 2019. PI3K/AKT/SIRT1 信号通路介导 H2S 调节肝胆固醇代谢. 东南大学学报 (医学版), 38(2): 230-237.

Bel S, Pendse M, Wang Y, et al, 2017. Patch cells secrete lysozyme via secretory autophagy during bacterial infection of the intestine. Science, 357(6355): 1047-1052.

Bijlani RL, 1985. Dietary fibre: consensus and controversy. Prog Food Nutr Sci, 9(3-4): 343-393.

Brockman HL, 2000. Kinetic behavior of the pancreatic lipase-colipase-lipid system. Biochimie, 82(11): 987-995.

Fiorenza V, Yee YS, Zfass AM, 1987. Small intestinal motility: normal and abnormal function. Am J Gastroenterol, 82(11): 1111-1114.

Flemström G, Turnberg LA, 1984. Gastroduodenal defence mechanisms. Clin Gastroenterol, 13(2): 327-354.

Furness JB, Johnson PJ, Pompolo S, et al, 1995. Evidence that enteric motility reflexes can be initiated through entirely intrinsic mechanisms in the guinea-pig small intestine. Neurogastroenterol Motil, 7(2): 89-96.

Gonzalo S, Grasa L, Árruebo MP, et al, 2011. Lipopolysaccharide-induced intestinal motility disturbances are mediated by c-Jun NH2-terminal kinases. Dig Liver Dis, 43(4): 277-285.

Huizinga JD, Chen JH, Zhu YF, et al, 2014. The origin of segmentation motor activity in the intestine. Nat Commun, 5: 3326.

Jodal M, 1990. Neuronal influence on intestinal transport. J Intern Med Suppl, 732: 125-132.

Keita AV, Söderholm JD, 2010. The intestinal barrier and its regulation by neuroimmune factors. Neurogastroenterol Motil, 22(7): 718-733.

Kiela PR, Ghishan FK, 2016. Physiology of intestinal absorption and secretion. Best Pract Res Clin Gastroenterol, 30(2): 145-159.

Lammers WJ, 2015. Normal and abnormal electrical propagation in the small intestine. Acta Physiol(Oxf), 213(2): 349-359.

Liu GX, Chong HX, Chung FYL, et al, 2020. Lactobacillus plantarum DR7 modulated bowel movement and gut microbiota associated with dopamine and serotonin pathways in stressed adults. Int J Mol Sci, 21(13): 4608.

Lowie BJ, Wang XY, White EJ, et al, 2011. On the origin of rhythmic calcium transients in the ICC-MP of the mouse small intestine. Am J Physiol Gastrointest Liver Physiol, 301(5): G835-G845.

Martinez-Guryn K, Hubert N, Frazier K, et al, 2018. Small intestine microbiota regulate host digestive and absorptive adaptive responses to dietary lipids. Cell Host Microbe, 23(4): 458-469.e5.

Miftahof R, Akhmadeev N, 2007. Dynamics of intestinal propulsion. J Theor Biol, 246(2): 377-393.

Mourad FH, Saadé NE, 2011. Neural regulation of intestinal nutrient absorption. Prog Neurobiol, 95(2): 149-162.

Mulet-Cabero AI, Wilde PJ, 2021. Role of calcium on lipid digestion and serum lipids: a review. Crit Rev Food Sci Nutr, 1-14.

Pelaseyed T, Bergström JH, Gustafsson JK, et al, 2014. The mucus and mucins of the goblet cells and enterocytes provide the first defense line of the gastrointestinal tract and interact with the immune system. Immunol Rev, 260(1): 8-20.

Simmonds WJ, 1969. Effect of bile salts on the rate of fat absorption. Am J Clin Nutr, 22(3): 266-272.

Takeda Y, Ward SM, Sanders KM, et al, 2005. Effects of the gap junction blocker glycyrrhetinic acid on gastrointestinal smooth muscle cells. Am J Physiol Gastrointest Liver Physiol, 288(4): G832-G841.

Tomé D, 2018. The roles of dietary glutamate in the intestine. Ann Nutr Metab, 73Suppl. 5: 15-20.

Ugolev AM, Jesuitova NN, Delay PL, 1964. Localization of invertase activity in small intestinal cells.Nature, 203: 879-880.

Wang J, Ji HF, 2019. Influence of probiotics on dietary protein digestion and utilization in the gastrointestinal tract. Curr Protein Pept Sci, 20(2): 125-131.

Wienbeck M, Karaus M, Frieling T, 1987. Nervale regulation der dünndarm- und Dickdarmsekretion neural regulation of the secretion of the small and large intestines. Z Gastroenterol, 25 Suppl 1:55-60.

Wilson TH, 1973. 小肠的吸收. 王复周, 译. 北京: 科学出版社.

Wong JMW, Jenkins DJA, 2017. Carbohydrate digestibility and metabolic effects. J Nutr, 137(11 Suppl): 2539S-2546S.

Zigdon M, Bel S, 2020. Lysozyme: a double-edged sword in the intestine. Trends Immunol, 41(12): 1054-1056.

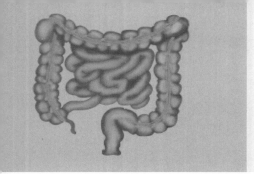

第5章　肠道的黏膜屏障

目前，肠道的屏障功能已引起了极大关注。肠道不再被看作是一个单纯吸收和消化的器官，同时还具有重要的代谢、内分泌和免疫功能，而且还是机体非特异性抗感染防御系统中的重要组分。其中肠道屏障功能的健全是诸多肠道功能得以正常维持的基础。肠道是机体最大的细菌和内毒素储库，为一重要的隐匿性感染源。在创伤和感染等应激情况下，肠道的屏障功能受到削弱或损害，就可使大量细菌和内毒素经由门静脉和淋巴系统侵入体循环，造成肠源性感染和内毒素血症，并在一定条件下激发细胞因子和其他炎性介质的连锁反应，引起全身各器官的损害。因此，Carrico 认为胃肠道是导致多系统器官功能衰竭（MSOF）的始动器官和靶器官。因此，研究肠道屏障的构成、肠道屏障的损伤机制和防护措施等相关问题具有极其重要的意义。

第一节　概　述

肠道是一个开放的生态系统，是机体消化、吸收营养物质的主要场所，同时还具有内分泌、免疫调控、屏障保护等功能，其中肠道黏膜屏障在维护肠道功能中发挥重要作用。肠道黏膜屏障是指肠道能够防止肠腔内致病物质如细菌和毒素等透过肠黏膜进入机体并转运至其他组织、器官和血液循环的结构和功能的总和，主要包括机械屏障、化学屏障、生物屏障和免疫屏障。肠道黏膜屏障功能的完整对维持机体的防御功能至关重要，不论是哪一道屏障受到有害物质攻击产生损伤都将导致疾病的发生和发展。

一、机械屏障

肠黏膜机械屏障主要由肠黏膜上皮细胞、细胞间紧密连接结构及黏液层共同构成，它不仅可抵御外来病原体或致病物质的入侵，同时也是维持肠上皮屏障通透性的基础。当机体遭受严重创伤、感染、应激、缺血或营养障碍时，肠黏膜机械屏障可发生损伤。

除了黏液层以外，肠上皮细胞被认为是最强悍有力的物理屏障，其中肠道隐窝中定居的多能干细胞主要可分化为 5 种细胞类型，包括吸收细胞、杯状细胞、内分泌细胞、潘氏细胞、M 细胞。上述不同细胞共同构成了单层连续的细胞层，阻隔了肠腔与肠道固有层。

紧密连接结构位于上皮细胞膜的顶部及其边缘，呈带状分布于上皮细胞间，主要决定细胞通透性，相邻的紧密连接结构可以防止肠腔内有害物质自由通过上皮层。目前主要的紧密连接蛋白包括跨膜蛋白（如 claudins、occludin）、外周膜蛋白（如 ZO-1、ZO-2 等）及调节蛋白等。

肠道黏液层主要由肠上皮细胞分泌合成的黏蛋白 MUC2、免疫分子、抗菌肽等构成，可阻止细菌、毒素接触上皮细胞。

肠黏膜机械屏障并不是一个静态的物理保护屏障，它是时刻保持动态应答的，当机体内外环境发生刺激时，它都将发挥保护效应。

二、化学屏障

肠黏膜化学屏障主要由肠道分泌的胃酸、黏液、黏蛋白、糖蛋白、胆汁、消化酶、溶菌酶等一系列化学物质组成，这些物质可通过影响致病物质的攻击位点最终起到化学屏障作用。化学屏障的不同有效成分可以保护机体免遭酶、酸、碱等的侵蚀，如胃酸能够杀灭细菌，调控胃肠道 pH；黏液、黏蛋白、糖蛋白可润滑肠道、阻隔微生物入侵；胆汁中的胆盐可以与内毒素结合，胆酸则可降解内毒素分子；溶菌酶能够破坏细菌的细胞壁、裂解细菌；另外，肠道分泌的消化液不仅可以保护肠上皮免受机械损伤，还可黏附抗原物质，使其更易被各种蛋白酶降解，同时分泌物中还含有一些补体成分，可以激活肠道免疫细胞清除病原菌。

三、免疫屏障

肠黏膜免疫屏障是一个功能强大的局部免疫系统。根据功能和分布来划分，可分为肠相关淋巴组织（gut-associated lymphoid tissue，GALT）和弥散免疫细胞。肠黏膜免疫系统是机体免疫系统内最大也是最为复杂的部分，肠道免疫系统持续受到肠道病原体、食物抗原和共生菌群在内的信号刺激，需要有非常严密而精确的调节机制来区分无害或危险刺激信号。对于无害信号刺激，GALT 保持一种低反应性或者启动免疫耐受机制；而对于信号刺激，GALT 会及时反应并立即清除，维护肠腔微环境稳态。由 GALT 产生的特异性分泌型免疫球蛋白（SIgA）进入肠道能选择性地包裹革兰氏阴性菌，形成抗原抗体复合物，阻碍细菌与上皮细胞受体的结合，同时刺激肠道黏液分泌并加速黏液层的流动，可有效地阻止细菌对肠黏膜的黏附，是防御有害病原菌在肠黏膜黏附和定植的第一道防线。另外，肠黏膜多种免疫细胞参与了肠黏膜局部免疫应答。淋巴小结相关上皮细胞（M 细胞）主要承担抗原采集工作。M 细胞主要从肠腔快速摄取抗原物质或大分子，并迅速将其转运至就近的淋巴滤泡内的抗原提呈细胞，从而诱发免疫反应。有研究发现，M 细胞主要集中在由隐窝向圆顶下区移行的一段区域，在这一区段的 M 细胞呈现了抗原采集所特有的"口袋"样结构。病原体相关分子模型（pathogen associated molecular pattern，PAMP）能通过与免疫系统中的微生物模型识别受体（pattern recognition receptor，PRR）结合，引发炎性反应，如 Toll 样受体 4（Toll-like receptor 4，TLR4）能识别革兰氏阴性菌产生的脂多糖，而 TLR2 能识别革兰氏阳性菌产生的脂磷壁酸。也有研究提示，M 细胞表达肽聚糖识别蛋白（peptidoglycan recognition protein，PGRP），这种蛋白可能参与 M 细胞对微生物的主动摄取。在肠黏膜免疫屏障组成中树突细胞（DC）有重要作用。后续的 T 细胞免疫的抗原提呈工作均主要依赖它，包括细胞毒性 T 细胞（CTL）、抗体依赖的细胞介导的细胞毒性作用（ADCC）细胞和自然杀伤（NK）细胞等均参与肠道免疫屏障。

四、生物屏障

在人体的胃肠道栖息着成千上万的细菌。肠道常驻菌即生理性菌群与宿主的微空间结构形成了一个相互依赖又相互作用的微生态系统。在通常情况下，肠道内生理性菌群构成一个能够对抗威胁机体健康的病原体的重要保护屏障，即肠道菌群保持相对稳定。生理性肠道细菌紧密地黏附于肠黏膜表面，产生一定程度的定植及抵御其他外来致病菌侵袭威胁的作用，形成肠黏膜的生物屏障。这些生理性定植细菌通过分泌细菌毒素、短链脂肪酸、抑菌肽等肠黏膜保护物质及促进肠道蠕动，抢占致病菌黏附位点、竞争性地摄取致病菌营养素等防止外来致病菌侵袭，维护肠道微环境的稳态，保证人体健康。当生理性菌群微生态遭到破坏后，肠道定植抵抗力显著降低，可导致肠道中潜在性病原体（包括条件致病菌）的定植和入侵。肠道生理性细菌由厌氧、兼性厌氧菌和需氧菌组成，其中专性厌氧菌占了 99% 以上，而类杆菌及双歧杆菌占了 90%。在肠黏膜深层主要寄居着厌氧菌，中层为类杆菌和消化链球菌，表层为大肠杆菌、肠球菌等。这些肠道菌群维持共生或拮抗关系，形成肠道微生态的动态平衡，并且与宿主的健康疾病休戚相关。

正常的肠黏膜生物屏障对维持肠道内微生物的稳定、防止肠道内致病细菌及相应内毒素移位及维持合理的细菌免疫防御反应有重要作用。在严重创伤、感染、长期全身性疾病及长期使用抗生素等情况下，胆汁分泌减少或肠肝循环紊乱，致肠道功能紊乱及肠道某种或某一群细菌过度繁殖。此外，胃肠道蠕动受抑制或肠道上皮摄氧能力受损，使肠黏膜代谢功能下降，肠内菌群失调，革兰氏阴性菌过度繁殖，产生大量内毒素，肠黏膜通透性增加，直接损害肠黏膜。过度繁殖的肠腔细菌产生大量的代谢产物和毒素，直接破坏肠黏膜结构，如紧密连接蛋白，同时也为致病菌入侵创造了条件。当患者肠腔内细菌相关产物（短链脂肪酸、丁酸盐）的含量明显减少时，影响肠上皮细胞的能量代谢，导致上皮细胞和肠黏膜生物屏障受损，诱发肠道炎症，引起肠道生物屏障

功能障碍。

众多国内外学者经过坚持不懈的实验室研究探索，揭示了生物屏障与人体的健康和疾病转归、预后等密切相关，如乳酸杆菌和双歧杆菌等肠道益生菌在生物屏障中起一定程度的主导作用。包括双歧杆菌、乳酸杆菌等在内的生理性细菌可分泌具有抗菌的分子物质。此外，其代谢产物等可以抑制癌前体的恶化和肿瘤的发展。益生菌产品和肠内营养的临床应用是近年来临床营养学治疗肠道生物屏障障碍的主要方法和进展。可以相信，对肠生物屏障功能研究的不断深入，对生物屏障的保护和损伤的不断认识，对肠监测和维护等不断探索，以及生物屏障理论体系的完善，必将对维护人类健康产生重要意义。

（吴　维　刘占举）

第二节　肠道屏障的组成及测定

生理条件下肠黏膜是一道有效的防御屏障。它能有效地限制定植于肠道黏膜表面的常驻菌穿透黏膜进入组织而移位。广义的肠道屏障包括机械屏障、生物屏障、化学屏障和免疫屏障。

一、机械屏障及其变化

（一）黏膜结构

肠道的机械屏障由黏膜上皮细胞、细胞间紧密连接与菌膜构成。一般认为，肠道细菌移位主要发生在小肠。移位的细菌必须穿过覆盖小肠绒毛的黏膜层、绒毛上皮及固有层才能进入肠外组织。正常情况下，肠黏膜上皮细胞不断衰老、脱落，而肠绒毛隐窝处的幼稚细胞在上皮细胞更新时向绒毛顶端移动。这种肠黏膜突出区域的暂时缺失，可能是细菌移位的突破口。正常鼠的肠系膜淋巴结细菌培养，也可有10%的阳性率。在肠缺血和直接、间接损伤造成黏膜上皮大量脱落或黏膜萎缩时，病原菌的侵入更易发生。

（二）黏液和黏蛋白

生理状态下，肠道的黏液形成一种弹性凝胶层被覆在肠黏膜表面，组成一道肠道细菌不能自由逾越的物理屏障，亦是肠道细菌的滞留区。黏液层中主要的功能成分是由肠黏膜中杯状细胞分泌的糖蛋白，又常称为黏液糖蛋白。此外，黏液层中还混有大量的细菌和上皮细胞碎片。

黏液层有3个基本功能：①保护肠黏膜免受化学性和机械性损伤；②润滑肠黏膜表面；③通过结合和捕获细菌，阻止条件致病菌在肠黏膜表面的黏附和定植。黏液层能将致病性沙门菌滞留在黏液中，其中的黏蛋白也能够牢固地和大肠杆菌相结合，从而减少肠道中条件致病菌与肠黏膜表面接触的机会。

研究还发现，在肠黏膜表面的黏液层中有专供厌氧菌结合的特异性受体，专性厌氧菌可能是栖息在黏液层中发挥其定植抗力的作用。

（三）菌膜

存在于黏膜上皮细胞上的肠道细菌特异性受

体使定植于肠内的常驻菌有序地嵌入上皮细胞间，构成有层次的菌膜结构，能有效地阻止细菌穿透黏膜进入深部组织。

（四）二胺氧化酶

二胺氧化酶（DAO）是人类和所有哺乳动物小肠黏膜上皮绒毛中具有高度活性的细胞内酶，在组胺和多种胺代谢中起作用。业已证实，DAO活性与黏膜细胞的核酸和蛋白质合成密切相关。它不但能反映肠黏膜的完整性和损伤程度，而且通过无创测定外周血中 DAO 活性变化能反映肠黏膜的状态。

有实验发现，MODS 时肠黏膜组织中 DAO 含量明显降低，而血中 DAO 浓度则明显增高。DAO 水平与血中内毒素水平、肠黏膜组织过氧化损伤情况密切相关。因此，DAO 活性变化是反映肠道屏障功能状态的良好指标。

（五）肠黏膜通透性的改变

1. 肠黏膜通透性增高　肠黏膜是一个较复杂的组织结构，由多种生物功能不同的细胞和细胞产物共同构成，肠黏膜上皮细胞本身是这道屏障的主要结构基础。肠上皮细胞之间的一种特殊的膜性结构——紧密连接在维持肠黏膜通透性中发挥重要作用，生理情况下只能允许 2μm 大小的离子或小分子物质通过以沟通机体内、外环境，便于新陈代谢的需要。同时肠黏膜屏障的完整与否还与各种非免疫性和免疫性屏障成分密切相关。任何原因使肠黏膜的屏障成分发生改变，或直接损伤了肠黏膜，都会造成肠黏膜对肠内容物的通透性增高，细菌得以侵入体内，从而激起一系列病理生理改变，发生肠源性感染和 MODS。

2. 肠黏膜通透性的测定方法

（1）稀有金属镧（lanthanum）具有很高的电子密度，平均直径 4nm。镧盐（如硝酸镧、氯化镧等）溶液在碱性条件下形成氢氧化镧，一般认为它不能通过完整的细胞膜而沉积在细胞外。在电镜技术中它可作为示踪剂，显示细胞间隙及细胞外连接结构，以及作为探测某些生物屏障通透性改变的一个标志。当细胞膜通透性发生改变而细胞膜的形态尚完整时，镧颗粒便能通过直径超过 2nm 的细胞孔进入细胞内。有学者以酵母聚糖（zymosan）腹腔注射复制大鼠 MODS 模型，在实验中用硝酸镧作示踪剂在电镜下观察 MODS 大鼠肠黏膜通透性的改变。发现 MODS 时电子密度高的镧颗粒沿着细胞周缘沉积在肠上皮细胞间隙中；在部分标本中镧颗粒透过细胞膜进入细胞内，表明 MODS 时肠黏膜通透性和细胞膜通透性均明显增高。

（2）有学者用带特殊电化学检测器的高效液相色谱法（HPLC-PED）测定尿液中乳果糖与甘露醇排泄率比值（L/M）以代表肠黏膜通透性的变化。该指标可以定量测定，且结果稳定，因此是测定肠黏膜通透性比较准确的直接方法。更重要的是可以在活体（动物或人体）上观察肠黏膜通透性的变化。

3. 肠黏膜通透性变化的组织病理学改变　在 MODS 大鼠肠黏膜形态学上可见如下改变。

（1）光镜下，可将肠黏膜通透性变化分为轻、中、重三度。轻度：肠绒毛排列略不规则，间质排列疏松呈水肿表现。肠上皮细胞尚完整，但肠上皮细胞的胞质下方出现空泡变性。中度：肠黏膜明显水肿，肠绒毛排列极不规则，并融合成片，肠上皮细胞变性萎缩。重度：表现为肠黏膜严重的应激性坏死。肠上皮细胞层完全坏死脱落，间质裸露，充血水肿的肠黏膜间质中可见大量炎性细胞浸润。

（2）电镜所见：①肠黏膜上皮细胞呈现程度不等的空泡变性，表现为上皮细胞胞质中的细胞基质明显减少，细胞胞质呈絮网状结构；线粒体明显肿胀、变性、断裂、消失。严重者细胞核也呈空泡变性。核基质明显减少，细胞呈溶解性坏死。②肠上皮细胞表面微绒毛发生肿胀变性，表现为数量减少、参差不齐，排列很不规则。与微绒毛相连的细胞终末网也表现为变性、消失。③肠黏膜上皮细胞胞质内出现"局灶性变性病灶"，这些病灶多无完整的膜性结构包裹，内容物多为变性的细胞器。这是细胞在损伤后发生的一种退行性变。④肠黏膜上皮细胞内髓样小体数量增多。⑤高尔基体、内质网及核周隙等均呈程度不等的扩张状态，内质网脱颗粒。

二、生物屏障及其变化

正常机体的肠道内栖居着大量细菌，至少有 400 种，占粪便湿重的 20% ~ 30%，其中绝大部分为厌氧菌，是需氧菌（包括兼性菌在内）数量的 1000 倍。1g 粪便（干重）中厌氧菌菌群 $(2 \sim 4) \times 10^8$ 亿个。在正常情况下，正常菌群之间保持着相当稳定的比例关系。肠道常驻菌与宿主的微空间结构形成一个相互依赖又相互作用的微生态系统，它们与肠道黏膜或结合，或黏附，或嵌合，形成有一定规律的膜菌群，构成了肠道的生物屏障。在此情况下，肠道菌群的定植性、繁殖性和排他性作用使外籍菌无法在肠道定植和优势繁殖并向肠外移位，因而被称为"定植抗力"（colonization resistance，CR）。肠道微生物生态学性质具有很大的代谢和生理性差异，一般可分为 3 种不同的环境：腔内粪流、黏蛋白层和黏膜表面，其中黏膜表面是微生物与肠黏膜细胞紧密接触的环境。近端小肠内的微生物密度低，主要为兼性（需氧）菌丛，而远端小肠和结肠内黏膜表面则主要是厌氧菌。厌氧菌在肠道内数量最多，它们对潜在性致病的兼性菌和需氧菌的定植抗力对维持肠道的微生态平衡起重要作用，既能抑制其他细菌的优势繁殖，又能阻止其黏附于肠上皮细胞。在黏液层中，厌氧菌产生的糖苷酶能将糖类的残基与黏液层中的黏蛋白牢固地结合在一起。厌氧菌产生的蛋白酶通过降解黏液层中的肽类物质，为肠道细菌提供合适的氮源。

Berg 等将普通无特殊致病菌（specific pathogen-free，SPF）动物盲肠中完整菌群接种到无菌动物的肠道中，一周后，在无菌动物的肠系膜淋巴结中依次分别培养到大肠杆菌、乳酸杆菌、肠球菌、肺炎克雷白杆菌和变形杆菌。而对照动物的肠道中也接种了相同的菌群，一周后，肠系膜淋巴结的培养是阴性的；同时无菌的动物肠道中的菌量比对照组的 SPF 动物高出 1000 倍。原因是无菌动物的肠道中缺乏具有抗定殖作用的正常肠道菌群。

三、化学屏障及其变化

由消化道分泌的胃酸、胆汁、溶菌酶、黏多糖和蛋白分解酶等具有一定的杀菌及溶菌作用，由此构成了消化道的化学屏障。在临床上，严重感染、创伤等危重患者，由于处于禁食状态而以全胃肠外营养（TPN）进行营养支持，此时高浓度的营养物质绕过胃肠道直接进入外周组织，胃肠道则处于无负荷状态，使胃酸、胆汁、溶菌酶等物质分泌减少；部分患者由于持续胃肠吸引减压，胃酸、胆汁、胰液等大量丢失；另外，为预防危重患者发生应激性溃疡而采用降低胃内酸度的药物等。这些因素均可导致化学屏障功能障碍，从而促进外籍菌的优势繁殖。

四、免疫屏障及其变化

（一）免疫屏障构成

肠是人体最大的免疫器官之一。肠黏膜抗感染免疫性防疫系统由肠相关淋巴组织构成，包括 Peyer 斑、肠系膜淋巴结、浆细胞、B 细胞和辅助淋巴细胞。Peyer 斑表面覆有一层经过特殊分化的膜细胞——M 细胞。M 细胞在摄取和处理肠腔内的细菌抗原后将其传递给下层的淋巴细胞，促使后者分化为 T、B 淋巴母细胞，这些母细胞化的淋巴细胞经过血液循环又定植在肠黏膜下层，进一步分化成熟为辅助性 / 诱导性 T 淋巴细胞。

（二）分泌型免疫球蛋白 A

肠黏膜表面主要的体液免疫成分是 SIgA，它是机体内分泌量最大的免疫球蛋白，成人肠道平均每天约分泌 3g，超过其他抗体产量的总和。SIgA 在肠黏膜表面的主要保护功能包括抑制肠道中细菌吸附到肠黏膜上皮细胞表面并阻止其在肠黏膜表面定植，中和肠道中的毒素和抑制抗原的吸收。肠道细菌黏附到肠黏膜上皮细胞表面，涉及非特异性的疏水功能和受体结合过程，SIgA 能干扰肠道细菌的这两个作用。SIgA 通过结合细菌将肠道细菌聚集起来，形成抗原抗体复合物并刺激肠道黏液的分泌及加速黏液在黏膜表面的移动，这将有助于排泄肠道中的细菌和内毒素。实验证实，SIgA 对肠道革兰氏阴性杆菌具有特殊的亲和力，人和啮齿动物肠道中 60% ~ 80% 的革兰氏阴性杆菌被 SIgA 包裹，革兰氏阳性球菌只有

10%～20% 被 SIgA 包裹。实验证明，被 SIgA 包裹的细菌向肠黏膜上皮细胞表面特异性受体移动的能力，以及与受体相结合的能力均被抑制。由于在创伤后移位的细菌及引起脓毒症的细菌多为这些革兰氏阴性杆菌，因此其对保证肠道屏障功能，防止细菌移位及创伤后脓毒症的发生具有重要作用。

SIgA 通过二硫键与黏液层中的黏蛋白相结合，其分子铰链区内氨基酸和糖类的性质与黏蛋白相同。这一分子结构上的特点使 SIgA 在黏液层中的游动性较大，从而使 SIgA 在肠腔和肠黏膜的交界面上形成一个抗感染的抗体单层屏障。因此，在肠道中，黏蛋白和 SIgA 的协同作用可以更有效地结合和聚集细菌，防止肠道细菌和肠黏膜相接触，然后通过正常的肠蠕动将捕获在黏液层中的细菌和毒素完全"清除"出去。在没有 SIgA 存在的条件下，黏液层捕获肠道细菌的能力则显著降低。另外，SIgA 能够中和病毒、毒素和酶等生物活性抗原，与补体、溶菌酶协同还具有杀菌作用。

（三）肠巨噬细胞

肠巨噬细胞主要位于肠黏膜固有层，具有吞噬外来细菌、毒素等功能，是肠道屏障的重要组成部分。但它在受到内毒素等刺激后又产生和释放肿瘤坏死因子，因此也在全身炎症反应过程中起重要作用，反过来又可能影响肠屏障功能。单核巨噬细胞分泌肿瘤坏死因子的规律及相关抑制药物的研究已备受关注，但对于肠巨噬细胞，尤其是单独分离出来的肠巨噬细胞分泌肿瘤坏死因子的规律的研究尚不多见。有实验采取体外单独培养的肠巨噬细胞、肠上皮细胞及两者混合的细胞，通过脂多糖（LPS）刺激探讨肠巨噬细胞和肠上皮细胞 TNF-α、二胺氧化酶及一氧化氮的分泌作用。结果表明，肠巨噬细胞在正常情况下有少量的 TNF-α 分泌，无明显基因表达；在 LPS（10mg/L）作用下，TNF-α 分泌及 TNF-α mRNA 表达水平都明显增加。

（吴　维　刘占举）

第三节　肠道屏障功能障碍对机体的影响

一、细菌移位

大量研究证明，正常肠道常驻菌在一定条件下可以穿过肠道黏膜屏障进入肠以外组织，到达肠系膜淋巴结（MLN）、肝、脾、肺、肾等组织器官和体循环内，成为内源性感染源，这种肠内细菌向肠外组织迁移的现象，称为细菌移位（bacterial translocation，BT）。

有关的 BT 假说认为，肠细胞首先通过"胞吞"作用吞食原寄居在肠道内的革兰氏阴性杆菌，然后以"胞吐"方式释放出来，再由吞噬细胞运至 MLN。在此过程中，肠细胞和吞噬细胞协同作用促发肠道细菌向肠道外播散，同时肠细胞交接处的结构完整性受损可能也是其促发的因素。细菌移位可在健康机体内发生，但很少甚至不引起不良后果，这可能体现了区域性引流淋巴结的"前哨"作用。革兰氏阴性杆菌感染是危重患者中重点关注的问题。一旦发生感染，常涉及多种耐药的菌株。菌血症有很高的病死率，其中大肠杆菌、克雷伯杆菌、肠杆菌科和假单胞菌是常见的致病菌。Steffen 等通过实验观察不同种类肠细菌在无菌动物体内的移居情况，结果发现，革兰氏阴性杆菌以极高的概率移位，革兰氏阳性杆菌移居的阳性率次之，而专性厌氧菌移居的发生率极低。

近年来，有关细菌移位在严重创伤后病理生理过程中所起的重要作用已引起极大关注。对细菌移位与出血性休克、烧伤、肠梗阻、胆道梗阻、蛋白质营养不良等的关系，研究已日益深入。

二、内毒素血症

（一）内毒素和内毒素血症

内毒素是革兰氏阴性杆菌细胞壁外层的一种 LPS 成分，主要成分是脂质 A（lipid A），具有十分广泛的生物活性。正常情况下，胃肠道细菌代谢所释放的内毒素可被肠壁吸收入门静脉，但通过肝后大部分被清除，所以不会引起人体病理变化。如果内毒素大量入血超过了肝的解毒能力，则可经 4 条途径进入血液循环：①门静脉；②门 - 体静脉交通支；③肠道淋巴管；④经肠黏膜进入腹腔。但无论是哪种途径，其起源都是肠道，如果肠道的屏障功能完好无损，就不会有大量内毒素的吸收，也就不会出现内毒素血症（ETM）而致人体损害。

（二）肠道内毒素和内毒素池

在正常情况下，肠道中存在有大量的革兰氏阴性杆菌和内毒素，因此肠道是机体最大的内毒素和细菌储存库，也是重要的隐匿性感染源。完整的肠黏膜屏障一般只允许极少量的内毒素从肠腔"漏入"到循环中，机体的网状内皮系统，尤其是肝库普弗细胞负责清理掉这一部分漏过的内毒素，所以尽管肠腔内存在大量的内毒素，但对机体并无明显的致病作用。通常情况下，人们只注意到了血液循环中内毒素致病作用，但对肠道中游离内毒素的病理作用却很少关注。人体肠腔中游离的内毒素 90% 以上来源于肠腔内革兰氏阴性杆菌的释放与裂解，肠道内毒素池的变化与革兰氏阴性杆菌菌量的消长密切相关。

有学者应用酵母多糖所致的大鼠 MODS 模型对此进行研究，结果发现，杆菌肽可使正常大鼠盲肠内双歧杆菌、乳酸杆菌等专性厌氧菌明显减少，而游离内毒素含量明显升高，门静脉和外周血内毒素水平则无明显变化；而给杆菌肽的 MODS 模型组大鼠，其盲肠内肠杆菌数量、肠腔内游离内毒素含量，以及门静脉和外周静脉血中内毒素的浓度均明显高于对照组。这充分说明：①肠道内毒素池的扩大是由肠腔内革兰氏阴性杆菌数量的增加所致；②单纯肠腔内游离内毒素的增加而不伴有肠道黏膜屏障的机械性损伤和破坏，并不能引起内毒素血症；③各种原因所致肠道屏障的损伤和破坏，会增加机体对肠腔中游离内毒素的敏感性。

（三）阳明腑实证与内毒素血症

汉代医家张仲景之《伤寒论·辨阳明病脉证并治法第八》有："阳明之为病，胃家实也。""胃家实"就是指阳明腑实证。所谓"胃家实"，是指邪热，尤以阳明之热入胃，与肠中糟粕相合化燥而言。故阳明腑实证是指在外感热病病程中出现的邪热内炽，又伴有腹部实证症状的一组全身性综合征。其包括急性胰腺炎、急性胆系感染、急性肠梗阻、腹部术后腹腔感染等急腹症。痞、满、燥、实、坚可谓其腹部实证的精练归纳。阳明腑实证时，燥热之邪与肠中糟粕相接而成燥屎，影响腹气通降，胃肠道内革兰氏阴性杆菌过度繁殖且菌种比例变动，菌群失调，毒力剧增，细菌内毒素经由门静脉大量吸收入血而形成肠源性内毒素血症。内毒素血症反过来又可使胃肠功能紊乱，肌张力下降，肠蠕动减弱，毛细血管通透性增加，大量炎性物质渗出，肠道细菌透过肠壁黏膜而发生移位，出现更为严重的胀满和疼痛症状，使腑实证进一步加重。因此，阳明腑实证和内毒素血症互为因果，形成恶性循环。如果不能及时打破这个恶性循环，病症将不会出现转机。内毒素血症是阳明腑实证过程中发生热、惊、厥、闭、脱及其器官衰竭的主要原因。

已知内毒素不仅能直接对心、肝、肺、肾等重要器官造成损害，而且还能激活补体、激肽、纤溶、凝血等系统，从而引起人体一系列病理生理改变。近年来研究还发现，内毒素 / 脂多糖是机体内单核巨噬细胞系统强有力的激活物，从而使各种炎性介质过度释放，诱发细胞因子的连锁反应而造成休克、弥散性血管内凝血（DIC）、急性呼吸窘迫综合征（ARDS）、多系统器官功能衰竭（MSOF）等严重后果。

三、多系统器官功能衰竭

如果说 BT 和 ETM 是肠屏障功能损伤的直接后果，那么 MSOF 则可以看成是肠屏障功能损伤的间接后果，或最终结果。目前，关于 MSOF 的发生机制还不完全清楚，但已基本形成 4 种假说，即感染假说、巨噬细胞假说、微循环假说和肠道假说。一系列体内外研究显示，肠屏障功能状态、库普弗细胞功能、超高代谢反应与远处器官损伤之间存在重要联系。肠源性细菌或内毒素是触发、延长和加重脓毒性状态的"扳机"。肠源性内毒素能调节库普弗细胞活动，能影响肝细胞功能。肝的网状内皮系统，在清除从门静脉来的细菌或内毒素中起重要作用，它的损害使肠源性细菌或内毒素到达全身循环而增加肠屏障功能衰竭的全身影响，加重脓毒性反应。

体内、体外实验已证明，细菌内毒素/LPS 可以刺激巨噬细胞过度或持续活化，引起过多的细胞因子和其他炎性因子产生和释放，通过连锁效应，导致许多炎性效应细胞的活化及凝血系统和补体系统的活化，通过这种失控的炎症反应，损伤血管内皮细胞及远处器官。若促炎性介质，如肿瘤坏死因子（TNF）、白细胞介素（IL）、花生四烯酸代谢产物及氧自由基产生调节失控，并大量进入体循环，则引起机体发生 MSOF。

实际上，在很多临床情况下，肠黏膜屏障功能衰竭的发生要早于其他脏器功能衰竭的发生时间。由于肠黏膜的损伤使肠腔中的细菌内毒素得以侵入体内，这种肠源性细菌移位和 ETM 又能加重破坏肠黏膜屏障的完整性，促使肠道中的细菌和内毒素继续侵入体内，从而在体内形成恶性循环，这一循环在不可逆休克及 MSOF 的发生中起重要作用。

（吴　维　刘占举）

参考文献

Fischer MA, Golovchenko NB, Edelblum KL, 2020. γδ T cell migration: Separating trafficking from surveillance behaviors at barrier surfaces. Immunol Rev, 298(1): 165-180.

Hansson GC, 2020. Mucins and the microbiome. Annu Rev Biochem, 89: 769-793.

Iliev ID, Cadwell K, 2021. Effects of intestinal fungi and viruses on immune responses and inflammatory bowel diseases. Gastroenterology, 160(4): 1050-1066.

König J, Wells J, Cani PD, et al, 2016. Human intestinal barrier function in health and disease. Clin Transl Gastroenterol, 7(10): e196.

Lerner A, Matthias T, 2015. Changes in intestinal tight junction permeability associated with industrial food additives explain the rising incidence of autoimmune disease. Autoimmun Rev, 14(6): 479-489.

Li J, Wang T, Kirtane AR, et al, 2020. Gastrointestinal synthetic epithelial linings. Sci Transl Med, 12(558): eabc0441.

Liu J, Wang HW, Lin L, et al, 2019. Intestinal barrier damage involved in intestinal microflora changes in fluoride-induced mice. Chemosphere, 234: 409-418.

Martens EC, Neumann M, Desai MS, 2018. Interactions of commensal and pathogenic microorganisms with the intestinal mucosal barrier. Nat Rev Microbiol, 16(8): 457-470.

Meddings J, 2008. The significance of the gut barrier in disease. Gut, 57(4): 438-440.

Muniz LR, Knosp C, Yeretssian G, 2012. Intestinal antimicrobial peptides during homeostasis, infection, and disease. Front Immunol, 3: 310.

Paone P, Cani PD, 2020. Mucus barrier, mucins and gut microbiota: the expected slimy partners? Gut, 69(12): 2232-2243.

Turner JR, 2009. Intestinal mucosal barrier function in health and disease. Nat Rev Immunol, 9(11): 799-809.

Van der Sluis M, De Koning BA, De Bruijn AC, et al, 2006. Muc2-deficient mice spontaneously develop colitis, indicating that MUC2 is critical for colonic protection. Gastroenterology, 131(1): 117-129.

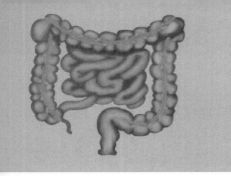

第6章　肠道的免疫功能

胃肠道和肝作为人体的消化器官，同时又是人体最大的免疫器官，是全身免疫系统的重要组成部分，除了具有消化吸收和内分泌功能外，还有极重要的免疫功能。胃肠道黏膜相关的淋巴组织较身体其他组织含有更多的免疫细胞，人类每天分泌的免疫球蛋白，绝大多数是由胃肠道黏膜内浆细胞分泌的分泌型免疫球蛋白。胃肠道要经常接触抗原性物质，如微生物抗原、食物抗原等，

胃肠黏膜的屏障作用能有效地阻止这些抗原的穿透，其中最重要的是免疫屏障。胃肠壁内存在的淋巴样组织在抗原刺激下产生的局部免疫反应，是肠道免疫的第一道防线。此外，即使抗原物质穿过肠壁进入门静脉或淋巴管，到达肝或肠系膜淋巴结后，还将受到进一步处理，这是肠道免疫的第二道防线。

第一节　肠道的免疫构成

一、肠道相关淋巴组织

肠道相关淋巴组织（gut associated lymphoid tissue，GALT）大致可分为两个部分：一是在肠壁内，主要由黏膜上皮下的集合淋巴小结、孤立的淋巴小结和阑尾壁内淋巴滤泡群组成，三者有相同的结构和功能，是肠道免疫的诱导部位。另一部分是黏膜上皮内及黏膜固有层的免疫组织，即肠道免疫系统的效应部位，其主要免疫细胞包括黏膜上皮细胞、上皮内淋巴细胞和固有层的浆细胞。

（一）集合淋巴组织

胃肠道的集合淋巴组织以派尔集合淋巴结（Peyer's patch）为代表。它是小肠黏膜下的集合淋巴结，在回肠下段比空肠更显著。它和脾及淋巴结一样，也有 T 细胞和 B 细胞区。B 细胞主要集中于淋巴滤泡，在接触抗原后成为生发中心。

生发中心之间为 T 细胞区。在出生前已可认出未成熟的派尔集合淋巴结，出生后 3 天内可见 T 细胞，4～5 周由于 B 细胞在生发中心的繁殖而迅速增大。无菌动物不会产生生发中心，除非给予口服抗原。派尔集合淋巴结的表面覆盖着一层特殊的上皮细胞，称为 M 细胞，呈扁平形，厚度不及一般细胞的 1/10。它的微绒毛少而短，表面仅有很少的多糖被膜，胞质很少，含有很多空泡，细胞的两侧胞膜十分接近，使 M 细胞及位于其下面的淋巴细胞接近肠腔。M 细胞与相邻的上皮细胞紧密连接，以保持肠道黏膜的完整性。M 细胞的主要功能是把肠内抗原转运给 T 细胞和 B 细胞。在 M 细胞与派尔集合淋巴结相连接处呈圆顶形，称为圆顶区，除含有较少量的 T 细胞、B 细胞和浆细胞，还有很多 Ia 抗原阳性的巨噬细胞（带有 IgA Fc 受体的巨噬细胞）。各种抗原通过 M 细胞进入圆顶区，在该区与巨噬细胞和淋巴细胞相互作用，故圆顶区是淋巴的交通区。

（二）黏膜固有层的淋巴细胞

从咽喉至大肠末端整个消化道的黏膜固有层内散在分布各种淋巴样细胞。在 B 细胞系中，65%～90% 为含有或表达 IgA 的 B 细胞，少数为 IgM 和 IgG 的 B 细胞。在固有层内含有 IgE 阳性的细胞，这主要是表面与 IgE 结合的肥大细胞，而 IgE-B 细胞主要在局部肠系膜淋巴结中，派尔集合淋巴结和扁桃体内仅有少量 IgE-B 细胞。有报道在无菌动物派尔集合淋巴结内 IgE-B 细胞可达 20%，当接触抗原后，很快离开派尔集合淋巴结进入到肠系膜淋巴结。固有层内的 T 细胞中，约 60% 是辅助性 T 细胞（Th），其余是抑制性和细胞毒性 T 细胞（Ts/Tc）。此外，尚有多量的巨噬细胞靠近上皮细胞处，对来自肠腔的抗原进行加工。

（三）上皮内淋巴细胞

上皮内淋巴细胞位于肠黏膜上皮细胞的基底部之间，绝大多数（90%）为 T 细胞，主要是 Ts/Tc 细胞亚群。其中 30%～40% 有 Tc 细胞功能，40%～50% 有自发性细胞毒功能，约小于 10% 的细胞为自然杀伤细胞（NK 细胞）。此外，上皮内可见典型的肥大细胞和性质不明的颗粒状淋巴样细胞。与固有层的肥大细胞一样，它们是受 T 细胞控制的，对于抗寄生虫感染有重要作用。

二、分泌型免疫系统

抗原作用于肠道黏膜，可以引起消化系统免疫应答反应，所产生的免疫球蛋白种类可视免疫途径而异，其中主要是 SIgA，其他还有 IgM、IgE 等。SIgA 具有与血清 IgA 不同的结构，在消化道的免疫性保护方面起重要作用。

（一）SIgA 的结构

绝大多数肠道分泌物中的 IgA 是以 SIgA 的形式存在。SIgA 是复合物，由一分子 IgA 二聚体、一分子分泌片段（secretory component，SC）和一个 J 链组成。其分泌片段和 J 链赋予 SIgA 分子独特的结构和抗原特性，且分泌片段的存在，增强了 IgA 结构的稳定性，提高了其抗蛋白水解的能力。而血清中的 IgA 以单体的形式存在。正常时，血清中只有少量 SIgA；当肠黏膜发生炎症性病变时，其含量明显增加。

分泌片段是多种免疫球蛋白的受体，是肠道上皮细胞产生的一种糖蛋白，它以整合蛋白的形式存在于这些细胞的基底部和侧面。当复合着 J 链的 IgA 二聚体从浆细胞分泌出来后便与黏膜上皮细胞的分泌片段结合，通过胞饮进入上皮细胞，而后再以胞吐的方式释放到肠腔分泌物中。此外，分泌片段还能把多聚体 IgM 转运入肠腔。

J 链是浆细胞产生的多肽链，以二硫键和多聚体 IgA 及 IgM 结合，提示 J 链的作用可能与诱导 IgA、IgM 亚基之间的聚合有关。

（二）SIgA 的生成和分泌

肠道分泌物中的 IgA 主要来源于固有层浆细胞，少部分可来自血清。胆汁中也含有 IgA，且绝大多数是含有分泌片段的多聚体，可能来源于肠道固有层的浆细胞。其分泌物分别经门静脉和淋巴管进入体循环，并通过肝内和肝外胆道上皮进入胆汁。当肝发生病变如酒精性肝硬化或胆道梗阻时，血清 SIgA 水平明显升高。虽然目前肝、胆分泌 SIgA 的确切部位尚未确定，但胆汁分泌可清除循环中与 IgA 结合的大分子免疫复合物，这可能是免疫自稳机制的一种体现。

（三）SIgA 的功能

肠道淋巴细胞产生和分泌 SIgA 是黏膜免疫最重要的功能，SIgA 在保持消化道上皮的完整性，使消化道能够进行正常的消化吸收功能，维持机体的营养方面具有重要作用。SIgA 的功能多而广，包括：①阻抑病原微生物黏附于黏膜上皮细胞。已知很多致病性细菌如大肠杆菌、霍乱弧菌、变异性链球菌等，在黏膜的黏附力是引起感染的必要条件。②调理吞噬作用。SIgA 能直接与微生物或食物抗原形成抗原抗体复合物，以利于巨噬细胞的吞噬和清除。③中和病毒及毒素。④溶解细菌。可与溶菌酶、补体共同作用，引起细菌溶解。⑤介导抗体依赖细胞介导的细胞毒性（ADCC）作用。小肠淋巴细胞表达 SIgA 的 Fc 受体，属于由 IgA 介导的 ADCC 淋巴细胞，可通过 ADCC 杀灭病原微生物，但这种效应也可导致上皮细胞损伤。⑥免疫排除作用。肠道是机体与外环境不断接触的暴露面，因此，不可避免地不断接触许多有害抗原，如化学物质、毒素、过敏原和食物蛋白质等。由于抗体与这些抗原形成复合物，亦可将其免疫排除。SIgA- 抗原复合物可进一步刺激杯状细胞分泌黏液，在黏膜表面形成一层屏障，阻止抗原的入侵。而且使 SIgA- 抗原复合物保持在黏膜的多糖被膜层，使其有足够的时间被小肠的蛋白酶分

解。SIgA 抗体的抑菌、溶菌及中和毒素与病毒的作用较血清 IgA 强，如果血清中免疫球蛋白正常，而局部 SIgA 缺乏，仍可发生各种感染。⑦免疫损伤作用。在某些病理情况下，SIgA 作为自身抗体参与肠道内的自身免疫性疾病的病理损伤作用及其他免疫病理过程。

（吴　维　刘占举）

第二节　肠道的免疫系统

人体胃肠道是一个开放的生态系统，其中栖居着数以万计的微生物群，这些微生物种类繁多、数目惊人，共同构成了人体肠道的共生菌群。肠道共生菌不仅参与了人体内食物消化及能量代谢的过程，还参与调节宿主免疫系统的应答，维持宿主免疫系统稳态。这些调节机制中既包括固有免疫应答，也包括适应性免疫应答。

一、固有免疫系统

肠黏膜固有免疫应答在维持肠道稳态及抵抗病原体过程中发挥重要作用。肠黏膜组织内存在大量固有性免疫细胞，如中性粒细胞、巨噬细胞、树突细胞、上皮间淋巴细胞、固有淋巴细胞及肥大细胞等。固有免疫细胞在肠黏膜生理状态下及病理状态下对肠道的作用具有两面性。

（一）肠道中性粒细胞

肠道中性粒细胞主要来源于骨髓造血干细胞，是肠黏膜固有免疫系统的第一道防线，其胞内含有丰富的髓过氧化物酶、酸性磷酸酶、溶菌酶。在炎症刺激下，肠黏膜上皮产生趋化因子 CXCL1 和 CXCL2，作用于中性粒细胞表面上的 CXCR2，趋化中性粒细胞向炎症部位迁移。中性粒细胞一方面在 IL-8、MMP3、MMP7、LPS、fMLP 等介导下破坏上皮细胞紧密蛋白（如 ZO-1、E-cadherin）从而跨上皮迁移至隐窝，形成隐窝脓肿，损害肠上皮屏障功能，加重炎症；另

一方面，激活的中性粒细胞通过吞噬作用、脱颗粒作用、释放 ROS，以及中性粒细胞胞外诱捕网（neutrophil extracellular trap，NET）清除病原菌。此外，中性粒细胞可分泌大量趋化因子、细胞因子等炎症介质参与肠黏膜免疫反应。中性粒细胞可分泌 IL-8、TNF-α、IL-1β 加重肠上皮破坏；分泌 CXCL1、CXCL2 募集自身迁移至炎症部位；分泌 IL-23 激活促炎症 Th17 细胞分化而扩大炎症，高表达 CD177，产生 IL-22，促进肠黏膜上皮修复；合成分泌防御素等发挥抗病原菌作用。

（二）肠道巨噬细胞

肠道巨噬细胞包括胚胎来源的肠道常驻巨噬细胞（resident macrophage，rMf）和单核细胞来源的巨噬细胞。在生理情况下，rMf 可产生 BMP2（bone morphogenetic protein 2）和 CSF1，激活肠道神经元和神经胶质细胞，维持肠壁肌层正常运动，在肠 - 脑轴发挥重要作用；另一方面，rMf 可通过 CD300 等识别凋亡细胞，发挥胞葬作用（efferocytosis），清除凋亡细胞，维持肠黏膜上皮、免疫细胞定期更新；CX3CR1^{high} 巨噬细胞跨上皮识别抗原产生 IL-10 以维持肠黏膜稳态。在受外界病原或炎症刺激下，rMf 识别并吞噬致病病原体，通过溶酶体释放溶酶，杀灭入侵病原；同时受损肠黏膜上皮细胞及激活的 rMf 可分泌大量 CCL2，趋化外周血单核细胞向炎症部位迁移，单核细胞受肠黏膜微环境影响，由单核细胞逐步成熟分化为单核来源的 rMf，一方面可发挥吞噬作用清除

病原菌；另一方面合成分泌大量 TNF、IL-1、IL-6 等细胞因子参与免疫炎症反应。

（三）肠道 DC 细胞

肠道 DC 细胞包括经典型 DC（classical DC，cDC）、浆细胞样 DC（plasmacytoid DC，pDC），以及单核细胞来源 DC。其可分布于肠黏膜固有层、肠道派尔集合淋巴结（Peyer's patch，PP）及肠系膜淋巴结。肠黏膜固有层 DC 包括 CD103$^+$CD11b$^-$CX3CR1$^-$、CD103$^+$CD11b$^+$CX3CR1$^-$ 及 CD103$^-$CX3CR1$^+$ DC 亚群。肠黏膜 CD103$^+$ CX3CR1$^-$ DC 摄取识别病原微生物等抗原后，通过淋巴管迁移至肠系膜淋巴结，激活 T 细胞和促进 T 细胞和 B 细胞表达 CCR9、CCR4、CCR7 而向肠道归巢。CD103$^-$CX3CR1$^+$ DC 细胞可以通过"突触"样结构跨上皮通过模式识别受体（PRR）识别肠腔内抗原，通过抗原提呈刺激 Treg 细胞分化或产生 IL-10，维持肠道免疫耐受。PP 结中包括 CD11b$^+$CD8$^-$ 和 CD11b$^-$CD8$^+$ DC 细胞。CD11b$^+$CD8$^-$ DC 在生理情况下产生 IL-10，抑制促炎症 T 细胞活化；在炎症刺激下由 CCR6-CCL20 介导趋化迁移至 PP 结上皮质，激活效应 T 细胞活化。CD11b$^-$CD8$^+$ DC 细胞在炎症刺激下可产生 IL-12 和 IL-23，原位激活肠黏膜固有免疫应答，扩大炎症反应。

（四）肠道肥大细胞

肥大细胞主要来源于骨髓造血干细胞，在 CXCR2 的趋化作用下迁移至肠道，主要分布于肠黏膜固有层与黏膜下层，受微环境影响可分化为结缔组织肥大细胞与黏膜肥大细胞。肥大细胞表面分布有 IgE 等免疫球蛋白受体、补体受体，以及细胞因子受体，在免疫球蛋白介导下发挥脱颗粒作用，释放花生四烯酸，介导过敏性肠道炎症。肥大细胞经 TLR、NLR、CLR、RLR 等识别致病原而活化后可产生蛋白酶、生物胺、蛋白多糖、溶菌酶、细胞因子、趋化因子，以及生长因子等，以维持肠黏膜上皮完整性、介导固有免疫应答和适应性免疫应答等多个生物学过程。肥大细胞还可表达神经递质受体（如乙酰胆碱和 5- 羟色胺受体）、神经肽受体（如血管活性常肽和 P 物质受体），以及神经营养因子受体（如神经生长因子受体）等，

可促进免疫 - 肠神经元细胞交联，对维系脑 - 肠轴有关键贡献。

（五）肠道 IEL 细胞

IEL 是分布在肠黏膜上皮细胞间的淋巴细胞，每 6～10 个上皮细胞中存在 1 个 IEL，几乎全为 T 细胞。IEL 包括 TCR$^+$ 和 TCR$^-$ 两群，其中约 90% 为 TCR$^+$。TCR$^+$ IEL 包括天然型 IEL（natural IEL，nIEL）和诱导型 IEL（induced IEL，iIEL）两个亚型。nIEL 从胸腺经自身抗原刺激分化为 CD8$^+$TCR$^+$ 和 CD8$^+$TCR$^+$ T 细胞，在早期肠道免疫应答中发挥重要作用；iIEL 在外周器官经过抗原诱导的免疫反应刺激形成具有免疫记忆的 CD4$^+$TCR$^+$ 和 CD8$^+$TCR$^+$ T 细胞。TCR$^+$ IEL 表达抗炎细胞因子（如 TGF-β、IL-10）、上皮组织屏障修复相关因子（TGF-1、TGF-3、prothymosin4、角质形成细胞因子）促纤维因子（IL-13）及抗菌肽（AMP）等，参与维持肠黏膜稳态和局部免疫平衡；它同时具有细胞毒杀伤功能，产生促炎性细胞因子（如 IFN-γ、TNF-α）抵抗感染。小肠 CD8$^+$TCR$^+$ IEL 为杀伤性效应记忆细胞，可被诱导产生针对致病原的免疫应答。CD4$^+$TCR$^+$IEL 又包括 Th1/Th2/Th17 和 Treg 细胞样的亚型，参与针对胞外菌和真菌致病原的免疫应答。

肠黏膜先天淋巴细胞（ILC）来源于骨髓淋巴细胞前体，分布于肠黏膜固有层，包括非细胞毒杀伤亚群（如 ILC1、ILC2、ILC3）和细胞毒杀伤功能 NK 细胞两个亚群。ILC1 表达 T-bet，经 IL-12 刺激可产生 IFN；ILC2 接受肠道 Tuft 细胞来源的 IL-25 刺激，表达 GATA3，产生 IL-5、IL-13，介导抗寄生虫免疫反应。ILC3 表达 RORt，可分泌 IL-17A、IL-22 等，一方面可促进肠上皮细胞合成 Reg Ⅲ 和 Reg Ⅲ 维持肠黏膜完整，另一方面可抑制共生菌诱导的 T 细胞免疫维持肠道免疫耐受。

（六）固有免疫细胞的稳态

固有免疫细胞通过免疫交互作用共同维持肠道稳态及抵抗病原。巨噬细胞受肠腔共生菌刺激产生 IL-1，刺激 ILC3 产生 GM-CSF，抑制巨噬细胞活性，从而维持对食物抗原的免疫耐受。鞭毛

蛋白刺激 DC 细胞产生 IL-23 和 IL-1，刺激 ILC3 产生 IL-22，对肠黏膜浆细胞合成分泌 IgA 十分重要。同时，固有免疫细胞也是启动适应性免疫应答的重要桥梁。肠黏膜固有免疫细胞还包括嗜酸性粒细胞、嗜碱性粒细胞、NKT 细胞，以及 B 细胞等，而上述提到的中性粒细胞等固有免疫也包括多种细胞亚群，种类繁多、功能多样，且在肠道微环境的影响下可发挥不同甚至相反的作用。组织中成熟的固有免疫细胞具有在体外存活时间短和分离提纯难度高的特点，因此对肠黏膜固有免疫细胞的研究，尤其是人类肠道固有免疫细胞的分类及功能研究尚待探索。随着目前单细胞测序技术、质谱流式分析及分选、类器官培养等技术的发展，相信未来对肠道固有免疫的理解将更加透彻。

二、适应性免疫系统

肠道微生物抗原被固有免疫系统识别后会引起即刻的免疫防御，同时会引起较为持久的适应性免疫反应。胃肠道是宿主与微生物相互作用的主要场所，也是维持机体正常稳态和某些疾病发病的因素。而肠道适应性免疫的形成和维持与肠道微生物定植息息相关。研究表明，无菌动物的肠道相关淋巴样组织（GALT）发育存在缺陷，并且对致病菌的免疫反应明显减弱，与 T 细胞转运的缺陷相关。适应性免疫系统包括由 T 细胞介导的细胞免疫及 B 细胞介导的体液免疫。GALT（包括 PP 结、孤立淋巴滤泡、肠系膜淋巴结、肠道固有层）的 T、B 细胞在接受抗原提呈细胞（APC）作用后，迅速活化激活，一部分分化为效应 T、B 细胞，参与免疫调节，清除病原体；另一部分分化为记忆性 T、B 细胞，在机体再次遭遇相同抗原刺激后，迅速活化，发挥作用。

（一）肠道固有层的 T 细胞

肠道固有层的 T 细胞，大部分由 $CD4^+T$ 细胞和 $CD8^+T$ 细胞组成，均来自于次级淋巴器官中致敏的常规 T 细胞。肠道中大部分 $CD4^+T$ 细胞和 $CD8^+T$ 细胞具有效应记忆特性。$CD4^+T$ 细胞的免疫反应根据其存在部位、抗原类型和肠道微

生物代谢产物发生转变，这一特性导致了不同亚群 T 细胞产生及 T 细胞亚群的相互转换。APC 将细菌抗原处理后提呈给 $CD4^+T$ 细胞，使其分化为 Treg、Th1、Th2、Tfh、Th17 等。在人肠道中，$IL-17^+CD4^+T$ 细胞主要存在于结肠和回肠末端的固有层中，Th17、Th22 和 $FOXP3^+Treg$ 在回盲部中占有更高的比例，而 Th1 和 Th2 细胞没有明显的区域分布。$CD4^+T$ 细胞激活后可以产生相应细胞因子，如 IFN-γ、IL-17、IL-22、IL-10、IL-4、IL-13 等，炎性因子与抑炎因子相互制衡，维持肠道黏膜免疫稳态。$CD4^+T$ 细胞的分化受肠道微环境及肠道菌群的影响，由 DC 产生的 IL-12 促进 Th1 细胞的分化，IL-23、TGF-β、IL-6 调节 Th17 和 Treg 的分化，而 IL-4、IL-13 促进 Th2 的分化。肠道微生物代谢物也能够调节 $CD4^+T$ 细胞分化与功能。其中，肠道微生物代谢产生的短链脂肪酸能够调节 T 细胞分化。研究指出，低浓度丁酸可以促进 Treg 分化，另外丁酸也可以调节 Th1、Th17 产生 IL-10。$CD4^+T$ 细胞亚群存在可塑性，其中 $IFN-γ+CD4^+T$ 细胞在不同因子调节下可以转换为致炎能力更强的 $IFN-γ+IL-17+CD4^+$ T 细胞，亦可以转变为 $IFN-γ+IL-10+CD4^+$ T（Tr1）细胞，此类细胞具有抑炎作用。Th17 主要产生 IL-17A（IL-17）、IL-17F、IL-21 和 IL-22，参与诱导慢性炎症及自身免疫性疾病。研究指出，Th17 具有不稳定性及可塑性，当炎症发生时，局部细胞因子失调，肠道环境改变可引起 Th17 性质及功能的改变。孤独核受体 -t（ROR-t）是控制 Th17 和 Treg 细胞分化的关键转录因子，它能诱导 IL-17 基因的表达，研究表明，TGF-β 和 IL-6 可以通过诱导大量 ROR-t 的表达启动 ROR-t 信号转导通路，促进 Th17 细胞的分化。在细菌肝螺杆菌（Helicobacter hepaticus）和鼠类柠檬酸杆菌（Citrobacter rodentium）感染或 T 细胞诱导的肠炎模型中，Th17 倾向于转变为 Th1 细胞，在依赖于 IL-23 存在的条件下，这一群 Th17 能够分泌 Th1 特征性的细胞因子 IFN-γ。TGF-β、AhR 等刺激可将 Th17 转变为产生 IL-10 的 ex-Th17 Tr1 细胞，这群分泌 IL-10 的细胞具有免疫调节功能，能够抑制炎症的发生。Th17 和 Treg 目前已被广泛研究，在不同的细胞因子及细菌代谢物刺激下，

Th17/Treg 轴可以相互转化，其不平衡可以引起炎症、自身免疫性疾病、感染、肿瘤等各种免疫失调性疾病。

（二）肠道 B 细胞

肠道成熟 B 细胞接受抗原刺激后，在 T 细胞非依赖性或 T 细胞依赖性作用下，活化为浆细胞，合成和分泌 IgA，抵御病原微生物入侵。T 细胞非依赖性 B 细胞反应，依赖于 TLR 和 BCR 激活信号，而 T 细胞依赖性 B 细胞活化至少需要 3 个信号，包括 BCR、TFH 细胞的 CD40L、细胞因子（诱导抗体类别转换）。有研究指出，短链脂肪酸可以诱导 DC 产生更多维甲酸，从而促进 B 细胞合成和分泌 IgA，抑制肠道炎症发展。分泌型 IgA 的产生依赖于微生物刺激，分泌依赖于 pIgR，可将 IgA 转运至肠腔，包裹清除致病细菌。并且，Th17 产生的 IL-17A 能够诱导肠道 pIgR 表达，促进 IgA 的分泌，调节肠上皮的通透性，进而抑制肠道炎症的进展。另外，有一群 IL-10$^+$B 细胞具有免疫调节作用，不仅能够调节 Th1、Th17、Treg 的平衡，同时可以促进效应 Th 细胞转换为 Tr1 细胞。

当发生炎症如炎症性肠病（IBD）时，肠道黏膜免疫处于失调状态，肠道屏障的破坏、致病菌的入侵、固有免疫细胞的活化及持续异常的适应性免疫激活，Th1、Th17、Th2 和 Treg 的比例及功能失调，导致肠道局部的炎症反应不断扩大。目前对于 IBD 肠道适应性免疫反应，尤其是 CD4$^+$ T 细胞反应，临床上多种靶向生物治疗逐渐开展。传统的抗 TNF-α 单抗（包括英夫利西单抗、阿达木单抗）能够有效抑制 Th 细胞增殖活化，中和 TNF-α 作用，在 IBD 治疗中担任重要角色。抗 IL-12/IL-23 单抗，能够有效阻断 IL-12/IL-23 信号通路，从而抑制 Th1，Th17 细胞的增殖活化，在 IBD 患者肠道炎症控制中也具有很好的疗效。另外，α4β7 整合素受体拮抗剂，能够抑制血液 T 细胞与胃肠道内皮细胞表达的黏膜地址素细胞黏附分子（MAdCAM-1）结合，从而阻止 T 迁移到肠黏膜中，抑制肠道炎症进展。

（吴　维　刘占举）

参考文献

Albert-Bayo M, Paracuellos I, González-Castro AM, et al, 2019. Intestinal mucosal mast cells: key modulators of barrier function and homeostasis. Cells, 8(2): 135.

Cao AT, Yao S, Gong B, et al, 2012. Th17 cells upregulate polymeric Ig receptor and intestinal IgA and contribute to intestinal homeostasis. J Immunol, 189(9): 4666-4673.

Cheroutre H., Lambolez F, Mucida D, 2011. The light and dark sides of intestinal intraepithelial lymphocytes. Nat Rev Immunol, 11(7): 445-456.

De Schepper S, Verheijden S, Aguilera-Lizarraga J, et al, 2019. Self-maintaining gut macrophages are essential for intestinal homeostasis. Cell, 176(3): 676.

Diefenbach A, Gnafakis S, Shomrat O, 2020. Innate lymphoid cell-epithelial cell modules sustain intestinal homeostasis. Immunity, 52(3): 452-463.

Fournier BM, Parkos CA, 2012. The role of neutrophils during intestinal inflammation. Mucosal Immunol, 5(4): 354-366.

Gagliani N, Amezcua Vesely MC, 2015. Th17 cells transdifferentiate into regulatory T cells during resolution of inflammation. Nature, 523(7559): 221-225.

Harbour SN, Maynard CL, Zindl CL, et al, 2015. Th17 cells give rise to Th1 cells that are required for the pathogenesis of colitis. Proc Natl Acad Sci U S A, 112(22): 7061-7066.

Ivanov, II, McKenzie BS, Zhou L, et al, 2006. The orphan nuclear receptor RORgammat directs the differentiation program of proinflammatory IL-17+ T helper cells. Cell, 126(6): 1121-1133.

Kespohl M, Vachharajani N, Luu M, et al, 2017. The microbial metabolite butyrate induces expression of Th1-associated factors in CD4(+)T cells. Front Immunol, 8: 1036.

Macpherson AJ, Harris NL, 2004. Interactions between commensal intestinal bacteria and the immune system. Nat Rev Immunol, 4(6): 478-485.

Mowat AM, Agace WW, 2014. Regional specialization within the intestinal immune system. Nat Rev Immunol, 14(10): 667-685.

Stockinger B, Omenetti S, 2017. The dichotomous nature of T helper 17 cells. Nat Rev Immunol, 17(9): 535-544.

Sun M, Wu W, Chen L, et al, 2018. Microbiota-derived short-chain fatty acids promote Th1 cell IL-10 production to maintain intestinal homeostasis. Nat Commun, 9(1): 3555.

Sun T, Nguyen A, Gommerman JL, 2020. Dendritic cell subsets in intestinal immunity and inflammation. J Immunol, 204(5): 1075-1083.

Wang L, Zhu L, Qin S, 2019. Gut Microbiota Modulation on Intestinal Mucosal Adaptive Immunity. J Immunol Res, 2019:4735040.

Wu W, Sun M, Chen F, et al, 2017. Microbiota metabolite short-chain fatty acid acetate promotes intestinal IgA response to microbiota which is mediated by GPR43. Mucosal Immunol, 10(4): 946-956.

Wynn TA, Vannella KM, 2016. Macrophages in tissue repair, regeneration, and fibrosis. Immunity, 44(3): 450-462.

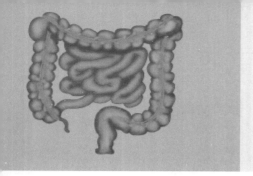

第7章　肠道微生态

第一节　概　述

　　人体胃肠道共存有大量相互作用的细菌、古细菌、真菌、病毒和噬菌体，它们中大多数是共生或互生的，通常将这一巨大集合统称为肠道微生态。据估计，微生物的总数高达 10^{14}，是人体细胞总和的 10 倍。个体中所有肠道微生物基因（即微生物组）的集合代表了一个遗传库，被看作是人体的"第二基因组"。肠道微生物组的复杂程度远远高于人类基因组，在肠道微生物组中鉴定出超过 2200 万个基因，而人类基因组则为 23 000 个基因。从遗传学和医学角度看，人自身的基因组决定了一个人出生后的健康基础，人体微生物组则决定了人出生之后的发育和成长的健康状态。人体基因组的千分之一差异致使人群中 2%～5% 的个体发生遗传性疾病，而人体微生物组 20%～30% 的差异导致人群中 30%～50% 的个体出现健康问题。消化道内的细菌根据其来源与生活特性，可以分为共生菌与过路菌、需氧菌与厌氧菌等几类。正常人的消化道内约有 24 种菌属、400 多种细菌，重达 2kg。它们在消化道的不同部位，以及在不同个体间有很大差别。胎儿在母体中实际上是生活在一个无菌的环境里，新生儿的无菌粪便就是有力的旁证，但在出生 3～4 小时后，消化道内即出现链球菌、大肠杆菌、梭形杆菌及酵母菌等多种微生物。哺乳后肠内细菌就急剧增加，出生后一天在粪便里即可见大肠杆菌、链球菌、梭形杆菌及葡萄球菌等多种细菌，总菌量可达 10^{11}/g。但新生儿消化道内的菌群种类及菌数均较成人少得多，到幼儿期，其肠道内菌群才与成年人的相仿，至老年期则又有菌群改变及菌数减少的变化。因此，有学者提出"肠道年龄"的概念，

用以反映肠道菌群势力分布的阶段性变化，并可反映体质健康状况。就消化道的不同部位而言，各处的菌群组成及含菌量，在同一个体的分布情况较为稳定。通常在每毫升唾液中有 10^{7}～10^{9} 个细菌，其组成为链球菌、奈瑟球菌、韦荣氏球菌、细梭菌、螺旋体、胨链球菌、类杆菌、乳酸杆菌、双歧杆菌、葡萄球菌、棒状杆菌等 30 余属，其中需氧菌与厌氧菌各占 50%，这些细菌的相当一部分可随饮食而进入胃腔。在正常情况下，空腹时由于胃液 pH < 3.0，绝大多数细菌难以生存，故总菌数不超过 10^{2}～10^{3}/ml 胃液，一般仅能检出链球菌、乳酸杆菌、双歧杆菌，有时也能见到酵母菌。进食时由于胃内 pH 上升，以及经口带入的细菌，胃内容物中的总菌数也随之迅速增多，但通过胃酸及胃酶的消化作用，大部分细菌又被消灭。因此，在小肠上段内的细菌数很少，仅 10^{4}/ml 肠内容物，这种情况一直持续到小肠下段，乃至回肠末端，菌量渐见增多，每毫升肠内容含 10^{5}～10^{8} 个细菌。但自回盲瓣以下，菌群的组成与菌数均有明显变化，菌数含量显著增加，高达 10^{10}/g 以上，而以厌氧杆菌、双歧杆菌、胨球菌、梭形杆菌等厌氧菌为优势菌；类杆菌、链球菌、乳酸杆菌、韦荣氏球菌、葡萄球菌等的检出率不超过 10^{3}～10^{7}/g。直肠内的菌群、菌数均与粪便的相似，每克粪便含菌量达 10^{10}～10^{11} 个，占固形成分的 40%～50%，其中厌氧菌与需氧菌的比例为（100～1000）：1。

　　在啮齿动物和人类中，盲肠和近端结肠是微生物量最高的区域，而小肠的微生物占比虽然较小，但仍然重要。肠道微生物受到出生方式、婴

儿喂养、生活方式、药物治疗和宿主遗传学的影响。肠道微生物在训练宿主免疫力、消化食物、调节肠道内分泌功能和神经信号、调节药物作用和代谢、消除毒素及产生影响宿主的多种化合物方面具有重要作用。健康的肠道微生态对免疫系统、新陈代谢、情绪和心脏、肝及其他器官系统均有益处。在过去 20 年中观察到的结果表明，肠道微生态紊乱（失衡）与多个系统疾病的发病机制有关，包括炎症性肠病、肥胖症、2 型糖尿病、非酒精性肝病、心脏疾病、自闭症和营养不良等。

消化道内的菌群组成可因宿主的生理状况、肠内细菌的相互作用、食物、药物及气候等不同情况而发生改变。宿主的生理情况实际上包含许多因素，如消化道本身就包括消化道内的 pH、胃肠运动及排空状况、消化液的分泌量及其所含的酶类、胆汁成分、黏液成分、各种分泌性抗体的含量等种种因素；消化道以外的因素则涉及面更广，机体的精神性或躯体性刺激，以及肝、肾、心、肺等功能状态或病理变化都会通过影响消化功能而对消化道菌群产生影响。另外，临床上的一些治疗措施，如胃肠手术、化疗、放疗、甾体激素类药物、抗生素的使用，可直接或间接地使消化道的菌群发生变化。

微生物对人类生命的影响贯穿从出生到老年的各个阶段。在生命早期，肠道菌群的形成与分娩方式密切相关。婴儿时期，肠道菌群多样性降低容易导致后期出现一系列的免疫系统问题，包括过敏、炎症性疾病和肥胖症等。儿童时期，肠道菌群与食物过敏、1 型糖尿病等儿童疾病有关。在青春期，皮肤微生物失调与易发的痤疮有关。在成年期，肠道菌群对运动能力有影响，并且与抑郁症等精神疾病紧密相关。在老年期，随着人体的衰老，免疫系统的功能越来越差，各种慢性炎症高发，或许与微生物组的衰老时钟有关。因此，微生物不仅影响人类生命活动的每个方面，也影响系统健康和个体的患病风险。

当前肠道微生态研究正迈向一个新的台阶。第一，大规模人群研究为解释不同地区、不同人群微生物组的时空多样性提供了前所未有的细节，为鉴别哪些微生物组特性可作为临床和流行病学诊断的生物标志物奠定基础。第二，微生物组与人类健康和疾病的研究从关联研究上升到因果机制解析，正改写对慢性疾病和癌症发生发展的认识。第三，对微生物组的认识从"影响人类健康和疾病"转变为"将人类微生物组视作一个人体器官"。例如，提出"肠 - 脑轴""肠 - 肝轴""肠 - 肺轴"等概念，聚焦肠道微生物与大脑、肝、肺等组织器官之间的信号通路和代谢物传递，解析相互作用机制。第四，人类微生物组与营养和药物互作影响，为个体化营养干预和新疗法开发提供新思路。

近 20 年来不断涌现的研究成果已经证实了肠道微生态对人类健康和发展的重要性，引导了健康维护、疾病诊治等方面的革命性变化，推动了慢性疾病诊治、婴幼儿发育、用药效果、饮食营养等方面的颠覆性发展。从流行病学和实验研究中获得的关于肠道微生态对人类健康影响的知识呈指数式增长，也促进了肠道微生态的研究成果和技术在疾病预警预测、特定病原体定点筛查、靶向药物精确研发、营养精准干预等方向展现出可观的应用前景，为药物研发和疾病治疗策略提供了新的视角，并将原有的营养干预带入了个体化阶段。

（吴　霞　张发明）

第二节　肠道微生态的功能

肠道微生态是由肠道微生物群、肠道黏膜和肠道免疫系统组成的极其复杂的生态系统。肠道微生态系统在调节人体新陈代谢方面发挥重要作用，被认为是一种重要的"器官"。肠道微生物组成在个体间存在差异，受个体所在环境、饮食、年龄、基因、分娩方式、断奶时间、抗生素使用等因素影响。但对一个健康个体而言其又是相对稳定的，健康的肠道微生物具有多样性、稳定性、耐受性等特点。它们不仅适应了胃肠道中独特而多样的环境，而且能对外界各种过敏原迅速做出反应，通过一系列生化信号与宿主相互作用，促进物质吸收，将肠道微生物代谢产物及毒素局限于肠腔内；协调营养物质交换，为肠上皮提供能量，维持肠道 pH，促进肠蠕动，抑制致病菌生长；调控免疫功能，维持肠上皮屏障功能。尽管肠道微生态易受某些疾病状态、抗生素、短期饮食改变的影响，但是在一定范围内或在相当程度上处于动态平衡。在长期的进化过程中，肠道微生物与宿主建立了一种共生关系。肠道为微生物提供了一个适于其生存的微环境，同时肠道微生物也参与了宿主多项生理病理过程。

肠道微生物像一个庞大的内分泌器官，将环境中的营养素转化为类似激素的信号分子与肠道和远端器官发生联系。

1. 正常的肠道微生物在一定程度上可以抑制外来病原微生物的侵袭与定植，同时，肠道微生物还可以调节肠上皮细胞的功能，保持肠道屏障的完整性。

2. 参与机体物质和能量代谢，帮助人类代谢三大营养物质、合成维生素及代谢外源性药物。肠道微生物对人体复杂的碳水化合物及无法消化的食物（如膳食纤维）成分进行发酵，产生类似短链脂肪酸（SCFA）的代谢产物，主要包括乙酸盐、丙酸盐和丁酸盐。当膳食纤维摄入不足时，流行病学研究清楚地表明，与食用足量膳食纤维相比，退行性疾病的发病率要高得多。摄入不足的膳食纤维会导致与退行性疾病相关的生物失调，这种生物失调可以在胃肠道疾病中得到证实。丁酸盐是结肠细胞重要的能量来源，乙酸盐和丙酸盐很快被吸收后成为能源物质储存在肝中，小部分 SCFA 释放入循环中，发挥各种代谢作用。摄入的红肉、贝鱼类、鸡蛋等饮食，经肠道菌群代谢后产生三甲胺（TMA），经肝进一步转化为氧化三甲胺（TMAO），可作为机体代谢的信号分子调节代谢。肠道微生物还可调节脂类，促进脂肪存储，并参与胆汁酸代谢。肠道菌群紊乱会抑制能量消耗，促进脂肪合成从而打破人体能量与消耗的平衡。此外肠道微生物还能合成机体重要的维生素等。另外，像放线菌类则早已被发现可使地高辛失活，在代谢外源性药物中发挥重要作用。

3. 免疫 - 神经 - 内分泌网络机制：肠道微生物对机体免疫系统的发育与成熟至关重要，可通过肠道神经、内分泌细胞等影响宿主代谢、免疫，甚至行为。健康人群的肠道微生物不仅仅含有对人体有益的菌群，也含有潜在的致病病原体，这使肠道免疫系统受到挑战，它不仅需要与有益菌群保持共生，还需要阻止病原体的侵入和过度繁殖，以保持内环境的稳态。在这个过程中肠道菌群与固有和适应性免疫系统共同参与了肠道的免疫调节。一方面，共生菌可能通过调节紧密连接蛋白直接影响肠黏膜屏障（避免细菌与肠上皮直接接触的两层黏液层）从而直接阻止病原体的入侵。另一方面肠道微生物群可以通过激活树突细胞，诱导黏膜 B 细胞表达分泌型 IgA（SIgA），或激活 T 细胞，诱导 Th17 产生能够控制肠道细菌的 IL-17，IL-17 可以刺激上皮细胞产生抗菌肽，从而募集中性粒细胞并促进 IgA 的分泌。

总之，肠道微生态在维持胃肠道功能及结构中发挥重要作用。现有的国内外研究更是拓宽了肠道微生态功能的研究领域而不仅仅局限在对消化系统的研究，这也从侧面证明了肠道微生态对人类健康十分重要。

（吴　霞　张发明）

第三节 肠道微生态与口腔、胃微生态的关系

一、肠道微生态和口腔微生态

口腔作为消化道的起始，连接着呼吸系统、消化系统及外界环境。在口腔中定植着超过 700 种不同微生物，口腔是仅次于消化道的第二大微生物群落栖息地。口腔里面的唾液、龈上菌斑、龈下菌斑，是多样性仅次于肠道的微生物储存场所。在口腔中，链球菌属（Streptococcus）、韦荣球菌属（Veillonella）及普氏菌属（Prevotella），是占最大比例的微生物菌属。

口腔微生物学界之父——William Miller，早在 1891 年就提出口腔病灶感染学说：口腔作为微生物的一个巨大的存储库，有可能通过各种方式，进入到人体近端或远端的部位，从而造成口腔及全身系统性疾病。口腔微生物不仅与龋病、牙周病、种植体周围炎、口腔黏膜病、口腔癌等口腔疾病密切相关，还与全身多系统疾病密不可分，已报道的有消化系统疾病（炎症性肠病、肝硬化）、神经系统疾病（阿尔茨海默病）、内分泌系统疾病（糖尿病、肥胖）、免疫系统疾病（类风湿关节炎、人类免疫缺陷病毒感染），以及心血管系统疾病（动脉粥样硬化）。基于口腔疾病和全身系统性疾病的病因学研究表明，口腔菌群可以通过血液循环或唾液、食物吞咽，进入与口腔接近及较远的身体其他部位，引起全身和局部的免疫功能、代谢、营养摄入障碍，从而参与全身疾病的发生和发展。

口腔微生物群作为全身微生物群的一部分，与肠道微生物群是密切相关的。通过对 470 名健康或患病个体的 310 个唾液和粪便菌种的对比分析发现，口腔 - 肠道传播是一个频繁且连续的过程，绝大多数口腔菌种可在健康人中转移并定植于肠道。口腔条件致病菌具有较强的转移性，类风湿关节炎、结直肠癌患者肠道中富集的数个菌种来源于口腔。"口 - 肠"轴的存在，对消化道疾病的发生发展具有重要意义。炎症性肠病患者常出现各种口腔症状，如口腔炎、口腔溃疡、口干和脓口炎等。日本学者从炎症性肠病患者唾液中分离得到克雷伯菌属的菌株，并将其定植于无菌小鼠的肠道中，结果显示其可强烈诱导 1 型辅助性 T 细胞的产生，诱导炎症性肠病的恶化。此外，口腔黏膜和结肠黏膜是物理连接的，因此经吞咽摄入的口腔细菌可能移位至消化道，引起病原性免疫反应。美国密歇根大学 Nobuhiko Kamada 团队发现牙周炎导致口腔致病共生菌增多，包括多种克雷伯菌属和肠杆菌属细菌，进而加剧结肠炎。一方面，这些大量积累的致病共生菌可被摄入并在发炎的肠道内异位定植，激活结肠单核吞噬细胞的炎性体介导的 IL-1β 生成，增加炎症反应；另一方面，牙周炎发生时，这些菌通过激活能迁移至肠道的致病性 Th17 细胞，间接加剧肠道炎症。这些发现表明，口腔和肠道在菌群和免疫两个层面上都紧密相连，保护肠道健康一定不能忽视口腔健康。

二、肠道微生态和胃微生态

人类胃肠道微生物群是一个复杂的动态生态系统，胃肠道微生物群影响机体的许多生物功能，如复杂碳水化合物的消化、肠道黏膜相关免疫系统的发育和免疫调节、中枢神经系统的调节、抗生素和致癌物的解毒和对病原体的定植和侵入的防御。胃部菌群主要由变形菌门、厚壁菌门、放线菌门、拟杆菌门和梭杆菌门组成。其中，幽门螺杆菌（Helicobacter pylori，Hp）为核心成员。研究表明，胃肠道微生物群存在双向影响。曾经或现有 Hp 感染的患者肠道菌群物种和 Shannon 多样性指数显著增加、拟杆菌门的丰度显著降低，而厚壁菌门和变形菌门的丰度显著升高。此外，肠道菌群组成或可影响家庭内部 Hp 的传播、家庭成员间菌群的相似性或是风险因素。

胃部菌群失调，尤其是长期慢性 Hp 感染，与多种疾病密切相关，包括慢性胃炎、消化性溃疡、胃癌、胃黏膜相关淋巴样组织淋巴瘤、胃息肉等。

根除 *Hp* 可预防或减少上述疾病的发生，共识推荐由铋剂、质子泵抑制剂（PPI）及两种不同的抗菌药物组成的四联疗法根除 *Hp*，优选耐药率低的抗生素。但根除 *Hp* 会扰乱肠道菌群，诱发胃肠功能紊乱症状或加重其他系统性疾病。接受 PPI 的受试者共生菌数量和细菌多样性显著降低，导致与艰难梭菌感染相关分类群的丰度发生变化（链球菌科和肠球菌科增加，梭状芽孢杆菌降低）和小肠细菌过度生长（葡萄球菌科和微球菌科增加）。这提示 *Hp* 根除可造成致病菌丰度的变化从而增加肠道感染的风险。抗生素的使用可诱发胃肠道菌群失调，破坏胃肠道菌群生物屏障、化学屏障和免疫屏障，诱发致病菌的定植和生长，导致胃肠功能障碍。对 *Hp* 感染的小鼠使用抗生素进行 *Hp* 根除治疗，并喂食氨基酸限定饮食，结果发现小鼠表现出维生素 K 缺乏导致的贫血、胃出血，乃至小鼠死亡。在机制上，主要考虑抗生素处理减少了甲基萘醌类产生菌的丰度，从而导致维生素 K 代谢失调。

目前的证据支持使用益生菌减少 *Hp* 根除所致的肠道菌群失调引起的不良反应。一项多中心随机对照试验表明，在 *Hp* 根除时同步补充益生菌（屎肠球菌、枯草芽孢杆菌）可帮助患者重建肠道菌群的组成和功能，使辅因子和维生素代谢通路富集。此外，近期一项临床研究表明洗涤菌群移植对 *Hp* 根除率为 40.6%。通过洗涤菌群移植在实现 *Hp* 根除的基础上重建肠道菌群，从而减少 *Hp* 根除所带来的不良反应，这或许是未来的研究方向。

（吴　霞　张发明）

第四节　肠道微生态与疾病

健康人的肠道菌群处于动态平衡，有效维护肠道内环境稳态。遗传、环境、饮食、药物等因素可促使肠道微生物组成变化，导致肠道益生菌和致病菌之间的剧烈失衡，称为肠道菌群失调（dysbiosis），通常肠道菌群失调表现为肠道有益微生物减少、致病微生物增加，以及肠道菌群多样性下降。肠道菌群失调导致肠道菌群功能和代谢活动发生改变，肠道内环境和免疫紊乱，引起一系列病理生理改变。由肠道菌群失调导致的疾病发生、发展及合并状态，统称为肠道菌群失调相关性疾病（dysbiosis related disease）。

按照疾病发生部位可将肠道菌群失调相关性疾病分为胃肠道疾病和非胃肠道疾病。胃肠道疾病包括炎症性肠病（溃疡性结肠炎和克罗恩病）、肠易激综合征、慢性便秘、慢性腹泻、乳糜泻、肠道白塞综合征、结肠肿瘤及长期使用抗生素所致的抗生素相关性腹泻等。最新研究发现，肿瘤治疗所致的放射性肠炎、免疫相关性肠炎、肠道急性移植物抗宿主反应也与肠道菌群失调密切相关。而非胃肠道疾病则主要包括代谢性疾病（如肥胖、糖尿病）、过敏性疾病、哮喘、难治性尿路感染、脑-肠轴相关的中枢神经系统疾病，如自闭症、焦虑、抑郁、癫痫、帕金森病、抽动秽语综合征等疾病。此外，自身免疫相关性疾病如类风湿关节炎、系统性红斑狼疮、慢性疲劳综合征、原发性硬化性胆管炎、自身免疫性肝炎、牙周炎等疾病也被认为与肠道菌群失调密切相关。

然而，在很多情况下，肠道菌群失调相关性疾病会同时累及多器官与系统，凸显传统疾病分类的局限性。例如，1 例 5 岁儿童，皮肤湿疹、腹泻、血小板严重减少、营养不良 3 年，在多家著名医院消化科、皮肤科、血液科和免疫科治疗无效，通过粪菌移植重建肠道菌群后，患者停用所有药物，并恢复至理想状态。该案例是典型的肠道菌群失调所致的多器官免疫损伤，但是传统的疾病分类无法将该疾病进行准确定义，因此肠道菌群失调相关性疾病是广义的概念，区别于 ICD-11、指南和教科书中狭义的菌群失调。

随着对肠道菌群研究的深入，肠道菌群失调相关性疾病的疾病谱会越来越广，但是肠道菌群失调是这些疾病的促发因素还是继发改变，仍需要更多的研究证据。通过粪菌移植等治疗手段重建肠道菌群稳态将成为这类疾病重要的治疗策略，其治疗预期将取决于肠道菌群失调对疾病状态的贡献度。贡献度大，则治疗获益大，反之亦然。但是目前还没有方法可以检测该贡献度，治疗前预判疗效更多依靠医师的经验。疾病的状态、伴随疾病、患者的一般状况均可能影响对此类疾病的临床疗效。

一、肠内菌群对机体的影响

（一）有利作用

1. 营养和代谢作用　与机体共生的肠道菌群依赖肠内的营养成分而生存，由于正常肠道菌具有很多活性酶，并有氧化还原作用，参与食物的分解及肠内其他物质的代谢，尤其是胃肠道脱落的黏膜上皮细胞中的蛋白质需要在细菌分解下才能被重新吸收。许多正常肠道菌群能合成 B 族维生素、叶酸、维生素 K。尤其是维生素 K，几乎全部是由肠道菌群合成。因此，细菌在肠道内除了摄取一部分营养外，还向机体提供营养物质及某些维生素，从而促进宿主的生长发育并在食物的消化过程中起某种辅助作用。

2. 生物屏障作用　由于各种菌属的细菌在肠内有特定的生活要求，而不同的菌种之间又存在某种相互制约的生态平衡，它们与宿主共生，在肠道的环境中具有特有的优势。所以，在正常情况下共生菌可以阻止外来过路菌在消化道立足与繁殖，恰似筑起一道细菌屏障。这可能是肠道正常菌群通过竞争性抑制或产生抗菌性代谢产物而维持机体微环境的自稳，如肠内细菌可产生丁酸或乙酸而抑制致病菌生长。

3. 免疫作用　肠内的共生菌又可作为抗原物质，通过刺激免疫系统产生 SIgA 等抗体成分而增加机体的抗病能力，从而对机体的免疫功能起兴奋和维持作用。

4. 生长、发育和老化　肠道菌群参与人体的生长发育，在健康小儿中，双歧杆菌占肠道菌群的 98%。在老年人中，肠道内的双歧杆菌检出率和菌数减少，而小梭菌等硫化氢产生菌和靛基质产生菌增加，所以，老年人肠内腐败过程较快，有害物质产生较多。这些物质被吸收后，反过来又加速了老化过程。由此可见，肠道菌群在保持消化道乃至机体内环境的稳定方面确有不可低估的作用。

（二）不利作用

肠腔内的蛋白质类物质可以在细菌作用下，转变为氨、硫化氢、酚、胺及吲哚等腐败物质；糖类物质则可发酵成乳酸、丙酮等酸性产物；结合型胆汁酸可被水解成游离型胆汁酸；细菌在其代谢或破坏过程中，本身就可产生一些内、外毒素。另外，在细菌的作用下肠道内还可形成致癌物质，再加上在一定情况下，如全身或胃肠道本身在结构、功能上发生病理性改变，共生菌可以转变为致病菌，有些过路菌及其代谢废物也可在肠内留驻、增殖，并进而透过各种屏障进入机体内环境。因此，消化道菌群变化在消化道及其他疾病中可存在致病作用。

二、肠道消化道菌群失调的种类及原因

肠道菌群失调大致分为 3 类：①比例失调，即菌群的正常组分的比例发生改变；②定位转移，细菌由正常定居部位转移到非正常定居部位；③外来菌干扰。

肠道内各种细菌保持着持续的增殖、更新，在菌种、菌数之间有一个动态平衡，形成了一种特定的生态系统。但是这种平衡是相对的，机体受到某些因素影响时会破坏这一生态平衡，发生菌群失调，甚至导致疾病的发生。近年来研究发现，有些消化系统疾病与肠内菌群失调有关。

（一）肝、胆疾病时肠道菌群的变化

肝性脑病时体内氨、胺及短链脂肪酸等有害物质大量增加。业已证实，这些物质是肠道内尿素、蛋白质、脂肪在细菌作用下产生的。临床研究表明，肝硬化患者小肠内的需氧菌、革兰氏阳性杆菌和厌氧菌的检出率均比正常人高，粪便内厌氧菌的总菌数要比正常人多 10 倍。而且研究已证实在这些患者的血液与腹水中有内毒素的检出也已证实，肝功能不全综合征(腹水、黄疸、出血)和肝衰竭(肝性脑病、肝肾综合征)的发生发展与内毒素血症密切相关。

鉴于临床上用巴龙霉素可以明显抑制需氧菌及厌氧菌的生长，而乳果糖对厌氧菌的抑制甚为明显，因此目前推崇用以治疗肝性脑病。胆石症和胆囊炎患者胆汁中可培养出厌氧菌，为拟定治疗对策提供了新的信息。

（二）各种消化道手术后菌群的变化

1. 胃切除术后肠道菌群的变化　胃次全切除及胃空肠吻合术后，空肠内的主要菌属与正常人一样，但厌氧菌的检出率明显增加，菌数也要多 10～100 倍。行毕Ⅰ式与毕Ⅱ式手术者相仿，但后者术后空肠内乳酸杆菌检出率更高，菌属中肠杆菌属的优势也更突出。全胃摘除者这种情况尤其显著，全部病例均可检到链球菌，有 1/4 可见酵母菌。上述改变可能与手术后消化道内 pH 升高有关，这些患者回肠内细菌增殖的情况比空肠更为旺盛，尤以专性厌氧菌为甚。因此，胃部分或全部切除术后患者出现一些消化道症状，应考虑肠道菌群改变的影响。

2. 结肠切除术后肠道菌群的变化　术后由于结肠功能减弱或丧失，患者表现为排便次数增加，水、电解质的异常丢失，以及消化和吸收的障碍，与此相随，患者粪便中的总菌数明显减少，其中厌氧菌的减少尤为显著。术后 3 个月左右，末端回肠逐渐代偿了结肠的功能，上述临床症状逐渐消失，此时回肠内总菌数目也已接近正常，但厌氧菌与需氧菌的比例基本相等，提示厌氧菌的含量比正常人少。结肠部分切除术后菌群的变化与结肠保留的程度，尤其是回盲瓣是否保留有密切关系。横结肠瘘、乙状结肠瘘和结肠保留多者，术后肠内厌氧菌的恢复快，而且可以基本上与健康人粪便内菌群相仿。上述情况表明，尽可能保存回盲瓣、留有较多的结肠有利于厌氧菌的定居与增殖，从而有利于形成正常的肠道菌群。

3. 肠吻合后呈盲袢综合征时肠道菌群的变化　肠内容物在小肠内淤滞，使肠内菌群异常增殖，从而妨碍脂肪、维生素 B_{12} 及其他养分的吸收，并引起腹泻、贫血、营养不良等一系列变化。上述情况可见于肠管短路、肠切除侧侧吻合术后、小肠憩室及肠道通过障碍等，这种临床表现即所谓的盲袢综合征。其回肠内的类杆菌、分歧杆菌、真杆菌等厌氧菌明显增加，比正常人要多万倍。小肠内的细菌种属数量接近于粪便的菌群，临床上出现的上述症状与菌群的改变有很大关系。运用手术解除盲袢或给予抗生素可使症状缓解。

4. 其他因素对肠道菌群的影响　长期大量使用广谱抗生素，由于肠内的某些寄生菌遭到抑制，革兰氏阴性杆菌及真菌增殖，使正常菌群的生态组合发生改变，从而引起菌群失调。例如，恶性肿瘤、糖尿病、甲状腺功能亢进、肾炎、肝炎及免疫功能低下患者均可出现菌群失调而并发相应病变。

三、肠道菌群失调与疾病

（一）假膜性肠炎

假膜性肠炎的大体病理改变是小肠和结肠黏膜表面存在假膜的斑片。早在 19 世纪初，就曾有术后发生假膜性肠炎的报道。之后在一些重金属中毒、心力衰竭、尿毒症、肠梗阻和肠缺血患者中亦有发生。这是一种致命的危重病症。20 世纪 50 年代后，运用抗生素引起假膜性肠炎的问题，引起了医学界的广泛重视。根据 Bartlett 的研究，认为 1965 年以前主要由于运用氯霉素与四环素后引起小肠和大肠广泛性的假膜性肠炎，病变所在肠内的致病菌为金黄色葡萄球菌。自 20 世纪 70 年代迄今则主要由艰难梭菌致病，与用克林霉素（clindamycin）、氨苄西林（ampicillin）有关，病变发生在大肠。临床症状与厌氧菌及其毒素的作用有关，单独口服这类毒素就可使无菌动物的肠道发生炎性病变，经分析它可能具有伤害细胞因子与增加毛细血管通透因子等作用。实验还表明，在引起肠炎时粪便内可检到上述毒素，而在恢复期排便成形时，则虽可检出梭形芽孢杆菌，但已无毒素。因此，对于这种由抗生素引起肠道菌群失调而致的假膜性肠炎，细菌毒素的作用似更应重视。

（二）营养障碍

正常菌群在协助机体消化和吸收营养物质方面起重要作用。有学者认为，食物在消化道里的消化分为两个方面：一方面是消化液的作用；另一方面是正常菌群的作用。因此，当菌群失调时除可引起各种营养物的消化、吸收障碍外，还可导致维生素类的缺乏。临床上在小肠克罗恩病、短肠综合征及特发性假肠梗阻时可以出现脂肪痢、脂溶性维生素缺乏等吸收不良症状。目前认为与小肠内菌群过度增殖，出现大量类杆菌、链球菌等有关，其发生机制概括如下。

1. **肠道菌群失调相关性营养障碍的发生机制** 菌群失调时某些维生素的代谢障碍，其中有些维生素是抗体形成的必需物质，一旦匮缺即可影响抗体的防御功能，表现为抗体的生成减少，血清调理作用减弱，肠道内的 SIgA 减少。除此之外，肠道正常菌群可不断地产生抗原，刺激机体产生抗体，当抗体合成减少时，易发生肠道感染，对某些致病微生物的易感性增强，菌群失调时出现防御功能下降。

2. **肠道菌群失调时引发防御功能下降的机制**

（1）细菌素的作用减弱或消失：正常情况下，有些细菌能分泌拮抗其他细菌的物质，称为细菌素。细菌素可抑制志贺菌等致病菌的繁殖，当菌群失调时，可能由于能产生细菌素的细菌减少，志贺菌等致病菌大量繁殖，从而引起腹泻。

（2）有机酸的生成减少：类杆菌可产生醋酸和脂肪酸，双歧杆菌产生醋酸和乳酸。当菌群失调时，这类细菌减少，一方面产酸减少，另一方面由于氧化还原电势升高，消化道内 pH 升高，形成了致病菌的适宜环境，使其得以大量繁殖。

（3）细菌性屏障作用的削弱或丧失：在生理情况下，正常菌群布满于肠道的黏膜表面，同时在肠道黏膜深处还有一组自在菌群（主要为分叉乳杆菌）留驻，尤似铺上一层由细菌组成的屏障，对于致病菌的侵入起到封闭作用。当菌群失调时，有害菌株大量繁殖，并竞争性地结合了上皮细胞的特异性受体，进而侵入黏膜上皮并引发相应的病变。

（三）肠道菌群失调与肿瘤发生

环境因素与人类癌症的发生有重要关系，其中细菌可能起中介作用。流行病学调查发现癌的发生与饮食有关，胃癌高发的国家或地区其膳食大多以糖类为主，而肠癌多发国家则以牛肉为主要蛋白质来源。一系列的研究表明，这一特点可能与膳食影响了肠道菌群有关。研究发现，大肠癌患者肠道内类杆菌增多，而双歧杆菌减少。有学者认为类杆菌、梭杆菌与癌变有关，而双歧杆菌、乳杆菌则有抑制肿瘤生长的作用。目前研究认为，肠癌与肠道菌群的关系如下。

（1）随膳食摄入的复合致癌物在肠道菌群细菌酶的作用下，释放活性成分而呈现致癌作用。苏铁苷属于这一类，它是一种强烈的致癌物，经大鼠口服可引起肝癌、胃癌和肠癌。苏铁苷必须经肠道细菌 β- 糖苷酶的作用才能转化为致癌配基——甲基氧化偶氮甲醇。

（2）进入机体的一些前致癌物经肝脏生物转化，随胆汁进入肠腔后通过细菌酶的作用而释放活性成分，如 2，3 二甲 -4 氨基苯在肝内羟化并与葡萄糖醛酸结合后进入肠道，而后在肠道细菌的葡萄糖醛酸酶作用下，水解为致癌物。

（3）食物中的某些致癌物前体直接经肠道菌群的转化而形成活性成分，亚硝酸铵是其典型的代表。大肠内有许多细菌能产生亚硝酸盐，经还原酶作用形成亚硝胺，后者是目前公认的一种致癌物，但同时肠道内也有许多具有分解亚硝胺、仲胺和亚硝酸能力的细菌（以乳酸杆菌及大肠杆菌的作用最强）。在正常情况下，致癌物的产生与清除处于动态平衡，所以只有在菌群失调时才会出现致癌作用。

（四）肠道细菌代谢物堆积引起的全身改变

1. **内毒素血症** 肠道革兰氏阴性杆菌经常释放大量的内毒素，吸收入血后引起一过性内毒素血症，除部分被肝解毒外，大部分被相应的抗体中和，故临床上无异常改变。菌群失调时，由于革兰氏阴性杆菌大量增加，若伴有机体免疫功能低下或肝病，即有可能发生内毒素血症而引起一系列中毒症状。

2. **代谢产物堆积** 菌群失调时，大量致病菌、过路菌增殖，导致代谢产物堆积。食物中的蛋白质，一部分在胰蛋白酶的作用下分解为氨基酸，另一部分蛋白质和氨基酸经细菌脱氨基作用产生氨。后者在肝内解毒形成尿素，绝大部分的尿素随尿排出体外，小部分进入小肠在细菌尿素酶作用下分解为氨，再进入肝而形成肝肠循环。在菌群失调或伴有肝病时，体内氨增多，可诱发肝性脑病。另外，肠道内一些菌群如大肠杆菌、沙门菌、志贺菌、变形杆菌、梭形杆菌具有脱羧酶，可使氨基酸脱羧形成胺类等腐败产物而产生相应的毒性作用。例如，组胺有舒张血管、使血压下降及致炎等作用；酚胺有升压作用；具有二胺的尸胺和腐胺具有微弱的升压作用；色氨酸可产生 5- 羟色胺和靛基物，前者有升压作用，后者有致癌作用。

（吴　霞　张发明）

参考文献

樊代明 , 2016. 整合医学 : 理论与实践 . 西安 : 世界图书出版公司 .

樊代明 , 2021. 整合医学 : 理论与实践 7. 西安 : 世界图书出版公司 .

张发明，龙楚彦，李潘，2017. 粪菌移植体系的整体整合医学思考 . 生命科学 , 29(7): 651-659.

Atarashi K, Suda W, Luo C, et al, 2017. Ectopic colonization of oral bacteria in the intestine drives TH1 cell induction and inflammation. Science, 358(6361): 359-365.

Bajaj JS, Khoruts A, 2020. Microbiota changes and intestinal microbiota transplantation in liver diseases and cirrhosis. J Hepatol, 72(5): 1003-1027.

Chandrasekaran R, Lacy DB, 2017. The role of toxins in Clostridium difficile infection. FEMS Microbiol Rev, 41(6): 723-750.

Erawijantari PP, Mizutani S, Shiroma H, et al, 2020. Influence of gastrectomy for gastric cancer treatment on faecal microbiome and metabolome profiles. Gut, 69(8): 1404-1415.

Fan Y, Pedersen O, 2021. Gut microbiota in human metabolic health and disease. Nat Rev Microbiol, 19(1): 55-71.

Floch MH, 2011. Intestinal microecology in health and wellness. J Clin Gastroenterol, 45 Suppl: S108-S110.

Gao JJ, Zhang Y, Gerhard M, et al, 2018. Association between gut microbiota and helicobacter pylori-related gastric lesions in a high-risk population of gastric cancer. Front Cell Infect Microbiol, 8: 202.

Garrett WS, 2015. Cancer and the microbiota. Science, 348(6230): 80-86.

Guyton K, Alverdy JC, 2017. The gut microbiota and gastrointestinal surgery. Nat Rev Gastroenterol Hepatol, 14(1): 43-54.

Holscher HD, 2017. Dietary fiber and prebiotics and the gastrointestinal microbiota. Gut Microbes, 8(2): 172-184.

Krautkramer KA, Fan J, Backhed F, 2021. Gut microbial metabolites as multi-kingdom intermediates. Nat Rev Microbiol, 19(2): 77-94.

Kumar M, Ji B, Babaei P, et al, 2018. Gut microbiota dysbiosis is associated with malnutrition and reduced plasma amino acid levels: Lessons from genome-scale metabolic modeling. Metab Eng, 49:128-142.

Lira-Junior R, Boström EA, 2018. Oral-gut connection: one step closer to an integrated view of the gastrointestinal tract. Mucosal Immunol., 11(2): 316-318.

Matsushima T, Matsumoto H, Shirai A, et al, 1979. Mutagenicity of the naturally occurring carcinogen cycasin and synthetic methylazoxymethanol conjugates in Salmonella typhimurium. Cancer Res, 39(9): 3780-3782.

Okai S, Usui F, Ohta M, et al, 2017. Intestinal IgA as a modulator of the gut microbiota. Gut Microbes, 8(5): 486-492.

Quinn L, Sheh A, Ellis JL, et al, 2020. Helicobacter pylori antibiotic eradication coupled with a chemically defined diet in INS-GAS mice triggers dysbiosis and vitamin K deficiency resulting in gastric hemorrhage. Gut Microbes, 11(4): 820-841.

Reed PI, Smith PL, Haines K, et al, 1981. Gastric juice N-nitrosamines in health and gastroduodenal disease. Lancet, 2(8246): 550-552.

Schmidt TS, Hayward MR, Coelho LP, et al, 2019. Extensive transmission of microbes along the gastrointestinal tract. Elife, 8:e42693.

Schnupf P, Gaboriau-Routhiau V, Sansonetti PJ, et al, 2017. Segmented filamentous bacteria, Th17 inducers and helpers in a hostile world. Curr Opin Microbiol, 35: 100-109.

Sekirov I, Russell SL, Antunes LC, 2010. Gut microbiota in health and disease. Physiol Rev, 90(3): 859-904.

Tang B, Tang L, Huang C, et al, 2021. The effect of probiotics supplementation on gut microbiota after Helicobacter pylori eradication: a multicenter randomized controlled trial. Infect Dis Ther, 10(1): 317-333.

Thursby E, Juge N, 2017. Introduction to the human gut microbiota. Biochem J, 474(11): 1823-1836.

Tilg H, Cani PD, Mayer EA, 2016. Gut microbiome and liver diseases. Gut, 65(12): 2035-2044.

Ye ZN, Xia HH, Zhang R, et al, 2020. The efficacy of washed microbiota transplantation on Helicobacter pylori eradication: a pilot study. Gastroenterol Res Pract, 2020: 8825189.

Zarrinpar A, Chaix A, Xu ZZ, et al, 2018. Antibiotic-induced microbiome depletion alters metabolic homeostasis by affecting gut signaling and colonic metabolism. Nat Commun, 9(1): 2872.

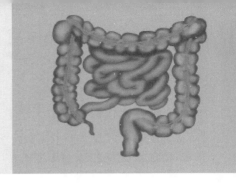

第8章　肠道的干细胞调控

第一节　肠道干细胞

哺乳动物的小肠在整个生命过程中发挥重要功能，如食物消化、营养吸收、葡萄糖稳态、能量维持等，而其上皮细胞的快速自我更新依赖于肠隐窝底部的多能肠道干细胞（intestinal stem cell，ISC）。肠上皮由两个不同的小室组成：肠道隐窝和绒毛。绒毛由已发生终末端分化的上皮细胞构成，不再有复制分裂的能力，主要负责营养物质的吸收；在过去的几十年里，基于组织学鉴定和染料追踪等实验，已认识到ISC主要定位于肠道隐窝。正常情况下，位于肠道隐窝基底部的ISC不断向肠道隐窝顶部（肠腔方向）迁移，整个迁移过程为3～5天。在迁移过程中ISC逐渐分化形成不同的肠黏膜细胞。除了位置特征外，传统的干细胞定义主要集中在功能特性上，如多能性和自我更新能力。然而，越来越多的研究表明，干细胞具有独特的细胞特征，包括明确的染色质和代谢特征，这可被用来解释干细胞的可塑性。此外，小肠中的潘氏细胞和结肠中的潘氏细胞，以及多种类型间充质细胞与ISC活性密切相关。随着单细胞技术和基因编辑技术的发展，对ISC自我更新和分化所必需的生态位微环境的细胞组分认识得越来越清楚。尤其是，异质性的间充质细胞群体和潘氏细胞共同提供多种分泌信号，以促进ISC的自我更新。

一、肠道干细胞的调控机制

（一）肠道干细胞的分布和细胞周期

以往关于ISC鉴别的争论主要集中在ISC在肠道隐窝中的定位，早期研究提出了两种不同的ISC群体：隐窝基底柱状细胞（crypt base columnar，CBC）和"+4"细胞（储备干细胞，reserve stem cell，RSC）。CBC嵌在隐窝底部和潘氏细胞之间，每天分裂一次。早期DNA标记实验显示，氚化胸苷（^{3}HTdR）长期掺入和保留在ISC中，由此提出"+4"细胞，这些细胞的细胞周期较慢，位于从细胞隐窝底部开始第4位，在潘氏细胞上方。随后，基于转录组学和谱系追踪工具的发展，有研究揭示了CBC和"+4"细胞的干细胞特异性基因，并成功追踪到其对应的后代细胞。2007年，一项里程碑式的研究表明，富含亮氨酸重复序列的G蛋白偶联受体5（leucine-rich repeat containing G protein-coupled receptor 5，Lgr5）在CBC中特异性表达，是真正的ISC标记。谱系溯源实验表明，表达Lgr5的细胞可以在肠道中分化成各种不同类型的细胞，如肠细胞、杯状细胞、潘氏细胞和肠内分泌细胞，在Lgr5$^+$细胞能够建立长期的体外类器官培养物，其中包含所有成熟肠细胞类型，并在体内重现肠道的结构和功能。与之相反，有研究随后提出了一些替代的ISC标记物，其表达主要富集于"+4"细胞。这些标记包括comb complex protein Bmi1、同源结构域蛋白（Hopx）和小鼠端粒酶逆转录酶（Tert）。利用单分子荧光原位杂交、转录组学和蛋白质组学等技术进行的综合表达分析表明，虽然这些标记在"+4"细胞中富集，但它们可能也在隐窝的其他细胞位置表达，包括CBC。这释这了些"+4"

细胞标记物在组织稳态中的低谱系示踪效率。基于 CBC 和"+4"细胞具有不同的增殖状态，早期研究表明，大多数 CBC 周期是活跃循环，而 RSC 在"+4"细胞位置是静止的。同样，一项关于肠道端粒酶活性的研究表明，Lgr5⁺ CBC 干细胞的端粒酶活性明显高于其子代细胞，这显然是为了避免上述持续循环的 ISC 中的端粒缩短。对不同时间点 S 期和有丝分裂特异性标记物的分析表明，Lgr5⁺ ISC 平均每 21.5 小时分裂 1 次。与之相反，有报道称，约 20% 的 Lgr5⁺ 细胞处于静止状态，兼有分泌和干细胞特征，从而对所有 Lgr5⁺ 细胞都在积极循环的理论是一种挑战。随后的另一项研究表明，Lgr5 高的 ISC 持续循环，而部分主要位于"+4"位置的 Lgr5 低的细胞处于静止状态。这项研究表明，"+4"位置的静止细胞群与之前报道的 LRC 和 Dll1+ 分泌祖细胞类似，支持 CBC 确实是活跃的循环状态，而"+4"细胞是静止的这一观点。根据这一观察，Lgr5-high/Sox9-low 的 ISC 比 Lgr5-low/Sox9-high 的 ISC 具有更高的增殖速率，Lgr5-low/Sox9-high 对 DNA 损伤剂表现出静态和弹性。最后，在 CBC 和"+4" ISC 中都发现了富亮氨酸重复序列和免疫球蛋白样结构域 1（Lrig1）的表达。Powell 等提出，Lrig1 标记一种位于下隐窝（"+2"到"+5"位置）的独特保留和慢循环 ISC，这些 ISC 可以在辐射作用下增殖并产生子细胞。

ISC 周期在"+4"位置和祖系特征的调控可能是由隐窝中周围的生态位细胞释放的复杂信号和表观遗传线索来解释的。例如，潘氏细胞通过分泌 EGF 和 Wnt 等必要的生态位信号来维持 ISC 的维持和增殖，构成了隐窝底部的关键生态位，从而定义了 ISC 的干性。值得注意的是，潘氏细胞中 Wnt3 的昼夜分泌可调节 ISC 的细胞分裂时间和类器官隐窝的节律性出芽。相反，潘氏细胞的消融对体内 ISC 的维持没有影响，表明周围上皮下间充质在 ISC 维持中也起不可或缺的作用。了解信号如何协调上皮和间充质是重要的，可以促进我们对 ISC 调节和维持的了解。

（二）调控肠道干细胞的相关信号通路

在肠上皮干细胞到子细胞的转化被认为是一个高度动态和可塑性的过程。干细胞的维持和分化为所有不同谱系是由周围的微环境控制的，包括细胞和细胞外基质生态位。在分子水平上，多种信号通路共同协调细胞与细胞之间的通信，以实现肠道组织稳态，这些级联的失调通常与肠道疾病有关。本部分重点强调由上皮细胞和间充质细胞协调的几个关键信号通路在定义 ISC 特性和命运中的作用。

1.Wnt 通路　从隐窝底部到隐窝-绒毛交界处的 Wnt 梯度对于 ISC 的增殖和维持至关重要。同时激活典型途径和非典型途径的 Wnt 配体被上皮细胞（Wnt3/6/9b）和基质细胞（Wnt2b/4/5a/5b）分泌在周围的生态位。Wnt 的上皮来源是潘氏细胞，潘氏细胞局部分泌短期 Wnt3，形成上皮 Wnt 梯度，以维持 ISC。此外，潘氏细胞介导的 Wnt3a 表达表现出昼夜节律振荡，通过促进小鼠肠道类器官中 cyclin D1 的 G_1 向 S 期过渡，使生物钟与细胞周期相结合。另外，Foxl1⁺ 特洛细胞，以及其他 Gli1⁺ 和 CD34⁺ 上皮下间质细胞已被确定为基质来源的 Wnt 的主要来源。阻断这些间充质细胞的 Wnt 配体分泌或基因消融会导致 ISC 增殖的迅速停止，随之而来的是隐窝的丢失，这凸显了基质来源的 Wnt 在 ISC 维持中不可或缺。这些间充质细胞还分泌 Wnt 激动剂 R-spondins（Rspos），其通过与 Lgr 受体家族结合来增强 Wnt 在隐窝中的活性。在 Rspo 家族的 4 个成员中，Rspo2 和 Rspo3 对于 Lgr5⁺ 干细胞的维持至关重要。值得注意的是，Rspo3 是由 PDGFRα⁺ ryptal 基质细胞分泌的，而 PDGFRα⁺ 基质细胞是干细胞生态位的重要组成部分。最近的一项研究表明，Wnt 通过调节 ISC 中 Lgr 的表达发挥启动作用，而 Rspo（不是 Wnt）调节 ISC 的自我更新。

2.表皮生长因子信号通路　表皮生长因子（epidermal growth factor，EGF）是 ISC 增殖的另一个必要因子。与 Wnt3 类似，EGF 配体也由潘氏细胞分泌，是建立体外类器官培养所需的关键成分之一。最近一项研究进一步表明，EGF 信号是小鼠肠道类器官中 Lgr5⁺ 干细胞增殖不可或缺的驱动因素。抑制 EGFR 或其下游的丝裂原激活蛋白激酶（MAPK）信号通路足以诱导 Lgr5⁺ ISC 静止，同时维持干细胞中 Wnt 转录程序。EGF 信号通路的恢复可以使静止的 ISC 恢复到活跃的循环状态。这些数据表明，Wnt 定义了 ISC 特性，而 Wnt 和 EGF 信号通路的结合是干细胞增殖所必需的。然而，在人肠道类器官培养物中，用胰岛素样生长因子 1（IGF1）和成纤维细胞生长因子 2（FGF2）替代 EGF 和 p38 MAPK 抑制剂可促进分化，而不影响类器官的增殖状态。这些结果突出了各种受体酪氨酸激酶配体在 ISC 调控中的重要作用。

3.Notch 通路　是维持 ISC 所必需的，而抑制 Notch 会导致 Lgr5$^+$ 细胞数量和增殖减少。此前的多项研究表明，潘氏细胞释放 Notch δ 样配体家族（Dll1/Dll4），激活邻近 ISC 中的 Notch 信号，促进干细胞维持。事实上，Notch1 的转基因激活增加了 ISC 的增殖，而 Notch1 和 Notch2 的复合缺失则可诱导放射治疗后 ISC 的丢失并损害再生。同样，Notch 配体（Dll1 和 Dll4）或 Notch 效应体（Hes1、Hes3 和 Hes5）的缺失会导致隐窝增殖的丢失，提示 ISC 维护需要 Notch 信号。此外，Notch 是在隐窝的 "+4" / "+5" 位置通过调控主转录调控因子 Atoh1 的表达和邻近祖细胞的侧向抑制来决定祖细胞命运的关键驱动因子。根据提出的模型，在祖细胞中 Notch 失活将上调 Atoh1 的表达，并促使分化指向分泌谱系。接下来是这些祖细胞中 Atoh1 依赖的 Dll1/Dll4 表达，这导致邻近祖细胞中 Notch 的激活，并随后向吸收系分化。值得注意的是，Atoh1 除了在决定细胞命运中起关键作用外，在调节 ISC 增殖中也发挥作用。药物抑制 Notch 通路介导的 ISC 增殖抑制依赖于 Atoh1，而 Atoh1 的缺失足以恢复（Rbpj）肠道重组结合蛋白抑制因子中 Notch 靶基因 Hes1 的表达和 ISC 增殖。总之，这些数据突出了 Notch 信号在 ISC 维护中不可或缺的作用。

4.BMP 通路　骨形态发生蛋白（bone morphogenetic protein，BMP）在有丝分裂后绒毛的肠上皮分化中起至关重要的作用，可形成一个与 Wnt 信号沿着隐窝 / 绒毛轴相反的梯度。这是通过间充质分泌配体（如 BMP4）和在外周间质细胞表达几种 BMP 拮抗剂（如 noggin 和 Grem1/2）来抑制隐窝区 BMP 诱导的分化来实现的。在绒毛中转基因 noggin 或 Grem1 诱导异位隐窝形成，表明 BMP 信号失活对于定义 ISC 干

细胞性是至关重要和充分的。此外，有报道称，BMP 信号通过其下游效应 Smad4 抑制 ISC，Smad4 抑制 Lgr5 等核心干细胞特征基因的表达，并直接抑制隐窝细胞增殖。相反的 BMP 和 Wnt 梯度共同维持肠道稳态，其中 Wnt 促进隐窝底部的干性，而 BMP 抑制绒毛的增殖和分化。值得注意的是，BMP 抑制剂 noggin 和 Wnt 激动剂 Rspo 对肠道类器官培养的建立是必不可少的，这突出了 BMP 抑制和 Wnt 激活对维持干细胞性的重要性。

5.Hedgehog 通路　在肠上皮细胞中有两种 Hedgehog 配体 sonic Hedgehog（Shh）和 Indian Hedgehog（Ihh）表达，而受体补丁 1 和 2（Ptch1/2）在间充质细胞中表达。Hedgehog 配体与 Ptch1/2 结合释放 7 次跨膜平滑蛋白（Smo），进而促进胶质母细胞瘤转录因子家族（Gli1/2/3）的激活，以驱动 Hedgehog 靶基因的表达。在成人肠道中，上皮细胞通过 Hedgehog 配体的分泌间接影响自身的增殖状态，Hedgehog 配体调节周围成纤维细胞、间充质细胞和肌细胞中 Bmp 配体的分泌。减少 Hedgehog 信号会诱导隐窝增生并减少分化。有趣的是，据报道，Gli1$^+$ 上皮下层的肌成纤维细胞通过分泌 Wnt 配体成为 ISC 的重要生态位。潘氏细胞上皮 Wnt 分泌的缺失诱导 Hedgehog 信号通路 Gli1$^+$ 间充质细胞的数量增加，从而促进 ISC 的维持，表明 Hedgehog 通路通过上皮 – 间充质动态的相互作用在 ISC 调控中发挥独特作用。

（三）肠道干细胞的表观遗传学调控

虽然信号传导介导的转录调控无疑是定义干细胞身份和命运决定的关键，但越来越多的证据表明，它与细胞表观遗传状态相协调。表观遗传事件，如组蛋白乙酰化或甲基化，调节染色质构象的变化，加强或抑制特定位点的转录活性，以响应内在或外在信号，反过来协调细胞过程，如增殖、分化和重编程。研究发现，组蛋白去乙酰化酶 Hdac1 和 Hdac2 同时缺失会损害肠隐窝增殖和干细胞基因表达。有报道称 Smad4 在 BMP 诱导的分化过程中通过招募 Hdac1 基因位点来抑制 ISC 基因的表达，凸显了组蛋白乙酰化在 ISC 维持和分化中的重要作用。DNA 甲基化水平影

响 ISC 分化，肠道微生物可通过调控染色质可及性，进而调节 ISC 分化相关基因启动子和增强子活性，影响基因表述。DNA 甲基转移酶 1（Dnmt1）的缺失可导致隐窝中干细胞的扩增和分化减少。值得注意的是，Wnt 信号转导的核心转录调控因子 Tcf4 在 ISC 分化过程中与低甲基化的基因组位点紧密结合，这可能是通过与影响 DNA 甲基化和差异甲基化区域（DMR）形成的其他因素相互作用实现的。在人类肠道类器官中，进一步研究表明，稳定的 DNA 甲基化特征通过调控 mRNA 的表达来确定肠上皮的区域特征，这一过程是由甲基胞嘧啶双加氧酶 1（TET1）调控的。这些甲基化特征可以在来自肠道不同区域的类器官培养物中保持，这表明了 ISC 固有的 DNA 甲基化模式建立和维持区域性肠道规范。这些数据共同强调了表观遗传调节在定义 ISC 特性中的重要作用。

事实上，最近使用全基因组表观遗传学分析的研究进一步揭示了 ISC 分化过程中染色质表观的变化。通过评估抑制性 H3K4me2 的水平和激活 Lgr5$^+$ ISC 和早期祖细胞中的 H3K27Ac 表观遗传标记，比较染色质增强子的可及性，在两个种群中显示出不同的表观遗传谱，但在分泌祖细胞和吸收祖细胞之间的标记具有可比性。本研究表明，早期肠道祖细胞通过广泛的染色质背景来建立多能性。另一项研究表明，ISC 信号的抑制和肠细胞特异性基因的激活与胚胎组蛋白变异 H2A 的丢失密切相关。在 ISC 分化过程中，支持染色质修饰调节 ISC 规范和分化的观点。此外，Lgr5$^+$ ISC 和祖细胞中不同的活性染色质增强子信号被选择性地打开，分别控制干细胞和谱系特异性基因的表达，表明染色质可及性是高度动态的。

在各种染色质修饰物中，多梳抑制复合物（PRC）通过 H2A 的单泛素化或 H3K27 的二甲基化和三甲基化来维持靶基因的抑制，在胚胎发育、干细胞维持和分化中发挥关键作用。特别是，需要 Prc1 整体活性来保持 ISC 特性，而 Prc2 则用于辐射诱导的上皮再生。肠道特异性切除核心 Prc2 组分后进一步显示杯状细胞和肠内分泌细胞显著增加，以及异常的肠细胞分化，表明 Prc2 活性也

需要限制分泌谱系规范。

总之，最近的研究数据表明，表观遗传修饰，如 DNA 甲基化、组蛋白乙酰化和甲基化，通过控制全基因组范围内的基因表达，积极参与定义 ISC 特性和调节谱系规范。这是通过结合转录调控和染色质表观的修饰来协调的，以实现精确的基因表达标记和定义细胞身份。重要的是，这种表观遗传变化是随着高度动态的 ISC 特征基因的组蛋白标记，从胚胎祖细胞向成体 ISC 的转变和隐窝再生过程中迅速改变而发生，从而允许动态染色质重排和基因转录。这可能解释了在再生过程中，早期祖先群体的谱系选择和可塑性的动态特性。

（四）肠道干细胞的代谢特征

虽然信号通路和表观遗传修饰在干细胞维持中的作用已被广泛研究，但代谢如何促进 ISC 稳态的研究还很少。第一个提供 ISC 非细胞自主代谢控制证据的研究表明，限制热量抑制潘氏细胞中的 mTORC1 信号，这反过来促进了干细胞的自我更新和增殖。短期禁食也可通过诱导核受体过氧化物酶体增殖物激活受体（Ppar）介导的脂肪酸氧化从质上增强 ISC 功能。相反，高脂肪饮食（HFD）诱导的肥胖也被证明可直接激活 ISC 中的 Ppar-δ 信号，以促进 Lgr5$^+$ ISC 的再生能力并增加其数量，从而在 Apc 丢失时增强其形成肿瘤的能力。Ppar-δ 已被证明可激活骨中的 Wnt/β-catenin 信号，这表明 HFD 诱导的 Ppar-δ 可能放大 ISC 中的 Wnt 信号。此外，膜磷脂重构还可通过刺激胆固醇生物合成来促进 ISC 增殖，过量的胆固醇足以促进类器官生长和 ISC 增殖。此外，生酮饮食通过酮体 β - 羟基丁酸介导的 Hdac 抑制和 Notch 激活来增强 ISC 功能，而葡萄糖补充饮食抑制生酮，并对 ISC 干性产生相反的影响。最近报道的另一种营养感应核受体和胆汁酸稳态主调节器法尼样 X 受体（Fxr；Nr1h4）也与 ISC 有关。饮食因素（如 HFD）与 Wnt 信号失调联合可以增加胆汁酸的产生，反过来拮抗 Lgr5$^+$ ISC 中肠道 Fxr 的功能，促进 ISC 增殖和肿瘤进展。事实上，此前有报道称，Fxr 缺失会促进肠道细胞增殖和肿瘤发展，表明营养线索传感器 Fxr 在协调 ISC 稳态中

发挥作用。

对造血干细胞或胚胎干细胞的大量研究表明，干细胞与其分化的子代具有不同的代谢需求。对成人肠道 Lgr5$^+$ ISC 和潘氏细胞的代谢组学分析显示潘氏细胞糖酵解增加，ISC 线粒体氧化增加。该研究表明潘氏细胞构成了一个代谢生态位来产生乳酸，乳酸在 ISC 中转化为丙酮酸，并在稳态中为线粒体氧化磷酸化（OXPHOS）提供燃料。除了潘氏细胞外，微生物也可产生乳酸，以促进 ISC 增殖。线粒体丙酮酸载体（Mpc）很好地平衡了糖酵解产生的胞质丙酮酸到线粒体 OXPHOS 的输入。Lgr5$^+$ ISC 中 Mpc 的抑制或基因缺失增加了隐窝增殖，并扩大了小鼠肠道和分离的类器官的干细胞室，表明限制线粒体丙酮酸代谢是维持 ISC 增殖的必要和充分条件。然而，Mpc 在 ISC 中表达水平低，在分化细胞中表达水平高，表明分化过程中需要更多的大分子生物合成来产生 ATP。线粒体 OXPHOS 产生活性氧（ROS）可导致氧化应激和细胞功能障碍。最近一项研究显示，缺乏自噬蛋白 5（Atg5）（自噬小体延伸所必需的 E3 泛素连接酶）的小鼠显示自噬不足、功能障碍的线粒体积累和 ISC 中 ROS 水平升高，导致辐照诱导的肠再生受损。用抗氧化处理这些自噬缺乏的动物能够恢复其再生能力，这表明内在自噬通过阻止 ROS 积累对 ISC 的维持很重要。总体而言，丙酮酸代谢和 OXPHOS 的良好平衡对于 ISC 稳态非常重要，不仅可以维持 ISC 增殖，还可通过调节 ISC 代谢程序来控制氧化应激。需要进一步研究 ISC 及其祖细胞潜在的代谢灵活性及其在细胞命运调节中的作用。

干细胞的传统特征包括多能性和自我更新的能力。通过整合最近 ISC 研究的新见解，建议再添加 4 个另外的特征：有丝分裂细胞周期（主动周期 vs 慢周期 / 静止的 ISC）、信号串扰（高 Wnt 和 Notch，低 BMP）、表观遗传表现（ISC 特征基因染色质可及性增加）和代谢状态（高线粒体呼吸和膳食适应能力）。这 6 个特征共同构成了 ISC 的功能和分子特性。重要的是，这些特征之间的相互影响决定了 ISC 的干性和命运。例如，信号通路通过基因调控网络直接控制增殖和代谢状态，而表观遗传 / 染色质表现可以塑造转录

和代谢程序。

二、肠道干细胞在发育中的作用

在发育过程中，内胚层将形成成人胃肠道。这是一个非常复杂的过程，涉及将一个早期发育中的单管转变为高度组织化的成人组织，其中包含屏障功能、食物消化和吸收的特殊细胞。胎儿肠上皮的发育是一个多步骤的过程。在小鼠中，原始肠管最初形成于胚胎日（E）$1.0 \sim$ E9.5，由 3 个不同的部分组成——前肠、中肠和后肠。小肠主要起自中肠。从 E9.5 $\sim$ E14.5 开始，管状上皮拉长并增大，形成充满高度增殖细胞的假层上皮。至 E16.5，非增殖绒毛和增殖绒毛间区明显形成，这些发育不成熟的区域随后形成 Lieberkühn 和所有分化的成年上皮细胞的隐窝。

这些发育阶段和 ISC 规范受到信号通路和组织特异性转录控制的严格调控。例如，肠道特异性转录因子尾侧型同源盒 2（Cdx2）是原始肠道正常发育所必需的，因为 Cdx2 在胎儿早期阶段的缺失会导致绒毛形态发生缺陷。研究表明，与成人肠道相比，Cdx2 在胚胎肠道中具有不同的染色质结合位点和靶基因。有证据认为，包括 Cdx2 在内的转录因子随着染色质可及性的改变而与染色质相互作用，以确定发育过程中的肠道特性。此外，参与成人肠道稳态的信号通路，如 Wnt 和 Notch，在发育过程中也起关键作用。例如，据报道，Lgr5$^-$rpo 介导的 Wnt 激活在早期内胚层分化中非常重要。间充质分泌的 Wnt5a 缺失导致单管形成失败，突出其在内胚层伸长和中肠形成中的关键作用。在 E15.5 时，肠增殖和绒毛形态形成也需要 Wnt 信号。这些早期阶段的 Wnt 激活已被证明是由转录抑制因子 Id2 控制的，Id2 通过直接抑制 Wnt/β-catenin 信号转导来抑制早期 Lgr5$^+$ 祖细胞的增殖。Notch 信号在肠道发育过程中也很重要。转录因子 Gata4/6 的缺失已被证明通过减少 Notch 信号，破坏发育中的肠道上皮结构和细胞增殖和分化。这是由 gata 4 介导的 Dll1 通过直接转录控制表达引起的，而转录控制反过来又在发育过程中控制和微调 Notch 的活性。此外，上皮 Shh 信号已被证明可诱导新生绒毛的间充质 Bmp 表达，Hedgehog-

Bmp 轴直接抑制绒毛的 Wnt 活性，并在 E15.5 限制增殖胚胎绒毛间区 Lgr5$^+$ 细胞的存在。

三、肠道干细胞在损伤和再生中的作用

除了发展中肠上皮细胞可塑性，多个创伤性再生的研究和报道涉及成人肠成熟/分化细胞的去分化，从而恢复到更不成熟或祖细胞。这些研究中一个常见现象是，可塑性事件经常发生在位于"+4/5"细胞位置的早期祖细胞或储备干细胞。表达 Tert 的细胞，主要位于"+5/6"位置，是慢循环的，有助于辐照后的再生反应。同样，表达 bmi1 的细胞（在"+4/5"位置）在 Lgr5$^+$ ISC 遗传消融后，通过给 Lgr5 被白喉毒素受体（Lgr5-dtr-egfp）取代的小鼠注射白喉毒素，可以导致 Lgr5$^+$ 细胞再生。事实上，这种可塑性能力并不是表达 Tert 或 bmi1 的细胞所特有。随后，多项研究报道了使用不同标记物对损伤诱导再生的类似发现。这些包括 Hopx-expressing 细胞"+4"的位置，Dll + 分泌的祖细胞"+5"位置（共同表达 Bmi1），通过 H2B 标签（分泌前体"+3"位置）共同表达 Lgr5，放射抗性 Krt19$^+$ Lgr5$^-$ "+4"位细胞（共同表达 Bmi1），Alpi$^+$ 肠上皮细胞（共同表达 Hopx），Prox1"+4"位细胞（共同表达 Bmi1 和 NeuroD1），表达神经 d1 和 tph1 的肠内分泌"+4"位细胞（共同表达 Hopx），表达 Atoh1$^+$ 分泌祖细胞（共同表达 Krt19）和表达 clusterin 的"+4"位细胞。在类似背景下，如此多的发现分化和重叠的标记支持了这样一个观点，即肠的干性不是固定的，其中"+4/5"祖细胞（不管它们表达的标记是什么）是高度可塑性的，可以在损伤后恢复 ISC 的身份。除了"+4/5"祖细胞外，最近的研究进一步表明潘氏细胞对肠道损伤具有可塑性。谱系追踪和转录组分析显示，表达溶菌酶（Lyz1）的潘氏细胞获得了干细胞样特征，并在辐射诱导的 Notch 激活后获得了多能性。同样，在急性多柔比星（DXR）诱导的肠道损伤后，表达防御素 -α4（Defa4）的潘氏细胞也可通过 Notch 活化去分化为多能干细胞。另一项研究

也表明，潘氏细胞会在右旋糖酐硫酸钠盐（DSS）诱导的炎症反应下重新进入细胞周期并去分化，而炎症反应是由 Wnt 激活介导的。这些结果表明，肠上皮的可塑性不仅局限于早期祖细胞，还扩展到有丝分裂后和完全分化的潘氏细胞。

在 Lgr5$^+$ ISC 和"+4"细胞中已经报道了独特的主动增强器标签。该研究进一步表明，在照射或遗传消融 Lgr5$^+$ ISC 后，特异性的 CD69$^+$ CD274$^+$ 杯状细胞前体通过重组其染色质可及性特征以类似于 Lgr5$^+$ ISC 而去分化为干细胞。强调表观遗传的特性在肠道内的稳态和再生。此外，最近一项研究表明，Atoh1$^+$ 祖细胞进一步受到翻译后修饰的调控。Atoh1 可在 9 个丝氨酸脯氨酸或苏氨酸脯氨酸位点被周期蛋白依赖性激酶磷酸化；在 DSS 诱导的结肠炎中，Atoh1 的磷缺失突变体促进了分泌分化并降低了 Atoh1$^+$ 细胞的克隆能力。这些数据表明，可塑性可以通过翻译后修饰来调节，以促进分泌祖细胞向 ISC 的转化。比较 Atoh1 野生型和磷酸化突变型细胞的染色质可及性，以检验染色质表现是否可以通过翻译后修饰进行潜在的重构是可取的。

基因工具和技术的最新进展使在单个细胞水平上描绘肠上皮的分子结构成为可能，并为定义 ISC 提供了新见解。除了教科书将干细胞定义为具有自我更新能力的多能干细胞外，ISC 还被证明能够积极增殖，具有独特的信号活动，以及表观遗传和代谢特性。所有这 6 个属性共同构成了 ISC 的更新标志。重要的是，这些特征彼此密切相关：信号活动改变增殖状态，驱动表观遗传和代谢变化，反过来调节多能性和自我更新能力。从早期发育事件和成人组织损伤诱导的再生中收集的证据进一步表明，这些 ISC 特征是动态的，而不是固定的，即使细胞可塑性的原因尚不清楚。接下来，在信号通路、染色质和代谢概况的背景下，进一步表明有助于可塑性的环境线索将是重要的。ISC 生态位是组织稳态的关键。因此，值得探讨的是干细胞生态位如何定义 ISC 的特性，并可能推动损伤的可塑性。

（申亮亮　曲　璇）

第二节　肠道干细胞与肿瘤

尽管在肠道中有严格的体内平衡维持，但大量的结直肠癌（CRC）患者表明这些调节机制在防止恶性转化方面通常不足。环境和遗传是促进 CRC 发生的重要因素。环境因素包括西方饮食和炎症性肠病史，而基因成分已通过全基因组关联研究明确界定。此外，在一些家族性结直肠癌综合征中也发现了显著的遗传易感因素，如家族性腺瘤性息肉病（FAP）和遗传性非息肉病性结直肠癌（HNPCC 或 Lynch 综合征）。FAP 患者在生命早期会出现数百个结肠息肉，他们一生中发生结直肠癌的风险几乎是 100%。该综合征的遗传缺陷是 *APC* 基因的杂合突变，*APC* 基因是 Wnt 通路的关键负调控因子。绝大多数散发性结直肠癌患者也携带 Wnt 通路突变（85% APC 和 10% β-catenin），这凸显了 Wng 通路在结直肠癌中的重要性。基于 Fearon 和 Vogelstein 的研究，CRC 的发展缘于突变的积累，每个突变定义了腺瘤 - 癌序列中的不同步骤。在这个序列中，诱导从正常组织过渡到息肉样组织的第一个攻击是在 Wnt 途径中看到的，而发展为腺瘤和癌取决于激活 RAS 途径的突变和 p53 的失活。虽然这种突变驱动的模型得到了一系列实验数据的支持，但需要做出一些细微差别来充分解释目前的观察结果。第一，有学者提出在 ISC 中引入突变诱导的致瘤性与转体扩增或分化细胞不同，这导致了 ISC 是癌症起源细胞的观点；第二，微环境对 CRC 的影响要引起重视，因为环境因素与肿瘤起始和生长密切相关，这在 CRC 中尤其明显；第三，需要评估肿瘤干细胞（CSC）假说所提出的 CRC 中细胞间分化程度的差异，并将其置于突变驱动模型的背景下。

一、肠道干细胞与肿瘤发生

如前所述，CRC 中的序列已经通过多种小鼠模型进行了深入研究。最常用的模型是 ApcMin 小鼠，它是通过随机诱变筛选产生的。与 FAP 患者相似，这种小鼠包含 *Apc* 基因的杂合截断突变，并在肠道中发展成几十个息肉和小腺瘤。虽然这种情况已经存在很长时间，但在这种 CRC 模型中，

癌症形成的细胞来源仍然不清楚。一种是自底向上的理论，其中 ISC 是起源细胞；另一种是自顶向下的理论，其中祖细胞或分化细胞是第一个转化细胞。自顶向下 CRC 发展模型的证据几乎完全依赖于组织病理学观察。相比之下，自底而上的理论最近得到了强有力的支持，使用 Bmi1-、CD133（也称为 Prom1）- 和 Lgr5⁻Cre 重组酶小鼠的功能 *Apc* 等位基因 *ISCspecific* 缺失导致了腺瘤的快速发育。值得注意的是，在一个平行的方法中，在短寿命的前体细胞或分化细胞中缺失功能性 *Apc* 只导致散发的和发展缓慢的腺瘤。使用小鼠慢性髓系白血病、前列腺癌和胶质母细胞瘤模型，已经得出了关于正常干细胞作为肿瘤起源细胞作用的类似结论。然而，在将这些知识转化为人类 CRC 之前，需要考虑微环境因素的作用、肿瘤发展的速度和人类肿瘤的真实性质等几个重要问题。

二、腺瘤的多克隆特性

尽管 ISC 驱动的肿瘤发生模型提供了有价值的见解，但在这些系统中腺瘤形成的速度比在人类中快得多。肿瘤形成的速度可以归因于两个 *Apc* 等位基因的同时缺失，但这种腺瘤的快速生成不太可能是人类疾病的真实镜像。例如，在大量人类病例研究中，非常早期的腺瘤前体病变或异常隐窝灶（ACF）比腺瘤要丰富得多，这些病变大多通过 *APC* 突变发生。这表明从 *APC* 突变的 ACF 阶段过渡到完整的腺瘤是一个缓慢的过程，或者大多数 ACF 并未进展为腺瘤。对 FAP 患者的研究表明，患者的大多数腺瘤本质上是多克隆的，而早期病变（单隐型 ACF）都是单克隆的。这表明从 ACF 到腺瘤的转变可能是一个比单纯扩张更复杂的过程。

三、*Apc* 突变与肠癌

尽管 *Apc* 两种等位基因的缺失导致腺瘤的快速形成，但在人类 CRC 的起始和进展过程中 Wnt 活性水平似乎都受到强烈的调控。这是由发展中

病变的遗传组成和微环境引起的，部分是由微环境引起的。例如，FAP 个体中正常 *APC* 等位基因的丢失是一个非随机事件，因为胚系 *APC* 突变的性质已被证明会影响第二次 *APC* 的类型。从本质上讲，似乎生殖细胞截短的 APC 蛋白越短，体细胞突变的 APC 蛋白就越长，反之亦然。截短 APC 可调整 β–catenin 的降解，从而影响 Wnt 通路的活性。这一结果表明，在 CRC 起始过程中 Wnt 活性存在谨慎的平衡，因此尚不清楚在 ISC 中同时缺失两个小鼠等位基因是否代表人类疾病。

四、微环境对肠癌形成的影响

上述 ISC 驱动的模型表明，腺瘤几乎是细胞自主诱导的。然而，在 ApcMin 小鼠模型中，可以清楚地观察到环境因素的调节。例如，右旋糖酐硫酸钠盐（DSS）诱导肠道炎症，导致 ApcMin 小鼠息肉形成大量增加，表明微环境因素发挥了重要作用。当 Apc 在前体细胞中缺失时，由此诱发的炎症是否也能支持腺瘤的形成尚不清楚，但如果是这样，表明 CRC 的细胞来源取决于所选择的模型。

虽然这种细胞起源的讨论看上去似乎是一个学术问题，不会直接影响癌症患者，但有很好的理由去理解 CRC 的历史。例如，了解不同类型的 CRC（微卫星不稳定性、黏液性或神经内分泌）是由于不同的基因攻击还是来自不同的细胞起源可能是至关重要的。更重要的是，在预防方面，了解细胞来源对了解使病变保持为小 ACF 或使其进展为完整腺瘤和随后的成癌的信号是至关重要的。我们可以得出结论，ISC 中 Apc 缺失导致腺瘤的快速发病，表明 ISC 更容易完全转化。这可能是由于它们的自我更新能力，但将这些发现转化为自发性腺瘤的发展需要谨慎，在这一过程中，微环境和其他基因攻击是至关重要的决定因素。

为了更深入地了解 CRC 的发展及这一过程的遗传和环境调控，已经建立了几个扩展了 CRC 的 ApcMin 模型的小鼠模型。在其中大多数的模型中，肿瘤发生在小肠，而在人类中，这种疾病只出现在结肠。这种差异的原因尚未明确，但值得注意的是，尽管结肠和小肠之间的稳态信号和更新速度基本相同，但人类很少发生小肠恶性肿瘤。除

了位置上的差异，ApcMin 小鼠腺瘤也很少进展为完全癌，这可能是一个时间问题，因为人类的进展估计需要 2 ~ 10 年，显著超过了小鼠的寿命。为了更好地建立人类 CRC 模型，人们基于不同的 *Apc* 基因截短体（代表人类 *Apc* 突变的多样性）构成了多种的小鼠品系，这些品系在腺瘤的数量和位置上显示出细微的差异，表明 Wnt 信号的活性是至关重要的。值得注意的是，Apc+/– 小鼠的同源盒基因 Cdx2（结肠上皮细胞分化的调节因子）的额外突变将大部分息肉转移到结肠。然而，在这类小鼠中没有观察到向侵袭性癌的进展。因此，腺瘤 – 癌序列的下一步除了引入 Apc 外，还将引入进一步的突变来建模。例如，Apc+/– 小鼠也包含一个激活的 *RasV12G* 突变显示出更多的不典型增生和侵袭性生长。在 Apc+/–background59 上删除 Pten 也得到了类似结果。综上所述，这些数据支持了先前提出的基因突变的顺序积累是 CRC 发展的基础的观点。然而，这些研究也表明微环境是结直肠肿瘤发生的决定因素。对 ApcMin 表型基因修饰的初步研究表明，分泌的磷脂酶 A2 是一种参与炎症反应的酶，会增强增生。类似地，微环境肿瘤控制是由 cis-Apc/Smad4 小鼠推导出来的。在这个小鼠品系中产生的肿瘤携带 *Apc* 突变，并缺乏 Smad4，这使得小鼠对微环境中诱导分化的 BMP 信号没有反应。这些小鼠腺癌具有高度浸润性，其特征是广泛的间质增生。最近的研究表明，这种侵袭性表型依赖于未成熟髓细胞向微环境的募集。然而，人类 CRC 进展还与通过 SMAD4 或 BMPR2 失活而导致 BMP 信号丢失相关。因此，失去微环境衍生的 BMP 介导的对上皮细胞增殖的控制似乎促进了进展。

人类幼年息肉病和波伊茨 – 耶格（Peutz-Jeghers）综合征的小鼠模型为 CRC 的微环境控制提供了更直接的证据，这两种模型的特征都是错构瘤性息肉。通过异位表达 noggin 阻断微环境 BMP4 信号，同时在小鼠 T 细胞中删除 Smad4，导致幼年息肉样息肉形成。与此相似，在人类或小鼠模型中 Lkb1（也称为 Stk11）基因胚系突变也可导致 Peutz-Jeghers 综合征的发生。这表明微环境在该 CRC 亚型中起主导作用。

在人类中，对 CRC 环境控制最强有力的支持

来自长期观察，即克罗恩病或溃疡性结肠炎患者慢性炎症使其易于在肠道中引发癌症。在与炎症无关的 CRC 中，也有明确的组织病理学证据表明恶性肿瘤间质中免疫细胞的功能。此外，非甾体抗炎药物的使用降低了人类 CRC 特异性死亡的风险，特异性的环氧合酶 2 抑制剂可减少 ApcMin 小鼠的肠道息肉。这种效应至少部分是由前列腺素 E_2（PGE_2）水平的降低介导的，这导致肌成纤维细胞分泌肿瘤支持因子如肝细胞生长因子（HGF）和双向调节因子。此外，PGE_2 水平降低可减少炎症细胞类型的侵入，如肿瘤相关的巨噬细胞和肥大细胞，它们是细胞间质中重要的促肿瘤成分。

五、肿瘤干细胞

在小鼠中，常使用 DSS 和 azoxymethane（AOM）模型研究慢性炎症相关的结直肠癌。单独使用致癌物 AOM 很少诱发小鼠肠道肿瘤，但随后使用结肠炎诱导剂 DSS 时，则可诱导肿瘤发生。在此模型中，骨髓细胞通过产生 TNF-α、IL-6、TGF-β 等细胞因子，促进肿瘤的发生和进展。这些炎性因子在上皮细胞中刺激 NF-κB 通路抑制分子 IKK，导致细胞凋亡抑制，肿瘤发病率增加，进一步证明了微环境在疾病发展中的作用。同样，MyD88 缺失减少了腺瘤的形成，这表明肠道菌群对 toll 样受体的刺激可以直接促进肿瘤的发生。这些小鼠模型和人类疾病的数据表明，炎症等微环境通过协同发生基因突变的上皮细胞，在 CRC 的发生和进展中发挥重要的作用。

在小鼠癌症模型的重要缺陷是产生的肿瘤在基因上是相对同质的，而人类 CRC 被认为包含多达 80 个突变，且具有很强的异质性。肿瘤内的这种遗传异质性产生了额外的细胞间动态相互作用，这在小鼠中很难建模。此外，在过去的 10 年里，人们对肿瘤的认识发生了变化，现在被广泛接受的模型是肿瘤包含一小部分自我更新的 CSC，以及大量分化程度更高的肿瘤细胞。CSC 目前被定义为肿瘤发生的起始因子，从而产生原发人类恶性肿瘤的表型，包括所有分化的子代。与分化程度更高的肿瘤细胞相比，CSC 因此被认为具有肿瘤内部的驱动力——即包含自我更新、扩增和分

化的能力。然而，关于 CSC 在人类肿瘤中的存在或重要性仍有相当大的分歧，主要是缺乏用来直接识别人类恶性肿瘤中 CSC 的独特的标记物。因此，CSC 理论可能比最初预期的更复杂，但很明显，肿瘤细胞分化的变异对理解肿瘤具有重要意义。例如，CRC 中的 CSC 比分化的肿瘤细胞更耐药，这导致了 CSC 是治疗的关键靶点，并可能是复发肿瘤的来源。

在人类结直肠癌中，CSC 常高表达 CD133、CD166、CD44 和 CD24 等细胞表面标记物，而分化的肿瘤细胞表达的标记物通常存在于分化的结肠上皮。尤其是，CSC 可完全分化形成一个异质性的肿瘤，证明其多向分化能力。这不是 CRC 所特有的，在胶质母细胞瘤、乳腺癌和一些造血恶性肿瘤等不同实体肿瘤的单细胞水平中也能广泛地观察到 CSC。此外，基质细胞在小鼠模型和人类恶性肿瘤中在广泛地参与 CSC 分化成 CRC 的过程。研究显示，成纤维细胞丰富区域的肿瘤细胞相较于瘤体内部的肿瘤细胞具有更高比例的核定位的 β-catenin，证明微环境可调节肿瘤细胞 Wnt 信号通路，由此说明，CSC 在异质性的肿瘤中优先定位于成纤维细胞周围，且活力较高；而 HGF 作为肌成纤维细胞来源的信号，可调节 Wnt 活性。相反，成纤维细胞是否接收到肿瘤细胞的信号调控仍有待于深入研究。

除 Wnt 通路外，其他通路也广泛地参与了对 CSC 的调控。利用靶向 Notch 配体 DLL4 的抗体抑制 Notch 通路可以导致人类结肠 CSC 分化，进而抑制 CRC 的增殖并促进其对药物的敏感性。骨形态发生蛋白 BMP4 可以促进 CSC 分化，从而诱导肿瘤的化疗敏感性，而且 BMP4 可由分化的肿瘤细胞表达，从而反馈性地促进 CSC 的分化。Hedgehog 基因在 CSC 和肿瘤发生中的作用也被证实，CRC 转移的发生相较于 Wnt 通路更依赖 Hedgehog 通路。但在小鼠模型中，Hedgehog 信号的激活和抑制均可抑制肿瘤生长，这使得 Hedgehog 的作用仍不十分明确。

根据这些发现，人们提出了一个包含 CRC 分层组织的模型，该模型与正常组织的结构非常相似。在这个模型中，Notch 通路及由突变或成纤维细胞来源的因子导致的高 Wnt 水平，促进了癌

症的干性；而 BMP 通路抑制了这种自我更新机制，并促进肿瘤细胞分化。但这一概念是否取决于特定 CRC 中出现的不同突变或受肿瘤不同阶段的影响仍有待确定。与正常的 ISC 微环境类似，CSC 也存在生态微环境，可能是由基质细胞和更多分化的子代细胞组成，并向 CSC 传递关键信号。

了解 CSC 的微环境对于定义和评估肿瘤模型具有重要意义，也有利于更好地利用动物模型模拟人类 CRC 的进程及异质性的特征。例如，间质肌纤维母细胞可能通过调节癌症的干性影响肿瘤的生长。在间质肌纤维母细胞的影响下，高分化的肿瘤细胞可通过去分化的方式重新获得 CSC 特征，这表明 CSC 表型比最初提出的更具有可塑性。相似的现象在乳腺癌中也可发现，在诱导上皮 - 间质转变后，间质细胞出现了 CSC 的特征。CSC 的可塑性对靶向 CSC 有效控制肿瘤的观点提出了挑战。间质肌纤维母细胞等微环境中的 HGF 在 CRC 中 CSC 的生成中起主导作用，这表明来自间充质的外源性因子可以提供强大的致瘤信号。由于 CSC 对治疗的抵抗性更强，因此可以理解微环境诱导 CSC 会直接影响治疗效果。因此，未来设计新的治疗策略的研究应将重点放 CSC 微环境的相互作用上，这可能是癌症的致命弱点。

（申亮亮　封　琳）

参考文献

Ashley N, 2013. Regulation of intestinal cancer stem cells. Cancer Lett, 338(1): 120-126.

Banerjee KK, Saxena M, Kumar N, et al, 2018. Enhancer, transcriptional, and cell fate plasticity precedes intestinal determination during endoderm development. Genes Dev, 32(21-22): 1430-1442.

Baulies A, Angelis N, Li VSW, et al, 2020. Hallmarks of intestinal stem cells. Development, 147(15): dev182675.

Beyaz S, Mana MD, Roper J, et al, 2016. High-fat diet enhances stemness and tumorigenicity of intestinal progenitors. Nature, 531(7592): 53-58.

Cheng CW, Biton M, Haber A L, et al, 2019. Ketone body signaling mediates intestinal stem cell homeostasis and adaptation to diet. Cell, 178(5): 1115-1131. e15.

Davies PS, Dismuke AD, Powell AE, et al, 2018. Wnt-reporter expression pattern in the mouse intestine during homeostasis. BMC Gastroenterol, 8: 57.

Flora P, Dalal G, Cohen I, et al, 2021. Polycomb repressive complex(es) and their role in adult stem cells. Genes(Basel), 12(10): 1485.

Fu T, Coulter S, Yoshihara E, et al, 2019. FXR regulates intestinal cancer stem cell proliferation. Cell, 176(5): 1098-1112. e18.

Ishibashi F, Shimizu H, Nakata T, et al, 2018. Contribution of ATOH1[+] cells to the homeostasis, repair, and tumorigenesis of the colonic epithelium. Stem Cell Reports, 10(1): 27-42.

Jadhav U, Saxena M, O'Neill NK, et al, 2017. Dynamic reorganization of chromatin accessibility signatures during dedifferentiation of secretory precursors into Lgr5+ intestinal stem Cells. Cell Stem Cell, 21(1): 65-77. e5.

Janeckova L, Fafilek B, Krausova M, et al, 2016. Wnt signaling inhibition deprives small intestinal stem cells of clonogenic capacity. Genesis, 54:(3) 101-114.

Kotelevets L, Scott MGH, Chastre E, 2018. Targeting PTEN in colorectal cancers. Adv Exp Med Biol, 1110: 55-73.

Kriz V, Korinek V, 2018. Wnt, RSPO and Hippo signalling in the intestine and intestinal stem cells. Genes(Basel), 9(1): 20.

Liebl MC. Hofmann TG, 2021. The role of p53 signaling in colorectal cancer. Cancers(Basel), 13(9): 2125.

Matsu-Ura T, Dovzhenok A, Aihara E, et al, 2016. Intercellular coupling of the cell cycle and circadian clock in adult stem cell culture. Mol Cell, 64(5): 900-912,

Morgan RG, Mortensson E, Legge DN, et al, 2018. LGR5 expression is regulated by EGF in early colorectal adenomas and governs EGFR inhibitor sensitivity. Br J Cancer, 118(4): 558-565.

Saeed O, Lopez-Beltran A, Fisher KW, et al, 2019. RAS genes in colorectal carcinoma: pathogenesis, testing guidelines and treatment implications. J Clin Pathol, 72(2), 135-139.

Santos AJM, Lo YH, Mah AT, et al, 2018. The intestinal stem cell niche: homeostasis and adaptations. Trends Cell Biol, 28(12): 1062-1078.

Sato T, Vries RG, Snippert H , et al, 2009. Single Lgr5 stem cells build crypt-villus structures in vitro without a mesenchymal niche. Nature, 459(7244): 262-265.

Schmitt M, Schewe M, Sacchetti A, et al, 2018. Paneth cells respond to inflammation and contribute to tissue regeneration by acquiring stem-like features through SCF/c-Kit signaling. Cell Rep, 24(9): 2312-2328. e7.

Song L, Li ZY, Liu WP, et al, 2015. Crosstalk between Wnt/beta-catenin and Hedgehog/Gli signaling pathways in colon cancer and implications for therapy. Cancer Biol Ther, 16(1): 1-7.

Wang D, Odle J, Liu Y, 2021. Metabolic regulation of intestinal stem cell homeostasis. Trends Cell Biol, 31(5): 325-327.

Yu S, Tong K, Zhao Y, et al, 2018. Paneth cell multipotency induced by Notch activation following Injury. Cell Stem Cell, 23(1): 46-59. e5.

Zhao B, Chen Y, Jiang N, et al, 2019. Znhit1 controls intestinal stem cell maintenance by regulating H2A.Z incorporation. Nat Commun, 10(1): 1071.

Zhao M, Mishra L, Deng CX, 2018. The role of TGF-beta/SMAD4 signaling in cancer. Int J Biol Sci, 14(2): 111-123.

Zhu G, Hu J, Xi R, 2021.The cellular niche for intestinal stem cells: a team effort. Cell Regen, 10(1): 1.

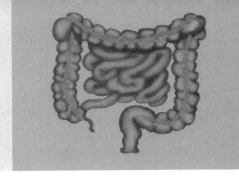

第9章　人体重要生化过程与肠道疾病

第一节　甲基化与肠道疾病

一、甲基化

疾病给人体带来的改变是多方面的，涉及不同的病理生理过程，其中重要的包括表观遗传学的改变。表观遗传学已成为近年医学研究热点，为多种疾病的发病机制提供了新的研究方向和突破口。表观遗传学是指 DNA 在序列不改变前提下，基因表达和功能发生可逆改变，并产生相应的可遗传表型的学科。在生命的过程中，膳食习惯、环境或致病等因素都可改变正常的表观遗传机制，多数是通过甲基化实现。甲基化是烷基化反应的重要类型，是指在底物上增加甲基或利用甲基取代一个氢原子或基团的过程。在生物系统中的甲基化是经酶催化的一种反应，参与基因表达调控、蛋白质功能调节、RNA 加工过程和重金属修饰等重要环节。生物体内的甲基化主要有 3 种类型，即 DNA 甲基化、RNA 甲基化和蛋白质甲基化。

（一）DNA 甲基化

DNA 甲基化（DNA methylation）常指 DNA 序列上特定碱基在 DNA 甲基转移酶（DNA methyltransferase，DNMT）作用下，通过共价键结合方式，获得一个甲基基团的化学修饰过程，最常见的是把 S- 腺苷甲硫氨酸（S-adenosylmethionine，SAM）上一个甲基（—CH_3）基团转移到胞嘧啶的第 5 个碳原子上，形成 5- 甲基胞嘧啶（5-methylcytosine，5mC），是在不改变基因序列前提下调控组织特异性表达的可逆过程，由此保护 DNA 位点不被特定限制酶降解。此外，DNA 甲基化修饰还可发生在腺嘌呤的 N-6 位及鸟嘌呤的 N-7 位等碱基位点上。

DNA 甲基化主要见于基因启动子区和第一外显子区富含 GC 的 DNA 序列即 CpG 岛中。在全基因组范围内的 CG 位点都是甲基化程度高，且为最早发现、最为常见的表观遗传修饰方式；DNA 甲基化能够在不改变 DNA 序列的前提下调节基因的表达和关闭，是一种重要的非永久性且相对长期可遗传的基因修饰，进而改变遗传表现。DNA 甲基化能引起染色质结构、DNA 构象、DNA 稳定性及 DNA 与蛋白质交互作用方式的改变，从而控制基因表达，在维持细胞正常的转录活性、DNA 损伤修复能力，以及在遗传印记、胚胎发育和肿瘤的发生发展中都有不可替代的作用。

DNA 甲基化还是一种与早期生活逆境相关的表观遗传学机制，如主动吸烟与甲基化水平降低有关，这种甲基化是可逆的，可能需要长达 20 年才会实现全面的"甲基化恢复"。长期暴露于污染的空气中，特异性 DNA 甲基化位点也会发生改变。如今，肥胖人群不断增多，Wahl 等的大样本研究发现，较高的体重指数（BMI）会导致人基因组中将近 200 个位点发生表观遗传变化，从而影响基因表达。除此之外，营养摄入对 DNA 甲基化有决定作用，包括甲基代谢中的必需营养素（甲硫氨酸、胆碱、叶酸和维生素 B_{12} 等）是延缓

DNA 甲基化模式进行性恶化的关键因素。已证实姜黄素和大豆异黄酮可以竞争抑制 DNMT 活性,从而影响胞嘧啶进入活性位点,重新激活 P16 或 MGMT 等抑癌基因。

(二) RNA 甲基化

与 DNA 甲基化相似,RNA 甲基化受甲基转移酶和去甲基酶调控,也在不改变碱基序列的情况下调控基因的转录后表达水平,但其调控机制远比 DNA 甲基化复杂。RNA 通常只有 4 种碱基(A、U、G、C),为实现结构和功能的多样性,RNA 甲基化修饰作为转录后水平的主要调控方式,在许多生物学过程中必不可少。研究表明,mRNA(messenger RNA)、tRNA(transfer RNA)、rRNA(ribosomal RNA)、长链非编码 RNA(long non-coding RNA,lncRNA)和非编码小 RNA[包括 miRNA(microRNA)、siRNA(small nterfering RNA)、piRNA(piwi-interacting RNA)]等各类 RNA 上均存在不同的化学修饰,分别由甲基转移酶(writer)和去甲基转移酶(eraser)在特定位点上通过酶促反应来增置或移除,甲基化结合蛋白(reader)可以读取修饰信息并可成为下游功能的执行传递信号。不同的化学修饰通过对应的酶催化形成,这些酶具有脱氨基(deamination)、甲基化(methylation)、糖基化(glycosylation)、硫醇化(thiolation)、转糖基化(transglycosylation)和异构化(isomerization)等多种功能。化学修饰的多样性,以及在不同位点上的修饰可影响 RNA 可变剪接、运输、折叠、稳定性等不同层面的功能。RNA 修饰可直接影响 RNA 的化学性质,包括所带电荷、碱基配对、二级结构和蛋白质 -RNA 相互作用等,这些变化又通过控制 RNA 加工、定位、翻译和最终的衰变来调控基因表达。目前,在 RNA 中已发现了 170 多种修饰,主要有 6- 甲基腺嘌呤(N6-methyladenosine,m6A)、5- 甲基胞嘧啶(C5-methylcytosine,m5C)和 1- 甲基腺嘌呤(N1-methyladenosine,m1A)等,其中 m6A 是真核生物 RNA 中最丰富的表观转录组学修饰,占 RNA 腺苷总和的 0.1% ~ 0.4%。

M6A 甲基化修饰主要由相关的催化酶催化形成,METTL3(methyltransferase-like 3)和 METTL14(methyltransferase-like 14)结合形成的异二聚体 METTL3/METTL14 是典型的 m6A 甲基转移酶复合物,负责大部分哺乳动物细胞内 mRNA 的 m6A 甲基化修饰。该复合物能与 WTAP(Wilms' tumor 1-associated protein)形成相互作用,在甲基供体 S- 腺苷甲硫氨酸(S-adenosylmethionine,SAM)或者 S- 腺苷高半胱氨酸(S-adenosylhomocysteine)存在下,使腺嘌呤第 6 位 N 原子上的氢发生甲基化。METTL3 和 METTL14 两者具有协同作用,其中 METTL14 通过变构和识别 RNA 底物激活 METTL3,从而显著提高 METTL3 的催化活性。此外,WTAP 本身没有甲基转移酶活性,但其可作为一个亚基与 METTL3-METTL14 复合物结合并相互作用,从而将甲基转移酶复合物定位于核小点处(nuclear speckles)。除了上述成员,还有 VIRMA(vir-like m6A methyltransferase associated)、RBM15(RNA binding motif protein 15)、ZC3H13(zinc finger CCCH domain-containing protein 13)及 METTL3 同 源 物 METTL16(methyltransferase-like 16)等甲基转移酶复合物亚基,它们通过选择性识别甲基化位点来实现精确的转录后调控。不同种类的 RNA m6A 甲基化修饰由不同的催化酶催化形成,不同物种之间同类 RNA m6A 甲基化转移酶在序列上存在较高的保守性。

作为表观遗传学的一个重要组成部分,RNA 甲基化与机体多种生理病理过程相关。目前大多数研究集中在 RNA 发生甲基化后对生理病理调控机制的正向通路,但也有研究发现,当机体发生特定的生理病理情况后,机体相应会发生 RNA 甲基化的改变。由于 RNA 甲基化在体内是以动态可逆形式存在,所以机体在发生特定生理病理情况时会反向影响 RNA 甲基化的改变,这主要通过改变 RNA 甲基化酶、去甲基化酶及结合蛋白的表达水平或拮抗 RNA 甲基化相关修饰酶的作用来实现,但其具体分子机制目前研究很少。人 RNA 螺旋酶 DDX3 在多种肿瘤细胞增殖、侵袭、转移和耐药中发挥重要作用,其中一个重要作用就是增加 m6A 去甲基化酶的表达,从而使癌细胞 FOXM1 中 m6A 修饰水平升高,从而促进癌细胞耐药。目前研究集中在 RNA 甲基化修饰酶对其下游通路的影响从而影响生理病理功能，但对生理病理作用反馈调节甲基化修饰酶的上游通路研究极少，所以对甲基化修饰的上游调控的分子机制尚不明确。

（三）蛋白质甲基化

蛋白质甲基化（protein methylation）是指将甲基酶转移到蛋白质的某个残基上，通常是赖氨酸或精氨酸，也包括组氨酸、半胱氨酸和天冬酰胺等。蛋白质甲基化是一种普遍修饰，常见的表观遗传修饰多发生在组蛋白上。蛋白质的甲基化供体是 S- 腺苷甲硫氨酸（SAM），受体通常是赖氨酸的 ε - 氨基和精氨酸的胍基。另外在组氨酸的咪唑基、谷氨酰胺和天冬酰胺的酰胺基、半胱氨酸的巯基、半胱氨酸的羧基、谷氨酸和天冬氨酸的侧链羧基都可发生甲基化反应。

在真核生物体内，染色体主要由 DNA 和蛋白质构成，蛋白质包括组蛋白和非组蛋白。染色体的基本单位是核小体（nucleosome），其中包含一个组蛋白八聚体，由两组 H3-H4 和 H2A-H2B 二聚体组成，该八聚体是与 DNA 结合的部分。组蛋白的功能最初被视作是 DNA 包装的静态支架，最近显示组蛋白是一种动态蛋白，参与多种类型的翻译后修饰并影响众多细胞核功能。赖氨酸甲基化是其中一种修饰，并且是基因组结构和基因组活化及沉默区域形成的主要决定因素。赖氨酸有 3 种不同的甲基化状态（单甲基化、二甲基化和三甲基化），与不同的核特征及转录状态有关。为形成上述甲基化状态，细胞利用相应的酶在组蛋白的特定赖氨酸中添加［赖氨酸甲基转移酶（KMT）］和去除［赖氨酸去甲基化酶（KDM）］不同程度的甲基化。到目前为止，所有组蛋白 KMT 中除 DOT1L/KMT4 外都有一个保守的 SET 催化结构域，这一催化结构域最早是在果蝇 Su[var]3-9、zeste 增强子和 Trithorax 蛋白中发现的。而组蛋白赖氨酸去甲基酶则有两种不同的类型：黄素腺嘌呤二核苷酸（FAD）依赖型单胺氧化酶和含 JmjC 酶。KMT 和 KDM 各自对特定的赖氨酸残基及赖氨酸尾部的甲基化程度都有特异性。因此，所有 KMT 和 KDM 在转录效应方面的生物学功能或作用都不尽相同。

在转录激活（H3K4、K36、K79）和沉默（H3K9、K27、H4K20）中都涉及赖氨酸甲基化。甲基化程度与不同的转录效应相关。例如，在激活基因的主体上能观察到 H4K20 单甲基化（H4K20me1），而 H4K20 三甲基化（H4K20me3）则属于基因抑制和压缩的基因组区域。就 DNA 序列而言，基因调控也受到甲基化赖氨酸残基位置的影响。例如，位于启动子的 H3K9me3 与基因抑制相关，而某些诱导基因在基因主体含有 H3K9me3。因为这一修饰是不带电且具有化学惰性的，所以这些修饰是通过其他带有结合基序的蛋白识别产生的影响。赖氨酸甲基化协调了染色质修饰酶的聚集。染色质域（如在 HP1、PRC1 中找到）、PHD 指结构域（如在 BPTF、ING2、SMCX/KDM5C 中找到）、Tudor 域（如在 53BP1 和 JMJD2A/KDM4A 中找到）、PWWP 域（如在 ZMYND11 中找到）和 WD-40 域（如在 WDR5 中找到）都属于不断增多的甲基赖氨酸结合模块，这些模块主要是在组蛋白甲基转移酶、去乙酰酶、甲基化酶、去甲基酶及 ATP 依赖型染色质重塑酶中发现的。赖氨酸甲基化为这些酶提供了结合表位，因而可调控染色质凝聚、核小体迁移、转录激活及抑制，以及 DNA 修复和复制。此外，对于可与未甲基化组蛋白发生相互作用的蛋白质，赖氨酸甲基化可阻止与此种蛋白质的结合，甲基化也可直接抑制对邻近残基其他调控修饰的催化作用。

近年来还有越来越多的研究发现，这些酶的作用底物不仅仅局限于组蛋白，还有一些非组蛋白，如核转录因子 -κB（nuclear factor kappa B，NF-κB）、p53（tumor protein p53）、成视网膜母细胞瘤蛋白（retinoblastoma protein，Rb）等重要的癌基因与抑癌基因也可被这些酶修饰，且功能受到相应的调节。非组蛋白的甲基化还在诸多信号通路转导过程中起重要调控作用，如 MAPK、Wnt、BMP、Hippo 和 JAK-STAT 等，甲基化修饰与其他翻译后修饰之间，以及组蛋白与非组蛋白之间的通路对话，影响并调控大部分细胞功能，如染色体重组装、基因转录翻译、蛋白合成、信号转导及 DNA 损伤修复等。

甲基化修饰除了通过结合或招募不同的蛋白质来发挥功能外，还可通过"接收或发送"信号给其他修饰位点来协同调控生物功能。这种不同修饰之间的相互调控称为交互作用。与磷酸化、乙酰化等修饰方式不同，甲基化修饰不改变蛋白质的电荷性质，通常是作为一个标记，通过招募不同的蛋白质识别该位点，达到产生不同生物学效应的目的。甲基化修饰的交互作用主要发生在相同位点的不同修饰形式之间，或者相互邻近的位点之间。以 p53 蛋白为例，其上的 370、372、373、382 位均可发生一甲基或二甲基修饰。SMYD2 催化的 K370me1 抑制靶基因的转录，但 K370me2 则可招募 53BP1 蛋白促进 p53 靶基因转录，并且这两种修饰都可被邻近的 K372me2 所抑制。在非组蛋白交互作用中，报道最多的一种通讯方式是甲基化与磷酸化修饰之间的交互。这两种修饰的联系多发生于相近的丝氨酸 / 苏氨酸与赖氨酸 / 精氨酸之间，且磷酸化与甲基化功能相互排斥。例如，转录因子 FOXO1 可被激酶 AKT 在 S253 位磷酸化，促进其由细胞核向细胞质转移，进而泛素化后被蛋白酶体降解。在氧压力作用下，PRMT1 可以甲基化修饰 FOXO1 的 R248/R250 位点，抑制了 S253 的磷酸化发生，从而增强 FOXO1 的蛋白稳定性和转录活性，导致细胞凋亡。而 SETD7 可以催化 JAK 信号通路因子 STAT3 的 K140me2，影响 Y705 的磷酸化，负调控 STAT3 活性。

在蛋白甲基化发育过程中对基因组进行适当编程很重要，而甲基化机制的异常调节可导致如癌症等疾病状态。事实上，恶性肿瘤基因组分析揭示了在 H3K27 和 H3K36 中的赖氨酸突变。这些位点富含于恶性肿瘤的子集中。因此，随着这些酶、修饰对基因组的影响及与疾病相关突变的了解，一个崭新的治疗和生物标记物发展空间开始浮现。目前已有显示，生物系统中的甲基化水平和许多重大疾病（如肿瘤、心脑血管疾病、糖尿病等）的发生发展存在密切联系。基于此，诸多学者及专家将甲基化过程的认识和研究，广泛应用于生命科学和疾病研究的诸领域，其中包括癌症、产前诊断、感染性疾病及临床免疫、先天性疾病及获得性疾病等的发生发展。但目前对这些疾病形成过程中的甲基化等表观遗传现象的认识不足，是导致在预防、诊断和治疗等方面还存在许多疑点和难点的原因之一。因此，对于甲基化的进一步研究很可能推动许多重大疾病的预防、诊断和治疗。

二、甲基化与肠道疾病

（一）DNA 甲基化与肠道疾病

1. DNA 甲基化与结直肠癌　迄今为止，几乎在所有类型的人类肿瘤中都观察到 DNA 甲基化的改变。这种改变通常发生在癌变早期甚至恶性转化之前，并随着肿瘤的进展积累。肿瘤细胞中 DNA 甲基化的改变包括两种形式，即 DNA 甲基化丢失（低甲基化）和 DNA 甲基化增加（高甲基化）。尽管低甲基化和高甲基化存在一定程度的相互依赖性，但均可独立调控结直肠癌的恶性进程。在结直肠癌中，DNA 低甲基化和高甲基化分别发生在基因组的不同区域，DNA 高甲基化通常发生于某些特定基因启动子区域的 CpG 岛，而 DNA 低甲基化则影响约占人类基因组 50% 的高度和中度重复序列，即 DNA 甲基化在结直肠癌中主要表现为某些特定基因启动子的高甲基化和全基因组水平的低甲基化。尽管结直肠癌中整体 DNA 低甲基化和局部 DNA 高甲基化的机制仍不清楚，但大量证据表明两者可通过调控独立且互补的过程协同促进结直肠癌的恶性进展。

DNA 低甲基化能够通过不同机制调控人类癌症的进程，如激活癌基因、触发染色体不稳定性和转座子的重新激活。例如，DNA 低甲基化与结直肠癌中 ras 癌基因的异常上调密切相关。DNA 低甲基化和染色体不稳定性之间的联系已在体内外实验和原发性肿瘤样本中得到了有力印证。整体 DNA 低甲基化主要表现为散在的重复序列、串联的重复序列和转座子的广泛去甲基化反应，以此通过促进染色体重排导致有丝分裂后杂合性丢失（LOH）的增加。此外，在结直肠肿瘤中还发现了一些非编码着丝粒和着丝粒周围串联重复序列的低甲基化，这些区域的低甲基化可通过不同机制促发肿瘤。例如，在约 7% 的结直肠癌中发现了着丝粒周围重复序列 NBL2 的低甲基化，后者可导致核周聚集体长链非编码 RNA 的转录激活。目前对这些聚集体的功能尚不完全清楚，有学者认为它们可能通过分隔蛋白质和核酸并影响其功能，或者破坏核组织继而在肿瘤进展中发挥作用。

与 DNA 低甲基化不同的是，DNA 高甲基化主要发生在某些特定基因启动子中的 CpG 岛中，继而导致相关基因的转录沉默。在结直肠肿瘤中，多达数百个 CpG 岛可能会发生异常甲基化，并且高甲基化 CpG 岛的比例与患者年龄和肿瘤部位相关，通常近端结肠癌的高甲基化率高于远端结肠癌，这可能与组织学或胚胎学起源不同有关。目前已发现许多基因在结直肠癌中发生高甲基化，尤其是多梳阻遏复合物 2 的靶点。异常的 DNA 高甲基化几乎参与了结直肠癌进程的所有步骤，即癌症的发生、发展和药物抵抗。例如，大量研究表明，*hMLH1* 和 *MGMT* 基因的高甲基化在结直肠癌发生发展的多个过程中发挥重要作用。

2. DNA 甲基化与炎症性肠病　炎症性肠病是一种慢性肠道炎性疾病，主要有溃疡性结肠炎和克罗恩病两个亚型。炎症性肠病的发病是遗传易感性、环境因素和肠道微生物等多种因素失衡共同所致，其中 DNA 甲基化失调在炎症性肠病发病机制中的重要作用日益凸显。一项表观基因组广泛关联研究报告溃疡性结肠炎中有 61 个与异常表达转录物相关的差异甲基化位点，其中有些位点，如 CFI、SPINK4 和 THY1，均参与免疫调控，表明 DNA 甲基化与溃疡性结肠炎的发病相关。与正常结肠黏膜和静止期溃疡性结肠炎患者的肠黏膜相比，在活跃期溃疡性结肠炎患者的肠黏膜中 DNA 甲基转移酶 DNMT1 和 DNMT3b 高表达，并且 DNMT1 的过表达与 CD68$^+$ 巨噬细胞的丰度相关，表明 DNA 甲基化直接参与调控溃疡性结肠炎的炎性反应。强有力的间接证据表明，甲基化效应可能在炎症性肠病发病中发挥重要作用，33% 的溃疡性结肠炎和 30.5% 的克罗恩病，其遗传可能性与影响甲基化水平的单核苷酸多态性相关。有研究比较了 164 例未经治疗儿童炎症性肠病患者和 74 例非炎症性肠病对照者外周血单个核细胞甲基化的差异，发现 1189 个差异甲基化位点。其中，194 个位点显示甲基化变化的遗传效应。进一步利用孟德尔随机方法，发现其中两个位点涉及基因 *GPR31*，一个位点涉及 RNASET2，并与克罗恩病的发病存在因果关系，最终表明甲基

化特征是疾病组与对照组之间的一个强有力的区分因素。此外，一些单基因研究也证实了炎症性肠病相关基因型与 DNA 甲基化之间存在联系。例如，γ 干扰素中与溃疡性结肠炎严重程度相关的 rs1861494 T 等位基因与 γ 干扰素启动子低甲基化相关，并能预测溃疡性结肠炎和克罗恩病患者的不良预后。此外，在 STAT4 和 IL17A 中，T 风险等位基因能够导致结肠组织和 PBMC 中 CpG 位点的丢失和相关细胞因子表达水平的增加。

（二）蛋白质甲基化与肠道疾病

1. 蛋白质甲基化与结直肠癌　作为全球癌症相关死亡的重要原因之一，结直肠癌的发病是遗传学和表观遗传学改变累积的结果。近年来，结直肠癌发病过程中表观遗传调控的紊乱，尤其是组蛋白甲基转移酶（HMT）和组蛋白去甲基酶（HDM）介导的组蛋白异常甲基化，引起越来越多的关注。大量证据表明，结直肠癌组织和细胞系中普遍存在组蛋白的异常甲基化，其在结直肠癌恶性进程中发挥重要作用。例如，在结直肠癌组织和细胞系中基因激活标志物 H3K4me3 水平上调，并能与 SETD1A 和 β-catenin 相互作用共同激活 WNT 信号靶基因的表达，从而促进结直肠癌进展。在缺氧条件下，SW480 细胞中 MLH1 启动子的 H3K4me1/2/3 降低，进而导致 MLH1 沉默和 DNA 错配修复缺陷，而这是散发性结直肠癌发生的关键一步。此外，转录抑制标记物 H3K9me3 在结直肠癌患者的侵袭性肿瘤组织中增加，并能导致细胞运动能力增强。H3K79me2 升高提示结直肠癌患者的不良预后，并增强了 IL-22 诱导的癌症干性。

结直肠癌的组蛋白甲基化受 HMT 和 HDM 的调控。在 87 种组蛋白甲基化调节酶（60 种 HMT 和 27 种 HDM）中发现超过 20 种酶与结直肠癌病程相关，其中含 17 种癌蛋白和 8 种肿瘤抑制因子。例如，H3K4 甲基转移酶 KMT2B/MLL4、KMT2D/MLL2 和 SETD1A、H3K4 去甲基酶 KDM1A/LSD1 和 KDM5B/JARID1B、H3K9 甲基转移酶 SUV39H1 和 PRDM16、H3K9 去甲基化酶 KDM4B 和 KDM4C、H3K27 甲基转移酶 EZH2 和 H3K79 甲基转移酶 DOT1L 等在内的 17 种组蛋白甲基化酶能在结直肠癌中发挥癌蛋白的作用。

又如，H3K4甲基转移酶KMT2C/MLL3、H3K9甲基转移酶SETDB1和PRDM2、H3K9去甲基化酶KDM3A、KDM3B/JMJD1B和PHF2等在内的8种组蛋白甲基化酶能在结直肠癌中发挥肿瘤抑制作用。鉴于许多组蛋白甲基化酶在结直肠癌发生发展中起重要作用，因此，靶向这些异常的组蛋白甲基化酶以恢复正常的甲基化水平，有望成为结直肠癌治疗的潜在靶点。目前，已经有许多靶向组蛋白甲基化酶的小分子抑制剂用于结直肠癌的临床前研究，并显示良好的应用前景。例如，DOT1L的抑制剂EPZ00477能有效抑制原发性结直肠癌的生长，而EZH2的抑制剂GSK346能显著抑制结直肠细胞的迁移侵袭。总之，异常的组蛋白甲基化及其相关酶与结直肠癌的发生发展密切相关，而靶向异常组蛋白甲基化酶有望为结直肠癌治疗提供新的靶点。特别是，EZH2抑制剂EPZ-6438已进入晚期实体瘤或B细胞淋巴瘤的Ⅰ/Ⅱ期试验，这也为靶向异常组蛋白甲基化治疗结直肠癌提供了希望。

2. 蛋白质甲基化与炎症性肠病　近年的几项研究表明，蛋白质的异常甲基化也与炎症性肠病的发病密切相关。近期一项研究表明，炎症性肠病患者体内负责H3K9me3的组蛋白甲基转移酶SETDB1水平降低，并与炎症性肠病患者的发病相关。H3K9me3在染色质致密化和区隔化中有重要作用，SETDB1的缺失会导致基因组不稳定和被抑制内源性逆转录病毒的再活化，进而导致肠黏膜的程序性坏死。此外，介导H3K27me3的甲基转移酶EZH2的抑制剂能改善试验性肠道炎症，并能延缓结肠炎相关癌症的发病，研究表明，EZH2抑制剂能通过促进功能性骨髓源性抑制细胞的数量发挥作用，提示组蛋白甲基转移酶EZH2在炎症性肠病的发病过程中有重要作用。

（三）RNA甲基化与肠道疾病

1. RNA甲基化与结直肠癌　与DNA甲基化和组蛋白甲基化类似，RNA甲基化作为另一种甲基化修饰，在许多疾病尤其是结直肠肿瘤的发病过程中起重要作用。作为最常见的RNA修饰方式，N6-甲基腺苷（m6A）甲基化近年越发受到关注。m6A甲基化由RNA甲基转移酶METTL3、METTL14和WTAP催化和RNA去甲基酶FTO和ALKBH5消除，其在结直肠癌的恶性进展中发挥重要作用。研究表明，METTL3在转移性结直肠癌中表达上调，其下游基因为SOX2。SOX2作为肿瘤干细胞的标志，与结直肠癌的发生、增殖、转移和复发密切相关。METTL3介导的SOX2转录本的甲基化能够阻止SOX2 mRNA的降解，进而促进结直肠癌的进展。还有同类研究表明，METTL3能够通过激活m6A-GLUT1-mTORC1轴促进结直肠癌的恶性进展。此外，研究表明m6A相互作用蛋白YTHDF1的过表达与结直肠癌的恶性表型和不良预后相关，c-myc参与介导YTHD1的过表达，而YTHD1能够通过调节wnt/β-catenin通路促进结直肠癌进展。METTL14在结直肠癌中表达显著下调，并与结直肠癌患者的不良预后相关。其机制可能是，METTL14能够通过下调非编码RNA XIST抑制结直肠癌的增殖和转移。

2. RNA甲基化与炎症性肠病　既往研究表明，m6A在调节免疫细胞状态、正常生理功能和肠黏膜免疫中起重要作用，而其介导的肠黏膜免疫紊乱则参与炎症性肠病的发病。近期研究发现，T细胞中RNA m6A甲基转移酶METTL14缺失能引起小鼠自发性结肠炎，其原因是调节性T细胞（Treg）的功能障碍。在另一项观察m6A对T细胞调节作用的实验中，METTL3缺陷的幼稚T细胞不能在淋巴过继移植的小鼠模型中扩增，并在长达12周的时间内保持幼稚状态，从而防止结肠炎的发生。此外，克罗恩病患者m6A-XPO1-NF-κB通路激活也再次印证了m6A在炎症性肠病中的调节作用。已有研究表明，m6A去甲基酶FTO可以保护炎症性肠病患者在硫唑嘌呤治疗后免受不良反应的影响，提示其在预防炎症性肠病治疗相关不良反应方面起重要作用。然而，它是否通过介导去甲基化在炎症性肠病中发挥作用尚不清楚，这是一个亟待解决的问题。迄今为止，m6A在炎症性肠病方面的研究非常有限，因此对m6A在炎症性肠病发病过程中的认识也相对有限。下一步有必要进一步探索，以阐明m6A在炎症性肠病和炎症性肠病相关结肠炎中的潜在作用和机制。

（刘　浩　冯维博）

第二节　乙酰化与肠道疾病

蛋白质的酰化修饰是指在酶或非酶的作用下，将酰基 -CoA 类化合物共价结合在蛋白特定氨基酸位点上的过程，一般为赖氨酸（K）位点。酰化修饰对于基因表达调控、代谢调控、表观遗传、癌症都有着重要作用，是目前蛋白翻译后修饰研究的一大热点。目前已知的酰化修饰种类包括甲酰化、乙酰化、丙酰化、丁酰化、巴豆酰化、2- 羟基异丁酰化、β- 羟基丁酰化、琥珀酰化、丙二酰化、戊二酰化和苯甲酰化，其中乙酰化修饰研究起步最早，文章数量最多，了解最透彻。

蛋白质乙酰化（acetylation）是指在乙酰基转移酶（HAT/KAT）的催化下把乙酰基团共价结合到底物蛋白质的赖氨酸（K）残基上的过程，主要发生在蛋白质赖氨酸残基的 ε -NH2 位。去乙酰化酶（HDAC/ KDAC）可以逆转这一过程。1964年，乙酰化先驱 Vincent Allfrey 教授率先确定了组蛋白中的乙酰化，并提出了这种蛋白修饰在转录调控中可能有作用。随后，与染色质结合的非组蛋白高迁移率家族蛋白和微管蛋白中也被证实可以发生乙酰化。20 世纪 90 年代，哺乳动物组蛋白乙酰转移酶和去乙酰化酶相继被发现，溴结构域被确定为乙酰赖氨酸阅读区域，这些发现极大地推进了蛋白乙酰化的研究。值得一提的是，中国科学家顾伟教授团队率先发现 p53 的 C 端结构域可以被 CBP 乙酰化修饰从而促进其蛋白稳定和功能。这是学术界在蛋白乙酰化修饰被发现之后，最早报道非组蛋白也能发生乙酰化修饰的研究之一。

2006 年，抗体富集和质谱技术被引入乙酰化相关研究，检测到的修饰蛋白数量得到极大提升，乙酰化正式成为蛋白翻译后修饰研究的重点之一。2010 年，管坤良、熊跃教授团队在《科学》杂志上连续发文，该团队通过通量化的蛋白质研究和不同物种的代谢通路研究，成功发现了大量非细胞核的乙酰化蛋白质。在他们研究之前，人类在人体肝细胞中仅仅发现了 76 个乙酰化蛋白质，他们的研究发现了超过 1000 个乙酰化蛋白质。该项研究，开辟了生命代谢研究的新领域，为开发调控代谢的药物研究提供了新的思路，为包括肿瘤在内新的治疗手段发展提供了可能。而且，细胞蛋白、代谢酶等大量非细胞核蛋白的乙酰化修饰，都是在研究中首次得到确认。

酰化可影响到生命活动的各个过程，包括基因转录调控，DNA 复制、损伤修复，RNA 稳定性，蛋白合成、折叠、聚集，细胞周期、分裂、凋亡、自噬，细胞骨架重排，新陈代谢，脂质储存和分解，线粒体裂变，信号转导，离子转运，氧化还原调节等。在动植物的免疫应答、抗逆抗胁迫、生长发育、代谢和衰老过程、肿瘤发生发展、神经退行性疾病等方面都有广泛应用。

在代谢和衰老过程调控方面，乙酰化对代谢过程调控的发现是具有里程碑意义的一步。研究发现，对 Sir 基因的敲除，可有效延长酵母寿命，说明 Sir 很可能是衰老相关的调节酶。而 Sir 家族的酶亦被发现是 NAD$^+$ 依赖性的去乙酰化酶，因此靶向 KDAC 可治疗代谢和衰老相关的疾病也是近些年的研究热点。例如，抑制去乙酰化酶 HDAC11，能增加机体对能量的消耗，可治疗肥胖和代谢性疾病。

在肿瘤发生发展方面，乙酰化修饰可以通过增强或抑制基因转录，促进 DNA 复制，抑制损伤修复，干扰细胞周期等方式促进肿瘤发生发展。例如，p53 的 C 末端结构域（C-terminal domain, CTD）有 6 个赖氨酸残基的乙酰化修饰，能通过与其他蛋白质的相互作用调节 p53 转录活性。这些能特异性识别蛋白质赖氨酸乙酰化修饰的蛋白质被称为乙酰化修饰的 "reader"。与这个概念一致的还有乙酰转移酶，如 p300、CBP 等被称为 "writer"；去乙酰化酶，如 HDAC 和 Sirtuins 则被称作 "eraser"。PBRM1 是 SWI/SNF 染色质重构复合物的一部分，在约 40% 的透明细胞肾细胞癌中发生突变，PBRM1 可以识别 p53 CTD 上的赖氨酸残基乙酰化修饰，PBRM1 突变可以减弱 p53 转录活性，从而促进肾癌发生。

此外，乙酰化还可以与其他酰化发生相互作用，不同酰化修饰之间会发生串扰，一方面不同酰化修饰可能竞争蛋白上相同的赖氨酸位点；另一方面不同酰化修饰的作用酶可能是一致的，当然，酰化修饰与其他修饰也会发生相互作用。例如，p65 蛋白上丝氨酸位点受 MAPK 和 IKK 通路上激酶的激活，发生磷酸化，这种磷酸化促进了其被 p300 进一步乙酰化修饰，进而激活转录。

一、乙酰化与炎症性肠病

克罗恩病和溃疡性结肠炎是胃肠道慢性炎症，也称为炎症性肠病。虽然导致炎症性肠病的根本原因尚不清楚，但有几个因素与这些疾病的致病性有关，其中包括环境变化、生活方式、遗传、微生物和高度失调的免疫反应。中性粒细胞、巨噬细胞和 T 细胞等炎性细胞进入病变组织的增加，通过产生促炎细胞因子（如 TNF-α、IL-1 和 IFN-γ）来驱动和维持炎症。慢性腹泻的炎症大多是透壁性的，通常影响末端回肠，溃疡性结肠炎的炎症局限于结肠黏膜，影响直肠和部分或有时整个结肠。这些慢性炎症的特征是进行性的，长期炎症会导致严重的并发症，且会促进结直肠癌的发展。炎症性肠病较新的治疗方案包括免疫抑制药物（如硫唑嘌呤）或生物因子（如 TNF 受体阻滞剂）。虽然 TNF 受体阻滞剂的治疗已经明显改变了治疗效果，但随着时间的推移，许多患者对治疗没有反应或失去反应。因此，已经开发了新的治疗方法，如靶向白细胞向肠道组织的迁移（抗整合素 α4β7，vedolizumab），抗促炎细胞因子（抗 IL-12/IL-23，ustekinumab）并调节细胞因子信号转导（JAK1/3 抑制剂，托法替尼）。有研究调查了 HDAC 成员在炎症性肠病患者活检组织中的表达。在患有 CD 或 UC 的肠上皮细胞（IEC）中，HDAC2、HDAC3、HDAC5、HDAC6、HDAC8、HDAC10 和 HDAC11 的表达显著下调。此外，CD 患者在炎症组织活检和佩耶氏斑中的组蛋白 H4 乙酰化水平显著上调。然而，尚不清楚多种人类 HDAC 亚型的肠道表达失调是炎症的原因还是后果。有些疾病模型被用于研究小鼠的肠道炎症。为了解炎症性肠病 HDAC 功能的背景，最常用的动物模型是化学诱导的结肠炎。葡聚糖硫酸钠的给药通过饮水饲入小鼠会引起结肠急性炎症。上皮屏障完整性的丧失及共生细菌及其产物随后进入固有层，促进了炎症的发生。结肠炎是由先天免疫细胞诱导和维持的，因为 B 细胞和 T 细胞缺乏的小鼠也易患 DSS 诱导的结肠炎。Treg 细胞在该模型中可能降低疾病评分。另一种结肠炎模型是给动物直肠内施用三硝基苯磺酸。TNBS 是一种半抗原试剂，被认为可以结合结肠或细菌蛋白质，因此具有免疫原性。TNBS 诱导结肠炎中的炎症主要是 CD4+T 细胞驱动的，因此类似于研究 T 细胞依赖性肠道免疫的合适工具。另一个经常使用的模型是 CD4+T 细胞过继转移结肠炎，它是将常规天然 CD4+T 细胞过继转移到免疫缺陷型 RAG1 或 RAG2 KO 小鼠中而诱导的。该模型也用于研究 Treg 细胞的功能，因为转移的 Treg 细胞抑制炎症的程度，从而导致受体小鼠结肠炎的改善。最后，另一个用于研究 HDAC 作用的模型是 IL-10$^{-/-}$ 小鼠中的慢性结肠炎。由于抗炎细胞因子 IL-10 的丢失，肠免疫细胞浸润增加，导致小鼠自发出现慢性结肠炎。

尽管对人类炎症性肠病样本的研究很少，但在炎症性肠病动物模型中，HDAC 已被证明是肠道稳态和炎症非常重要的介质。有些 HDACi 在改善小鼠实验性结肠炎的疾病转归方面非常有效。每天服用泛 HDACi，如 TSA、伏立诺他（vorinostat）、吉维诺司他（givinostat）或 VPA 可降低 DSS 或 TNBS 诱导的结肠炎的疾病严重程度，表现为体重减轻、结肠长度不足减少和组织学评分改善。疾病严重程度的降低与结肠中促炎细胞因子如 IL-6、IFN-γ、TNF-α 和趋化因子如 MIP-2 和 CCL2 水平降低有关。用 vorinostat 治疗也有治疗效果，因为与未治疗的小鼠相比，体重恢复阶段更快。尽管 givinostat 和 vorinostat 都作为泛 HDACi，但后者的治疗更有效，因为与 givinostat 治疗的小鼠相比，vorinostat 治疗的小鼠显示出改善的疾病评分，但也增加了 IL-10 的产生。在这种情况下，HDACi 抗炎作用的机制细节仍未阐明，但 HDACi 介导的免疫细胞凋亡及 NF-κB 激活的减少可能有助于疾病严重程度的降低。此外，vorinostat 治疗的 DSS 小鼠减少了骨髓细胞向结肠的浸润，因此减少了炎症。正如已经针对泛 HDACi 所描述的，选择性抑制 HDAC6（使用 BML-281 或 LTB2）可减少患病小鼠的体重减轻并改善结肠短缺。然而，虽然 HDACi 减少了结肠中促炎细胞因子的表达，但选择性抑制 HDAC6 并不能减少骨髓或 T 细胞浸润，它显著减少了 B 细胞向固有层的迁移。

多项研究表明，HDACi 对 CD4⁺T 细胞亚群具有抗炎作用，特别是通过诱导 Treg 细胞，从而减轻肠道炎症期间的疾病严重程度。Treg 细胞是自我耐受和组织稳态的关键调节因子，尤其是在肠道中，它们抑制对共生的免疫反应。用 TSA 处理的小鼠的 Treg 细胞增加，并且 TSA 给药增强了 Treg 细胞特异性基因表达模式，包括 Foxp3、Ctla4、Gitr 和 Il10。在人类 CD4⁺T 细胞的 HDACi 治疗中，也观察到 Treg 细胞的类似增加。此外，FOXP3 是可逆乙酰化的目标，乙酰化与稳定性增加、增强的 DNA 结合活性和转录抑制活性相关。事实上，TSA 治疗诱导 FOXP3 高乙酰化，增加 Treg 细胞在体外和体内稳态，减轻 DSS 诱导的结肠炎。与这些观察结果一致，givinostat 对小鼠 CD4⁺T 细胞极化有显著影响，因为它诱导 FOXP3⁺Treg 细胞，并在体外和体内降低 Th17 细胞的频率，从而改善结肠炎。从机制上讲，给予 givinostat 治疗导致 CD4⁺T 细胞上的 IL-6R 下调，结果导致 IL-6 介导的 STAT3 磷酸化减少，从而导致极化细胞中 RORγt 减少。同样，与 I 类 HDAC 抑制剂 MS275 相比，vorinostat 在结肠炎动物模型中也显示出保护和治疗效果，这表明 I 类 HDAC 抑制不足会产生保护效果。值得注意的是，选择性靶向 HDAC6（使用 tubacin）促进了 Treg 细胞特异性标记的上调和体外 Treg 细胞抑制能力。此外，其他 HDAC6 选择性抑制剂（CKD-506）也降低了一些小鼠结肠炎模型的疾病严重程度。尽管尚未研究体内机制，但体外 CKD-506 治疗 IEC 和巨噬细胞导致促炎细胞因子表达下调和 IκBα 磷酸化减少。此外，选择性 SIRT1 抑制剂 EX-527 对 SIRT1 的药理抑制也对一些小鼠结肠炎模型产生了有益的治疗效果。

SCFA 丁酸盐是肠内共生菌产生的一种重要代谢物，长期以来被认为对组蛋白修饰起作用。其在结肠功能调节中的作用先前已有报道。然而，新的研究强调了丁酸盐和其他 SCFA 作为免疫细胞调节剂的潜力，从而可能在自身免疫疾病期间调节免疫反应。此外，在大鼠中使用丁酸盐可以改善 TNBS 诱导的结肠炎。近期几项研究表明，丁酸盐通过调节结肠组织中的 CD4⁺T 细胞极化或下调促炎细胞因子，在改善结肠炎临床结局方面具有有益作用。对小鼠 T 细胞的其他研究表明，存在 HDAC1 介导的 Fas 位点脱乙酰化，丁酸盐导致 Fas 表达上调，从而诱导 Fas 介导的脱乙酰化活化的 T 细胞中的凋亡和在体内外稳态条件下调节巨噬细胞中促炎细胞因子的产生。然而，在 DSS 诱导的结肠炎的炎症条件下，与未治疗的小鼠相比，用丁酸盐治疗的小鼠表现出相似的体重减轻，这表明丁酸盐治疗在体内具有更复杂的影响。

HDAC 成员缺失小鼠的产生和分析为个体高密度脂蛋白受体如何控制肠道炎症提供了重要的见解。近期研究表明，这是由于在某些 HDAC 成员不存在的情况下，Treg 细胞频率增加和（或）抑制功能增强。HDAC9⁻ᐟ⁻ 小鼠受到 DSS 诱导的结肠炎的保护，并且表达 FOXP3 的 CD4⁺T 细胞的频率增加。此外，HDAC9 缺乏的 Treg 细胞显示出增强的抑制活性。这有力表明，在没有 HDAC9 的情况下，Treg 细胞频率和活性的增强导致疾病评分的改善，且进一步得到以下观察的支持：与转移的野生型（WT）Treg 细胞或 CD4⁺CD25⁻T 细胞相比，Hdac9 的过继转移导入已经建立结肠炎的小鼠可提高疾病评分。与 HDAC9 缺失类似，在过继转移结肠炎模型中，HDAC6 缺乏的 Treg 细胞也显示出增强的抑制功能，与转移的 WT TNreg 细胞相比，具有更好的保护作用。此外，HDAC6 缺乏还会增加与 Treg 细胞相关的基因表达。HDAC10 和 HDACⅡb 家族成员 HDAC6 一样，在调节 Treg 细胞中也有重要作用。与过继转移 WT Treg 细胞相比，Hdac10⁻ᐟ⁻ Treg 细胞在过继转移结肠炎模型中具有增强的抑制活性，从而导致疾病的改善。SIRT1 是负控制调节性 T 细胞的 HDAC 家族的另一个成员。与过继转移结肠炎中的 WT Treg 细胞相比，条件性 SIRT1 缺陷型 Treg 细胞显示出更强的抑制活性。接受 SIRT1 缺陷型 Treg 细胞的小鼠显示出体重减轻，与肠道 CD4⁺T 细胞浸润减少和促炎细胞因子 IL-6 和 IL-17 表达减少相关。值得注意的是，尽管敲除 HDAC6、HDAC9 和 SIRT1 均导致 Treg 细胞的抑制功能增强，但导致 Treg 细胞功能增强的分子机制在各种基因敲除小鼠中有所不同。HDAC6 和 HDAC9 的缺失导致参与热休克反应的几个因素的表达上调。上调因子包括 HSP70 蛋白和 HSP90 蛋白。HSP70 蛋白与 FOXP3 形成复合物，这种相互作用促进了 Treg 细胞的存活和抑制功能的增强。虽然 HDAC6 缺乏和 HDAC9 缺乏的 Treg 细胞的抑制功能的增加需要完整的热休克反应，但这种反应对于观察到的 SIRT1 缺乏的 Treg 细胞抑制功能的增加不是必需的。这突出了不同 HDAC 成员对 Treg 细胞功能的复杂调节。

肠道稳态不仅由 Treg 细胞维持，也由 IEC 维持，IEC 是肠腔内存在的共生体的屏障。已有研究表明，Givinostat 治疗后结肠炎疾病评分降低不仅是由于 HDACi 诱导的 T 细胞谱系改变，也是由于肠上皮细胞紧密连接蛋白上调介导的肠通透性降低。此外，上皮细胞中 HDAC1 和 HDAC2 或 HDAC3 的细胞特异性缺失导致异常的上皮结构，具有潘氏细胞减少、隐窝延长和杯状细胞调节消失。这些小鼠对 DSS 诱导的结肠炎高度敏感，与体重减轻和结肠长度缩短有关。值得注意的是，当小鼠在无菌条件下饲养时，HDAC3 对维持肠道结构和止血是不可或缺的。因此，HDAC3 对于整合来自共栖动物的细菌衍生信号以维持体内平衡和抑制黏膜炎症非常重要。肠上皮细胞中 HDAC2 缺乏不会干扰肠组织，小鼠对诱导性结肠炎的炎症反应降低，表明来自 HDAC2 缺乏的肠上皮细胞的信号足以维持屏障完整性。尽管如此，HDAC1 和 HDAC2 的活性水平对于维持肠道结构和稳态很重要。与对缺乏某些 HDAC 成员的小鼠的研究相反，对人和小鼠上皮细胞系使用 HDACi 改善了跨上皮电阻并减少了分子穿过上皮细胞单层，提示 IEC 中 HDAC 成员之间复杂的相互作用，以维持黏膜稳态和组织完整性。

尽管已经表明缺失几个 HDAC 成员有利于结肠炎的临床结果，但 SIRT2 的缺失对 DSS 诱导的结肠炎有负面影响。尽管 SIRT2 充足和 Sirt2 缺陷小鼠在稳态条件下没有肠道变化，但诱导结肠炎后，Sirt2$^{-/-}$ 小鼠更容易感染这种疾病，临床评分

也更高。Sirt2$^{-/-}$ 小鼠的组织由受损的巨噬细胞向抗炎 M2 巨噬细胞的极化介导，因此有利于促炎细胞因子环境。值得注意的是，体外给巨噬细胞使用 HDACi 抑制促炎 M1 极化，表明在巨噬细胞激活期间对 HDAC 成员有不同的要求。对用丁酸盐治疗的炎症性肠病患者的肠组织进行活检，发现固有层细胞和外周血单个核细胞来源的炎症细胞因子水平降低，其中 IL-6、TNF-α 和 IL-1β 降低最为显著。外周血单个核细胞中细胞因子产生的减少与 NF-κB 的核易位减少有关。此外，核糖核酸测序显示，溃疡性结肠炎患者和健康对照的活组织检查在丁酸盐治疗时显示出不同的转录反应。除了减少 HDAC 成员的活动对结肠炎结果的有益影响之外，增加 HDAC 成员的活动也可改善疾病评分。接受 SIRT1 激活剂白藜芦醇治疗 6 周的溃疡性结肠炎患者临床症状得到改善，这与 CRP 和促炎细胞因子水平的降低相关。此外，白藜芦醇治疗降低了氧化应激水平，同时提高了总抗氧化防御。同样，使用白藜芦醇可降低小鼠结肠炎的严重程度，表现为临床和组织学评分的改善和促炎细胞因子水平的降低。因此，炎症性肠病使用 SIRT1 激活剂白藜芦醇产生了有效的抗炎作用。

总之，几项研究表明 HDACi 对结肠炎动物模型有治疗作用。特别是，HDAC6、HDAC9 和 SIRT1 是减少肠道炎症期间炎症反应的有希望的靶点。此外，在溃疡性结肠炎患者中，SIRT1 的激活改善了临床结果，表明不同的 HDAC 成员对小鼠和人的疾病病理学有复杂的贡献。

二、乙酰化与大肠癌

结直肠癌（CRC）是全球第三大最常见的癌症死亡原因，每年约有 185 万人被诊断为结直肠癌，约 85 万例患者因 CRC 死亡。在初诊结直肠癌病例中，约有 20% 已出现肿瘤转移，另外还有约 25% 局限性疾病的患者后期也会发生转移。尽管癌症治疗取得了显著进展，但远处转移的 CRC 患者的预后仍不理想。目前，治疗结直肠癌主要依靠手术切除肿瘤结合放疗、化疗辅助等手段。从 CRC 的致病机制，以及影响疾病进程的遗传、

表观遗传、代谢等因素出发，寻求新的诊断方法、药物靶点和预后干预手段十分必要。研究表明，组蛋白、某些非组蛋白异常去乙酰化与 CRC 的发生密切相关。

有研究发现，NADP+ 依赖性酶 IDH1 位于细胞质中，参与癌细胞中的谷氨酰胺代谢，CRC 细胞中存在丰富的谷氨酸，因此 IDH1 在 CRC 进展中可能起重要作用。在上述发现的基础上结合体内外构建突变体和模型研究，进一步发现去乙酰化酶 SIRT2 在 IDH1 K224 位点上使 IDH1 去乙酰化，并在结肠癌细胞模型中表现出抑癌功能。由此阐明了依赖 SIRT2 的 IDH1 去乙酰化治疗 CRC 的肝转移机制，为 CRC 的治疗提供了重要依据。另有研究发现 "长寿基因" SIRT3 调控一碳单位代谢酶参与 CRC 发生的新分子机制。其中线粒体主要去乙酰化酶 SIRT3 在葡萄糖饥饿情况下，能直接结合一碳单位代谢通路中一个关键代谢酶——丝氨酸羟甲基转移酶 2（SHMT2），并能去除

SHMT2 K95 的乙酰化修饰，稳定 SHMT2 的细胞内表达及维持 SHMT2 的高活性。而 SHMT2 主要负责细胞内丝氨酸和甘氨酸的相互转换，高活性的 SHMT2 能帮助细胞抵抗线粒体的活性氧压力，并保证细胞内生物大分子的供应从而满足癌细胞快速增殖的需要。研究人员首先在 CRC 患者样本中发现，SIRT3 和 SHMT2 可协同高表达，同时 SHMT2 K95 的乙酰化程度低。而 SHMT2 K95 的乙酰化修饰则可通过 K63 多聚泛素依赖的大自噬途径降解来削弱 CRC 细胞的增殖速率和成瘤能力。在小鼠体内诱导肠炎模型，结果发现，与对照组相比，*Sirt3* 基因缺失小鼠小肠肿瘤的大小和数量显著降低。且通过免疫组织化学染色实验发现，与对照组小鼠相比，*Sirt3* 敲除小鼠的肿瘤细胞中，SHMT2 的表达量明显减少，从而阐明了 SIRT3-SHMT2 调控轴在 CRC 中发挥的作用。

（高小亮 闫君雅 邓 辉）

第三节 泛素化与肠道疾病

蛋白翻译后修饰（post-translationalmodification，PTM）是机体应对内部及外部环境做出的一种极其敏感、迅速并可逆转的调节方式。小分子修饰如磷酸化、甲基化及乙酰化修饰的机制与功能在细胞生物学的多个方面都已得到广泛而深入的研究。而泛素化（ubiquitination），作为一类作用方式更加复杂且作用结果更加多样的蛋白质修饰，在细胞生物学功能中扮演着同样重要的角色。

与磷酸化、甲基化及乙酰化修饰所添加的单一基团不同，泛素（ubiquitin，Ub）是一种由 76 个氨基酸组成的小分子蛋白质，广泛存在于所有真核细胞中，且序列高度保守，如酵母与人的泛素化序列仅相差 3 个氨基酸。通过对蛋白质稳定性、定位、活性及相互作用的调控，泛素化广泛参与了转录调节、DNA 损伤修复、细胞周期、细胞凋亡、囊泡运输等生理过程。

自 20 世纪 70 年代被发现并冠以 Ubi- 词缀（意为无处不在），至 2004 年瑞典皇家学会将该

年度诺贝尔化学奖授予以色列科学家阿龙·切哈诺沃（Aaron Ciechanover）、阿夫拉姆·赫什科（Avram Hershko）和美国科学家欧文·罗斯（Irwin Rose），以表彰他们在泛素调节的蛋白质降解机制研究中的贡献，半个世纪以来，作为生物化学研究的一个重大成果，它已成为研究、开发新药物的重要靶点。

泛素化是指泛素分子在一系列酶的作用下，将细胞内的蛋白质分类，从中选出靶蛋白分子，并对靶蛋白进行特异性修饰的过程。泛素分子全长包含 7 个赖氨酸位点（K6、K11、K27、K29、K33、K48 和 K63）和 1 个位于 C 端的甘氨酸（Gly）位点，以及位于 N 端的甲硫氨酸（Met1）位点。根据现有研究结果，无论在细胞内环境还是细胞外反应体系，泛素自身的每个赖氨酸位点及 N 端的甲硫氨酸（Met1）位点都可以发生泛素化从而延伸泛素链。其中对 K48 和 K63 位多聚泛素化的研究最为广泛，而其他类型的泛素化链研究较少且被认为是非典型泛素化。

泛素酶包括 E1 泛素激活酶（ubiquitin-activating enzyme）、E2 泛素偶联酶（ubiquitin-conjugating enzymes）和 E3 泛素连接酶（ubiquitin-ligase enzymes）。首先，E1 泛素激活酶利用 ATP 提供的能量在泛素 C 端赖氨酸（Lys）残基上的羧基基团与自身的半胱氨酸（Cys）残基上的巯基基团间形成高能 A 硫酯键，从而活化泛素分子。然后，激活的泛素通过硫酯键再被接合到 E2 泛素偶联酶的 Cys 残基上。最终，激活的泛素或者通过 E2 泛素偶联酶直接连到蛋白底物上，或是在 E3 泛素连接酶作用下通过泛素的羧基末端与靶蛋白 Lys 残基的 ε- 氨基之间形成氨基异肽键而将泛素转移到靶蛋白上。如果靶蛋白结合单个泛素分子，则称为单泛素化；如果靶蛋白的多个 Lys 残基同时被单个泛素分子标记称为多泛素化；而靶蛋白的单个 Lys 残基被多个泛素分子标记则称为多聚泛素化。

由于泛素化的多样性与多价性，泛素化广泛参与各种生理过程，包括细胞增殖、凋亡、自噬、内吞、DNA 损伤修复及免疫应答。此外，泛素化失调在疾病中也发挥重要作用，如癌症、神经退行性病变、肌肉营养不良、免疫疾病及代谢综合征。尤其对于肿瘤及神经退行性病变，针对泛素化通路的调控已被认为是肿瘤及神经退行性病变的一种有前景的治疗策略。

由于泛素化修饰对底物的巨大影响，因此与其他 PTM 如磷酸化、乙酰化相似，泛素化也是一个被严格调控的可逆过程，尤其是去泛素化酶使泛素化修饰具有良好的平衡性。研究表明，细胞内存在多种去泛素化酶（deubiquitinatingenzyme，DUB），主要分为以泛素羧基末端水解酶家族和泛素特异性加工酶家族为主的 5 种类型。去泛素化酶对泛素化过程不仅起着抑制作用，而且可以通过分解泛素化抑制因子、再循环泛素分子、校对泛素化进程等方式促进泛素化过程，从而与泛素化系统共同组成一个覆盖几乎所有细胞功能的复杂网络。

尽管许多泛素化修饰的原则得到了阐明，但泛素化修饰的生化机制与生理功能远未得到充分理解。与此同时，对于泛素化修饰的进一步理解必将推动一系列相关疾病的研究与治疗，泛素化通路（ubiquitinationpathway）与炎症、肿瘤与自身免疫性疾病的相互关系取得了巨大突破，并有望为上述疾病的治疗提供新思路。因此，随着对泛素化修饰的深入研究与治疗技术的不断发展，对泛素化通路进行操作将成为一种富有前景的高度特异性的治疗方法。

炎症性肠病是小肠和结肠的一种慢性缓解性或进行性炎症状态。克罗恩病和溃疡性结肠炎是临床上定义的两种主要炎症性肠病类型。克罗恩病可影响包括口腔至肛门在内的整个胃肠道，而溃疡性结肠炎主要影响结肠和直肠。两者有许多共同的主要症状，如腹痛、发热、腹泻、便血、体重减轻和疲劳。

研究表明，环境、宿主遗传和表观遗传因素对炎症性肠病的发展非常重要。分娩方式、抗生素暴露、维生素 D 缺乏、童年和成年期间的空气污染等环境因素参与了炎症性肠病的发展。核苷酸结合寡聚域 2（NOD2）是首次报道的克罗恩病易感基因。一项包括 29 838 例患者的遗传关联研究显示，炎症性肠病的亚型与三个基因相关，即位点 NOD2、MHC 和 MST13p21。除了环境和宿主遗传因素外，蛋白质的 PTM 这一表观遗传因素也被认为与炎症性肠病的发病有关。泛素系统调节的蛋白质 PTM 对于激活或抑制不同的炎症信号至关重要。在 NF-κB 信号中，泛素诱导的 IκBα 的降解促进了 NF-κB 的核移位和激活，而 NF-κB 的过度激活可以导致炎症性疾病，如炎症性肠病。

泛素对蛋白质的 PTM 称为泛素化。泛素化的过程涉及功能调控泛素蛋白的羧基末端甘氨酸残基与 7 种赖氨酸（K6、K11、K27、K29、K33、K48 和 K63）之一或底物蛋白中存在的蛋氨酸（M1）之间的结合，甲硫氨酸可能附着在单体或多泛素链上。这个反应包含 3 个酶级：① E1Ub- 活化酶激活泛素分子的 C 末端进行亲核攻击；② E2Ub 结合酶暂时携带激活的泛素分子作为硫醇酯；③ E3Ub- 蛋白连接酶将激活的泛素从 E2 转移到底物蛋白的赖氨酸残基。这三步机制在许多重要的细胞信号转导中起着重要的调节作用。去泛素化酶（DUBS）又称去泛素化肽酶，是一大类蛋白酶，通过以下方式将泛素或类泛素蛋白从底物蛋白中裂解出来：①从泛素化前体中释放游离泛素；②巧妙地编辑（聚）泛素链；③降解前从底物蛋白中去除（聚）泛素链。

在人类基因组中，近 100 个 DUB 被编码，它们属于 5 个不同的家族。木瓜蛋白酶样半胱氨酸蛋白酶家族有 4 类：卵巢肿瘤结构域蛋白酶（OTU）、泛素特异性蛋白酶（USP/UBP）、马查多·约瑟夫病（MJD）DUBS 和 UBC 末端水解酶（UCH）。第 5 个家族是 JAB1/MPN/Mov34 金属酶家族，是锌金属蛋白酶家族之一。众多的基因家族表明，它们在许多信号通路和细胞功能中发挥着重要作用。泛素化修饰通过调控 NF-κB 信号通路，既可以作用于肠黏膜炎性损伤，也可影响肠上皮细胞的通透性和凋亡。迄今，已发现多种 E3 泛素连接酶参与调控炎症性肠病的进程，E3 泛素连接链 RNF3 是炎症性肠病的一个新的调节因子。

如含有环指结构域（RING 结构域）的三重基序蛋白 31（tripartite motif containing 31，TRIM31）可促进核苷酸结合寡聚域样受体热蛋白结构域相关蛋白 3（NOD-like receptor pyrin domain-containing protein3，NLRP3）K48 连接的多聚泛素化修饰从而进入蛋白酶体降解途径，而 NLRP3 炎性小体在维持肠道稳态和预防结肠炎方面发挥重要作用。TRIM25 促进染色质重构复合体蛋白（chromatin remodeler polybromo-1，PBRM1）的泛素化降解，从而促进炎症性肠病和大肠癌的发展。TRIM62 促进 caspase 活化和募集结构域 9（caspase activation and recruitment domain9，CARD9）K27 多聚泛素化从而活化 CARD9，激活下游信号，导致大量的细胞因子产生，加重炎症性肠病的病情。泛素连接酶 pellino3 的损失将减弱依赖 NOD2 途径的受体相互作用蛋白 2（receptor-interacting protein 2，RIP2）的泛素化，使下游 NF-κB 和丝裂原活化蛋白激酶活性降低，从而影响炎症性肠病的病程。总之，蛋白泛素化修饰作为一种重要的蛋白翻译后修饰，在炎症性肠病的发生、发展和转归中均发挥重要作用。

RNF（Ring Finger）家族的有些成员，即含有环指结构域的蛋白质者被认为是 E3 泛素连接酶。研究表明，RNF 蛋白控制着蛋白质的活性、运输和稳定性。因此，RNF 蛋白的异常表达与某些病理过程有关。RNF183 可以直接与 IκBα 相互作用，诱导泛素化介导的 IκBα 降解，从而促进 NF-κB 信号的激活。微 RNA-7（miRNA-7）模拟物可通过影响 RNF183/NF-κB 信号通路减轻肿瘤坏死因子诱导的结肠炎小鼠的肠道炎症。注射 miRNA-7 模拟物可抑制炎症小鼠结肠组织中 RNF183 和 NF-κB/p65 的表达。此外，在 TNBS 刺激的小鼠和炎症性肠病患者的炎性结肠组织中，RNF183 蛋白水平过表达。这些结果表明，RNF183 作为一种 E3 泛素连接酶，对 IκBα 进行泛素化修饰，促进 NF-κB 途径的激活，从而促进炎症性肠病的发生。

RNF20 作为一种 E3 泛素连接酶，也可调节 NF-κB 复合体，以限制炎症性肠病的发展。RNF20 与 RNF40（RNF20/RNF40）形成异二聚体复合物，使 K120 在组蛋白 H2B 上接合单核苷酸，称为 H2Bub1。染色质上的 H2Bub1 可以决定许多转录因子的特异性结合。染色质相关的 NF-κB 亚基 p50 和 p65 之间的比例可能受 H2Bub1 通过改变染色质结构来调节。在 H2Bub1 较低的情况下，沉默 RNF20 有利于染色质相关的 NF-κB 亚单位 p65 二聚体的募集，而不是 p50 同源二聚体。P65 二聚体的形成可以促进转录激活，上调一系列 NF-κB 信号相关的细胞因子和趋化因子基因。重要的是，RNF20 和 H2Bub1 的减少，这与 NF-κB/p65 的激活和 NF-κB 靶基因集上的 H3K9 三甲基减少有关，易于发生小鼠慢性结肠炎。RNF20 和 H2Bub1 的减弱可能通过限制 NF-κB 通路的激活而参与慢性结肠炎的发生。

锌指蛋白 A20，也称为肿瘤坏死因子-α 诱导蛋白 3（TNFAIP3），是一种双功能酶，参与不同的炎症相关信号通路，调节肠道炎症。锌指蛋白 A20 涉及包括炎症性肠病在内的各种炎症性疾病。虽然锌指蛋白 A20 缺失不能发展为自发性肠炎，但同时缺失锌指蛋白 A20 及其结合的 NF-κB 激活抑制因子（ABIN）-1 可能通过抑制肿瘤坏死因子介导的 caspase-8 激活和 RIPK1 激酶活性而导致肠上皮细胞死亡和小鼠死亡。

NOD2 途径与 CD 的发病相关，Pellino3 是 NOD2 信号通路的中枢调节因子。Pellino3 作为一种 E3 泛素连接酶，可以通过其叉头相关（FHA）结构域直接与 RIP2 相互作用，并以 FHA 和环状结构域依赖的方式促进 K63 连锁的 RIP2 的多泛素化，从而促进 NOD2 介导的 NF-κB 激活和下游基因的表达。Pellino3 还通过介导 NOD2/RIP2 通路发挥保护作用。除了 Pellino3，E3 泛素连接酶 X 连锁的凋亡抑制蛋白（XIPA）也可直接促进 RIP2 的泛素化。研究表明，XIAP 缺失的细胞在微生物 NOD 配体诱导的 NF-κB 活化和致敏炎症细胞对促凋亡和促坏死刺激的敏感度显著降低。

TRIM62 是 E3 泛素连接酶三方相互作用基序（TRIM）家族的成员，它可促进 Caspase 招募结构域包含蛋白 9（CARD9）的 K27 连接的多泛素化，从而促进肠道炎症。TRIM62 可以结合全长 CARD9，但不能结合 C 末端缺失的 CARD9 变异体。CARD9 C 末端截短的保护作用可能是通过失去 TRIM62 相互作用介导的，从而限制了促炎细胞因子的反应。抑制剂 "BRD5529" 可以减弱硬葡聚糖或整个葡聚糖颗粒刺激的 THP-1 细胞中 NF-κB 报告基因的激活。

还有其他一些 E3 泛素连接酶也参与了炎症性肠病的发生发展。有研究显示，E3 连接酶 F-box/WD 重复蛋白 7（FBXW7）与炎症性肠病严重程度密切相关。髓系 FBXW7 基因缺失对 TNBS 或 DSS 诱导的小鼠结肠炎的保护作用。在机制上，FBXW7 通过降解巨噬细胞中的组蛋白赖氨酸 N-甲基转移酶增强子 2（EZH2），抑制组蛋白修饰的 H3K27me3，促进 CCL2 和 CCL7 的表达，从而促进单核吞噬细胞募集到结肠炎局部的结肠组织。FBXW7 被鉴定为一种新的 I-κBα 的 E3 泛素连接酶，它能促进 NF-κB 的激活，从而导致肠上皮细胞的炎症。阻止 NF-κB 信号通路中 TRAF6 的异常泛素化可以抑制肠道炎症的发展。

MYSM1 是一种重要的负调控因子，可以限制多泛素以防止极端炎症。对炎症性肠病中泛素化的大量研究增进了对炎症性肠病的发病和发展的认识。E3 泛素连接酶 RNF183、RNF20 和 A20 均可通过 NF-κB 信号调节炎症性肠病的发生发展，而 Pellino 3、XIAP 和 TRIM62 则介导 NOD2/RIPK2 途径调节炎症性肠病的发生发展。由于 NOD2 和 NF-κB 信号在炎症性肠病中的核心作用，以泛素蛋白修饰为靶点选择性干扰细胞内信号转导的治疗方法可能会在开发急需的治疗方法方面取得进展。此外，值得一提的是，RIPK2 不

仅是泛素化底物，也是转导 NOD2 下游信号的苏氨酸激酶。有几项研究发现，抑制 RIPK2 的酪氨酸激酶限制了许多与 NOD2 信号相关的疾病，包括炎症性肠病。这些研究表明，RIPK2 的激酶依赖功能也可以为选择性靶向 RIPK2 激酶活性打开大门，而不会干扰其在 NF-κB 介导的炎症信号中作为泛素化底物的功能。然而，也有一些泛素蛋白酶 UBE2D2、UBE2L6、USP14、UBB、USP8 和 USP25 与炎症性肠病的发生和发展有关。蛋白酶体是一种多蛋白复合物，可调节数百种细胞蛋白质的稳定性。因此，它几乎涉及所有细胞功能。大多数情况下，蛋白质要被蛋白酶体识别和加工，必须先与泛素分子链相连。细胞增殖、凋亡、血管生成和运动，这些过程对致癌作用特别重要，受泛素 – 蛋白酶体系统（UPS）调节。在结直肠上皮中，UPS 在 Wnt/β-catenin/APC/TCF4 信号传导中发挥作用，该信号调节结直肠隐窝底部的上皮细胞的增殖，并在细胞向结肠绒毛尖端移动时抑制这种增殖。在大多数结肠直肠癌中，禁用突变会干扰蛋白酶体降解 β-catenin 的能力，从而导致细胞增殖不受抑制。大肠癌发生中的其他关键分子，如 c-MYC、p53、Smad4 和 k-ras 通路的成分也受 UPS 的调控。

肿瘤抑制因子 FBW7 靶向癌蛋白（例如 c-MYC）进行泛素化。此外，去泛素化酶（DUB）USP9X 是 FBW7 的相互作用因子。USP9X 拮抗 FBW7 泛素化，而 USP9x 缺失导致 FBW7 不稳定，进一步导致了癌蛋白的泛素化降解异常从而促进了肿瘤形成。

线粒体 p53 参与细胞凋亡和肿瘤抑制。在大肠癌中，TRAF6E3 连接酶是通过促进细胞溶质中 p53 的 K24 位点的 K63 连接泛素化来限制 p53 线粒体易位和自发凋亡，这种泛素化限制了 p53 和 MCL-1/BAK 之间的相互作用。TRAF6 还通过募集 p300 进行 p53 乙酰化来促进 K63 连接的核 p53 泛素化。在功能上，p53 的 K63 连接泛素化抑制了 p53 介导的细胞凋亡和肿瘤抑制，从而促进了肿瘤的发展。

Smad4 是 TGFβ 通路的信号转导器，经常参与结直肠癌的发病机制，并且是蛋白酶体底物。Nur77 通过阻碍 Smurf2 介导的 Smad3 单泛素化来

增强 TGF-β/Smad3 诱导的 ID1mRNA 表达，导致 ID1 表达上调。然而，在没有 TGF-β 的情况下，Nur77 通过促进 Smurf2 介导的 ID1 多泛素化来破坏 ID1 蛋白的稳定性，导致 ID1 下调。TGF-β 通过转换 Nur77 相互作用伙伴来抑制 ID1 泛素化来稳定 ID1 蛋白。这也使 TGF-β 在 Smad4 缺陷的结肠癌中具有促肿瘤作用。

　　HIF-1 参与常氧和缺氧条件下的调节。HIF-1 由在常氧条件下泛素化和降解的 HIF-1α 亚基和不受 UPS 调节的 HIF-1β 亚基组成。在肿瘤中经常存在的缺氧条件下，HIF-1α 不会被蛋白酶体降解，而是进入细胞核以转录其靶基因，如 VEGF、促红细胞生成素和编码厌氧代谢酶的基因。VHL（介导 HIF-1α 泛素化的 E3 连接酶）在约 10% 的结直肠癌中发生突变，导致 HIF 活性失调。HIF 靶基因 VEGF 信号已在临床上通过使用单克隆抗体贝伐单抗治疗结直肠癌。

（曹田宇　沃龙飞　刘宇尧　赵　玉）

第四节　糖基化与肠道疾病

一、糖基化

　　糖基化是所有真核细胞所共有的蛋白质翻译后修饰得最为丰富和多样的形式。蛋白质的酶促糖基化涉及一个复杂的代谢网络和不同类型的糖基化途径，由此调控蛋白质组的大量扩增，从而产生多样的蛋白质形态及其生物学功能。

　　糖基化是蛋白质翻译中或翻译后的一个重要的加工过程，在肽链合成的同时或其后，在酶的催化下糖链被连接到肽链上的特定糖基化位点，称为蛋白质糖基化。连接到肽链上的糖链又称为聚糖。蛋白质糖基化的种类主要有 N- 聚糖（N-glycan）、O- 聚糖（O-glycan）、糖基磷脂酰肌醇（GPI）等。人体 90% 的蛋白质为具有 N- 聚糖的 N- 糖蛋白。N- 聚糖合成是在内质网中，新合成的核心多糖单位 Glc3Man9GlcNAc2 连接到新生的多肽链中氨基酸序列为 X-Ser/Thr 中 Asn 的氮原子上，随后经一系列糖蛋白加工酶最终产生 3 种 N- 聚糖，即典型的高甘露糖型，杂合型和复杂型 N- 聚糖。O- 连接聚糖主要是聚糖中的 GalNAc 糖基连接到 Ser/Thr 的氧原子上。糖基化的生物合成过程受糖基转移酶 / 糖苷酶的表达和定位及底物聚糖的有效性的调节。

　　人类有很多种癌症，如乳腺癌、前列腺癌、黑色素瘤、胰腺癌、卵巢癌等，都曾报道过异常的糖基化变化。这些变化包括 O- 聚糖的截短形式，N- 聚糖分支程度的增加，唾液酸化、硫酸化，以及岩藻糖基化和一系列其他可能的变异。不同的糖基化可以改变蛋白质的相互作用、稳定性、运输、免疫原性和功能。肿瘤特异性糖基化变化与肿瘤进展，即转移密切相关，因为糖蛋白大量存在于细胞表面和细胞外基质上，因此在细胞相互作用中起重要作用。

　　60 多年前，人们首次描述了与致癌转化相关的糖基化变化。单克隆抗体技术出现进一步证实了这些观察结果，表明肿瘤特异性抗体针对碳水化合物表位，在多数情况下，肿瘤糖蛋白和鞘糖脂上存在癌胚抗原。与未转化的对应物相比，肿瘤细胞显示出广泛的糖基化改变。蛋白质糖基化增加了分子异质性及细胞群体内的功能多样性。出现这种异质性是因为异常的聚糖修饰具有蛋白质特异性、位点特异性（特定蛋白质上的不同位点可以被不同的糖基化）和细胞特异性。糖基化的特异性取决于特定细胞或组织类型内糖基化过程的各种内在因素。研究者假设了肿瘤相关碳水化合物结构改变的两个主要机制，即所谓的不完全合成和新合成过程。不完全合成过程，通常发生在合成的早期阶段，癌是正常上皮细胞表达复合多糖的正常合成受损的结果，导致倾向于肿瘤结构的生物合成，如唾液酸 Tn（STn）表达在胃肠道和乳腺癌。相反，新合成通常在晚期且发生在癌症，是指与癌症相关的诱导某些基因参与碳水化合物的表达决定因素，如某些抗原［唾液酸 lewisa（SLea 和 SLex）等］的从头表达多见于癌症。

1. 唾液酸糖基化　是细胞糖基化的一个重要修饰方式，唾液酸糖基化的碳水化合物在细胞识别、细胞黏附和细胞信号转导中具有重要作用。唾液酸糖基化增加，特别是在 α_2、6- 和 α 糖基转移酶表达改变导致的 2, 3- 连锁唾液酸糖基化已证明与癌症密切相关。例如，α_2, 6- 唾液酸化乳糖胺（Sia6LacNAc）是 β- 半乳糖苷 α_2, 6- 唾液酸转移酶 I（ST6Gal-I），为一种在结肠癌、胃癌和卵巢癌等多种恶性肿瘤中表达改变的酶，据报道是结肠癌预后不良的预测标志物。与癌症相关的其他主要唾液酸化抗原是 SLea 和 SLex。SLea 和 SLex 已被证实在许多恶性肿瘤中高表达，且表达水平与癌症患者的低生存率相关。

2. 岩藻糖基化　也与癌症有关。岩藻糖基化聚糖由一系列岩藻糖基转移酶（Fuc-Ts）合成；Fuc-TI–Fuc-TXI 型（由 FUT1-FUT11 编码，其中 FUT3 也被称为 Lewis 基因），岩藻糖基化作为一种不可扩展的修饰存在，通常被细分为末端岩藻糖基化（产生特定的 Lewis bloogroup 抗原，如 Lex 和 Ley，以及 Lea 和 Leb）和核心岩藻糖基化。SLe 抗原生物合成的末端步骤包括 α_1, 3- 或 α 适当的 1, 4- 岩藻糖基化 α_2, 3- 唾液酸化 1 型（SLea）或 2 型（SLex）。成人 T 细胞白血病细胞中 SLex 的表达上调依赖于 Fuc-T VII 活性。这种白血病的病因是人类嗜 T 淋巴细胞病毒 1（HTLV-1）逆转录病毒，它编码一种转录激活蛋白 TAX，该蛋白调控编码 FucT VII 的 FUT7 基因，FucT VII 是控制白细胞 SLex 合成的限制性酶。

核心岩藻糖基化包括添加 α_1, 6- 岩藻糖通过 Fuc-T VIII（FUT8 编码）的作用转化为 N- 聚糖最内侧的 GlcNAc 残基。FUT8 和核心岩藻糖基化的过度表达是肺癌和乳腺癌等癌症的一个重要特征。这种核心岩藻糖基化增加可反映在肝癌发生过程中的血清水平。然而，α- 甲胎蛋白是公认的肝细胞癌（HCC）早期检测的生物标志物，可与慢性肝炎和肝硬化相鉴别。在乳腺癌中，表皮生长因子受体（EGFR）核心岩藻糖基化的增加与二聚化和磷酸化的增加有关，可导致 EGFR 介导的信号转导增加与乳腺癌相关肿瘤细胞生长。

3. N- 聚糖　在恶性转化过程中，一种常见的疾病糖基化改变是癌细胞中复合物表达的增加，即 β_1, 6- 支链 N- 连接聚糖。GlcNAc 分支 N- 聚糖表达上调是由于 GnT-V 活性增加，GnT-V 由甘露糖苷乙酰氨基葡萄糖转移酶 5（MGAT5）基因编码。MGAT5 的表达受 RAS–RAF–MAPK 信号通路调节，该通路在癌症中被激活。支链 N- 聚糖通过 β_1, 4-GlcNAc- 乙酰乳糖胺 β_1, 3-GnTs，以及唾液酸和岩藻糖封。这种聚糖 -N- 乙酰乳糖胺结构是半乳糖凝集素的配体。半乳糖凝集素是一个保守的碳水化合物结合蛋白家族，形成称为"晶格"的半乳糖凝集素——聚糖结构。半乳糖凝集素在肿瘤中起重要作用，可促进肿瘤转化、肿瘤细胞存活、血管生成和肿瘤转移。在永生化肺上皮细胞系中 MGAT5 的过度表达导致接触抑制丧失，肿瘤形成增强，且增强小鼠乳腺癌细胞的侵袭和转移。此外，在 Her2 转基因小鼠乳腺肿瘤模型中发现乳腺癌形成的早期事件受 GnT-V 调控。此外，下调小鼠乳腺癌细胞系中的 GnT-V 表达可显著抑制肿瘤生长和转移。在 Mgat5 缺乏的背景下，一种病毒癌基因在转基因小鼠中诱导的乳腺癌进展和转移受到明显抑制。此外，GnT-V 介导的糖基化通过 Wnt 信号调节结肠癌干细胞室和肿瘤进展。与 GnT-V 的功能不同，GnT-III（由 MGAT3 编码）催化将 GlcNAc N- 聚糖二分法添加到细胞中 β_1, 4- 键，抑制 N- 聚糖的额外加工和延伸，如 β_1, 6 分支结构。GnT-III 抵消 GnT-V 在癌症中的作用，参与抑制癌症转移。MGAT3 转染具有高转移潜能的小鼠黑色素瘤 B16 细胞后，细胞凋亡率显著降低，β_1, 6GlcNAc 分支（由于 GnT-III 和 GnT-V 酶竞争）导致小鼠肺转移的显著抑制。GnT-III 通过调节关键糖蛋白，如 EGFR、整合素和钙黏蛋白，抑制肿瘤转移。

4. O- 聚糖截短　肿瘤的另一个共同特征是截短的 O- 聚糖的过度表达。GalNAc 型 O- 聚糖，也称为黏液型 O- 聚糖，常见于大多数跨膜和分泌型糖蛋白中。在恶性肿瘤期间，糖蛋白中也会出现异常糖基化，这些糖蛋白表现出短缩或截短的聚糖的异常表达，如双糖 Thomsen–Friedenreich 抗原（T 抗原，也称为 core 1）和单糖 GalNAc（也称为 Tn）及其可溶性形式［ST 和 STn（Neu5Ac），

α_2-6GalNAc〕，就分别是 O- 聚糖未完全合成的结果。多肽 GalNAc 转移酶（ppGalNAcTs）是启动黏蛋白型 O- 糖基化的酶，其表达改变在癌症中十分常见。ppGalNAcTs 控制 O- 聚糖占据的位置和密度，其表达的变化可导致 O- 糖基化的改变。此外，竞争同一底物的酶也可诱导截短聚糖的表达和蛋白质表位的暴露，这些表位本来隐藏在正常的糖基化蛋白质中。C2GnT 和 C2GnT 的相对酶活性 α_2, 3- 唾液酸转移酶 I（ST3Gal- I）已被证明可确定癌细胞中的 O- 聚糖结构。其相对活性是糖蛋白（如乳腺癌和胃癌中的黏蛋白）上肿瘤相关表位异常表达的基础。STn 在正常健康组织中很少表达，但在大多数癌组织中都能检测到，如胰腺癌、胃癌、结肠癌、乳腺癌、膀胱癌和卵巢癌组织，与癌细胞黏附力降低、肿瘤生长增加、肿瘤细胞迁移增强、侵袭和预后不良有关。ST6GalNAc-I 的过度表达导致肿瘤中 STn 的异常合成。T- 合成酶 C1GalT1- 特异性伴侣 1（C1GALT1C1）的突变也可通过 ST6GalNAc-I 的作用导致 STn 的表达，该突变可阻止 O- 聚糖的进一步延伸并改变产生 Tn 的途径。因此，STn 被认为是一个重要的预后标志物和抗癌疫苗设计的靶点。

二、糖基化与肠道疾病

糖基化是蛋白质和脂质最常见和最重要的翻译后修饰之一，它在生物过程中的影响是巨大的，其复杂性也很大。据估计，50% ～ 70% 的血清蛋白是糖基化形式。在糖蛋白旁边，多糖可以附着在脂质上以生成糖脂，如糖鞘脂（GSLS）。蛋白质和脂质连接的多糖在细胞分化、细胞间相互作用、细胞生长、黏附、免疫反应和其他方面发挥关键作用。多糖图谱基于多酶生物合成途径，并随着许多细胞转化而改变。这一动态进展增加了复杂性，但也显示了许多可能性，因为异常糖基化是各种疾病和肿瘤的特征，可以作为生物标志物或治疗靶点。蛋白质和脂肪的葡聚糖谱不仅受糖基转移酶和糖苷酶类型和水平的影响，还受结直肠癌环境因子（如葡萄糖、生长因子）和导致糖链结构改变的糖核苷酸等 205 种糖基化水平的影响。因此，与糖结合蛋白（GBP）的相互作用

可能会受到影响，从而影响细胞过程，如肿瘤进展、转移和对肿瘤的免疫反应。几项关于癌症相关糖基化的研究表明，异常糖基化是恶性肿瘤转化和肿瘤进展不同阶段的普遍特征。重要的是，到目前为止观察到的糖基化变化对于癌症的类型和阶段是相对特异的，从而使多糖成为潜在的肿瘤生物标志物和药物治疗的靶点。

结直肠癌是全球十大最常见和最致命的肿瘤之一，现今治疗中遇到很多难题，包括由于诊断较晚而导致的预后不良，以及缺乏有效的疗法以避免疾病的进展、扩散和转移。基于对有症状和无症状人群的大规模筛查的早期检测仍然是一项复杂的任务，目前诊断几乎完全依靠结直肠镜检查。缺乏可靠的非侵入性癌症相关分子检测工具，也阻碍了挽救生命的干预措施的及时应用。此外，结直肠肿瘤呈现的分子异质性进一步给患者的治疗增加了难度，甚至在组织学性质明显相似的病变之间也有异质性。以上这些方面阻碍了患者的准确分类，导致做出无效的治疗方案，最终延误病情，甚至造成更坏的治疗效果。

糖生物学在癌症研究中的地位越来越重要，它在了解各种癌症机制中发挥重要作用，并为诊断应用和治疗策略提供了一系列靶点。糖基化可以作为控制几个生理病理过程的关键调节机制。人类糖基化缺陷及其与疾病的联系表明，哺乳动物的糖链含有大量的生物信息。几乎在每种癌症中都能检测到与癌症相关的糖链表达，如唾液酸 X（SLeX）、Thomsen-Nouvelle 抗原（TN）和唾液酸氨基转移酶（STN）抗原。越来越多的证据支持糖基化在肿瘤发展的所有阶段中具有关键作用，蛋白质糖基化的改变是伴随结直肠癌变的主要分子事件之一。

（一）糖基化与肠癌

与癌症相关的蛋白质和脂肪的糖基化：N- 聚糖分支增加、O- 聚糖密度增加、多糖合成不完全、新合成、唾液酸化增加和岩藻糖基化增加。

结直肠癌从恶性转化到肿瘤增殖、周围组织浸润和转移的多个步骤都有相关的糖基化变化。正常结肠黏膜表达较高水平的 N- 乙酰氨基葡萄糖胺（GlcNAc），以及核心 3 和核心 4 的 O- 聚糖、

球型神经节苷脂（GSL）多糖和二唾液酸神经节苷脂。此外，多糖还可通过乙酰化（Ac）和硫酸化（SU）进行修饰。这些糖链表位随着癌变而减少，有利于 N- 糖链的 β_1, 6- 支化和（多）乙酰乳糖胺（PolyLacNAc）结构的增加。此外，还观察到 α_2, 6- 唾液酸化和（唾液酸化）Lewis 抗原的升高。T 抗原和 TN 抗原与早期结直肠癌有关，它们的唾液酸化对应抗原在晚期过度表达。神经节苷脂 GD3、GM2，以及 Globo 型 GSL Gb3 与血管生成有特异性关系。转移性肠癌细胞表现出高水平的高甘露糖型 N- 聚糖和（唾液）Lewis 抗原，其特征是岩藻糖基化和 α_2, 3- 唾液酸化增加。

1. 糖基化与肠癌发生　受控制的细胞分裂、广泛的细胞存活和促进血管生成是肿瘤发生的标志，而糖基化是这些多条细胞生存途径的关键介质。N- 乙酰氨基葡萄糖基转移酶 GnT-V 在大肠癌细胞 / 组织中的高表达在致癌过程的调控中起主要作用。GnT-V 的活性导致 GnT-V 的 1, 6- 分支增加，从而增加了表皮生长因子受体（EGFR）、结直肠癌转化生长因子受体（TGF-βR）和血管内皮细胞生长因子受体（VEGFR）的糖基化。Galectin-3 与 GnT-V Modified N- 糖蛋白的相互作用诱导分子结构的形成，延迟这些受体的吞噬 / 清除，并维持它们对配体的反应性。由于表皮生长因子受体（EGFR）、转化生长因子受体（TGF-βR）和血管生成受体（VEGFFR）分别是生长受体、生长抑制受体和血管生成受体，因此阻止其内化可能会影响肿瘤的侵袭行为和血管生成。除了它们的 N- 糖基化，一些促生长受体，如成纤维细胞生长因子受体（FGFR2），可以被 O- 多糖取代。由于核心 1 成纤维细胞生长因子 1, 3 半乳糖基转移酶（C1GALT1）过表达而引起的 O- 糖基化修饰增强了碱性成纤维细胞生长因子（β-β）触发的成纤维细胞生长因子 2 的激活，并促进了大肠癌细胞的肿瘤进展。更广泛地说，O- 糖基化似乎在调节大肠癌细胞生长中起重要作用。的确，O- 糖基化抑制剂的使用通过下调增殖基因表达和诱导凋亡来抑制大肠癌细胞的生长。肿瘤浸润细胞表达的 Siglec-9 与结直肠癌细胞上肿瘤相关跨膜黏蛋白 MUC1 的唾液酸化 O- 糖链相互作用，诱导 β-catenin 的募集，促进肿瘤生长。或者，肿瘤细胞通过抑制凋亡来提高存活率。在这一点上，大肠癌中观察到的糖基化改变可以调节死亡受体的功能，如 CD95（Fas）和肿瘤坏死因子（TNF）相关的凋亡诱导配体受体（DR4/TRAIL-R1 和 DR5/TRAIL-R2）。大肠癌和其他肿瘤中 ST6Gal1 唾液酸基转移酶活性和转录本的升高导致 α_2, 6- 唾液酸化修饰 Fas 上 N- 糖链的增加。Fas α_2, 6- 唾液酸化增强被证明能够抑制 Fas 内化和信号转导，并抑制 Fas 配体引发的细胞凋亡。除了 O- 和 N- 糖链外，GSLS 还可能有助于逃避细胞凋亡。研究表明，与邻近的非肿瘤黏膜相比，人类结肠癌组织神经氨酸酶 -3（Neu3）的表达增加了 3 ～ 100 倍，它调节膜脂质双分子层中神经节苷脂的含量。此外，转染 Neu3 可增加神经节苷脂的水解，导致细胞膜上乳糖基神经酰胺（Lac-Cer）的积聚，并抑制丁酸钠诱导的细胞凋亡。

2. 糖基化与肠癌转移　转移是一个多步骤过程，在这个过程中，肿瘤细胞从原来的器官扩散到身体的远处。肝是大肠癌最常见的转移部位，其次是肺和腹膜。为了转移，癌细胞必须从原发肿瘤分离，黏附并降解到细胞外基质，侵入附近的正常组织，穿透淋巴管和（或）血管，进入身体的其他部位，最后增殖和刺激血管生成，形成转移瘤。如上所述，肿瘤细胞表面某些特定糖型［如（唾液酸基）Lewis 表位、高甘露糖 N- 聚糖、（唾液酸基）T 抗原和 TN 抗原］的存在与大肠癌的转移有关。

GnT-V 是参与肿瘤转移形成的关键酶。大肠癌细胞上 GnT-V 1, 6- 分支 N- 糖链的增加，与肿瘤的侵袭和转移有关，预后不良。相反，在小鼠模型中，GnT-V 缺乏降低了乳腺肿瘤的生长和转移。结果显示，诱导表达 GnT-Va 的上皮细胞表现出接触抑制丧失、细胞活力增强和形态转化。通过 N- 聚糖的结构修饰，GnT-V 调节几种参与细胞黏附的膜结合蛋白的活性，包括基质酶、β_1- 整合素和 N- 钙黏素。GnT-V 介导的糖基化改变通过减少细胞与细胞间的黏附，增加细胞与细胞外基质的相互作用来调节肿瘤细胞的运动。除了膜结合蛋白，GnT-V 还可以靶向分泌蛋白。因此，通过分析过表达 GnT-V 的结肠癌 WiDR 细胞的糖蛋白谱，发现金属蛋白酶组织抑制因子 -1（TIMP-1）

是 GnT-V 的底物。在大肠癌细胞系和结肠癌组织中均观察到 β-1 分支糖基化异常，即 TIMP-1 的 1，6 分支、多乳糖氨基化和唾液酸化增加。降低 TIMP-1 对基质金属蛋白酶（MMP）-2 和 MMP-9 的抑制作用，从而改善 GnT-V 过表达的结肠癌细胞的运动能力和转移表型。数据显示，GnT-Ⅲ 过表达通过减少 β1，6 分支和增加二等 N- 聚糖水平来抑制肿瘤转移。这种生物学效应的部分机制是由于 E- 钙黏素和 $\alpha_5\beta_1$- 整合素的糖基化修饰增强了细胞与细胞间的相互作用，并下调了细胞与细胞外基质的黏附。与 GnT-Ⅲ 的作用类似，将 FUT8 转染到 WiDR 人结肠癌细胞后，E-cadherin 共参照糖基化增加，E-cadherin 介导的细胞 - 细胞相互作用更加稳定。

3. 糖基化与免疫调节 肿瘤细胞与免疫系统之间的相互作用在肿瘤发生过程中起重要作用。在正常状态下，免疫系统可以引发抗肿瘤反应，从而识别和摧毁癌细胞。然而，在癌症的多步骤发展过程中，肿瘤细胞获得了逃避免疫系统的能力。肿瘤细胞逃避免疫系统的多种细胞和分子机制已经被证实，包括肿瘤细胞表面抗原提呈蛋白表达水平的降低，T 细胞效应功能的抑制，调节性 T 细胞的促进，以及髓系来源的抑制细胞在肿瘤微环境中的募集。重要的是，多项研究表明，肿瘤形成过程中糖基化的修饰有助于逃逸免疫系统。例如，大肠癌细胞表达大量的 MUC1 和 CEA［也称癌胚抗原相关细胞黏附分子5（CEACAM5）］蛋白，呈现异常的糖基化，这种糖基化被树突细胞（DC）上表达的 C 型凝集素受体识别，并调节先天性和获得性肿瘤免疫反应。因此，巨噬细胞半乳糖凝集素（MGL）与 MUC1 上的 TN 表位的相互作用指示 DC 驱动 2 型 T 辅助（TH2）细胞介导的反应，与 TH1 效应细胞相比，TH2 细胞介导的反应不参与肿瘤根除。值得注意的是，依赖 MGL 的 DC 对含有 Tn 抗原表位的摄取可以增强 MHC Ⅱ类和（或）Ⅰ类提呈和启动 T 细胞反应。然而，通过 MGL 摄取 MUC1 未能刺激这种免疫反应，因为 MUC1 上大量的 O- 多糖阻止了 MHC 机械对 MUC1 的降解和加工。与 MUC1/MGL 相互作用类似，CEA 和 CEACAM1 蛋白上 Lewis 抗原的肿瘤特异性表达促进了非整合素（DC-SIGN）对 DC 的特异性细胞间黏附分子 -3 的识别，从而阻碍 DC 成熟，增加免疫抑制细胞因子白细胞介素 -10（IL-10）的分泌。重要的是，在肿瘤微环境中，膜结合型和可溶性形式的 CEA 都有表达，表现出糖基化的改变。由于在大肠癌患者血清中可以检测到分泌的 CEA，因此推测这种糖蛋白可能会损害远离肿瘤的 DC 的功能。

4. 糖基化与治疗抗性 目前结直肠癌的治疗方法包括放射治疗、化学治疗、药物靶向治疗和手术，后者是主要的治疗手段。糖基化已被证明在放射治疗和药物靶向治疗时对癌细胞具有保护作用。因此，放射治疗可以通过改变大肠癌细胞的唾液酸化来促进转移，而不是杀死肿瘤细胞。大肠癌细胞经电离辐射处理后，β- 半乳糖苷 α2，6- 唾液酸基转移酶（ST6Gal1）的表达上调，导致 β1- 整合素等膜蛋白唾液酸化水平升高。ST6Gal1 介导的 β1- 整合素的超唾液酸化增强了结直肠癌细胞与细胞外基质的黏附，从而赋予细胞生存信号，刺激黏附、迁移和侵袭。然而，α2，6 连接的唾液酸也影响肿瘤细胞对靶向治疗的敏感性，用于结直肠癌的药物靶向治疗会干扰 EGFR 和 VEGFR 通路。研究表明，EGFR 酪氨酸激酶抑制剂吉夫替尼对过表达 ST6Gal1 或缺乏 ST6Gal1 的大肠癌细胞的细胞毒作用分别表现为显著降低或改善。另一方面，高水平的 α2，6- 唾液酸化也可以使肿瘤细胞对药物靶向治疗敏感。事实上，Galectin-1（GAL-1）与 VEGFR2 上的 N- 糖链的相互作用触发了 VEGF 样信号，以补偿抗 VEGF 治疗中同源配体的缺失。VEGFRα2，6- 唾液酸化可抑制 GAL-1 与 α 的结合，使肿瘤细胞对血管内皮生长因子拮抗剂敏感。肿瘤细胞糖基化还增加了对新药靶向药物的耐药性。

（二）结肠癌的糖基化类型

1. N-glycans 在将大肠癌组织或细胞系与对照组进行比较的各种研究中，已发现 N- 糖链图谱的显著差异。N- 聚糖特有的变化包括高甘露糖型 N- 聚糖的增加。高甘露糖型 N- 聚糖的相对丰度在大肠癌组织中，特别是在细胞系中升高，并随转移而增加，但其在癌症进展中的作用尚不清楚。一种假设认为，高甘露糖型 N- 多糖的增加是由于

N- 聚糖生物合成过程中未完全成熟的前体积累的结果。此外，在肿瘤中发现了核心岩藻糖基化的高甘露糖多糖，以及带有或不带有岩藻糖的截短型即所谓的稀疏甘露糖基结构。包括甘露糖苷酶在内的几种溶酶体外糖苷酶的活性在大肠癌组织中与对照组织相比显著增加，这很可能是截短结构的原因。随着岩藻糖基转移酶 FUT8 水平的增加，在大肠癌细胞中进一步观察到复合型和杂合型 N- 聚糖的核心岩藻糖基化增强，催化 $\alpha 1, 6$- 核岩藻糖在 N- 糖核最内侧的 N- 乙酰氨基葡萄糖上的加成。据报道，FUT8 酶活性和蛋白表达水平的相应增加与大肠癌肿瘤的侵袭性增加相关。相反，与对照组相比，胃癌组织和血清中的总体核心岩藻糖基化水平降低。癌症进展过程中的另一个糖基化变化是将 GlcNAc 一分为二地减少。GlcNAc 的一分为二是 N- 乙酰氨基葡萄糖转移酶 Ⅲ（GnT- Ⅲ；MGAT3 基因）作用于 1, 4- 甘露糖的结果。总而言之，已报道的 N- 聚糖的癌症相关改变包括高甘露糖型结构的增加及更高的分支和核心岩藻糖基化。

2. O-glycans　黏蛋白糖蛋白是结肠的主要分泌产物，并且是 O- 糖基化的。在结肠黏膜中，发现核心"1、2、3 和 4"的 O- 聚糖通常延长或修饰。在恶性转化期间，这些黏液表现出癌症特异性的改变，如还原核心 3 和核心 4 结构。显示 $\beta 1, 3$- 苯乙酰氨基转移酶 6（$\beta 3GN-T6$；核心 3 合成酶）和 $\beta 1, 6$- 甲炔氨基甲酰氨基转移酶（核心 4 合成酶）的下调，以抑制结肠癌中的转移。相反，核心 1 $\beta 1, 3$- 半乳糖基转移酶（C1gALT1，T- 合酶）通常在结肠癌中过表达，导致 Thomsen-Friedenreich（T）- antigen（$Gal\beta 1, 3Galnac-ser / Thr$）的合成增强，存活率低，肿瘤进展和转移。抑制核心 1 $\beta 1, 3$- 半乳糖基转移酶导致 Thomsen-Nouvelle（TN）、T- 抗原和 SiaLyl-T（ST）抗原的还原，并且可能是癌症治疗的靶标。然而，在正常的黏膜中也怀疑 T- 抗原的存在，但被进一步的糖基化覆盖。

癌症相关 O- 糖基化的另一个典型特征是 O- 糖基化的密度更高，与正常黏膜的提取物相比，含有更高水平 N- 乙酰半乳糖胺转移酶 Ⅲ 的结直肠癌组织的结肠糖基化提取物被证明能够在更高

的程度上对 MUC2 串联重复序列的 O- 糖基化多肽进行糖基化。此外，启动黏蛋白 O- 糖基化的 ppGalNAcT 家族的转移酶在结肠癌和其他癌症中更活跃。相反，早期关于人类结肠癌中 O- 多糖生物合成改变的报道描述了结肠黏蛋白中 O- 糖基化的丢失，然而，这也可以被解释为 O- 多糖的截短。综上所述，黏蛋白 O- 多糖增加了核心 1 结构的表达，这些结构通常被截断、唾液酸糖基化和岩藻糖基化，促进肿瘤的进展和转移。

3. GSL-glycans　GSL 糖基化在癌症进展过程中也会发生明显变化。我们最近对来自肿瘤组织和对照的 GSL- 多糖进行了研究，发现肿瘤中的特殊变化特征是岩藻糖基化增加、乙酰化减少、硫酸化减少、球型多糖表达水平降低，以及二唾液酸神经节苷脂表达水平降低。唾液酸化的 GSLs，即所谓的神经节苷脂，被发现参与细胞黏附和运动，这两个步骤在许多癌症的肿瘤转移形成中都是关键步骤。已经证实了肝内 asialo gm1-positive 细胞对结肠癌肝转移的抑制作用，而唾液酸化的 gm1 和 gd1a 可能是结肠癌抗原，因为它们的表达与细胞生长有关。在体内模型中，小鼠结肠腺癌细胞系中唾液酸酶的低表达导致 Slex 和 Gm3 水平升高。相反，与 CD9 共表达的 GM3 对人结肠细胞系的细胞运动和侵袭有抑制作用，并且发现质膜相关神经节苷脂唾液酸酶 NEU3 的上调参与了细胞凋亡的抑制，从而抑制了癌细胞的生长和增殖，并且发现质膜相关的神经节苷脂唾液酸酶 NEU3 的上调参与了细胞凋亡的抑制，从而抑制了癌细胞的生长。

Globo 型多糖 Gb3（$Gal\alpha 1, 4Gal\beta 1, 4Glc\beta 1$ Ceramide）表达于肿瘤周围的血管中，并被认为与血管生成有关。据报道，Gb3 在高转移性大肠癌中表达上调。研究显示，与对照组织相比，Globo-type GSL 的总体表达下调。在包括大肠癌在内的各种癌症中，GSL 上的末端 HexNAc 残基是一种新的肿瘤标志物，而 N- 糖链上的末端 HexNAc 残基在除结肠癌以外的所有癌症中均有增加。总之，GSL- 多糖似乎主要受到生物合成不完全的影响，导致截断结构，单唾液酸化增加，岩藻糖基化增加。据报道，在与结肠癌相关的糖类特异性改变中，唾液酸糖基化和岩藻糖基化的

主要差异，发生在 N- 和 O- 糖链及 GSL- 糖链中。

（三）肠癌患者血清相关糖基化改变

蛋白癌胚抗原（CEA）和糖类抗原 19-9（CA19-9）是临床应用最广泛的血清标志物。血清 CEA 或 CA19-9 水平升高表明存在大肠癌。然而，由于两者的敏感度和特异度，不能用于早期诊断，但有助于治疗后的分期评估和监测。一项血清 N- 葡聚糖图谱研究显示，大肠癌患者血清蛋白中岩藻糖基转移酶和核心岩藻糖基化水平降低，而胰腺癌患者的几种血清蛋白特征是核心岩藻糖水平升高。最近提出岩藻糖基化结合珠蛋白作为判断大肠癌术后预后的肿瘤标志物，因为它们与复发、转移、分期和可治愈性显著相关。发现补体 C3、富含组氨酸的糖蛋白和激肽原 -1 上增加的岩藻糖基化和唾液酸糖基化可以作为潜在的血浆标志物，有助于结直肠癌的检测。此外，大肠癌患者血清中 SLeX 和 SleA 水平的升高与远处转移高度相关。利用高密度抗体阵列筛选大肠癌患者血清或血浆中的糖蛋白，与 SLeX 和 SleA 抗原对照，揭示了癌症样本糖蛋白上癌症相关表位的增强表达，并确定了新的携带者。血清中另一种可以作为潜在生物标志物的糖蛋白是金属蛋白酶组织抑制因子 1（TIMP1），它在大肠癌中被增强的 β1, 6- 分支异常糖基化。大肠癌患者血清半乳糖结合蛋白 Galectin-2、Galectin-3、Galectin-4 和 Galectin-8 水平显著升高，它们与黏附分子上的多糖相互作用促进癌细胞与血管内皮细胞的黏附。具体地说，循环中较高水平的 Galectin-2 与较高的死亡率相关。

三、结论和展望

结直肠癌可诱导肿瘤细胞和组织表面糖基化的几种修饰。这些改变要么是肿瘤发生过程的直接结果，要么是组织环境和炎症改变间接所致。除了在结直肠癌过程中有 N- 聚糖、黏蛋白 -O- 聚糖和 GSLS 的变化，人体内还存在许多其他类型的糖基化方式（如糖胺聚糖、O-GlcNAc 等）。并可能在结直肠癌期间发生巨大变化。虽然许多不同的研究反复观察到与结直肠癌相关的糖基化改变，但一些研究显示出相互矛盾的结果和（或）仍存在争议。造成这种差异的一个根本原因是，在不同疾病阶段对不同样本［从患者分离的肿瘤细胞和（或）组织、细胞系、培养批次等］进行了糖基化分析，并使用了广泛的分析方法。此外，细胞的培养条件也是影响糖基化的因素。现在很清楚，与恶性肿瘤相关的糖基化改变与遗传、表观遗传和环境之间存在密切的相互依赖关系。这意味着未来对癌症糖基化的研究必须整合到系统生物学的研究方法中。肿瘤相关多糖与细胞存活、转移潜能、免疫调节和治疗抗性之间有密切的关系。如果这些糖基化改变赋予肿瘤许多功能，它们具有肿瘤特异性的优势，就可以用来治疗肿瘤。新疗法的发展还包括针对肿瘤相关糖蛋白和糖肽的抗体作为癌症疫苗。除了膜结合蛋白的糖链改变外，结直肠癌还可以改变原发瘤附近及患者的血清、粪便或其他生物液中可检测到的可溶性蛋白的糖基化。这些糖基化异常的蛋白，特别是血清中发现的糖基化蛋白，是重要的生物标志物，在早期诊断、患者分层和判断大肠癌预后方面具有潜在的应用价值。事实上，许多诊断癌症的生物标志物都是糖蛋白。然而，尽管众所周知，这些蛋白质在疾病期间表现出糖基化变化，但实际的诊断工具只监测蛋白质的表达水平，而不考虑它们与肿瘤相关的糖基化模式。这是因为能够在蛋白质水平上准确、灵敏和定量测量多糖的技术在实验室研究中仍处于开发阶段。

（田苗苗　储　屹　刘　坤　乐双双）

第五节　磷酸化与肠道疾病

一、磷酸化

细胞内的蛋白质合成,即蛋白质的生物合成,首先要以 mRNA 为信息模板来合成多肽链。在此过程中,核苷酸序列"语言"要被解读转换为与之截然不同的氨基酸序列"语言",因此又被形象地称为"翻译"。多肽链合成后,还要经过复杂的翻译后加工修饰才能成为成熟且有功能的蛋白质,并能准确地靶向输送至特定的亚细胞区域或分泌至细胞外,从而发挥其特定功能。

蛋白质的翻译后加工修饰有多种形式,氨基酸残基的共价化学修饰是最常见的一种。这种翻译后的化学修饰是对蛋白质进行共价加工过程,由专一的酶催化,特异性地在蛋白质的某个或多个氨基酸残基上以共价键方式加上相应的化学基团或分子。修饰的位置包括蛋白质的 N 末端、C 末端和氨基酸残基的侧链基团。这种翻译后修饰并不仅仅是一种简单而表面上的装饰,它对于调节蛋白质的溶解度、活性、稳定性、亚细胞定位及介导蛋白质之间的相互作用均具有重要作用。蛋白质翻译后化学修饰种类繁多,机制清楚的仅是其中的一小部分。常见的修饰有磷酸化、糖基化、乙酰化、甲基化、脂基化、泛素化和 SUMO 化修饰等。

(一)磷酸化的发现过程

19 世纪,人类首先发现磷酸盐可与蛋白质相互结合。1930 年,克里夫妇(Carl 和 Gerty Cori)在糖代谢研究中发现两种不同的磷酸化。厄尔·维尔伯·萨瑟兰(Earl Wilbur Sutherland)发现环磷酸腺苷(cAMP)——生命信息传递的"第二信使",于 1971 年获诺贝尔生理学或医学奖。1954 年,Fischer E 和 Krebs E,深入研究蛋白的磷酸化,并发现了蛋白的可逆磷酸化调控糖代谢,两人因其在蛋白质磷酸化调节机制方面的研究做出的巨大贡献共同获得 1992 年诺贝尔生理学或医学奖。蛋白质磷酸化是指由蛋白激酶(protein kinase,PK)催化下把 ATP 或 GTP γ 位的磷酸基转移到底物蛋白质中氨基酸残基上的过程。其逆转过程由蛋白磷酸酶(protein phosphatase,PPase)催化,称为蛋白质的脱磷酸化(去磷酸化)。

(二)磷酸化与蛋白激酶

在蛋白质磷酸化反应中,由于蛋白质氨基酸侧链加入了一个带有强负电的磷酸集团,由此发生酯化作用,从而改变蛋白质的构象、活性及其与其他分子相互作用的性能。大部分细胞中至少有 30% 的蛋白质被可逆的磷酸化和去磷酸化修饰所调控。生物体内磷酸化位点主要发生在丝氨酸(Ser)、苏氨酸(Thr)、酪氨酸(Tyr)残基上,其中 Ser 磷酸化最多、Thr 磷酸化次之、Tyr 磷酸化最少。另外,组氨酸(His)、天冬氨酸(Asp)和赖氨酸(Lys)残基也可被磷酸化。蛋白磷酸化要靠蛋白激酶催化,根据底物的磷酸化位点可将蛋白激酶分为下述三大类。

1. 蛋白质丝氨酸/苏氨酸激酶(protein serine / threonine kinase)　是一大类特异性催化蛋白质丝氨酸和(或)苏氨酸残基磷酸化的激酶家族。

2. 蛋白质酪氨酸激酶(protein throsine kinase,PTK)　是一类特异性催化蛋白质酪氨酸残基磷酸化的激酶家族,分为受体型 PTK 和非受体型 PTK。

3. 双重底物特异性蛋白激酶(double specific protein kinase,DSPK)　这类激酶可以使底物蛋白的酪氨酸和丝氨酸或苏氨酸残基磷酸化。每个蛋白激酶都有自己的调节机制,主要的调控机制:①磷酸化;②与内源性肽链或外源性亚基交互作用,这些肽链或亚基本身可能就是第二信使或调节蛋白的靶点;③靶向特定的细胞内位置,如细胞核、原生质膜或细胞骨架,以增强其与特殊底物的相互作用。

(三)去磷酸化与磷酸酶

蛋白质逆磷酸化的过程称去磷酸化,由蛋白

质磷酸酶催化（protein phosphatase，PP），即将磷酸基从蛋白质上除去，故又称为蛋白质去磷酸化（protein dephosphorylation）。蛋白磷酸酶的数量远远少于蛋白激酶，与蛋白激酶相比，其底物特异性低。根据磷酸化的氨基酸残基不同可将蛋白磷酸酶分为下述两类。

1. 蛋白质丝氨酸/苏氨酸磷酸酶　将磷酸化的丝氨酸和（或）苏氨酸残基去磷酸化的蛋白酶有 PP1、PP2A、PP2B、PP2C、PPX 等，其亚细胞定位各有侧重均有亚型。PP1 主要存在于细胞质（其中 PP1A 位于糖原产生的区域，PP1G 位于肌质网，PP1M 位于肌丝，PP1N 位于细胞核）；PP2A 主要存在于细胞质，少数存在于线粒体和细胞核；PP2C 主要存在于细胞质；PPX 存在于细胞核和中心体。

2. 蛋白质酪氨酸磷酸酶　人类基因组中存在 90 个以上有活性的酪氨酸磷酸酶基因，目前已发现 30 多种蛋白质酪氨酸磷酸酶，其中 1/3 是跨膜的蛋白质酪氨酸磷酸酶，类似受体分子；约 2/3 位于细胞质，为非受体型蛋白质酪氨酸磷酸酶。这两类酶除高度保守的催化亚单位外，非催化区氨基酸序列有很大区别。激酶和磷酸酶之间存在协同作用，一些蛋白磷酸酶可稳定性地与它们的底物蛋白相结合。例如，双特异性 MAP 激酶磷酸酶 -3（MKP-3）与 MAP（mitogen-activated kinase）激酶结合。

（四）磷酸化修饰的生物学作用

蛋白质的磷酸化修饰是生物体内普遍存在的一种调节方式，几乎涉及所有生命活动过程。它能直接增强或减弱被修饰蛋白质的酶活性或其他活性，改变其亚细胞定位及其与其他蛋白质或生物分子的相互作用。蛋白质的磷酸化修饰在细胞信号转导过程中起重要作用也是最为常见的形式，主要发生在真核细胞，是调节和控制蛋白质活性和功能的最基本、最普遍，也是最重要的机制。作为一种基础修饰类型，蛋白质磷酸化和去磷酸化几乎在每个生物的各个方面都扮演着重要角色，如基因转录、表达、神经活动、肌肉收缩、物质代谢调节、DNA 损伤修复及细胞增殖、分化、凋亡、信号转导、免疫调控、肿瘤发生等生理和病理过程中均起重要作用。

二、磷酸化与肠道疾病

2018 年，结直肠癌（CRC）成为全球第三大常见的恶性肿瘤，也是与癌症相关的第二大死因。约 30% 的结直肠癌病例是由遗传因素引起的遗传病，而大多数结直肠癌病例报道表明环境因素是重要的。慢性肠炎也会增加结直肠癌（即结肠炎相关性结肠癌）的患病风险。虽然结直肠癌的生物标志物很多，如微卫星不稳定性、染色体 18q 杂合性丢失、p53、Kirsten 大鼠肉瘤病毒癌基因同源物（KRAS）、v-RAF 小鼠肉瘤病毒癌基因同源物 B（BRAF）、磷脂酰肌醇 -4, 5- 二磷酸 3- 激酶催化亚单位 α（PIK3CA）突变、磷酸酶和紧张素同源物（PTEN）、UDP- 葡萄糖醛酸等，在结直肠癌中蛋白质翻译后磷酸化修饰作为结直肠癌潜在的生物标志物，也应受到高度重视。

（一）NF-κB 与结直肠癌

NF-κB 是一种参与多种细胞过程的转录因子，包括炎症、细胞存活和增殖。当 p50/p65 异二聚体形成时，细胞核 NF-κB p65 的表达表明是一种磷酸化的转录活性蛋白。相反，细胞质中 NF-κB p65 的表达则表明与 I-κB 结合的是转录非活性蛋白，也表明活性蛋白已经磷酸化，但没有移位到细胞核中。Charalambous 等使用特异性识别 NF-κB 异源二聚体中 p65 亚单位的核定位序列的抗 NF-κB p65 核定位序列抗体，比较了 NF-κB p65 活性形式在结直肠癌组织和邻近正常组织中的表达。结果发现，肿瘤组织巨噬细胞和血管内皮细胞中 NF-κB p65 的表达水平明显低于正常组织，而肿瘤组织上皮细胞中 NF-κB p65 的表达水平明显高于癌旁正常组织。Kojima 的结果显示，结直肠癌组织中 NF-κB 活性高于癌旁正常组织，并与肿瘤进展有关。在总共 12 个磷酸化位点中，p65 中的 ser536 是一个重要位点，它被多个激酶对各种刺激做出反应而磷酸化。一项研究表明，NF-κB p65 磷酸化在原发灶和转移性结直肠癌组织的胞质中强表达，而在邻近的正常黏膜中不表达，并与患者的性别、年龄、肿瘤部位、分期和分化程度无关，与预后不良相关。然而，一个有争议的结果表明，正常邻近组织在 Ser536 处的磷酸化 NF-κB p65 的表达高于结直肠癌组织，并且在 Ser536 处的 NF-κBp65 磷酸化显示出抑癌作用。一项使用多种结直肠癌细胞系的体外研究表明，通过电泳迁移率改变分析，9 个细胞系中有 6 个细胞系具有组成性的 NF-κB 活性。此外，姜黄素，一种从大蒜和膳食多酚槲皮素中分离出来的含硫化合物，通过抑制 NF-κB 的活性，对结直肠癌细胞株具有抑制肿瘤的作用。总之，结直肠癌组织中 NF-κB p65 的活化和磷酸化水平升高，并与其预后密切相关。然而，使用 NF-κB 抑制剂治疗癌症应该慎重考虑，因为 p65 是由复杂的 PTM 调节的，特别是在不同位点的磷酸化。此外，很大一部分受其不同激活状态调控的 p65 功能仍有待探索。

（二）STAT3 与结直肠癌

结直肠癌患者肿瘤活检组织中 STAT3 磷酸化水平升高。STAT3 磷酸化也与结直肠癌患者的总体生存期较差和淋巴结转移呈正相关。对 94 例用抗 EGFR 抑制剂西妥昔单抗治疗的转移性结直肠癌患者进行了回顾性研究，结果表明，p-stat3 阳性结直肠癌的客观有效率低于 p-stat3 阴性结直肠癌。这一结果表明，STAT3 的磷酸化是结直肠癌患者预后较差的潜在预测因子。在结肠炎相关结肠癌（CAC）小鼠模型中，STAT3 磷酸化增加，15- 脂氧合酶 -1 或茶多糖处理可抑制肿瘤形成和 STAT3 磷酸化。一种新的小分子 STAT3 抑制剂 LY5 在小鼠异种移植瘤模型和结直肠癌细胞系中显示抑制 STAT3 磷酸化的抗癌作用。此外，体外研究表明，Janus 激酶 3（JAK3）/STAT3 抑制剂治疗或 15- 脂氧合酶 -1 过表达通过降低 STAT3 磷酸化而显示出抗癌活性。此外，沉默 STAT3 和抑制 STAT3 磷酸化降低了结直肠癌细胞对氟尿嘧啶为基础的放化疗的耐药性，这意味着 STAT3 是一个有希望的增敏耐药结直肠癌的新分子靶点。综上所述，结直肠癌中有 STAT3 的磷酸化增加，因此，抑制 STAT3 的磷酸化可能是一种有用的治疗策略。

（三）PKB-Akt 与结直肠癌

PKB-Akt 信号通路与包括结直肠癌在内的肿瘤细胞存活、恶性转化和抗凋亡密切相关。结直肠癌患者肿瘤活检组织中有 Akt 磷酸化水平升高。另一项研究显示，118 例 Ⅱ 期结直肠癌和 71 例癌旁正常组织中 Akt 的平均表达水平无显著差异，但低 p-Akt 表达患者的无病生存率高于高 p-Akt 表达患者。在结直肠癌组织中，p-Akt 的高表达与促进生长和减少癌细胞凋亡有关。橙皮苷和染料木黄酮是饮食中的黄酮类化合物，通过改变参与多种细胞致癌信号通路各种激酶的磷酸化状态来调节癌细胞的增殖、凋亡和细胞周期阻滞。在 CAC 小鼠模型中，Akt 磷酸化水平高于对照组，橙皮苷可抑制 Akt 磷酸化。体外研究也表明，染料木黄酮或 PI3K 抑制剂 LY294002 对结直肠癌细胞有生长抑制作用。Li 报道了组蛋白赖氨酸去甲基化酶 4B 通过 Akt 的磷酸化和膜定位促进葡萄糖转运蛋白 1 的葡萄糖转运。这些最终会增加结直肠癌细胞的增殖和葡萄糖代谢。总之，结直肠癌组织中有 Akt 磷酸化水平升高，抑制 Akt 磷酸化可能是抑制结直肠癌生长的有效途径。

（四）AMPK 与结直肠癌

在结直肠癌中，有学者对 AMPK 磷酸化对预后的作用进行了研究。Baba 等用免疫组织化学方法检测各期结直肠癌组织中 p-AMPK 和 p-ERK1/2 的表达，发现 p-AMPK 的表达与总死亡率无关，但 p-AMPK 的预后效应因 p-ERK1/2 状态的不同而有显著差异。在 p-ERK1/2 阳性的病例中，p-AMPK 的表达与较长的结直肠癌特异性生存期相关，而在 p-ERK1/2 阴性的病例中则不相关，提示在结直肠癌中 AMPK 和 MAPK 信号通路之间可能存在相互作用。此外，有学者采用免疫组织化学方法检测抗 VEGF 治疗 Ⅳ 期结直肠癌组织中 p-AMPK 的表达。虽然大多数结直肠癌患者的结直肠癌组织表达 p-AMPK，但低水平的 p-AMPK 表达与接受化疗加贝伐单抗的 Ⅳ 期结直肠癌患者的总体生存率较差有关。在化学诱导的结直肠癌和小鼠异种移植模型中，二甲双胍或硒增强 AMPK 磷酸化具有一定的抗癌作用。体外实验表明，AMPK 活化可能是通过诱导细胞凋亡来发挥抗癌作用。

综上所述，结直肠癌中 AMPK 磷酸化程度低与生存不良相关，AMPK 激动剂对结直肠癌有治疗作用。

（时艳婷　李一丁）

参考文献

刘展，周志远，彭谨，等，2017. DNA 甲基化、代谢调控与肿瘤及慢性疾病. 实用医院临床杂志，14(5)：253-255.

沈赟，钟远，苗雅. 2018. DNA 甲基化与衰老的研究进展. 老年医学与保健，24(4)：473-475.

赵智婕，2018. DNA 甲基化与疾病的研究进展. 世界最新医学信息文摘，18(76)：95-96.

Ananthakrishnan AN, Bernstein CN, Iliopoulos D, et al, 2018. Environmental triggers in IBD: a review of progress and evidence.Nat Rev Gastroenterol Hepatol, 15(1): 39-49.

Bray F, Ferlay J, Soerjomataram I, et al, 2018. Global cancer statistics 2018: GLOBOCAN estimates of incidence and mortality worldwide for 36 cancers in 185 countries. CA Cancer J Clin, 68(6): 394-424.

Bu Y, Li X, He Y, et al, 2016. A phosphomimetic mutant of RelA/p65 at Ser536 induces apoptosis and senescence: an implication for tumor-suppressive role of Ser536 phosphorylation. Int J Cancer, 138(5): 1186-1198.

Busold S, Nagy NA, Tas SW, et al, 2020. Various tastes of sugar: The potential of glycosylation in targeting and modulating human immunity via C-type lectin receptors. Front Immunol, 11: 134.

Cai W, Su L, Liao L, et al, 2019. PBRM1 acts as a p53 lysine-acetylation reader to suppress renal tumor growth. Nat commun, 10(1): 5800.

Cleynen I, Boucher G, Jostins L, et al, 2016. Inherited determinants of Crohn's disease and ulcerative colitis phenotypes: a genetic association study. Lancet, 387(10014): 156-167.

de Souza HS, Fiocchi C, 2016. Immunopathogenesis of IBD: current state of the art. Nat Rev Gastroenterol Hepatol, 13(1): 13-27.

Dekker E, Tanis PJ, Vleugels JLA, et al, 2019. Colorectal cancer. Lancet, 394(10207): 1467-1480.

Ellmeier W, Seiser C, 2018. Histone deacetylase function in CD4(+)T cells. Nat Rev Immunol, 18(10): 617-634.

Fernandes E, Sores J, Cotton S, et al, 2020. Esophageal, gastric and colorectal cancers: Looking beyond classical serological biomarkers towards glycoproteomics-assisted precision oncology. Theranostics, 10(11): 4903-4928.

Friedrich M, Pohin M, Powrie F, 2019. Cytokine networks in the pathophysiology of inflammatory bowel disease. Immunity, 50(4): 992-1006.

Frye M, Harada BT, Behm M, et al, 2018. RNA modifications modulate gene expression during development. Science, 361(6409): 1346-1349.

He J, Song Y, Li G, et al, 2019. Fbxw7 increases CCL2/7 in CX3CR1hi macrophages to promote intestinal inflammation.J Clin Invest, 129(9): 3877-3893.

Ji K, Zhang M, Chu Q, et al, 2016. The role of p-STAT3 as a prognostic and clinicopathological marker in colorectal Cancer: a systematic review and meta-analysis. PLoS One, 11(8): e0160125.

Khan OM, Carvalho J, Spencer-Dene B, et al, 2018. The deubiquitinase USP9X regulates FBW7 stability and suppresses colorectal cancer. J Clin Invest, 128(4): 1326-1337.

Li H, Lan J, Wang G, et al, 2020. KDM4B facilitates colorectal cancer growth and glucose metabolism by stimulating TRAF6-mediated AKT activation. J Exp Clin Cancer Res, 39(1): 12.

Liu LQ, Nie SP, Shen MY, et al, 2018, Tea polysaccharides inhibit colitis-associated colorectal cancer via interleukin-6/ STAT3 pathway. J Agric Food Chem, 66(17): 4384-4393.

Lorzadeh A, Romero-Wolf M, Goel A, et al, 2021. Epigenetic regulation of intestinal stem cells and disease: a balancing act of DNA and histone methylation. Gastroenterology, 160(7): 2267-2282.

Niu B, Liu J, Lv B, et al, 2021. Interplay between transforming growth factor-beta and Nur77 in dual regulations of inhibitor of differentiation 1 for colonic tumorigenesis. Nat Commun,12(1): 2809.

Pendleton KE, Chen B, Liu K, et al, 2017. The U6 snRNA m(6)A methyltransferase METTL16 regulates SAM synthetase intron retention. Cell, 169(5): 824-835.e14.

Pinho SS, Reis CA, 2015. Glycosylation in cancer: mechanisms and clinical implications. Nat Rev Cancer, 15(9): 540-555.

Roundtree IA, Evans ME, Pan T, et al, 2017. Dynamic RNA modifications in gene expression regulation. Cell, 169(7): 1187-1200.

Schäffer C, Messner P, 2017. Emerging facets of prokaryotic glycosylation. FEMS Microbiol Rev, 41(1): 49-91.

Shrimal S, Gilmore R, 2019. Oligosaccharyltransferase structures provide novel insight into the mechanism of asparagine-linked glycosylation in prokaryotic and eukaryotic cells. Glycobiology, 29(4): 288-297.

Tamburini E, Dallatomasina A, Quartararo J, et al, 2019. Structural deciphering of the NG2/CSPG4 proteoglycan multifunctionality. FASEB J, 33(3): 3112-3128.

Wahl S, Drong A, Lehne B, et al, 2017. Epigenome-wide association study of body mass index, and the adverse outcomes of adiposity. Nature. 541(7635): 81-86.

Wang Q, Zhang Y, Yang C, et al, 2010. Acetylation of metabolic enzymes coordinates carbon source utilization and metabolic flux. Science(New York, N.Y.), 327(5968): 1004-1007.

Wei Z, Song JL, Wang GH, et al, 2018. Deacetylation of serine hydroxy-methyl-transferase 2 by SIRT3 promotes colorectal carcinogenesis.Nat Commun, 9(1): 4468.

Yang X, Zhang S, He CY, et al, 2020. METTL14 suppresses proliferation and metastasis of colorectal cancer by down-regulating oncogenic long non-coding RNA XIST. Mol Cancer, 19(1): 46.

Zhang S, Cao X, Gao Q, et al, 2017. Protein glycosylation in viral hepatitis-related HCC: characterization of heterogeneity, biological roles, and clinical implications. Cancer Lett, 406: 64-70.

Zhou J, Huang S, Wang ZY, et al, 2019. Targeting EZH2 histone methyltransferase activity alleviates experimental intestinal inflammation. Nat Commun, 10(1): 2427.

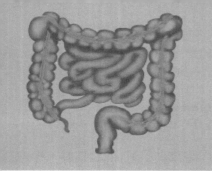

第 10 章　肠道与其他脏器关系

第一节　肠道与肝脏

肝脏是和肠道关系最为密切的器官之一。从胚胎起源而言，二者均由内胚层发育而来，同属消化系统器官；从解剖结构而言，二者毗邻，且通过胆道、门静脉和体循环进行双向交流；从生理功能而言，二者除了共同完成消化吸收功能外，还通过"肠 – 肝轴""肠 – 肝循环"共同维持肠道微环境稳态、肝脏功能和机体免疫。这些紧密连接都决定了肠道和肝脏在正常生理状态下可以功能互补，相互协作，一旦发生疾病，则可相互促进、也可互为伤害。

一、生理状态下的"肠 – 肝轴"

学者界很早就注意到肠道和肝脏之间的密切关系，但直至 1998 年，Marshall 才首次提出了"肠 – 肝轴"的概念，即肠道和肝脏借由胆道、门静脉和体循环进行双向信号交流，相互调节的过程。

（一）肝 – 肠方向

肝脏是胆汁酸合成场所，而胆汁酸是连接肝脏、肠道及肠道菌群等代谢、免疫功能的关键组分。肝细胞在胆固醇 7α 羟化酶（CYP7A1）、甾醇 -27- 羟化酶（CYP27A1）等关键酶的作用下合成初级胆汁酸（以结合型为主），包括鹅去氧胆酸（CDCA）和胆酸（CA）。胆汁酸通过胆道分泌进入肠道，可促进脂质和脂溶性维生素的消化吸收，调节胆固醇、三酰甘油和葡萄糖等的代谢平衡，对机体的营养吸收至关重要。同时，胆汁是清除体内毒素的重要途径，一些代谢后的药物、外源性物质及激素等可在胆汁中沉积，并随胆汁排入肠道，最终排出体外。另外，目前越来越引起学者重视的是胆汁酸对肠道微环境及微生态的调节作用。整体而言，胆汁酸可以为肠道菌群提供营养，有助于促进胃肠道动力和保持肠道黏膜屏障的完整性。对于沃氏嗜胆菌、部分肠杆菌及单核细胞增多性李斯特菌等，胆汁酸可促进其增殖，而对于一些胆汁酸敏感型的菌群，胆汁酸则发挥抗菌作用抑制其生长，从而维持肠道菌群的正常组成比例和丰度，避免菌群过度生长。

（二）肠 – 肝方向

进入肠道的初级胆汁酸约 95% 会在回肠末端以结合型的形式被重新吸收，并通过门静脉系统进入肝细胞，重新结合、分泌到胆汁中，从而完成肠 – 肝循环。该循环在人体内每天约发生 6 次，从而实现有限胆汁酸的重复利用。而剩余的结合型初级胆汁酸则在具有胆汁盐水解酶（BSH）活性的肠道细菌作用下，被分解为各种次级胆汁酸（以游离型为主），主要为脱氧胆酸（DCA）和石胆酸（LCA）。这一过程增加了胆汁酸的多样性及疏水性，有利于促进其通过粪便排泄；不过也有小部分非结合型次级胆汁酸可通过被动扩散作用从肠道重吸收，在肠 – 肝循环中富集并发挥信号分子的作用。非结合型次级胆汁酸可激活肠道及肝脏中高表达的法尼醇 X 受体（FXR）、胆汁酸受体 TGR5 等，通过下游 SHP 和 FGF19 两条信号通路负反馈抑制 CYP7A1 和 CYP27A1 等胆汁酸合成关键限速酶的表达，从而调节肝脏的胆汁酸合成，并维持恒定的胆汁酸池大小。除了调节胆汁酸的合成外，FXR 信号通路还可以调节炎症、脂肪变性、肝细胞再生和细菌生长等过程。此外，正常的肠道菌群及完整的肠黏膜屏障，可以保障外源性毒素不会经门静脉直接接触损伤肝脏，而是经过被有效分解后，部分随粪便排出，部分吸收后经门静脉到达肝脏，在肝细胞内经过生物转化再加工后主要随尿液排出体外，从而维持机体健康。

因此，正常生理状态下，胆汁酸分泌与肠道微生态是相互调节，动态平衡的一种状态。一旦这种平衡被打破，则很可能经过肠 - 肝轴的环状反馈被循环放大，导致疾病的进行性加重。

二、肝病对肠道的影响

肠道原生菌群可产生短链脂肪酸（SCFA）来维持肠道细胞正常生命活动、减少炎症，并分泌抗菌肽来防止外来潜在致病菌定植。但在肝病状态下，由于胆汁酸合成 / 排泄异常、致病因素对肠黏膜屏障的直接损伤及免疫球蛋白和抗菌因子分泌失调等因素存在，患者的肠道微环境被破坏，主要表现为黏膜屏障受损、肠道菌群失调和菌群易位增加，而且这种变化大多与肝病的严重程度直接相关。肠道的继发性改变反过来又会导致全身系统性炎症反应和肝脏局部炎症的加重。而针对肝病或肠道单方面的治疗，通常会使另一方面得到明显的改善，所以目前有学者提出要"肝病肠治"或者"肠病肝治"。

（一）酒精性肝病

酒精不仅对肝细胞有直接毒性作用，还可影响肠道微生态、破坏肠黏膜屏障，引起肝脏免疫细胞的持续激活，从而促进酒精性肝病（ALD）的进展。研究显示，在肝纤维化出现之前，酒精就已经引起了肠道微生态的异常改变。长期饮酒人群小肠内菌群过度生长，且伴有肠道菌群失调，表现为菌群多样性减少、变形菌门等致病菌的丰度增加和乳酸杆菌等有益菌的丰度降低。菌群失调会加重肠道内炎症反应，激活 TNFR-1 信号通路，使上皮紧密连接蛋白减少、肠道通透性增加，加上酒精对肠道上皮细胞的直接损伤，共同导致肠道黏膜屏障的破坏。随着这些改变，菌群易位的情况增加，内毒素和细菌代谢产物等有毒物质入血增多，诱导肝脏免疫细胞持续激活和全身系统性炎症反应加重，最终加剧 ALD 病情。

此外，肠道菌群失调会抑制 FXR 信号通路的活化，使肝细胞内 CYP7A1 酶表达上调，胆汁酸合成增多。增多的胆汁酸同样对肝细胞具有直接毒性，可加重 ALD 病情。临床研究发现，通过抗生素抑制菌群过度生长，或者使用模式辅助饮食改善肠道菌群失调后，ALD 患者的肠道黏膜屏障功能恢复，酒精诱导的肝细胞炎症减轻，整体病情得到明显改善。

（二）非酒精性脂肪性肝病

非酒精性脂肪性肝病（NAFLD）是目前导致肝病死亡最主要的慢性肝病之一。与 ALD 类似，NAFLD 也可引起肠道黏膜屏障受损、菌群失调和胆汁酸异常，但在具体的机制方面又存在较明显的不同。NAFLD 并不会引起肠道菌群组分的明显变化，近期的一些研究也只是发现了肝纤维化较严重的患者，其肠道内肠杆菌和普通拟杆菌丰度偏高，但目前还不清楚后者在 NAFLD 疾病进展中的作用。

相比菌群组分，NAFLD 引起的肠道菌群整体功能的改变更为显著和重要。健康人群中，肠道菌群酵解膳食纤维产生的 SCFA（主要包括乙酸、丙酸、丁酸）是结肠细胞生命活动的主要能量来源，对维持结肠黏膜屏障的稳态至关重要。同时 SCFA 可改善肠道炎症反应，参与肝内脂质与碳水化合物的代谢调控。在 NAFLD 患者中，特别是伴有高脂饮食的患者中，肠道菌群产生 SCFA 的能力明显下降，这种下降伴随着肝细胞脂肪变性的加重，而在模型动物中，外源性补充 SCFA 可以改善肝细胞的脂肪变性。临床随机对照研究也得到了类似的结论：给予患者高纤维饮食后，患者肠道菌群多样性略有改善，但其酵解膳食纤维的能力明显增加，肠道内丁酸盐的水平显著增高。NAFLD 患者另一个重要的肠道菌群功能改变就是病原相关分子模式（PAMP）、内毒素和毒性代谢物产生增多。这些物质通过门静脉回流入肝脏，激活肝脏免疫细胞的 Toll 样受体（TLR）-4 和 TLR-9，上调肝内 TNF-α 表达，加重肝细胞脂肪变性和炎症反应。

肠道菌群功能的改变同样体现在对肠黏膜屏障的影响上。与健康人相比，NAFLD 患者的肠道通透性明显增加，原因除了上皮紧密连接蛋白减少外，还有肠菌变化导致的黏膜层变薄和肠道血管屏障损伤，把 NAFLD 模型小鼠的粪便移植入健康小鼠肠道 48 小时后即可观察到上述变化。另外，NAFLD 患者的肠道持续存在炎症反应，CD8⁺ T 细胞和 Th1 细胞等炎性细胞增多，分泌大量炎性因子如 INF-γ、IL-17 等进入门静脉，而且患者的肠菌主动穿过黏膜屏障的能力也增加，导致菌群易位增加。这些改变都进一步加重了肝及全身的炎症反应。

（三）自身免疫性肝病

自身免疫性肝病（autoimmune liver disease，AILD）是因免疫功能紊乱引起的一组特殊类型的慢性肝病，包括主要累及肝细胞的自身免疫性肝炎（AIH）、主要累及胆管细胞的原发性胆汁性胆管炎（PBC）和原发性硬化性胆管炎（PSC）及所谓的重叠综合征。由于发病机制有重叠，AILD 常合并有炎症性肠病（IBD），其中以 PSC 合并 IBD 的概率最高，可高达 80%。通常情况下，IBD 的诊断常早于 AILD 的诊断。目前有一种比较公认的 AILD 和 IBD 相互促进的机制：IBD 患者肠道菌群失调、淋巴细胞异常激活，易位的肠菌、活化的淋巴细胞及肠道产生的内毒素等经门静脉进入肝，激活库普弗（Kupffer）细胞、释放炎性因子进而加重慢性胆管和肝细胞损伤；肝损伤导致胆汁酸分泌异常，通过胆汁酸的肝 - 肠循环进一步引起肠道微环境的恶化，最终互为因果双向促进 AILD 和 IBD 的进展。

近年来，国内外学者先后研究了不同 AILD 背景下患者的肠道菌群，发现 AIH、PBC 和 PSC 患者肠道菌存在不同程度的菌群失调，且分别有各自特征性肠道菌群谱，如 PBC 患者肠道中克雷伯菌丰度增加，且与血清总胆红素水平呈正相关；PSC 患者肠道中肠杆菌丰度增加，并与肝病的严重程度呈正相关。AILD 患者接受治疗后，其肠道菌群失调同样会得到改善。例如，通过熊去氧胆酸（UCDA）治疗 PBC 患者后，其肠道菌群会趋向于接近健康人群的肠菌，而 UCDA 作为促内源性胆汁酸分泌的药物，很可能本身就是通过调节肠道微生态，进而缓解 PBC 病情。通过特定抗生素组合杀灭肠道部分革兰氏阴性菌后，不但肠道炎症情况有所改善，肝病状况同样得到了好转。

（四）病毒性肝炎

在病毒性肝炎阶段，乙肝 / 丙肝感染较少引起肠道系统的改变。相反，在 IBD 的治疗过程中，常引起乙肝的再激活，主要与使用免疫抑制剂或激素药物相关。目前乙肝 / 丙肝感染（非肝硬化阶段）和肠道疾病或菌群相关的研究较少，近来研究显示，丙肝患者成功抗病毒治疗后，其肠道菌群失调随之改善，表现为肠菌多样性明显增加和双歧杆菌等原生菌丰度增高，但患者一旦已进入肝硬化阶段，则不会出现上述改变。动物实验证实，正常的肠道菌群是清除乙型肝炎病毒（HBV）的必要条件，应用抗生素清洁肠道后小鼠的 HBV 感染无法清除。临床研究发现，粪菌移植后，乙肝患者抗病毒治疗的 HBeAg 转阴率明显提高。

（五）肝硬化

上述各种肝病如不及时治疗，最终都可能发展至肝硬化阶段。肝硬化由于常伴有门静脉高压，造成肠道血液循环受阻、肠道蠕动减慢、肠道内容物滞留时间延长，从而使正常菌群生长环境被破坏，有害细菌过度生长、菌群比例失调；同时由于肠道长期淤血，导致肠道黏膜水肿，肠黏膜屏障破坏，容易发生肠道菌群易位。研究显示，肝硬化患者均伴有不同程度的肠道菌群紊乱，主要表现为原生有益菌的减少和致病菌的增多，且随着肝硬化病情越严重，肠道菌群紊乱越明显。此时，肠道菌群的病理性易位增加，大量条件致病菌及其代谢产物穿过肠道黏膜进入血液，形成肠源性菌血症和内毒素血症，加剧全身系统性炎症反应，破坏内环境稳态并使门静脉的高血流动力学循环状态恶化。同时肝直接暴露于内毒素和致病菌，使 TLR 信号通路被持续激活，库普弗细胞、

T 细胞和 NK 细胞等肝免疫细胞持续活化，从而损伤肝窦细胞，促进肝炎症和纤维化，最终进一步损伤肝功能，使肝硬化病情恶化。因此，肠道菌群紊乱越严重的肝硬化患者，特别是肠杆菌科、肠球菌科等致病菌丰度较高的患者，其病情进一步恶化甚至死亡的风险更高，反之，患者预后相对较好，提示肠道菌群对肝硬化患者的结局有重要影响。而通过抗生素、益生菌、益生元、粪菌移植等调节肠道菌群则有助于肝硬化病情的改善。酒精性肝硬化患者服用利福昔明 4 周后，血清内毒素水平及炎症介质（TNF-α 和 IL-6）水平即显著降低；动物实验发现，粪菌移植可通过恢复血管内皮细胞功能，降低肝内血管阻力，使肝硬化模型大鼠的门静脉高压恢复至正常。

除了生存以外，肠道菌群失调还与肝硬化肝性脑病密切相关。从健康人群到无肝性脑病的肝硬化患者、再到发生肝性脑病的肝硬化患者，随着病情加重，肠道致病菌的含量逐渐增多，后者会增加体内炎性因子水平，可能通过脑血流量改变、血脑屏障通透性增加、脑细胞水肿和谷氨酰胺合成减少等途径造成了肝性脑病的发生。而调节肠道菌群有利于减少肝性脑病的发生，改善患者的症状。

（六）肝癌与结肠癌

作为全球致死率第三的恶性肿瘤，肝细胞肝癌主要发生在有慢性肝病病史的患者中，因此也通常伴随黏膜屏障功能减退、肠道菌群失调等现象。除了肝病的原始病因对肝细胞造成持续损伤以外，肠道微环境和微生态改变后反馈信号调节也是促进肝癌发生发展的重要原因，而且这种现象在肝病的早期就已经出现。肠道反馈信号诱导肝癌发生发展的机制与诱导肝病产生的机制类似：肠道菌群失调导致 PAMP 和内毒素等增多，并穿过破损的黏膜屏障进入门静脉到达肝，激活肝细胞、免疫细胞内的信号通路，促进肿瘤形成。在肝癌中，这个机制研究更为具体，主要集中在内毒素 -TLR4 信号通路。TLR4 表达于肝细胞、库普弗细胞、肝星状细胞等多种细胞表面，高水平的内毒素激活 TLR4 受体后，通过进一步激活下游 NF-κB 和 TNF-α 通路，促进肝细胞增殖，抑制氧化应激和肝细胞凋亡，从而促进肝细胞恶变。正是基于肠 - 肝轴和肠道菌群在肝癌发生中的重要性，学术界提出针对肠 - 肝轴和肠道菌群的治疗方案可能会预防肝癌的产生。多项动物实验发现，通过抗生素处理使肠道无菌化之后，模型动物的肝癌发生率显著下降（最高下降可达 80%）；但在人体上是否也会得到同样的结论还不得而知，学者们也呼吁要尽快开展相应的临床研究。

胆汁酸异常对肝癌的发生发展有重要的促进作用。研究证实，脱氧胆酸（deoxycholic acid，DCA）、石胆酸（lithocholic acid，LCA）、鹅胆氧胆酸（chenodeoxycholic acid，CDCA）等胆汁酸均具有细胞毒性，这些胆汁酸水平的升高共同促进肝癌的产生，这一过程包含以下可能的机制：肠道菌群紊乱导致次级胆汁酸产生增多和肠 - 肝循环异常，肝细胞内胆汁酸蓄积，并造成肝细胞持续的 DNA 损伤、炎症及凋亡。在 1 型糖尿病模型小鼠中，通过高脂饮食饲养 16 周即可观察到肝癌的发生。

胆汁酸同样促进结肠癌的发生发展，早在 1940 年，动物实验就证实 DCA 可以诱导产生结肠癌，其机制主要包括胆汁酸对结肠上皮细胞 DNA 的氧化损伤、NF-κB 信号通路的活化、细胞增殖能力提高和持续的炎症刺激。西方饮食模式（高含量饱和脂肪、摄入红肉及加工碳水化合物较多）可以引起肠道内次级胆汁酸，主要是 DCA 和 LCA 的水平升高，这也从机制上部分解释了近年来我国结肠癌发病率升高的原因。

（七）小结

虽然肝病与肠道改变，特别是肠道菌群改变的密切关系已得到了广泛认可，但由于肠道菌群的多样性和多变性，使得肝病和肠道的研究大多停留在观察现象关联水平，而缺乏相应的机制研究，这也导致"肝病肠治"和"肠病肝治"的设想还无法落实在临床实践中。随着研究技术的不断进展和新兴化合物 / 药物的研发问世，肠 - 肝轴的调控机制可能会不断得到完善，最终有助于肝脏和肠道疾病的诊治真正整合。

（李　凯）

第二节　肠道与大脑

早在古希腊时期，人类就开始思考大脑在人的整个机体中所起的作用。希波克拉底、柏拉图和亚里士多德等哲学家就假设大脑和身体的其他部分是有内在联系的，大脑和肠道参与持续的双向交流。这一概念使人类认识到，研究疾病过程，必须考虑整个人体，而不是孤立的器官系统。然而，直至19世纪40年代，威廉·博蒙特才通过实验证明，情绪状态会影响消化速度，这也从侧面说明大脑会影响肠道。虽然这一概念后来被包括达尔文、巴甫洛夫、詹姆斯、伯纳德在内的现代生物学大家所认可，但直到20世纪初至中期，才首次有科学记录将肠道生理变化与情绪变化联系起来。然而，这些研究受限于简单的技术，而且缺乏关于肠道生理变化对心理功能相互影响的研究。

随着越来越多的中枢神经系统疾病被报道有胃肠道功能和症状的改变，都从临床上证实了大脑和肠道健康之间的联系。近现代医学发展日新月异，越来越多的动物和人体研究表明，"肠-脑轴"在维持机体动态平衡方面起重要作用，肠道菌群可影响大脑疾病的发生发展。对于大脑疾病而言，直接治疗大脑通常困难重重，而改变肠道菌群则相对容易，因此干预肠道菌群以改善大脑疾病是个很有吸引力的治疗策略。目前研究涉及较多的神经精神疾病，如帕金森病、运动神经元病、自闭症、肠易激综合征、抑郁/焦虑障碍、双相情感障碍等，这些神经精神疾病无一例外都有胃肠道症状的发生，而已知的通路则包括内分泌（皮质醇）、免疫（细胞因子）和神经（迷走神经、肠神经系统和脊神经）等多种途径。

1817年，英国外科医师詹姆斯·帕金森报道了首批后来被定义为帕金森病的"颤抖麻痹"病例。其中一人双臂出现麻木和刺痛感。帕金森注意到，这名男子的腹部极其膨隆，于是给他服用了泻药，10天后随着粪便的排出，肢体症状也消失了。进一步观察更是发现，一些罹患这类疾病的人在行动不便之前很久就经历了胃肠道症状——便秘，只是由于认知的匮乏患者通常不会把便秘作为首发症状来就诊。许多研究人员也逐渐接受了这类疾病可能始于肠道的观点。帕金森

病的标志性症状——静止性震颤、运动迟缓、姿势步态异常在负责协调运动的神经元开始死亡时出现。虽然这些神经元死亡的原因尚不完全清楚，但一种名为α突触核蛋白的蛋白质似乎起到了关键作用。在帕金森病患者中，蛋白质会错误折叠。第一次错误折叠的蛋白质会导致后续更多的错误折叠，直至被称为路易小体的有害团块开始在大脑中形成。那么什么可以触发这种连锁反应？2015年，路易斯维尔大学的神经学家罗伯特·弗里德兰提出肠道细菌可以产生与畸形的α突触核蛋白具有相似结构的蛋白质，由此推测细菌的蛋白质可能为错误折叠提供了模板。给实验小鼠移植特定的大肠杆菌菌株时，会产生一种称为curli的蛋白质，能促使包括α突触核蛋白在内的其他蛋白质发生错误折叠，与此同时发现小鼠的大脑中积累了更多的α突触核蛋白。尽管目前还不清楚肠道中的信号是如何到达大脑的，但学界推测很有可能的途径是通过迷走神经来传递信号。作为连接包括脑干、结肠和其他许多器官在内的"高速公路"，迷走神经是12条连接大脑和身体其他部位之间传递信号的脑神经中最长的一条。

菌群不仅可以引起神经退行性疾病的发生，还能对其发展产生严重的影响。Akkermansia muciniphila，是存在于人体肠道中一种可降解黏蛋白的细菌，近年来受到了极大关注。免疫学家埃兰·埃利纳夫的团队研究发现，Akkermansia muciniphila能够产生烟酰胺（维生素B_3）分子，这种分子在运动神经元病的实验小鼠模型中可以作用于大脑改善疾病症状。而这种细菌只在肠道存在，因此，定居于肠道的细菌如何作用于遥远的靶器官——大脑，是值得深思的问题。

菌群水平的变化不仅可以从水平上引起一个人身体各项变化，还能从垂直水平上影响它的后代。在小鼠研究表明，孕期的母体感染是可以"传承"的。母体肠道中的分节丝状菌可激活Th17，产生的IL-17经胎盘进入胎儿大脑，可能促进孕期感染引发的后代自闭症，而罗伊氏乳杆菌或能改善症状。有学者团队则从临床角度出发，发现自闭症儿童肠道中菌群多样性降低，部分神经递

质类代谢产物与非自闭症人群相比存在差异，故构建果蝇动物模型，证实去甲基化酶 KDM5 水平不足会使果蝇出现"自闭症"样行为异常，且伴随着肠道菌群失调，而通过改变肠道菌群能降低 5-羟色胺水平，改善 KMD5 缺陷果蝇的行为异常。微生物疗法中最具代表性的粪菌移植用于治疗儿童自闭症及相关胃肠道症状是一种新的治疗方法的尝试。有关自闭症的临床研究也有突飞猛进的进展——Brown 的团队早在 2017 年就比较了口服及直肠给药两种方式下的菌群移植，对于自闭症儿童胃肠道症状和精神症状的疗效，结果显示胃肠道症状评分在治疗刚结束时降低 80%，包括便秘、腹泻、消化不良和腹痛在内的症状均显著改善，并且在治疗 8 周后持续改善。同样，包括儿童自闭症评定量表、异常行为检查表、社会反应性评分在内的自闭症临床评分显示，一直持续至治疗结束 8 周后，行为症状仍有改善。宏基因组测序表明来自供体的健康菌群成功定植于自闭症患儿的肠道内，改变原有的致病性肠道菌群环境，显著增加了细菌多样性和双歧杆菌、普雷沃特菌、脱硫弧菌等有益菌属的丰度，可使肠道环境朝有益的方向发展。

荟萃分析结果显示，在全世界范围内已有多家中心注册各类神经精神疾病采用微生物疗法的临床研究，这些微生物疗法包括益生菌、益生元、粪菌移植、口服粪菌胶囊等在内的一系列常见微生物疗法，这一鼓舞人心的现象也进一步表明学界正在努力将动物研究发现转化为对患者群体的诊断和治疗。2017 年，Zhang 团队报道了世界首例通过粪菌移植成功缓解一名同时患有克罗恩病和癫痫患者，该患者在治疗前已有长达 17 年的癫痫病史（长期服用抗癫痫药物后癫痫大发作可达每年 2 ～ 3 次）且伴有难治性的慢性腹泻，粪菌移植且停用抗癫痫药后，在长达 20 个月的随访期间精神症状和肠道症状均无发作，可回归正常生活。这一案例为癫痫患者的治疗带来了全新可能。

在临床工作中不难观察到，很多罹患神经精神疾病的患者其初发症状常与肠道有关，而情绪或行为的改变常由于过于隐秘而难以在初始被发现。即便有部分患者在疾病过程中否认有胃肠道症状的存在，但由于治疗原发精神疾病的需要而长期服用多种抗精神症状药物之后，胃肠道症状也会随之而出现。而各类精神疾病评分量表在设置时，通常也会将胃肠道症状评分单独列为很重要的一个方面去评估，且躯体症状的改变与精神状况的变化通常是相互影响的。此类患者通常会自行使用抗生素或益生菌制剂等来调节胃肠道功能，且能取得一定效果。因此，虽然抗精神病药物的确在治疗神经精神疾病方面有不可替代的作用，但因其较为局限的有效性和不容忽视的副作用，粪菌移植等菌群疗法完全能够作为抗精神病类药物的辅助治疗，同步改善胃肠道症状与精神症状。

综上所述，基础和临床的研究结果共同表明，"肠 - 脑轴"绝不是无稽之谈，调"肠"控"脑"，微生态疗法将会开辟神经精神类疾病的新方向。

（陈发明）

第三节　肠道与食管、胃

作为消化道的器官，虽然食管与肠道不直接相连，但由于黏膜环境、免疫、菌群等原因，食管与肠道疾病可能相关或累及。最常见的有如下一些疾病。

一、嗜酸性粒细胞性胃肠炎

嗜酸性粒细胞性胃肠疾病（eosinophilic gastrointestinal disorders，EGID）是嗜酸性粒细胞（eosinophilic granulocyte，EoS）浸润消化道器官的一类疾病，包括嗜酸性粒细胞性食管炎（eosinophilic esophagitis，EE）、嗜酸性粒细胞性胃肠炎（eosinophilic gastroenteritis，EG）。

（一）流行病学

嗜酸性粒细胞性胃肠疾病的概念最早是由

Kaijser 在 1937 年提出的。该病最初报道主要来自北美及欧洲，近年来亚非拉地区开始有越来越多的病例报道，发病率随着人们的认知及疾病的发生逐渐升高。

（二）病因与发病机制

目前，该病的病因和发病机制仍不清楚，普遍认为该病是在过敏原刺激下，经局部免疫及 IgE 介导的 Th2 变态反应促使 EoS 在消化道管壁不同程度浸润，并引起消化道症状。临床表现、实验室检查、影像学检查和内镜检查结果均不明确。

（三）临床表现

该病的临床表现与 EoS 浸润部位及深度有关，同时累及食管常见症状有吞咽困难，累及胃、小肠时最常见症状为腹痛，其他有恶心、呕吐、腹泻、梗阻、消化道出血、低蛋白血症及营养不良等，累及结肠时可出现腹痛、腹泻、便血等。黏膜型主要为腹痛、腹泻、消化道出血、营养不良、低蛋白血症及贫血；肌型表现为食管狭窄、胃肠道梗阻；浆膜型主要表现为腹膜炎及特征性腹水。

（四）诊断及鉴别诊断

内镜下黏膜活检中 EoS 增多是重要诊断依据。根据 EoS 浸润的深度，可分为黏膜型、肌肉型和浆膜型，统称为 Klein 分型。在常规内镜检查中对肌肉层和浆液层进行活检很难，因此实际病例可能更多。需排除其他继发性引起 EoS 增多的情况，如特发性嗜酸性粒细胞增多症、寄生虫感染、食物过敏、免疫系统疾病、药物等。

（五）治疗

根据患者过敏史及过敏原检查结果，制订个体化的食物剔除方案，能缓解症状及组织学表现，减少用药量，特别对长期使用类固醇治疗的患者有效，可作为轻症患者的首选方案。但成人依从性差，而且存在许多问题如食物的交叉反应等。类固醇激素治疗能快速缓解症状及组织学改变，但不良反应多，患者在激素停用或缓慢减量的过程中，症状容易复发，难以长期应用。免疫抑制、生物制剂、其他药物的疗效及安全性仍需继续考证。手术适用于并发食管狭窄、肠梗阻、幽门梗阻的患者。缓解症状尚可，组织学缓解率差，安全性尚可，严重并发症少见。表皮免疫治疗（epicutaneous immunotherapy，EPIT）作为一种新的治疗方向，具有不良反应小，使用便利等多种优点。

二、肠结核食管病变

肠结核（tuberculosis of intestine）是结核分枝杆菌侵犯肠道引起的慢性特异性感染，大多数继发于肺结核，特别是开放性肺结核。肠结核好发于回盲部，其他部位依次为升结肠、空肠、横结肠、降结肠、阑尾、十二指肠和乙状结肠等处，少数见于直肠、食管。本病的病理变化随人体对结核菌的免疫力与过敏反应的情况而定。如果人体的过敏反应强，病变以渗出性为主；当感染菌量多，毒力大，可有干酪样坏死，形成溃疡，称为溃疡型肠结核。如果机体免疫状况良好，感染较轻，则表现为肉芽组织增生，进一步可纤维化，称为增生型肠结核。两种病变兼有者称混合型或溃疡增生型肠结核。

食管结核分枝杆菌感染在免疫功能正常和低下的晚期肺结核患者中很少见，即使在印度这样的高患病率国家也是如此。大多数报告的食管结核（esophageal tuberculosis，ET）病例继发于身体其他部位的结核，最常见的是肺结核。已报道的孤立或原发性食管结核很少，大多数来自发展中国家。ET 的症状取决于病变的程度和类型。吞咽困难是最常见的症状，可能由多种原因引起的，包括固有的食管结核受累或纵隔淋巴结结核引起的食管压迫。此外，结核病导致的纵隔纤维化可压迫食管，并引起食管运动障碍，导致吞咽困难。其他常见症状包括发热、体重减轻和厌食等。据报道，结核性食管溃疡和结核性动脉食管瘘可引起上消化道出血。

肺结核出现食管症状或全身性肺结核患者应怀疑患有 ET。诊断依赖细胞学、组织学和微生物学检查。唯一确诊方法是结核分枝杆菌培养。虽然大多数 ET 的外观与食管恶性肿瘤相似，但内镜检查通常是食管中段线性溃疡，边缘光滑，底部膜状坏死，溃疡周围的黏膜组织看起来正常，伴或不伴狭窄迹象。此为 ET 的特殊内镜表现，若患者伴有结核感染病史，应考虑 ET。食管恶性肿瘤和 ET 可以共存，应通过病理确诊。无论是否存在免疫缺陷，均需进行规律的抗结核治疗，通常会治愈 ET 和瘘管。如果药物不能闭合瘘管，则需要手术干预。

三、白塞综合征消化道病变

白塞综合征（Behcet syndrome）主要表现为复发性口腔溃疡、生殖器溃疡、眼炎和皮肤损害的系统性血管炎。本病还可累及神经系统、消化道、心血管、附睾等。病因不明，目前认为白塞综合征是一种异质性疾病，与感染、免疫、遗传、环境因素等密切相关。

（一）临床表现

发病年龄大多为 16 ～ 40 岁青壮年。白塞综合征常以复发性口腔溃疡为首发，伴有外阴溃疡、结节性红斑等皮肤黏膜病变为基本临床特征，可能会"选择性"发生眼炎、胃肠性溃疡、神经损害、主动脉瓣反流、静脉血栓、动脉狭窄、动脉瘤关节炎及血细胞减少等 1 ～ 2 个器官损害的变异性血管炎。其中，消化道损害发生率占白塞综合征的 8.4% ～ 27.5%，临床症状可表现为腹痛、腹泻、便秘、便血及溃疡穿孔引起突发剧烈腹痛等。大部分患者可无任何临床症状，而内镜下发现消化性溃疡。白塞综合征常见于回盲部、横结肠和升结肠，少数见于胃和食管下段。白塞综合征典型的消化性溃疡表现为回盲部单发或多发边界清晰的圆形或类圆形深浅并存溃疡。

临床出现口、眼、生殖器及皮肤症状者，容易考虑到本病，但需与其他皮肤病如药疹、多形红斑、单纯疱疹、天疱疮、瘢痕性类天疱疮等相鉴别。溃疡严重并伴有系统损害者需与坏疽性脓皮病和 Wegener 肉芽肿病相鉴别。特别需注意与莱特尔综合征（Reiter syndrome）和炎症性肠病相鉴别。

（二）治疗

治疗目的在于控制现有症状，防治重要脏器损害，减缓疾病进展。中西医结合治疗效果更好。白塞综合征的临床病情表现不同，各类型选择治疗药物应有侧重。患者不同时期疾病严重程度有变化，应及时调整药物或剂量。治疗方案应该根据病情个体化、精准化、分型治疗及中西医结合治疗。另外，鉴于白塞综合征是累及多个系统、器官的疾病，故需要眼科、消化科、血管外科、普外科、心脏外科等多个学科的整合诊治。

四、克罗恩病上消化道病变

炎性症肠病是一种特发性肠道炎症性疾病，包括溃疡性结肠炎（ulcerative colitis，UC）和克罗恩病（Crohn disease，CD），以慢性、反复复发、病因不明为其特征。克罗恩病可累及全消化道，为非连续性全层炎症，最常累及部位为末端回肠、结肠和肛周。

（一）临床表现

CD 症状以右下腹痛多见，腹泻、便血、乏力为常见症状。严重者表现为发热、营养不良。有些患者可出现突发性剧烈腹痛或阵发性加重性腹痛伴腹胀、恶心、呕吐等肠梗阻或肠穿孔症状。上消化道病变症状伴有吞咽困难、胸痛、上腹部疼痛、烧灼感及呕吐等。肛周累及者，伴发肛门处疼痛和脓液分泌。消化道各处均可形成腹腔内脓肿、肠道膀胱瘘、肠道阴道瘘和皮瘘等内瘘和外瘘。体征与疾病的类型，部位和严重程度相关。CD 患者腹部常扪及腹块伴压痛，以右下腹和脐周多见。有急性或慢性胃肠道梗阻、肠穿孔和消化道出血体征，肛门周围炎症的体征。

（二）诊断标准

通过病史采集、体格检查、内镜、影像学、实验室及组织细胞学检查进行诊断，同时应鉴别诊断以排除其他疾病。少部分 CD 病变可累及上消化道，胃镜检查应列为 CD 的常规检查，尤其伴有上消化道症状者。

（三）CD 评估

1. 临床类型　推荐按蒙特利尔 CD 表型分类

法进行分型，其中 L4 为上消化道病变。

2. 疾病活动性的严重程度　分成缓解期和活动期，常选用 Harvey 和 Brashow 标准判定疾病活动指数（CDAI）。

五、功能性胃肠病

功能性胃肠病（functional gastrointestinal disorder，FGID）是由生物、心理、社会因素共同作用而引起的肠道与脑相互作用异常、没有生理结构异常为基础的一组表现为慢性或反复发作的胃肠道症状的综合征。FGID 是多种因素（包括肠道微生态、黏膜免疫功能的改变、肠道信号变化内脏高敏、中枢神经系统对肠道信号和运动功能调解异常）相互作用的结果。FGID 国际专家组于 2016 年罗马Ⅳ诊断标准。

（一）癔球症

癔球症（globus hystericus）是主观上有某种说不清楚的东西或团块，在咽底部环状软骨水平处引起胀满、受压或阻塞等不适感，中医学称为"梅核气"。中年患者多见，无性别差异。没有证据证明该病与咽喉部任何解剖结构异常有关。起病时多有精神心理因素，提示发病很可能与内脏敏感性增加、焦虑和抑郁有关。病理生理研究提示与发生食管动力障碍者的喉和下咽部炎症、咽部环状肌痉挛、反流性喉炎、上食管括约肌压力升高、松弛不协调相关。临床表现主要为特殊形式的咽下困难，经常做吞咽动作以求解除症状，有咽部异物感等，但吞咽食物无困难。胃镜和直接喉镜检查发现咽食管部无任何器质性病变或异物。食管测压无明确压力改变。有吞咽痛、声音嘶哑、体重减轻等症状时应该做进一步检查。

罗马Ⅳ诊断标准把癔球症列为功能性食管疾病的一种，其诊断标准为诊断前症状出现至少 6 个月，1 周至少发作 1 次，近 3 个月满足以下所有标准：

1. 喉部持续或间断的无痛性团块或异物感，体检、内镜未见异常。①感觉出现在两餐之间；②没有吞咽困难或吞咽痛；③近端食管无胃黏膜异位。

2. 没有胃食管酸反流病和嗜酸性粒细胞食管炎引起症状的证据。

3. 无食管运动障碍病，如贲门失弛缓、食管胃流出道梗阻、弥漫性食管痉挛、食管无蠕动和胡桃夹食管。

本病缺少有效的药物治疗，对本病的解释和对患者的心理疏导均对缓解症状有效。

（二）嗳气疾病

可以听到气从食管或胃到达咽喉部，称为嗳气。罗马Ⅳ诊断标准将罗马Ⅲ诊断标准中嗳气疾病的吞气症删除，而根据气体来源分为胃前（来源于食管）和胃（来源于胃）的过度嗳气。

诊断标准：症状出现至少 6 个月，近 3 个月每天至少 3 次，胃前过度嗳气患者有频繁、重复地嗳气，可以多达 20 次 / 分。高分辨测压和腔内阻抗测定可用于区分胃前和生胃嗳气。其发生常与应激性事件相关。在焦虑性疾病中有较高发生率。过度嗳气也可发生在脑炎、暴食症和强迫症患者，应予以鉴别。

治疗可通过解释症状、演示正确动作、饮食调整（如避免嚼硬物、口香糖和饮产气饮料，鼓励慢咽、小口吞咽，进食时不说话等），一般不提倡药物治疗，症状严重时，可试用镇静类药物和行为治疗嗳气疾病，通过生物反馈减少膈肌收缩。

（三）功能性消化不良

消化不良是指源于胃十二指肠区域的一种症状或一组症状，其特异性的症状包括餐后饱胀、早饱感、上腹痛或上腹烧灼感。经检查排除了可引起这些症状的器质性、全身性或代谢性疾病时，这一临床症候群便称为功能性消化不良（functional dyspepsia，FD）。有消化不良症状的患者约 70% 是功能性的，曾被称为非溃疡性消化不良。FD 是临床上最常见的一种功能性胃肠病，我国人群患病率为 18% ～ 45%，占消化门诊的 20% ～ 50%，已成为影响现代人生活质量的重要疾病之一。

1. 发病机制　FD 是多因素引起的，病理生理机制复杂，至今尚未完全清楚，与胃肠动力、感觉异常、黏膜完整性破坏、低度炎症、免疫激活、脑－肠轴调节异常相关。

（1）胃肠运动功能障碍：1/3 的患者有胃排空延缓，也有 1/3 的患者有胃容受性障碍（适应性舒张不足），并与早饱症状有关，更易出现上腹疼痛和嗳气；患者胃排空延迟、餐后胃窦动力降低，引起餐后腹胀、恶心、呕吐等症状。

（2）内脏感觉异常：胃十二指肠对扩张或酸、脂质等化学物质腔内刺激的敏感性增高。抑酸治疗对少数患者可起到缓解消化不良症状的作用。

（3）幽门螺杆菌（*Hp*）感染：是产生 FD 症状的可能原因。根除 *Hp* 后确实有部分 FD 患者消化不良症状得到改善。也有可能抗 *Hp* 时抗生素的应用对肠道菌群产生影响而改善 FD 症状。

（4）心理社会因素：FD 是一种公认的心身疾病，精神、心理因素可能是 FD 的重要病因。中枢神经系统对内脏高敏感性的发生起重要作用。躯体化、人际敏感、不良生活事件与功能性胃肠道疾病显著相关，焦虑和抑郁等精神障碍和个性异常参与了 FD 的发生。

（5）胃肠激素紊乱和脑－肠轴功能障碍：胃肠激素如胃动素、胃泌素、胆囊收缩素，以及血管活性肠肽、降钙素基因相关肽和 P 物质等，可能参与了 FD 的病理生理机制，且与胃电变化相关。自主神经系统功能异常，尤其是迷走传出神经功能障碍，被认为是胃容受功能受损和胃窦动力低下的可能机制之一。

（6）十二指肠低度炎症、黏膜通透性和食物抗原：感染、应激、十二指肠酸暴露、吸烟、食物过敏可引起十二指肠黏膜炎症和通透性改变，黏膜屏障受损，引起 FD。

（7）环境因素：急性感染后在部分患者诱发 FD。

2. 临床表现

（1）餐后饱胀：食物长时间存留于胃内引起的不适感。

（2）早饱感：指进食少许食物即感胃部饱满，食欲消失，不能进常规量的饮食。

（3）上腹痛：位于胸骨剑突下与脐水平以上、两侧锁骨中线之间区域的疼痛，疼痛多无规律性，部分患者与进食有关，有时患者无疼痛感，而主诉为特别的不适。

（4）上腹烧灼感：位于胸骨剑突下与脐水平以上、两侧锁骨中线之间区域的难受的灼热感，与胃灼热不同，后者指胸骨后的烧灼样疼痛或不适，是 GERD 的特征性症状。恶心、呕吐并不常见，通常发生在胃排空明显延迟的患者。不少患者同时伴有失眠、焦虑、抑郁、头痛、注意力不集中等精神症状。

FD 患者常以上述某一个或某一组症状为主，在病程中症状也可发生变化。起病多缓慢，病程常经年累月，呈持续性或反复发作，不少患者有饮食、精神等诱发因素。

3. 治疗 明确为 FD 者，应分出亚型，以给予针对性治疗。治疗以缓解症状，提高患者的生活质量为主要目的。一般治疗帮助患者认识、理解病情，改善生活习惯，避免接触烟、咖啡、酒及非甾体抗炎药。应避免个人生活经历中会诱发症状的食物，建议少食多餐。药物治疗包括根除幽门螺杆菌治疗、抑酸药、促胃肠动力药、精神心理治疗等。

（四）肠易激综合征

肠易激综合征（irritable bowel syndrome，IBS）是临床上最常见的一种功能性肠病，以与排便相关的反复发作的腹痛和排便习惯改变为主要特征。是最常见的消化性疾病之一，我国患病率为 7% ～ 12%。对年轻人影响大于 50 岁以上者。女性较男性多见，有家族聚集倾向。IBS 对患者的生活质量和社会交往有明显的负面影响，并直接或间接地消耗大量的医疗保健资源。

1. 病因与发病机制 IBS 是多因素影响的疾病。有复杂的病理生理机制，包括遗传、环境和心理因素。触发和加重 IBS 的因素包括胃肠炎病史、食物不耐受、慢性应激、憩室病和外科手术。发病机制因人而异，差异很大。包括胃肠动力的异常、内脏高敏感性、小肠通透性增加、免疫激活、肠道菌群改变和脑－肠轴调节功能紊乱。

（1）胃肠道动力学异常：长期以来胃肠道动力学异常是症状发生的主要病理学基础，腹泻型 IBS 患者结肠运动指数增多，各段结肠推进性蠕动明显增加，以结肠和乙状结肠明显，并可伴腹痛。

而便秘型IBS患者则多表现为痉挛性收缩和腹胀，结肠节段性收缩增加，高幅推进性收缩减少。腹泻型IBS患者胃结肠反射呈持续的增高反应，便秘型IBS则反应减少。

（2）内脏高敏感：大量研究表明，IBS患者对各种生理性和非生理性刺激（如进食、肠腔扩张、肠肌收缩、肠内化学物质、某些胃肠激素等）极为敏感，较易感到腹痛，即痛阈降低，甚至对正常状态下的肠蠕动亦较常人更易感觉到。这种感觉异常的神经生理基础可能是黏膜及黏膜下的内脏传入神经末梢兴奋阈值降低，和（或）中枢神经系统对传入神经冲动的感知异常，以及传出神经对传入信息的负反馈抑制的调控能力减弱，从而相对增强了痛觉信号。

（3）肠道免疫激活、小肠通透性及肠道微生态的改变：大量研究提示，IBS与肠道感染有关，2/3的IBS患者的黏膜活检有低度炎症和肥大细胞浸润。急性感染是诱发IBS的危险因素之一，在近期有细菌性胃肠炎患者中有7%～30%发生了IBS，为"感染后的肠易激综合征"。在小肠炎症和通透性增加的情况下，食物抗原通过肠上皮屏障间隙，导致肥大细胞浸润激活，释放介质，激活免疫系统。近期报道，麦麸、可发酵寡聚糖、二糖、单糖及多元醇（FODMAP）等快速发酵、有渗透活性的短链碳水化合物被识别为IBS症状的重要诱发因素，吸收性差的碳水化合物发挥渗透效应，增加肠内发酵，加重症状。研究还发现，IBS患者粪微生物群与健康对照差异明显。

（4）中枢感觉异常和神经内分泌：研究表明，IBS患者存在中枢神经系统的感觉异常和调节异常，IBS可被认为是对脑-肠系统的超敏反应，包括对肠神经系统和中枢神经系统。脑-肠轴通过胃肠激素等神经内分泌系统达到胃肠功能调节的目的，5-HT已被认为是参与胃肠道动力和感觉非常重要的神经递质，其3型和4型受体对5-HT激动药或拮抗药的不同反应是近年来药物治疗开发的热点。研究还发现，IBS患者血浆中胆囊收缩素（CCK）、生长抑素（SS）和胃动素的浓度也有明显改变。

（5）社会心理因素：IBS症状的发生、严重程度与精神紧张应激强度相关。IBS患者通常同时有心理和精神障碍，社会心理因素对IBS患者的影响可能通过中枢神经系统介导，包括情感、性、生理虐待史、睡眠剥夺、应激生活事件、长期社会应激及不良的心理应付等。近期研究发现，焦虑、紧张、抑郁可直接损伤肠黏膜屏障，而有利于大分子物质通过，激活免疫系统。

此外，IBS有明显家族聚集的倾向，因此基因易感性遗传因素也需认真考虑。

2. 临床表现　IBS起病通常缓慢、隐匿，间歇性发作，有缓解期；病程可长达数年至数十年，但全身健康状况却不受影响。

（1）腹痛：与排便相关，是一项主要症状，且为IBS必备症状，大多患者伴有排便异常并于排便后缓解或改善，部分患者易在进食后出现；发生于腹部任何部位，局限性或弥漫性，性质、程度各异，但不会进行性加重，极少有睡眠中痛醒者。不少患者有排便习惯的改变，如腹泻、便秘或两者交替。

（2）腹泻：一般每日3～5次，少数可达十余次。粪量正常（<200g/d），禁食72小时后应消失，夜间不出现（这点极罕见于器质性疾病），通常仅在晨起时发生，约1/3的患者可因进食诱发。粪便多呈稀糊状，也可为成形软便或稀水样。可带有黏液，但无脓血。排便不干扰睡眠。

（3）便秘：为排便困难，粪便干结、量少，呈羊粪状或细杆状，表面可附黏液；亦可间或与短期腹泻交替，排便不尽感明显，粪便可带较多黏液；早期多为间断性，后期可为持续性，甚至长期依赖泻药。

（4）其他：腹胀在白天加重，夜间睡眠后减轻。近50%患者有胃灼热、早饱、恶心、呕吐等上消化道症状，常伴非结肠源性症状和胃肠外症状，如慢性盆腔痛、性功能障碍和风湿样症状等。部分患者尚有不同程度的心理精神异常表现，如抑郁、焦虑、紧张、多疑或敌意等，精神、饮食等因素常可诱使症状复发或加重。

3. 治疗　目的是消除患者顾虑，改善症状，提高生活质量。治疗原则是在建立良好医患关系基础上，根据症状严重程度进行分级治疗和根据症状类型进行对症治疗。注意治疗措施的个体化和整合运用。建议采用整合治疗，应包括精神心理行为干预治疗、饮食调整及药物治疗。

（1）建立良好的医患关系：是最有效、经济的 IBS 治疗方法，也是所有治疗方法得以有效实施的基础。

（2）饮食调整：减少 FODMAP 的摄入，避免以下因素：过度饮食、大量饮酒、咖啡因、高脂饮食、某些具有"产气"作用的蔬菜或豆类等、精加工面粉和人工食品、山梨糖醇及果糖。便秘为主要症状的 IBS 患者，注意调整膳食纤维及纤维制剂。一般从低剂量开始逐步增加剂量并应个体化。发现由饮食引起的不良反应（食物不耐受、食物过敏）采用食物过敏原皮肤试验和食物激发试验发现致敏食物，行剔除饮食治疗。

（3）药物治疗：对药物的选择应因人而异，对症处理。以腹泻症状为主要表现的 IBS 患者的药物治疗可选择解痉、止泻类药物；以便秘症状为主要表现的 IBS 患者的药物治疗可选择促动力、通便类药物，但应避免应用刺激性缓泻剂；以腹痛、腹胀为主要表现的 IBS 患者的药物治疗可选择具有调节内脏感觉作用的药物，纠正内脏感觉异常，缓解症状；具有明显抑郁和（或）焦虑等精神障碍表现者，应考虑给予心理行为干预的认知疗法及低剂量抗抑郁、抗焦虑药物治疗。

（五）功能性便秘

便秘一般指慢性便秘，主要是指粪便干结、次数减少、排便困难或不尽感，以及在不用通便药时完全排空粪便的次数明显减少等。上述症状若同时存在两种以上时，可诊断为症状性便秘。便秘的病因包括功能性和器质性两种。若能排除便秘的器质性病因，如由胃肠道疾病、累及消化

道的系统性疾病（如糖尿病、神经系统疾病）等引起，即可诊断为功能性便秘。

1. 病因与发病机制　正常的排便生理过程包括产生便意和排便动作两个过程：①肠内容物以正常速度通过各段，粪便及时抵达直肠，直肠扩张引起排便反射即产生便意；②经直肠排出，排便动作受到大脑皮质和腰骶部脊髓内低级中枢的调节，通过直肠收缩、肛门括约肌松弛、两旁侧肛提肌收缩、盆底下降、腹肌和膈肌也协调收缩，腹压增高，促使粪便排出肛门。正常排便生理过程中出现某一环节的障碍都可能引起便秘。功能性便秘的危险因素包括生活方式、心理压力等。根据病理生理学机制可将患者分为排空迟缓型、功能性出口梗阻型和合并或混合型。

2. 临床表现　有时患者唯一的主诉是粪便干结、排便费力。结肠痉挛引起便秘时，排出的粪便呈羊粪状。由于用力排出坚硬的粪块，可引起肛门疼痛、肛裂，甚至诱发痔疮和乳头炎。有时，在排便时由于粪块嵌塞于直肠腔内难于排出，但有少量水样粪质绕过粪块自肛门排出，而形成假性腹泻。部分患者排便时可有左腹痉挛性痛和下坠感，另外还可有腹痛、腹胀、恶心、口臭、食欲缺乏、疲乏无力及头痛、头晕等症状。体检时，常可在降结肠和乙状结肠部位触及粪块及痉挛的肠段。

3. 治疗　治疗原则是根据便秘轻重、病因和类型，采用综合治疗，包括一般治疗、药物治疗、生物反馈训练和手术治疗。治疗目的是使患者缓解症状、恢复排便生理。

（王家瑶）

第四节　肠道与胆胰

肠道、胆囊、胰腺均属于消化性器官，从胚胎发育过程来看，均起源于内胚层。胆囊储存的胆汁、胰腺分泌的消化液均通过十二指肠乳头直接进入肠道，同时，肠道分泌的激素促进胆囊收缩和胰腺的分泌。因此，肠道与胆囊、胰腺在生理状态下存在直接的相互作用关系。在病理状态

下，胆囊的功能、胰腺的内分泌和外分泌功能直接影响肠道的消化和吸收，也影响肠道菌群的多样性。肠道微生态与胆石症、胰腺炎、胰腺癌的疾病密切相关。本节将从追踪肠道与胆囊、胰腺相关研究新进展，简要论述肠道、胆囊和胰腺在生理和病理状态下的相关作用关系。

一、胆囊、胰腺的组织学与生理功能

（一）胆囊的组织学与生理功能

胆囊分底、体、颈三部分，颈部连胆囊管。胆囊壁由黏膜、肌层和外膜三层组成。胆囊黏膜为单层柱状上皮。肌层较薄，肌纤维排列不甚规则，有环形、斜行、纵行等。外膜较厚，为疏松结缔组织，含血管、淋巴管和神经等，外膜表面大部覆以浆膜。胆囊的主要功能是储存和浓缩胆汁。肝产生的胆汁经肝管排出，一般先在胆囊内储存。胆汁中的水和无机盐（主要是 Na^+）经胆囊上皮吸收，通过基膜进入固有层的血管和淋巴管内。胆囊的收缩和排空受激素的调节，尤其在进食高脂肪食物后，小肠内分泌细胞分泌胆囊收缩素，经血流至胆囊，刺激胆囊肌层收缩，排出胆汁。

（二）胰腺的组织学与生理功能

胰腺表面覆以薄层结缔组织被膜，结缔组织伸入腺内将实质分隔为许多小叶。胰腺实质包括外分泌部和内分泌部。外分泌部分泌胰液，含有多种消化酶，经导管排入十二指肠，在食物消化中起重要作用。内分泌部是散在于外分泌部之间的由分泌细胞组成的细胞团，称胰岛，它分泌的激素进入血液或淋巴，主要参与调节糖的代谢。

外分泌部为浆液性复管泡状腺体，主要功能是分泌胰液。胰液为碱性液体，富含 Na^+、K^+、Ca^{2+}、Mg^{2+}、HCO_3^-、HPO_4^{2-} 等，其中以碳酸氢盐含量最高，胰液主要功能成分为蛋白酶、淀粉酶和脂肪酶，分别消化食物中的各种营养成分。腺泡细胞分泌的酶通常以酶原形式排出，经十二指肠乳头排入小肠后被肠肽酶激活成为有活性的酶。腺细胞还分泌一种胰蛋白酶抑制因子，能防止胰蛋白酶原在胰腺内激活，若这种内在机制失调或某些致病因素使胰蛋白酶原在胰腺内激活，可致胰腺组织分解破坏，导致急性胰腺炎。成人胰腺约 100 万个胰岛，约占胰腺体积的 1.5%，胰尾部的胰岛较多。人胰岛主要有 A、B、D、PP 四种细胞，分别分泌胰高血糖素、胰岛素、生长抑素、胰多肽，某些动物的胰岛内还发现有分泌血管活性肠肽（VIP）的 D1 细胞，分泌胃泌素的 G 细胞。有的低等脊椎动物胰岛内还存在一种无分泌颗粒的细胞，称 C 细胞，它是一种未分化细胞，可分化为 A、B、D 等细胞。

二、胃肠胰内分泌系统

胆囊、胰腺除了有消化功能，还有内分泌功能，其中胃肠道可分泌激素调控胰腺和胆囊的功能，而胰腺分泌的激素主要用于调节糖代谢。胰岛细胞中除 B 细胞外，其他几种细胞也见于胃肠黏膜内，它们的结构也相似，都合成和分泌肽类或胺类物质，故认为胰岛细胞也属胺前体摄取和脱羧（APUD）系统，并将胃、肠、胰这些性质类似的内分泌细胞归纳称为胃肠胰内分泌系统，简称 GEP 系统。胃肠内分泌细胞数量巨大，是又大、又复杂的内分泌器官。由消化道分泌细胞合成和释放的激素统称为胃肠激素或胃肠肽，主要功能：①调节消化腺的分泌和消化道的运动，如胃泌素既能刺激胃酸、胰酶、胆汁的分泌，又能促进消化道平滑肌收缩；②促进消化道组织代谢和生长，如胃泌素、胆囊收缩素等；③调节其他激素的释放，如抑胃肽刺激胰岛素的分泌。

对于胃肠胰内分泌系统，胰岛与肠道激素的相互调节尤其重要。胰岛两种主要激素胰岛素和胰高血糖素分泌失调是糖尿病发生的主要因素。虽然许多肠道来源的激素增加胰腺 β 细胞的葡萄糖刺激胰岛素分泌（GSIS）和 β 细胞体积扩大，但在胰腺中也发现了其中一些激素包括 GLP-1、GIP、CCK、PYY 和 5-HT。因此，胰岛和肠源性激素对胰腺功能的作用越来越受到关注。一般认为肠黏膜内 L 细胞和 K 细胞在肠内葡萄糖浓度刺激性释放 GLP-1 和 GIP，这两种肽再以内分泌方式刺激胰腺 β 细胞分泌胰岛素。虽然胰腺 β 细胞 GLP-1 受体对维持血糖稳态至关重要，但 β 细胞 GLP-1 受体的生理配体仍然是一个有争议的话题。胰岛本身也可以产生少量的 GLP-1，有观点认为 GLP-1 主要来源于胰岛旁分泌，而不是来源于肠道内分泌。然而，最近的一些发现对这种观点提出了质疑。首先，在正常生理条件下，胰岛只产生极少量的 GLP-1。此外，β 细胞 GLP-1R 可被胰岛微环境中观察到的胰高血糖素激活。最近的一项研究显示，当小鼠回肠和结肠中分泌

GIP 的细胞被特异性切除时，尽管血清中 GIP-1 会代偿性上调，但小鼠耐量出现显著受损，这进一步说明了肠源性 GLP-1 在糖调节中的必要性。以上证据均说明肠源性 GLP-1 在血糖调节中发挥重要作用。

三、胆囊与胰腺微生态

胆囊内一般来说是无菌状态，但胃肠道的菌群可通过胆道逆行进入胆囊。Ye 等运用 16S rRNA 测序技术研究了 6 例胆结石患者胆道、十二指肠、胃和口腔的细菌菌落，发现胆道中能够检测到的所有菌群在胃肠道都可以检测到，胆汁微生物组与唾液的细菌组成有很大程度的相关性，而胆道微生物组与十二指肠微生物组有较高的相似性。这一结果也进一步支持胆道菌群来源于肠道菌群逆行感染的假设。另有研究在 15 例胆结石患者的胆汁标本中通过全基因组测序鉴定了人类胆道中以前没有报道过的 13 种微生物，其中有 8 种是人类口腔微生物分类群。这些研究表明，口腔、肠道与胆道微生态之间有着密不可分的联系。

胰腺微生物群的存在已被证明发生在各种正常和疾病状态。一般来说，胰腺组织中细菌来源于口腔和胃肠道通过胰管迁移到胰腺的微生物。在猫体内，大肠埃希菌可以通过血液从结肠迁移到胰腺，并通过反流进入胰管。病原体还可以从结肠、胆囊和肾扩散到胰腺。细菌进入胰腺的方式仍有争议，可能包括口腔途径、通过门静脉循环或肠系膜淋巴结从下消化道易位等。无论疾病状态如何，胰腺内的细菌 DNA 图谱与同一受试者的十二指肠相似，提示细菌可能从肠道迁移到胰腺。胰腺定植菌群和肠道菌群都与疾病的发展有关。一项动物研究中，与胰腺导管腺癌（PDAC）患者相比，正常胰腺中短杆菌属和衣原体目相对丰度增加。

胃肠道内的共生菌群对维持体内平衡至关重要。事实上，微生物群的失调会导致肠道免疫炎性疾病的发展。此外，这种肠道微生物群的免疫调节影响肠道局部环境之外的器官系统的健康和疾病。肠外器官如何通过微生物靶向分子反过来塑造微生物群，仍缺乏相关的系统研究。有研究

证据表明，表面活性蛋白 D（SP-D）在胆囊中合成并输送到肠腔，选择性地与肠道共生菌结合。SP-D 缺陷小鼠表现为肠道菌群失调，并表现出右旋糖酐硫酸钠诱导的结肠炎易感性。此外，从 SP-D 缺陷小鼠的粪便移植到野生型或无菌小鼠的粪便中可传递结肠炎易感性。该研究也侧面验证了 SP-D 调节肠道免疫稳态的独特机制，具有潜在的临床意义，如胆囊切除术后肠道功能紊乱的发生。

四、肠道微生态与胆胰良性疾病

肠道微生物群是指在肠道内定植的不同微生物，主要是大肠，如细菌、真菌、古菌、病毒等。肠道微生物平衡在几个功能中起关键作用，它调节宿主的代谢，维持肠道屏障的完整性，参与外来生物和药物的代谢，并通过宿主的免疫系统调节对胃肠道病原体起保护作用。肠道微生物群受损，被称为生态失调，可能是这种平衡失衡的结果，与包括癌症在内的多种疾病有关。如前所述，合并感染的急慢性胆囊炎、胆石症患者病原菌均来自消化道。研究还发现，胆道逆行性感染与结石形成和复发密切相关。

急性胰腺炎患者的全身炎症反应综合征（SIRS）可导致低血容量和微循环受损，并导致终末器官损伤，如肾、肺和循环衰竭，并导致肠黏膜缺血。特别是后者是内脏血管收缩的结果，可导致肠道屏障的完整性受损和肠道细菌的易位。Wu 等分析了 18 项有关急性胰腺炎患者肠道屏障功能障碍的研究，发现近 60% 的患者出现肠黏膜屏障损害，导致细菌移位，加重连续的 SIRS 症状。虽然目前的指南不建议在无伴发胆管炎或感染性坏死的患者中常规使用预防性抗生素，但部分患者可能受益于早期抗生素治疗。Zhu 等对粪便样本进行了 16S 基因测序，发现全身性炎症和肠道屏障功能障碍与急性胰腺炎病情加重密切相关。感染坏死性胰腺炎的病原体大部分来自肠道。根据目前的认知，细菌一般从小肠移位到坏死病灶，而不是从结肠进行移位。相关实验也表明，胰腺炎患者真菌和细菌是通过上消化道迁移至胰腺。

慢性胰腺炎是一种纤维炎性疾病，具有相当

高的发病率和死亡率。它的特点是多种局部和全身并发症，如慢性疼痛、胰腺外分泌不足、糖尿病和假性囊肿形成。胰腺通过合成抗菌肽、碳酸氢盐和消化酶来生理调节肠道微生物组。如果胰液分泌功能受损，会导致小肠细菌过度生长和肠道失调。最近一项具有里程碑意义的研究证明，胰蛋白酶分泌减少与肠道微生物群改变相关细菌过度生长引起胰腺外分泌功能障碍相关的症状，如腹泻、肠胃胀气和肿胀。另外，慢性胰腺炎与急性胰腺炎患者肠道微生物群也存在明显的差异，一项 16S rRNA 基因测序研究显示，与急性胰腺炎相比，慢性胰腺炎的卵形类杆菌、澳洲链球菌、戈顿链球菌和乳酸梭状芽孢杆菌丰度较高。

五、肠道微生态与胆囊、胰腺肿瘤

一般认为，胆囊癌常继发于长期慢性的胆囊炎症或胆囊结石的刺激。流行病学研究表明，慢性伤寒沙门菌感染与胆囊癌风险增加有关。实验证据表明，沙门菌可通过激活 AKT 和 MAPK 信号通路，在 Apc Min/+ 小鼠模型、小鼠胆囊类器官和表现出 TP53 失活和 MYC 扩增的成纤维细胞中诱导恶性转化。

越来越多的证据表明，微生物可能在胰腺肿瘤的发展中发挥作用。研究证明，肠道细菌可以从肠道迁移到胆胰肿瘤内。通过 16S rRNA 测序技术表明，胰腺肿瘤可拥有自己独特的微生物群，与正常胰腺组织的微生物组成完全不同。特别是假单胞菌属和伊丽莎白菌属在肿瘤中非常丰富。此外，这些肿瘤内细菌能够通过激活 Toll 样受体来调节肿瘤免疫系统，增强肿瘤组织的免疫耐受能力。Requilme 等比较了短期生存和长期生存的胰腺导管腺癌患者中肿瘤内和肠道微生物组的区别，发现在肠道微生物组方面存在显著差异，鉴定出假黄单胞菌属、糖多孢菌属、链霉菌属和芽孢杆菌属，可预测患者的预后。此外，将长期生存的患者粪菌移植至小鼠肿瘤模型肠道中，可移植小鼠的肿瘤生长。

另外，肠道菌群影响胆胰肿瘤化学治疗和免疫治疗的效果。胰腺导管腺癌的一个特点是对大多数化学治疗具有高耐药性。Geller 等报道，瘤内细菌能够通过表达胞苷脱氨酶的亚型而灭活吉西他滨，值得注意的是，该酶主要由 γ- 变形菌纲表达，与抗生素环丙沙星联合治疗可消除这种作用。目前已有更多的证据表明，微生物在癌症患者靶向治疗中发挥着至关重要的作用。最近，一系列高水平的研究表明，检查点抑制剂（如 PD-1）需要一个独特的肠道微生物群来发挥其抗癌作用。例如，抗生素相关的肠道菌群失调会损害这类抗癌药物的疗效。相反，肠道内艾克曼菌、类杆菌属、脆弱类杆菌和粪杆菌属增强了抗肿瘤药物的疗效。

六、展望

肠道与胆囊、胰腺是重要的消化器官，在解剖结构上直接相连，在功能上相互调节和相互作用，影响人体的生理功能和病理状态。传统观点认为胆囊的炎症和肠道细菌逆行感染相关，胰腺炎大多数属于无菌炎症。随着医学发展，对肠道与胆囊和胰腺的相互作用关系的认识越来越深入，尤其是肠道微生态研究日新月异的进展，肠道微生态对胆囊、胰腺良恶性疾病的作用越来越重要，对疾病的发生、发展、治疗均发挥重要作用。相信随着研究的深入，对肠道微生态的干预有望成为胆囊和胰腺良恶性疾病治疗和预防的重要手段。

（任　贵　康晓宇）

第五节　肠道与泌尿系统

一、肠道与肾病

（一）肠道与肾的结构基础

肾与肠道均位于腹部，但肠道位于腹膜腔内，肾位于腹膜后脊柱两侧第 1～3 腰椎水平。尽管肾与肠道分别位于腹膜内外，但二者毗邻关系紧密。左肾前上部与胃底后面毗邻，中部与胰尾、脾血管相接触，下部邻接空肠和结肠左曲。右肾前上部与肝右叶毗邻，下部与结肠右曲相接触，内侧缘毗邻十二指肠降部。肾与其邻近肠道的复杂关系具有重要临床意义，肾病变可能影响到邻近肠道，而邻近肠道的疾病也可波及肾。

肾所有血管、神经及淋巴管均由位于肾凹面中部的肾门进入肾，肾盂则由此走出肾外，肾门部肾蒂血管一般由单支动脉和单支静脉组成，部分个体血管在数量及位置方面有一定变异。肾静脉在前，动脉居中，肾盂在后；若以上下论则肾动脉在上，静脉在下。

（二）肠道与肾的临床联系

1. 肠道与肾外伤　人体躯干中，腹部除脊柱外，没有其他骨质结构保护，因此极易因外力受伤，其中尤以锋利器具所造成的外伤最为广泛、严重。外伤可分为开放性外伤和闭合性外伤两类。开放性外伤因弹片、枪弹、刀刃等锐器致伤，伤情复杂而严重，常伴有胸、腹部等多处组织器官外伤，有创口与外界相通。闭合性外伤因直接暴力（如撞击、跌打、挤压、肋骨或横突骨折等）或间接暴力（如对冲伤、突然暴力扭转等）所致，一般没有创口与外界相通，但损伤通常难以准确评估。肾与肠道常同时受损，左右侧肾外伤时合并的肠道损伤位置及程度也有不同。同时医源性的损伤也可导致肠道与肾损伤同时发生，如经皮肾穿刺活检、肾造瘘、经皮肾镜碎石术、体外冲击波碎石等医疗操作有可能造成不同程度的肾外伤及肠道损伤。

外伤的临床表现通常与外伤的程度相关，包括失血性休克、血尿、腰腹部血肿、腹腔积血、

合并肠道外伤时常有腹膜炎症状。

外伤的诊断需要尽可能准确评估受损器官、位置、严重程度等，对于严重的胸部外伤等，通常需评估腹部脏器受损情况。体格检查可初步评估患者生命体征和外伤皮肤位置，器官损伤通常需结合实验室检查、影像学检查等综合评估，血常规、尿常规、淀粉酶等对腹部器官损伤情况有参考价值，CT、MRI、尿路造影等对器官损伤的评估更具特征。

外伤的治疗需遵循急救程序，首先稳定患者生命体征，在此次基础上积极处理原发病变。对于非手术治疗者，需严密观察患者的病情变化，及时发现迟发性病变，如部分轻度肾损伤患者在非手术治疗期间可能出现失血加重、肠道损伤患者在观察期间可能出现腹膜炎表现等。开放性肾外伤一般均需手术治疗，在开放手术治疗过程中除修补受损肾外，需严格遵从腹部探查顺序，避免遗漏肠道及附近器官损伤。

2. 肠道与肾结石　尿路结石是泌尿外科常见疾病，在住院患者中居于首位，我国人群泌尿系结石发病率为 1%～5%，其中南方人群高达 5%～10%。影响结石形成的因素包括年龄、性别、种族、遗传、环境、饮食、相关疾病、职业等。近年来部分研究结果显示，结石患者与健康人群的肠道菌群存在差异，提示在肠道草酸代谢途径中发挥作用的肠道菌群可能与泌尿系结石形成相关。

肾结石患者的临床症状主要有疼痛、血尿、脓尿、腰部包块等。肾结石的疼痛表现为患侧肾区和上腹部的隐痛、钝痛，少数病例可表现为对侧疼痛，当结石引起肾盂输尿管连接处梗阻时可表现为患侧绞痛感，同时常伴有恶心、呕吐。左侧上腹部的隐痛、钝痛易与胃溃疡等疾病相混淆，右上腹的疼痛不适与十二指肠溃疡、穿孔等引起的症状相似。与肾结石引起的疼痛相比，血尿、脓尿、腰部包块等具有相对较强的特异性。

在查体时，肾结石常有明显的患侧肋脊角压痛、肾区叩击痛，部分患者可有腹部的压痛，但不会表现为腹部反跳痛、肌紧张，胃肠道疾病多

数腹部压痛明显，部分表现有明显的反跳痛及肌紧张。

肾结石患者尿常规检查中可检出红细胞，特别是发作患侧疼痛不适时，几乎均有尿常规红细胞检出。而胃肠道疾病中，极少病例因局部炎症刺激到尿路而表现出尿常规红细胞阳性。影像学检查中，超声、X线、CT检查等均是肾结石重要的检查手段。胃肠道积气可能对部分肾结石的X线诊断有一定干扰。部分存在于胃肠道的结石在侧位X线片中表现为位于脊柱前方的结石影，而肾结石在侧位X线片中位于脊柱前线后方。

肾结石的治疗包括非手术治疗和手术治疗。非手术治疗中药物排石常用于小于5mm的结石，大于5mm的结石均建议结合体外冲击波碎石（ESWL）、腔内技术等其他方法碎石取石。手术治疗方案包括以往的肾盂切开取石、肾部分切除术等，以及近年来广泛开展的经皮肾镜碎石取石、输尿管软镜碎石取石等。在非手术治疗中，ESWL可使多数患者避免手术，虽然冲击波对人体组织损伤较小，但仍然有患者表现为血尿加重、腰部酸痛、肾包膜下血肿，甚至肠道出血等并发症。手术治疗结石效果较确切，主要并发症以肾相关损伤为主，肠道损伤发生比例较低。

对于肾绞痛发作的患者，镇痛治疗是主要的治疗手段，可迅速减轻、缓解患者的痛苦，对患者的情绪及心理具有巨大的安慰治疗作用。肾绞痛的药物治疗主要包含解痉药和镇痛药物，但是接诊患者初期，需及时与胃肠道病变相鉴别，避免因解痉镇痛掩盖胃肠道病变，耽搁病情、延误诊治。

3. 肾盂肠瘘　是肾盂或肾集合系统与胃肠道之间的腔道相通。以往，慢性炎症性疾病，如黄色肉芽肿性肾盂肾炎、其他肾肠道感染性疾病等，是导致肾盂肠瘘形成的主要病因。随着泌尿外科微创手术的发展，医源性损伤，如经皮肾镜取石碎石术等与肾盂肠瘘的相关性有所增加。此外，穿透性的外伤、恶性肿瘤、肠道溃疡性疾病等也可能导致肾盂肠瘘。通常，右侧肾盂肠瘘与十二指肠病变相关，左侧肾盂肠瘘与降结肠的疾病相关。

肾盂肠瘘的临床症状缺乏特异性，通常包括腹部不适、腰部疼痛、尿频等，部分患者表现为发热、腰痛、脓尿。腔内微创操作导致的肾盂肠瘘较少出现临床症状，部分病例仅在术后造影中偶然发现。

肾盂肠瘘的诊断主要依靠影像学对比造影检查、体液化验室检查诊断。影像学中钡剂及肾盂造影均可能发现病灶，CT等检查可发现局部组织炎症性改变。

肾盂肠瘘的治疗根据瘘口的严重程度而异。部分病情较轻的患者早期可通过非手术治疗而使瘘口愈合。严重的肾盂肠瘘需要有创治疗联合抗生素治疗，包括肾盂引流、胃肠减压，部分病例需要手术修补干预，甚至切除病变严重的肾。

二、肠道与输尿管疾病

（一）肠道与输尿管的结构基础

输尿管与肠道相似，也是管状空腔器官，通常长22～30cm，管壁由多层组成，从内到外分别为移行上皮、固有结缔组织、肌肉层、外膜，其中肌肉层分为内侧纵行肌层、外侧环形肌层。输尿管上端连接肾盂，下端连接膀胱，是输送尿液的器官。输尿管起始于肾盂输尿管连接处，它位于肾动脉、肾静脉后方，延腰大肌前缘向下，进入盆腔后跨越髂血管前方，向后继续走行并与膀胱相连接。在前方，右侧输尿管与升结肠、盲肠、末端回肠、结肠系膜和阑尾邻近，左侧输尿管与降结肠、乙状结肠及其肠系膜邻近。不同性别在盆腔器官的差异，造成输尿管毗邻器官的不同。在男性盆腔，输尿管会在输精管之后进入膀胱；在女性盆腔，输尿管在输卵管后进入膀胱。

腹段输尿管的动脉血供来自于内侧，主要包括肾动脉、生殖动脉、腹主动脉、髂总动脉；盆段输尿管的动脉血供主要来源于外侧，包括髂内动脉及其分支、膀胱和子宫动脉、直肠中动脉和阴道动脉分支等。动脉血管在输尿管外膜内纵向走行，并广泛连接成网。输尿管静脉与动脉血管走行伴随。

输尿管正常蠕动的发起点与肠道蠕动类似，均不需要自主神经传入引起。输尿管的蠕动从位于肾小盏的固有平滑肌起搏点发源并传播，自主神经系统在输尿管的蠕动过程中仅起到调节作用。输尿管接受从第 10 胸椎至第 2 腰椎脊髓节段的节前交感传入神经支配，副交感传入神经起源于第 2～4 骶髓节段。输尿管同肾包膜、肾集合系统一样，可因管腔内张力的增大而刺激痛觉神经引起疼痛感觉。神经信号通过交感神经传导并导致内脏型疼痛。典型的疼痛和反射性肌肉痉挛依赖于造成内脏刺激的位置，可以分布于肋下、髂腹下、腹股沟和（或）生殖股神经支配区域，导致侧腹部、腹股沟或阴囊（阴唇）疼痛及痛觉过敏。

（二）肠道与输尿管的临床联系

1. 肠道与输尿管结石　　泌尿系结石是泌尿外科常见疾病，输尿管结石通常来源于肾结石的移位，原发性输尿管结石则多继发于先天性或后天性输尿管狭窄畸形。结石形成的影响因素较多，主要包括代谢性因素、局部解剖因素、药物相关性因素等。输尿管结石多发生于输尿管的数个特殊部位：肾盂输尿管交界处、输尿管跨髂动脉处、女性阔韧带、男性输精管横跨交界处、输尿管膀胱壁间段、输尿管膀胱入口处。

输尿管结石引起的临床症状是泌尿系结石临床症状的重要组成部分。输尿管结石引起的输尿管痉挛而导致的疼痛是最主要的表现，其次结石损伤输尿管引起血尿也是重要的临床症状，尿频、尿急等可见于输尿管膀胱壁间段结石，其他少见的症状包括腰部包块、无尿等。输尿管痉挛引起的突发性绞痛，可发生于患侧上腹部、肾区，还可沿输尿管向下放射到阴囊、阴唇、大腿内侧，同时伴有恶心、呕吐等胃肠道症状，严重者可表现为冷汗、休克等。

输尿管结石的诊断依靠查体、尿常规、KUB、IVU、超声、CT 等检查。其鉴别需主要与胃穿孔、阑尾炎、胰腺炎、肠扭转、异位妊娠、附件扭转等病症相鉴别，特别是胃穿孔、阑尾炎等消化道急性病症，在初诊中与输尿管结石引起的突发性绞痛极难鉴别。输尿管结石患者的体征主要有各输尿管点的压痛，极少有腹部反跳痛、腹肌紧张等腹膜刺激征，而在胃穿孔、阑尾炎、肠扭转等病变中，腹部压痛、反跳痛、腹肌紧张等腹膜刺激征明显，因输尿管点需经腹部检查，

其体征在腹膜刺激征存在时不易检查。

输尿管结石的治疗以缓解疼痛、去除结石、解除梗阻、保护肾功能为原则。首先针对输尿管痉挛引起的绞痛，给予解痉镇痛治疗。在去除结石治疗中需要根据结石的不同尺寸、不同位置制订相应的治疗结石的方案，主要包括药物排石、ESWL、经尿道输尿管镜碎石术、经皮肾镜输尿管取石术、腹腔镜输尿管切开取石术等。

2. 肠道与输尿管肿瘤　　输尿管肿瘤临床较少见，主要以尿路上皮癌为主，主要发生于输尿管下 1/3，与肾盂尿路上皮癌、膀胱尿路上皮癌生物学特征相似，其占输尿管肿瘤的 90% 以上，其余包括鳞状细胞癌、腺癌等。输尿管肿瘤确切病因尚不明确，与肾盂及膀胱尿路上皮癌类似，其危险因素包括吸烟、化学致癌物、药物等。因尿路的特殊特征，输尿管肿瘤常有肾盂、膀胱上皮等多处病灶同时发生，其机制尚未明确。

输尿管肿瘤最主要的临床表现是血尿、疼痛。血尿常为间歇性、无痛性全程肉眼血尿，可出现条索状血块。部分输尿管肿瘤患者可出现患侧腰部疼痛，一方面与肿瘤周围组织浸润有关，另一方面则是因为肿瘤引起的尿路梗阻导致，与输尿管结石类似，也可伴随消化道症状。

输尿管肿瘤的诊断需在尿常规、IVU、CT、MRI 检查等基础上，主要依靠尿脱落细胞学检查、输尿管镜活检等病理学检查确诊。其鉴别诊断与输尿管结石相似，部分症状需与消化道急性病症相鉴别。

输尿管肿瘤的治疗以手术治疗为主，通常需行根治性肾输尿管切除术，极少病例可通过保守性切除输尿管肿瘤治疗。部分患者需行术后辅助治疗。

3. 肠道与输尿管狭窄和畸形　　输尿管狭窄和畸形包括输尿管先天性异常、输尿管继发性狭窄。输尿管先天性异常包括重复输尿管、巨输尿管、先天性输尿管狭窄等。输尿管继发性狭窄包括下腔静脉后输尿管、输尿管炎性狭窄、医源性输尿管狭窄等。

输尿管狭窄与畸形的形成原因各不相同，但临床表现相似，均以患侧腰腹部疼痛不适、反复尿路结石、尿路感染等为主。其诊断依赖于尿路

造影成像等检查。

各类型的输尿管狭窄与畸形均需在明确诊断后，根据病变程度给予相应治疗方案，其中手术治疗是最重要的治疗手段。手术治疗中以输尿管成形为最基本的治疗方案。临床上对输尿管狭窄与畸形的治疗方法中，借用肠道实施尿路重建是非常有效的措施之一。肠道因其先天的管道状特性及超强的可塑性，在输尿管替代治疗中发挥着不可忽视的作用。

4. 输尿管外伤　输尿管损伤多见于腹部贯穿性创伤及医源性损伤。因输尿管自身形态细长的特殊性，其在外源性创伤中较少见，而较多发生于医源性损伤。同时，因腹部器官复杂，导致输尿管的医源性损伤不能被及时发现，常引起漏尿、感染、完全梗阻等。

输尿管外伤的临床表现常取决于发现时间、单侧损伤或双侧损伤、是否感染等，可有尿瘘、感染、无尿等。其诊断需 IVU、逆行输尿管插管、超声、核素肾图、CT、MRI 检查等。

输尿管外伤的治疗原则是尽早恢复尿路通畅。针对外源性输尿管损伤，在抗休克等相关急诊治疗的前提下，需要明确损伤的范围，是否合并胃肠及其他重要器官的损伤。针对输尿管损伤的手术治疗，需考虑损伤的时间、损伤部位感染程度等，综合评估一期或二期修复。同时根据具体病情选择合适的手术治疗方案，如输尿管端端吻合术、回肠带输尿管术等。

5. 输尿管肠瘘　输尿管与肠道之间的瘘管，多数为肠道炎症性疾病所致，如克罗恩病、溃疡性结肠炎、憩室炎等。因克罗恩病等多好发于回肠末端，因此回肠末端、右输尿管为相对多发部位，左侧输尿管肠瘘可因溃疡性结肠炎引起。其他病因还包括结石、结核、外伤、放射治疗、肿瘤等。

输尿管肠瘘的临床表现多数以肠道症状为主，泌尿系统症状相对少见。症状主要表现为臀部、腰部、大腿前面疼痛。输尿管肠瘘的适宜诊断方案是逆行尿路造影。CT 虽然可显示输尿管和肠道的病变位置关系，但 CT 和静脉造影对输尿管肠道瘘口的诊断价值弱于逆行尿路造影。钡剂肠道造影可显示病变肠段，但对瘘管的显像价值有限。

输尿管肠瘘的治疗措施包括输尿管松解术和病变肠段切除。部分病例在确诊之前即合并肾功能受损，具体手术方案还需综合评估患者的病情来决定。

三、肠道与膀胱疾病

（一）肠道与膀胱的结构基础

膀胱是人体的储尿和排尿器官，位于骨盆内、腹膜外。膀胱前下方及两侧与骨盆壁之间有耻骨后、膀胱周围脂肪及疏松组织，可起到缓冲作用。膀胱基底部与精囊、输精管壶腹及输尿管末端相邻。在男性，腹膜在膀胱后方可达精囊，与覆盖直肠前壁的腹膜汇合形成直肠膀胱陷凹，与直肠邻近。在女性，覆盖膀胱顶壁的腹膜在子宫表面反折形成膀胱子宫陷窝，阴道及子宫位于膀胱和直肠之间。婴儿骨盆较窄，膀胱颈位于耻骨联合以上。膀胱内覆盖移行上皮，下方由平滑肌组成膀胱壁。与胃肠道平滑肌的分层类似，膀胱肌层分为内层纵行、中层环形及外层纵行三层，膀胱肌层由相对粗大的肌纤维形成肌束，疏松地相互交错层叠，同时各肌肉层之间有部分分支肌纤维相互穿插融合，有利于球形膀胱的排空。

膀胱的血液供应可来源于任何发自髂内动脉的邻近分支，主要来自髂内动脉前支分出的膀胱上、下动脉，膀胱上动脉供应上侧壁，膀胱下动脉供应膀胱底部、前列腺及尿道的上 1/3，其他的还包括闭孔动脉、阴部内动脉等。在女性，膀胱还有阴道及子宫动脉为膀胱提供血。膀胱的静脉在膀胱壁层广泛分布，最终汇合成静脉丛回流入髂内静脉。膀胱的淋巴回流以髂内淋巴结、髂外淋巴结为主，另有部分淋巴回流入闭孔淋巴结、髂总淋巴结及骶淋巴结。

膀胱受交感神经、副交感神经的双重支配。交感神经兴奋使膀胱逼尿肌松弛，同时可将膀胱痛觉信息传入中枢神经。副交感神经兴奋使膀胱逼尿肌收缩、尿道内括约肌舒张，从而促进排尿。排尿反射是一种脊髓反射，但同时接受高级中枢的控制，可有意识地抑制或加强其反射过程。

（二）肠道与膀胱的临床联系

1. 肠道与膀胱肿瘤　膀胱肿瘤是泌尿系统最

常见的肿瘤，可分为尿路上皮来源肿瘤和非尿路上皮来源肿瘤，包括乳头状瘤、尿路上皮肿瘤、腺癌、鳞癌，其中尿路上皮肿瘤占95%。尿路上皮肿瘤多为单发，部分为多发，可先后或同时伴有肾盂、输尿管、尿道肿瘤。膀胱癌的病因包括职业化学物质暴露、内源性色氨酸代谢异常、吸烟、药物、结石等。

膀胱肿瘤主要表现为血尿，典型的血尿为间歇性、无痛性肉眼血尿，大多为全程性肉眼血尿，少数患者为初始血尿，极少病例仅为镜下血尿。肿瘤发生坏死、感染或位于膀胱三角区及颈口附近时，可表现为膀胱刺激征。若肿瘤体积较大、出血量过多，则可引起排尿困难、排尿中断、尿潴留等表现。晚期膀胱肿瘤侵犯周围组织、盆腔淋巴结转移时可有下腹膀胱区疼痛。

尿脱落细胞学检查是膀胱肿瘤的重要检测手段，膀胱肿瘤抗原（BTA）对膀胱肿瘤的诊断已得到临床的广泛验证。膀胱肿瘤的诊断依靠膀胱镜及肿瘤组织活检。B超、CT、MRI等检查可判断肿瘤浸润程度及淋巴结转移情况。

膀胱肿瘤的鉴别诊断需要与相似症状的病症相鉴别。首先是引起血尿的相似症状，如泌尿系统结石、免疫性肾病等。部分膀胱肿瘤因下腹痛就诊，需要与肠道系统疾病如阑尾炎、克罗恩病、溃疡性结肠炎等相鉴别。

膀胱肿瘤的治疗方案包括手术治疗、化学治疗、放射治疗。手术治疗中，对于早期的膀胱肿瘤可以选择经尿道膀胱肿瘤电切术、膀胱部分切除术，恶性程度高、浸润深、范围大的膀胱肿瘤，需行全膀胱根治性切除术。全膀胱根治性切除术范围，在男性包括膀胱、双侧输尿管下端、前列腺、精囊、盆腔淋巴结，在女性应包括膀胱、全部子宫、双侧附件、尿道及部分阴道前壁。膀胱全切术后，需要用回肠、乙状结肠或直肠做替代膀胱的尿流改道手术。尿流改道手术因重建人体储尿排尿系统、部分改变消化系统结构，因此在术后需要加强随访，及时发现并处理相关并发症，同时关注新建结构可能给患者带来的生活及精神上的影响。

2. 肠道与膀胱外伤　原发性膀胱损伤较少见，常合并骨盆骨折等外伤。膀胱的损伤可分为闭合性损伤、开放性损伤、医源性损伤。闭合性损伤多见于膀胱充盈状态下，因直接或间接的暴力使膀胱破损，多见于严重的骨盆骨折，自发性的膀胱破裂多见于膀胱患有其他疾病者，如结核、溃疡、憩室等，自发性膀胱破裂几乎均为腹膜内型。开放性膀胱损伤较少见，一般都有异物经皮肤进入。医源性膀胱损伤发生于尿路有创性的操作、疝修补术、直肠手术、子宫附件相关手术中。

根据膀胱损伤的程度将膀胱损伤分为膀胱挫伤、膀胱破裂。膀胱挫伤为损伤累及膀胱黏膜、肌层，无膀胱全层破裂。膀胱破裂则是膀胱全层受损破裂，有尿外渗，可分为腹膜外型膀胱破裂、腹膜内型膀胱破裂、混合型膀胱破裂。腹膜内型膀胱破裂伴随腹膜破裂，与腹腔相通，可伴随腹腔感染。腹膜外型膀胱破裂腹膜完整，尿外渗在腹膜外的膀胱周围。混合型膀胱破裂常来自体外锐器的创伤，可伴腹部肠道等其他器官的损伤。膀胱损伤时根据损伤程度不同，可有相应的临床表现。膀胱挫伤时仅有下腹疼痛、血尿，可以自愈。膀胱破裂时，除有局部疼痛、血尿外，常因合并有骨折、其他脏器损伤而有严重的并发症，失血性休克、腹膜炎、继发性感染等。膀胱破裂的患者还可表现为排尿障碍。

膀胱挫伤患者查体时阳性体征不明显或仅有下腹压痛。膀胱破裂患者查体时常有明显的阳性体征，合并腹膜破裂时常有腹膜刺激症状，可有移动性浊音。膀胱损伤后可采取导尿注水试验，一方面可明确尿道通畅情况，另一方面可经尿管注水，观察注入量与排出量的差异，两者相差不多提示膀胱完整，两者相差较大则提示膀胱破裂可能。怀疑有膀胱破裂的患者均应行膀胱造影，摄片明确是否有造影剂外漏，对于腹膜破裂的患者，可经尿管注入气体，拍摄立位腹平片观察是否有膈下游离气体。

膀胱损伤的患者首先需要针对全身情况进行治疗，防治休克、预防感染，并积极准备手术探查，多器官损伤时需多科室协作治疗。膀胱挫伤及裂口较小的腹膜外型病例损伤时间小于12小时者可留置尿管非手术治疗，腹膜内型膀胱破裂及严重的腹膜外型膀胱破裂，尽早手术探查修补加膀胱造瘘可得到有效治疗。

3. 膀胱肠瘘　通常由肠道疾病引起，如憩室炎、肠道肿瘤、肠道克罗恩病。膀胱肠瘘中相对较常见的是由憩室炎引起的结肠膀胱瘘，克罗恩病更容易引起回肠膀胱瘘。

膀胱肠瘘多数首先表现为尿路症状，也可以首先出现肠道症状。膀胱肠瘘引起的下尿路症状有气尿、尿频、尿急、血尿、耻骨上疼痛、反复发作尿道感染。肠道症状有粪尿、里急后重等。目前认为，膀胱肠瘘的典型症状包含耻骨上疼痛、尿频、排尿困难、里急后重。

膀胱肠瘘的诊断不能单纯依靠临床症状，膀胱镜检查的诊断效率最高，但镜下表现不具有特异性，镜下可表现为局限性红斑、乳头状或疱状改变，少数病例可发现瘘管。CT和MRI可以定位瘘口和病变肠段。CT被认为是诊断膀胱肠瘘的重要方法，口服钡剂、静脉造影剂等可能提高诊断能力。

膀胱肠瘘的治疗方案包括非手术治疗和手术治疗。非手术治疗适用于非恶性肿瘤引起的非毒性、症状轻微的患者，可通过完全静脉营养、肠道休息、抗生素治疗，也适用于克罗恩病所致膀胱肠瘘的初期治疗方案。手术治疗在膀胱肠瘘的患者中被认为是有效的治疗方案，多数患者在术前经过充分的肠道准备及适当的抗生素治疗，有助于一期修补手术的实施。然而，部分膀胱肠瘘的病例合并有严重的盆腔炎症、盆腔脓肿等，其手术方案需要依据临床病情严格评估一期修补或二期修补。

四、肠道与前列腺疾病

（一）肠道与前列腺的结构基础

肠道中与前列腺关系最为密切的是直肠。前列腺与直肠位置相邻，二者在局部疾病的发展中相关性紧密。前列腺位于男性盆腔内耻骨后，其后方与直肠前壁紧贴，中间存在一潜在的解剖间隙（Denonvillier's筋膜）。前列腺距肛门约4cm，直肠指检时可于直肠前壁触及前列腺的大小、形态、质地及前列腺沟，从而评估前列腺病变情况。

前列腺血供丰富，其血液供应以膀胱下动脉为主，直肠下动脉也是重要的组成部分之一，其他包括输精管动脉、髂内动脉前干及脐动脉等。

前列腺的静脉回流主要依靠前列腺筋膜鞘和囊之间的前列腺静脉丛汇入髂内静脉，前列腺静脉与骶骨、腰椎、髂翼的静脉有交通。此外，前列腺静脉血液还可通过直肠上静脉汇入肝门静脉。前列腺淋巴管形成淋巴管丛，一组注入髂外淋巴结，另一组注入髂内淋巴结，再流入髂总淋巴结和腹主动脉旁淋巴结。

（二）肠道与前列腺的临床联系

1. 肠道与良性前列腺增生　良性前列腺增生是引起中老年男性排尿障碍最为常见的一种疾病。良性前列腺增生主要表现为组织学上的前列腺间质和腺体成分的增生、解剖学上的前列腺增大、尿动力学上的膀胱出口梗阻，以及下尿路症状为主的临床表现。同时，良性前列腺增生引起的排尿异常，可导致老年患者膀胱过度充盈、腹部压力增加等，进而可能导致部分患者出现疝气，以及肠梗阻、便秘等肠道相关症状。

良性前列腺增生的诊断中，体格检查是最基本的检查手段。首先需检查外生殖器以排除尿道外口狭窄等可能影响排尿的疾病。另外，直肠指检是前列腺检查的常规方式，在排空膀胱后，经直肠指检可以了解前列腺的大小、形态、质地、有无结节及压痛、中央沟变化等，同时直肠指检可以了解肛门括约肌张力情况。

良性前列腺增生的临床检查项目包括泌尿系统超声、残余尿量测定、尿流率检查等。前列腺超声检查包括经腹壁的前列腺超声及经直肠前列腺超声，经腹壁超声检查时膀胱需要充盈，扫描可清晰显示前列腺体积大小，增生腺体是否突入膀胱，了解有无膀胱结石及上尿路继发积水等病变。患者排尿后检查还可测定膀胱残余尿量。经直肠超声检查对前列腺内部结构显示更为清晰。在尿流动力学检查中，常需采用经直肠测压管辅助检测患者排尿过程病变情况。

良性前列腺增生的治疗分为非手术治疗及外科治疗。非手术治疗包括观察等待、药物治疗等，此类治疗过程均可能加重前列腺增生患者的腹部压力，增加腹部及肠道相关并发症的发生。外科治疗包括经典的各种方式的前列腺切除术、前列腺栓塞术、经尿道前列腺扩张术等。前列腺外科治疗引起的并发症中，直肠损伤是较严重的一种并发症，特别是选择经会阴前列腺摘除的手术，操作困难、易损伤直肠，并有可能出现尿失禁。

2. 肠道与前列腺癌　前列腺癌是男性泌尿生殖系统中最常见的恶性肿瘤。因前列腺的静脉回流及解剖毗邻关系，前列腺癌的直肠侵犯在前列腺癌的疾病进展中不可忽视。

早期前列腺癌患者无特殊临床表现，常因体检或在其他非前列腺癌手术后通过病理检查发现（如良性前列腺增生的手术治疗）。随着肿瘤生长，前列腺癌可表现为下尿路梗阻症状，如尿频、尿急、尿流缓慢、排尿费力，甚至尿潴留或尿失禁等，严重者可有肠梗阻、便血等表现。前列腺癌可经血行、淋巴扩散或直接侵及邻近器官（如精囊、膀胱、直肠等）。最常见的转移部位是淋巴结和骨骼，其他部位包括肺、肝、脑和肾上腺等。前列腺癌出现骨骼转移时可以引起骨痛、脊髓压迫症状及病理性骨折等。

前列腺癌的诊断依靠体格检查、实验室检查、影像学检查筛选，并通过后续的前列腺穿刺组织病理活检确诊。直肠指检可发现前列腺癌结节，质地多较正常腺体坚硬，但当肿瘤处于早期，或者原发于前列腺移行带等区域时，直肠指检常无异常发现。实验室检查前列腺特异性抗原对于前列腺癌的诊断、分期具有重要意义。前列腺癌影像学检查主要为 MRI，盆腔 MRI 检查在诊断前列腺癌方面有较高的敏感度和特异度，并可对肿瘤局部侵犯程度及有无盆腔淋巴结转移做出初步评估，同时对于前列腺周围直肠等组织相关病变有重要参考价值。前列腺穿刺活检是病理确诊前列腺癌的主要方法，目前有经直肠穿刺及经会阴穿刺两种方法，但两种方案均需经直肠超声的引导下进行。经直肠前列腺穿刺缺点包括感染并发症发生率高，可能给患者带来直肠损伤相关的并发症，表现为血便、发热、盆腔脓肿等，因此需在穿刺前进行充分肠道准备并使用抗生素预防感染。在合并有直肠相关病变的患者，如严重痔疮、其他可能增加直肠出血或感染风险的患者，推荐选择经会阴穿刺。

前列腺癌的治疗包括观察等待、内分泌治疗、手术治疗、放射治疗、化学治疗等。其中，根治性放疗、根治性手术治疗被认为有同样的治疗效果。但二者均存在不同程度的直肠损伤并发症，其中以根治性放疗引起的肠道并发症为常见。根治性放疗后肠道急性期并发症包括腹泻、下坠感、里急后重、便血、肛周皮肤糜烂等，但上述症状大多为可逆性病理改变，在结束治疗后可逐渐缓解。迟发性并发症最明显的是直肠出血，多数不会对患者造成严重后果。

3. 前列腺直肠瘘（尿道直肠瘘）　前列腺或尿道直肠瘘，可发生于各种前列腺、尿道、直肠的治疗中，包括经尿道前列腺电切术、前列腺根治术、液氮冷冻治疗、盆腔或直肠的放射治疗、肛门直肠手术、外伤、尿道或直肠的器械操作、肠结核、克罗恩病等。前列腺的各种治疗发生直肠损伤的概率为 1% ～ 2%，冷冻治疗发生直肠尿道瘘的概率可达 3.3%。尽管在以上各种外科操作及肠道疾病中，前列腺及尿道直肠瘘发生的概率比较低，但其理论发生概率并不能被忽视，且一旦发生，均需外科手术干预治疗。经历多种治疗的病例，其发生前列腺直肠瘘或尿道直肠瘘的概率明显增加。

因手术导致的前列腺直肠瘘或尿道直肠瘘，通常在手术中可以及时发现，在及时处理治疗后亦可得到较好的恢复，因放射治疗、感染性疾病等导致的前列腺直肠瘘或尿道直肠瘘，常有明显的临床症状，包括粪尿、血尿，常合并尿路感染，表现为发热及恶心、呕吐等胃肠道症状，部分患者可出现腹膜炎及脓毒血症。

前列腺直肠瘘或尿道直肠瘘的病例，在查体时可有阳性体征。部分患者直肠指检可以触摸到瘘口，并可触及瘘口的大体位置。有合并脓肿的患者可触及波动感。乙状结肠镜及膀胱尿道镜可以协助诊断。尿路造影、钡剂灌肠等，均可以明确诊断瘘管的位置、范围等信息，为治疗方案的制订提供重要的参考资料。部分细小的瘘管，在以上检查中容易被忽视，侧位的造影检查对细小瘘管的检测有一定价值。尿路造影除可以明确评估瘘管情况外，全尿路造影还可以排除其他的尿路损伤。

临床治疗中，仅有极少部分前列腺直肠瘘或尿道直肠瘘患者可以通过非手术治疗愈合，大多数病例仍需要手术治疗来使瘘口关闭。在前列腺癌根治性手术或其他手术、外伤导致的直肠损伤，术中及时发现病损，给予留置尿管、肛管使肠道得到休息并加强静脉营养后常可达到一期治疗愈合。而其他因为感染性病变、炎症性病变等导致的前列腺直肠瘘或尿道直肠瘘，有必要进行粪便改道。其直肠尿道瘘修补手术分一期修补及分阶段修补两种方式。其治疗修补方式根据具体的病变需要制订个体化的修补治疗方案。

前列腺癌放射治疗或冷冻切除术后的直肠尿道瘘的修补，是一种非常棘手的疾病，其修复难度巨大。因为此类瘘口范围大、纤维化严重、持续时间长久、病变局部缺血严重，对手术修补造成极大障碍。此类病例多数需要尿路及粪便改道。

五、肠道与阴囊疾病

（一）肠道与阴囊的结构基础

胚胎初期睾丸与附睾均位于腹腔后壁肾下方，随着胚胎生长，睾丸逐渐下降，其周围由腹壁各层组织组成覆盖物，最终经由双侧腹股沟管降至体外形成阴囊。精索外筋膜来自腹外斜肌腱膜，提睾肌和提睾肌筋膜来自腹内斜肌，精索内筋膜来自腹横筋膜，睾丸鞘膜壁层和脏层来自腹膜。腹股沟管是腹壁下部的薄弱区，肠管等腹腔内容物可经此处进入阴囊。腹股沟管长 4 ～ 5cm，其前壁主要为腹外斜肌腱膜，外 1/3 处有腹内斜肌起始部纤维，上壁为腹内斜肌与腹横肌下缘肌纤维共同构成的弓状下缘，后壁为腹横筋膜，内 1/3 有腹股沟镰，下壁为腹股沟韧带；腹股沟管内环为腹横筋膜向外突出形成的腹股沟管深环，外环为耻骨嵴外上方由腹外斜肌腱膜裂开形成的腹股沟管浅环。

阴囊前壁由阴部外侧血管供应，由髂腹股沟神经和生殖股神经支配。阴囊后部由会阴血管和神经阴囊后分支支配。此外，股后皮神经分出会阴分支支配阴囊和会阴。阴囊的淋巴回流同阴茎、会阴一致，都回流到腹股沟淋巴结。阴囊的血供、神经支配、淋巴回流都不越过中央嵴。

阴囊皮肤的皱褶使阴囊具有良好的伸缩特性，使阴囊局部温度低于躯体温度 2 ～ 3℃，有利于精子的形成。同时，阴囊对于睾丸有较好的保护作用，可缓冲外界撞击。

（二）肠道与阴囊的临床联系

睾丸从腹腔下降至阴囊过程中，鞘状突在腹股沟内环至阴囊上方的部分常为闭合状态，部分病理状态下鞘状突在腹股沟管、阴囊内未完全闭合，即可产生睾丸鞘膜积液、精索鞘膜积液、交通性鞘膜积液。

单纯的鞘膜积液仅为液体在鞘膜腔集聚，常表现为阴囊体积不等的液性球体，常无痛感，透光试验阳性，2 岁以内婴幼儿可自行消退，大龄儿童可采取经腹股沟路径的外科治疗。交通性鞘膜积液为阴囊内睾丸鞘膜腔与腹腔相通，二者之间的液体可因体位等变化而自由流动。若鞘状突未闭合尺寸较大，则可允许小肠、网膜、膀胱、睾丸等器官组织通过，形成疝气。

鞘膜积液可以通过查体发现。单纯鞘膜积液表现为阴囊肿大，透光试验显示腔透光性，睾丸鞘膜积液者可能影响睾丸触诊，精索鞘膜积液仅在精索上触及固定、质软的强透光性球形包块。交通性鞘膜积液在清晨查体常不明显，可于活动后发现阴囊增大。腹股沟斜疝的病例，当疝环较大时，可于腹股沟阴囊处发现可复性包块，疝环较小时，疝囊体积相对稳定，需严格注意绞窄性疝气。

鞘膜积液患者的诊断除临床查体外，仍需超声协助诊断。特别对于积液量大、皮肤张力大，影响睾丸触诊者。同时交通性鞘膜积液及疝气病例需超声检查明确睾丸情况、是否有肠道及网膜等。

婴幼儿的鞘膜积液通常能自行吸收，可采取观察、非手术治疗。较小体积的鞘膜积液可采取药物注射治疗。手术是多数鞘膜积液最有效的治疗方法。鞘膜翻转术适用于较大的薄壁鞘膜积液，鞘膜较厚者应切除鞘膜。合并腹股沟疝气需行修补手术。疝气修补手术在打开显露疝囊时，应注意肠管、膀胱等可能成为疝囊壁的一部分，避免造成意外损伤。

（杨晓剑）

第六节　肠道与女性生殖系统

一、女性生殖系统解剖与肠道关系

（一）外生殖器

女性外生殖器（external genitalia）是指生殖器的外露部分，又称外阴（vulva），位于两股内侧间，前为耻骨联合，后为会阴，包括阴阜、大阴唇、小阴唇、阴蒂和阴道前庭。

1. 阴阜（mons pubis）　为耻骨联合前面隆起的脂肪垫。青春期发育时，其上的皮肤开始生长呈倒三角形分布的阴毛。阴毛的疏密与色泽存在种族和个体差异。

2. 大阴唇（labium majus）　为双腿内侧一对纵行隆起的皮肤皱襞，自阴阜向下向后延伸至会阴。大阴唇外侧面为皮肤，青春期后有色素沉着和阴毛，内含皮脂腺和汗腺。大阴唇内侧面湿润似黏膜。皮下为疏松结缔组织和脂肪组织，含丰富血管、淋巴管和神经，外伤后易形成血肿。未产妇女两侧大阴唇自然合拢，产后向两侧分开，绝经后大阴唇逐渐萎缩。

3. 小阴唇（labium minus）　是位于两侧大阴唇内侧的一对薄皮肤皱襞。表面湿润、色褐、无毛，富含神经末梢。两侧小阴唇前端融合，再分为前后两叶，前叶形成阴蒂包皮，后叶形成阴蒂系带（frenulum labium pudendal）。

4. 阴蒂（clitoris）　位于两小阴唇顶端下方，与男性阴茎同源，由海绵体构成，在性兴奋时渤起。阴蒂分为 3 部分，前为阴蒂头，暴露于外阴，富含神经末梢，对性刺激敏感，中为阴蒂体，后为两阴蒂脚，附着于两侧耻骨支上。

5. 阴道前庭（vaginal vestibule）　为一菱形区域，前为阴蒂，后为阴唇系带，两侧为小阴唇。阴道口与阴唇系带之间有一浅窝，称为舟状窝（fossa navicularis），又称为阴道前庭窝，经产妇受分娩影响，此窝消失。在此区域内有以下结构。

（1）前庭球（vestibular bulb）：又称球海绵体，位于前庭两侧，有具有勃起性的静脉丛组织。其前端与阴蒂相接，后端膨大，与同侧前庭大腺相邻，表面被球海绵体肌覆盖。

（2）前庭大腺（major vestibular gland）：又称巴氏腺（Bartholin gland），位于大阴唇后部，被球绵体肌覆盖，如黄豆大，左右各一。腺管细长（1～2cm），向内侧开口于阴道前庭后方小阴唇与处女膜之间的沟内。性兴奋时，分泌黏液起润滑作用。正常情况下不能触及此腺，若腺管口闭塞，可形成前庭大腺囊肿，则能触及并看到；若伴有感染，可形成脓肿。

（3）尿道外口（external orifice of urethra）：位于阴蒂头后下方，圆形，边缘折叠而合拢。尿道外口后壁上有一对并列腺体，称为尿道旁腺。尿道旁腺开口小，容易有细菌潜伏。

（4）阴道口（vaginal orifice）和处女膜（hymen）：阴道口位于尿道外口后方的前庭后部。其周缘覆有一层较薄的黏膜皱襞，称为处女膜，内含结缔组织、血管及神经末梢。处女膜多在中央有一孔，圆形或新月形，少数呈筛状或伞状。孔的大小变异很大，小至不能通过一指，甚至闭锁；大至可容两指，甚至可处女膜缺如。处女膜可因性交撕裂或由于其他损伤破裂，并受阴道分娩影响，产后仅留有处女膜痕。

（二）内生殖器

女性内生殖器（internal genitalia）位于真骨盆内，包括阴道、子宫、输卵管和卵巢，后二者合称为子宫附件（uterine adnexa）。

1. 阴道（vagina）　是性交器官，也是月经血排出及胎儿娩出的通道。

（1）位置和形态：位于真骨盆下部中央，为一上宽下窄的管道，前壁长 7～9cm，与膀胱和尿道相邻；后壁长 10～12cm，与直肠贴近。上端包绕子宫颈阴道部，下端开口于阴道前庭后部。子宫颈与阴道间的圆周状隐窝，称为阴道穹隆（vaginal fornix）。按其位置分为前、后、左、右 4 部分，其中后穹隆最深，与盆腔最低的直肠子宫陷凹紧密相邻，临床上可经此穿刺、引流或作为手术入路。

（2）组织结构：阴道壁自内向外由黏膜、肌层和纤维组织膜构成。黏膜层由非角化复层鳞状上皮覆盖，无腺体，淡红色，有许多横行皱襞，有较大伸展性，阴道上端 1/3 处黏膜受性激素影响有周期性变化。肌层由内环和外纵两层平滑肌构成，纤维组织膜与肌层紧密粘贴。阴道壁富有静脉丛，损伤后易出血或形成血肿。

2. 子宫（uterus）　是孕育胚胎、胎儿和产生月经的器官。

（1）形态：子宫是有腔壁厚的肌性器官，呈前后略扁的倒置梨形，重 50～70g，长 7～8cm，宽 4～5cm，厚 2～3cm，容量约 5ml。子宫分为子宫体（corpus uteri）和子宫颈（cervix uteri）两部分。子宫体较宽，位于子宫上部，顶部称为子宫底（fundus uteri），宫底两侧称为子宫角（cornua uteri），子宫颈，较窄呈圆柱状，位于子宫下部。子宫体与子宫颈的比例因年龄和卵巢功能而异，青春期前为 1 : 2，生育期妇女为 2 : 1，绝经后为 1 : 1。

子宫腔（uterine cavity）为上宽下窄的三角形，两侧通输卵管，尖端朝下接子宫颈管。子宫体与子宫颈之间形成最狭窄的部分，称为子宫峡部（isthmus uteri），在非妊娠期长约 1cm，其上端因解剖上狭窄，称为解剖学内口；其下端因在此处子宫内膜转变为子宫颈黏膜，称为组织学内口。妊娠期子宫峡部逐渐伸展变长，妊娠末期可达 7～10cm，形成子宫下段，成为软产道的一部分，也是剖宫产术常用切口部位。子宫颈内腔呈梭形，称为子宫颈管（cervical canal），成年妇女长 2.5～3.0cm，其下端称为子宫颈外口，通向阴道。子宫颈以阴道为界，分为上下两部。上部占子宫颈的 2/3，两侧与子宫主韧带相连，称为子宫颈阴道上部；下部占子宫颈的 1/3，伸入阴道内，称为子宫颈阴道部。未产妇的子宫颈外口呈圆形；经产妇受阴道分娩影响形成横裂，将子宫颈分为前唇和后唇。

（2）组织结构：子宫体和子宫颈的组织结构不同。

1）子宫体：宫体壁由 3 层组织构成，由内向外分为子宫内膜层、肌层和浆膜层。①子宫内膜层：衬于宫腔表面，无内膜下层组织。内膜分为 3 层：致密层、海绵层和基底层。内膜表面 2/3 为致密

层和海绵层，统称为功能层，受卵巢性激素影响，发生周期变化而脱落。基底层为靠近子宫肌层的 1/3 内膜，不受卵巢性激素影响，不发生周期变化。②子宫肌层：较厚，非妊娠时厚约 0.8cm，由大量平滑肌组织、少量弹性纤维与胶原纤维组成，分为 3 层：内层肌纤维环形排列，痉挛性收缩可形成子宫收缩环；中层肌纤维交叉排列，在血管周围形成 "8" 字形围绕血管，收缩时可压迫血管，有效地制止子宫出血；外层肌纤维纵行排列，极薄，是子宫收缩的起始点。③子宫浆膜层：为覆盖宫底部及其前后面的脏腹膜。在子宫前面，近子宫峡部处的腹膜向前反折覆盖膀胱，形成膀胱子宫陷凹。在子宫后面，腹膜沿子宫壁向下，至子宫颈后方及阴道后穹隆再折向直肠，形成直肠子宫陷凹（rectouterine pouch），也称道格拉斯陷凹（Douglas pouch）。

2）子宫颈：主要由结缔组织构成，含少量平滑肌纤维、血管及弹性纤维。子宫颈管黏膜为单层高柱状上皮，黏膜内腺体分泌碱性黏液，形成黏液栓堵塞子宫颈管。黏液栓成分及性状受性激素影响，发生周期性变化。子宫颈阴道部由复层鳞状上皮覆盖，表面光滑。子宫颈外口柱状上皮与鳞状上皮交接处是子宫颈癌的好发部位。

（3）位置：子宫位于盆腔中央，前为膀胱，后为直肠，下端接阴道，两侧有输卵管和卵巢。子宫底位于骨盆入口平面以下，子宫颈外口位于坐骨棘水平稍上方。当膀胱空虚时，成人子宫的正常位置呈轻度前倾前屈位。子宫的正常位置依靠子宫韧带及骨盆底肌和筋膜的支托，任何原因引起的盆底组织结构破坏或功能障碍均可导致子宫脱垂。

（4）子宫韧带：共有 4 对，即阔韧带、圆韧带、主韧带、宫骶韧带。

1）阔韧带（broad ligament）：位于子宫两侧呈翼状的双层腹膜皱襞，由覆盖子宫前后壁的腹膜自子宫侧缘向两侧延伸达盆壁而成，能够限制子宫向两侧倾斜。阔韧带有前后两叶，其上缘游离，内 2/3 部包绕输卵管（伞部无腹膜遮盖），外 1/3 部包绕卵巢动静脉，形成骨盆漏斗韧带（infundibulopelvic ligament），又称卵巢悬韧带（suspensory ligament of ovary），内含卵巢动静脉。

卵巢内侧与宫角之间的阔韧带稍增厚，称为卵巢固有韧带或卵巢韧带。卵巢与阔韧带后叶相接处称为卵巢系膜。输卵管以下、卵巢附着处以上的阔韧带称为输卵管系膜，内含中肾管遗迹。在宫体两侧的阔韧带中有丰富的血管、神经、淋巴管及大量疏松结缔组织，称为宫旁组织。子宫动静脉和输尿管均从阔韧带基底部穿过。

2）圆韧带（round ligament）：呈圆索状得名，由平滑肌和结缔组织构成，全长 12 ～ 14cm。起自宫角的前面、输卵管近端的稍下方，在阔韧带前叶的覆盖下向前外侧走行，到达两侧骨盆侧壁后，经腹股沟管止于大阴唇前端。有维持子宫前倾位置的作用。

3）主韧带（cardinal ligament）：又称子宫颈横韧带。在阔韧带的下部，横行于子宫颈两侧和骨盆侧壁之间。主韧带为一对坚韧的平滑肌和结缔组织纤维束，是固定子宫颈位置、防止子宫脱垂的主要结构。

4）宫骶韧带（uterosacral ligament）：起自子宫体和子宫颈交界处后面的上侧方，向两侧绕过直肠到达第 2、3 骶椎前面的筋膜。韧带外覆腹膜，内含平滑肌、结缔组织和支配膀胱的神经，广泛性子宫切除术时，可因切断韧带和损伤神经而引起尿潴留。宫骶韧带短厚有力，向后向上牵引子宫颈，维持子宫前倾位置。

3. 输卵管（fallopian tube，oviduct）　为一对细长而弯曲的肌性管道，为卵子与精子结合场所及运送受精卵的通道，位于阔韧带上缘内，内侧与子宫角相连通，外端游离呈散状，与卵巢相近，全长 8 ～ 14cm。

（1）形态：根据输卵管的形态，由内向外分为 4 部分。①间质部（interstitial portion）：潜行于子宫壁内的部分，长约 1cm，管腔最窄；②峡部（isthmic portion）：在间质部外侧，细而较直，管腔较窄，长 2 ～ 3cm；③壶腹部（ampulla portion）：在峡部外侧，壁薄，管腔宽大且弯曲，长 5 ～ 8cm，内含丰富皱襞，受精常发生于此；④伞部（fimbrial portion）：在输卵管最外侧端，长 1 ～ 1.5cm，开口于腹腔，管口处有许多指状突起，有"拾卵"作用。

（2）组织结构：输卵管壁由 3 层构成，外层为浆膜层，为腹膜的一部分；中层为平滑肌层，该层肌肉的收缩有协助拾卵、运送受精卵及一定程度地阻止经血逆流和宫腔内感染向腹腔内扩散的作用；内层为黏膜层，由单层高柱状上皮覆盖。上皮细胞分为纤毛细胞、无纤毛细胞、楔形细胞和未分化细胞 4 种。纤毛细胞的纤毛摆动，能协助运送受精卵；无纤毛细胞有分泌作用，又称分泌细胞；楔形细胞可能是无纤毛细胞的前身；未分化细胞又称游走细胞，是上皮的储备细胞。输卵管肌肉的收缩和黏膜上皮细胞的形态、分泌及纤毛摆动，均受性激素的影响而有周期性变化。

4. 卵巢（ovary）　为一对扁椭圆形的性腺，是产生与排出卵子，并分泌甾体激素的性器官。由外侧的骨盆漏斗韧带（卵巢悬韧带）和内侧的卵巢固有韧带悬于盆壁与子宫之间，借卵巢系膜与阔韧带相连。卵巢前缘中部有卵巢门，神经血管通过骨盆漏斗韧带经卵巢系膜在此出入卵巢，卵巢后缘游离。卵巢的大小、形状随年龄大小而有差异。青春期前卵巢表面光滑，青春期开始排卵后，表面逐渐凹凸不平。生育期妇女卵巢大小约 4cm×3cm×1cm，重 5 ～ 6g，灰白色；绝经后卵巢逐渐萎缩变小变硬，妇科检查时不易触到。

卵巢表面无腹膜，由单层立方上皮覆盖，称为生发上皮。上皮的深面有一层致密纤维组织，称为卵巢白膜。再往内为卵巢实质，又分为外层的皮质和内层的髓质。皮质是卵巢的主体，由大小不等的各级发育卵泡、黄体和它们退化形成的残余结构及间质组织组成；髓质与卵巢门相连，由疏松结缔组织及丰富的血管、神经、淋巴管及少量与卵巢韧带相延续的平滑肌纤维构成。

5. 骨盆底（pelvic floor）　由多层肌肉和筋膜构成，封闭骨盆出口，承托并保持盆腔脏器（如内生殖器、膀胱及直肠等）于正常位置。若骨盆底结构和功能出现异常，可导致盆腔脏器脱垂或引起功能障碍；分娩可以不同程度地损伤骨盆底组织或影响其功能。骨盆底前方为耻骨联合和耻骨弓，后方为尾骨尖。两侧为耻骨降支、坐骨升支和坐骨结节。两侧坐骨结节前缘的连线将骨盆底分为前后两个三角区：前三角区为尿生殖三角，向后下倾斜，有尿道和阴道通过；后三角区为肛门三角，向前下倾斜，有肛管通过。骨盆底由外向内分为 3 层。

（1）外层：位于外生殖器及会阴皮肤及皮下组织的下面，由会阴浅筋膜及其深面的 3 对肌肉及一括约肌组成。此层肌肉的肌腱汇合于阴道外口与肛门之间，形成中心腱。①球海绵体肌：覆盖前庭球和前庭大腺，向前经阴道两侧附于阴蒂海绵体根部，向后与肛门外括约肌交叉混合。此肌收缩时能紧缩阴道，故又称阴道括约肌。②坐骨海绵体肌：始于坐骨结节内侧，沿坐骨升支及耻骨降支前行，向上止于阴蒂海绵体（阴蒂脚处）。③会阴浅横肌：从两侧坐骨结节内侧面中线向中心腱汇合。④肛门外括约肌：为围绕肛门的环形肌束，前端汇合于中心腱。

（2）中层：为泌尿生殖膈。由上下两层坚韧的筋膜及其间的一对会阴深横肌及尿道括约肌组成，覆盖于由耻骨弓、两侧坐骨结节形成的骨盆出口前部三角形平面的尿生殖膈上，又称三角韧带，其中有尿道和阴道穿过。①会阴深横肌：自坐骨结节的内侧面伸展至中心腱处。②尿道括约肌：环绕尿道，控制排尿。

（3）内层：为盆膈（pelvic diaphragm），是骨盆底最坚韧的一层，由肛提肌及其内、外面各覆一层筋膜组成。自前向后依次有尿道、阴道和直肠穿过。

肛提肌（levator ani muscle）是位于骨盆底的成对扁阔肌，向下、向内合成漏斗形，肛提肌构成骨盆底的大部分。每侧肛提肌自前内向后外由 3 部分组成。①耻尾肌：为肛提肌的主要部分，肌纤维起自耻骨降支内侧，绕过阴道、直肠，向后止于尾骨，其中有小部分肌纤维止于阴道及直肠周围，分娩过程中耻尾肌容易受损伤而可致产后出现膀胱、直肠膨出。②髂尾肌起自腱弓（即闭孔内肌表浅筋膜的增厚部分）后部，向中间及向后走行，与耻尾肌汇合，绕肛门两侧，止于尾骨。③坐尾肌起自两侧坐骨棘，止于尾骨与骶骨。在骨盆底肌肉中，肛提肌起最重要的支持作用。又因肌纤维在阴道和直肠周围交织，有加强肛门和阴道括约肌的作用。

骨盆腔从垂直方向可分为前、中、后 3 部分，当骨盆底组织支持作用减弱时，容易发生相应部位器官松弛、脱垂或功能缺陷。在前骨盆腔，可发生膀胱和阴道前壁膨出；在中骨盆腔，可发生子宫和阴道穹隆脱垂；在后骨盆腔，可发生直肠和阴道后壁膨出。

会阴（perineum）有广义与狭义之分。广义的会阴是指封闭骨盆出口的所有软组织，前起自耻骨联合下缘，后至尾骨尖，两侧为耻骨降支、坐骨升支、坐骨结节和骶结节韧带。狭义的会阴是指位于阴道口和肛门之间的楔形软组织，厚 3 ～ 4cm，又称为会阴体（perineal body），由表及里为皮肤、皮下脂肪、筋膜、部分肛提肌和会阴中心腱。会阴中心腱由部分肛提肌及其筋膜和会阴浅横肌、会阴深横肌球海绵体肌及肛门外括约肌的肌腱共同交织而成。会阴伸展性大，妊娠后期会阴组织变软，有利于分娩。分娩时需保护会阴，避免发生裂伤。

6. 邻近器官　女性生殖器与尿道、膀胱、输尿管、直肠及阑尾相邻。当女性生殖器出现病变时，常会累及邻近器官，增加诊断与治疗上的难度，反之亦然。女性生殖器的发生与泌尿系统同源，故女性生殖器发育异常时，也可能伴有泌尿系统的异常。

（1）尿道（urethra）：为一肌性管道，始于膀胱三角尖端，穿过泌尿生殖膈，终于阴道前庭部的道外口，长 4 ～ 5cm，直径约 0.6cm。由两层组织构成，即内面的黏膜和外面的肌层。黏膜衬于腔面，与膀胱黏膜相延续。肌层又分为两层，内层为纵行平滑肌，排尿时可缩短和扩大尿道管腔；外层为横纹肌，称尿道括约肌，由"慢缩型"肌细胞构成，可持久收缩保证尿道长时间闭合，但尿道快速闭合需借助尿道周围的肛提肌收缩。肛提肌及盆筋膜对尿道有支持作用，在腹压增加时提供抵抗而使尿道闭合，如发生损伤可出现张力性尿失禁。由于女性尿道短而直，与阴道邻近，容易引起泌尿系统感染。

（2）膀胱（urinary bladder）：为一囊状肌性器官。排空的膀胱位于耻骨联合和子宫之间，膀胱充盈时可凸向盆腔甚至腹腔。成人膀胱平均容量为 350 ～ 500ml。膀胱分为顶、底、体和颈 4 部分。前腹壁下部腹膜覆盖膀胱顶，向后移行达子宫前壁，两者之间形成膀胱子宫陷凹。膀胱底部内面有一三角区称为膀胱三角，三角的尖向下为尿道内口，三角底的两侧为输尿管口，膀胱收缩时该三角为等边三角形，每边长约 2.5cm。膀胱底部与子宫颈及阴道前壁相连，其间组织疏松，盆底肌肉及其筋膜受损时，膀胱与尿道可随子宫颈及阴道前壁一并脱出。

（3）输尿管（ureter）：为一对圆索状肌性管道，管壁厚 1mm，由黏膜肌层、外膜构成。全长约 30cm，粗细不一，内径最细 3 ～ 4mm，最粗 7 ～ 8mm。输尿管起自肾盂，在腹膜后沿腰大肌前面偏中线侧下行（腰段）；在骶髂关节处跨髂外动脉起点的前方进入骨盆腔（盆段），并继续在腹膜后沿髂内动脉下行，到达阔韧带基底部向前内方走行，在子宫颈部外子宫动脉侧约 2.0cm，于子宫动脉下方穿过，位于输尿管子宫颈阴道上部的外侧 1.5 ～ 2.0cm 处，斜向前内髂内动脉穿越输尿管隧道进入膀胱。在施行高位结扎卵巢髂外动脉血管、结扎子宫动脉及打开输尿管隧道时，应避免损伤输尿管。输尿管行程和数目可有变异，且可随输尿管与子宫动脉的关系及子宫发育异常而连同该侧肾一并缺如。在输尿管走行过程中，支配肾、卵巢、子宫及膀胱的血管在其周围分支并相互吻合，形成丰富的血管丛营养输尿管，在盆腔手术时应注意保护输尿管血供，避免因缺血形成输尿管瘘。

（4）直肠（rectum）：位于盆腔后部，上接乙状结肠，下接肛管，前为子宫及阴道，后为骶骨，全长 10 ～ 14cm。直肠前面与阴道后壁相连，盆底肌肉与筋膜受损伤，常与阴道后壁一并膨出。肛管长 2 ～ 3cm，借会阴体与阴道下段分开，阴道分娩时应保护会阴，避免损伤肛管。

（5）阑尾（vermiform appendix）：为连于盲肠内侧壁的盲端细管，形似蚯蚓，其位置、长短、粗细变异很大，常位于右髂窝内，下端有时可达右侧输卵管及卵巢位置，因此，妇女患阑尾炎时有可能累及右侧附件及子宫，应注意鉴别诊断，并且如果发生在妊娠期，增大子宫将阑尾推向外上侧，容易延误诊断。阑尾也是黏液性肿瘤最常见的原发部位，故卵巢黏液性癌手术时应常规切除阑尾。

7. 妇科肿瘤常累及的毗邻器官　卵巢恶性肿瘤以腹腔内播散为主要转移途径的特征，其播散范围包括横结肠、肝表面、胃、十二指肠、小肠、结直肠、大网膜及盆腔内生殖器，其中以胃肠道受累最为显著。

（1）结肠（colon）：是介于盲肠与直肠之间的一段大肠，整体呈"M"形，包绕于空肠、回肠周围。结肠分为升结肠、横结肠、降结肠和乙状结肠 4 部分。结肠的直径自起端 6cm，逐渐递减为乙状结肠末端的 2.5cm，这是结肠腔最狭窄的部位。

升结肠（ascending colon）：长约 15cm，在右髂窝处，起自盲肠上端，沿腰方肌和右肾前面上升至肝右叶下方，转折向左前下方移行于横结肠，转折处的弯曲称结肠右曲（right colic flexure）（或称肝曲）。升结肠属腹膜间位器官，无系膜，其后面借结缔组织贴附腹后壁，因此活动性甚小。

横结肠（transverse colon）：长约 50cm，起自结肠右曲，先行向左肛管前下方，后略转向左后上方，形成一略向下垂的弓形弯曲，至左季肋区，在脾脏面下份处，折转成结肠左曲（left colic flexure）（或称脾曲），向下续于降结肠。横结肠属腹膜内位器官，由横结肠系膜连于腹后壁，活动度较大，其中间部分可下垂至脐或低于脐平面。

降结肠（descending colon）：长约 25cm，起自结肠左曲，沿左肾外侧缘和腰方肌前面下降，至左髂嵴处续于乙状结肠。降结肠与升结肠一样属腹膜间位器官，无系膜，借结缔组织直接贴附于腹后壁，活动性很小。

乙状结肠（sigmoid colon）：长约 40cm，在左髂嵴处起自降结肠，沿左髂窝转入盆腔内，全长呈"乙"字形弯曲，至第 3 骶椎平面续于直肠。乙状结肠属腹膜内位器官，由乙状结肠系膜连于盆腔左后壁。由于乙状结肠系膜在肠管中段幅度较宽，所以乙状结肠中段活动范围较大，常成为乙状结肠扭转的因素之一。

（2）空肠（jejunum）和回肠（ileum）：上端起自十二指肠空肠曲，下端接续盲肠。空肠和回肠起始部被肠系膜悬系于腹后壁，合称为系膜小肠，有系膜附着的边缘称系膜缘，其相对缘称游离缘或对系膜缘。空肠和回肠的形态结构不完全一致，但变化是逐渐发生的，故两者间无明显界限。一般是将系膜小肠的近侧 2/5 称空肠，远侧 3/5 称回肠。从位置上看，空肠常位于左腰区和脐区；回肠多位于脐区、右腹股沟区和盆腔内。从外观上看，空肠管径较大，管壁较厚，血管较多，颜色较红，呈粉红色；而回肠管径较小，管壁较薄，血管较少，颜色较浅，呈粉灰色。此外，肠系膜的厚度从上向下逐渐变厚，脂肪含量越来越多。肠系膜内血管的分布也有区别，空肠的动脉弓级数较少（有 1～2 级），直血管较长；而回肠的动脉弓级数较多（可达 4～5 级），直血管较短。从组织结构上看，空肠、回肠都具有消化管典型的四层结构。其黏膜除形成环状襞外，内表面还有密集的绒毛，这些结构极大地增加了肠黏膜的表面积，有利于营养物质的消化和吸收。

（3）盲肠（caecum）：是大肠的起始部，长 6～8cm，其下端为盲端，上续升结肠，左侧与回肠相连接。盲肠位于右髂窝内，其体表投影在腹股沟韧带外侧半的上方。但在胚胎发育过程中，有少数情况，由于肠管旋转异常，可出现异位盲肠，即可高达髂嵴以上，也可低至骨盆腔内，甚至出现于腹腔左侧。一般情况下，盲肠属于腹膜内位器官，其各面均有腹膜被覆，因无系膜或仅有短小系膜，故其位置相对较固定。少数在胚胎发育过程中，由于升结肠系膜不同程度保留，使升结肠、盲肠具有较大的活动范围，称移动性盲肠，这种情况可导致肠扭转的发生。另外，由于结肠系膜过长，在盲肠和升结肠后面，形成较深的盲肠后隐窝，小肠易突入，形成盲肠后疝。回肠末端向盲肠的开口，称回盲口（ileocecal orifice），此处肠壁内的环形肌增厚，并覆以黏膜而形成上、下两片半月形的皱襞称回盲瓣（ileocecal valve），此瓣的作用为阻止小肠内容物过快地流入大肠，以便食物在小肠内充分消化吸收，并可防止盲肠内容物逆流回小肠。在回盲口下方约 2cm 处，有阑尾的开口。

（4）网膜（omentum）：是连于胃小弯和胃大弯间的双层腹膜皱襞，其间有血管、神经、淋巴管和结缔组织等。

小网膜（lesser omentum）：是从肝门向下移行至胃小弯和十二指肠上部的双层腹膜结构。小网膜的左侧部分连于肝门和胃小弯之间，称为肝

胃韧带（hepatogastric ligament），其内含有胃左、右血管，胃上淋巴结，以及至胃的神经等。小网膜的右侧部分连于肝门和十二指肠上部之间，称为肝十二指肠韧带（hepatoduodenal），其内有位于右前方的胆总管，位于左前方的肝固有动脉，以及两者后方的肝门静脉。上述结构周围有淋巴管、淋巴结和神经丛伴行。

大网膜（greater omentum）：由 4 层腹膜组成，形似围裙覆盖于空肠、回肠和横结肠的前方，其左缘与胃脾韧带相连续。胃大弯及十二指肠上部的前后两层腹膜向下延伸，形成大网膜的前两层，降至脐平面稍下方，反折向上，形成大网膜的后两层，反折至横结肠包绕横结肠前、后壁，合成横结肠系膜，而连于胃大弯和横结肠之间的大网膜前两层则形成胃结肠韧带（gastrocolic ligament）。

大网膜前两层及后两层的腹膜间走行了许多血管分支，在胃大弯下方约 1cm 处，胃网膜左、右血管向胃大弯和大网膜发出许多分支。大网膜中还含有丰富的脂肪和巨噬细胞。当腹膜腔内有炎症时，大网膜的下垂部分可向病变部位移动，包围病灶阻止炎症扩散蔓延。

网膜囊和网膜孔：①网膜囊（omental bursa）是小网膜和胃后方的扁窄间隙，属于腹膜腔的一部分，又称小腹膜腔，腹膜腔的其余部分则称为大腹膜腔。网膜囊的下部为大网膜前、后层间的潜在性腔隙，随着年龄的增长，大网膜前两层和后两层逐渐粘连愈合，该部也逐渐消失。网膜囊的上壁为肝尾状叶和膈；前壁为小网膜、胃后壁和胃结肠韧带；后壁为横结肠及其系膜、胰、左肾、左肾上腺等；下壁为大网膜前、后层的愈合处。网膜囊左侧为脾、胃脾韧带和脾肾韧带；右侧借网膜孔通腹膜腔的其余部分。②网膜孔（omental foramen）：又称 Winslow 孔，上界为肝尾状叶，下界为十二指肠上部，前界为肝十二指肠韧带，后界为腹膜覆盖的下腔静脉网膜孔，可容 1～2 指，其高度约在第 12 胸椎至第 2 腰椎体的前方。

二、肠道与妇科肿瘤

卵巢肿瘤是常见的妇科肿瘤，可发生于任何

年龄。其中恶性肿瘤早期病变不易发现，晚期病例缺乏有效的治疗手段，致死率居妇科恶性肿瘤首位。

输卵管恶性肿瘤曾被认为是罕见的，但近年来的组织学分子遗传学的证据表明，曾被归类于卵巢癌或原发性腹膜癌中的 40% ～ 60% 可能起源于输卵管，将卵巢、输卵管和原发腹膜肿瘤归于一类疾病更为合理。对于能确认原发部位者，按原发部位命名，而对于无法确认者，归类为"未确定部位肿瘤"。

（一）卵巢肿瘤

卵巢肿瘤组织成分非常复杂，是全身各脏器原发肿瘤类型最多的器官，不同类型的组织学结构和生物学行为均存在很大差异。

1. 卵巢肿瘤的组织学分类　根据世界卫生组织（WHO）制定的女性生殖器肿瘤组织学分类（2014 版），卵巢肿瘤分为 14 大类，其中主要组织学类型为上皮性肿瘤、生殖细胞肿瘤、性索 - 间质肿瘤及转移性肿瘤。

上皮性肿瘤是最常见的组织学类型，占 50% ～ 70%。可分为浆液性、黏液性、子宫内膜样、透明细胞、移行细胞（Brenner 瘤）和浆黏液性肿瘤 5 类，各类别依据生物学行为进一步分类，即良性肿瘤、交界性肿瘤（不典型增生肿瘤）和癌。

生殖细胞肿瘤为来源于生殖细胞的一组肿瘤，占 20% ～ 40%，可分为畸胎瘤、无性细胞瘤、卵黄囊瘤、胚胎性癌、非妊娠性绒癌、混合型生殖细胞肿瘤等。

性索间质肿瘤来源于原始性腺中的性索及间叶组织，占 5% ～ 8%。可分为纯型间质肿瘤、纯型性索肿瘤和混合型性索间质肿瘤。

转移性肿瘤为继发于胃肠道、生殖道、乳腺等部位的原发性癌转移至卵巢形成的肿瘤。

2. 卵巢恶性肿瘤的转移途径　直接蔓延、腹腔种植和淋巴转移是卵巢恶性肿瘤的主要转移途径。其转移特点是盆腔、腹腔内广泛转移灶，包括横膈、大网膜、腹腔脏器表面壁腹膜等及腹膜后淋巴结转移。即使原发部位外观为局限的肿瘤，也可发生广泛转移，其中以上皮性癌表现最为典型。淋巴转移途径有 3 种方式：①沿卵巢血管经卵巢淋巴管向上至腹主动脉旁淋巴结；②沿卵巢门淋巴管达内、髂外淋巴结，经髂总至腹主动脉旁淋巴结；③沿圆韧带进入髂外及腹股沟淋巴结。横膈为转移的好发部位，尤其右膈下淋巴丛密集、最易受侵犯。血行转移少见，晚期可转移到肺、胸膜及肝实质。

3. 恶性肿瘤分期　采用国际妇产科联盟（FIGO）的手术病理分期。

4. 临床表现

（1）良性肿瘤：肿瘤较小时多无症状，常在妇科检查时偶然发现。肿瘤增大时，感腹胀或腹部扪及肿块。肿瘤长大占满盆腔、腹腔时，可出现尿频、便秘、气急、心悸等压迫症状。查体见腹部膨隆，叩诊实音，无移动性浊音。双合诊和三合诊检查可在子宫一侧或双侧触及圆形或类圆形肿块，多为囊性，表面光滑、活动，与子宫无粘连。

（2）恶性肿瘤：早期常无症状。晚期主要症状为腹胀、腹部肿块、腹水及其他消化道症状；部分患者可有消瘦、贫血等恶病质表现；功能性肿瘤可出现不规则阴道出血或绝经后出血。妇科检查可扪及肿块，多为双侧，实性或囊实性，表面凹凸不平，活动差，常伴有腹水。三合诊检查可在直肠子宫陷凹处触及质硬结节或肿块。有时可扪及上腹部肿块，以及腹股沟、腋下或锁骨上肿大的淋巴结。

5. 卵巢恶性肿瘤的并发症

（1）蒂扭转：为常见的妇科急腹症，约 10% 的卵巢肿瘤可发生蒂扭转。蒂扭转好发于瘤蒂较长、中等大、活动度良好、重心偏于一侧的肿瘤，如成熟畸胎瘤。常在体位突然改变，或妊娠期、产褥期子宫大小位置改变时发生扭转，卵巢肿瘤扭转的蒂由骨盆漏斗韧带、卵巢固有韧带和输卵管组成。发生急性扭转后，因静脉回流受阻，瘤内充血或血管破裂致瘤内出血，导致瘤体迅速增大。若动脉血流受阻，肿瘤可发生坏死、破裂和继发感染。蒂扭转的典型症状是体位改变后突然发生一侧下腹剧痛，常伴恶心呕吐甚至休克。双合诊检查可扪及压痛的肿块，以蒂部最明显。有时不全扭转可自然复位，腹痛随之缓解。治疗原则是一经确诊，尽快行手术。

（2）破裂：约 3% 的卵巢肿瘤会发生破裂。

有自发性破裂和外伤性破裂。自发性破裂常因肿瘤浸润性生长穿破囊壁所致。外伤性破裂则在腹部受重击、分娩、性交、盆腔检查及穿刺后引起。症状轻重取决于破裂口大小、流入腹腔囊液的量和性质。小的囊肿或单纯浆液性囊腺瘤破裂时，患者仅有轻度腹痛；大囊肿或畸胎瘤破裂后，患者常有剧烈腹痛伴恶心呕吐。破裂也可导致腹腔内出血、腹膜炎及休克。体征有腹部压痛、腹肌紧张，可有腹水，盆腔原存在的肿块消失或缩小。诊断肿瘤破裂后应立即手术，术中尽量吸净囊液，并涂片行细胞学检查；彻底清洗盆腔、腹腔。切除的标本送病理学检查。

（3）感染：较少见。多继发于蒂扭转或破裂，也可来自邻近器官感染灶（如阑尾脓肿）的扩散。患者可有发热、腹痛、腹部压痛及反跳痛、腹肌紧张、腹部肿块及白细胞计数升高等。治疗原则是抗感染后，手术切除肿瘤。

（4）恶变：肿瘤迅速生长，尤其双侧性，应考虑有恶变可能，并应尽早手术。

6. 卵巢肿瘤的诊断　结合病史和体征，辅以必要的辅助检查确诊：①肿块来源是否为卵巢；②肿块性质是否为肿瘤；③肿块是良性还是恶性；④可能的组织学类型；⑤恶性肿瘤的转移范围。

常用的辅助检查如下。

（1）影像学检查

1）超声检查：可根据肿块是囊性还是实性、囊内有无乳头等判断肿块性质，诊断符合率＞90%。彩色多普勒超声扫描可测定肿块血流变化，有助于诊断。

2）磁共振、CT、PET检查：磁共振可较好地判断肿块性质及其与周围器官的关系，有利于病灶定位及病灶与相邻结构关系的确定；CT可判断周围侵犯、淋巴结转移及远处转移情况；PT或PET/CT一般不推荐为初次诊断。

（2）肿瘤标志物

1）血清CA125：80%的患者的血清CA125水平升高，但近50%的早期病例并不升高，血清CA125不单独用于早期诊断，更多用于病情监测和疗效评估。

2）血清AFP：对卵巢卵黄囊瘤有特异性诊断价值。卵巢未成熟畸胎瘤、混合性无性细胞瘤中含卵黄囊成分者，血清AFP浓度也可升高。

3）血清hCG：对非妊娠性绒癌有特异性。

4）性激素：卵巢颗粒细胞瘤、卵泡膜细胞瘤产生较高水平雌激素，而浆液性、黏液性囊腺瘤或勃勒纳瘤有时也可分泌一定量雌激素。

5）血清HE4：与CA125联合应用来判断盆腔肿块的良、恶性。

（3）腹腔镜检查：可直接观察肿块外观和盆腔、腹腔及横膈等部位，在可疑部位进行多点活检，取腹水行细胞学检查。

（4）细胞学检查：抽取腹水或腹腔冲洗液和胸腔积液，查找癌细胞。

7. 卵巢肿瘤的鉴别诊断　具体见表10-1。

表 10-1　卵巢良性肿瘤与恶性肿瘤的鉴别

鉴别内容	良性肿瘤	恶性肿瘤
病史	病程长，逐渐增大	病程短，迅速增大
体征	多为单侧，活动，囊性，表面光滑，常无腹水	多为双侧，固定；实性或囊实性，表面不平，结节状，常有腹水，多为血性，可查到癌细胞
一般情况	良好	恶病质
超声	为液性清晰暗区，可有间隔光带，边缘	液性暗区内有杂乱光团、光点，或囊实性，肿块边界不清

（1）卵巢良性肿瘤的鉴别诊断

1）卵巢瘤样病变（ovarian tumor like condition）：滤泡囊肿和黄体囊肿最常见。病灶多为单侧壁薄，直径≤8cm。观察或口服避孕药2～3个月，可自行消失，若肿块持续存在或增大，卵巢肿瘤的可能性较大。

2）输卵管卵巢囊肿：为炎性积液，常有盆腔炎性疾病病史。两侧附件区有不规则条形囊性包块，边界较清，活动受限。

3）子宫肌瘤：浆膜下肌瘤或肌瘤囊性变，容易与卵巢肿瘤混淆。肌瘤常为多发性，与子宫相连检查时随宫体及宫颈移动。超声检查可协助鉴别。

4）腹水：腹水常有肝、心脏、肾病史，平卧时腹部两侧突出如蛙腹，叩诊腹部中间鼓音，腹部两侧浊音，移动性浊音阳性。而巨大卵巢囊肿平卧时腹部中间隆起，叩诊浊音，腹部两侧鼓音无移动性浊音。超声检查有助于鉴别，但恶性卵巢肿瘤常伴有腹水。

（2）卵巢恶性肿瘤的鉴别诊断

1）子宫内膜异位症：可有粘连性肿块及直肠子宫陷凹结节，有时与恶性肿瘤相互混淆。子宫内膜异症常有进行性痛经、月经改变。超声检查、腹腔镜检查有助于鉴别。

2）结核性腹膜炎：因合并腹水和盆腹腔内粘连性块物而与恶性肿瘤相混淆，但结核性腹膜炎常有肺结核史，多发生于年轻、不孕妇女，伴月经稀少或闭经、低热、盗汗等全身症状；肿块位置较高，叩诊时鼓音和浊音分界不清。影像学检查等有助于鉴别，必要时行剖腹探查或腹腔镜检查取活检确诊。

3）生殖道以外的肿瘤：需要与卵巢癌鉴别的肿瘤包括腹膜后肿瘤、直肠癌、乙状结肠癌等。

8. 卵巢肿瘤治疗　一经发现，应行手术。手术目的：①明确诊断；②切除肿瘤；③恶性肿瘤进行手术病理分期；④解除并发症。术中应剖检肿瘤，必要时做冷冻切片组织学检查以明确诊断。良性肿瘤可在腹腔镜下手术，而恶性肿瘤一般经腹手术，部分经选择的早期患者也可在腹腔镜下完成分期手术。恶性肿瘤患者术后应根据其组织学类型、细胞分化程度、手术病理分期和残余灶大小决定是否接受辅助性治疗，化学治疗是主要的辅助性治疗。

9. 卵巢恶性肿瘤的预后　最重要的预后因素是肿瘤期别、初次手术后残存灶的大小及病理类型等，期别越早残存灶越小，预后越好，上皮性癌的预后最差。

10. 卵巢恶性肿瘤随访与监测　恶性肿瘤易复发，应长期随访和监测。一般在治疗后第 1 年，每 3 个月随访 1 次；第 2 年后每 4～6 个月随访 1 次；第 5 年后每年随访 1 次。随访内容包括询问病史、体格检查、肿瘤标志物检测（CA125、AFP等）和影像学检查。超声是首选的影像学检查方法，发现异常进一步选择 CT、磁共振和（或）PET/CT 检查等。

11. 卵巢恶性肿瘤的预防　①筛查：主要应用于血清 CA125 检测联合盆腔超声检查，但目前还缺乏有循证医学依据的适用普通人群的卵巢、输卵管及原发性腹膜癌筛查方案。②遗传咨询和相关基因检测：对高风险人群的卵巢癌预防有一定意义。建议有卵巢癌、输卵管癌、腹膜癌或乳腺癌家族史的妇女，需遗传咨询、接受 BRCA 基因检测，对确定有基因突变者，美国国立综合癌症网络（NCCN）建议在完成生育后实施降低卵巢癌风险的预防性双附件切除。对有非息肉结直肠癌、子宫内膜癌或卵巢癌家族史的妇女行 Lynch Ⅱ 型综合征相关的错配修复基因检测，有突变的妇女进行严密监测。③预防性输卵管切除：在实施保留卵巢的子宫切除术时，建议可同时切除双侧输卵管，以降低卵巢癌的风险。

（二）卵巢上皮性肿瘤

卵巢上皮性肿瘤为最常见的卵巢肿瘤，占原发性卵巢肿瘤的 50%～70%，占卵巢恶性肿瘤的 85%～90%，多见于中老年妇女，很少发生在青春期前和婴幼儿。

传统认为，各类卵巢上皮性癌均起源于卵巢表面上皮，根据分化方向分为浆液性癌、黏液性癌及子内膜样癌等。但目前认为，卵巢上皮性癌的组织学起源具有多样性：卵巢高级别浆液性癌可能为输卵管上皮内癌形成后脱落种植于卵巢表面发生卵巢和腹膜高级别浆液性癌的同时发生输卵管癌的比例高达 35%～78%，其中 50% 以上为输卵管伞端的原位癌，支持"输卵管起源学说"。低级别浆液性癌也可能由正常输卵管上皮脱落至卵巢表面内陷形成包涵囊肿后再发生癌变，子宫内膜异位则可能是卵巢透明细胞癌、子宫内膜样癌、浆黏液性癌的组织学来源。但是，卵巢上皮性癌多途径起源的学说还有待更多证据的证实。

根据组织学和生物学行为特征，卵巢上皮性肿瘤分为良性、交界性和恶性。交界性肿瘤的镜下特征为上皮细胞增生活跃、无明显间质浸润，临床特征为生长缓慢、复发迟。近年倾向于将"交界性肿瘤"改称为"不典型增生肿瘤"，其原因为没有证据显示部分交界性肿瘤（如黏液性肿瘤）

有恶性变化。

1.卵巢上皮性肿瘤的病理　卵巢上皮性肿瘤组织学类型主要有下述几种。

（1）浆液性肿瘤

1）浆液性囊腺瘤（serous cystadenoma）：占卵巢良性肿瘤的25%。多为单侧，囊性，直径＞1cm，表面光滑，壁薄，囊内充满淡黄色清亮液体。镜下见囊壁为纤维结缔组织，内衬浆液性单层柱状上皮，当肿瘤上皮间质成分占优势时，称为腺纤维瘤（adenofibroma）。

2）交界性浆液性肿瘤（serous borderline tumor）：双侧多见，多为囊性，常直径＞1cm，囊内壁至少局部呈乳头状生长，少许病例可为卵巢表面乳头。镜下见逐级分支的乳头，浆液性上皮复层化细胞，核有异型，核分裂少见。预后良好。但若在镜下见到以细长无分支的乳头为特征的微乳头变异（micropapillary variant），则预后较差，与低级别浆液性癌相似。

3）浆液性癌（serous carcinoma）：占卵巢癌的7%。多为双侧，体积常较大，可为囊性、多房囊实性或实性。实性区切面呈灰白色，质脆，多有出血、坏死。囊内充满质脆乳头，内液清亮浑浊或血性液体。根据细胞核分级及核分裂计数，可分为高级别和低级别浆液性癌两类。高级别癌为最常见的组织学类型，约占卵巢癌的70%。镜下以伴裂隙样空腔的实性生长为主，也可形成乳头筛孔等结构。细胞核级别高，核分裂象常见（＞12个/10HPF），预后极差。低级别浆液性癌约为高级别浆液性癌5%，以伴间质浸润的乳头状生长为主，细胞核级别低，核分裂象＜12个/10HPF（常＜5个/10HPF）。预后远好于高级别癌。

（2）黏液性肿瘤

1）黏液性囊腺瘤（mucinous cystadenoma）：占卵巢良性肿瘤的20%、黏液性肿瘤的80%。多为单侧，圆形或卵圆形，体积较大，表面光滑，灰白色切面常为多房，囊腔内充满胶冻样黏液，囊内很少有乳头生长。镜下见囊壁为纤维结缔组织，内衬单层黏液柱状上皮；可见杯状细胞及嗜银细胞。

2）黏液性交界性肿瘤（mucinous borderline adenoma）：一般较大，几乎均为单侧，瘤体较大，通常直径＞10cm，表面光滑，切面常为多房或海绵状，囊壁增厚，可有细小、质软乳头形成。镜下见胃肠型细胞复层排列，细胞有异型，可形成绒毛状或纤细丝状乳头。

3）黏液性癌（mucinous carcinoma）：绝大多数为转移性癌，卵巢原发性黏液癌并不常见，占卵巢癌的3%～4%。瘤体巨大（18～22cm），单侧表面光滑，切面多房或实性，可有出血、坏死。镜下见异型黏液性上皮排列成腺管状或乳头状，出现融合性或毁损性间质浸润。

4）腹膜假黏液瘤（pseudomyxoma peritonei，PMP）：几乎均继发于低级别阑尾黏液肿瘤或高分化黏液癌，继发于其他胃肠道肿瘤或卵巢黏液性肿瘤者极为罕见。以盆腔和（或）腹腔内见丰富的胶冻样黏液团块为特征。多限于腹膜表面生长，一般不浸润脏器实质，镜下以大量黏液内见少许轻中度异型的黏液性上皮为特征。

（3）子宫内膜样肿瘤（endometrioid tumor）：良性肿瘤较少见，多为单房，表面光滑，囊壁衬以单层柱状上皮，似正常子宫内膜，间质内可有含铁血黄素的吞噬细胞。交界性肿瘤也很少见。子宫内膜样癌（endometrioid carcinoma）占卵巢癌的10%～15%。肿瘤多为单侧，较大（平均直径15cm），切面囊性或实性，有乳头生长，囊液多为血性。镜下特点与子宫内膜癌极相似，多为高分化腺癌，常伴鳞状分化。

2.卵巢上皮性肿瘤的治疗

（1）卵巢良性肿瘤：根据患者年龄、生育要求及对侧卵巢情况，决定手术范围。年轻、单侧肿瘤行患侧卵巢肿瘤剔除或卵巢切除术，双侧肿瘤应行肿瘤剔除术，绝经后妇女可行子宫及双侧附件切除术。术中应剖检肿瘤，必要时做冷冻切片组织学检查。术中尽可能防止肿瘤破裂，避免瘤细胞种植于腹腔。巨大良性囊性肿瘤可穿刺放液，待体积缩小后取出，但穿刺前须保护穿刺周围组织，以防被囊液污染。放液速度应缓慢，以免腹压骤降发生休克

（2）卵巢癌：初次治疗原则是以手术治疗为主，辅以化学治疗、放射治疗等综合治疗。

手术治疗：是治疗卵巢癌的主要手段。初次手术的彻底性与预后密切相关。早期患者应行全

面手术分期。①经腹手术应有足够大的腹部正中直切口，腹水或腹腔冲洗液行细胞学检查。②全面探查腹膜和腹腔脏器表面，活检和（或）切除任何可疑病灶。正常腹膜随机盲检，如右结肠旁沟、子宫直肠陷凹等部位。③全子宫和双附件切除。④结肠下网膜切除，选择性盆腔淋巴结切除及腹主动脉旁淋巴结取样。⑤黏液性肿瘤者应行阑尾切除。

对于年轻、希望保留生育功能的早期患者需考虑其生育问题，指征为临床Ⅰ期、所有分级者。手术方式为全面手术分期的基础上行患侧附件切除（适用于ⅠA期和ⅠC期患者）或双侧附件切除（适用于ⅠB期患者）。术前应充分知情同意。

晚期患者行肿瘤细胞减灭术（cytoreductive surgery），也称减瘤术（debulking surgery），手术的目的是尽可能切除所有原发灶和转移灶，使残余肿瘤病灶达到最小，必要时可切除部分肠管、膀胱、脾等脏器。若最大残余灶直径 < 1cm，称满意或理想的肿瘤细胞减灭术。对于经评估无法达到满意肿瘤细胞减灭术的ⅢC期、Ⅳ期患者，在获得明确的细胞学或组织学诊断后可先行最多3个疗程的新辅助化疗，再行中间型减瘤术（interval debulking surgery），手术后继续化疗。

化疗：上皮性癌对化疗敏感，即使已有广泛转移也能取得一定疗效。除经过全面分期手术的ⅠA期和ⅠB期、黏液性癌或低级别浆液性癌和子宫内膜样癌不需要化疗外，其他患者均需化疗。化疗主要用于：①初次手术后辅助化疗，以杀灭残余癌灶、控制复发，以缓解症状、延长生存期；②新辅助化疗使肿瘤缩小，为达到满意手术创造条件；③化疗作为不能耐受手术者主要治疗，但较少应用。

常用化疗药物有顺铂、卡铂、紫杉醇、环磷酰胺等。多采用以铂类为基础的联合化疗，其中铂类联合紫杉醇为"金标准"一线化疗方案。老年患者可用卡铂或紫杉醇单药化疗。卵巢原发性黏液癌患者也可选择氟尿嘧啶 + 四氢叶酸 + 奥沙利铂或卡培他滨 + 奥沙利铂联合化疗。一般采用静脉化疗，对于初次手术达到满意的患者也可采用静脉腹腔联合化疗。早期患者3～6个疗程，晚期患者6～8个疗程。疗程间隔一般为3周，

紫杉醇可采用间隔1周给药。

靶向治疗：作为辅助治疗手段，如血管内皮生长因子（VECF）抑制剂贝伐珠单抗（bevacizumab）用于初次化疗的联合用药和维持治疗。

放疗：其治疗价值有限。对于复发患者可选用姑息性局部放疗。

3. 交界性肿瘤　主要采用手术治疗。对于无生育要求的患者，手术方法基本参照卵巢癌，但临床Ⅰ期的患者经仔细探查后可不行后腹膜淋巴结切除术。交界性肿瘤预后较好，即使有卵巢外肿瘤种植，也可行保留生育功能手术。术后一般不选择辅助性化疗，只有对卵巢外浸润性种植者才考虑。

4. 复发性癌　一经复发，预后很差，选择治疗时应优先考虑患者的生活质量。手术治疗的作用有限，应仔细、全面评估后实施。主要用于：①解除并发症；②铂敏感复发、孤立复发灶。化疗是主要的治疗手段，药物的选择应根据一线化疗的方案、疗效、毒副反应及肿瘤复发时间综合考虑，可按以下原则选择方案：①一线化疗不含铂类者，选择铂类为主的联合化疗。②一线化疗为铂类药物，化疗结束至肿瘤复发时间（无铂间隔）＞6个月者可再选择以铂类为主的联合化疗；无铂间隔 < 6个月或一线化疗未达完全缓解者，应选用二线药物，如吉西他滨、脂质体多柔比星、拓扑替康、依托泊苷等。③选择靶向治疗，如聚二磷酸腺苷核糖聚合酶（PARP）抑制剂用于 BRCA1/BRCA2 基因突变的铂敏感复发二线化疗的维持治疗。

（三）卵巢非上皮性肿瘤

常见的卵巢非上皮性肿瘤为卵巢生殖细胞肿瘤和卵巢性索间质肿瘤，两者有各自的肿瘤起源生物学特性和临床特点。

1. 卵巢生殖细胞肿瘤（ovarian germ cell tumor）　为来源于原始生殖细胞的一组肿瘤，占卵巢肿瘤的20%～40%。肿瘤多发生于年轻妇女及幼女，青春期前患者占60%～90%，绝经后患者仅占4%。除成熟畸胎瘤等少数组织类型外，大多类型为恶性肿瘤。

（1）病理

1）畸胎瘤（teratoma）：为最常见的生殖细胞肿瘤，由多胚层组织构成，偶见只含一个胚层成分。肿瘤多数成熟、囊性，少数未成熟、实性。肿瘤的良、恶性及恶性程度取决于组织分化程度。

成熟畸胎瘤（mature teratoma），又称皮样囊肿（dermoid cyst），为良性肿瘤，占卵巢肿瘤的10%～20%、占生殖细胞肿瘤的85%～97%、占卵巢畸胎瘤的95%以上。成熟畸胎瘤可发生于任何年龄，以20～40岁居多。多为单侧，双侧占10%～17%，中等大小，呈圆形或卵圆形，壁光滑、质韧。多为单房腔内充满油脂和毛发，有时可见牙齿或骨质。囊壁内层为复层鳞状上皮，囊壁常见小丘样隆起向腔内突出为"头节"。肿瘤可含外、中、内胚层组织。偶见向单一胚层分化，形成高度特异性畸胎瘤，如卵巢甲状腺肿（struma ovari），分泌甲状腺激素，可出现甲亢症状。成熟囊性畸胎瘤恶变率为2%～4%，多见于绝经后妇女；"头节"的上皮细胞易恶变，形成鳞状细胞癌，预后差。

未成熟畸胎瘤（immature teratoma）多为恶性肿瘤，占卵巢畸胎瘤的1%～3%。未成熟畸胎瘤多见于年轻患者，平均年龄为11～19岁。肿瘤多为实性，可有囊性区域，含2～3个胚层，由分化程度不同的未成熟胚胎组织构成，主要为原始神经组织。肿瘤恶性程度根据未成熟组织所占比例分化程度及神经上皮含量而定。该肿瘤复发及转移率均高，但复发后再次手术可见到未成熟肿瘤组织向成熟转化，即恶性程度逆转现象，这是其独有的特征。

2）无性细胞瘤（dysgerminoma）：为恶性肿瘤，占卵巢恶性肿瘤的1%～2%。好发于青春期及生育期妇女。中度恶性，单侧居多，右侧多于左侧。肿瘤为圆形或椭圆形，中等大，实性，触之如橡皮样。表面光滑或呈分叶状，切面淡棕色。镜下见圆形或多角形大细胞，细胞核大，细胞质丰富，瘤细胞呈片状或条索状排列，有少量纤维组织相隔，间质中常有淋巴细胞浸润，对放疗敏感。

3）卵黄囊瘤（yolk sac tumor）：为恶性肿瘤，较罕见，占卵巢恶性肿瘤的1%。其来源于胚外结构卵黄囊，组织结构与大鼠胎盘的内胚窦特殊血管周围结构（Schiller-Duval-小体）相似，又称内胚窦瘤（endodernal sinus tumor），常见于儿童及年轻妇女。病灶多为单侧，较大，圆形或卵圆形。切面部分囊性，组织质脆，多有出血坏死区，呈灰红或灰黄色，易破裂。镜下见疏松网状和内皮窦样结构。瘤细胞扁平、立方、柱状或多角形，分泌甲胎蛋白（AFP），故患者血清AFP升高，是诊断及病情监测的肿瘤标志物。恶性程度高，生长迅速，易早期转移，但该肿瘤对化疗十分敏感，现经手术及联合化疗，生存期明显延长。

（2）治疗

1）良性生殖细胞肿瘤：单侧肿瘤应行卵巢肿瘤剔除术或患侧附件切除术，双侧肿瘤者应行双侧卵巢肿瘤剔除术。绝经后妇女可考虑行全子宫及双侧附件切除术。

2）恶性生殖细胞肿瘤：①手术治疗，对于无生育要求的患者，建议行全面分期手术。对年轻并希望保留生育功能者，无论期别早晚，均可行保留生育功能手术。若患者为儿童或青春期少女，可不进行全面分期手术。对复发者仍主张积极手术。②化学药物治疗，除Ⅰ期无性细胞瘤和Ⅰ期G_1的未成熟畸胎瘤外，其他患者均需化疗。常用的化疗方案为BEP，即DDP 20mg/m^2，静脉滴注，第1～5天，或DDP 70～100mg/m^2，静脉滴注，第1天，水化利尿；VP-16 7mg/m^2，静脉滴注，第1～5天；PYM 16mg肌内注射，第2、9、16天。但BEP方案各家报道的具体用法略有不同。③放疗：无性细胞瘤对放疗敏感，但放疗会破坏患者卵巢功能，故已极少应用，仅用于治疗复发的无性细胞瘤。

2. 卵巢性索间质肿瘤（ovarian sex cord stromal tumor）　来源于原始性腺中的性索和间质组织，占卵巢肿瘤的5%～8%。由性索演化形成的肿瘤为颗粒细胞瘤或支持细胞瘤，由间质演化形成的肿瘤为卵泡膜细胞瘤或间质细胞瘤。肿瘤可以由单一细胞构成，也可由不同细胞混合构成。此类肿瘤常有内分泌功能，故又称卵巢功能性肿瘤。

（1）病理：颗粒细胞间质细胞瘤（granulosa-stromal-cell tumor）由性索的颗粒细胞及间质的衍生成分如成纤维细胞及卵泡膜细胞组成。

1）颗粒细胞瘤（granulosa cell tumor）：分为成人型和幼年型两种病理类型。成人型颗粒细胞瘤占卵巢肿瘤的 1%，占颗粒细胞瘤的 95%，为低度恶性肿瘤，可发生于任何年龄，发病高峰为 45 ～ 55 岁。肿瘤能分泌雌激素，青春期前患者可出现性早熟，生育年龄患者出现月经紊乱，绝经后患者则有不规则阴道出血，常合并子宫内膜增生，甚至子宫内膜癌。肿瘤多为单侧，圆形或椭圆形，呈分叶状，表面光滑，实性或部分囊性；切面组织脆而软，伴出血坏死灶。镜下见颗粒细胞环绕成小圆形囊腔，菊花样排列、中心含嗜伊红物质及核碎片（Call-Exner 小体）。瘤细胞呈小多边形、圆形或圆柱形，细胞质嗜淡伊红或中性，细胞膜界限不清，核圆，核膜清楚。患者预后较好，5 年生存率达 80% 以上，但有晚期复发倾向。

幼年型颗粒细胞瘤罕见，仅占颗粒细胞瘤的5%。主要发生在青少年，98% 为单侧。多数患者初诊时为早期，肿瘤局限于一侧卵巢，故预后良好。若肿瘤破裂、腹水细胞学检测阳性或肿瘤生长突破卵巢，则术后复发风险较高。镜下见肿瘤呈卵泡样结构、结节或弥散状生长，肿瘤细胞细胞质丰富，缺乏核纵沟，核分裂常见，明显的核异型占 10% ～ 15%。

2）卵泡膜细胞瘤（theca cell tumor）：常与颗粒细胞瘤同时存在，但也可单一成分，多为良性。良性多为单侧，圆形、卵圆形或分叶状，表面被覆薄的有光泽的纤维包膜。切面为实性，呈灰白色。镜下见瘤细胞短梭形，细胞质富含脂质，细胞交错排列呈旋涡状，瘤细胞团为结缔组织分隔。卵泡膜细胞瘤常合并子宫内膜增生，甚至子宫内膜癌。恶性少见，预后比卵巢上皮性癌好。

3）纤维瘤（fibroma）：占卵巢肿瘤的 2% ～ 5%，多见于中年妇女，单侧居多，中等大小，实性坚硬，表面光滑或结节状，切面呈灰白色。镜下见由梭形瘤细胞组成，排列呈编织状。纤维瘤伴有腹水和（或）胸腔积液者，称为梅格斯综合征（Meigs syndrome），手术切除肿瘤后，胸腔积液、腹水自行消失。

4）支持细胞间质细胞瘤（sertoli-leydig cell tumor）：又称睾丸母细胞瘤（androblastoma），罕见，多发生在 40 岁以下妇女。单侧居多，通常较小，可局限在卵巢门区或皮质区，实性，表面光滑面而滑润，有时呈分叶状，切面呈灰白色伴囊性变，

囊内壁光滑，含血性浆液或黏液。镜下见不同分化程度的支持细胞及间质细胞。高分化者属良性，中低分化者为恶性，占 10%。可具有男性化作用，少数无内分泌功能者雌激素升高，5 年生存率为 70% ～ 90%

（2）治疗

1）良性性索间质肿瘤：单侧肿瘤应行卵巢肿瘤剔除术或患侧附件切除术，双侧肿瘤者应行双侧卵巢肿瘤剔除术。绝经后妇女可考虑行全子宫及双侧附件切除术。

2）恶性性索间质肿瘤

手术治疗：参照卵巢上皮性癌。ⅠA 期、ⅠC 期有生育要求的患者，可实施保留生育能力手术，推荐全面分期手术；但对肉眼观察肿瘤局限于卵巢者可考虑不进行淋巴结切除术。复发患者也可考虑手术。

术后辅助治疗：Ⅰ期低危患者术后随访，不需辅助治疗；Ⅰ期高危患者（肿瘤破裂、G_3、肿瘤直径超过 10 ～ 15cm）术后可选择随访，也可选择化疗。Ⅱ～Ⅳ期患者术后应给予化疗，方案为铂类为基础的联合化疗，首选 BEP 方案或紫杉醇 / 卡铂方案。对局限型病灶可进行放疗。

3. 卵巢恶性肿瘤手术并发症

（1）卵巢手术的部分患者需行肠管切除术：确诊为卵巢癌须行手术的患者，术前均须做肠道准备，因为卵巢癌的肠道转移比较多见，某些病例肠管虽已被侵犯 1/3 或 1/2 圈，但临床可毫无症状出现。因此，肿瘤妇科医师应掌握肠管手术技巧，重视切除肠道相关的转移灶。对于多数肠管病灶属表浅转移，尽量切除后予以肠壁修补；对于侵及浆肌层的转移灶，要考虑行一段小肠或结肠的切除及吻合术；对于回盲部或结肠肝曲较广泛转移可行右半结肠切除。术中充分考虑肠道吻合口瘘的危险因素：①吻合口血供差，肠吻合后注意观察肠管颜色和蠕动情况，及时处理隐患；②吻合口有张力，特别是低位直肠吻合时，吻合口距肛门太近，适当地减张加固，并放好双套管是防治的主要方法。术后引流不充分，吻合口周围感染，继发吻合口瘘，术后及时注意引流情况及时进行冲洗，加强抗感染治疗，完全可以控制。我们的经验，低位直肠吻合采用手工缝合，经济实

用，不受场地和环境等各种限制，但需注意缝合需平整，避免高低错落；吻合器操作简便。时间短。但膀胱截石位不利于盆腔肿块切除，助手台上空间不能充分施展，肿块显露困难且较平卧位大。

（2）手术意外的处理：晚期卵巢癌肿瘤范围广，涉及的手术技术复杂，要达到满意的细胞减灭效果，要求手术者需要多学科综合外科技术，良好的品德和耐心，并且注意以下的技术错误及副损伤。

1）术中出血：在晚期卵巢癌膀胱面和直肠面操作时，渗血较多，应注意止血。初次手术盆腔肿块比较固定或界限不清时，首先离断卵巢和子宫血管可以显著减少出血。复发肿块与直肠关系密切时，先离断直肠系膜血管，可以减少直肠面的出血。上腹部操作面止血需更加严密。术后需要留置 1～2 根引流管，盆腔渗血可以通过压迫和止血药控制。

2）肠道损伤：卵巢癌肠道损伤比较常见。浆肌层损伤可不需缝合，肌层完全破损黏膜层外露时应及时修补，浆肌层间断缝合即可；黏膜破损者按肠管端端吻合术修补；黏膜面损伤较广者，宜行肠段切除端端吻合；特别注意的是应避免肠管的电损伤，该情况术中不宜发现，术后发生肠瘘，处理将变得复杂。

3）血管损伤：腹膜后淋巴清扫时容易损伤静脉，其次是动脉分支。小静脉分支或营养血管损伤出血是该手术常出现的现象，预防的办法是解剖结构应充分显露，手术操作一定轻柔、仔细。遇到损伤出血时，不可慌乱钳夹，这样通常事与愿违，不易奏效。建议一旦有静脉损伤出血时，可以用无损伤血管钳钳夹后缝扎或钛夹结扎，如损伤稍大时，可缝合 2～3 针，无一不奏效。

4）膀胱损伤：初学者手术操作时比较常见。预防的措施是注意解剖层次，特别是仔细寻找膀胱子宫间隙。一旦出现膀胱损伤，多数发生在膀胱底部，2-0 或 4-0 可吸收线连续缝合即可。肿块较大时应避免损伤膀胱三角区。

5）输尿管损伤：因输尿管走行于需清除的结缔组织中，故稍不注意，则易造成损伤。建议当盆腔肿块与盆壁关系密切时，常规游离输尿管隧道，不图省事采用简单的钝性分离。过去有学者认为，游离盆段输尿管隧道会使其缺血坏死，事实证明这一看法是没有任何依据的。

6）脾损伤：多数发生于大网膜的过度牵拉。及时发现不会产生任何后果，如果漏诊将导致患者生命危险。预防的措施是在切除大网膜脾曲时操作应避免暴力。脾损伤很少能够修补成功，小的破损可用生物胶喷涂后用棉胶海绵压迫；大的破损或非常活跃的出血情况需要切除脾。

4. 术后常规处理

（1）手术范围比较大，体液丢失多，尤其是年老者及合并有其他内科疾病者，术后应对患者做全面的生命体征监护。卵巢癌患者术前多有腹水，蛋白丢失明显，术后根据血白蛋白水平情况予以补充蛋白。血红蛋白较低者，术后也应适当输血。术后引流量一直较多，考虑腹水没有控制，应加强支持治疗。

（2）抗生素使用应兼顾革兰氏阳性菌、革兰氏阴性菌和厌氧菌，如甲硝唑类、第三代头孢菌素等，使用约 5 天。

（3）保持引流管通畅，记录引流量。

（4）术后应注意下肢有无深静脉血栓形成（deep vein thrombosis，DVT），有无淋巴回流障碍发生。卵巢癌患者 DVT 形成的原因主要有血液多呈高凝状态；肿瘤、腹水致腹压增加，下肢回流受阻；术后血液浓缩，患者卧床少动；抗凝药物用量不足等。若围手术期患者出现下肢肿胀伴进行性加重，皮温升高，腓肠肌压痛和被动牵扯痛，以及小腿及大腿周径变化，应警惕 DVT 形成可能，需及时行下肢静脉 B 超、D- 二聚体等指标。一旦诊断，予绝对卧床，患肢制动、抬高，忌按摩，抗凝治疗（低分子量肝素钠 4000～5000U 皮下注射，每 12 小时 1 次或每 8 小时 1 次，一周后口服华法林 3mg/d）等；期间监测凝血功能，如有出血倾向应减量或停药。DVT 最严重的后果是致命的肺栓塞。对于所有卵巢癌手术患者，建议术前测 D- 二聚体，评估血栓形成风险，必要时行腹部大血管 B 超、肺动脉 CTA 检查，围手术期做好 DVT 预防工作，如穿抗血栓弹力袜，使用抗血栓压力泵，术后 24～48 小时皮下注射低分子量肝素等措施，必要的预警机制，同时注意与患者家属的充分沟通与风险告知。

（5）小肠吻合手术者，术后应持续胃肠减压，直至排气后 1 天，再拔出胃管为宜。次日起可进流食，以后可逐渐增加进食。保留胃管者，术后应足量补液，进食后逐渐减量以保持水和电解质的平衡。

（6）术后应注意加强留置导尿的护理。低位直肠吻合者，盆腔自主神经丛损伤，术后排尿功能多有障碍。于 1 周左右拔出导尿管。

（7）肠吻合留置双套管者，术后应注意观察体温变化。

（四）恶性卵巢相关肠梗阻

国外文献报道，晚期原发性或转移性肿瘤并发肠梗阻的发生率为 5%～43%，最常见并发肠梗阻的原发肿瘤为卵巢癌（5.5%～51%）、结直肠癌（10%～28%）和胃癌（30%～40%）。小肠梗阻较大肠梗阻更为常见（61% vs 33%），大于 20% 的患者大肠和小肠同时受累。卵巢癌并发肠梗阻占癌性小肠梗阻的 50%，占癌性大肠梗阻的 37%。

1. 病因　明确病因对肠梗阻的治疗有重要意义，可分为癌性病因和非癌性病因两大类。

（1）癌性病因：癌症播散（小肠梗阻常见）和原发肿瘤（结肠梗阻常见）造成的梗阻。恶性肿瘤导致的机械性肠梗阻可能合并炎性水肿、便秘、肿瘤及治疗所致的纤维化恶病质或电解质紊乱（如低钾血症）、肠道动力异常、肠道分泌降低、肠道菌群失调及药物不良反应等因素，从而使病情进一步复杂及恶化。

（2）非癌性病因：如术后出现肠粘连、肠道狭窄及腹内疝，年老体弱者粪便嵌顿。非癌性原因所致的肠梗阻发生率占肠梗阻的 3%～48%。即使是已知存在恶性肿瘤病灶的肠梗阻患者，也需要考虑非癌性病因导致的可能。

2. 诊断

（1）临床表现：大多缓慢发病，常为不全性肠梗阻。常见症状包括恶心、呕吐、腹痛、腹胀、排便排气消失等。初始症状通常为间歇出现可自发缓解的腹痛、恶心、呕吐和腹胀，症状发作时通常仍有排便或排气。症状随病情进展而逐渐恶化为持续性。症状与肠梗阻部位及程度相关。

（2）影像学检查

1）腹部 X 线片：是诊断肠梗阻的常用检查方法，可以显示肠梗阻的一些征象，如肠曲胀气扩大、肠内液气平面。结合临床表现，可以诊断肠梗阻及梗阻部位。

2）腹部 CT 扫描：推荐在有条件的情况下，作为肠梗阻影像学诊断的首选方法。腹部 CT 可评估肠梗阻部位及程度，还可能评估肿瘤病变范围，为决定进一步治疗方案（如抗肿瘤治疗、手术治疗、支架治疗或药物姑息治疗等）提供依据，同时还可用于术后随访。

3）胃肠造影：上段小肠梗阻（口服造影）和结直肠梗阻（灌肠造影）有助于确定梗阻的位置和范围及伴随的胃肠运动异常。值得注意的是，钡剂虽能提供清晰的对比影像，但因不能吸收，可能导致严重的梗阻，肠梗阻患者禁忌使用；推荐使用水溶性碘对比剂，该对比剂可提供与钡剂相似的影像，并且在某些情况下对一些可逆性梗阻可能有助于恢复肠道正常运动；鉴于腹部 CT 的广泛使用，目前临床较少使用胃肠造影技术诊断肠梗阻。

3. 治疗　卵巢癌并发肠梗阻的处理与其他原因引起的肠梗阻的处理方法是相同的，约有 80% 的肠梗阻患者可通过手术解除梗阻。但是卵巢癌肠梗阻患者手术治疗的并发症和病死率相当高，故有学者建议应该依靠妇科医师的判断和经验，以及患者有无姑息疗效和康复的机会，采取个体化原则进行处理。应该根据患者疾病的阶段、预后，进一步接受抗肿瘤治疗的可能性、全身状况及患者意愿，决策治疗方案。北京大学人民医院屠铮等认为晚期或复发性卵巢上皮性癌合并肠梗阻的治疗应首选非手术治疗，并在肠梗阻缓解后予以化疗，可适当延长生命。当非手术治疗无效、造成肠梗阻的转移灶相对孤立、无肠切除禁忌证、术后有敏感化疗辅助时，才考虑手术治疗，应兼顾生存时间和生活质量，慎重把握手术指征和手术范围。

卵巢癌并发肠梗阻的治疗目标是改善生活质量，其治疗方法：手术治疗、药物治疗和其他姑息治疗。

（1）手术治疗：仍然是卵巢癌并发肠梗阻患

者主要的治疗方法之一，但应严格掌握手术指征。手术治疗的指征、方法选择等并无定论，存在高度的经验性和选择性。手术治疗仅适用于机械性梗阻和（或）肿瘤局限、单一部位梗阻，并且有可能对进一步化疗及抗肿瘤治疗获益的患者。对于经过选择的适宜患者，手术可以达到最佳的缓解症状、提高生活质量和延长生存时间的目的。手术治疗绝对禁忌证包括近期开腹手术证实无法进一步手术、既往腹部手术显示肿瘤弥漫性转移和累及胃近端、影像学检查证实腹腔内广泛转移且造影发现严重的胃运动功能障碍、触及弥漫性腹腔内肿物、大量腹水和引流后复发。手术治疗相对禁忌证包括有腹腔外转移、产生难以控制的症状（如呼吸困难）、腹腔外疾病（如广泛转移、胸腔积液）、一般情况差、营养状态较差（如体重明显下降，甚至出现恶病质，明显低蛋白血症）、高龄和既往腹腔或盆腔放疗。可选择的手术方案有松解粘连、肠段切除、肠段吻合和肠造瘘。手术治疗效果评价指标包括症状（包括恶心、呕吐、疼痛等）缓解的程度、生活质量、是否能够经口进食、是否能够接受固体食物、肠道功能恢复程度、是否术后肠梗阻持续缓解＞ 60 天等，多数学者认为术后生存时间＞ 60 天可以作为姑息手术治疗有效的标志之一。

（2）药物治疗：药物种类包括镇痛药（主要为阿片类镇痛药）、止吐药、激素类药及抗分泌药。治疗目标：不使用减压装置或在使用胃肠减压装置的同时，控制恶心、呕吐、腹痛和腹胀等症状。药物治疗的剂量和给药途径需个体化，大多数肠梗阻患者不能口服给药；静脉给药建议经中心静脉置管给药；可选择皮下注射、经直肠给药或舌下途径给药。

（3）其他治疗

1）补液：适用于存在脱水症状的肠梗阻患者。肠梗阻患者的口干、口渴症状有时可能与静脉或口服补液量无关。口腔护理和反复吸吮冰块、液体或涂唇膏等措施，可减轻口干、口渴症状。补液方法有静脉补液或口服补液。研究显示，每日肠外补液量＞ 1L 者，可显著减轻恶心症状。但是补液过多可能导致胃肠道分泌量增加。一般每日补液量为 1 ～ 1.5L。5% 葡萄糖溶液、0.9% 氯化钠溶液均为常用补液制剂。高张溶液提高血浆渗透压，促进利尿，并影响肾素血管紧张素醛固酮系统。可选择性使用高张溶液，抑制体液潴留的恶性循环。

2）全胃肠外营养（TPN）：主要目的是维持或恢复患者的营养，纠正或预防与营养不良相关的症状，TPN 在肠梗阻中治疗中的作用存在争议，其一方面可延长患者的生存时间，另一方面可导致并发症，延长不必要的住院时间。TPN 不应作为肠梗阻患者的常规治疗，仅选择性用于某些肠梗阻患者（肿瘤生长缓慢、可能因为饥饿而非肿瘤扩散而死亡者）。

3）自张性金属支架：可选择性用于十二指肠或直肠梗阻的患者，禁用于多部位肠梗阻和腹腔病变广泛的患者。该治疗费用高，在肠梗阻中的应用价值存在较大争议，因此应根据患者个体情况谨慎选用。多项临床研究结果显示，自张性金属支架可以使梗阻的肠腔再通，术后可进食少量的食物。常见并发症包括局部疼痛肠出血和肠穿孔。

4）鼻胃管引流（NGT）：仅推荐用于需要暂时性减少胃潴留的肠梗阻患者。长期使用 NGT 仅限于药物治疗不能缓解症状而又不适于行胃造瘘手术的患者。NGT 可使患者产生严重明显不适感，引起鼻咽部刺激、鼻软骨腐蚀、出血、换管或自发性脱出等并发症。

5）胃造瘘：适用于药物治疗无法缓解呕吐症状的肠梗阻患者，慎用于既往多次腹部手术、肿瘤广泛转移、合并感染、大量腹水及出血风险的患者。胃造瘘方法包括手术胃造瘘和内镜引导下经皮胃造瘘（PEG）。PEG 创伤小，是首选的胃造瘘方法。83% ～ 93% 胃造瘘患者的恶心、呕吐症状可明显缓解。胃造瘘及间歇减压后，还可允许患者少量进食，让患者"恢复"胃肠道的积极功能状态，从而避免使用 NGT 所致的身心痛苦。

（五）卵巢转移性肿瘤

由其他器官或组织转移至卵巢形成的肿瘤均称为卵巢转移性肿瘤或卵巢继发性肿瘤，占卵巢肿瘤的 5% ～ 10%。其中常见的卵巢转移性肿瘤是库肯勃瘤（Krukenberg tumor）。

1.病理 大体病理见库肯勃瘤以双侧为常见，中等大小占多数，一般均保持卵巢原状或呈肾形或长圆形，包膜完整无粘连，切面实性，胶质样。镜下见肿瘤细胞为黏液细胞，呈小圆形、多角形或不规则形，核染色质浓染，细胞质内含大量黏液。典型表现为细胞核被黏液挤向一侧而贴近细胞膜呈半月形，形如印戒，故又称印戒细胞癌（signet ring cell carcinoma）。

2.转移途径 最常见的原发部位是胃和结肠。确切的转移途径尚不明确，目前较认可的有以下几种。

（1）血行转移：卵巢转移多发生于绝经前血供丰富的卵巢，且卵巢转移常是原发肿瘤全身转移的一部分。

（2）淋巴转移：双侧卵巢丰富的网状淋巴循环引流入腰淋巴结内，当原发灶癌细胞浸润时转移至腰淋巴结，可能因逆流入卵巢内造成播散。

（3）种植转移：这是最早提出的一种途径，认为原发灶肿瘤细胞可突破浆膜层并脱落到腹腔或腹水中，借助肠蠕动和（或）腹水种植于卵巢表面而浸润生长，但有很多早期胃癌也可发生卵巢转移，且病理证实很多卵巢转移灶存在于卵巢深部，被膜并未累及。各种转移途径并非孤立存在，可能通过多种方式转移至卵巢。

3.临床表现 缺乏特异性。可以在诊断原发肿瘤的同时发现卵巢转移，也可以盆腔包块伴腹痛、腹胀和腹水为首发症状，而原发肿瘤的表现并不明显。部分患者表现为妇科疾病的症状：如月经紊乱阴道不规则出血，或者男性化表现。体格检查可发现盆腔包块，活动度好，常为双侧，合并腹水。患者可伴有贫血、恶病质等晚期肿瘤征象。

4.治疗原则 是缓解和控制症状。若原发瘤已经切除且无其他转移和复发迹象，转移瘤仅局限于盆腔可进行全子宫及双附件切除术，并尽可能切除盆腔转移灶。术后依据原发肿瘤性质给予化疗或放疗。绝大多数库肯勃瘤治疗效果不佳，预后极差。

（六）子宫颈癌

子宫颈癌（cervical cancer）是最常见的妇科恶性肿瘤，高发年龄为 50～55 岁。由于子宫颈癌筛查的普及，得以早期发现和治疗子宫颈癌和癌前病变，其发病率和病死率明显下降。

1.转移途径 主要为直接蔓延和淋巴转移，血行转移极少见。

（1）直接蔓延：最常见，癌组织向邻近器官及组织扩散。病变常向下累及阴道壁，极少向上累及宫腔。病变向两侧扩散可累及主韧带及子宫颈旁、阴道旁组织直至骨盆壁；癌灶压迫或侵及输尿管时，可引起输尿管阻塞及肾积水。晚期可向前、后蔓延侵及膀胱或直肠。

（2）淋巴转移：癌灶侵入淋巴管，形成瘤栓，随淋巴液引流进入局部淋巴结。淋巴转移一级组包括子宫旁、闭孔、髂内、髂外、髂总、骶前淋巴结；二级组包括腹股沟深浅淋巴结、腹主动脉旁淋巴结。

（3）血行转移：极少见，晚期可转移至肺、肝或骨骼等。

2.临床表现 早期子宫颈癌常无明显症状和体征。子宫颈管型患者因子宫颈外观正常易漏诊或误诊。随病变发展，可出现以下表现。

（1）症状

1）阴道出血：常表现为接触性出血，即性生活或妇科检查后阴道出血，也可表现为不规则阴道或经期延长、经量增多。老年患者常为绝经后不规则阴道出血。出血量根据病灶大小侵及间质内血管情况而不同，若侵蚀大血管可引起大出血。一般外生型癌出血较早，量多；内生型癌出血较晚。

2）阴道排液：多数患者有白色或血性、稀薄如水样、有腥臭味的阴道排液。晚期患者组织坏死伴感染，可有大量米泔样或脓性恶臭白带。

3）晚期症状：根据癌灶累及范围出现不同的继发性症状，如尿频、尿急、便秘、下肢肿痛等；癌肿压迫或累及输尿管时，可引起输尿管梗阻、肾盂积水及尿毒症；晚期可有贫血、恶病质等全身衰竭。

（2）体征：微小浸润癌可无明显病灶，子宫颈光滑或糜烂样改变。随病情发展，可出现不同体征。外生型子宫颈癌可见息肉状、菜花状赘生物，常伴感染、质脆、易出血；内生型子宫颈癌表现为子宫颈肥大、质硬、子宫颈管膨大；晚期癌组织坏死脱落，形成溃疡或空洞伴恶臭。阴道壁受累时，可见赘生物生长或阴道壁变硬；宫旁组织受累时，双合诊、三合诊检查可扪及子宫颈旁组织增厚、结节状质硬或形成冰冻骨盆状。

3. 诊断及治疗　早期病例的诊断应采用子宫颈细胞学检查和（或）PV检测阴道镜检查、子宫颈活组织检查的"三阶梯"程序，确诊依据为组织学诊断。子宫颈有明显病灶者，可直接在癌灶取材。

对子宫颈活检为子宫颈高级别鳞状上皮内病变（HSIL）但不能除外浸润癌者或活检为可疑微小浸润癌需要测量肿瘤范围或除外进展期浸润癌者，需行子宫颈锥切术。切除组织应做连续病理切片（24～36张）检查。

确诊后根据具体情况选择胸部X线或CT平扫、静脉肾盂造影膀胱镜检查、直肠镜检查、超声检查、盆腔或腹腔CT增强扫描或磁共振、PET/CT等影像学检查。

根据临床分期、患者年龄、生育要求、全身情况、医疗技术水平及设备条件等，综合考虑制订适当的个体化治疗方案。采用手术和放疗为主、化疗为辅的综合治疗。

4. 并发症

（1）手术中并发症

1）髂静脉损伤：清除盆腔淋巴结手术操作时打开髂血管鞘膜显露血管，然后切除血管周围脂肪组织。静脉壁较薄，易损伤管壁破裂出血，尤其分离右侧髂总淋巴结易损伤右髂总静脉。因为右髂总静脉斜行于右髂总动脉的外下方，而右髂总淋巴结则在右髂总静脉的表面，分离时宜在淋巴结与髂静脉之间的间隙中进行，此间隙组织疏松，很易分离和显露髂总静脉。反之，若在髂总淋巴结、脂肪组织中分离，反易引起出血并可能误伤髂总静脉。

2）膀胱损伤：腹腔镜广泛子宫切除术时，最容易损伤的部位是膀胱子宫颈和阴道间隙及膀胱子宫颈韧带。采用锐性分离，可用电剪刀或超声刀贴近子宫颈前面及阴道前方将粘连组织剪断，游离膀胱于子宫颈外口下3～4cm。游离膀胱时，必须找准膀胱子宫颈之间的间隙，如分离不在此间隙则容易导致膀胱的损伤，特别是有剖宫产史的患者，更易发生膀胱损伤。还要分清膀胱和后壁的解剖，切断膀胱子宫颈及膀胱阴道之间的组织时，遇到有粘连较紧时，不得强行剥离，否则将撕破膀胱。对于不慎撕破或切开膀胱者，可以行腹腔镜下修补术，一般用3-0的Vicryl线分两层缝合，手术后留置尿管不应低于5天。

3）输尿管损伤：分离输尿管是腹腔镜广泛子宫切除术中操作比较困难的一环，因为只有充分游离输尿管后才能足够切除子宫主韧带、骶骨韧带。分离输尿管方法：必须打开输尿管鞘膜，在鞘膜内进行分离输尿管，在术者直视下操作，可以避免损伤输尿管，又可避免引起出血，尤在分离隧道和输尿管盆段的前、中两部分，该处为坚韧、致密韧带并富有血管，输尿管的营养血管都环绕着输尿管筋膜层。但须慎防损伤输尿管筋膜而导致术后并发输尿管瘘。

4）直肠损伤：切除阴道和子宫骶骨韧带慎防损伤直肠，在打开直肠侧窝和分离阴道与直肠前壁时须注意切除较长阴道必须充分分离阴道直肠间隙，一般采用钝性分离，间隙都比较疏松易分离。至阴道1/3处与直肠前壁比较贴近，如果伴有慢性炎性粘连，很难推离直肠前壁。因此，术者必须谨慎，分离时示指掌面宜紧贴阴道后壁，推力方向是向前、向下；粘连紧密难推时，则在直视下做锐性分离。切除更多子宫骶骨韧带，除充分显露直肠侧窝外，应先钝性分离直肠阴道间隙，然后锐性分离骶骨韧带直肠间隙，使直肠侧壁与骶骨韧带内侧分离，充分显露骶骨韧带内侧直达骶骨。反之欲切除较多骶骨韧带，极易损伤直肠。

（2）术后胃肠道并发症

1）腹胀：麻醉、手术干扰、术后伤口疼痛等均可使腹壁运动和胃肠蠕动受到抑制，导致腹胀。腹胀不但增加患者痛苦，重者可引起肠麻痹。预防腹胀可于术前2天进食无渣及不易产气的食物，并可口服缓泻药。手术前夕行清洁灌肠。术时尽量避免过度干扰肠段。术后鼓励患者早期翻身活动。腹胀时宜先用增强胃肠道蠕动的药物，必要时应予胃肠减压。胃肠减压者应注意水和电解质的平衡，特别是钾的补充。

2）肠梗阻：可能为麻痹性或机械性，也可能先为机械性后转为麻痹性。触诊时满腹压痛。听诊麻痹性肠梗阻无肠鸣音和击水声；机械性肠梗阻则肠鸣音亢进而有击水声等。腹部 X 线摄片示肠段明显液平面出现。治疗原则以控制炎症和恢复肠功能为主。麻痹性肠梗阻一般腹部用湿热敷，同时行胃肠减压，吸出胃肠道内容物，以解除气胀并逐渐恢复肠蠕动。机械性肠梗阻在应用补液和胃肠减压等保守疗法无效时，才需手术治疗解除机械梗阻的原因。

（3）放疗并发症

1）早期并发症：包括治疗中及治疗后不久发生的并发症。①感染：对放疗效果有明显的影响，应积极处理。②骨髓抑制：同期化疗将加重骨髓抑制，最常见是白细胞计数降低，应给予注射重组人粒细胞集落刺激因子，必要时调整放疗计划。③胃肠反应：多发生在体外照射时，轻者对症处理，重者调整放疗计划。④直肠反应：是腔内照射较常见的早期并发症。直肠反应的主要表现：里急后重，排便疼痛，甚至有黏液便等。有直肠反应者，应减少对直肠的刺激、避免便秘、保证供应充足的营养和水分、预防感染。直肠反应在治疗期间很少出现，如出现则应暂缓放疗，积极处理，待症状好转后再恢复照射，必要时修改照射计划。

2）晚期并发症：①皮肤及皮下组织的改变。②生殖器官的改变：体外照射和腔内照射对生殖器官都有影响。放疗后可引起照射范围内组织纤维化表现：阴道壁弹性消失、阴道变窄；宫颈及宫体萎缩变小；宫颈管引流不畅引起宫腔积液，合并感染可造成宫腔积脓；卵巢功能消失而出现绝经期症状；纤维化严重者，可引起循环障碍或压迫神经导致下肢水肿或疼痛。③消化道的改变：对于妇科肿瘤患者来说，其受照射部位主要在盆腔，因此肠道的放射性损伤极其常见。急性放射性肠炎是妇科肿瘤放疗的常见并发症。其临床表现主要有腹痛、腹泻、便次增多、黏液脓血甚至鲜血便，严重者出现肠坏死、肠穿孔、阴道直肠瘘，甚至导致死亡。据相关报道，多达 90% 的患者的排便习惯可能发生永久性改变，并且约 50% 的患者表示这些肠道症状会严重影响他们的生活质量。另外，有 20% ～ 40% 的患者表示这些症状对其生活质量产生中度影响。受影响最多的肠道是小肠（主要是回肠）、乙状结肠及直肠，常表现为直肠镜检可见肠黏膜水肿、充血、溃疡，甚至成瘘，尤以直肠多见。放射性直肠炎 80% 在完成放疗后 6 个月至 2 年出现，大部分在 3 年内可望恢复。肠道的放射损伤很难治疗，主要是对症处理，重要的是预防。目前有研究指出，益生菌的治疗及粪便移植的应用将会成为放射性肠损伤未来微生物疗法的方向。益生菌是一些适当摄入后对人体产生有益效果的活的微生物。临床研究表明，益生菌可以通过激活抗凋亡通路 AKT，活化 COX-2 途径抑制炎症反应，保护肠黏膜屏障，改善细菌移位等方面，保护和减轻放疗诱导的肠损伤。另外一些中医治疗、保留灌肠等也认为能够改善放射性肠炎，提高患者的舒适度。

5. 预后及随访　与临床期别、病理类型等密切相关，有淋巴结转移者预后差。治疗后 2 年内应每 3 ～ 6 个月复查 1 次；3 ～ 5 年每 6 个月复查 1 次；第 6 年开始每年复查 1 次。随访内容包括妇科检查、阴道脱落细胞学检查、胸部 X 线摄片、血常规及子宫颈鳞状细胞癌抗原（SCC）、超声、CT 或磁共振等。

（七）子宫内膜癌

子宫内膜癌（endometrial carcinoma）是指发生于子宫内膜的一组上皮性恶性肿瘤，以来源于子宫内膜腺体的腺癌最常见。为女性生殖系统三大恶性肿瘤之一，占女性全身恶性肿瘤的 7%，占女性生殖系统恶性肿瘤的 20% ～ 30%。近年来发病率在世界范围内呈上升趋势。平均发病年龄为 60 岁，其中 75% 发生于 50 岁以上妇女。

1. 发病相关因素　病因不十分清楚。通常将子宫内膜癌分为两种类型，Ⅰ 型是雌激素依赖型（estrogen-dependent），其发生可能是在无孕激素拮抗的雌激素长期作用下，发生子宫内膜增生、不典型增生，继而癌变。子宫内膜增生主要分为两类：不伴有不典型的增生（hyperplasia without atypia）和不典型增生（atypical hyperplasia，AH），前者属良性病变，后者属癌前病变，有可能发展为癌。Ⅰ 型子宫内膜癌多见，均为子宫内膜样癌，患者较年轻，常伴有肥胖、高血压、糖尿病、不孕、不育及绝经延迟，或伴有无排卵性疾病、功能性卵巢肿瘤、长期服用单一雌激素或他莫昔芬等病史，肿瘤分化较好，雌、孕激素受体阳性率高，预后好。*PTEN*基因失活和微卫星不稳定是常见的分子事件。Ⅱ型子宫内膜癌是非雌激素依赖型（estrogen-independent），发病与雌激素无明确关系。这类子宫内膜癌的病理形态属少见类型，如子宫内膜浆液性癌、透明细胞癌、癌肉瘤等。本病多见于老年妇女，在癌灶周围可以是萎缩的子宫内膜，肿瘤恶性度高，分化差，雌、孕激素受体多呈阴性或低表达，预后不良。*p53*基因突变和*HER2*基因过度表达为常见的分子事件。

近年研究发现，这种子宫内膜癌的二元论分型存在分子特征的交叉，部分病例与病理特征并不完全一致，因此有学者通过基因组序列分析，根据分子特征将子宫内膜癌分为4种亚型：POLE突变型、微卫星不稳定型（MSI）、低拷贝型（CN-low）和高拷贝型（CN-high），该分子分型对子宫内膜癌的预后有较高的预测价值，POLE突变型预后较好，而高拷贝型则预后最差。大多数子宫内膜癌为散发性，但约有5%与遗传有关，其中关系最密切的遗传综合征是林奇综合征（Lynch syndrome），也称遗传性非息肉结直肠癌综合征（hereditary non-polyposis colorectal cancer syndrome，HNPCC），是一种由错配修复基因突变引起的常染色体显性遗传病，与年轻女性的子宫内膜癌发病有关。

2.转移途径　多数子宫内膜癌生长缓慢，局限于内膜或在宫腔内时间较长，部分特殊病理类型（浆液性癌透明细胞癌、癌肉瘤）和高级别（G3）内膜样癌可发展很快，短期内出现转移。其主要转移途径为直接蔓延、淋巴转移和血行转移。

（1）直接蔓延：癌灶初期沿子宫内膜蔓延生长向上，可沿子宫角波及输卵管，向下可累及宫颈管及阴道。若癌瘤向肌壁浸润，可穿透子宫肌层，以及子宫浆膜，种植于盆腹腔腹膜、直肠子宫陷凹及大网膜等部位。

（2）淋巴转移：为子宫内膜癌的主要转移途径。当肿瘤累及子宫深肌层、宫颈间质或为高级别时，易发生淋巴转移。转移途径与癌肿生长部位有关：宫底部癌灶常沿阔韧带上部淋巴管网经骨盆漏斗韧带转移至腹主动脉旁淋巴结。子宫角或前壁上部病灶沿圆韧带淋巴管转移至腹股沟淋巴结。子宫下段或已累及子宫颈管癌灶的淋巴转移途径与子宫颈癌相同，可累及宫旁、闭孔、髂内、髂外及髂总淋巴结。子宫后壁癌灶可沿宫骶韧带转移至直肠旁淋巴结。约10%的内膜癌经淋巴管逆行引流累及阴道前壁。

（3）血行转移：晚期患者经血行转移至全身各器官，常见部位为肺肝、骨等。

3.临床表现

（1）症状：约90%的患者出现阴道出血或阴道排液症状。①阴道出血：主要表现为绝经后阴道出血量一般不多。尚未绝经者可表现为经量增多，经期延长或月经紊乱。②阴道排液：多为血性液体或浆液性分泌物，合并感染则有脓血性排液，恶臭。因异常阴道排液就诊者约占25%。③下腹疼痛及其他：若肿瘤累及宫颈内口，可引起宫腔积脓，出现下腹胀痛及痉挛样疼痛。肿瘤浸润子宫周围组织或压迫神经可引起下腹及腰骶部疼痛。晚期可出现贫血、消瘦及恶病质等相应症状。

（2）体征：早期患者妇科检查可无异常发现。晚期可有子宫增大，合并宫腔积脓时可有明显压痛，宫颈管内偶有癌组织脱出，触之易出血。癌灶浸润周围组织时，子宫固定或在宫旁扪及不规则结节状物。

4.诊断及治疗

（1）病史及临床表现：对于绝经后阴道出血、绝经过渡期月经紊乱，均应排除子宫内膜癌后再按良性疾病处理。对有以下情况的异常阴道出血妇女要警惕子宫内膜癌：①有子宫内膜癌发病高危因素，如肥胖不育、绝经延迟者；②有长期应用雌激素、他莫昔芬或雌激素增高疾病史者；③有乳腺癌、子宫内膜癌家族史者。

（2）影像学检查：经阴道超声检查可了解子宫大小、宫腔形状、宫腔内有无赘生物、子宫内膜厚度，肌层有无浸润及深度，可对异常阴道出血的原因做出初步判断，并为选择进一步检查提供参考。典型子宫内膜癌的超声图像有宫腔内不均回声区或宫腔线消失肌层内有不均回声区。彩色多普勒显像可显示丰富血流信号。其他影像学检查更多用于治疗前评估，磁共振成像对肌层浸润深度和宫颈间质浸润有较准确的判断，腹部CT可协助判断有无子宫外转移。

（3）诊断性刮宫（diagnostic curettage）：是常用而有价值的诊断方法，常行分段诊刮（fractional curettage），以同时了解宫腔和宫颈的情况。对病灶较小者，诊断性刮宫可能会漏诊。组织学检查是子宫内膜癌的确诊依据。

（4）宫腔镜检查：可直接观察宫腔及宫颈管内有无癌灶存在，癌灶大小及部位，直视下活检，对局灶型子宫内膜癌的诊断和评估宫颈是否受侵更为准确。

（5）其他：①子宫内膜微量组织学或细胞学检查：操作方法简便，我国文献报道其诊断的准确性与诊断性刮宫相当。②血清 CA125 水平测定：有子宫外转移者或浆液性癌，血清 CA125 水平可升高。也可作为疗效观察的指标。

（6）治疗：根据肿瘤累及范围及组织学类型，结合患者年龄及全身情况制订适宜的治疗方案。以手术为主，术后根据高危因素选择辅助治疗。影响子宫内膜癌预后的高危因素：非子宫内膜样腺癌、高级别腺癌肌层浸润超过 1/2、脉管间隙受侵、肿瘤直径大于 2cm、宫颈间质受侵、淋巴结转移和子宫外转移等。晚期患者采用手术、放疗、药物等综合治疗。对于影像学评估病灶局限于子宫内膜的高分化的年轻子宫内膜样癌患者，可考虑采用孕激素治疗为主的保留生育功能治疗。

1）手术治疗：为首选治疗方法。手术目的：一是进行手术病理分期，确定病变范围及预后相关因素，二是切除病变子宫及其他可能存在的转移病灶。分期手术步骤：①留取腹水或盆腔冲洗液，行细胞学检查；②全面探查盆腹腔，对可疑病变取样送病理学检查；③切除子宫及双侧附件，术中常规剖检子宫标本，必要时行冷冻切片检查，以确定肌层侵犯程度；④切除盆腔及腹主动脉旁淋巴结。手术可经腹或腹腔镜途径进行。切除的标本应常规进行病理学检查，癌组织还应行雌、孕激素受体检测，作为术后选用辅助治疗的依据。

2）放疗：是治疗子宫内膜癌的有效方法之一，分近距离照射及体外照射两种。近距离照射多用后装治疗机，放射源多为铱 -192、钴 -60 或铯 -137。体外照射以三维适形放疗及调强放疗为主，常用直线加速器或钴 -60 治疗机。

3）化疗：为全身治疗，适用于晚期或复发子宫内膜癌，也可用于术后有复发高危因素患者的治疗，以期减少盆腔外的远处转移。常用化疗药物有顺铂、多柔比星、紫杉醇等。可单独或联合应用，也可与孕激素合并应用。子宫浆液性癌术后应常规给予化疗，方案同卵巢上皮性癌。

4）孕激素治疗：治疗主要用于保留生育功能的早期子宫内膜癌患者，也可作为晚期或复发子宫内膜癌患者的综合治疗方法之一。以高效、大剂量、长期应用为宜，至少应用 12 周才可评定疗效。孕激素受体（PR）阳性者有效率可达 80%。常用药物及用法：醋酸甲羟孕酮 250 ～ 500mg/d 口服；甲地孕酮 160 ～ 320mg/d 口服；己酸孕酮 500mg 肌内注射，每周 2 次。长期使用可有水钠潴留或药物性肝炎等副作用，停药后可恢复。有血栓性疾病史者慎用。

三、消化道子宫内膜异位症

盆腔外子宫内膜异位症是少见疾病，迄今为止其真正发病率是未知的。盆腔内子宫内膜异位症是指位于输卵管、卵巢和盆腔腹膜的病变；盆腔外的子宫内膜异位症是指盆腔以外身体其他部位的病变，包括外科手术瘢痕、外阴、宫颈、腹膜、腹股沟、消化系统、泌尿系统、肺和胸膜、运动系统、中枢和周围神经、皮肤、肢体末端等。一些回顾性的研究和个案报道表明，盆腔外子宫内膜异位症可生长于女性的绝大多数器官，只有心脏和脾未见报道。

（一）病因

一般认为盆腔内的子宫内膜异位症的病因同样适用于盆腔外子宫内膜异位症。

1. 体腔上皮化生　该理论可以解释盆腔外子宫内膜异位症的所有病例，所有从体腔上皮进化来的成熟细胞可以退化或转化为米勒上皮和周围细胞基质之后形成内膜基质。这样，从胚胎发育时就存在盆腔外子宫内膜异位症发生可能。

2. 血行淋巴播散　通过血液循环淋巴系统播散可以引起远处子宫内膜异位症，如坐骨神经、腹股沟淋巴结、胸、膈、脑等。在做刮宫术时内膜细胞栓子可以通过血液循环播散到肺。

3. 机械性扩散　进行外科手术时机械性扩散可以引起会阴、阴道、腹壁瘢痕的子宫内膜异位症。经血倒流解释不了多数盆腔外子宫内膜异位症，但也有报道认为在肠道残端（阑尾）有该病发生，因邻近输卵管，符合经血倒流的理论。

（二）分类

1989 年 Markham 等提出盆腔外子宫内膜异位症分类（表 10-2），但这套分类法尚待进一步应用和改进。

表 10-2　Markham 等提出盆腔外子宫内膜异位症分类

分类、分期	内容
分类	I 类：消化道的子宫内膜异位症 U 类：泌尿系的子宫内膜异位症 L 类：肺和胸腔的子宫内膜异位症 O 类：腹腔以外其他部位的子宫内膜异位症
分期	I 期：无器官受损 　1. 外在：器官表面（浆膜、胸膜） 　　a：病灶＜ 1cm 　　b：病灶 =1 ～ 4cm 　　c：病灶＞ 4cm 　2. 内在：黏膜、肌肉、脏器实质 　　a：病灶＜ 1cm 　　b：病灶 =1 ～ 4cm 　　c：病灶＞ 4cm II 期：有器官受损 　1. 外在：器官表面（浆膜、胸膜） 　　a：病灶＜ 1cm 　　b：病灶 =1 ～ 4cm 　　c：病灶＞ 4cm 　2. 内在：黏膜、肌肉、实质 　　a：病灶＜ 1cm 　　b：病灶 =1 ～ 4cm 　　c：病灶＞ 4cm

（三）消化道子宫内膜异位症

消化道子宫内膜异位症是最常见的盆腔外子宫内膜异位症，占子宫内膜异位症总数的 5% ～ 15%。自 John Sampson 于 1922 年报道以来，已为大家所熟知。最常见的部位依次为直肠、乙状结肠、直肠阴道隔、阑尾、回肠、空肠和盲肠、大网膜、肝、胰、胆囊等。

1. 临床特点　消化道子宫内膜异位症的特点如下所述。

（1）多样性、非特异性较典型的症状经常继发于病变引起的肠梗阻，但需要手术的完全梗阻还是少见的，小肠梗阻需手术的占 10%，大肠梗阻需手术的占 1%。

（2）大多数患者并非表现为周期性症状，仅在发病早期为周期性的。

（3）患者可以只有肠道症状或只有盆腔子宫内膜异位症症状，或两者同时出现。肠道症状多为腹部可触及包块；直肠和乙状结肠内膜异位症患者可出现腹泻、便秘、排便痛和血便；小肠内膜异位灶常位于回肠末端。约 75% 的患者常发生中腹部痉挛性疼痛；阑尾的内膜异位症患者常无症状，也可因疼痛而行阑尾切除术。因内膜异位引起肠套叠、肠穿孔和阑尾穿孔者极罕见。

（4）直肠指检时，触到的肿块为肠壁外肿块或黏膜外肿块，触痛明显，黏膜光滑完整，借此可以与直肠癌相鉴别。

2. 诊断　除临床症状外的其他诊断措施如下所述。

（1）影像学辅助诊断：B 超声波、钡灌肠、CT 等影像学检查，可以提供病变形态，不能确定病变性质。钡灌肠可以证明肠道外病变对肠道的压迫，但在病变早期，放射检查无辅助诊断作用。B 超显示直肠、结肠的病变敏感度很低。若影像学能提示病变为黏膜外、肿块可随月经期而增大而在月经后缩小则有助于诊断。

（2）内镜结肠镜：直肠镜对排除恶性病变有效。镜检可见肠腔受压变形，腔内隆起性病变或环形狭窄。黏膜可正常，也可有充血、水肿及浅表溃疡，有时可见黏膜下层暗紫色出血斑。但早期的异位子宫内膜位于肠黏膜之外，多累及肠壁深层，而内镜活检取材很浅，故易漏诊。

（3）超声肠镜：同内镜结肠镜，如有病变，黏膜层正常，通过超声探头，明确黏膜下病变。

3. 治疗　因消化道子宫内膜异位症可引起肠壁纤维化，导致肠扭曲狭窄、梗阻，有时与肿瘤不易鉴别，因而，消化道子宫内膜异位症应以手术治疗为主。

随着医学的发展，腹腔镜几乎能完成开腹手术的所有操作。当妇女出现以下指征：①不能解释的肠道症状；②盆腔子宫内膜异位症患者出现肠道症状；③患者出现周期性便血或不完全性肠梗阻；④肠道肿块位于黏膜外或月经期前后肿块大小有所改变。上述指征均应行探查术，但在直肠阴道隔病损时，是否行肠切除手术应慎重考虑。有研究指出，阴道直肠隔子宫内膜异位症仅用腹腔镜不能解决问题，应在术前行乙状结肠镜、超声肠镜等检查，明确肠道受累情况，并由妇科医师和肠道外科医师合作手术，根据肠道受累情况选择为表面病灶削除术、盘状切除术或行阶段性切除术，目前尚无统一标准采取何种术式最为合适。但需注意的是，经腹腔烧灼和切除病灶结节的同时，应行阴道后穹隆切除，以缓解症状并减少复发率。

对于同时存在的盆腔子宫内膜异位症的治疗，要根据患者年龄、病变程度、对生育的要求等决定治疗，而不主张切除肠管的患者必须同时切除双侧附件。

药物治疗同常规子宫内膜异位症治疗，包括达那唑、孕激素、促性腺激素释放激素激动剂（GnRH-a）、孕三烯酮等有一定效果。

四、盆腔器官脱垂与直肠、小肠膨出

（一）流行病学

盆腔器官脱垂（pelvic organ prolapse，POP）是指由于盆底组织退化、创伤、先天性发育不良或某些疾病引起损伤、张力减低，导致盆底支持功能减弱，使女性生殖器官和相邻脏器向下移位，包括阴道前壁脱垂、阴道后壁脱垂、阴道穹隆脱垂和子宫脱垂，可伴有膀胱膨出、肠膨出和肠疝。

Walker 等针对发展中国家的流行病学调查显示，POP 的平均患病率为 19.7%，国内王建六等调查了北京郊区 202 例妇女中 POP 患病情况及其对生活质量的影响，调查结果显示子宫脱垂 49 例（25.8%）、阴道前壁膨出 79 例（41.6%）、阴道后壁膨出 61 例（32.1%）。宋岩峰等在对厦门社区成年有性生活史的女性的流行病学调查中发现本市社区 POP 的患病率为 22.07%（762/3453），调查 718 例普通妇科门诊发现阴道脱垂患病率为 25.9%，但以脱垂为就诊原因的仅 4.9%。以上各研究中均发现，随着年龄的增长，POP 的患病率也逐渐增加。

（二）病因

POP 应包括解剖学上的改变和症状两个方面。其来源于支持结构的损伤，包括分娩损伤、支持组织疏松薄弱，在此基础上的便秘、重体力劳动、慢性咳嗽等造成腹内压长期增加，可加重脱垂的进展。

（三）临床表现

POP 可有各种伴随症状，包括组织物脱出阴道、阴道口有组织物堵塞、盆腔压迫感或坠胀感、性功能改变。尿路症状包括尿急、尿失禁、尿频、排空困难、需要减轻脱垂以排空膀胱。排便异常症状包括便秘、过度用力、需减轻脱垂程度或增加腹部压力以完成排便。不同程度影响患者的生命质量。

（四）临床分度

临床分度有几种方法，国际上应用最多的是 POP-Q 分度。中国目前沿用的传统分度将子宫脱垂分为 3 度。

1. 传统分度

（1）子宫脱垂：传统分度分型如下。

Ⅰ 度轻型：宫颈外口距处女膜缘＜4cm，未达处女膜缘。

Ⅰ 度重型：宫颈已达处女膜缘，阴道口可见子宫颈。

Ⅱ 度轻型：宫颈脱出阴道口，宫体仍在阴道内。

Ⅱ 度重型：部分宫体脱出阴道口。

Ⅲ 度：宫颈与宫体全部脱出阴道口外。

（2）阴道壁膨出

1）阴道前壁膨出传统分度为 3 度。

Ⅰ 度：阴道前壁形成球状物，向下突出，达处女膜缘，但仍在阴道内。

Ⅱ 度：阴道壁展平或消失，部分阴道前壁突出于阴道口外。

Ⅲ 度：阴道前壁全部突出于阴道口外。

2）阴道后壁膨出传统分度为 3 度。

Ⅰ 度：阴道后壁达处女膜缘，但仍在阴道内。

Ⅱ度：阴道后壁部分脱出阴道口。

Ⅲ度：阴道后壁全部脱出阴道口外。

2.POP-Q 分期　此分期系统是分别利用阴道前壁、阴道顶端、阴道后壁上的两个解剖指示点与处女膜的关系来界定盆腔器官的脱垂程度。与处女膜平行以 0 表示，位于处女膜以上用负数表示，处女膜以下则用正数表示。阴道前壁上的两个点分别为 Aa 和 Ba 点；阴道顶端的 2 个点分别为 C 和 D 点；阴道后壁的 Ap、Bp 两点与阴道前壁 Aa、Ba 点是对应的。另外还包括阴裂（gh）的长度、会阴体(pb)的长度，以及阴道的总长度(tvl)。测量值均用"cm"表示（表 10-3 和表 10-4 ）。

表 10-3　POP-Q 盆腔器官膨出评估指示点（POP-Q 分期）

参照点	解剖描述	正常定位范围（cm）
Aa	阴道前壁中线距处女膜缘 3cm 处，对应"膀胱尿道皱褶"处	−3
Ba	阴道前穹隆的反折或阴道残端（子宫切除者）距离 Aa 点最远处	−3
Ap	阴道后壁中线距处女膜缘 3cm 处	−3
Bp	阴道后穹隆的反折或阴道残端（子宫切除者）距离 Ap 点最远处	−3
C	子宫完整者，代表宫颈外口最远处；子宫切除者则相当于阴道残端	−tvl ～ −（tvl−2）
D	阴道后穹隆或直肠子宫陷凹的位置，解剖学上相当于宫骶韧带附着于宫颈水平处；对子宫切除术后无宫颈者，D 点无法测量。D 点用于鉴别宫颈延长	−tvl ～ −（tvl−2）
gh	尿道外口到阴唇后联合中点的距离	
pb	阴唇后联合到肛门开口中点的距离	
tvl	当 C、D 在正常位置时阴道顶部至处女膜缘的总长度	

［引自：Am J Obstet Gynecol,1996, 175（1）：10-17.］

表 10-4　盆腔器官脱垂分期（POP-Q 分期法）

POP-Q 分期	具 体 标 准	
	解剖描述	定位描述
0	无脱重	Aa、Ap、Ba、Bp 均在 −3cm 处，C 点或 D 点位置在 −tvl ～ −（tvl−2）cm 处
Ⅰ	范围大于 0 级，脱垂的最远端在处女膜缘内侧，距处女膜缘 1cm	脱垂的最远端定位于＜ −1cm
Ⅱ	脱垂的最远端在处女膜缘内侧或外侧，距处女膜缘 1cm 以内	脱垂的最远端定位于 −1 ～ +1cm
Ⅲ	脱垂的最远端在处女膜缘外侧，距处女膜缘＞ 1cm，但＜（tvl−2）cm	脱垂的最远端定位于 +1cm（tvl−2）cm
Ⅳ	全部脱出，脱垂的最远端超过处女膜缘＞（tvl−2）cm	脱垂的最远端定位于＞（阴道全长 −2）cm

［引自：Am J Obstet Gynecol, 1996, 175（1）：10-17.］

3. 盆底肌力评估　神经系统检查包括会阴部感觉及球海绵体肌反射、肛门反射等，还应判定盆底的基础张力和自主收缩力，包括肌肉收缩强度、时程、对称性，可根据盆底肌力牛津分级系统判定（表 10-5）。

（五）治疗

1. 非手术治疗　对于所有 POP 患者都是应该首先推荐非手术治疗，非手术治疗适用于 POP-Q Ⅰ、Ⅱ度有症状的患者，对于要求保留生育功能、不能耐受手术的重度脱垂患者也适用。非手术治疗方式包括应用子宫托、盆底康复治疗和行为指导。

表 10-5　盆底肌力评估牛津分级系统

分期	说明
0 级	检测时手指未感觉到阴道肌肉收缩
Ⅰ级	感觉阴道肌肉颤动
Ⅱ级	感觉阴道肌肉不完全收缩，持续 2 秒，重复 2 次
Ⅲ级	感觉阴道肌肉完全收缩，持续 3 秒，重复 3 次，无对抗
Ⅳ级	感觉阴道肌肉完全收缩，持续 4 秒，重复 4 次，有轻微对抗
Ⅴ级	感觉阴道肌肉完全收缩，持续≥ 5 秒，重复 5 次，有持续对抗

（引自：Springer verlag：Berlin, 1994: 42–48.）

（1）子宫托：经济有效，能够改善患者总体症状和生活质量。适应证为患者不愿手术或不能耐受手术；妊娠期；未完成生育、POP 术后复发或症状缓解不满意、术前试验性治疗。禁忌证为畸形盆腔炎、阴道炎、严重阴道溃疡或异物、对子宫托材料过敏、不能确保随访。

子宫托应用可能出现的并发症：阴道分泌物异常、便秘、阴道出血或轻度溃疡，新发压力性尿失禁或原有症状加重。一般取出子宫托即好转。少见的严重并发症出现原因一般是子宫托嵌顿、膀胱阴道瘘、直肠阴道瘘、阴道大量分泌物伴感染、肾积水、脓尿等。

使用子宫托时必须严密随访、规律摘带。对于绝经后患者建议配合使用局部雌激素治疗。

子宫托合适的标准是放置后脱垂部位复位，子宫托与阴道间容 1 指，佩戴舒适、站立做Valsalva 动作或咳嗽时不脱落，不影响大小便及行动。试戴 1 ～ 2 周后随诊。

（2）盆底康复治疗：主要是盆底肌训练的凯格尔（Kegel）运动，必须要达到相当的训练量才可能有效，可如下实施：持续收缩盆底肌不少于 3秒，松弛休息 2 ～ 6 秒，连续 15 ～ 30 分钟，每天 3 次，或每天做 150 ～ 200 次，需持续 8 周以上。同时可行生物反馈治疗、电刺激、磁刺激等方法增加锻炼效果。

（3）行为指导：指生活方式干预，避免负压增加活动，如排便过于用力、慢性咳嗽、提重物等，若不可避免提重物需使用正确姿势，弯曲膝盖，背部挺直；保持水分摄入规律排空膀胱；饮食增加膳食纤维摄入；改善排便习惯、必要时使用缓泻剂；控制体重等。

2. 手术治疗　对于脱垂超过处女膜的有症状的患者可考虑手术治疗，治疗应个体化，根据患者不同年龄、生育要求及全身健康状况决定具体治疗方案。手术的目的是缓解症状、恢复正常的解剖位置和脏器功能，有满意的性功能并能够维持效果。手术治疗包括阴道封闭术和盆底重建手术。

阴道封闭手术可直接部分或完全封闭阴道，术后失去性交功能。

盆底重建手术主要针对中盆腔的建设，通过吊带、网片和缝线把阴道穹隆组织或子宫骶韧带悬吊定于骶骨前、骶棘韧带，也可行自身子宫骶韧带缩短缝合术，子宫可以切除或保留。手术可经阴道、腹腔镜或开腹完成，目前应用较多的是子宫 / 阴道骶前固定术、骶棘韧带固定术、高位骶韧带悬吊术和经阴道植入网片盆底重建手术。

后盆腔缺陷包括直肠膨出、乙状结肠膨出、小肠膨出。

（1）阴道后壁修补术：修补途径包括经阴道和经肛门，比较公认的是经阴道途径修补的直肠膨出、肠膨出复发率及尿失禁的发生率要低于经肛门途径，经阴道途径对于主观症状改善、解剖学复位等方面均优于经肛门手术。阴道后壁修补术解剖学成功率可达 76% ～ 96%，部分肠道功能及性功能改善。

（2）肛提肌缝合加会阴体修补术：肛提肌缝合能够加强修补效果，缩窄阴道的中、下段，加强肛提肌力量。会阴体修补能够进一步关闭阴道口，阻止脱垂发生。会阴体修补时需注意缝合球海绵体肌和会阴浅横肌时不宜折叠过度形成棱，否则易出现术后性交痛。对于肛门括约肌严重缺陷或大便失禁者可行肛门括约肌成形术。

（3）术后处理及随诊：绝经后阴道黏膜萎缩者建议术后开始局部使用雌激素制剂，每周 2 次，至少 6 个月。术后 3 个月内避免增加腹压及负重。禁性生活 3 个月，或者确认阴道黏膜修复完好为止。术后建议规律随访终身，及时发现复发、处理手术并发症。

（六）盆腔器官脱垂的术后常见并发症

阴道后壁修补、肛提肌缝合、会阴体修补术：最近有较多学者关注阴道后壁修补术后的性交痛问题，此多由于阴道狭窄、变形、轴向改变、会阴体过高或形成高起的瘢痕带造成。Burch 手术同时加阴道后壁修补术，术后一年的性交痛发生率可达 38%，肛提肌缝合也是常见原因之一。故在年轻、性活跃妇女中，应对此点加以注意。

五、女性生殖道瘘

由于各种原因导致生殖器与其毗邻器官之间形成异常通道称为生殖道瘘，临床上尿瘘最常见，其次为粪瘘，两者可共存，称为混合性瘘。

粪瘘（fecal fistula）是指肠道与生殖道之间的异常通道，最常见的是直肠阴道瘘（rectal-vaginal fistula），可以根据瘘孔在阴道的位置，将其分为低位、中位和高位瘘。

（一）病因

1. 产伤　可因胎头在阴道内停滞过久，直肠受压坏死而形成粪瘘。粗暴的难产手术操作、手术损伤导致Ⅲ度会阴撕裂，修补后直肠未愈合及会阴撕裂后缝合缝线穿直肠黏膜未发现也可导致直肠阴道瘘。

2. 盆腔手术损伤　行子宫切除术或严重盆腔粘连分离手术时易损伤直肠，瘘孔位置一般在阴道穹隆处。

3. 感染性肠病　如克罗恩病或溃疡性结肠炎是引起直肠阴道瘘的另一重要原因。炎症性肠病多数累及小肠，但结肠和直肠也可发生。

4. 先天性畸形　为非损伤性直肠阴道瘘，生殖道发育畸形的手术易发生直肠阴道瘘。

5. 其他　长期安放子宫托不取、生殖器恶性肿瘤晚期浸润或放疗，均可导致粪瘘。

（二）临床表现

阴道内排出粪便为主要症状。瘘孔大者，成形粪便可经阴道排出，稀便时呈持续外流。瘘孔小者，阴道内可无粪便污染，但肠内气体可自瘘孔经阴道排出，稀便时则从阴道流出。

（三）诊断

根据病史、症状及妇科检查不难诊断。阴道检查时，大的粪瘘显而易见，小的粪瘘在阴道后壁可见瘘孔处有鲜红的肉芽组织，用示指行直肠指检，可以触及瘘孔，如瘘孔极小，用一探针从阴道肉芽样处向直肠方向探查，直肠内手指可以触及探针。阴道穹隆处小的瘘孔、小肠和结肠阴道瘘需行钡剂灌肠检查才能确诊，必要时可借助下消化道内镜检查。如果诊断成立，则要针对其原发病因采取相应的内科或外科处理措施。一旦通过内科手段使疾病得到控制，瘘孔可能会自行愈合。

（四）治疗

手术修补为主要治疗方法。手术损伤者应术中立即修补，手术方式可以经阴道、经直肠或经开腹途径完成瘘的修补。手术方式的选择主要根据形成瘘管的原因，位置与大小，是否存在多个瘘管，以及医师的手术经验和技巧。瘘修补术主要是切除瘘管，游离周围组织后进行多层缝合。高位巨大直肠阴道瘘合并尿瘘者、前次手术失败阴道瘢痕严重者，应先行暂时性乙状结肠造瘘，之后再行修补手术。

粪瘘手术应掌握手术时机。先天性粪瘘应在患者 15 岁左右月经来潮后再行手术，过早手术容易造成阴道狭窄。压迫坏死性粪瘘患者，应等待 3～6 个月后再行手术修补。术前严格行肠道准备，同时口服肠道抗生素。术后给予静脉高营养，同时口服肠蠕动抑制药物。5～7 日后逐渐从进水过渡饮食。保持会阴清洁。

（五）预防

原则上与尿瘘的预防相同。分娩时注意保护会阴，防止会阴Ⅳ度裂伤发生。会阴缝合后常规进行直肠指检，发现有缝线穿透直肠黏膜，应立即拆除重新缝合。

六、妊娠合并消化系统疾病

妊娠期常见的消化系统疾病有阑尾炎、胆囊炎、胰腺炎。因妊娠期生理及解剖上的改变，影像学检查应用受限，使得诊断更加困难。多数消化系统疾病可通过非手术治疗好转，但有些仍需外科手术，特别是急性阑尾炎。

（一）妊娠合并急性阑尾炎

妊娠合并急性阑尾炎是妊娠期最常见的外科急腹症，发病率占妊娠总数的 1/2000～1/1000，妊娠各期均可发生，但常见于妊娠期前 6 个月。

妊娠期增大的子宫能使阑尾的位置发生改变,临床表现不典型,诊断难度增加。妊娠期阑尾炎穿孔及腹膜炎的发生率明显增加,对母胎均极为不利。因此,早期诊断和及时处理对预后有重要的影响。

1. 妊娠期阑尾位置的特点　妊娠初期阑尾的位置与非妊娠期相似,在右髂前上棘至脐连线中外 1/3 处(麦氏点)。随妊娠子宫的不断增大,阑尾会逐渐向后上、向外移位。产后 14 天回到非妊娠时的位置。

2. 妊娠期急性阑尾炎对母胎的影响　对母体的影响:妊娠期阑尾炎穿孔继发弥漫性腹膜炎较非妊娠期多 1.5 ～ 3.5 倍。其原因:①妊娠期间盆腔血液及淋巴循环丰富,毛细血管通透性增强,导致炎症发展迅速,更易发生阑尾穿孔;②增大子宫将壁腹膜与发炎的阑尾隔开,症状不典型;③增大子宫上推大网膜、妨碍大网膜对阑尾炎症的包裹,使炎症不易局限;④阑尾毗邻子宫,炎症波及子宫可诱发宫缩,宫缩又促使炎症扩散,易导致弥漫性腹膜炎;⑤阑尾位置上移及增大子宫的掩盖,急性阑尾炎并发局限性腹膜炎时腹肌紧张及腹膜刺激征不明显,体征与实际病变程度不符,容易漏诊而延误治疗时机。

对围生儿的影响:全身炎症反应及弥漫性腹膜炎可导致胎儿缺氧;诱发子宫收缩导致流产、早产;妊娠期间手术,药物可对胎儿产生不良影响,围生儿死亡率增加。

3. 临床表现及诊断　妊娠不增加急性阑尾炎的发病率,但妊娠期急性阑尾炎的症状、体征受到妊娠期这一特殊生理状态的干扰,使诊断和治疗的难度增加,而延误诊断及治疗,明显增加孕产妇和胎儿的不良预后,因此应提高对妊娠中晚期腹腔位置改变的认识,重视病史分析及体格检查,做到早期诊断。

在不同妊娠时期,急性阑尾炎的临床表现差别较大,妊娠早期急性阑尾炎的症状和体征与非妊娠期基本相同,腹部疼痛仍是最常见症状,约 80% 的患者有转移性右下腹痛,右下腹压痛、反跳痛和腹肌紧张;妊娠中期、晚期因增大的子宫使阑尾的解剖位置发生改变,常无明显的转移痛,腹痛和压痛的位置较高;当阑尾位于子宫背面时,

疼痛可能位于右侧腰部;妊娠中晚期增大的子宫撑起壁腹膜,腹部压痛、反跳痛和腹肌紧张常不明显。炎症严重时可以出现中毒症状,如有发热、心率增快等;患者常合并消化道症状,如恶心、呕吐、厌食等。由于妊娠期有生理性白细胞计数增多,当白细胞计数超过 $15 \times 10^9/L$、中性粒细胞增高时有诊断意义,尿液检查常无阳性发现,诊断不清时,采用超声检查可发现肿大阑尾或脓肿。

4. 鉴别诊断　妊娠早期合并急性阑尾炎,若症状典型诊断多无困难,但要与右侧卵巢囊肿蒂扭转、右侧输卵管妊娠破裂相鉴别。妊娠中期要注意与右侧卵巢囊肿蒂扭转、右侧肾盂积水、急性肾盂肾炎、右输尿管结石、急性胆囊炎相鉴别。妊娠晚期需要鉴别的疾病有先兆临产、胎盘早剥、妊娠急性脂肪肝、子宫肌瘤红色变性等。产褥期急性阑尾炎有时与产褥感染不易区别。

5. 处理　妊娠合并阑尾炎发生穿孔率为非妊娠期的 1.5 ～ 3.5 倍。若炎症累及子宫浆膜层时可刺激子宫诱发宫缩,且容易导致阑尾炎症扩散,从而导致流产、早产,甚至胎儿窒息死亡。胎儿预后与是否并发阑尾穿孔直接相关,单纯性阑尾炎未并发阑尾穿孔时胎儿死亡率为 1.5% ～ 4%,而并发阑尾穿孔导致弥漫性腹膜炎时,胎儿死亡率高达 21% ～ 35%。因此,妊娠期急性阑尾炎一般不主张非手术治疗。一旦诊断确立,应在积极抗感染治疗的同时立即行阑尾切除术。妊娠中、晚期高度怀疑急性阑尾炎而难以确诊时,应积极考虑剖腹探查。

手术方式可选择开腹手术及腹腔镜手术。但妊娠期采用腹腔镜手术的安全性仍有争议,有报道指出,妊娠期腹腔镜下阑尾切除术后导致早产率上升。开腹手术麻醉方式宜选择连续硬膜外麻醉或硬膜外联合神经阻滞麻醉。术中应注意防止孕妇出现仰卧位低血压。妊娠早期可取麦氏切口,若诊断不能肯定时行下腹正中纵切口,有利于术中操作和探查。妊娠中期、晚期手术切口应取压痛最明显处。手术时将手术床向左倾斜约 30°,使子宫左移,便于显露阑尾。术中操作应轻柔,尽量避免刺激子宫。妊娠晚期需同时剖宫产时,应选择有利于剖宫产手术的下腹正中纵切口。若

腹腔炎症严重而局限，阑尾穿孔，盲肠壁水肿，可放置腹腔引流管。除非有产科急诊指征，原则上仅处理阑尾炎而不同时行剖宫产手术。但以下情况可先行剖宫产手术再行阑尾切除术：①术中显露阑尾困难；②阑尾穿孔并发弥漫性腹膜炎，盆腔感染严重，子宫已有感染征象；③近预产期或胎儿基本成熟，已具生存能力。

术后处理：术后需继续妊娠者，应选择对胎儿影响小、对病原菌敏感的广谱抗生素继续抗感染治疗。本病厌氧菌感染占75%～90%，应选择针对厌氧菌的抗生素，建议甲硝唑和青霉素类或头孢菌素类等联合使用。术后3～4日应给予宫缩抑制剂药物，避免流产或早产的发生。若胎儿已成熟且有剖宫产指征者，可同时行剖宫产手术，术后积极抗感染治疗。

（二）妊娠合并急性胰腺炎

妊娠合并急性胰腺炎是妊娠期较为常见的外科急腹症之一，多发生在妊娠晚期及产褥期，发生率为1/10 000～1/1000，近年来有上升的趋势。其常见病因为胆道疾病、脂代谢异常。按病情严重程度分为轻症胰腺炎和重症胰腺炎，按病理改变过程分为急性水肿性胰腺炎、出血坏死性胰腺炎。具有发病急、并发症多、治疗困难、病死率高等特点，严重威胁母儿健康。

1. 临床表现与诊断

（1）症状：腹痛为常见症状，多见于进食高脂饮食、饱餐后发作，疼痛可呈阵发性加剧，多位于左上腹，可放射至腰背肩部。由于妊娠期宫底升高，胰腺位置相对较深，腹痛症状可不典型。可伴有恶心、呕吐、腹胀、黄疸、发热等症状。重症胰腺炎者可出现脉搏细速，四肢厥冷等休克症状，亦可出现水和电解质紊乱、呼吸急促、发绀、少尿、胃肠道出血等多器官功能衰竭表现，可导致胎儿严重缺氧、死胎、胎儿生长受限、流产或早产等。

（2）体征：腹胀与腹痛同时存在，轻者常表现为上腹部压痛，无明显肌紧张。重症者可表现为反跳痛、肌紧张、肠鸣音减弱或消失，移动性浊音阳性等腹膜炎、腹水体征。合并腹腔内压力增高可以导致腹腔间隔室综合征（abdominal compartment syndrome），少数重症患者因出血经腹膜后途径进入皮下，左腰部及脐周皮肤有青紫色斑［格雷特纳（Grey Turner）征和卡伦（Cullen）征］。

（3）胰酶测定：血清淀粉酶、尿淀粉酶测定是最常用的诊断方法。血清淀粉酶在发病数小时内升高，24小时达高峰，48小时开始下降，4～5天降至正常；尿淀粉酶在发病后24小时升高，48小时达高峰，1～2周恢复正常。血清淀粉酶正常时不能排除急性胰腺炎，因为胰腺广泛坏死时，淀粉酶也可不增高。必要时可行腹腔穿刺检测腹水淀粉酶。血清脂肪酶一般在起病后24～72小时升高，持续7～10天，其持续时间较长，其特异度和敏感度优于淀粉酶。

（4）影像学检查：超声检查可见胰腺弥漫性增大，出血坏死时可见强大粗回声，胰腺周围渗液呈无回声区，但由于肠胀气而影响诊断效果。CT增强扫描，可判断有无胰腺渗出、坏死或脓肿。即使对胎儿有影响，如果需要仍可采用。磁共振可以提供与CT类似的信息，在评估胰腺坏死、炎症范围及有无游离气体方面有一定意义。

2. 鉴别诊断　因胰腺位置相对较深及增大子宫的覆盖，诊断较困难。妊娠早期因消化道症状容易被误诊为妊娠剧吐；妊娠晚期因炎症刺激导致宫缩易被误诊为临产；因腹膜炎导致的压痛、板状腹等体征易被误诊为胎盘早剥。此外，还应与急性胃肠炎、消化性溃疡穿孔、胆囊炎、阑尾炎、肠梗阻等疾病相鉴别。

3. 处理　原则上与非妊娠期急性胰腺炎的处理基本相同，在治疗中应充分考虑起病病因、孕周及对胎儿的影响。如果无并发症及器官功能障碍，非手术治疗通常可获得较好的疗效。但对于重症胰腺炎，应争取在48～72小时尽快手术治疗。

（1）非手术治疗：禁食、禁水，持续胃肠减压减轻腹胀、降低腹腔内压力。静脉补液，防治休克，完全肠外营养，抗休克治疗，纠正水和电解质紊乱，及时使用抑制胰酶的药物，如生长抑素、H_2受体拮抗剂或质子泵抑制剂等。虽药物能通过胎盘，但病情危重时仍须权衡利弊使用。适当缓解患者疼痛，首选哌替啶50～100mg，可加用阿托品，禁用吗啡以免造成 Oddi 括约肌痉挛。未明确病原体前建议使用大剂量广谱抗生素控制感染。

（2）手术治疗：对于病情较重，有以下症状者建议手术治疗。①腹膜炎持续存在，不能排除其他急腹症；②重症胆源性胰腺炎伴壶腹部嵌顿结石，合并胆道梗阻感染者，应尽早手术解除梗阻；③胰腺坏死，腹腔内大量渗出液体，迅速出现多脏器功能损伤者应手术消除坏死组织并充分引流；④合并肠穿孔、大出血或胰腺假性囊肿者。

治疗期间密切监测胎儿宫内情况，可适当使用宫缩抑制剂预防早产。病情较轻非手术治疗有效的，待病情控制后再终止妊娠，如已临产可自然分娩。病情危重时，如评估胎儿已可存活，应立即剖宫产。

（三）妊娠合并急性胆囊炎

妊娠合并急性胆囊炎发生率与非妊娠期类似，1/10 000～1/1600，3%～4% 的女性在非妊娠期有无症状胆石。急性胆囊炎的发生与胆石阻塞胆道及细菌感染有关。

1. 病因　妊娠期胆囊排空率降低，妊娠 14 周后胆囊空腹容积增加到 15～30ml，残余容积增加到 2.5～16ml，排空率明显下降，易胆汁淤积。妊娠期胆囊的变化可能与妊娠期孕酮增多相关，孕酮降低胆囊对胆囊收缩素（cholecystokinin）的反应，抑制胆囊平滑肌收缩。且妊娠期胆汁中胆汁酸盐、磷脂与胆固醇的比例降低，胆固醇易析出结晶，胆汁流动不畅，细菌易繁殖导致感染。90% 以上的急性胆囊炎由胆道结石梗阻胆囊管引起，急性胆囊炎可单独存在，也可成为急性化脓性胆管炎的一部分。

2. 临床表现　与非妊娠期相同。以发热、右上腹痛及墨菲（Murphy）征阳性为典型症状。孕妇有时 Murphy 征不典型。进餐后或夜间急性发作，突发上腹绞痛、阵发性加重，可向右肩或后背放射，可伴有恶心、呕吐、低热。

3. 辅助检查　白细胞计数升高：妊娠期白细胞计数偏高，故此为非特异性指标。血清天冬氨酸转氨酶（AST）与丙氨酸转氨酶（ALT）轻度升高，碱性磷酸酶（ALP）轻度上升。如胆总管有梗阻时，

胆红素可升高。超声检查是妊娠期适宜的诊断手段，超声下可见胆囊壁厚，肿大，合并胆石时可见胆石光影及声影。

4. 诊断及鉴别诊断　根据典型病史及症状诊断。需与急性阑尾炎、心肌梗死、急性胰腺炎、肺炎、妊娠期急性脂肪肝、妊娠期 HELLP 综合征等相鉴别。需注意妊娠期阑尾位置上移易误诊为胆囊炎而延误手术。

5. 处理　主张非手术治疗，大部分患者非手术治疗后症状可缓解。非手术治疗给予静脉输液纠正水和电解质紊乱，如出现黄疸需使用大量维生素 K 注射；抗感染治疗选择对胎儿无不良影响的抗生素，如头孢类；解痉镇痛可使用阿托品或盐酸哌替啶。妊娠期如反复发作非手术治疗无效，出现严重并发症，如胆囊穿孔、坏死、腹膜炎、胰腺炎时，则考虑手术治疗行胆囊切除术。

（四）妊娠合并肠梗阻

妊娠妇女肠梗阻发病率为 1/15 000～1/3000。60%～70% 的肠梗阻与既往手术粘连有关，约 25% 的肠梗阻与肠扭转有关，其他原因包括肠套叠、疝嵌顿、肿瘤等。肠梗阻是妊娠期开腹手术的第三位原因，排在前两位的是阑尾炎、胆囊炎。孕产妇死亡原因主要是感染和休克。

典型三大症状为腹痛、呕吐、不排气。腹痛表现为持续性或阵发性腹绞痛。呕吐多为胃内容物。一般出现排气或排便停止，如出现乙状结肠扭转或肠套叠可出现血便。病程晚期因大量液体潴留可出现发热、少尿、休克。

查体腹部可出现肠型或蠕动波，如出现坏死穿孔时可出现压痛、反跳痛及肌紧张。肠梗阻诊断需行 X 线立位平片，误诊对孕妇带来的危害远大于胎儿暴露 X 线的危害。

妊娠合并肠梗阻需与早产、胎盘早剥及其他内外科疾病相鉴别。

妊娠期肠梗阻的处理与非妊娠期相同。绞窄性肠梗阻需尽早手术；非绞窄性肠梗阻可非手术治疗，给予胃肠减压、静脉输液纠正电解质紊乱，抗生素治疗，治疗 48 小时后如症状不缓解或出现腹膜炎应立即手术。

需注意假性结肠梗阻可能，即 Ogilvie 综合征，

是结肠功能紊乱导致的非器质性肠梗阻。症状表现为腹胀、恶心、便秘，产后也可发生。X线检查可见结肠过度扩张达脾区，但远端并无机械性肠梗阻出现，如结肠扩张达临界值（9～12cm）易穿孔致感染。结肠扩张未达临界值时可非手术治疗，如已达临界值，则应手术治疗。

（五）妊娠合并其他消化系统疾病

1. 妊娠合并消化性溃疡　妊娠期胃液分泌减少、胃蠕动减少、黏液分泌增多，因此消化性溃疡少见。消化性溃疡主要症状是消化不良、反酸、呕吐。若出现腹痛需除外消化道穿孔。

2. 妊娠合并消化道恶性肿瘤　极少见。妊娠期的生理改变使消化性溃疡少见，因此胃癌极少见。妊娠合并直肠癌、结肠癌很少见。癌胚抗原（CEA）在妊娠期会升高，因此诊断价值不大。主要为手术治疗。妊娠合并消化道肿瘤即使广泛转移，转移至胎盘胎儿极少见，对胎儿影响不大。

3. 妊娠合并炎症性肠病　炎症性肠病一般包括特发性溃疡性结肠炎与克罗恩病。其病因不明，与遗传相关。建议在妊娠前治疗至稳定期。

溃疡性结肠炎自直肠起结肠黏膜有溃疡，并有黏脓性分泌物，如出现中毒性巨结肠则需急诊切除结肠。妊娠未控制的患者34%～45%病情加重，但预后与其他孕妇相同。治疗主要是非手术治疗，口服柳氮磺吡啶可减轻病情，用药期间需大量补充叶酸，5-氨水杨酸不良反应小，可用泼尼松。对顽固病例可做直肠结肠切除、回肠造口或回肠肛门吻合术。

克罗恩病节段性侵犯肠壁，主要表现为腹痛、腹泻、肠梗阻，常与会阴形成瘘管而影响阴道分娩，该病癌变概率大。节段性结肠炎主要采取非手术治疗，如使用泼尼松及磺胺。切除病变肠管并不能治好本病，因此尽量保守性手术。该病于育龄期妇女多见，在疾病静止期妊娠不会使疾病突发，但疾病发展期却可使病情恶化，妊娠结局不良；必要的诊断手段不能因为妊娠而不做，以免延误诊断与治疗，如放射诊断；妊娠期间治疗处理不要中断，不要因为妊娠延误手术。

（李　佳）

第七节　肠道与血液系统

一、血液恶性肿瘤的消化道出血

血液恶性肿瘤的患者由于相关的出血倾向，有消化道出血的风险。一项追踪451例非移植的血液肿瘤患者的胃肠道出血情况的研究发现，在整个研究队列中，消化道出血最常见的原因是严重的血小板减少症。部分患者血小板数目正常，可能与血小板功能障碍或血管性血友病相关。消化道出血频率为7.1%（32/451）；急性白血病患者人群的出血频率为5.8%（17/291）；慢性白血病为1.9%（1/52）；骨髓增生性疾病（myelo-proliferative disorders，MPD）为13%（14/108），MPD患者尤其容易出血。上消化道出血的频率为5.5%（25/451），其中急性白血病患者占4%（12/291），MPD患者占12%（13/108）。出血

患者内镜下最常见到的是糜烂性胃炎和十二指肠溃疡。下消化道出血较为罕见，451例患者中仅有7例（1.6%）出现便血症状，诊断为中性粒细胞减少性小肠结肠炎（neutropenic enterocolitis，NEC）。诊断通常涉及发热、中性粒细胞减少、腹部不适（腹痛、腹胀）、超声和CT发现肠壁炎症。这7例患者均为女性，其中5例是急性髓系白血病（AML）患者。

酪氨酸激酶抑制剂（tyrosine kinase inhibitor，TKI）很大程度上提高了慢性粒细胞白血病（chronic myeloid leukaemia，CML）的缓解率，接受长期TKI治疗的患者持续增加，长期治疗的耐受性值得关注。一项达沙替尼治疗CML过程中出血并发症的研究发现，23%的患者（32/138）中出现出血，22例患者出现下消化道出血，8例患者出现下消

化道出血。有病例报道，使用达沙替尼治疗 CML 时，一例患者血小板数目正常，仍出现消化道出血，随后血小板功能检测试验证实达沙替尼抑制了血小板聚集。因此在使用达沙替尼长期维持治疗时，应评估患者出血风险，一旦出现出血情况应及时停药，考虑采用其他 TKI 治疗。

二、缺铁性贫血与肠道疾病

铁缺乏症和缺铁性贫血是全球健康问题，也是日常临床实践中常见的病症。虽然缺铁性贫血的患病率有所下降，但铁缺乏症仍是全球贫血的首要原因。铁缺乏症是指在明显缺铁性贫血出现之前铁储备的减少，或铁储备减少持续但未出现进展。缺铁性贫血与铁缺乏症相比严重程度更高，因为低水平的铁与贫血和小细胞低色素性红细胞的出现有关。

铁限制性红细胞生成是指无论铁储备是否充足（通常充足），用于红细胞生成的铁供应减少，表明铁向红细胞前体的传递出现了缺陷。在慢性炎症性贫血病例中，由于铁被螯合，铁储备可能正常甚至增加，在自身免疫性疾病、癌症、感染和慢性肾病患者中可见到这种情况。老年患者和慢性肾病患者中铁缺乏症和慢性病贫血常同时存在。然而老年患者的典型贫血中有相当一部分是在没有铁缺乏症或铁调素水平未升高的情况下出现的。

功能性铁缺乏症是一种缺铁性的红细胞生成状态，即在铁需求增加的情况下，储备中的铁动员不足。促红细胞生成药物治疗后可以观察到这种情况。

（一）病因

1. 生理性 铁需求增多：多见于婴儿期，快速生长期（青春期），月经失血，妊娠期与哺乳期妇女，献血。

2. 环境 摄入量不足，由贫困，营养不良，饮食（如素食主义者、素食、铁缺乏）产生。

3. 病理性 ①铁吸收减少：可见于胃大部切除术，十二指肠旁路吻合术、减肥手术后，幽门螺杆菌感染也会降低铁的吸收，因为这种微生物与人类宿主竞争可以利用的铁，降低维生素 C 的生物利用度，并可能导致消化道黏膜微糜烂，造成出血。乳糜泻、萎缩性胃炎、炎症性肠病也会导致铁吸收减少。②慢性失血：a. 胃肠道失血，包括食管炎，糜烂性胃炎，消化性溃疡，憩室炎，良性肿瘤，肠癌，炎症性肠疾病，血管无水症，痔疮，钩虫感染，不明原因失血。b. 泌尿生殖系统，包括月经量多，月经过多过久，血管内溶血（如阵发性睡眠性血红蛋白尿，冷抗体型自身免疫性溶血性贫血，行军性血红蛋白，心脏瓣膜受损，微血管病性溶血）。c. 全身性出血，包括遗传性出血性毛细血管扩张症，慢性血吸虫病，Munchausen 综合征（如自发出血）。

4. 药物相关 如糖皮质激素、水杨酸类药物、非甾体抗炎药（NSAID）、质子泵抑制剂。

5. 遗传 铁剂难治性缺铁性贫血是对口服铁剂治疗无应答的缺铁性贫血，在大多数情况下是由 *TMPRSS6* 基因突变引起的遗传病，该基因编码跨膜丝氨酸蛋白酶 6，这种酶也称为 matriptase-2。

6. 铁限制性红细胞生成 如使用促红细胞生成素治疗，慢性病贫血，慢性肾病。

（二）临床表现

常见的症状包括疲劳和嗜睡，注意力减低、头晕、耳鸣、脸色苍白和头痛。铁缺乏还可引起毛发干枯、脱落，皮肤干燥，凹甲，萎缩性舌炎，不宁腿综合征，易感染等。婴儿可出现喂食困难、易激惹。患者也可出现异食癖，强迫摄入非营养食品，如土、冰或未加工的原材料（如未煮过的米）。

妊娠期的重度缺铁性贫血与早产风险增加、新生儿体重低及新生儿和孕产妇死亡率增加有关联。在心力衰竭患者中，无论贫血是否存在，铁缺乏都会对生活质量产生负面影响。术前贫血也增加了输血的风险，与术后死亡率相关。

（三）实验室检查

1. 血象 呈小细胞低色素性贫血。平均红细胞体积（MCV）低于 80fL，平均红细胞血红蛋白量（MCH）< 27pg，平均红细胞血红蛋白浓度

（MCHC）＜ 32%。血涂片中可见红细胞体积小、中央淡染区扩大。网织红细胞计数多正常或轻度增高。白细胞和血小板计数可正常或减低，也有部分患者血小板计数升高。

2. 骨髓象　增生活跃或明显活跃；以红系增生为主，粒系、巨核系无明显异常；红系中以中、晚幼红细胞为主，其体积小、核染色质致密、细胞质少、边缘不整齐，有血红蛋白形成不良的表现，即所谓的"核老浆幼"现象。

3. 铁代谢　血清铁浓度低于 8.95μmol/L，总铁结合力升高，大于 64.44μmol/L；转铁蛋白饱和度降低，小于 15%。sTfR 浓度＞ 8mg/L。血清铁蛋白＜ 12μg/L。骨髓涂片用亚铁氰化钾（普鲁士蓝反应）染色后，在骨髓小粒中无深蓝色的含铁血黄素颗粒；在幼红细胞内铁小粒减少或消失，铁粒幼细胞＜ 15%。

4. 红细胞内卟啉代谢　游离细胞原卟啉（FEP）＞ 0.9μmol/L（全血），锌原卟啉（ZPP）＞ 0.96μmol/L（全血），FEP/Hb ＞ 4.5μg/gHb。

5. 血清转铁蛋白受体测定　血清可溶性转铁蛋白受体（sTfR）测定是迄今反映缺铁性红细胞生成的最佳指标，一般 sTfR 浓度＞ 26.5nmol/L（2.25μg/ml）可诊断缺铁。

（四）诊断

1. 储存铁耗尽（ID）　①血清铁蛋白＜ 14μg/L；②骨髓铁染色显示骨髓小粒可染铁消失，铁粒幼细胞＜ 0.15；③血红蛋白及血清铁等指标尚正常。

2. 红细胞内铁缺乏（IDE）　①ID 的"①+②"；②转铁蛋白饱和度＜ 0.15；③ FEP/Hb ＞ 4.5μg/gHb；④血红蛋白尚正常。

3. 缺铁性贫血（IDA）　①IDE 的"①+②+③"；②小细胞低色素性贫血：男性 Hb ＜ 120g/L，女性 Hb ＜ 110g/L，孕妇 Hb ＜ 100g/L；MCV ＜ 80fL，MCH ＜ 27pg，MCHC ＜ 0.32。

（五）治疗

1. 病因治疗　如有其他系统原发病，对症治疗。

2. 饮食中提高铁的摄入量　如蛋黄、猪肝、海带、木耳等。

3. 口服铁制剂　含铁盐（如硫酸亚铁）及其他试剂，包括铁聚合物。既往一般建议每日使用 100 ～ 200mg 的元素铁，每日分为 2 ～ 3 次补充。添加维生素 C 可以改善吸收。需要 3 ～ 6 个月的治疗，血清铁蛋白水平和储存铁可恢复正常。

近些年研究发现，分别比较持续补充铁制剂与隔日补充、每日晨起 1 次与每日分 2 次补充铁制剂的铁吸收情况，每日持续补充及分次补充会导致血清铁调素的增加，减少后续铁的吸收，因此在轻症患者中建议给予隔日补充中等剂量的铁元素。但高剂量铁制剂确实增加铁的绝对吸收，当铁缺陷严重时，可以考虑更高的剂量。

口服铁制剂可引起胃肠道不良症状，如恶心、便秘、腹泻等。为减少胃肠道不良反应，现已有将铁离子与载体结合的新型口服制剂。Ferric maltol 已被欧洲和美国批准用于成人缺铁性贫血的治疗。Sucrosomial Iron 已在伴有肾病、肿瘤、炎症性肠病、妊娠的 IDA 患者中评估。Iron hydroxide adipate tartrate 目前正对于非洲儿童（6 ～ 35 个月）的 IDA 预防和治疗进行临床试验。

4. 肠外铁治疗　右旋糖酐铁是静脉输注铁的传统药物。静脉注射铁可避免铁吸收问题，因此比口服铁更有效，更快地增加血红蛋白水平。吸收不良患者和遗传性铁剂难治性缺铁性贫血患者可能需要静脉注射铁。鉴于铁可以促进微生物生长，脓毒症活动期的患者应避免肠外铁治疗。由于铁吸收减少，静脉注射铁在炎症性肠病中更为有效，且比口服铁具有更高耐受性。欧洲共识推荐炎症性肠病患者每日补充不超过 100mg 元素铁。

三、免疫性血小板减少症与幽门螺杆菌感染

原发性免疫性血小板减少症（primary immune thrombocytopenia，ITP）既往称特发性血小板减少性紫癜，是一种自身免疫介导的获得性出血性疾病，其特征为自身抗体引起血小板破坏增加导致血小板计数减少。临床表现包括瘀斑、紫癜和瘀点，主要发生在上肢或下肢，也可出现黏膜出血，如鼻出血和牙龈出血，致命的并发症有脑出血或

消化道出血，出血风险随年龄增长而增加，部分患者仅出现血小板减少，没有出血症状。系统回顾性研究和荟萃分析显示幽门螺杆菌（Helicobacter pylori，Hp）感染与 ITP 存在相关性，根除 Hp 对提高血小板计数有积极作用。

（一）Hp 参与 ITP 发生的机制

1. 分子模拟学说　CagA 蛋白是 Hp 相应的细胞毒素相关基因 A（Cytotoxin-associated gene A，CagA）编码产生的一种外膜蛋白，是 Hp 的主要致病因子。研究显示，ITP 患者血小板洗脱物中检出血小板相关免疫球蛋白 G，经特异性抗体免疫沉淀证实，该血小板相关免疫球蛋白 G 为 CagA 蛋白。而 Hp 阳性无血小板减少的对照组未检测到 CagA 蛋白。根除 Hp 后，血小板数量显著增多，抗 CagA 抗体也随之消失。因此推测血小板抗原与 CagA 抗原之间有分子模拟机制，这些抗 CagA 抗体对 ITP 患者起到致病作用。但并不是所有 Hp 菌株均含有 CagA 基因，在日本，大多数 Hp 表达 CagA，而在西方国家表达 CagA 的 Hp 比例较低。

2. Hp Lewis 抗原及血小板聚集参与 ITP 发病　一些 Hp 表达 Lewis 抗原，血小板可吸附 Lewis 抗原，在具有合适遗传背景的患者中，抗 Lewis 抗体与 Lewis 抗原结合，激活补体系统，进而导致血小板的破坏增多致 ITP 发生。正常情况下，只有在血管内皮损伤时，血小板表面的糖蛋白（GPIb）才与内皮的血管假性血友病因子（vWF）结合，引起血小板聚集起止血作用，而 Hp 可分泌表达 vWF，与受体 GPIb 结合，诱导血小板聚集并不断消耗血小板。

3. T/B 淋巴细胞在 Hp 相关 ITP 中的作用　Hp 刺激机体 B 淋巴细胞克隆产生抗血小板自身抗体。血小板膜糖蛋白 GPIIb/ IIIa 是 ITP 患者抗血小板自身抗体（P AIg）的主要靶抗原，根除 Hp 治疗有效的 ITP 患者的产抗 GPIIb/ IIIa 抗体的 B 细胞水平显著下降，且下降水平与静脉注射免疫球蛋白有效者的产抗 GPIIb/ IIIa 抗体 B 细胞水平一致。这提示了慢性 Hp 感染可刺激机体 B 细胞增殖，产生抗血小板自身抗体，进而导致 ITP 的发生。

4. T 淋巴细胞与 Hp 相关 ITP 的关系　Th1/Th2 失衡在 Hp 相关 ITP 中发挥重要作用，Hp 根治后血小板得到改善的 ITP 患者，Th 平衡更倾向于 Th1。此外，根除 Hp 后，有临床应答的 ITP 患者外周血中同源扩增 T 淋巴细胞明显下降，其同源扩增 T 淋巴细胞 V-β5.2、V-β15 和 V-β19 基因表达显著高于根除 Hp 治疗血小板无反应的 ITP 患者和正常对照者的治疗前水平，提示 Hp 阳性 ITP 患者有特殊 T 淋巴细胞克隆增殖蓄积，通过免疫介导血小板破坏。

5. 宿主遗传因素的易感性　HLA 复合体基因簇存在高度多态性，它的多态性决定了不同个体对许多疾病易感性及不同转归的差异。ITP 患者的 HLA-DRB1*11 和 HLA-DQB1*03 等位基因频率明显比健康对照组低。Hp 阳性 ITP 患者与 Hp 阴性 ITP 患者相比，其 HLA- DQB1*03、HLA-DRB1*11 和 HLA-DRB1*14 等位基因表达频率高于后者，表达 HLA-DQB1*03 的患者给予根除 Hp 治疗后，血小板有应答的比例更高，提示 HLA-DQB1*03 的表达与根除 Hp 后血小板应答率显著相关。这提示宿主遗传因素可能介入 ITP 的发病机制和 Hp 感染的易患性，并解释各亚群对根除 Hp 治疗的不同应答反应。但是 HLA 系统复杂、Hp 株易变，关于 HLA-II 和 ITP 之间联系的证据还很少，仍需进一步研究证实。

6. 吞噬细胞表面 Fc 受体（FcR）　IgG、IgA、IgE 抗体可通过 Fc 段与表面具有相应 FcR 结合，产生不同的生物学作用。IgG 的 FcR 称为 Fcγ 受体（FcγR）。根据 FcγR 的功能不同，又可分为兴奋性受体和抑制性受体。Hp 可通过上调单核巨噬细胞表面的兴奋性 FcγR、下调抑制性 FcγR，在 Hp 致成人 ITP 的发病机制中起作用。此外当患者体内有抗血小板抗体时，革兰氏阴性菌的脂多糖能够明显提高单核巨噬细胞表面的 FcR 介导的破坏血小板作用，感染原与抗血小板抗体结合加快对血小板破坏，这与 ITP 患者感染期间易加重病情、治疗后易复发、控制感染后缓解等相一致。

（二）根除 Hp 感染在 ITP 中的临床应用

研究证实，ITP 患者根除 Hp 感染后，血小板数量可明显增加，但此效果可能局限于普通 ITP

患者，严重的 ITP 患者作用不甚明显，且可能意大利、亚洲国家等人群中根除 *Hp* 对 ITP 患者疗效更好，而欧洲国家及美国则疗效不佳。但也有研究表明，*Hp* 与 ITP 的发病并无密切联系，根除 *Hp* 后并未出现临床应答。*Hp* 与 ITP 的内在联系有待更进一步的研究。

四、过敏性紫癜与肠道疾病

过敏性紫癜（allergic purpura）是一种主要侵犯小血管的免疫复合物型血管炎，又称为 Henoch-Schönlein 综合征。因其以 IgA1 免疫沉积为主，2012 年 Chapel Hill 国际共识会议（Chapel Hill International Consensus Conference）将本病更名为 IgA 血管炎（immunoglobulin A vasculitis，IGAV）。该病临床表现主要包括皮肤紫癜、关节痛/关节炎、急性肠炎和肾小球肾炎，其中胃肠道和肾受累是成年人发病和死亡的主要原因。

本病多发于青少年，4 ～ 7 岁为高发期，好发于秋冬季节，男性发病率高于女性，成年人中该病较为少见。

（一）病因

1. 感染 ①细菌：主要为 A 组 β- 溶血性链球菌，大部分患者近期有呼吸道感染史。有病例报道，*Hp* 与 IgA 血管炎发病相关，推测本病的发病及复发，尤其是消化道病变及表现与幽门螺杆菌感染有一定的相关性。此外脑膜炎奈瑟球菌、金黄色葡萄球菌、肺炎支原体、肺炎衣原体、结核分枝杆菌、汉氏巴尔通体、沙门氏杆菌、空肠弯曲杆菌、金氏杆菌等有报道与本病相关。②病毒：如微小病毒 B19、乙型肝炎病毒、甲型肝炎病毒、丙型肝炎病毒、水痘 – 带状疱疹病毒等。③其他：如贾第鞭毛虫、人毛滴虫、蛔虫、溶组织内阿米巴、恶性疟原虫等感染。

2. 药物 ①抗生素类：青霉素（包括半合成青霉素类如氨苄西林等）及头孢菌素类抗生素等。②解热镇痛药：水杨酸类、保泰松、吲哚美辛及奎宁类等。③ TNF 抑制剂：有病例报道在使用 Adalimalab、维多珠单抗治疗克罗恩病及使用英夫利昔单抗治疗溃疡性结肠炎后诱发本病。④其

他：磺胺类、阿托品、异烟肼及噻嗪类利尿药等。

3. 其他 肿瘤性疾病、接种疫苗等。

（二）发病机制

1. 遗传易感性 IGAV 在不同族群中的发病率有较大差异，东南亚发病率最高，而非洲的发病率最低。与健康人基因相比，IGAV 患者的 *HLA* 基因遗传变异区别最为显著。*HLA-DRB1 * 01* 和 *HLA-DRB1 * 11* 与 IGAV 的发生相关联，*HLA-DRB1 * 07* 则与 IGAV 呈负相关。而无论 *HLA-DRB1* 状态如何，*HLA-B * 41：02* 基因都是 IGAV 的易感标志。其他关于细胞因子和趋化因子的基因，如肾素 – 血管紧张素系统、补体激活和内皮活性调节也涉及 IGAV 易感性。

2. IgA1 铰链区糖基化异常 IgA 分为 IgA1（80% ～ 90%）和 IgA2 两种亚型，其中 IgA1 的重链区铰链（O）上分布着 5 ～ 6 个糖基化位点，此为其区别于 IgA2 和其他免疫球蛋白的重要标志。IgA1 铰链区糖基化异常，使其不能被肝细胞识别清除，更易于自我聚集或形成抗原抗体高分子免疫复合物，并在系膜区或内皮下沉积，从而引起小血管内皮细胞的损伤，引起白细胞脆裂性血管炎。

3. 补体系统 通过经典激活途径、替代激活途径、凝集素激活途径参与 IgA 免疫复合物清除障碍过程。

4. 炎性因子与促炎性因子 Th17 细胞产生的炎性因子如 IL-6、IL-17 等在一些促炎性因子如 TNF-α、IL-1β、IL-2、IL-6、TGF-β、VEGF 等刺激血管内皮细胞产生的趋化因子的作用下，被诱导黏附在血管壁，作用于血管内皮细胞从而引起血管炎症性改变。

5. 自身抗体 抗磷脂抗体、狼疮抗凝物抗体、抗中性粒细胞胞质抗体、抗核抗体和 IgA 类风湿因子、IgA 抗内皮细胞抗体等在 IgA 血管炎的不同发病环节中发挥着一定的作用，但其具体作用机制尚不明确。

（三）临床表现

1. 皮肤 几乎所有患者都有对称分布的皮肤紫癜，主要位于肢体受压部位，尤其踝部，但也

可以扩展至全身，约 2 周内可逐渐消退，但会反复发生。

2. 关节表现　约有 2/3 的病例有关节痛表现，主要累及膝部、踝部，关节炎较少见。

3. 胃肠道表现　约 53% 的成人 IgA 血管炎累及胃肠道。腹痛最为常见，常位于脐周及上腹部，少数患者表现为转移性右下腹痛。腹痛常表现为持续性绞痛，进食后加重，此外，还可表现为恶心、呕吐、腹泻、黑粪 / 便血等。重者可发生肠套叠、梗阻、穿孔。肠套叠多见于儿童患者，多表现为腹部可触性包块。肠穿孔部位多为回肠，且多发生在使用激素治疗 2 周以内，可能与激素的应用掩盖了真实病情且加重了感染有关，通常在肠穿孔之前会出现病情好转的假象。肠穿孔和肠系膜缺血常是成人 IgA 血管炎因胃肠道受累导致死亡的原因。肠梗阻多发于十二指肠球部和（或）回盲部，与胃肠道局部缺血相关。其他少见的并发症还包括蛋白丢失性肠病、脂肪泻、肠瘘、壁间血肿、胆囊炎、浆膜炎、乳糜腹水、梗阻性黄疸等。

4. 肾表现　文献中报道肾损害的发生率为 45% ~ 85%。镜下血尿是最敏感和最早的体征。在诊断为 IgA 血管炎的成人中，30% 的成人患者可发生肾损害，儿童则很少见。

5. 其他表现　少数患者可出现心肌炎，睾丸炎，肺泡出血或巩膜表层炎。中枢神经和外周神经也可能累及，包括意识改变、抽搐、视力丧失及语言功能丧失等。

（四）实验室检查

1. 尿常规　累及肾可有血尿、蛋白尿、管型尿。

2. 血小板计数、功能及凝血检查　除出血时间（BT）可能延长外，其他均为正常。

3. 肾功能检查　可有不同程度的肾功能受损，如尿素氮升高、内生肌酐清除率下降等。

（五）影像学检查

1. 内镜检查　内镜下胃肠道黏膜病变通常表现为弥漫性黏膜充血水肿、瘀点、瘀斑、糜烂出血点、溃疡性病变、结节样改变等，少数患者表现为病变部位梗阻或过度狭窄以至内镜无法通过，其中溃疡性病变多为形态不规则小溃疡，基底面积 0.2 ~ 1.0cm²，基底干净。十二指肠降部、末端回肠分别为胃镜、肠镜检查中最常见的病变部位，且这两个部位的病变表现通常也最严重。超声内镜下病变部位一般表现为黏膜及黏膜下层水肿。但胃镜及肠镜所能看到的范围有限，在胃镜及肠镜检查结果均阴性时，胶囊内镜因其拥有纵观消化道全程、检查无痛苦的优势，对腹型 IgA 血管炎的诊断很有帮助，且对治疗也有一定的指导意义。需要注意的是，对于胃肠道蠕动功能减弱、可能合并肠梗阻的患者胶囊内镜忌用。

2. 彩色多普勒超声　可发现病变部位肠壁增厚（多为对称性），肠壁回声均匀减低，肠腔狭窄，黏膜皱襞不清、肠道蠕动减弱，甚至消失呈"腊肠"样表现。长轴面显示肠管呈管状狭窄，横断面显示圆形低回声肿块，肠腔呈向心性或偏心性狭窄，还可发现腹水、肠套叠呈典型的"同心环征"和"肾征"。彩色多普勒超声检查通过红、蓝血流信号可判断病变肠管血供情况，对疾病严重程度的判断有一定的帮助。

3. CT 扫描　能发现多部位的肠道病变，主要位于空肠和回肠，与其血管分布相对较多的解剖学特点相关，表现为肠壁节段性增厚，肠腔呈不对称性狭窄。由于损伤血管的渗出液主要集中在肠道黏膜下层，增厚的肠壁表现为密度减低，增强扫描后较正常肠壁强化程度低，故呈典型"靶征"表现。受累肠管周围的血管充血肿胀，淋巴结增多增大，部分可伴有腹水。此外，CT 检查还能显示胃肠道累及较常见的并发症如肠套叠、肠穿孔及肠梗阻。肠套叠 CT 影像学特点：当扫描层面与套叠肠管平行时，肿块内呈分层状，高低密度相间，其间可见肠系膜脂肪影；当扫描层面与套叠肠管垂直时，肿块内呈同心环状。肠穿孔显示为膈下可见游离气体密度影。CT 扫描不仅可显示梗阻扩张的肠管，同时还可以显示造成梗阻的狭窄段肠管。

4. 腹部平片　对于怀疑 IgA 血管炎合并肠梗阻、肠穿孔等并发症的患者，腹部平片是首选检查，能通过是否有肠管扩张及液 - 气平面、是否可见膈下气体密度影快速确认是否合并上述急腹症。

（六）病理

IgA 血管炎的"经典"组织学表现是白细胞脆裂性血管炎（leukocytoclastic vasculitis，LCV），胃肠道病变部位活检标本表现为血管壁红染、纤维素样坏死、脆裂，管腔内血栓形成，红细胞溢出，符合白细胞脆裂性血管炎，免疫组织化学染色可见 IgA 颗粒样沉积于血管壁。

（七）诊断标准

1. 1990 美国风湿病学会（ACR）诊断标准　1990 年美国风湿病学会提出了 IgA 血管炎与其他血管炎区分的标准。具备以下 2 条或 2 条以上即可诊断。①发病年龄 ≤ 20 岁；②可触及的紫癜；③急性腹痛；④活检显示小动脉或小静脉血管壁粒细胞浸润。该标准适用于儿童。

2. 欧洲抗风湿病联盟、儿童风湿病国际试验组织和欧洲儿科风湿病学会（EULAR/PRINTO/PRES）诊断标准　EULAR/PRINTO/PRES 针对儿童提出诊断标准如下：下肢为主的紫癜或出血点（必要条件）加上下列任意一条：①腹痛；②组织病理学（IgA）；③关节炎或关节痛；④肾受损。但这些标准同样不适用于成人。

3. 2012 年修订的 Chapel Hill 国际共识会议　该会议将过敏性紫癜更名为 IgA 血管炎，以表明血管壁异常 IgA 沉积物的病理生理学特征。IgA 血管炎被定义为具有 IgA1 为主的免疫沉积物的血管炎，主要侵犯小血管，并且通常累及皮肤、胃肠道、关节和肾。

（八）鉴别诊断

1. IgG4 相关性疾病　累及消化系统时可出现腹痛、恶心呕吐等临床症状，有时与 IgA 血管炎引起的胃肠道表现不易鉴别，但前者有其自身疾病特点：一个或多个器官或组织似肿瘤性的肿胀增大；IgG4 阳性淋巴细胞大量增生，在组织中浸润；血清 IgG4 细胞水平显著增高；对糖皮质激素反应良好。

2. 系统性红斑狼疮　患者血清中可以查到多种自身抗体如抗核抗体、抗双链 DNA 抗体、抗 ENA 抗体、抗磷脂抗体等，并伴其他系统表现如皮肤表现（颊部红斑、盘状红斑）、关节表现（关节炎）、肾病变、神经系统表现等。

3. 急性阑尾炎　患者多有转移性右下腹痛史，胃肠道症状突出，右下腹麦氏点有固定压痛，腹膜刺激征阳性，随病情进展，腹部压痛及肌紧张范围可加大。

4. 急性肠系膜淋巴结炎　患者常先表现为以发热为主的上呼吸道感染症状，继而出现腹痛，主要表现为脐周或右下腹钝痛，体检时腹痛部位随体位而变化，不伴腹肌紧张，抗感染治疗短期内腹痛可减轻、缓解。

（九）病程及预后

IgA 血管炎在儿童患者中通常为自限性疾病，但在成年人中较严重，且成人有约 20% 的复发率。早期危及生命的急性并发症主要包括胃肠穿孔和（或）出血，以及肺泡出血。长期器官威胁主要是肾受累。

（十）治疗

1. 对症治疗　无症状紫癜或关节痛通常采用对症措施，如休息、镇痛、压缩袜。肾或胃肠道受累时需避免使用非甾体抗炎药。若累及肾出现轻度至中度蛋白尿时，需使用血管紧张素转化酶抑制剂。严重的胃肠道并发症可能需要手术干预。

2. 药物治疗　如糖皮质激素、免疫抑制剂等。

（十一）IgA 血管炎与炎症性肠病的联系

肿瘤坏死因子（TNF）抑制剂被广泛用于诱导成人中炎症性肠病的长期缓解，但有文献报道，称在使用阿达木单抗（adalimumab）、维得丽珠单抗（vedolizumab）治疗克罗恩病时诱发严重的 IgA 血管炎，使用 infliximab 治疗溃疡性结肠炎时诱发本病。因此，在使用 TNF 抑制剂治疗炎症性肠病过程中，尤其当出现皮肤不良事件时需提高警惕（表 10-6）。

表 10-6 IgA 血管炎与克罗恩病比较

项目		IgA 血管炎	克罗恩病
年龄		好发于青少年	双峰：15 ~ 30 岁；60 ~ 70 岁
性别比（男 / 女）		0.9 ~ 1.8（儿童） 1.7 ~ 2.4（成人）	1.6（儿童） 0.56（成人）
种族		好发于白色人种、亚洲人	好发于白色人种、黑色人种
胃肠道特征	胃肠道出血	可有	可有
	肠套叠	可有	无
	裂隙	无	可有
	食管、胃、十二指肠镜下溃疡性病变	可有	可有
	末端回肠炎	可有	可有
关节炎 / 关节痛		可有	可有
皮疹	紫癜	可有	无
	结节性红斑	无	可有
	皮肤溃疡	可有	可有
IgA 肾炎		可有	可有

五、移植物抗宿主病与肠道疾病

移植物抗宿主病（GVHD）是多系统疾病，指恶性血液疾病患者接受异基因造血干细胞移植后，来源于供者的淋巴细胞攻击受者脏器产生的临床病理综合征。移植后 2 周内发生的 GVHD 称超急性 GVHD，移植后 100 天以内发生的 GVHD 称急性 GVHD，移植后 100 天以后发生的 GVHD 称慢性 GVHD。皮肤，肝和胃肠道是急性 GVHD 的主要靶器官。

（一）发病机制

根据"细胞因子风暴"学说，急性 GVHD 的发生可以分为 3 个阶段：①预处理方案的毒性和原发病造成组织损伤，引起 TNF-α、IL-6、IL-1 等炎性细胞因子大量释放，刺激组织相容性抗原和白细胞黏附分子在靶细胞上表达水平增加；②供者 T 淋巴细胞识别靶组织的组织相容性抗原，同时在 IL-1 的刺激下被激活，分泌 Th1 等细胞因子；③ IL-2 激活供者骨髓中新植活的单核细胞分泌更多的炎性细胞因子，形成正反馈环路从而加重局部器官的损伤。同时，移植后预处理方案的

毒性导致肠道黏膜受损亦刺激细胞因子释放，加重病情。而急性 GVHD 是影响慢性 GVHD 发生的最强因素。

在移植后常规预防 GVHD 的情况下，仍然会有一部分患者发生中重度急性 GVHD。常见的诱因为感染，预防应用免疫抑制剂血药浓度过低，诱导移植物抗白血病效应（GVL 效应）出现，移植后的供者淋巴细胞输注（DLI）等。

（二）临床表现及诊断

肠道急性 GVHD 一般在皮肤 GVHD 发生后的数周，也可以在没有皮肤和肝受损的情况下单独出现。最常见的表现是腹泻伴腹部痛性痉挛、恶心、呕吐、厌食。腹泻物外观为黄绿色水样便，黏液与脱落的细胞相混合，口服止泻剂无效，粪常规可发现凋亡的肠道上皮细胞。在肠镜下表现为黏膜及黏膜下层不同程度的水肿，黏膜层脱落，主要病变部位为盲肠、回肠和升结肠。确诊依靠直肠和结肠镜检提供的组织病理学诊断。

移植后的患者若出现恶心、呕吐、腹泻等胃肠道症状时，同时伴有皮疹和肝炎，应该考虑出现 GVHD 的可能性。应该注意与预处理毒性相关

的胃肠道反应相鉴别。同时应该注意与移植后巨细胞病毒、腺病毒、轮状病毒、空肠弯曲菌感染引起的肠炎相鉴别。

肠道 GVHD 分级按照腹泻的严重程度评估：Ⅰ度：腹泻量 500～1000ml/d；Ⅱ度：腹泻量 1000～1500ml/d；Ⅲ度：腹泻量 1500～2000ml/d；Ⅳ度：腹泻量＞2000ml/d 或严重腹痛伴肠梗阻。

（三）预防

预防性应用免疫抑制剂，适度移植供者移植物中的淋巴细胞。经典的预防 GVHD 方案为甲氨蝶呤（MTX）联合短程环孢素。在 MTX 联合环孢素的基础上也可以加用吗替麦考酚酯，进一步降低 GVHD 的发生率。可采用他克莫司代替环孢素进行预防。

（四）治疗

1. 糖皮质激素具有抗感染和溶解淋巴细胞的双重作用　经典的治疗急性 GVHD 的初始方案为甲泼尼龙 2mg/（kg·d），7～14 天，缓慢减停。北京大学血液病研究所推荐甲泼尼龙 1mg/（kg·d），分两次使用。但目前对于糖皮质激素的最佳疗程及减量速度尚未达成共识。

2. 抗白细胞介素 2 受体（CD25）单克隆抗体　白细胞介素 2 受体 α 亚单位主要表达在活化的 T 淋巴细胞上，是 GVHD 的特殊治疗靶点。巴利昔单抗（Basiliximab）为急性 GVHD 二线治疗的首选。

3. 西罗莫司（雷帕霉素）或替西罗莫司　通过抑制哺乳动物雷帕霉素靶蛋白来发挥免疫抑制作用，与环孢素或 FK506 具有协同作用。

4. 其他治疗　抗胸腺细胞免疫球蛋白（ATG）、芦可替尼、间充质干细胞输注、阿仑单抗（抗CD52 单克隆抗体）、吗替麦考酚酯（骁悉）等治疗。

5. 支持治疗　重视胃肠道的休息，减少或停止经口摄入，部分或全部胃肠外营养。由于肠道的黏膜屏障功能受损，易于发生严重的感染，常规监测巨细胞病毒、EB 病毒、腺病毒等，适当使用抗生素及抗病毒治疗。

六、原发性肠道淋巴瘤

肠道恶性淋巴瘤分为原发性肠道淋巴瘤和继发性肠道淋巴瘤。目前对于原发性肠道淋巴瘤的定义尚无统一标准，普遍为原发于淋巴结外的肠道黏膜内淋巴组织的恶性肿瘤。继发性肠道淋巴瘤是指主要病变在肠道伴有全身侵犯的恶性淋巴瘤。原发性肠道淋巴瘤最常见的受累部位是回盲部。几乎全为非霍奇金淋巴瘤，以 B 细胞来源最为多见，最常见为弥漫大 B 细胞淋巴瘤，其次为黏膜相关淋巴组织淋巴瘤。该病发病隐匿，临床表现缺乏特异性，影像学和实验室检查通常无特异性，病理组织获取相对困难。治疗方式有放疗、化疗、手术治疗、免疫治疗。本节重点阐述原发性肠道淋巴瘤的流行病学、病因和发病机制、临床表现、诊断和治疗。

（一）流行病学

原发性肠道淋巴瘤的发病率低，相对罕见，男性与女性患者之比为（1.5～3.4）：1，年龄为 40～60 岁。B 细胞来源的淋巴瘤占 80% 左右，T 细胞来源的仅占 20%。好发部位以回盲部为主，但也有学者研究小肠的发生率高于回盲部，占肠道肿瘤的 5% 左右。

（二）病因和发病机制

原发性肠道淋巴瘤是来源于肠道黏膜固有层和黏膜下层淋巴组织的淋巴瘤，其发病机制尚不明确，肠道弯曲杆菌感染，幽门螺杆菌感染，EB 病毒感染，炎症性肠病，免疫抑制等因素都可能与原发肠道淋巴瘤发病相关。

（三）临床表现

该病的早期症状通常无特异性，常容易被误诊为炎症性肠病或其他肠道肿瘤。起病时最常见的临床表现是腹痛。其他的症状还有消化道出血、发热、消瘦、腹部包块，其他表现为腹泻、恶心、呕吐、反酸、腹胀等不适症状。部分患者出现消化道梗阻、肠穿孔、黄疸等严重并发症。大部分患者伴有 B 症状。B 细胞来源的患者常有腹部包块、黑粪，更容易形成肠梗阻和肠套叠，肿物生长缓慢，逐渐增大；而 T 细胞来源的淋巴瘤容易出现肠穿孔、腹泻、腹痛，这可能与肿瘤恶性程度高，进展迅速有关，即在肿块形成前就形成糜烂或者溃疡。T 细胞来源的患者较 B 细胞患者更加年轻，多伴有低蛋白血症，体能状态更差。

（四）诊断

1. 消化内镜检查对于消化道疾病的诊断仍然是首选　由于回肠末端的淋巴组织较为丰富，肠壁内聚集了大量的淋巴结，因此肠道淋巴瘤最好发的部位是回盲部和回肠远端。结肠镜检查时尽可能对末端回肠进行仔细观察，但肠道淋巴瘤的病灶呈多中心性，故内镜下病理活检阳性率较低。采用挖掘式多部位活检或大块黏膜组织剥离切除活检。对于小肠淋巴瘤的患者，术前确诊更为困难。国外有报道采用双气囊小肠镜活检取材确诊空肠淋巴瘤的研究。

肠道淋巴瘤在内镜下大体有溃疡型、隆起型和浸润型 3 种表现，以溃疡型最为常见。如果内镜下出现如下表现时，考虑原发肠道淋巴瘤的可能性：①黏膜深度凹陷的巨大溃疡或不规则多发非典型溃疡；②巨大不规则隆起或多发息肉样隆起；③弥漫浸润性改变，伴随肠道管腔狭窄。内镜下高度疑似的患者可多次深挖活检提高确诊率。一篇 85 例肠道淋巴瘤的回顾性研究指出，肠镜活检首次确诊率只有 10%；经过两次肠镜活检后，确诊率可提升至 42.1%。3～5 次肠镜活检后，确诊率可提升至 57.9%。因此对于可疑患者，应在溃疡底部边缘或突出肿块处进行多次活检。

2. 影像学检查　CT 检查具有良好的空间分辨率，可以全面判断病灶的部位、侵犯范围、腹腔及腹膜后淋巴结的情况。CT 结果主要有以下常见表现：①肿块型，多发或单发软组织结节，以多发更常见，肿块较大时可引起肠管狭窄及不全性肠梗阻；②壁内浸润型，肠壁呈节段性不对称增厚，边界不清楚，回肠末端常见，受累肠管腔呈动脉瘤样扩张；③多发结节型，肠壁局限性增厚，壁外轮廓光整，周围可见增大淋巴结影；④溃疡型及混合型。但影像学检查对原发肠道淋巴瘤的诊断缺乏特异性。

3. 病理学诊断与分期　肠道淋巴瘤大多分为以下 3 种：①肿块型，黏膜或黏膜下肿物，呈息肉样隆起，基底宽广，表面粗糙不平，可伴糜烂和浅溃疡。②溃疡型，包括单发溃疡和多发溃疡。单发溃疡大而深，周边隆起呈环堤样，表面污秽，可见粗大或脑回状的皱襞，多呈恶性表现。多发性溃疡呈跳跃式分布的浅表溃疡。③弥漫浸润型，指病变处的肠壁明显增厚或硬化，绒毛显示不清，甚至消失，范围较广泛，部分肠段表现为皱襞肿胀、管壁僵硬、蠕动稍差及肠腔狭窄，表面常伴糜烂和浅溃疡。混合型指同时合并有两种以上的形态表现。

2016 年 WHO 公布了淋巴系统肿瘤的最新分类，按细胞来源可分为 B 细胞和 T 细胞淋巴瘤。80% 为 B 细胞型，绝大部分为弥漫大 B 细胞淋巴瘤，其他如黏膜相关、边缘区淋巴瘤、滤泡性淋巴瘤、伯基特（Burkitt）淋巴瘤则占比相对较低（表 10-7，表 10-8）。

表 10-7　原发性小肠淋巴瘤的临床分期

分期	Contreary 分期法	Mapvi 分期法
Ⅰ 期	肿瘤局限于肠道，无远处侵犯	肿瘤局限在肠管，病变为单灶性，无淋巴结侵犯
Ⅱ 期	有肠系膜淋巴结受累	肿瘤累及邻近组织
Ⅲ 期	侵及主动脉旁及邻近器官	肿瘤累及区域淋巴结
Ⅳ 期		肿瘤广泛性浸润及远处侵犯

［引自：Ann Surg, 1980, 191（5）：593-598.］

表 10-8　原发性大肠淋巴瘤的 Ann-Arbor 分期

分期	Ann–Arbor 分期
ⅠE 期	指肠道单一的结外病变（肠腔可有多个病灶）
ⅡE 期	肠道局限的单一结外病变和最近一站的引流区淋巴结受累
ⅢE 期	单一原发的肠道淋巴瘤，有局部广泛的播散和引流区淋巴结受累
ⅣE 期	一个以上的结外病变或浅表淋巴结受累

［引自：Best Pract Res Clin Gastroenterol, 2020, 24（1）：3-12.］

4. 鉴别诊断　该病应该与结直肠癌、回盲部结核、克罗恩病、阑尾脓肿、肠道淋巴组织反应性增生、肠道腺瘤、肠道间质瘤、肠道平滑肌肉瘤等相鉴别。

（五）治疗

原发性肠道淋巴瘤的治疗方式有观察等待、抗生素治疗（根除空肠弯曲杆菌）、化疗、手术、放疗、联合治疗，目前尚无统一的治疗方案。对于每一例患者应根据其肿瘤负荷，病理组织学分类，分期，免疫组织化学结果，临床特征等制订个体化的治疗方案。化疗方案的选择最主要是依据肿瘤的病理分型、分期及免疫组化的结果，采用以 CHOP 或 CDOP 为基础的化疗方案。

治疗过程中，密切观测病情，避免消化道大出血、肠穿孔、肠梗阻等严重并发症。可选用的方案如下所述。

1. 手术 + 术后化疗和放疗　适用于局部肿瘤较小的Ⅰ期和Ⅱ期患者。

2. 术前化疗 + 手术 + 术后化疗和放疗　对于临床Ⅲ、Ⅳ期患者或局部肿瘤较大，手术清除肿瘤困难者，应先进行 2 ～ 4 个疗程的化疗。然后尽可能将原发肿瘤根治性切除，术后再巩固化疗和辅助放疗。

3. 单纯化疗　适用于晚期或不能耐受手术者。

七、肠病相关性 T 细胞淋巴瘤

根据 2016 年 WHO 最新分类，肠道 T 细胞淋巴瘤分为以下 4 种类型：肠病相关性 T 细胞淋巴瘤（EATL）、单型性亲上皮性肠道 T 细胞淋巴瘤（MEITL）、胃肠道惰性 T 细胞淋巴组织增殖性疾病和肠道 T 细胞淋巴瘤，非特指型。本节主要讲述肠病相关性 T 细胞淋巴瘤。

（一）流行病学

肠病相关性 T 细胞淋巴瘤具有明显的地域差异，多见于中东和北欧地区。中老年患者好发，男女比例无明显差异。国外有研究报道最多发生于空肠，我国多发生在回盲部。

（二）病因和发病机制

肠病相关性 T 细胞淋巴瘤是一种来源于上皮 T 细胞的肠道淋巴瘤，肿瘤细胞可以表现为不同的转化类型，通常由大淋巴样细胞构成，伴有炎性细胞背景。其发病多与 EB 病毒感染、炎症性肠病、乳糜泻、肠道菌群失调有关。

（三）临床表现

大部分患者在发病前以吸收不良、慢性腹痛、慢性腹泻（以乳糜泻）为主，多表现为腹痛、贫血、体重下降、便血。此病临床表现呈非特异性，疾病进展迅速，病程短。常见的并发症有消化道出血、肠梗阻和肠穿孔。

（四）诊断和鉴别诊断

肠病相关 T 细胞淋巴瘤单纯从组织形态学上诊断难度相对较大。需要借助于免疫组织化学标记：LCA、CD45RO、CD43、CD3、CD103（淋巴细胞归巢受体）等 T 细胞标记多呈阳性；细胞毒颗粒相关蛋白（TIA-1）、颗粒酶 B、穿孔素等细胞毒性 T 细胞标记亦阳性。部分病例出现 EB 病毒感染相关标记 EBER、LMP、EBNA 等。本病需要与克罗恩病、肠白塞综合征、肠黏膜相关淋巴组织淋巴瘤相鉴别（表 10-9，表 10-10）。

表 10-9　肠病相关 T 细胞淋巴瘤的鉴别诊断

项目	肠病相关性 T 细胞淋巴瘤	克罗恩病	肠白塞综合征
临床表现	病程短，进展快，常有高热、消瘦，并发肠出血穿孔	病程长，有便血，穿孔少	病程长，多伴随口腔溃疡、外生殖器溃疡、血管炎、虹膜炎等
内镜	肠多发溃疡	多发于回肠末端，纵行裂隙状溃疡，呈鹅卵石状	溃疡较深，90% 位于回盲瓣及附近
组织学	异型 T 细胞为主，无类结核样改变	类结核样改变	纤维素坏死性小血管炎，无类结核样改变
免疫组化	T 细胞标记（+）	多克隆性淋巴细胞	多克隆性淋巴细胞

表 10-10　肠病相关 T 细胞淋巴瘤与单型性亲上皮性肠道 T 细胞淋巴瘤的鉴别诊断

项目		肠病相关性 T 细胞淋巴瘤	单型性亲上皮性肠道 T 细胞淋巴瘤
发病年龄		中老年	青壮年男性，尤其是亚洲人和西班牙人
与肠病关系		与肠病和乳糜泻有关	与肠病和乳糜泻无关
组织学		细胞形态多样	单形性小到中等大小的细胞
免疫组化	CD8	多为阴性（< 20%）	多为阳性（> 80%）
	CD56	多为阴性	多为阳性（> 90%）
	MATK（巨核细胞相关酪氨酸激酶）	阴性	多为阳性，特异性表达

（五）治疗及预后

由于本病发病率低，目前没有统一的治疗方案。本病发病时肠道并发症较多，疾病进展快，侵袭性强，预后较差。可参考外周 T 细胞淋巴瘤 – 非特指型治疗方案。

1. 化疗：首选 CHOP 方案。无效时可选择其他二线治疗方案，如 IVE、HD-MTX、MACOP、DHAP 等方案。

2. 高剂量化疗后继之以自体造血干细胞移植。

3. 对于化疗无法改善的肠道并发症采用手术治疗。

（高广勋）

第八节　肠道与风湿免疫疾病

罹患风湿免疫病可导致多器官受累，累及肠道临床上常表现为发热、呕吐、腹痛、腹泻及消化道出血等，也有部分患者无临床症状。各种风湿免疫病，如脊柱关节炎、系统性红斑狼疮、系统性硬化症、白塞综合征及血管炎等累及肠道受累的特点各不相同，治疗方面除采取对症治疗外，还应针对原发病采取积极治疗。

一、脊柱关节炎与肠道受累

脊柱关节炎（spondyloarthritis，SpA）是一组以脊柱、外周关节和肌腱附着点炎为特征的炎症性疾病。青年男性多见，主要临床特征为脊柱、骶髂关节及外周关节炎。关节外主要表现有附着点炎、葡萄膜炎、银屑病和炎症性肠病等。其中，肠病性关节炎（enteropathic arthritis）是几种不同临床病症的统称，指炎症性肠病（IBD）伴发的关节炎，其肠道和肌肉骨骼系统的病理改变明显。

（一）发病率

IBD 的两种常见形式为溃疡性结肠炎（UC）和克罗恩病（CD）。强直性脊柱炎（ankylosing spondylitis，AS）和外周关节炎均与 UC 和 CD 相关。在欧洲的 3 个纳入约 2000 例且病程平均 5 ～ 10

年的 IBD 患者的研究中，有 2% 的患者被诊断为 AS，9% 的患者有炎性背痛，7% 的患者有附着点炎，10% 的患者有外周关节炎，且 CD 中关节炎患病率较 UC 高。综合起来脊柱关节炎的总体发生率为 19%，另外 5% 的患者会出现无症状的放射学骶髂关节炎。

有报道指出，AS 患者中 UC 或 CD 的患病率是 5%～10%。然而，对未加选择的脊柱关节炎患者应用回肠结肠镜检查的调查显示，1/3～2/3 的 AS 患者有亚临床肠道炎症，无论是肉眼观察还是组织学上均较明显。这些病变也出现在未分化脊柱关节炎或反应性关节炎（ReA）的患者。UC 和 CD 两者均有家族聚集倾向，CD 更明显。与 HLA 的相关性较弱，且报道不一致。约 70% 的 IBD 合并 AS 患者 HLA-B27 阳性，但不到 15% 的 IBD 合并外周关节炎或单独 IBD 患者 HLA-B27 阳性。

（二）共病病因

IBD 和脊柱关节病的发病均与免疫系统异常相关，但确切的发病机制仍有待进一步研究，且两者之间的联系尚不清楚。在啮齿类 IBD 动物模型中，HLA-B27 转基因大鼠和小鼠存在固有 TNF-α 过度表达，且关节炎是突出的伴随表现。另有研究表明，有白细胞可在肠道和关节之间进行迁移传输，进而参与发病。如来自 IBD 患者的肠道黏膜白细胞可通过几种不同的黏附分子与滑膜血管发生结合，并已从同一例患者的肠道和滑膜中分离出有相同抗原受体序列的 T 细胞。

（三）临床表现

与 IBD 相关的 AS 在临床表现上与特发性 AS 无法区分。其病变过程不依赖于肠道疾病，在很多患者的 AS 先于 IBD 出现，有时会早很多年。相反，外周关节炎一般多与肠道疾病的活动性相互平行。在大部分研究中，5%～15% 的患者会发生外周关节炎，CD 略多于 UC。近期的大规模研究把 IBD 患者的外周关节炎分为两种类型。1 型：累及少于 5 个关节，与急性自限性发作相关，常与 IBD 的复发一致。2 型：累及 5 个或更多关节，有对称性倾向，呈慢性病程，与 IBD 病程无关。UC 和 CD 关节受累的特征相似。1 型关节炎

主要累及膝关节和踝关节，2 型也累及这些关节，但倾向于累及手关节和上肢关节。总体而言，IBD 相关外周关节炎常是非破坏性的和可逆性的，因此关节炎中侵蚀和畸形不常见，很少需要行关节手术。偶可出现指炎和附着点病。除了约 20% 的 IBD 患者伴脊柱关节炎外，有同等百分比的患者有关节痛或纤维肌痛综合征的症状。除了关节病以外，IBD 还有其他的肠外表现，包括葡萄膜炎、坏疽性脓皮病、结节红斑和杵状指，所有这些表现在 CD 中均较 UC 中常见。

实验室和影像学检查方面，约 70% 的 AS 合并 IBD 患者携带有 HLA-B27 基因，而单独 AS 中大于 90% 的患者携带有 HLA-B27 基因，50%～70% 的 AS 合并银屑病患者携带有 HLA-B27 基因。因此，在没有银屑病的 HLA-B27 阴性患者中，明确或可能的 AS 提示应该寻找隐性 IBD。中轴骨的影像学改变与单纯的 AS 类似。外周关节侵蚀性病变不常见，但也可能发生，特别是在跖趾关节。有报道可以出现孤立的破坏性髋关节病。

（四）治疗

与脊柱关节炎一样，CD 的治疗也因英夫利昔单抗的引入而出现了一场治疗革命，尤其是合并瘘管或难治性病变时。近期有部分研究表明，IBD 相关关节病变对英夫利昔单抗治疗反应快速。然而，脊柱关节病对英夫利昔单抗和依那西普治疗均有效，而只有英夫利昔单抗治疗 CD 有效，两种制剂对 UC 均无效。IBD 的其他治疗，包括柳氮磺吡啶和相关药物、全身糖皮质激素及免疫抑制药物等，通常对相关的外周关节炎有效。NSAID 通常是有效且耐受性良好，但有可能会诱导 IBD 复发。

SpA 的治疗目标是减轻症状，减少功能限制，减少与疾病相关的并发症。治疗的主要目的是保持脊柱和周围关节的力量和活动范围。通常，正规的物理治疗是有益的。治疗上以抗炎镇痛为主，甲氨蝶呤和柳氮磺吡啶等传统药物是外周关节的二线治疗药物，但对中轴型脊柱关节炎无效。在这种情况下，除传统药物，还可联合生物制剂治疗，如英夫利昔单抗、依那西普、阿达木单抗、戈利木单抗、赛妥珠单抗等。

二、系统性红斑狼疮与肠道受累

系统性红斑狼疮（systemic lupus erythema-tosus，SLE）是一种因免疫调节功能紊乱而出现多种自身抗体及多系统受累为特征的慢性系统性自身免疫病。临床表现复杂多样，病情迁延难愈，可累及肠道等多系统和多脏器，且可与其他结缔组织病重叠出现。SLE 的基本病理变化是结缔组织黏液样水肿、纤维蛋白样变性和坏死性血管炎，可在皮肤、肾、肠道、肌肉、心脏、肺等组织中出现。血清中可检出多种自身抗体，特征性的有抗双链DNA（dsDNA）抗体、抗 Sm 抗体、抗核糖体蛋白（ribosome RNP）抗体、抗核小体抗体、抗增殖细胞核抗原、抗磷脂抗体等。SLE 累及肠道可表现为狼疮性肠系膜血管炎、假性肠梗阻、蛋白丢失性肠病、胰腺炎、炎症性肠病及嗜酸性细胞性肠炎等，肠道各段均可受累，临床表现亦不特异，给临床诊断带来困难。

（一）发病率

文献报道，25% ～ 40% 的 SLE 患者出现消化道症状，由消化道狼疮引起或药物影响而发生。消化不良（dyspepsia）见于 1% ～ 50% 的 SLE 患者，4% ～ 21% 的患者出现消化性溃疡（常为胃溃疡）。这些并发症更多见于非甾体抗炎药治疗的患者，但也有报道 SLE 自身可诱发溃疡形成。SLE 中消化性溃疡引起的出血少见，穿孔更罕见。

30% 的 SLE 患者出现腹痛伴恶心和呕吐。应特别关注与 SLE 相关的一些疾病，如腹膜炎、伴有肠梗死的肠系膜血管炎、胰腺炎和炎症性肠病。伴梗死的肠系膜血管炎是一种严重的可危及生命的临床表现。发生肠系膜血管炎的危险因素包括周围血管炎和中枢神经系统狼疮，其临床表现通常隐匿，间隔数月后发展为急腹症伴恶心、呕吐、腹泻、消化道出血和发热。肠系膜血管炎的患者偶尔出现肠系膜血栓和梗死的急性表现，多与抗磷脂抗体有关。

（二）诊断

肠系膜血管炎的诊断较为困难。普通放射学的研究可显示节段性肠道扩张、气液平面、"拇指征"或管腔狭窄及假性梗阻。符合肠系膜血管炎的异常腹部 CT 扫描结果则包括供应扩张肠管的具有梳状外观的肠系膜血管、小肠增厚和水肿。动脉造影可发现小肠或结肠血管炎或缺血的证据。血管炎常累及小动脉，从而使动脉造影呈现阴性结果。SLE 相关的胰腺炎可由血管炎或血栓形成引起，见于 2% ～ 8% 的患者，即使无胰腺炎的SIE 患者也可出现血清淀粉酶增高，应结合总体临床表现进行分析。SLE 患者中硫唑嘌呤和糖皮质激素的使用是否能促发急性胰腺炎尚存在争议。

腹水在 SLE 中不常见，当发现时必须行腹腔穿刺排除感染和（或）穿孔。SLE 患者出现腹水的其他原因包括充血性心力衰竭、继发于肾病综合征或蛋白丢失性肠病的低白蛋白血症。蛋白丢失性肠病在部分 SLE 患者中曾有报道，可为疾病的首发表现，常发生于年轻女性，以出现高度水肿和低白蛋白血症为典型特征。

SLE 是一种系统性自身免疫性疾病，临床表现复杂，可累及多个系统或脏器，如神经系统、消化系统、心脏、肾脏和皮肤等。相对于其他受累的系统，胃肠道受累并不常见，临床医师对SLE 的胃肠道损害通常认识不足。一方面，SLE 的胃肠道损害临床表现多种多样，一些为非特异质症状或症状轻微；另一方面，在 SLE 疾病过程中可能合并感染性疾病导致的胃肠道症状或药物所致的胃肠道不良反应，使 SLE 胃肠道损害的诊断变得更为复杂。

（三）治疗

SLE 的治疗目标是防止器官损伤并实现缓解。治疗的选择取决于所涉及的器官系统和严重程度，范围从最低限度治疗（非甾体抗炎药、抗疟药）到强化治疗（细胞毒性药物、糖皮质激素）。

三、系统性硬化症肠道受累

系统性硬化症（systemic sclerosis，SSc）是一种以皮肤变硬和增厚为主要特征的结缔组织病。与其他结缔组织病相似，SSc 病因不明，呈慢性病程，女性多见，多数发病年龄在 30 ～ 50 岁，临床表现多样。SSc 的特征是自身免疫和炎症、众多血管床中的小血管功能和结构异常，以及皮肤和脏器进行性间质和血管纤维化，可出现肺部、心脏、肾脏、消化道等多脏器受累。多数患者可出现较有特征的病理生理改变和临床特点，这些特点有助于 SSc 与其他结缔组织病相鉴别。尽管在过去的 20 年里 SSc 的预后有了很大的改善，但它仍是致死率最高的结缔组织病，且不能治愈。

（一）病因

胃肠道是弥漫皮肤型和局限皮肤型 SSc 最常受累的脏器，几乎全胃肠道均可累及，SSc 患者出现胃肠道受累通常提示预后不佳。正常肠道结构发生改变可致肠蠕动异常、胃食管反流和小肠运动异常、假性肠梗阻和细菌过度生长。最早的病变为神经功能异常，可能因神经滋养血管中的小动脉病变或因纤维化组织压迫神经纤维所致。胃肠道表现概括于表 10-11。

表 10-11　系统性硬化症胃肠道表现

部位	表现
口	口周皮肤变紧，口裂缩小，龋齿，口干
食管	蠕动功能异常，反流狭窄，Barrett 化生
胃	胃轻瘫
小肠	运动减弱、不蠕动，细菌过度生长，假性梗阻，肠壁囊样积气征
结肠	运动减弱，假性梗阻，结肠假憩室

已确诊的 SSc 患者常可出现小肠严重受累，这也许是死亡的主要原因之一。最严重的情况下，小肠受累会导致反复发作性假性肠梗阻（继发于肠梗阻），伴肠袢扩张。虽然临床上可依据其特点怀疑假性肠梗阻，影像学上也有特征性改变，增强造影可显示"硬币堆积征"，这是环状襞紧密相贴所致。小肠细菌过度生长伴肠道运动减弱可引起反复腹泻和胃胀，更严重者可致吸收不良、体重下降、营养不良和恶病质。典型症状为肠型改变，伴习惯性腹泻、饱胀、粪便恶臭和腹胀。

肠病晚期的处理包括周期性使用抗生素、用促胃肠动力药刺激肠蠕动（如红霉素或多潘立酮）及补充营养。短期内，可通过夜间摄食来维持营养，并用鼻胃管或鼻腔肠管饲食可能有效。长期的营养补充则需经皮空肠造口或胃造口（如无胃排空延迟）维持。当营养不良成为主要问题时，可能需要间断性肠外高营养治疗。

（二）临床表现

结肠受累常表现为便秘，可合并乙状结肠扭转。大便失禁是常见表现。肛门测压和成像检查可评价肛门括约肌内部和外部的完整性。直肠和乙状结肠张力缺乏和蠕动降低是 SSc 常见的早期表现，但因患者不愿描述这些症状，可能会漏诊。

胃肠道内还可出现血管异常。SSc 的肠黏膜血管损伤可弥漫性分布在肠道内，也以胃贲门周围血管扩张的形式出现。这种血管损伤可导致间断性出血，是 SSc 慢性贫血的原因之一。

（三）治疗

环磷酰胺、霉酚酸酯、甲氨蝶呤、硫唑嘌呤和羟氯喹是治疗该病最常用的免疫抑制剂。SSc 患者一般应避免使用糖皮质激素，高剂量糖皮质激素与硬皮病肾危象的发生有关。只有在绝对需要的情况下，如合并肺间质病变等情况下，才能在尽可能短的时间内以尽可能低的剂量使用糖皮质激素。

四、白塞综合征与肠道受累

白塞综合征（Behcet disease，BD）又称贝赫切特病，是一种慢性、复杂性、全身性血管炎症性疾病，临床上主要表现为复发性口腔溃疡、生殖器溃疡、眼炎及皮肤损害，也可累及血管、消化道、神经系统、关节、肺、肾、附睾等器官。本病在东亚、中东和地中海地区发病率较高，又被称为丝绸之路病。好发年龄为 16 ~ 40 岁。白塞综合征的发病机制仍不清楚，与遗传、免疫因素、感染和炎症介质等多种因素相关，大部分患者预后良好，眼、中枢神经系统及大血管受累者预后不佳。

（一）临床表现

阿弗他溃疡性口炎常为白塞综合征的首发症状，且为诊断本病的必备特征（但一些研究者指出部分白塞综合征可不出现阿弗他溃疡性口炎）。口腔溃疡常成批出现，一般为 3 ～ 10 个，但在颊黏膜、牙龈、口唇和舌等处也可出现单个溃疡。溃疡一般为痛性，较表浅，1 ～ 3 周后痊愈，不留瘢痕。白塞综合征患者可伴有胃肠道病变，这些病变与口腔溃疡类似，常见于回盲部、升结肠、横结肠或食管，较大的溃疡可导致胃肠道穿孔。临床首发表现包括腹痛、腹泻和黑粪等。

（二）治疗

治疗的常用药物根据受累部位不同而有所区别，系统性受累以糖皮质激素、免疫抑制剂为主。合并胃肠道受累时，黏膜保护剂、质子泵抑制剂对合并消化性溃疡的白塞综合征患者作用有限，仍需以治疗原发病为主。为了防止复发，可以考虑选择皮质类固醇、柳氮磺吡啶、5- 氨基水杨酸、硫唑嘌呤、英夫利昔单抗和沙利度胺治疗。

五、肉芽肿性多血管炎与肠道受累

肉芽肿性多血管炎（granulomatosis with polyangiitis，GPA），既往称韦格纳肉芽肿（Wegener's granulomatosis，WG），是一种坏死性肉芽肿性血管炎，病变主要累及小动脉、小静脉及毛细血管，偶尔累及大动脉，全身多个脏器均可受累，常累及上呼吸道、下呼吸道及肾。

（一）病理

血清中 c-ANCA 和蛋白酶 3（PR3）阳性率高，可作为本病诊断和治疗观察的重要考量指标。病理表现为血管壁的弥漫性坏死性肉芽肿性炎症。主要临床特征为鼻窦炎、肺部病变及肾损害，还可累及胃肠道、眼、耳、皮肤、关节、神经系统等。

（二）诊断

由于 GPA 患者常无消化道症状，通常不被认识，因此其胃肠道病变的发生率很难估计。文献中也主要是个别具有典型或特殊胃肠道表现的个案报道。常见症状包括腹痛、腹泻、消化道出血，多与小肠和（或）大肠溃疡的形成有关（小肠结肠炎）。其中，曾有肠穿孔的报道，常威胁患者

的生命。其他不常见症状可有胆囊炎、不明原因的腹水、不愈合的肛周溃疡、反复发作的急性胰腺炎和伴有肝外梗阻的胰腺包块。激素诱导的消化性溃疡也常发生，需通过活检与血管炎引起的溃疡相鉴别。

（三）治疗

对于已有或疑有 GPA（或其他系统性血管炎）的患者，若出现胃肠道症状，尤其是已经接受激素治疗的患者，不能因为缺乏腹部体征而忽视。若腹部平片显示有游离气体，则提示穿孔。动脉造影对于 GPA 患者无意义，因为 GPA 常累及的小血管，动脉造影无法分辨。内镜检查（肠镜、胃镜）可明确有无溃疡。内镜活检通常提示非特异性炎症改变，极少数可发现坏死性肉芽肿性血管炎，进而依靠组织学确诊。

主要治疗药物为糖皮质激素及慢作用改善病情药物，包括甲氨蝶呤、硫唑嘌呤、环磷酰胺、环孢素等。由于利妥昔单抗治疗该疾病有高质量的临床研究证据，也被列入国际临床治疗指南中。

六、结节性多动脉炎与肠道受累

结节性多动脉炎（polyarteritis nodosa，PAN）是一种主要侵犯中小动脉的节段性坏死性血管炎，呈非肉芽肿性，极少或不发生免疫复合物沉积，抗中性粒细胞胞质抗体（ANCA）通常为阴性。

（一）流行病学

典型的 PAN 可发生于任何年龄，包括儿童，但最常起病于 50 ～ 60 岁。在大多数研究中，男女发病比例约为 2 ∶ 1。通常急性或隐匿起病。

（二）临床表现

全身临床特征为发热、头痛、乏力、全身不适、肌痛、关节痛和腹痛等。内脏血管造影可见血管节段性狭窄、闭塞，动脉瘤和出血征象；动脉瘤最常见于肝、肾及肠系膜动脉。未及时规范诊治，晚期出现高血压、肾衰竭、缺血症状伴局部器官功能障碍，如脑卒中、心力衰竭、肠梗阻、肠出血、腹膜炎等。

因肠系膜血管炎所致的腹痛通常表现为持续性钝痛，常于进食后加重。有些患者出现典型的肠系膜缺血的表现，包括回避进食及体重急降。肠系膜动脉梗死及肠穿孔虽然不常见，却是极为严重的并发症，需及时诊治。

（三）治疗

主要治疗药物为糖皮质激素及慢作用改善病情药物，包括甲氨蝶呤、硫唑嘌呤、环磷酰胺等。

七、IgA 血管炎与肠道受累

IgA 血管炎，又称变应性紫癜，既往称过敏性紫癜，是一种与血管壁 IgA 沉积关系密切的小血管炎。许多过敏性紫癜病例发生在上呼吸道感染之后。多种细菌、病毒及其他感染病原体均可能是过敏性紫癜的病因，但真正的原因仍然未知。

过敏性紫癜的典型表现是上呼吸道感染后出现以可触性紫癜（多分布臀部和下肢）、关节痛、胃肠道症状体征、肾小球肾炎为特征的综合征。

（一）流行病学

IgA 血管炎通常被视为儿童疾病，大多数患儿年龄＜5 岁，但成人也可发病。与儿童相比，成人有病程迁延的倾向（反复发作性紫癜）。

（二）临床表现

腹部绞痛可能继发于胃肠道血管炎，是 IgA 血管炎的常见表现，通常发生在皮疹出现后 1 周内。有时 IgA 血管炎的胃肠道症状出现在皮疹之前，导致诊断困难，甚至偶有患者为此进行外科手术探查。内镜可以观察到上消化道或下消化道的紫癜。

（三）治疗

IgA 血管炎患者的治疗根据病情轻重差别较大，轻者无须特殊治疗，配合清淡饮食可自愈，严重者则需要根据受累脏器及程度给予激素治疗。

八、IgG4 相关性疾病肠道受累

IgG4 相关性疾病（IgG4-related disease，IgG4-RD），是一种慢性免疫介导的多系统受累疾病。临床特征为几乎可累及全身各个组织器官的病变，呈无痛性肿胀，并以纤维化和硬化为突出表现，似肿瘤性。

（一）病理特征

病理特征为受累组织大量淋巴浆细胞，特别是 IgG4 阳性浆细胞浸润，席纹状纤维化。血清学指标：常伴血清 IgG4、IgE 等增高，但也可正常。IgG4 相关性疾病胃肠道受累相对较少。组织活检可见黏膜下纤维化，呈席纹状，弥漫性淋巴细胞、浆细胞浸润伴嗜酸性粒细胞浸润。免疫组化显示黏膜 IgG4 阳性浆细胞可能增多，经治疗后黏膜 IgG4 阳性浆细胞浸润减少。IgG4 相关性疾病结肠受累与炎症性肠病表现相类似，肠系膜受累时可表现为硬化性肠系膜炎。

（二）治疗

IgG4 相关性疾病的治疗应强调个体化，治疗目标是减轻病灶炎症，维持疾病缓解，保护脏器功能，同时尽量减少治疗相关的不良反应。糖皮质激素是治疗的一线药物，可用于疾病的诱导缓解和维持阶段。当疾病控制不理想或病情反复时，推荐联用传统免疫抑制剂和生物制剂。其中，吗替麦考酚酯和硫唑嘌呤在临床应用最为广泛。利妥昔单抗可用于传统治疗失败、激素减量过程中复发、存在激素抵抗或不耐受的 IgG4 相关性疾病患者。

综上所述，各种风湿免疫系统疾病均可有肠道受累的情况，但临床表现及严重程度与自身免疫性疾病本身有关，因而要强调针对原发病的治疗，同时给予对症处理。随着整合医学的蓬勃发展、评估技术的更新与应用普及，必将推动风湿免疫病相关肠道受累的研究。

（高　洁）

第九节　肠道与呼吸系统

人体是一个协同运转的有机整合体，全身各个系统之间相互依赖、相互影响，表现出交互作用，其中消化系统与呼吸系统的交互作用更是典范之一。通过临床医学观察和基础医学研究已发现多种消化系统疾病均可引发呼吸系统疾病，或者影响着呼吸系统疾病的发生、发展及转归。

一、消化系统疾病引发急性呼吸窘迫综合征

急性呼吸窘迫综合征（acute respiratory distress syndrome，ARDS）是由肺内原因和（或）肺外原因引起的，以顽固性低氧血症为显著特征的临床综合征。急性呼吸窘迫综合征的病因包括肺内原因和肺外原因两大类。肺外源性 ARDS 亦称为间接性 ARDS，肺外型 ARDS 通过全身性因素导致血管内皮损伤，肺血管通透性增加、肺间质渗出，进而出现肺泡塌陷、水肿及呼吸衰竭。

急性胰腺炎与 ARDS

急性胰腺炎患者中 10% ～ 20% 为重症急性胰腺炎（SAP）患者。SAP 是由于患者的胰酶泡破裂导致胰酶外泄，加上胰腺及其周围的组织与胰酶进行直接消化反应，导致胰酶周围组织出现严重的损伤。不仅如此，胰腺被破坏和损伤后，进一步激起促炎介质和凋亡介质产生和释放，而重症急性胰腺炎病程过程中肠道屏障功能的破坏、肠道菌群的紊乱加重了炎症反应，致使大量炎性因子、内毒素等入血，扩散至人体周身，对周身造成严重的影响。急性肺损伤（ALI）和 ARDS 是重症急性胰腺炎最常见的早期并发症，30% ～ 50% 合并有 ALI 和 ARDS。

1. 发病因素　参与急性胰腺炎相关性 ARDS 的因素包括炎症介质、炎性细胞、细胞凋亡、水通道蛋白、凝血系统等。

（1）炎性介质的作用：SAP 因胰腺坏死等病理过程，产生的炎性介质可以通过"扳机样作用"触发炎性介质的"瀑布样级联反应"，使得急性胰腺炎易从局部病变迅速发展成为全身炎性反应综合征和多器官功能衰竭。炎症在急性胰腺炎相关 ARDS 的发病机制中起核心作用，而炎性介质在其中起关键作用。这些炎性介质包括肿瘤坏死因子、IL-1β、IL-6、IL-8、IL-10 及活性氧和活性氮物质等。

（2）炎性细胞的作用：炎性细胞主要包括多形核细胞、肺泡巨噬细胞和血管内皮细胞。机体产生的大量炎性介质促使炎性细胞在肺组织募集、活化，构成了 ALI/ARDS 炎性反应的"细胞网络"和"细胞因子网络"，形成炎症的"瀑布样"连锁反应。

（3）细胞凋亡与 ALI/ARDS：细胞凋亡参与了 ARDS 的发病过程，一是肺泡上皮细胞的肺微血管内皮细胞凋亡增加，上皮细胞凋亡导致肺泡内水肿液增加且水肿液吸收障碍、炎性细胞聚积、炎性因子与细胞因子分泌，Ⅱ型肺泡上皮细胞的破坏导致表面活性物质合成减少。肺微血管内皮细胞损伤，可破坏肺泡 - 毛细血管屏障结构的完整性，血管通透性增加，液体渗漏到肺泡内，引起肺的换气功能障碍。二是多形核细胞聚积和凋亡延迟。急性胰腺炎并发 ALI/ARDS 时，肺内 NF-κB 激活，使多形核细胞凋亡延迟；多种炎性介质及短暂的钙离子浓度升高等可以抑制中性粒细胞凋亡从而延长其存活时间，使中性粒细胞持续释放对组织有损伤的内容物。

2. 肠源性脓毒症与 ARDS　肠源性脓毒症是指肠源性促炎微生物和非微生物因子诱导或增强了系统性炎症反应综合征（SIRS）、ARDS 或多器官功能障碍综合征（MODS）的过程。有研究阐述了关于肠源性脓毒症导致 SIRS、ARDS 或 MODS 的机制。其中"消化道淋巴结"理论是指位于肠道黏膜下层或肠系膜淋巴结的巨噬细胞和其他免疫细胞足以摄取大多数转位的细菌，但一些幸存的细菌、细胞壁碎片或蛋白质组件在肠道产生细胞因子和趋化因子，沿着肠系膜淋巴管到达乳糜池。随后这些因子通过胸导管从锁骨下静脉进入体循环，再进入肺循环导致不可控制的肺

泡巨噬细胞的活化，最终导致 ALI 或 ARDS，继而 MODS。创伤出血性休克或烧伤引起的内毒素血症实验模型均支持这一理论。另一个理论是"肠道相互作用"理论。这一理论假设肠道上皮细胞、免疫组织和内生肠道微生物三者之间相互协作，正常状态下三者维持正常的相互作用，也促进肠内外组织的相互作用。但在危重患者，这些高度相互关联的系统失衡，导致了系统性疾病的发生进展，尤其是 SIRS、ARDS、MODS 的发生。肠源性脓毒症与 ARDS 之间的调控机制有待探讨。

二、与肠道菌群失调相关的呼吸系统疾病

肠道菌群是寄居在人体肠道内的微生物群落的总称。肠道菌群微生态是机体内环境稳定的重要保障因素，近年来研究发现，肠道菌群在调节机体免疫中发挥了重要的作用，而肠道和肺是具有较大黏膜表面的器官，在这些黏膜中富含免疫球蛋白（Ig）A，其可以保护机体免于感染。

（一）变态反应及支气管哮喘

Th2 细胞分泌 IL-4、IL-5、IL-9、IL-13 等细胞因子，而变态反应常与 Th2 细胞反应异常相关。已有流行病学调查和实验证据支持肠道免疫反应的变化可直接导致肺部变应性疾病的发生。Noverr 等报道抗生素治疗的小鼠同时给予单一口服剂量的白念珠菌，肠道菌群组成改变，以气溶胶为抗原感染的小鼠肺内产生了更强的 CD4 细胞介导的炎性反应。胃肠道菌群的改变可能促进了以呼吸道变态反应为主的免疫反应，Th17 和 Th9 细胞在变态反应或哮喘的发病中发挥了重要的作用。肠道微生物群落的变化也与血清 IL-17A 水平增加有关，也可能参与了变态反应和哮喘发生。

（二）肺部感染性疾病

肠道菌群在流感病毒等呼吸道病毒感染的免疫调节中扮演着重要角色。Ichinohe 等的一项研究表明，在病毒感染的实验小鼠体内，肠道微生物群直接影响病毒特异性 CD4 和 CD8$^+$ T 细胞亚群；应用不同抗生素治疗小鼠显示，对新霉素敏

感的共生微生物与肺感染流感病毒后产生的保护性免疫反应相关。此外，在肺或其末端组织注射 Toll 样受体（TLR）配体均可缓解接受抗生素治疗小鼠的免疫损伤。此外，完整的胃肠道微生物群是促炎趋化因子 pro-IL-1β、pro-IL-18 等表达所必需的，这些促炎因子有利于流感病毒的清除。肠道菌群的微生物成分对病毒性肺炎时免疫反应的启动和调节至关重要。肠道菌群对细菌感染时免疫反应的启动和调节同样重要。Schuijt 等将 C57BL/6 小鼠的肠道菌群清除，随后通过滴鼻使小鼠感染肺炎链球菌，然后进行活体粪便菌群移植（faecal microbiota transplantation，FMT）实验，与对照组相比，肠道菌群清除组小鼠的细菌播散、炎症反应、器官损害和死亡均有增加；经 FMT 干预，肺部细菌计数、肿瘤坏死因子（TNF）-α 和 IL-10 水平在感染肺炎球菌 6 小时后正常化，说明来源于肠道菌群清除组小鼠的肺泡巨噬细胞吞噬肺炎链球菌的能力下降，而肠道菌群在肺炎球菌性肺炎宿主中是一种保护介质。

（三）慢性阻塞性肺疾病

慢性阻塞性肺疾病（chronic obstructive pulmonary disease，COPD）发病率和病死率均较高，患者肺部微生物群也发生改变。作为肠道微生物群主要成员的革兰氏阴性杆菌，也是 COPD 患者肺部微生物群的主要成员。这些细菌可耐受烟雾刺激，可能导致 COPD 急性加重。吸烟诱导的肠道菌群的改变可能会加重 COPD 症状，但目前还没有关于吸烟对呼吸道或肠道菌群影响的确切结论。

（四）肺结核

抗生素引起的肠道菌群变化会增加宿主肠道感染的易感性，同样肠道微生物也将影响结核病的易感性。两个实验性结核病动物模型研究，分别在结核分枝杆菌感染前后使用广谱抗生素进行处理，结果发现，无论在结核杆菌感染前还是感染后，使用抗生素破坏肠道菌群都会显著增加肺部结核杆菌的细菌负载量，并促进其向肝和脾的传染；其中调节性 T 细胞计数升高，CD4$^+$ T 细胞下降，当将正常小鼠的粪便移植给抗生素处理的

动物重建其肠道菌群后，可明显降低结核分枝杆菌感染的严重性，并阻止疾病的传染。这一发现意味着肠道微生物群的改变可能导致结核病进展。鉴于该研究中发现的肠道微生物与结核分枝杆菌感染之间的关系，通过干预和调节肠道菌群的平衡将是未来治疗疾病的新方向，以进一步了解肠道菌群如何调节结核病的发病过程，将为结核病的治疗提供新的干预手段。

三、胃食管反流相关性肺病

胃食管反流病（gastroesophageal reflux disease，GERD）是指胃、十二指肠内容物反流到食管引起反酸、胃灼痛等症状和食管黏膜的损害，以及口咽、喉、气道等食管以外组织的损害。

（一）COPD

GERD 导致 COPD 的原因可能是由于误吸而破坏肺泡表面活性物质，导致肺萎陷，以及无效腔扩张，随之增加肺内（静脉）分流，造成肺部不可逆的气流受限。在 Sakae 等的研究中提示 GERD 是 COPD 恶化的危险因素，它会使 COPD 患者每年急性加重的次数增加，增加医疗成本。但是在韩国一项大规模 GERD 患病率及 GERD 与 COPD 关系的研究中显示：在调整了年龄、性别、健康保险类型和 COPD 严重程度等因素后，GERD 的存在与 COPD 恶化（如住院或频繁就诊）是独立相关的。

（二）吸入性肺炎

在 GERD 患者中容易因反流而导致误吸，虽然大多数人在吸入少量异物时可通过咳嗽将其排出，但老年人合并某些基础疾病时咳嗽和吞咽能力下降，如若不能将其排出则会导致吸入性肺炎。几项研究也表明，少量或多种胃内容物可进入肺部，导致吸入性炎症。虽然应用抑酸治疗，但仍能发生吸入性肺炎，特别是在使用质子泵抑制剂（PPI）超过 4 个月或在年轻人群中，其可能发生机制：隐匿性误吸，长期抑制胃酸分泌，在酸不稳定时造成病原体定植后吸入，PPI 降低上呼吸道的酸度，导致喉部细菌定植，体外研究提示，PPI

会抑制中性粒细胞活性，可能会增加罹患肺部感染和肺炎。

（三）慢性咳嗽

胃食管反流性咳嗽（GERC）是因胃酸或其他胃内容物反流进入食管，形成以咳嗽为突出表现的临床综合征，属于胃食管反流病的一种特殊类型。对其机制的研究涉及微量误吸、食管-支气管反射、食管运动功能失调、自主神经功能失调与气道神经源性炎症等几个方面，目前认为以食管-支气管反射引起的气道神经源性炎症为主。除胃酸反流外，部分患者还与弱酸或弱碱等异常非酸反流（如胆汁反流）有关。

GERC 临床可见慢性咳嗽、干咳、无痰、平卧或饱食后症状加重，咽部异物感、咽痛，甚则声音嘶哑、哮喘，多伴有反酸、反食、胸骨后疼痛、上腹痛、腹胀等消化道症状。胸部 X 线片和肺功能未见明显异常，胃镜可发现反流性食管炎表现。但是，有研究发现，75% 的 GERC 患者缺乏消化道症状，仅表现为慢性咳嗽，这就给临床诊断带来困难，误诊或漏诊导致咳嗽久治不愈。

（四）支气管哮喘

支气管哮喘是一种气道慢性炎症性疾病。临床表现为反复发作的喘息、胸闷或咳嗽等症状，常在夜间或凌晨发作或加重。首先，从患病率来说，哮喘患者的 GERD 患病率高于普通人群，最可能的原因是哮喘患者长期反复的气道阻塞和肺的过度充气，使胸腔负压增高，腹压增高，压力梯度增大，用力吸气时膈肌位置下移，影响膈肌脚的空间位置而引起其功能障碍，致使食管下括约肌张力降低，从而加重哮喘患者的反流。其次，在疾病严重程度方面，哮喘合并 GERD 的患者其反流的严重程度要高于单纯哮喘及单纯 GERD 的患者。最后，GERD 复杂的影响可能会加重哮喘的症状，其相互作用的机制：气道吸入物会直接引起哮喘；食管上端在反流状态下会形成潜在的、呈鸟嘴状的功能性闭塞区，反流物吸入气管会引起气管内 pH 降低，通过反射引起支气管痉挛，导致肺阻力增加，吸入气道的反流物会直接刺激和损害呼吸道黏膜，引发化学炎症；或间接通过迷走神经诱导炎症反应，反流的胃内容物刺激迷走神经在食管黏膜中的受体，引起迷走神经反射导致支气管收缩。治疗方面没有足够的证据推荐在哮喘治疗中使用 PPI。

（五）特发性肺纤维化

特发性肺纤维化（idiopathic pulmonary fibrosis，IPF）是一类病因不明的慢性纤维化性肺疾病，隐匿起病，迅速进展，最终导致患者发生呼吸衰竭和死亡。相关研究显示，IPF 患者中 GERD 发生率较高，但通常缺乏典型反酸、胃灼热症状。在 Shimazu 实验中，对超过 50 周的 GERD 大鼠模型下气道的病理变化进行研究，提示胃酸反流可能是肺纤维化的致病或加重因素之一。GERD 慢性病程能促进 IPF 发生，其机制较公认的是 Raghu 和 Meyer 于 2012 年提出的胃食管反流致肺损伤假说：在具有易感倾向的人群中，长期慢性微吸入反流内容物（包括酸性成分胃酸、非酸性成分胃蛋白酶和胆汁酸等）损伤肺泡上皮，导致组织异常修复，最终引起肺纤维化。动物实验提示，随着 pH 的降低，胃酸对肺实质和肺周造成损伤，也表明 GERD 可能是 IPF 的致病因素。陈碧等认为，IPF 终末期患者双肺已经失去了原有结构和功能，食管括约肌在肺纤维化的牵拉作用下导致功能失调，从而导致胃食管反流和微粒吸入。相关研究提示，GERD 与 IPF 病情严重程度和急性加重相关，抗 GERD 治疗可能提高 IPF 患者生存率。

四、气管食管瘘

食管和气道之间的瘘管可分为先天性或后天性，并可分为气管食管瘘和支气管食管瘘。虽然先天性异常通常在新生儿即可发现，但是前一类型可直至青少年甚至成年才被明确诊断。大部分病例有长期喂奶呛咳史或咳嗽史，常咳出食物颗粒，偶尔合并支气管扩张。

先天性气管食管瘘：食管和呼吸道在发生过程中均起源于胚胎原肠的前肠。原始食管位于呼吸器官的后方。原肠分前肠、中肠和后肠 3 个部分。在早期，原肠的头侧和尾侧均闭锁。胚胎发生的

第 3 周末，原肠头侧的咽膜破裂，使前肠与口窝相通。随着心脏向下方移位，食管的长度迅速增加。胚胎发生第 21～26 日，前肠的两侧呈现喉气管沟，继而上皮生长形成食管气管隔，将食管与气管分隔开。如食管与气管未完全分开，两者管腔相通则形成气管食管瘘。

引起后天性气管和食管异常交通的最常见原因是食管癌，某些病例可在放疗后发生，发生率可达 5.3% 左右。一旦出现这种并发症，预后极差，大多数病例在几周或几个月内即死亡。后天性气管食管瘘也可由气管导管气囊压迫气管、外科手术创伤、钝性损伤和异物引起。可依靠 CT 检查发现，纤维支气管镜和吞钡剂检查可明确诊断。

五、消化系统肿瘤引发的呼吸系统疾病

肺是恶性肿瘤常见的转移部位，据统计死亡于恶性肿瘤的 20%～30% 的病例有肺转移。消化系统肿瘤常转移至肺脏，原发性肝癌的肺转移较为常见，肺部转移占肝外转移的 39.5%～53.8%。除原发肿瘤症状外大多数没有明显的特殊临床症状，一般在随访原发肿瘤的患者中，进行胸部 X 线检查时被发现。少数病例可以有咳嗽、血痰、发热和呼吸困难等症状。肺转移瘤的影像学特点为多发、大小不一、密度均匀、轮廓清楚的圆形周围病灶。少数病例，肺内只有单个转移病灶，X 线表现与周围型原发肺癌相似。根据肺部 X 线和胸部 CT 表现，结合原发癌症的诊断或病史，一般可对肺转移性肿瘤做出初步诊断，但确诊还需病理证实。

消化道肿瘤、肝癌均可导致胸腔积液，其产生机制主要包括胸膜转移瘤、淋巴系统引流障碍、肿瘤细胞内蛋白大量进入胸膜腔、胸膜腔内压降低、胸膜毛细血管静水压增高等。大量胸腔积液会导致肺不张、减少肺容积，导致患者呼吸困难。

食管肿瘤压迫气管或支气管可致气短或感染，肿瘤位于食管上段时，吞咽食物时常可产生呼吸困难或呛咳。消化道肿瘤导致纵隔淋巴结肿大可压迫气管，严重时导致严重的呼吸困难。

六、腹腔内高压相关性肺功能障碍

腹腔内高压是一种由腹腔内压力升高而引起组织功能出现循环性障碍的表现，对人体的各个系统均起到一定伤害性影响。腹腔内高压的发生率及病死率在重症监护病房中的发生率可达到 35%～38%。

腹腔内高压可使胸膜腔内压逐渐上升，进而引起肺下叶出现压缩性不张等现象，从而增加肺内分流及无效腔通气，使原本正常的通气血流逐渐失去平衡比例，进而导致肺氧合出现障碍，并引起胸膜压、肺血管阻力及气道压增高，使动静态的肺顺应性及胸壁的顺应性逐渐降低，进而导致通气障碍，影响呼吸状态。研究还发现，腹腔内高压还可使肺泡出现塌陷状态，同时使正常肺泡发生膨胀，进而引起通气诱导性肺损伤，使伴随性气压损伤的患病风险增加。

七、肝肺综合征

肝肺综合征（hepatopulmonary Syndrome，HPS）是指肝功能不全患者因肺血管扩张、肺气体交换障碍导致的低氧血症及其一系列的病理生理变化和临床表现，又称基础肝病 - 肺血管扩张 - 严重低氧血症三联征。

（一）病因及病理

HPS 最重要的改变是肺毛细血管的前毛细血管与后毛细血管的扩张，血管扩张导致静脉血流经肺时的氧合功能受损。研究证实，肺内一氧化氮（NO）产生增加可能会导致肺内血管扩张。肝硬化 HPS 的患者呼出 NO 水平增高，而移植后 HPS 改善，呼出 NO 的水平也恢复正常。但 NO 产生增加并不是 HPS 的唯一原因，因为即使通过抑制 NO 的产生也并不能有效改善 HPS。相关实验提示，其他因子如 TNF-α、内皮素 1 和血管内皮生长因子等由肺内单核细胞产生的炎性介质活性增强，都可能与 HPS 相关。

（二）临床症状

HPS 典型症状包括劳力性呼吸困难或静息时呼吸困难。25% 的 HPS 患者可出现斜卧呼吸（由仰卧位换成直立位后呼吸困难加重）和直立低氧血症（当患者从仰卧位换成直立位时，PaO_2 下降多于 5% 或超过 4mmHg）。HPS 通常也会有蜘蛛痣、杵状指和发绀症状。肝病患者有这些表现时，应高度怀疑 HPS 的诊断。

（三）诊断标准

HPS 的诊断标准：①肝病（通常是肝硬化合并门静脉高压）；②增强经胸超声心动图造影（CE-TTE）阳性（从外周手臂静脉注射 10ml 生理盐水，在对右心进行微泡造影，≥ 3 个心搏周期后左心可见微泡显影）；③动脉血气结果异常（氧合异常）。由于症状隐匿，每一位正在接受肝移植评估的晚期肝病患者或呼吸困难患者都应该筛查是否存在 HPS。

（四）治疗

HPS 的治疗以支持治疗为主，目前缺乏有效的药物治疗。低氧血症明显时可给予氧疗，改变疾病结局主要依靠肝移植。当 $PaO_2 < 80mmHg$ 时可通过鼻导管或面罩给予低流量氧（2～4L/min），对于氧气需要量增加的患者，可加压面罩给氧或气管插管。肝移植是目前唯一已知能治愈 HPS 的方法，在 HPS 发展成重度和极重度之前，可考虑肝移植。重度 HPS 患者行肝移植术后，死亡风险及病死率可显著降低。

（王明明　宋立强）

第十节　肠道与运动系统

在骨骼健康领域，越来越多证据表明，肠道微生物参与维持骨骼内环境的稳定，证明"肠骨轴"的存在。骨骼在人体的整体功能中也起非常重要的作用。骨骼除了运动、支持和保护身体外，还具有造血（骨髓）和储藏矿物质等功能。因此，"肠骨轴"的功能不仅限于骨骼作为结构器官的功能，还在于它对个人总体健康的作用。因此，肠道功能的异常会导致骨骼代谢异常，甚至引发骨骼疾病。

一、肠道健康与骨骼代谢

自出生起，肠道就定植了来自母体和外界环境中的微生物，并逐渐形成结构稳定的微生物群落，称为肠道微生态（gut microbiota，GM）。GM 包含了相当于人体基因量 150 倍的基因，与人类共同进化，通过多种方式对人体产生影响。GM 包含多种菌属，既包括有益菌群，又包括有害菌群，不同菌属数量及菌属间比例形成差异的菌群结构，不同的 GM 结构将对骨骼产生不同影响。Sjogren 等研究发现，无菌小鼠骨量高于正常小鼠，说明 GM 对骨代谢具有调控作用。随着年龄增长，骨质疏松症患病率逐渐增加，GM 结构也随之发生变化：致病性变形菌门和杆菌门比例增加，而具有抗炎作用乳酸杆菌比例下降，这些改变可能影响骨代谢，增加骨质疏松发生风险。但目前研究尚未阐明影响骨代谢的具体 GM 种类。GM 影响骨代谢的机制主要有以下 3 种可能机制。

（一）调节钙吸收

GM 中有益菌群可发酵食物中的纤维产生短链脂肪酸（short-chain fatty acids，SCFA），SCFA 可降低肠道局部 pH，减少肠道钙离子与磷形成复合物，从而促进钙吸收。一项包含了 24 名青少年的研究发现，拟杆菌门中的拟杆菌属、厚壁菌门中的小类杆菌属和颤杆菌属可发酵膳食纤维，产生 SCFA，降低肠道局部 pH，增加钙离子吸收。此外，SCFA 中的丁酸盐可为肠黏膜上皮细胞提供能量，改善肠绒毛结构，增大吸收面积，利于肠道钙吸收。

（二）调节免疫影响骨代谢

骨组织中的造血干细胞可分化为破骨细胞和免疫细胞，GM 通过促进宿主免疫系统成熟而调节骨代谢。GM 中有害菌群能够产生内毒素（lipopolysaccharide，LPS），通过与宿主免疫细胞表面 Toll 样受体（TLR）结合，引起炎性反应。动物实验发现无菌小鼠免疫系统中 TNF-α、IL-6 表达量降低，T 细胞数目较 GM 定植小鼠减少，同时，骨骼中破骨细胞数量减少，骨质量高于 GM 定植小鼠，推测 GM 通过调节免疫系统及骨髓局部炎性反应来调控破骨细胞生成，从而影响骨代谢。

（三）调节肠道激素分泌影响骨代谢

GM 中有益菌群可刺激肠道细胞分泌肠促胰素。肠促胰素包括一系列由肠道分泌，具有葡萄糖浓度依赖性促进胰岛素分泌作用的激素，包括葡萄糖依赖促胰肽（glucose-dependent insulinotropic polypeptide，GIP）和胰高血糖素样肽 1（glucagon-like peptide-1，GLP-1）。GIP 可与成骨细胞表面受体结合，增加 I 型胶原基因表达，促进胶原基质成熟及矿化，增加碱性磷酸酶活性，促进 TGF-β 分泌，促进骨形成；而 GIP 与前破骨细胞表面受体结合，抑制破骨细胞生成及活性，减少骨吸收。GLP-1 则具有促进胰岛 β 细胞分泌胰岛素的作用，胰岛素能够促进骨形成；GLP-1 还可以促进甲状腺 C 细胞分泌降钙素，从而抑制骨吸收。近期研究表明，GM 中有害菌群的血清素可进入血液循环，减少成骨细胞数量，抑制成骨细胞分化成熟，抑制骨形成，降低骨小梁体积百分数，亦有研究发现，色氨酸羟化酶 1 具有催化血清素合成作用，而其抑制剂具有治疗低骨量的潜在作用。

综上所述，GM 中菌属繁多，其中有益菌群不仅能够代谢产生 SCFA，降低肠道局部 pH，为肠黏膜细胞提供能量，增加吸收面积，调控肠黏膜上皮表观遗传及矿物质吸收信号通路，促进肠道钙吸收，而且能够刺激肠道细胞分泌 GIP 和 GLP-1 促进骨形成，抑制骨吸收，从而促进骨骼健康，降低骨质疏松发生风险。而有害菌群则一方面通过代谢产生 LPS，促进炎性反应刺激破骨细胞生成，直接诱导前破骨细胞向破骨细胞转化，促进破骨细胞分化成熟，促进骨吸收；另一方面通过血清素，抑制骨形成，破坏骨微结构，增加骨质疏松风险。因此，调整 GM 菌群结构，促进

GM 中有益菌群生长，降低有害菌群比例，对维持骨骼健康具有显著意义。近期研究显示，益生菌作为 GM 中有益菌群对骨骼具有保护作用，益生元由于具有调节 GM 结构的功能，有利于增加有益菌群，减少有害菌群。

二、肠道菌群对骨骼生长的影响

在儿童和青少年时期，骨骼纵向生长发生在生长板上，生长板是骨两头的分裂组织，也就是软骨组织，发育结束了分裂组织会钙化，成为正常骨骼。GM 也被证明可以影响骨骼的生长和发育。胰岛素样生长因子是生长板成熟的关键调控因子，在维持成人的骨骼方面也起重要作用。无菌小鼠的血清胰岛素样生长因子 -1 较正常小鼠低，给无菌小鼠定植肠道细菌，血清中胰岛素样生长因子 -1 的水平显著升高。使用抗生素处理拥有正常 GM 的小鼠可以降低血清胰岛素样生长因子 -1 的水平并抑制骨形成。给抗生素处理的小鼠补充短链脂肪酸可以恢复血清胰岛素样生长因子 -1 的水平和骨量。因此，肠道细菌发酵膳食纤维产生短链脂肪酸可能负责 GM 诱导的血清胰岛素样生长因子 -1 的增加。GM 及其代谢物可能在骨骼健康和生长中发挥重要作用。

三、肠道菌群与骨骼代谢疾病

GM 的改变可通过影响消化功能、内分泌功能、免疫功能、肠保护屏障和神经系统来调节骨代谢、生长因子和代谢通路，从而对骨质疏松症、类风湿关节炎和骨关节炎等骨疾病产生重要影响。

（一）肠道菌群与骨质疏松

骨骼代谢受多种激素的调控，其中，性激素、胰岛素样生长因子 -1、胰高血糖素样肽 -1、生长激素、肾上腺皮质激素和血清素等的分泌均受到肠道菌群的影响。其中，性激素使成骨细胞的凋亡被抑制，其水平的降低是人类骨质流失的主要刺激因素。研究表明，肠道菌群的变化与激素状态和骨质流失有关，是性激素缺乏后诱导骨丢失的中心环节。性激素缺乏使肠道渗透性增加，从而使外周血辅助性 T 细胞 17（Th17）数量增加，

IL-17 和肿瘤坏死因子水平升高。更年期女性相关的性激素变化（包括雌二醇的减少）易使女性患骨质疏松症。有文献报道，给予闭经运动员雌二醇可增加骨密度。其原理为雌二醇在降低肠道菌群多样性的同时，可以增加拟杆菌门 S24-7 菌科的丰度，该菌对人体健康起积极作用，可以促进睾酮分泌，而睾酮具有维持骨骼密度和强度的作用。睾酮虽然可以降低肠道菌群整体丰度，但其在减少有害菌的同时，也可增加厚壁菌门和拟杆菌门的丰度。肠道菌群与性激素之间相互促进的良性循环，有助于防止骨丢失。此外，瘤胃球菌和厚壁菌的梭状杆菌属丰度与非卵巢雌激素的浓度密切相关，该菌及其代谢物可增加雌激素的重吸收。药物诱发的雌激素耗竭，能使无菌小鼠表现出对骨丢失的抵抗力，且不能刺激骨吸收。一项动物实验发现，脉冲抗生素治疗后给予高脂饮食会导致小鼠骨骼生长和全身骨矿密度增加。对于正常饲喂条件下生长的小鼠，给予益生菌补充剂治疗可完全保护其免受与雌激素耗竭有关的骨质流失。同时，益生菌也可预防卵巢切除术小鼠引起的骨质流失。乳酸杆菌可调节性激素变化，从而减少骨密度较低的女性发生骨质流失。然而，对于治疗肠道菌群相关性激素失衡的方法仍有待研究。

（二）肠道菌群与骨关节炎

肠道菌群可以通过参与免疫反应及调控肠屏障转运等影响骨关节炎。肠道菌群的代谢产物穿过肠屏障进入体循环可影响骨细胞功能，如变形菌门产生的脂多糖进入循环系统，到达肝后，肝的脂多糖结合蛋白会将脂多糖多聚体转化为单聚体，加强 CD14 受体与脂多糖的结合，促进自身免疫，造成低度炎症，从而影响骨关节。在一项由内侧半月板失稳致骨关节炎模型的实验中，与无特定病原菌小鼠相比，无菌小鼠的骨关节炎严重程度更轻，其关节软骨结构、滑膜增生和骨赘大小量表得分更低，血浆脂多糖和脂多糖结合蛋白更少。一项利用非线性降维方法识别菌群类别的研究发现，类风湿关节炎患者肠道宏基因组的氧化还原反应相关基因（R 6FCZ7）减少，而拟杆菌具有这种基因，故该菌在类风湿关节炎患者

中的丰度下降，由其参与的多种代谢活动减少，包括脂肪酸生物合成和黏多糖降解。

（三）肠道菌群与骨生成障碍

肠道菌群的多样性在不同年龄的宿主中可能存在差异。肠道菌群多样性随骨龄增长而下降，有研究观察到骨矿密度的变化根据动物的年龄有所不同，与常规饲养的小鼠相比，8 周龄左右雌性 C57BL/6 无菌小鼠的破骨细胞减少，骨密度增加。雌性无菌小鼠在 20 周龄时的股骨皮质体积和皮质厚度较传统饲养小鼠大。一项针对 8 周龄雄性 BALB/c 小鼠的研究显示，与常规饲养小鼠相比，无菌小鼠的股骨长度更短、皮质厚度更薄且骨密度更低。有学者在近交系小鼠中观察到肠道菌群的差异，由于细菌鞭毛蛋白的 Toll 样受体 5 没有已知的内源性配体，其表型变化完全取决于宿主与微生物相互作用。在 Toll 样受体 5 缺陷型小鼠中，鞭毛蛋白表达增加导致细菌运动性增强，且细菌穿过内皮屏障的转运增加，从而触发免疫反应导致肠上皮发炎。Toll 样受体 5 的缺失会导致肠道菌群发生变化，这支持了某些小鼠骨表型的变化可能取决于微生物组结构变化的观点。

此外，肠道菌群失调可能导致宿主各系统失衡。肠道菌群失调在骨生成中的作用，可以解释与普通小鼠相比，无菌小鼠的骨量减少程度更小的原因。首先，不同小鼠品系的骨表型可能对影响肠道菌群因素（供应商和环境等）的敏感度不同。其次，肠道菌群失调在骨生成中的作用表明通过定量性状基因座或相关分析对表型进行遗传表征，可能会鉴定出某些基因不是直接调节骨骼生理基因的骨表型，而是通过调节肠道微生物组发挥作用。改变肠道菌群结构、定植的时间和数量均会影响骨吸收和骨量。有学者利用脂多糖诱导鸡的肠道菌群失调，结果发现，鸡胚指骨的小梁体积和骨密度均减小，原因为成骨细胞基因（Ocn、Runx2、Osx 和 Dlx5）的表达因肠道菌群失调而受到抑制，成骨细胞生成减少，最终导致骨生成障碍。失调的菌群通过激活 NF-κB 信号干扰胚胎骨的骨化，刺激 IL-6 和 TNF-α 释放，激活维 A 酸信号，直接抑制 Dlx5 的转录，最终限制胚胎骨化。一项利用高脂饮食诱导小鼠肥胖，使

小鼠肠道菌群失调的实验发现，疣状菌门、放线菌门和变形菌门在小鼠回肠和盲肠增加，这些细菌代谢产生的脂多糖水平升高，

损害骨微环境，刺激造血干细胞分化为脂肪细胞，同时菌群失调会抑制成骨细胞 Runx2 基因表达，且形成骨髓生态位的基因（Jag-1、Cxcl12 和 IL-7）被高度抑制，故使成骨细胞减少，骨生成受到抑制。此外，动物实验表明，通过改变小鼠肠道菌群结构或减少肠道细菌的数量，降低丁酸水平，抑制成骨细胞增殖和分化，最终能缩短骨龄。丁酸是一种肠道菌群产生的有益的短链脂肪酸，可恢复甲状旁腺激素诱导的骨合成代谢，甲状旁腺激素可借助丁酸来增加骨髓 Treg 细胞的数量，Treg 细胞通过骨髓 CD8$^+$ T 细胞刺激产生成骨 Wnt 配体 Wnt 10b，激活 Wnt 依赖性骨生成。上述实验表明，菌群失调可导致骨生成障碍。

四、肠道疾病与骨骼疾病

肠道功能与骨骼代谢密切相关，因此，一些肠道疾病会导致骨骼代谢异常，引起骨质疏松等骨骼问题，其中最具代表性的是 IBD。骨关节病变是一种常见的 IBD 的肠外表现，其发病机制仍不十分清楚。可能与下列因素相关：遗传基因易感性、自身抗原表达异常及自体抗体形成、免疫复合物、细胞因子失衡、微生物感染等。关节病变在 IBD 的肠外病变表现中发病率为 4%～23%，其中在溃疡性结肠炎的发生率略低于在克罗恩病中的发生率，包括两种类型：外周（非轴向性）及骶髂和脊柱（轴向性）关节病。

除关节病变外，骨量减少和骨质疏松在 IBD 患者常见，文献报道的发生率不完全一致，在 15%～50%。骨扫描测定 T 值＜2.5 时可诊断为骨质疏松。超声检查也可用于本病的筛查。IBD 患者骨质疏松引起骨折的风险显著增加，经常会发生脊柱自发性骨折，有时轻微外力作用即可引发骨折，但仅约 1/3 患者脊柱骨折有临床症状。IBD 引起的骨量减少等可能是由于钙吸收不良、血液中维生素 D 和维生素 K 水平降低或糖皮质激素治疗后骨质疏松所致。肠道和全身炎症也与细胞因子的产生有关，而细胞因子是骨质流失的关

键因素。

五、肠道肿瘤及治疗与骨骼代谢

骨转移是恶性肿瘤常见并发症之一，平均每 5 例患者中就会有 1 例发生骨转移，且多为多发性骨转移。肿瘤骨转移对患者威胁很大，不管在身体还是心理上都会产生很大的打击。恶性肿瘤骨转移是晚期肿瘤的常见并发症，几乎所有恶性肿瘤均可发生骨转移，其中，结直肠癌发生骨转移为 4.3%，胃癌为 3.9%。

在消化道肿瘤的治疗中，化疗是非常重要的部分，其中，化疗药物及一些辅助用药会对骨骼代谢产生影响，如化疗药物的共性不良反应是骨髓抑制，对骨髓干细胞产生毒副作用，最终影响骨骼的生成和代谢。除化疗药物本身外，一些辅助用药，如糖皮质激素（地塞米松、泼尼松、甲泼尼龙）等可用于预防和治疗化疗所致的恶心呕吐，其可能通过抗炎及抗毒素作用、减轻外周神经损害和保持正常的胃肠动力等减轻恶心呕吐。目前已有研究发现，胃肠道肿瘤化疗期间接收短期的糖皮质激素，74.3%（55/74）的患者出现了骨密度降低，腰椎骨密度降低约 −1.89%，股骨颈骨密度下降 −2.05%，且同时伴随碱性磷酸酶水平升高。

（郝一鸣　黄景辉）

参考文献

白娅娅，姚玮艳，2020. 嗜酸性粒细胞性胃肠炎的诊断和治疗研究进展. 上海交通大学学报（医学版），40(8): 1152-1156.

樊代明，2016. 整合医学：理论与实践. 西安：世界图书出版公司.

樊代明，2021. 整合医学：理论与实践 7. 西安：世界图书出版公司.

李改芹，徐永涛，张友灿，等，2017. 过敏性紫癜与幽门螺杆菌感染相关性研究进展. 胃肠病学和肝病学杂志，26(9): 1075-1077.

刘以俊，李涛，2016. 2016 年国际肝移植学会实践指南：肝肺综合征与门脉性肺动脉高压的诊断与管理 摘译. 临床肝胆病杂志，32(10): 1838-1842.

石峥，高广周，郝英霞，2018. 胃食管反流病与肺部疾病. 医学研究与教育，35(6): 5-9.

吴开春，梁洁，冉志华，等，2018. 炎症性肠病诊断与治疗的共识意见

（2018 年·北京）. 中国实用内科杂志，38(9): 796-813.

徐小元，丁惠国，李文刚，等，2019. 肝硬化诊治指南. 实用肝脏病杂志，22(6): 770-786.

中华医学会风湿病学分会，2011. 白塞病诊断和治疗指南. 中华风湿病学杂志，15(5): 345-347.

周亚方，陶洁，2017. 根除幽门螺杆菌在原发免疫性血小板减少症中的应用进展. 中华临床医师杂志（电子版），11(01): 132-135.

Audemarv-Verger A, Pillebout E, Amoura Z, et al, 2020. Gastrointestinal involvement in adult IgA vasculitis(Henoch-Schönlein purpura): updated picture from a French multicentre and retrospective series of 260 cases. Rheumatology, 59(10): 3050-3057.

Aykut B, Pushalkar S, Chen R, et al, 2019. The fungal mycobiome promotes pancreatic oncogenesis via activation of MBL. Nature, 574(7777): 264-267.

Black CJ, Drossman DA, Talley NJ, et al, 2020. Functional gastrointestinal disorders: advances in understanding and management. Lancet, 396(10263): 1664-1674.

Broers C, Tack J, Pauwels A, 2018. Review article: gastro-oesophageal reflux disease in asthma and chronic obstructive pulmonary disease. Aliment Pharmacol Ther, 47(2): 176-191.

Camaschella C, 2015. Iron-deficiency anemia. N Engl J Med, 372(19): 1832-1843.

Crockett SD, Wani S, Gardner TB, et al, 2018. American Gastroenterological Association Institute guideline on initial management of acute pancreatitis. Gastroenterology, 154(4): 1096-1101.

Enck P, Azpiroz F, Boeckxstaens G, et al, 2017. Functional dyspepsia. Nat Rev Dis Primers, 3: 17081.

Firestein GS, Budd RC, Gabnel SE, et al, 2015. 凯利风湿病学. 9 版. 栗占国，译. 北京：北京大学医学出版社.

Ford AC, Mahadeva S, Carbone MF, et al, 2020. Functional dyspepsia. Lancet, 396(10263): 1689-1702.

Frost F, Kacprowski T, Rühlemann M, et al, 2019. Impaired exocrine pancreatic function associates with changes in intestinal microbiota composition and diversity. Gastroenterology, 156(4): 1010-1015.

Fuhrmann V, Krowka M, 2018. Hepatopulmonary syndrome. J Hepatol, 69(3): 744-745.

Geller LT, Barzily-Rokni M, Danino T, et al, 2017. Potential role of intratumor bacteria in mediating tumor resistance to the chemotherapeutic drug gemcitabine. Science, 357(6356): 1156-1160.

Järvenpää P, Arkkila P, Aaltonen LM, et al, 2018. Globus pharyngeus: a review of etiology, diagnostics, and treatment. Eur Arch Otorhinolaryngol, 275(8): 1945-1953.

Khan N, Vidyarthi A, Nadeem S, et al, 2016. Alteration in the gut microbiota provokes susceptibility to tuberculosis. Front Immunol, 7: 529.

Krowka MJ, Fallon MB, Kawut SM, et al, 2016. International Liver Transplant Society practice guidelines: diagnosis and management of hepatopulmonary syndrome and portopulmonary hypertension. Transplantation, 100(7): 1440-1452.

Martin AM, Sun EW, Keating DJ, 2019. Mechanisms controlling hormone secretion in human gut and its relevance to metabolism. J Endocrinol, 244(1): R1-R15.

Pasicha S, Tye-Din J, Muchenthaler MU, et al, 2021. Iron deficiency. Lancet, 397(10270): 233-248.

Rigante D, Castellazzi L, Bosco A, et al, 2013. Is there a crossroad between infections, genetics, and Henoch–Schönlein purpura?. Autoimmun Rev, 12(10): 1016-1021.

Riquelme E, Zhang Y, Zhang L, et al, 2019. Tumor microbiome diversity and composition influence pancreatic cancer outcomes. Cell, 178(4): 795-806. e12.

Routy B, Le Chatelier E, Derosa L, et al, 2018. Gut microbiome influences efficacy of PD-1-based immunotherapy against epithelial tumors. Science, 359(6371): 91-97.

Schuijt TJ, Lankelma JM, Scicluna BP, et al, 2016. The gut microbiota plays a protective role in the host defence against pneumococcal pneumonia. Gut, 65(4): 575-583.

Spiller R, Major G, 2016. IBS and IBD - separate entities or on a spectrum. Nat Rev Gastroenterol Hepatol, 13(10): 613-621.

Zhang W, Zhang K, Zhang P, et al, 2021. Research progress of pancreas-related microorganisms and pancreatic cancer. Front Oncol, 10: 604531.

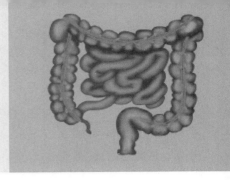

第11章　特殊人群肠道及其疾病的特征

第一节　儿童肠道及其疾病特征

一、小儿肠道解剖特点及生理功能发育

（一）肠道的胚胎发育

人类胃肠道发育过程，从形态学和细胞分化变化，在胚胎发育期，就已经形成了胃肠道的结构，而消化功能持续发育至出生后。卵黄囊顶部卷折成的原始肠管演化成消化管和消化腺。头尾向和侧向折叠，使扁平胚胎盘卷成圆筒形，卷入筒状胚体内的内胚层形成原始消化管。一系列的折叠、伸展、肠管扩张头侧的前肠演化成咽、食管、胃、十二指肠的前 2/3，与卵黄囊相连的中肠演化为十二指肠的后 1/3、空肠、回肠、盲肠、阑尾、升结肠和横结肠的前 2/3。尾端的后肠演化为横结肠的后 2/3、降结肠、乙状结肠、直肠和肛管的齿状线以上部分。卵黄囊在胚胎发育第 5 周时逐渐退化、萎缩、消失，有时留下囊状痕迹，位于回盲肠交界约 1cm 处，称梅克尔憩室；若遗留下开口管，则称脐粪管，肠内容物可自管中溢出。

前、中、后肠的黏膜上皮和消化管壁的小消化腺及肝、胰等大消化腺的上皮来自内胚层，消化管壁固有膜至外膜各层中的结缔组织、平滑肌、浆膜来自中胚层。神经纤维及神经元则来自外胚层。胚胎发育第 6 周时，胚胎中轴的外胚层分化出神经沟，神经沟的两侧隆起形成神经原基。当神经沟发育成神经管后，位于皮肤与神经管之间的神经脊细胞沿着神经管两侧形成不连续的细胞团；这些细胞团除发育成脑、脊神经节、交感神经节及肾上腺髓质嗜铬细胞外，还分布到消化道及消化腺上皮，分化为内分泌细胞。

1.前肠

（1）食管：前肠的正常形态发育，可以分为 5 个连续的阶段。第一阶段，在胚胎第 22、23 天，原始前肠分化为腹侧和背侧的结构，分别称为肺区和食管区。食管区由一层细胞构成 10 个体节。第二阶段，肺芽的发展从尾肺区接近肝。第三阶段，纵向脊出现在发育期的前肠腔内，结果区分出了食管背侧区。第四阶段，纵向脊增生，食管气管分隔。随后，隔膜中央部分的细胞凋亡，使得背侧和腹侧腔初步分离。第五阶段在妊娠的第 6～7 周，形成了呼吸道和食管。

（2）胃：胚胎第 6 周时，胎儿胃已经形成。第 9 周时，黏膜层（内层环形和外层纵向）已经可见；第 12 周时，胃黏膜已经分化成了多种的上皮细胞、酶原、内分泌、黏液和壁细胞；第 16 周时，胃腺已很发达，已能分泌胃酸、胃蛋白酶、胃泌素、黏液和内因子。

（3）肝和胰腺：来自于胚胎前肠两种不同的内胚层上皮解剖结构。肝起源于前肠的前体细胞，以及一个小团体来自于腹中线的内胚层细胞。在前肠闭合时，内侧和外侧的部分合拢。胰腺由外侧内胚层诱导形成，毗邻尾侧肝区，在细胞上接近前肠背中线的细胞。

在最初的分化后，几种转录因子将发育中的

肝前体细胞转化为肝细胞和胆管细胞；在一个更复杂的过程中，胰腺细胞诱导成为特定的内分泌腺、腺泡或导管细胞。从器官发生来看，在妊娠第7周时，背侧和腹侧胰芽旋转和融合。妊娠第14周时，可检测到免疫反应性胰岛素，胰腺酶原颗粒出现在腺泡细胞。妊娠第16周时，淀粉酶分泌到十二指肠。如前所述，肝起源于前肠的外芽。芽的头部就发育成肝实质，尾部形成胆囊内部分。妊娠第6周时，可以检测到肝小叶和肝胆管。妊娠第12周时，胆汁酸出现于肝中，到妊娠第22周时，可以活跃地分泌到小肠中。

2. 中肠和后肠　胚胎早期，肠是一个简单的直肠。第5周时，由于肠管增长迅速，肠的中段弯向腹侧，形成一肠袢，使整个肠管形成位于矢状平面的"C"形肠袢，"C"形肠袢的顶点连接于卵黄囊带，使肠袢分为两支，即头端支和尾端支。第5周末，在肠袢尾端支上生成一囊状膨大，呈盲肠突，此为盲肠和阑尾的原基，同时又是大、小肠分界的标志。此后，由于十二指肠固定在右侧，肠袢以肠系膜上动脉为轴做逆时针方向旋转，肠袢头端支从头侧转向右下，尾端支从尾侧转向右上。第6周时，由于肠的迅速增长和肝、肾的迅速发育，肠袢突入脐带中的脐腔。至第10周时，腹腔增大，肠退回腹腔，其次序为小肠在先，大肠随后。小肠退回后，盘曲在腹腔中部，原居腹腔中的结肠被推向腹腔左侧，称为降结肠。盲肠退入腹腔后，从右上方降至右髂窝处，逐步发育为升结肠和横结肠。降结肠尾端向中线移动，形成乙状结肠。盲肠突的远端发育慢，演化为细小的蚓状的阑尾。近端发育快，形成较膨大的盲肠，与结肠粗细相仿。小肠的一部分来自于前肠和中肠，结肠的一部分来自于中肠和后肠。

后肠末端有一个膨大部分，称泄殖腔。胚胎第7周时，其中形成尿直肠隔，将泄殖腔分隔为背侧的直肠和腹侧的尿生殖窦，泄殖腔也被分为肛膜与尿生殖窦膜。肛膜外周形成节状隆起，中央凹陷，称原肛。直肠末端部分分为肛管，肛管来源于两部分，上部分由直肠末端形成，下部分由原肛形成。直肠上皮来源于内胚层，原肛上皮来源于外胚层。第8周时肛膜破裂，形成肛门，肛管与外界相通。

小肠的最终消化功能需要肠上皮分泌消化酶，并提供足够的表面积来吸收营养物质。分化后的肠绒毛的隐窝发育是受多种生长因子的分泌控制的，包括自分泌、旁分泌、内分泌和外分泌途径。胰高血糖素样肽1和胰高血糖素样肽2是分别由肠神经元和L细胞分泌的，并与小肠的长度增加相关。小肠肠腔上皮细胞的分化一过性堵塞肠腔，但是到胚胎第12周时，肠腔就很明显了，这一逐渐发育的过程，要到胚胎第34周时才能完成，因此，早产儿会出现肠内营养的问题。

在妊娠4周时，胎儿盲肠扩张形成后肠。12周后，这种原始结构呈现结肠大体解剖特征。与此同时，中肠旋转完成，导致盲肠位于右下腹部的空间。结肠功能的标志是协调的运动，特别是直肠的发育。8周时，直肠形成，完整的肌肉层和神经嵴细胞的神经迁移的形成至24周完成。22周时，早产儿结肠保持小肠的一些功能，包括绒毛和双糖酶的功能。随着发育成熟，结肠隐窝结构占黏膜表面的主导地位，小肠特征消失。

（二）小儿肠道的功能发育

消化系统功能包括3方面：①运动功能，胃肠道平滑肌收缩产生的运动可对摄入的食物进行机械消化和转运；②消化和吸收功能，可将摄入的高分子营养物质分解为小分子物质，经胃黏膜上皮细胞吸收进入血液循环；③免疫保护功能，胃黏膜直接与食物和各种抗原物质接触，进行有效的免疫应答。

消化道结构和功能的发育和成熟，受遗传因素、发育生物钟、激素等内源性因素和羊水等外源性因素的影响与调节。这四个因素的作用反映在各种分子水平的转录和细胞内的调节。在宫内，胎儿消化道一直浸泡在羊水中，羊水中除含有营养素外，还含有能刺激其发育成熟的激素和生长因子。消化道功能的发育成熟是从口开始逐步向下，与此同时血管和神经也向同样的方向延伸以支持和调节肠道的功能。

1. 口咽部　胎儿从12周开始能主动吞咽羊水，由每日5ml逐渐增加，至5个月时可达350ml，经羊水吞入的毳毛、胎脂、胆道分泌物、胃肠脱落的上皮细胞形成胎便。第20周起出现非营养吸吮动作，可提高胃排空速度。34 周已有完善的吸吮和吞咽反射，开始出现营养性吸吮动作，每秒 2 次，每次吸吮后有 1 ～ 4 次吞咽动作。

2. 食管　主要功能是在吞咽过程中将羊水由口腔送入胃内，由食管肌有序地舒缩蠕动及上、下食管括约肌协调运动共同完成。食管的运动分 3 级：初级蠕动是随吞咽发生的；次级蠕动是由食管膨胀引起的；3 级蠕动只在反向收缩时出现，属病理性。食管蠕动受脑、黏膜下及肌间神经丛的迷走神经和交感神经控制。上食管括约肌由环咽肌和下咽缩肌组成，妊娠 32 周时已形成，下食管括约肌为食管肌的延续。括约肌压力随胎龄而增加，闭合有力是平滑肌的特性。胃泌素是主要调节因子，胆碱能激动剂可增加压力，抗胆碱剂、血管活性肠肽、抑胃肽、缩胆囊素可降低压力。

3. 胃　主要功能是运动（机械消化）和分泌（化学消化）。胎儿第 9 周环肌和纵肌相继出现。第 10 周时壁细胞和内分泌细胞出现。第 12 周时颈黏液细胞出现。第 14 周时幽门形成。第 3 个月末，主细胞可产生胃蛋白酶原，壁细胞产生盐酸和内因子，内分泌细胞分泌胃泌素。第 16 周时颈黏液细胞分泌黏液。胃的发育受神经内分泌的调节和控制，如胃泌素、血管活性肠肽、甲状腺素、皮质醇、表皮生长因子等。胃的运动和排空受神经、肌肉和激素间相互作用的调节。迷走神经兴奋可使平滑肌收缩，胃运动增强；胃泌素可使收缩频率增加；促胰液素和抑胃肽可抑制胃运动。胃底和胃体前部的功能是暂时存储食物，胃体后部和胃窦是胃内机械消化和化学消化的主要部分。胃酸、胃酶、溶菌酶、补体、铁蛋白对进入胃内的细菌具有抑菌或杀菌作用。

4. 小肠　主要功能：①小肠运动形成的机械消化，包括蠕动将食糜推向前、摆动使食糜混合、分节运动使食糜与消化液充分搅拌，促进化学消化。肠运动与肌肉、神经发育有关，胚胎第 6 ～ 8 周时环形肌、纵行肌形成，第 8 ～ 12 周时肌间神经丛和黏膜下神经丛相继建立，开始有短暂的肠蠕动，第 30 周时前空肠收缩仍比较紊乱，第 34 周时由于移动性肌电复合波出现，十二指肠和空肠的收缩得到协调，才出现有规律向前推进的蠕动液，将食糜送到小肠末端。②小肠内化学消化

由胰液、胆汁和小肠液共同完成。胎儿第 12 周时小肠的内分泌细胞已形成，第 12 ～ 18 周时含有胃泌激素、分泌素、血清复合胺、生长激素抑制剂和 P 物质等的颗粒已存在。刷状缘的结构也已能很好被分辨，但刷状缘膜的功能还不成熟。于妊娠 6 个月末 α 葡萄糖苷酶、二肽酶和蔗糖酶已有功能，到 13 ～ 20 周已发现结肠中有乳糖分解酶的存在，但要到 32 ～ 34 周才有功能。蔗糖酶和麦芽糖酶于第 9 周就存在，4 ～ 6 个月末其活性达足月儿的 75%。葡萄糖淀粉酶也于妊娠 2 个月末出现，其活性约是足月儿的一半。刷状缘所有的肽酶和羧肽酶也于 4 ～ 6 个月出现。③免疫保护功能，由于肠黏膜固有层含有丰富的淋巴组织，除含有大量淋巴细胞外，十二指肠和空肠还有许多孤立的淋巴小结，回肠内更有集合淋巴小结。第 8 周时肠黏膜即可见淋巴细胞，第 12 周时出现增殖反应，第 16 ～ 18 周时集合淋巴小结表面的 M 细胞形成，M 细胞可摄取肠腔内大分子抗原，传给下方的 B 细胞，分化为浆细胞，分泌 IgA，IgA 通过黏膜上皮时，与细胞表面的糖蛋白载体分泌 IgA（SIgA），被盖于小肠上表皮面，可阻止细菌及抗原附着，保护肠黏膜，并可抑制病毒的复制，中和毒素和致敏原。

5. 大肠　主要功能是存储食物残渣，进一步吸收水分形成粪便。大肠黏膜上皮细胞、肠腺杯状细胞分泌液和碳酸氢钠，使大肠液 pH 为 8.3 ～ 8.4，可保护肠黏膜，又可滑润粪便，有利于大肠内细菌繁殖，细菌的酶可使糖和脂肪酶解，使蛋白质腐败分解，能合成维生素 B 和维生素 K。大肠运动少而慢，有利于粪便形成和储存。机械性反射有随意控制作用。

6. 肝　是人体最大的消化腺。主要外分泌功能是分泌胆汁，肝细胞分泌胆盐，小胆管分泌水和无机盐，经胆道排入十二指肠，以利于脂肪的消化和吸收。第 14 周胎儿肝已具有胆固醇合成胆汁酸的功能，随胎龄而增加。胆汁的分泌和排出受神经、体液因素调节。

7. 胰腺　分为外分泌部和内分泌部。外分泌部包括各级导管和腺泡，腺泡可分泌胰蛋白酶、胰脂肪酶和胰淀粉酶。分泌的胰液经胰管进入十二指肠，对肠内食物进行消化作用。内分泌部

称胰岛，还有 α、β、δ 细胞，可分泌多种激素。第 12 周胰泡开始出现，并含有胰蛋白酶、磷脂酶、糜蛋白酶、磷脂酶 A 和脂肪酶，但活性较低。第 16 周淀粉酶出现，第 20 周胰泡发育成熟。

8. 黏膜免疫系统发育　胃肠道是人体内最大的免疫器官。作为胃肠道发育的一部分，黏膜免疫系统经历胎儿期和出生后的变化。在出生后接触食物和细菌来源的分子之后，发生了巨大的变化，成为黏膜免疫修饰的主要决定因素。

黏膜免疫是由先天性免疫和获得性免疫构成的。先天免疫系统包括化学/非细胞成分（如胃酸、肠黏液层、上皮屏障功能和防御因子），以及细胞腔（如中性粒细胞、巨噬细胞和抗原提呈细胞）。获得性免疫系统是由 T 细胞和 B 细胞介导体液免疫组成的。

虽然胃酸、胆汁盐和胰腺分泌物主要是参与消化功能，但是也有潜在抑制病原菌生长的功能。临床研究已经证明，早产儿迟喂养将导致胃酸分泌减少，可能是营养性喂养预防 NEC 的机制。此外，在早产儿使用 H$_2$ 受体拮抗剂可增加败血症的发生概率。

黏蛋白、糖蛋白、免疫球蛋白、糖脂、三叶因子和白蛋白是构成官腔黏液层的成分。以前，人们认为黏液功能是非特异性的方式，防止细菌黏附和排斥潜在的病原。现在可清楚地了解到，黏液层的某些成分促进黏膜愈合。具体来说，三叶因子家族具有促血管生成和抗凋亡特性，调节细胞与细胞之间的连接，增强表皮生长因子。

上皮屏障功能由细胞内锚定于细胞的蛋白质完成的，还能防止大分子穿透。最近研究表明，这些蛋白质不只是"锚定"，实际上在本质上是动态的，对生理性和病理性刺激做出反应。此外，树枝状细胞，一种抗原提呈细胞，通过紧密连接发送"潜望镜"，能够预先接触肠腔内微生物，也提示上皮 – 免疫细胞相互作用。

防御素是一种抗菌蛋白，由特殊的肠上皮细胞——潘氏细胞分泌的。在妊娠第 14 周，防御素在胃肠道内出现，到第 17 周时，就局限于小肠中。潘氏细胞的数量和防御素的表达，在第 24 周时超未成熟儿显著低于足月儿，因此，与早产儿败血症和 NEC 的概率增加相关。

先天免疫中细胞成分包括巨噬细胞和粒细胞。早在妊娠第 11 周，巨噬细胞就存在于胎儿肠道中。最近的一项研究表明，趋化素是一种有效的肠巨噬细胞召集者，其产生峰值在妊娠第 20～24 周。

（三）小儿肠道解剖特点

小儿肠管相对地比成人长。肠管长度因人而异，差别可以很大，一般为身长的 5～7 倍，为坐高的 10 倍。新生儿肠管总长度约为身长的 8 倍，婴幼儿为 6 倍，而成年人则为 4～5 倍。肠管的长度随年龄而增长，最初数月增长最快，3 岁内增长稍慢，3 岁以后增长更慢。大肠、小肠长度也有所不同，新生儿为 1：6，婴幼儿为 1：5，成年人为 1：4，这样可以增加肠道消化和吸收营养的面积。小儿的平均小肠全长为 300cm，十二指肠 20～40cm，结肠 130～150cm，直肠 5～7cm，肛管 2～3cm。从肠壁组织结构上来看，新生儿肠壁肌层较薄，尤以纵行肌更薄，黏膜富于血管和细胞，黏膜下组织脆弱，弹性纤维不发达，黏膜与浆肌层厚度比为 1：1，而成年人至少为 1：2。

1. 小肠的主要功能　包括运动（蠕动、摆动、分节运动）、消化、吸收和免疫。小肠包括十二指肠、空肠和回肠三部分。食物在胃内完成初步消化后进入小肠。食物在小肠内被消化分解，并且大部分营养物质经小肠吸收输送到全身各器官组织。但是，婴幼儿肠壁较薄，屏障功能较弱，通透性高，肠内毒素及消化不全产物和过敏原等易经肠壁进入体内，引起中毒及过敏症状。小儿肠系膜柔软而长，结肠无明显结肠带与脂肪垂，升结肠与后壁固定差，易发生肠扭转和肠套叠。在正常情况下，新生儿和小婴儿的肠管内可含有气体，因此肠管多呈膨胀状态。稍大的儿童及成年人仅胃与结肠含气，小肠内无气，而新生儿全部胃肠道均充气。临床上可利用小肠胀气情况作为诊断疾病的依据。若新生儿小肠不充气常为病态，而大孩子小肠胀气多为病态。新生儿和小婴儿腹肌薄弱无力，受肠管胀气影响，正常情况下多表现为腹部饱满，看到肠型不是病态。婴幼儿肠壁通透性高，分泌及蠕动功能易于紊乱，稍受刺激，如细菌毒素刺激或手术打击，即会产生肠功能紊乱、高度腹胀及腹水渗出，使临床症状变得复杂。

2. 大肠 主要包括盲肠、阑尾、结肠、直肠、肛管五部分。食糜进入结肠后，其残渣和未被完全吸收的少量物质，仍可继续吸收一小部分，以右半结肠为主，左半结肠则是储存和形成粪便之处。结肠主要吸收水分、钠离子、短链脂肪酸、氨和其他细菌代谢产物。

小儿特别是小婴儿结肠壁薄，无明显结肠带与脂肪垂，升结肠及直肠与后腹壁固定也较差，这是婴儿容易发生肠套叠的解剖原因之一。乙状结肠和直肠相对较长，是造成小儿便秘的原因之一，直肠黏膜与黏膜下层固定较弱，肌层发育不良，故易发生肛门、黏膜脱垂。

婴儿阑尾及其开口相对宽大成漏斗状，易于排空，因此阑尾炎的发病率较低，但其大网膜短，局限能力差，阑尾炎后易造成弥漫性腹膜炎。

小儿肠黏膜对不完全的分解产物，尤其是对微生物的通透性比成年人和年长儿高，故较易由此引起全身感染和变态反应性疾病。

3. 食物运动 食物在肠道内消化不仅要靠肠道蠕动，还有赖于肠液的参与。肠液包括小肠液和大肠液，但大肠液主要成分为黏液、碳酸氢盐及少量的二肽酶和淀粉酶，对消化作用不大，主要是通过黏液蛋白保护肠壁黏膜和润滑粪便。小儿十二指肠内有多种消化酶，如胰蛋白酶、乳糖酶、脂肪酶等，食物进入十二指肠与脂肪酶相混合，使其获得进一步消化。空肠和回肠是消化吸收营养物质的主要部位，同时也推送食物向结肠方向移动，儿童一般在 1.5～3 小时到达回肠末端，而从回肠末端完全排出需 5～7 小时。而母乳喂养儿乳液通过肠道的时间较快，人工喂养儿则较慢，可延长至 48 小时，故人工喂养儿粪便较干结。由于小儿大脑皮质发育不成熟，进食时常引起胃-结肠反射，产生便意，所以排便次数多于成年人。

既往研究认为，婴儿在出生前所处环境是无菌的，分娩时首次接触到的产道或环境中的微生物是肠道菌群定植的来源。新生儿肠道菌群从母亲处获得，这种垂直传播更有利于微生物群之间的互利共生，母体胎盘和新生儿胎粪的微生物种群十分相似，胎粪中以肠杆菌科为主，以肠杆菌、双歧杆菌（Bifidobacterium）、

肠球菌（Enterococcaceae）和普雷沃氏菌属（Bacteroides-Prevotella）最为普遍。婴儿肠道微生物群主要以放线菌（Actinobacteria）、拟杆菌（Bacteroidetes）、厚壁菌（Firmicutes）、变形菌和疣微菌（Verrucomicrobia）五个门组成。新生儿肠道内氧气较多，主要由需氧菌和兼性厌氧菌定植，待其耗尽肠道内氧气、降低肠内 pH，则厌氧菌（如双歧杆菌属和拟杆菌属）开始定植。婴儿的肠道微生物一直处于动态的、非随机的变化过程，各微生物群之间相互影响，同时也会受到母体、环境、分娩方式等因素影响，直至 2 岁形成类似于成年人的、稳定的肠道菌群结构。早产儿一般需要接受大量的抗生素和药物治疗，甚至接受人工或胃肠外喂养，这些都会成为婴儿肠道微生物定植和发展的干扰因素，早产儿出生 1 周后克雷伯菌属的丰度显著高于出生后 1 天。分娩方式是足月儿肠道菌群差异的主要原因，顺产婴儿粪便中双歧杆菌属、乳杆菌属、拟杆菌属和副杆菌属（Parabacillus）的相对丰度较高，而剖宫产婴儿粪便中克雷伯菌属的比例较高。单纯母乳喂养儿，其正常粪便中的细菌以双歧杆菌占绝对优势，人工喂养或混合喂养儿，肠道内大肠杆菌、嗜酸杆菌、双歧杆菌及肠球菌所占比例几乎相等，这种区别主要是由于乳类中蛋白质和碳水化合物的比例和成分不同所致。单纯母乳喂养儿，双歧杆菌占优势，因人乳中的乙型乳糖可促进双歧杆菌的生长和繁殖，抑制大肠杆菌的生长；人工喂养儿，其具有相反的作用。肠道内菌群还能合成维生素 K 及 B 族维生素。

婴幼儿肠道菌群具有四大生理功能：①直接防御病原体；②诱导抗体产生，具有强化免疫功能；③代谢食物中的一些无效碳水化合物；④"训练"免疫系统的发育。正常情况下，肠道菌群处于生态平衡状态，一旦打破平衡则会影响消化食物的功能甚至健康。

二、儿童先天性肠畸形

（一）先天性消化道畸形发生机制

先天性消化道畸形（congenital intestinal malformation）是由胚胎发育异常引起，在小儿外科

疾病中占一定比例。近年来，由于诊断及治疗水平的提高，消化道畸形手术成功率也在不断增加，对该类疾病的认识也越来越深刻。

1. 病因　消化道畸形的病因目前尚不明确，可能与妊娠早期发热、过敏、放射性照射、免疫力低下、基因突变等有关。

2. 发病机制　消化道畸形的发病机制复杂，主要发生机制可以从胚胎病理学方面解释。原始消化道分为两层五段，即内胚层三段，包括前肠、中肠、后肠；外胚层两段，包括原口和原肛。

（1）前肠：自口腔至十二指肠的前 1/2 部分与原口接触贯通分化，形成口腔、鼻腔、食管、气管、胃和肺。中间发生分隔使得呼吸道与消化道分开。如果贯通不全可发生食管闭锁或狭窄，分隔不全则形成食管气管瘘。

（2）后肠：末端泄殖腔与原肛接触贯通并分隔，形成直肠、膀胱、尿道、阴道及肛门。如果此处贯通不全则形成肛门闭锁或狭窄，分隔不全则形成直肠膀胱瘘、直肠尿道瘘或直肠阴道瘘等。

（3）中肠：该部分发展为十二指肠后 1/2 部分至横结肠中段的肠管，即肠系膜上动脉供应区，在胚胎第 4 ~ 10 周变化最大、发展最快，细胞迅速生长，使得部分肠管呈实心索改变，因其长度增加，腹腔内无法容纳，故伴随卵黄管暂居在腹腔外，两者相通。此时期为中肠的实心期及腹外期。

位于脐带内的体腔外中肠部分，发育较后肠迅速，至胚胎第 10 周时，中肠向腹腔回缩，最后回到腹腔内的是盲肠。胚胎第 11 周盲肠围绕肠系膜上动脉反时针方向，向左、向上、向右、向下旋转 270° 称为中肠旋转，最后盲肠固定于右下腹，全部小肠系膜自屈氏韧带至髂窝固定于后腹壁。

中肠实心索经过空化贯通形成管形。若空化不全可形成闭锁、狭窄及消化道重复畸形。肠系膜与后腹壁固定不良及肠旋转不良，则形成十二指肠梗阻、肠扭转等。中肠上端的肝芽、胰芽发育不良可形成胆道畸形及环状胰腺，引起十二指肠梗阻或同时伴有十二指肠闭锁。

（4）卵黄管：该部位与中肠相通，将中肠分为两部分，一部分为肠系膜上动脉主干以上的中肠，也就是卵黄管近端小肠；另一部分为肠系膜上动脉主干以下的中肠，包括卵黄管以下至后肠与中肠末端交界处，也就是横结肠中部以上的肠曲。至胚胎第 6 周卵黄管自行闭合消失，如闭合消失不全，则可能形成梅克尔憩室、脐肠瘘、卵黄管囊肿、脐窦等。

（5）先天性胰腺纤维性囊性变：该病可导致胰酶分泌不足，使胎粪黏稠不易排出而大量淤积。胎儿肠壁无力推动排出大量黏稠胎粪，发生胎粪性梗阻。如果发生穿孔，则导致胎粪性腹膜炎。如胰酶逐渐分泌正常，胎粪正常排出，穿孔肠管逐渐愈合而遗留肠粘连后遗症。

（6）其他：消化道肌肉神经功能异常或神经节细胞缺如等，可导致贲门失弛缓、幽门肥大狭窄、先天性巨结肠等，腹膜及腹壁发育不良可形成腹壁疝、脐疝等。

（二）先天性肠闭锁

先天性肠闭锁（congenital intestinal atresia）是指从十二指肠到直肠间发生的肠道先天性闭塞，是新生儿外科中一种较为常见的消化道畸形，也是新生儿发生肠梗阻中最常见的原因之一，发病率为 1/（4000 ~ 5000），以空肠、回肠为多见，十二指肠次之，结肠少见，结肠闭锁发生率为 1/（15 000 ~ 20 000）。男女发病率接近，未成熟儿的发病率较高。近年来随着麻醉和手术技术的改进，术后营养支持及监护水平的提高，生存率显著增高。

1. 病因　先天性肠闭锁发病原因尚不清楚，目前存在多种学说解释其发生。

（1）肠空泡化不全：胚胎第 4 周十二指肠黏膜上皮开始增殖，第 5 周时，十二指肠和空肠上段已形成一个贯通的管腔，后来原始肠管腔内上皮细胞过度增生致使管腔阻塞，形成一个暂时性肠管实变期。此后在实变的管腔内出现很多空泡，并逐渐扩大，至第 12 周时空泡相互融合，肠腔恢复贯通，形成正常的肠管。若在此期间肠管空泡化停止则可形成肠闭锁，若管腔贯通不全则可形成肠狭窄，有时在管腔内遗留一层隔膜，中心有一小孔，形成隔膜样闭锁。

（2）胚胎晚期肠系膜血供障碍：空肠中下段及回肠在胚胎发育过程中，并无暂时性肠管实变期存在。宫内肠扭转、腹内疝、脐膨出、腹裂及罕见的宫内肠套叠等机械因素和肠系膜血管栓塞均可导致胚胎期肠系膜血供障碍，造成一段胎肠发生缺血、坏死，进而坏死肠管吸收、退化导致肠管闭锁。

（3）遗传学因素：先天性肠闭锁存在家族性复发现象，是一种常染色体隐性遗传病。Fgfr2b 是包括胃肠道在内的多个器官系统增殖和凋亡的关键调节因子，其配体 Fgf10 在胚胎发育的早期仅表达于胃、十二指肠、盲肠和近端结肠。Fgfr2b 或 Fgf10 突变均可导致肠闭锁形成。Fgfr2b 和维甲酸信号通路异常与十二指肠狭窄密切相关。研究发现，十二指肠闭锁不单纯是空泡化不全及血运障碍，Fgf10-Fgfr2b、维 A 酸及 SHH 信号通路异常也共同参与了十二指肠发育缺陷的形成。肠闭锁与基因突变之间存在必然的联系，*Fgfr2*、*Fgfr2b*、*Raldh2*、*SHH*、*HNF1B*、*ITGA2*、*NPPA*、*RFX6* 基因突变均可能导致肠闭锁的发生。

（4）炎症性病变：肠闭锁患儿常有腹膜粘连，胎粪性腹膜炎常合并肠闭锁，闭锁的两断端可见肉芽和瘢痕组织，提示肠管炎症、肠穿孔腹膜炎可能导致肠闭锁。胎儿坏死性小肠炎、胎儿阑尾炎穿孔、坏死性胎粪性腹膜炎也可能导致这部分小肠发生闭锁。

（5）免疫学因素：多发性肠闭锁常合并有轻度或重度的免疫缺陷，临床上多发性肠闭锁合并免疫缺陷的患儿通常因肠道细菌感染而引起反复的脓毒血症。研究发现，TTC7A 蛋白可能在细胞周期调控、蛋白质运输、磷酸盐代谢、蛋白质转运和分泌中发挥作用，参与肠道闭锁的形成。

2. 病理 先天性肠闭锁最常见于空肠下段及回肠，十二指肠次之，结肠闭锁较为少见，此外有 7.5%～20% 为多发性闭锁，肠闭锁可分为四型。

（1）闭锁 I 型：肠管外形连续性未中断，仅在肠腔内有一个或偶尔多个隔膜使肠腔完全闭锁。

（2）闭锁 II 型：闭锁两侧均为盲端，其间有一条纤维索带连接，其毗邻的肠系膜完整。

（3）闭锁 III 型：闭锁两侧盲端完全分离，无纤维索带相连。此类型肠闭锁分为 IIIa 型和 IIIb 型，毗邻的肠系膜有一"V"形肠系膜缺损为 IIIa 型。IIIb 型为两盲端系膜缺损广阔，致使闭锁远端小肠如削下的苹果皮样呈螺旋状排列（apple-peel 闭锁）。此型闭锁肠系膜上动脉发育不全，回结肠动脉是远端小肠唯一的供血血管，小肠系膜缺如，小肠全长有明显短缩，易发生小肠扭转。

肠闭锁患儿小肠长度较正常新生儿明显缩短，一般长 100～150cm，正常儿为 200～300cm。肠闭锁时，近端肠管因长期梗阻而扩张，直径可达 3～5cm，肠壁继发增生肥厚，可因肠管内张力高影响血供，发生局部缺血、坏死、穿孔。远端肠管异常细小，直径不到 0.4～0.6cm，腔内无气，仅有少量黏液及脱落的细胞。如果闭锁发生在胎粪形成以后，闭锁远端可有少量黑色胎粪。

部分肠闭锁可伴有其他先天性畸形，如先天性肛门闭锁、先天性食管闭锁、先天性心脏病、尿道下裂和唐氏综合征等。

3. 临床表现 肠闭锁临床表现主要为典型的新生儿肠梗阻表现。妊娠早期可能有病毒感染、阴道出血等表现，50% 以上有羊水过多病史。婴儿出生后数小时发生频繁呕吐、腹胀、胎粪排出异常等。症状出现的早晚及轻重取决于闭锁的部位和程度。闭锁部位越高，呕吐出现的时间越早。呕吐物为喂入的水或凝固乳汁，有时含有胆汁。低位闭锁患儿呕吐物多呈粪便样。一般婴儿自出生后第一次喂奶即出现呕吐症状，以后为持续性反复呕吐并进行性加重。

肠闭锁患儿出生后多无正常胎粪排出，多排出灰白色或青灰色粪便，量较少，呈黏液样。有少数患儿，肠闭锁发生在胎粪形成以后，闭锁远端可有少量黑色胎粪排出。

发病早期一般情况良好，多次呕吐后可出现消瘦、脱水、全身情况恶化等，晚期病例可继发吸入性肺炎。高位肠闭锁表现为上腹膨隆，可见自左向右推进的胃蠕动波；低位闭锁表现为全腹膨隆，可见肠型及蠕动波，如继发肠穿孔，腹壁皮肤发红发亮，可见怒张的静脉，触痛明显，伴腹肌紧张、呼吸困难、发绀和中毒症状。

4. 诊断及鉴别诊断 母妊娠期常有羊水过多史；胎儿期超声波检查发现双泡征或部分肠腔扩张；婴儿出生后出现持续性呕吐、进行性腹胀、无正常胎粪排出，即应怀疑肠闭锁。若做肛门指检及温盐水灌肠仍不排正常胎粪，可进一步除外胎粪性便秘及先天性巨结肠。

先天性肠闭锁需与以下疾病相鉴别：如伴有或不伴有中肠扭转的肠旋转不良、胎粪性腹膜炎、肠重复畸形、腹内疝、继发于重症感染的新生儿麻痹性肠梗阻和全结肠型无神经节细胞症等，通过钡剂灌肠即可除外。

（1）肛门检查：出生后无胎粪排出，直肠指检、生理盐水或开塞露灌肠仍无正常胎粪排出，则可除外由于胎粪黏稠所引起的胎粪性便秘和先天性巨结肠。

（2）腹部 X 线片及 X 线钡剂造影：对诊断肠狭窄有很大价值。高位肠闭锁立位片上腹部可见 2～3 个扩大的液平面，其他肠管无气体。低位肠闭锁可见多数扩大肠曲与液平面。钡剂灌肠可见细小的胎儿型结肠，其特点为直径约 0.5cm、结肠袋状皱襞不明显、结肠较短而直。

（3）超声检查：十二指肠及近端空肠闭锁胎儿产前超声检查可见羊水多，同时可探查到胃和十二指肠近端扩张，显示出"双泡征"，对产后诊断有提示作用。胎儿磁共振更进一步全面了解胃和肠管扩张情况，更加准确判断肠闭锁部位。回肠及其远端肠闭锁的胎儿超声可探查到腹腔内较为广泛的肠腔扩张。出生后超声可见肠管扩张区域及腹水情况。

5. 治疗　肠闭锁一经明确诊断，即需要手术治疗。近年来随着全肠道外营养的广泛应用，治愈率较过去有明显提高。

（1）术前准备：良好的术前准备是保证手术成功必不可少的条件。患儿出生后放置在暖箱，胃肠减压减轻腹胀，避免呕吐引起的吸入性呼吸道感染。建立静脉通路，完善术前准备及实验室检查，如需延迟手术需要进行合理的液体复苏，维持酸碱平衡，维持内环境稳定。

（2）手术方式：根据闭锁的不同类型可选用以下手术方式。①肠切除吻合术：闭锁肠管远、近端各切除 10～5cm 行端端吻合。②端侧吻合并造瘘：近端肠管过度肥厚扩张，远端肠管细小，可行端侧吻合和远端造瘘术（Bishop-Koop 法），或行侧端吻合和近端造瘘术（Santulli 法）。③其他：低位肠闭锁、全身情况差不能一期肠切除吻合者，可将远近端肠管造瘘，并间断定期扩张远端肠管，促进其发育，择期行肠吻合术。

（3）术后管理：术后应将患儿置于保温箱内，保持恒定的温度和湿度，保持胃肠减压通畅，给予合理的胃肠外营养支持。应用抗生素预防切口感染。对于肠管切除过多、剩余小肠过短和肠瘘的患儿术后应考虑施行全面的肠康复治疗计划，采用完全肠道外营养疗法，并适时转入部分肠内营养，以期最终达到完全肠内营养的目标。

6. 预后　肠闭锁预后与闭锁位置相关，单纯闭锁、空肠远端和回肠近端闭锁生存率高，早产儿或低体重儿，并发其他畸形者生存率低。

（三）先天性肠狭窄

先天性肠狭窄（congenital intestinal stenosis）是指各种原因造成肠腔某部分狭窄导致不完全性肠梗阻。较小肠闭锁发病率低，一般多位于十二指肠，其次为空肠、回肠，结肠狭窄极罕见。

1. 病理　肠狭窄最多见于十二指肠和空肠上段，常呈隔膜状，脱垂在肠腔内，形态如风帽状，中央有 2～3mm 直径的小孔，壶腹部括约肌开口常位于隔膜的后内侧，肠狭窄的远端肠腔内有空气存在。

由于引起的原因不同，临床上分为 3 种类型。

（1）管腔内隔膜型狭窄：约占 44%，狭窄程度不一，轻度狭窄略呈收缩状态，严重狭窄隔膜中央或侧方有一小孔，直径 2～3mm，仅能通过探针。近端肠管扩张、肠壁肥厚水肿，远端肠管较细，其发病原因与先天性肠闭锁相同。

（2）管腔外压迫型狭窄：约占 33%，管腔内正常，管腔外病变，如十二指肠前门静脉、肠系膜上动脉压迫综合征、先天性环状胰腺、肠重复畸形、先天性腹腔内及腹膜后囊实性肿物等压迫造成肠狭窄。

（3）管腔内外联合因素引起的狭窄：约占 22%，如十二指肠膜氏狭窄并有肠回转不良或环形胰腺等。

2. 临床表现　肠狭窄临床症状因狭窄部位及程度而有所不同，严重者出生后立即出现完全性肠梗阻表现，与肠闭锁很难区别。多数为不完全性肠梗阻，可以进食，但反复多次呕吐，呕吐物为奶块，狭窄部位在胆总管开口以下者呕吐物多含胆汁。轻度狭窄多在 1 岁后呕吐症状逐渐加重，表现为不全性肠梗阻。出生后有胎便排出，以后也可有大便。腹胀程度视狭窄部位而定，高位狭窄腹胀局限于上腹部，低位狭窄则表现为全腹膨隆。常合并营养不良、慢性脱水等全身症状。X线钡剂可明确狭窄部位。

3. 治疗及预后　肠狭窄确诊后应积极完善术前准备，纠正脱水、电解质紊乱及营养不良性贫血等，择期手术治疗，可采用肠切除吻合术、空肠十二指肠吻合术、单纯隔膜切除术等，预后良好。

（四）先天性肠旋转不良

先天性肠旋转不良（congenital malrotation of intestine，又称先天性肠回转不全）是胚胎期肠管以肠系膜上动脉为轴心的旋转运动中，受某种致畸因素影响，使肠管解剖位置发生变异和肠系膜附着不全，从而引起肠梗阻或肠扭转的一种先天性疾病，是新生儿期、幼儿期肠道梗阻的常见原因之一。发病率约为 1 ∶ 5000 活产儿，男性多于女性。55% 在出生后第 1 周出现症状，90% 在出生后 1 岁内出现症状。少数病例发生于儿童。

1. 病理　先天性肠旋转不良与胚胎时期中肠发育异常有关。在中肠旋转及系膜固定过程中，任何一个环节发生变化或停顿均可导致肠旋转异常，从而产生肠旋转不良、肠完全不旋转、中肠不全旋转、内脏转位和其他一些少见的解剖位置异常。

（1）索带压迫十二指肠：当中肠旋转不全时，盲肠及升结肠位于右上腹或中上腹，片状腹膜粘连带或索带（Lsdd 带）附着于右侧后腹壁，或盲肠位于十二指肠前，压迫十二指肠，引起十二指肠部分或完全性梗阻。

（2）中肠扭转（midgut volvulus）：肠旋转不良时，整个小肠系膜无法正常地从左上腹到右下腹附着于后腹壁，此时小肠易环绕肠系膜根部发生扭转。有时盲肠与升结肠非常游离，从而与小肠一起发生扭转，形成中肠扭转，导致部分或完全性梗阻。伴有血液循环障碍时可引起空肠至右半结肠肠管坏死。扭转度数 < 360° 时肠管可自行复位，易反复发作。

（3）空肠上段膜状组织压迫：十二指肠袢停留在肠系膜上动脉前方而不进行旋转，空肠起始段多被腹膜系带牵缠，许多膜状组织粘连压迫形成不完全近端空肠梗阻。

（4）游动盲肠：盲肠下降至右下腹，肠系膜与后腹膜不完全融合，导致游动盲肠，从而易发生肠扭转、肠套叠。

（5）其他：少见畸形如盲肠结肠停留于腹腔左侧，小肠位于结肠、盲肠系膜前面；盲肠、结肠在肠系膜上动脉前方旋转至右侧，小肠也停留在右侧，并位于盲肠升结肠系膜后面或被右半结肠系膜包裹；右半结肠固定在右侧腹壁时，盲肠、升结肠系膜包裹小肠及肠系膜血管形成结肠系膜疝，而产生小肠完全或不完全梗阻。

肠旋转不良可合并或引发其他发育畸形，如先天性膈疝和腹壁缺损常合并有肠旋转不良存在，近 50% 十二指肠闭锁和 1/3 空回肠闭锁合并有肠旋转不良；此外，肠旋转不良部分可合并十二指肠腔内隔膜或狭窄，部分可合并幽门肥厚性狭窄、先天性巨结肠等。

2. 临床表现　肠旋转不良因发病机制及病理类型不同，可有不同的临床症状。大部分在新生儿期出现症状，部分先天性肠旋转不良仅因其他疾病完善检查时发现。依据发作时间，分为两种类型。

（1）新生儿肠扭转不良：大多数患儿出生后 24 小时排胎粪，起初喂养正常，出生后第 3～5 天开始出现呕吐，呕吐物含有大量胆汁，每天呕吐 3～6 次不等，部分呈喷射状，反复发作，伴有体重不增或下降。完全性肠梗阻时呕吐剧烈及合并完全性便秘现象。腹部阳性体征不多，可表现为轻度腹胀，偶有胃蠕动波，肛门指诊多有黄色粪便。如果发生肠管扭转、坏死及穿孔，可导致感染中毒性休克，病死率极高。

（2）婴儿及儿童肠旋转不良：有些婴儿出生后出现一过性呕吐，间隔几周或几个月发作 1 次，长期反复。部分儿童仅表现为间歇性腹痛，通常被误诊为消化不良、胃肠炎等，延误治疗。患儿由于长期处于营养不良和慢性疾病状态而影响生长发育。

需要重视的是当先天性肠旋转不良合并肠扭转，导致肠系膜血供障碍甚至肠管坏死，出现暗红色血便，排气、排便停止，肠鸣音减弱甚至消失，病死率较高，需及时手术治疗。

3.诊断及鉴别诊断　凡是新生儿曾有正常胎粪排出者，继而出现高位肠梗阻症状，胆汁性呕吐，需考虑本病。婴儿及儿童诊断比较困难，需结合X线等检查明确。

（1）腹壁X线片：常显示胃和十二指肠扩张，有液平面时可呈"双泡征"，下腹部仅少数气泡或一片空白。

（2）上消化道造影：该检查是诊断肠旋转不良和肠扭转的金标准，关键在于观察十二指肠空肠连接部的位置。典型表现为十二指肠"C"形结构消失，腹右侧十二指肠呈螺旋状丝带样下降至空肠。部分病例显示空肠起始部位于脊柱右侧，肠管走向异常。中肠扭转时可见空肠近端呈尾状扭转的"鼠尾征"。

（3）钡剂灌肠造影检查：上消化道造影检查无法明确诊断时可行钡剂灌肠造影检查以明确盲肠位置。

（4）腹壁超声检查：腹部超声具有安全性高、可操作性强、无放射性、易重复等特点，且随着超声诊断技术的不断提高，已逐渐成为先天性肠旋转不良的常规首选检查。检查中可发现扭转的小肠系膜呈螺旋状排列，即"旋涡征"，另外也可提示肠管血流情况。

（5）其他：腹部CT增强扫描可明确肠系膜上动静脉的解剖位置，在肠旋转不良中具有一定的价值。

新生儿肠旋转不良主要与先天性十二指肠闭锁、狭窄和环状胰腺等相鉴别，较大婴儿和儿童需与其他原因引起的十二指肠梗阻相鉴别，如肠系膜上动脉压迫综合征等，通过以上检查手段予以鉴别。但当肠旋转不良合并多种发育畸形时，临床上需全面考虑。

4.治疗　先天性肠旋转不良，无论发病年龄，一旦确诊除个别症状轻微外均应积极手术治疗，以免造成患儿生长发育障碍，尤其是怀疑肠扭转时更需及早手术，以免发生小肠广泛坏死。

（1）术前准备及评估：完善血常规、凝血功能、交叉配血等化验，积极行腹部超声、X线等检查，适当补液纠正水和电解质紊乱，维持酸碱平衡，维持内环境稳定，禁食及胃肠减压，适当给予抗生素预防感染，常规留置导尿管。

（2）手术治疗：根据病情选择不同手术。Ladd手术是治疗肠旋转不良的经典术式，具有较好的临床效果。其中开腹手术存在切口大、切断较多腹壁肌层、留下并发切口疝隐患、腹腔感染较大、术后患儿疼痛明显、愈后瘢痕明显等缺点。近年来，随着诊疗技术的发展，腹腔镜下Ladd手术因其具有手术视野广、创伤少、恢复快、愈后美观、并发症少等优点，逐渐在小儿外科领域广泛应用，目前已被证实安全有效，且优于开腹手术。具体包括粘连索带游离松解术、肠扭转复位术、坏死肠管切除吻合术等。

（3）术后管理：持续胃肠减压，加强肠外营养支持，维持水、电解质和酸碱平衡，密切观察肠道蠕动功能恢复情况，注意保暖，逐渐经口喂养，适当加用抗生素预防感染，积极治疗短肠综合征、肠扭转复发等术后并发症。

（4）预后：肠旋转不良一般术后恢复良好，手术治愈率90%以上，术后呕吐、腹痛症状消失，营养状况改善。若同时伴有其他畸形，则预后较差。

（五）消化道重复畸形

消化道重复畸形（alimentary tract duplication）是指附着于消化道系膜侧、具有与消化道结构相同的球状或管状空腔物，是一种先天性发育畸形，可发生于消化道任何部位，以小肠最多，占45%～60%，回肠多于空肠，其次为食管重复。可在儿童生长的不同时期甚至成年后发病，但70%～80%在1岁以内发病，男性患儿多于女性，在临床上并不少见。

1.病因　消化道重复畸形可能是一种多源性发育畸形，可合并椎体畸形、短颈畸形。目前对其具体的胚胎学起源尚不清楚，仅存在一些假象的理论，如分裂脊索理论、系统发育逆转、持续性胚胎憩室和空泡化形成障碍等，一般认为其发病机制为多源性。

（1）脊索与原肠分离异常：胚胎在第3周形成脊索过程中，内外胚层间发生粘连，神经管与原肠分离发生障碍，使原肠受到索带牵连产生憩室状突起，突起不断演变而形成不同形态的肠管状结构，多位于肠系膜的附着缘。

（2）胚胎期肠管再腔化异常：肠腔内部分空泡未与整个肠腔结合或未完全结合，形成球状或与消化道平行的长管状结构。

（3）其他：有研究者认为，在胚胎发育过程中，消化道各部位可出现许多憩室样外袋，正常发育时这些憩室样外袋逐渐退化而消失，如憩室不退化则可形成重复畸形。也有学者认为，胚胎期肠管如发生缺血性梗死，坏死后残留的肠管残段经附近血管供应血液也会发育形成重复畸形。少数全结肠、直肠长管形重复畸形通常同时合并泌尿和生殖器官重复畸形，因此认为只有胚胎尾端孪生发育畸形才能解释这种重复畸形的发生。

2. 病理　重复畸形发生位置不同，形成的畸形形态和结构也不完全相同。

（1）大体形态：多呈圆形、囊状或长管状，囊状畸形占比较高，回肠为最常见的发病部位，且病变位于肠腔内、肠壁内或肠腔外。畸形部位常紧密附着于消化道，其具有正常消化道的管壁结构，并多与所依附的消化道具有共同的黏膜层、肠系膜和血供。重复畸形多为单个，偶有多个畸形同时存在。

（2）组织学特点：重复畸形的肠壁具有完整的黏膜和平滑肌，平滑肌纤维进入相邻的正常肠管无明显的界限，黏膜层的结构与邻近的正常肠管多无不同。25%～30%的重复畸形有异位胃黏膜及胰腺组织，异位黏膜可分泌消化液，进一步腐蚀肠壁产生溃疡，引起肠壁出血和穿孔。

（3）病理类型：重复畸形按照不同的形态分为囊肿型和管状型。其中囊肿型占80%，分为肠外囊肿型和肠内囊肿型。按照与正常消化道的关系分为四种，具体见表11-1。

表 11-1　消化道重复畸形病理分类

类别	定义
I 型	重复部分与正常部分完全分开，且有分开血供
II 型	重复部分与正常部分完全分开，且有共同系膜血供
III 型	重复部分与正常部分完全分开，有小蒂连接，有共同血供
IV 型	重复部分与正常部分垂直分开，有共同血供

3. 临床表现　消化道重复畸形临床表现多样，根据患儿的年龄、病变部位及类型不同而不同，重复病变压迫肠道或引起肠道痉挛、扭转、套叠，从而表现为肠梗阻、腹痛、腹部包块等。如果重复畸形内衬异位组织，如胃黏膜或胰腺组织可导致消化性溃疡、消化道穿孔及出血。

症状可发生于任何年龄，以婴儿期多见，少数至成人发病。症状因畸形所在部位、类型、大小、有无与肠道交通及有无异位黏膜的情况而有所不同，如食管畸形可出现咳嗽、气喘、发绀、咽下困难等症状；小肠畸形可表现为消化道出血、腹痛、肠梗阻表现、肠坏死、腹膜炎等。

4. 诊断及鉴别诊断　当患儿发生反复腹痛、便血、腹部包块或原因不明肠梗阻时应考虑消化道重复畸形。可借助多种检查手段，近年来，术前诊断率有所提高。

（1）钡剂灌肠检查：显示肠腔有钡剂充盈缺损或肠壁有受压切迹。

（2）超声检查：可以判断重复畸形部位、大小和性质，了解囊肿内有无分泌物充盈，以及囊肿与消化道的关系。

（3）CT扫描：显示紧贴消化道的类圆形囊状低密度影，囊腔张力高，边缘清晰，部分囊壁呈分层状，内层密度稍低，外层稍高，呈"晕轮征"，增强扫描后显示更加清晰。

（4）其他检查：如放射性核素 $^{99m}TcO_4^-$ 扫描、内镜检查、磁共振检查等对诊断及鉴别诊断帮助较大。

临床上肠重复畸形常与肠系膜囊肿、大网膜囊肿、卵巢囊肿、囊性畸胎瘤、梅克尔憩室等通过相关检查相鉴别。

5. 治疗及预后　肠重复畸形一旦诊断应手术治疗。常用的手术方法有重复畸形及肠管部分切除术、单纯重复畸形切除术及囊肿开窗内引流术，具体手术方式应视重复畸形的具体情况而定。近年来，腹腔镜手术在诊断及治疗肠重复畸形方面显示出明显优势。如果合并严重并发症，如坏死、穿孔等，需要对症支持治疗，加强营养支持，维持内环境稳定，预防感染，积极做好术前检查及术后护理。

（六）环状胰腺

环状胰腺（annular pancreas，AP）是指胰腺组织呈环状或钳状压迫十二指肠降段的一种罕

见的胚胎发育缺陷性先天性畸形，Tiedman 在
1818 年首次发现，1862 年 Ecker 首次命名，以
胰腺组织环绕十二指肠降段为特征，腹胰芽转
位不完全是导致其形成的主要原因，发病率为
5/100 000 ～ 15/100 000，好发于男性，新生儿多见，
可伴有唐氏综合征、肛门闭锁、梅克尔憩室等其
他先天性畸形，是导致先天性十二指肠梗阻的原
因之一，占十二指肠梗阻性疾病的 10% ～ 30%。

1.病因　胰腺起源于胚胎第 4 周原始十二指
肠背侧和腹侧的胰腺始基（胰芽）。在妊娠第 7
周左右，由于十二指肠随着胃的生长和旋转，左
侧腹胰芽逐渐萎缩，右侧腹胰芽与背胰芽融合，
发育成胰腺体和尾，腹胰芽形成胰头和钩突。若
腹胰芽和背胰芽未能随十二指肠转位融合或融合
位置异常，则导致胰腺组织环绕、压迫十二指肠，
使得十二指肠狭窄，从而形成环状胰腺。

环状胰腺病因复杂多样，常见以下学说，其
中 Lecco 是目前公认的可以解释 AP 发生机制的理
论。① Lecco 理论：腹胰芽在转位前黏附于十二
指肠壁，导致转位异常，从而引起胰腺以带状延
伸形式残留并部分或完全环绕十二指肠降部。
② Baldwi 理论：左侧腹胰芽持续存在并增大，
异常移动导致环状胰腺发生。③其他：腹胰芽和
背胰芽在肠管转位前增大融合，导致其完全包绕
十二指肠。

2.病理及分型　环状胰腺是真正的胰腺组
织，有胰岛和腺泡组织，呈薄片带状，宽度为
0.5 ～ 0.8cm 不等，环绕于十二指肠降部。环状胰
腺内有一导管，由前面绕过十二指肠进入主胰管
或单独开口于十二指肠。环状胰腺时常向十二指
肠内生长，直达黏膜下层。有时胆总管受压或弯
曲成角，导致阻塞。

根据胰腺组织环绕十二指肠的程度或十二指
肠周围胰腺组织解剖分布，将环状胰腺分为完全
和不完全两大类。临床上根据发病年龄、诊断时
间将其分为新生儿型和成人型，新生儿型主要表
现为急性完全性十二指肠梗阻，一般在出生后 1
周内发病，需立即进行外科干预治疗。依据环状
导管走行及引流位点可将环状胰腺分为 6 种亚型，
见表 11-2。

表 11-2　环状胰腺亚型分类

类别	定义
Ⅰ型	环状导管直接汇入主胰管
Ⅱ型	副胰管包绕十二指肠，但未引流至大乳头
Ⅲ型	环状导管从背侧汇入胆总管
Ⅳ型	环状导管汇入胆总管，但无副胰管
Ⅴ型	环状导管从腹侧汇入副胰管
Ⅵ型	环状导管汇入副胰管且融合异常

环状胰腺常并发其他畸形，如十二指肠闭锁
或狭窄、肠旋转不良、唐氏综合征、先天性心脏病、
先天性胆总管扩张、胰腺分裂等。

3.临床表现　当环状胰腺部分压迫十二指肠
即可引起相关临床表现，轻重程度且与十二指肠
梗阻程度、伴随的其他病理改变有关。轻症和早
期患者可终身无症状，有些成年期发病。

（1）十二指肠梗阻：取决于环状胰腺对于
十二指肠的压迫程度。严重时新生儿即可发病。
少数终身无症状。

（2）呕吐：表现为持续性呕吐，呕吐物为含
黄绿色胆汁，伴上腹部胀满，有时可见胃型和蠕
动波。反复呕吐继发营养不良及脱水、电解质紊乱。
也可导致吸入性肺炎，甚至心力衰竭。一般均有
正常胎粪排出，少数胎粪排出延迟。

（3）黄疸：当环状胰腺压迫胆总管下端引起
梗阻，使得肝内胆汁淤积、胆总管扩张发生黄疸，
直接胆红素水平升高。

（4）胃十二指肠溃疡：环状胰腺压迫十二指
肠，导致胆汁和十二指肠内碱性液量减少，削弱
了对胃酸的中和作用，致使胃、十二指肠黏膜受
胃酸侵蚀发生溃疡出血，年长儿常见。

4.诊断及鉴别诊断　随着 ERCP 和 MRCP 等
技术的发展，环状胰腺的诊断得到明显提高，产
前检查羊水过多，出生 72 小时内出现严重非胆汁
性呕吐时应高度怀疑本病，婴儿及儿童出现喂药
不耐受、呕吐、腹壁膨隆时应怀疑环状腺胰。临
床上可依据消化道造影等检查明确诊断。

（1）腹部平片：特异度不高，有十二指肠
梗阻表现时可见"双泡征"及气 - 液平面，需与
十二指肠闭锁、肠旋转不良等相鉴别。

（2）上消化道造影：近端十二指肠对称性扩

张、十二指肠狭窄伴降段狭窄均提示环状胰腺。

（3）CT 及 MRI：CT 显示十二指肠降段狭窄、胰腺组织完全环绕包绕十二指肠，或者以钳样向前外侧或后外侧包绕十二指肠，呈"鼠尾征"。MRI 提示十二指肠降段周围有正常胰腺组织环绕，信号均匀，增强扫描显示环状胰腺与正常胰腺强化一致，十二指肠环形变细，肠腔狭窄。此外，磁共振胰胆管成像可以很好地显示胰管与胆管的解剖结构，判断梗阻部位，更好地发现其他发育畸形等。

（4）超声检查：母妊娠期超声提示羊水过多，部分可发现"双泡征"及环绕十二指肠的高回声带，可将其作为产前诊断的标准。产后超声提示胰腺呈 360° 包绕十二指肠，典型表现为近端及胃扩张，排空延迟，梗阻远端肠管充盈差或不充盈。

新生儿 AP 需与先天性肠闭锁、幽门肥厚及肠旋转不良等相鉴别。

5. 治疗　手术是治疗环状胰腺的首选方法，只有在临床症状明显时才需手术治疗，其目的是通过改道以解除胃或十二指肠出口梗阻。

（1）术前准备：纠正水和电解质紊乱，保持内环境稳定，纠正营养不良，胃肠减压，防治误吸，合并感染时给予抗生素，预防术后出血。

（2）手术方式：目前采用十二指肠 – 十二指肠菱形侧侧吻合手术、结肠后十二指肠 – 空肠 Roux-y 吻合手术、胃 – 空肠侧侧吻合术等术式。新生儿患者首选十二指肠菱形侧侧吻合术，具有保持消化道连续性、符合生理及捷径短的优势，术后恢复时间短，预后好，避免产生无功能肠袢。年长儿可选择 ERCP 治疗。

（3）术后护理：置于暖箱，恰当补液，维持血糖、血压稳定，维持电解质平衡等。当观察到肠运动功能恢复，如胃肠减压颜色变清、量变少、肠鸣音正常，排气、排便正常，可停胃肠减压，开始喂养，一般时间在 5 ～ 12 天，预防切口感染。积极处理术后并发症，如吻合口狭窄、十二指肠盲端综合征、吻合口瘘等。

6. 预后　环状胰腺患者预后主要取决于患者出现临床症状的时间及年龄，婴儿及儿童预后主要取决于是否存在相关的先天性异常，不合并内科疾病或其他消化道畸形的环状胰腺患儿病死率

较低，一般预后较好，若合并早产、败血症、新生儿重度肺炎等内科疾病，患儿病死率明显提高。合并其他消化道畸形需多次手术时，术后并发症发生率较高，预后不良。一般在术前明确诊断可能有助于手术过程顺利进行及获得良好预后。

（七）梅克尔憩室

梅克尔憩室（Meckel diverticulum，MD）又称先天性回肠末端憩室，是由于胚胎发育早期卵黄管部分或全部退化不全引起。典型 MD 为 3 ～ 6cm 大小的回肠壁外突，位于肠系膜对侧缘，距回盲瓣 50 ～ 75cm 处，是消化道最常见的先天性畸形之一。MD 患者大多数人无任何症状，仅 4% ～ 6% 发生便血、炎症及肠梗阻等并发症。解剖学统计发现，MD 在正常人群中的发病率为 2% ～ 4%，男性多于女性 2 倍，在有合并症的 MD 患者中，男女比例在（1.5 ～ 5.5）：1，其中 48% ～ 60% 发生于 2 岁以内。MD 患儿通常临床症状危急，绝大多数可通过手术治愈，有报道其病死率为 0.4% ～ 1.5%。此外梅克尔憩室常伴发其他先天性畸形，如先天性巨结肠、唐氏综合征等。

1. 病因病理　MD 含有肠管的所有层次，多位于肠系膜对侧缘距回盲瓣 100cm 左右的回肠末端。MD 多数呈圆锥形，少数呈圆柱形，口径 1 ～ 2cm，憩室腔较回肠狭窄，长度为 1 ～ 10cm，盲端游离于腹腔内，顶部偶有残余索带与脐部或肠系膜相连，易引发腹内疝导致肠梗阻。MD 有自身的血供，组织结构与回肠相同，但肌层较薄，约 50% 的憩室内有迷生组织。

憩室可因迷生组织分泌消化液损伤黏膜，从而引起溃疡、出血及穿孔；也可因粪块、寄生虫等发生急性炎症坏死及穿孔，此外也可因憩室扭转、套叠等引起各种急性肠梗阻。

2. 临床表现　MD 并发症多样，临床表现复杂，常见如下。

（1）出血：是最常见的并发症，多考虑为憩室内异位黏膜组织分泌消化液，导致憩室本身及其周围肠管黏膜炎症、溃疡或出血，多见于 2 岁以内婴儿，临床表现为突然出现的无痛性便血，出血无固定规律，常会自行停止，腹部查体无阳性体征，有时短期内出现失血性休克，可不伴有

呕吐、腹痛等症状。

（2）肠梗阻：是 MD 的第二常见并发症，常发生于较大儿童，临床主要表现为腹胀、胆汁性呕吐、便秘和腹痛。MD 引起的肠梗阻产生原因：①憩室以束带或憩室根部为轴心发生扭转；②肠管进入憩室束带下方造成压迫或形成内疝；③憩室炎性渗出致周围肠管粘连形成肠梗阻；④憩室翻入肠腔引起肠套叠。其中最常见的继发原因是肠套叠。以憩室本身的扭转、粘连引起的肠梗阻最为常见，其次是憩室为起套点形成的回结型肠套叠，起病急，病程重，常需要手术复位。

（3）憩室炎：临床表现为脐周或右下腹痛，常伴恶心、呕吐及发热，症状和体征类似急性阑尾炎，其潜在机制是憩室口的炎症。临床上在阑尾炎手术时，如果发现阑尾状态无明显异常或不能达到临床表现程度，应常规探查距离回肠末端至少 100cm 以内的肠管，注意有无 MD 的存在，以避免误诊及漏诊。

（4）憩室穿孔：穿孔是 MD 的一种罕见并发症，常继发于炎症、坏疽、消化性溃疡、摄入的异物或肠梗阻，大多骤然发生，表现为剧烈腹痛、呕吐、发热，腹壁检查有明显腹膜刺激征。

（5）肠结石形成：是 MD 相对罕见的并发症，在 3% ～ 10% 病例中很明显。临床症状包括慢性和间歇性腹痛或消化道出血，被认为是淤滞的结果。

（6）其他：如憩室疝、憩室内寄生虫等。

3. 诊断及鉴别诊断　MD 并发症临床表现无特异性，与下消化道出血、急性阑尾炎、阑尾穿孔、其他原因引起的肠梗阻等难以鉴别，临床诊断较困难。当出现右下腹炎症、小肠低位梗阻及下消化道出血，反复发作时，应考虑憩室并发症的可能。临床上各种影像学方法已被用于明确 MD 诊断，包括腹部直立位片、腹部 CT、腹部超声、99mTc 扫描等检查，其中 99mTc 扫描诊断准确率可达 90% 以上。

（1）腹部 X 线检查：该检查诊断价值有限，通常无法显示，当憩室穿孔及合并肠梗阻时，可显示膈下游离气体及气液平征象。

（2）腹部 CT：在无并发症的患者中，MD 通常很难与正常小肠分开，可表现为脐周或右下腹囊状或管状包块，与小肠环相连。增强 CT 扫描可显示明显环状强化的厚壁，可见强化的黏膜皱襞，周围间隙渗出。当合并肠套叠或肠梗阻时无特异性，当合并穿孔时表现为憩室壁连续性中断，周围脂肪层渗出，可见气体影等。

（3）腹部超声：该检查简捷、廉价、无创及无放射性损伤，对出现并发症的 MD 检出率高，是临床诊断 MD 的首选方法。MD 并发症超声显像表现：①合并单纯炎症，表现为脐周或右下腹可探及肠壁不同程度增厚，形成固态肠管，一端与小肠相通，另一端为盲端；②合并周围脓肿，右下腹可见椭圆形或长圆形囊状无回声包块，包块内可见肠壁、细密回声光点或絮状漂浮物；③合并肠套叠，表现为典型的"同心圆征"；④合并穿孔，表现为右下腹的肠系膜、大网膜的回声增强，局部肠系膜上可见增大的淋巴结，还可见憩室壁断裂；⑤合并肠梗阻，主要表现为小肠扩张。

（4）99mTc 扫描：99mTc 对胃黏膜壁细胞具有特殊亲和力，能被胃黏膜选择性地摄取，当憩室内存在异位胃黏膜时，99mTc 腹部显像可发现异常放射性聚集区，显示异位胃黏膜部位及胃肠道出血的部位。99mTc 标记扫描见异常放射性聚集灶是诊断 MD 最为可靠的诊断手段，但该检查也存在一定的假阳性与假阴性，即当憩室内无异位胃黏膜、异位胃黏膜过少或憩室肠壁水肿影响对 99mTc 的摄取时，可出现假阴性结果；而假阳性则常见于肠套叠、炎性肠疾病、输尿管梗阻、较大的肠血管瘤、腹主动脉瘤、肠重复畸形等存在时。检查前应用五肽胃泌素或 R 受体阻滞剂可增加阳性检出率。

4. 治疗及预后　对于临床上无症状 MD 的处理目前仍存在很大争议，对于有明显病理依据的 MD 必须手术切除，对于憩室合并并发症经内科非手术治疗效果不理想时也需手术治疗。手术方式可采用腹腔镜探查术或剖腹探查术及憩室切除术。近年来，由于腹腔镜手术切口小、损伤轻、疼痛少、愈后美观等特点逐渐成为 MD 首选的手术方式。

由于诊断技术的提高，MD 一般都能得到早期诊断、早期治疗，其病死率已有明显下降，预后良好。

三、肠动力性疾病

（一）功能性便秘

便秘（constipation）是儿童常见的消化系统症状，临床主要表现为排便次数减少，排便异常（排便困难、排便费力、排便疼痛）及巨大、干硬粪块。功能性便秘（functional constipation，FC）指非由器质性疾病及药物因素等引起的便秘，是儿童最常见的便秘原因，占儿童便秘的 90%～95%，长期慢性便秘可严重影响患儿生活质量。文献报道，儿童出生后第 1 年 FC 的患病率约为 2.9%，第 2 年为 10.1%，发病与性别无明确相关。FC 可在儿童中长时间持续存在，如果没有经过系统治疗，几乎 50% 的儿童便秘可延续至成人阶段。FC 的危害不仅表现在可以影响胃肠功能，还可伴有遗尿、大便失禁等症状，严重者甚至可能影响儿童的体格发育及心理健康。

1. 病因　FC 发病受饮食结构、地域、种族、年龄及性别等诸多因素影响，基因的遗传易感性、生活方式、肠神经系统功能障碍、神经递质的改变也都可导致儿童 FC 的发生。

（1）饮食行为及饮食结构：不恰当的饮食行为和饮食习惯、膳食结构不合理、低纤维素饮食或总的食物摄入量不足都可以导致粪便量少和粪便含水量少，粪块干硬不易排出而导致便秘。

（2）心理、行为因素：生活中发生焦虑、应激事件（重大生活事件，如入托、入学、父母离异等）都与儿童便秘的发病相关。缺乏排便习惯训练或者不恰当的排便习惯训练也可能导致儿童 FC 的发生。

（3）肠道微生态：在功能性胃肠病发病中起着重要作用。FC 患儿的肠道菌群结构会发生显著变化，同时通常伴随肠黏膜屏障功能障碍。肥胖儿童中便秘者粪便菌群结构与健康儿童存在显著差异，厚壁菌门 / 拟杆菌门比例显著增加，厚壁菌门丰度增高，拟杆菌门丰度降低。肠道菌群发生变化时，可影响肠道内短链脂肪酸浓度及次级胆汁酸水平，进而影响肠道尤其是结肠传输，最终可导致便秘的发生。

（4）肠神经系统（enteric nervous system，ENS）：肠神经系统异常可能引起便秘表现。研究显示，便秘患者可出现肌间神经丛和黏膜下神经丛形态学的改变，组织学研究显示，肌间神经元细胞数目存在异常，并同时伴有胃肠激素改变，如 P 物质下调、血管活性肠肽（vasoactive intestinal polypeptide，VIP）、一氧化氮（nitric oxide，NO）的上调。

（5）环境因素：儿童的家庭社会经济状况、父母教育水平、居住环境质量都可能影响儿童便秘的发生，环境因素可能通过影响儿童的饮食行为对便秘的发生产生影响。

（6）遗传因素：部分便秘儿童存在潜在的遗传倾向。6 月龄前出现便秘症状同时有便秘家族史的儿童提示其具有发生 FC 的遗传倾向。研究报道，28%～50% 的便秘儿童发现有阳性家族史，单卵双胎发病率高于双卵双生的双胎。

2. 发病机制及病理生理　FC 的发病机制包括肠道动力异常（结肠慢传输）、直肠敏感性减低及排便功能障碍三个方面。依据发病机制，FC 可分为慢传输型便秘（slow transit constipaiton，STC）、出口梗阻型便秘（outlet obstructive constipation，OOC）和混合型便秘。肠道动力异常多表现为慢传输型便秘，直肠敏感性下降及排便功能障碍则大多表现为出口梗阻型便秘。对于儿童而言，排便功能障碍（出口梗阻型，临床表现为刻意忍便）是导致儿童粪便干硬、巨大粪块，排便费力、排便困难、排便疼痛及排便次数减少的重要机制。

（1）排便障碍（刻意忍便）：与成人 FC 不同，排便障碍是儿童 FC 最常见的发病机制。儿童的排便障碍与成人不同，由于器质性原因（如直肠肛门角异常）引起的排便障碍较少见，多见的排便障碍为各种因素导致的刻意忍便，也是儿童 FC 的重要发病机制。刻意忍便指的是患儿通过收缩骨盆底肌肉和肛门括约肌来阻止排便的行为。

正常情况下，直肠内充满粪便会诱发直肠肛管抑制反射，使肛门内括约肌松弛，产生便意，进而排出粪便。但如果产生便意时，儿童因为存在既往排便疼痛、排便费力病史，或因为环境不适原因（如入托、入学等情况）出现刻意忍便行为，则排便过程中断，粪块滞留在结肠内。这种抑制排便的行为如果不尽快被干预措施（软化粪便和避免疼痛加重，缓解环境因素带来的刻意忍便）纠正，滞留的粪块水分被再次吸收，形成巨大、干硬的粪块，则会进一步加重排便困难和排便疼痛，形成恶性循环，导致长期慢性便秘的发生。

（2）肠动力异常（结肠慢传输）：部分 FC 儿童存在结肠慢传输的情况。由于结肠传输时间长，粪便在结肠内被吸收过多水分，从而导致粪块巨大、干硬，排出困难及排便疼痛，患儿可因为排便疼痛刻意忍便，二者联合作用就进一步加重了便秘症状。导致结肠慢传输的病理基础可能与肠道神经系统病变、肠道神经化学信号异常、肠道的微生态环境等多种因素有关。

3. 临床表现　儿童 FC 临床表现包括排便相关症状、长期便秘对其他系统的影响及长期便秘对儿童生活质量及心理的影响。

（1）排便相关症状：表现为排便间隔时间延长，排便次数减少，排便困难，排便费力、排便疼痛及巨大、干硬粪块。值得注意的是，儿童便秘很多时候合并有大便失禁，表现为不受控制的排便或溢粪（即在尿不湿或内裤上遗留粪便）。这是由于潴留的巨大粪块造成直肠敏感性降低，从而导致粪便溢出，即潴留性大便失禁。

（2）其他系统症状：部分便秘儿童可伴有腹痛表现，一般在排便后可缓解。同时，长期慢性便秘儿童常伴有营养吸收障碍，并由此可导致营养不良、生长发育迟缓及贫血等疾病表现。

（3）心理社会问题：长期慢性便秘可影响患儿的生活质量，对其社会心理发育造成不良影响。常见的表现有情绪化、喜怒无常、社交学习能力差、焦虑等。

4. 诊断及诊断标准　儿童 FGID 均为症状性诊断，诊断标准基于完善的病史询问及详细的体格检查。目前诊断标准为 2016 年修订的罗马Ⅳ诊断标准，该标准更新了既往认为 FGID 诊断要先排除器质性病变的观念，删除了"没有器质性疾病的证据"的诊断条件，以"经过适当医疗评估，症状不能归因于其他医学疾病"代替。

（1）病史及体格检查：病史应详细记录患儿一般状况，新生儿期胎粪排出情况、便秘的程度及病程、大便的 Bristol 分级、有无便血、日常饮食及生活习惯等。体格检查注意患儿的生长发育情况，有无特殊面容、肛门位置、有无局部畸形，

直肠指检视病情需要，并非常规检查。

（2）辅助检查：实验室检查包括牛奶蛋白过敏检测、甲状腺功能检查、血钙浓度等，影像学检查包括腹部 X 线平片、钡剂灌肠及腹部超声，但都并非必须进行的检查。如果临床存在报警征象时，建议进一步检查：① 足月新生儿 > 48 小时后才排出胎粪；② 便秘在出生后第 1 个月就开始出现；③ 有先天性巨结肠家族史；④ 扁条状粪便；⑤ 无肛裂出现便血；⑥ 生长发育迟缓；⑦ 胆汁性呕吐；⑧ 严重的腹胀；⑨ 甲状腺功能异常；⑩ 肛门位置异常；⑪ 肛门反射或提睾反射消失；⑫ 下肢力量、肌张力、反射减弱；⑬ 有骶骨窝形成；⑭ 脊椎后背毛发；⑮ 臀裂偏移；⑯ 肛门瘢痕。

常用的辅助检查：

1）实验室检查：血常规可提示轻至中度的营养性贫血。粪便隐血试验呈阳性，需考虑有无肠道息肉、食物蛋白过敏等疾病，有辅助诊断意义。甲状腺功能、电解质检查以除外甲状腺功能低下及电解质紊乱等因素造成的便秘。

2）不透 X 线标志物检查：可了解结肠传输时间，了解结肠动力变化。可以对便秘进行分型诊断，但这并不是鉴别 FC 与其他原因所致便秘的必要检查，不过在某些时候对便秘治疗药物的选择具有一定的指导作用（如出口梗阻型便秘选择胃肠动力药物是无效的）。检查方法是让患儿吞服一定数量不透 X 线标志物，72 小时后摄腹部 X 线片观察 SR 区（直肠、乙状结肠）标志物存留数与全结肠标志物存留数，计算二者的比值，即结肠通过时间值（transit index，TI），通过 TI 的变化对便秘进行分型。如 TI < 0.5，则慢传输型便秘可能性大；TI > 0.5，提示标志物存留在 SR 区多，则出口梗阻型便秘可能性大。

3）肛门直肠测压：用于评价节制排便和排便的功能是否正常，可检测肛门括约肌静息压及最大收缩压。肛门括约肌最大收缩压增高的便秘患儿通常存在肛门直肠区的动力障碍，提示为出口梗阻型便秘。但由于操作较复杂，且需患儿配合及获得同龄健康儿童的基础值作为比较，存在特异性、准确率欠佳，在临床推广应用较困难的问题。

（3）诊断标准：目前较常用的为罗马Ⅳ诊断

标准，按年龄分为婴幼儿（G7）及儿童/青少年（H3a）两部分。

婴幼儿 FC 的诊断标准：年龄 < 4 岁的儿童至少符合以下 2 条，持续时间达 1 个月。①每周排便 2 次或少于 2 次；②有大量粪便潴留史；③有排便疼痛和排干硬粪便史；④有排粗大粪便史；⑤直肠内存在有大量粪便团块。对于接受排便训练（如厕排便）的儿童，以下条件也作为选项：⑥学会如厕排便后，每周至少出现 1 次大便失禁；⑦有排大块粪便堵塞马桶病史。

儿童/青少年 FC 诊断标准必须满足以下 2 项或多项条件（每周至少发生 1 次，时间持续 1 个月以上），但不符合肠易激综合征的诊断标准：①每周排便 ≤ 2 次（年龄 ≥ 4 岁儿童）；②每周至少出现 1 次大便失禁；③有粪便潴留的被动姿势或过度克制排便的病史；④有排便疼痛或排干硬粪便的病史；⑤直肠内存在大粪块；⑥有排大块粪便曾堵塞抽水马桶；⑦经过适当评估，症状不能用其他疾病来完全解释。

5. 鉴别诊断　虽然 FGID 罗马 Ⅳ 标准指出，经过适当医疗评估，症状不能归因于其他医学疾病即可诊断为 FGID。但仍应注意，在出现相应报警征象时，要注意便秘的鉴别诊断。

（1）先天性巨结肠：也表现为排便次数减少，但发病早，多在新生儿期即发病，灌肠可帮助粪便排出，排出粪便多为软便，同时常伴有腹胀表现，钡剂灌肠及直肠肛门测压有助于鉴别诊断。

（2）先天性甲状腺功能减低：患儿有腹胀、排便次数减少等临床表现，但同时合并有黄疸消退延迟、生长迟缓等临床表现。甲状腺功能测定提示甲状腺素减低，TSH 升高。

（3）脊柱、脊髓疾病：马尾脂肪瘤、脊髓牵扯和骶前脊膜膨出可以导致潴留性或非潴留性大便失禁，表现为潴留性大便失禁时，与便秘临床表现类似。但脊柱疾病引起的临床症状还包括盆底肌无力的表现（肛门张开、咳嗽时肛门外括约肌和盆底肌的反射性收缩消失、尿失禁）。骶骨浅凹陷，脊柱上长有成簇毛发，臀部不对称，臀裂偏位，小腿或足部异常，跟腱反射亢进或消失，足底反射不正常，色素沉着异常，腰骶部血管痣或血管窦等均提示可能存在脊柱的异常。放射影像学可证实诊断。

6. 治疗　FC 的治疗是一项综合治疗，包括基础治疗及药物治疗。治疗的关键在于解除粪便嵌顿和维持粪便软化，治疗目的在于最终达到维持正常排便。越早治疗，便秘症状持续的时间越短，治疗及维持疗效的成功率越高。

（1）便秘的基础治疗：首先是排便习惯训练（defecation habit practice，DHP），即婴儿期的排便为反射性排便，不受意识的控制，不形成规律的排便习惯。而意识性排便为适应社会生活需要的条件反射，能按时排便，使儿童生活规律化，防止便秘、大便失禁。排便习惯训练是指人为地对儿童进行排便强化训练，使其形成规律的排便习惯。

DHP 要点：①一般在 24 个月左右开始，开始时间的早晚必须以儿童能接受及沟通为前提，不可强行进行 DHP 训练。应依据儿童兴趣、能力渐进性训练，允许反复实践及训练过程中可能出现的后退现象。②便器准备：外观引人、颜色鲜艳，置于小儿易使用位置，便器高度应使双膝高于臀部，双足着地以便用力。③训练内容：指导排便用力方式（Valsalva 技巧的学习），在呼气后屏气，增加腹内压，学会协调肛门内、外括约肌运动。④训练时间安排：一般安排在餐后 30 ~ 60 分钟进行，每次 5 ~ 10 分钟较适宜。

DHP 过程遭遇失败，家长应理解并予心理支持。对训练中可能出现的后退现象，如强忍粪便不解为训练中正常现象，不代表失败，父母应接受这一事实，不必焦虑或对儿童施加压力，不恰当的 DHP 反而会导致儿童刻意忍便。

此外，注意合理饮食。因为良好的饮食行为及合理的膳食结构对于 FC 的预防及治疗均有重要作用。良好的饮食行为包括饮食作息规律、进食习惯良好。膳食结构合理指膳食搭配合理，注重一定的膳食纤维（dietary fiber，DF）摄入。DF 具有吸收水分，软化粪便，增加粪便量的作用。DF 经肠道菌群酵解后产生短链脂肪酸及气体。少部分 DF 直接成为粪便组成部分，因此，增加 DF 摄入可以改善粪便容积及含水量，进而改善便秘症状。目前常按 0.5g/（kg·d）摄入量执行。DF 的问题在于摄入过多会增加肠道蠕动和产气量，引起腹部不适，可能出现腹胀。DF可抑制胰酶活性，影响蛋白质、矿物质，尤其是钙在肠道内的吸收。

最后是足量饮水和适量运动。目前并没有证据显示摄入更多水分可以改善粪便干结的情况，因此，对于便秘患儿只需正常足量饮水即可。运动与改善便秘的关系亦未置可否。

（2）缓泻剂治疗：常用缓泻剂包括容积型泻剂、渗透型泻剂，使用缓泻剂可达到解除粪便嵌塞及维持粪便软化的目的。在儿童FC中，应尽量避免使用刺激性泻剂。

常用的容积型泻剂有聚乙二醇（PEG）和小麦纤维素颗粒。目前包括罗马Ⅳ标准在内的临床指南都推荐聚乙二醇作为解除粪便嵌塞及维持治疗时的首选药物。聚乙二醇作为解除粪便嵌塞时使用的剂量为 $1 \sim 1.5g/（kg \cdot d）$，维持剂量为 $0.2 \sim 0.8g/（kg \cdot d）$，持续至少2个月，便秘症状改善维持1个月之后再逐渐减量。聚乙二醇口服进入肠道吸水后形成柔软凝胶，可增加粪便量及粪便含水量，改善粪便硬度，有助于排便。聚乙二醇不被结肠内细菌分解产气，以原型排出，极少出现腹胀或胃肠胀气的不良反应，亦不导致水盐代谢的紊乱。

渗透性泻剂常用药物有乳果糖，其口服后以原型到达结肠，在肠道内细菌作用下分解发酵，生成乳酸等各种酸性代谢产物，具有渗透效应，可使结肠内水分增加，粪便软化。部分乳果糖可以原型方式从肠道排出，起到增加粪便量及粪便含水量的作用。其副作用是部分儿童可能出现腹胀、腹部不适，并可能影响矿物盐吸收。乳果糖适用于任何年龄的FC治疗，无法获得聚乙二醇时，乳果糖可作为儿童FC的首选。

（3）润滑剂治疗：常用有液状石蜡及开塞露。一般用于PEG效果欠佳时，主要是通过局部润滑、刺激肛门直肠排便达到解除粪便嵌塞的作用。长期应用可能导致直肠黏膜黑变、排便时需刺激依赖等问题。临床只作为短期临时应用。研究表明，口服聚乙二醇和灌肠在解除粪便嵌塞上没有明显差异，均可达到良好疗效。但灌肠剂使用为侵入式治疗，多数患儿配合程度差，且长期使用易产生依赖，因此不作为首选。

（4）微生态治疗

1）益生菌：理论上补充益生菌可以改善肠道微生态环境，但由于摄入的益生菌并不能永久定植，补充益生菌制剂用于治疗FC仍存在争议。益生菌在FC中的作用可能与益生菌菌株、使用时间、治疗剂量有关，仍需要进一步研究探索。因此，在儿童FC诊疗中应当谨慎选择合适的益生菌，不同菌株、不同剂量、不同联合食用方法对人体作用的差别是将来研究需要关注的问题。

2）粪菌移植：可重建肠道菌群的多样性，恢复肠道正常功能，对于存在肠道菌群失调的FC患儿，利用粪菌移植治疗FC从理论上可行。目前临床研究均限于成人，应用粪菌移植治疗儿童FC，尚缺乏有效性及安全性的相关研究报道。

（5）胃肠动力药物治疗：治疗目的是改善胃肠动力，尤其是肠动力，因此仅应用于慢传输型便秘，对出口梗阻型便秘无效。临床常用的胃肠动力药物为5-羟色胺（5-HT）受体激动剂，可刺激肠肌间神经丛释放乙酰胆碱，从而促进结肠运动，增加肠动力，改善便秘；西沙必利是目前较常用的胃肠动力药物，但其为非选择性5-HT受体激动剂，不良反应大，不推荐应用于儿童。目前上市的胃肠动力药包括鲁比前列酮，是选择性的5-HT受体激动剂，缺乏儿童的临床试验，不推荐使用。

（6）物理疗法：经皮电刺激疗法是指通过电极刺激来改善结肠传输时间以治疗慢传输型便秘的方法。有研究对39例STC型便秘患儿进行经皮电刺激治疗，结果显示73%的病例症状改善，33%的病例改善可持续2年以上，25% $\sim$ 33%的病例症状改善持续小于6个月。但目前临床少用。

（7）生物反馈治疗：是将心理学、精神卫生学与物理医学结合起来，通过电子工程技术收集内脏器官的生理活动信息，并转化为声音、图像等信息使受训者准确地感知，然后通过大脑皮质、下丘脑产生神经和体液变化调整生理反应，形成生物反馈通路的一种治疗方法。对便秘患儿进行生物反馈治疗的目的是通过对耻骨直肠肌和肛门外括约肌进行再训练，重建和改善患儿盆底肌肉的力量和协调性，以期改善便秘的症状，但目前缺乏大样本的临床研究，临床应用亦不多。

7. 预后　经过正规药物治疗及基础治疗，儿童 FC 临床预后良好。基础治疗的实施效果对于预后特别是对于疗效的长期维持有着重要作用。尤其对于部分需要较长时间使用药物软化大便的 FC 儿童，良好的膳食结构及 DHP 有助于达到早日药物减量及停药的目的。

（二）先天性巨结肠

先天性巨结肠（congenital megacolon）又称肠管无神经节细胞症（aganglionosis），由肠道的先天性发育畸形所引起，是新生儿低位肠梗阻的原因之一。1886 年，Hirschsprung 详细描述了该疾病，因此又称赫什朋病（Hirschsprung disease，HD）。HD 是由于部分肠管（结肠、直肠多见）的神经节细胞缺如，导致病变肠管持续痉挛、狭窄，病变肠管近端的肠管则出现粪便潴留、肠管扩张，最终形成巨结肠改变的一种肠道疾病。发病率约为 1 ∶ 5000。

1. 病因　先天性巨结肠是肠道的一种发育畸形，是由于肠壁中的神经节细胞缺如所致。目前认为这种神经节是由于神经母细胞移行障碍所致。妊娠 5 周时，来源于外胚层神经脊的神经母细胞在食管中出现，随后 5 ～ 12 周，由头向尾方向移行到肠壁，形成肌间神经丛的神经节细胞。移行过程出现异常即移行障碍可导致肠管无神经节细胞。移行障碍发生早晚与无神经节细胞肠段的长短相关。目前研究认为，巨结肠是遗传与环境因素的联合影响所致，是一个多基因遗传或多因素影响的先天性疾病。

（1）遗传因素：HD 有明显的家族发病倾向。全结肠型的家族发生率为 15% ～ 20%。多种基因突变或与基因相连的修饰因子的突变和先天性巨结肠发病相关，如 RET 原癌基因被认为是主要致病基因，已发现 30% ～ 50% 的家族性和散发性巨结肠病例存在 RET 原癌基因的突变。其他基因有内皮素受体 B（EDNRB）基因、内皮素 -3（EDN-3）基因、胶质细胞源性神经营养因子（GDNF）基因及性别相关转录因子（SOX-10）基因等，这些基因的突变占巨结肠病例的 5% ～ 10%。

（2）肠神经系统发育阶段的微环境变化：肠道神经发育是神经母细胞的移行及发育过程，多种因素可影响肠道神经系统的发育。可能因素：①胚胎早期阶段细胞外基质的改变可引起神经母细胞移行受阻，导致肠神经节的异常发育，产生包括先天性巨结肠、肠神经发育不良在内的巨结肠类疾病；②神经生长因子；③神经黏附分子等对肠神经发育至关重要，HD 患儿中这些因子的表达明显下调；④妊娠早期 3 个月孕母发生感染、外伤等疾病，可导致胚胎阶段的肠神经受毒素、缺氧、缺血等影响，使肠壁炎症、水肿，可能导致神经节细胞发育障碍，最终导致无神经节细胞。

2. 病理变化　巨结肠病理改变为近端肠管的扩张和肥厚，远端肠管的痉挛及狭窄。典型病例按病理变化，可将受累肠管分为三部分。

（1）痉挛段：即巨结肠的狭窄部分，大部分位于直肠近端或乙状结肠远端位置。需注意的是，新生儿期痉挛段可不明显，结肠镜及钡剂灌肠可能观察不到典型的痉挛段改变。痉挛段组织学病理改变为肌间神经丛（Auerbach 丛）和黏膜下神经丛（Meissner 丛）内神经节细胞缺如，远端很难找到神经丛。

（2）移行段：是痉挛段和扩张段之间的过渡部分，大体标本上呈漏斗状，长 3 ～ 8cm。移行段组织学改变为痉挛段组织学改变，表现为无神经节细胞，即移行段本质上是被动扩张的痉挛段。

（3）扩张段：是巨结肠的扩张部分，组织学改变为神经节细胞缺如、减少，可见肠黏膜炎症、水肿或溃疡。

3. 病理分型　依据 HD 痉挛肠段的长短，即无神经节细胞肠管所波及范围，将 HD 分为 6 型。①常见型：也称普遍型。最多见，无神经节细胞段自肛门向上达乙状结肠远端，占 75%。②短段型：病变仅局限于直肠远端，占 20% 左右。③长段型：病变肠段延伸至乙状结肠或降结肠，占 3% ～ 5%。④全结肠型：病变包括全部结肠及回肠末段，距离回盲瓣 30cm 以内。⑤超短段型：病变仅限于直肠远端 3 ～ 4cm。⑥全肠型：罕见。病变累及全结肠及回肠，甚至累及至十二指肠。

4. 病理生理　由于 HD 病例病变肠段肠肌层、黏膜下神经丛神经节细胞缺如，被副交感神经纤维所代替，因此，病变肠段内副交感活性增强、交感活性减弱。副交感神经节后纤维末梢释放乙酰胆碱，对肠壁运动起兴奋作用，引起肠平滑肌强烈收缩，是造成巨结肠远端肠管痉挛收缩的主要原因。

由于肠管病变段处于持续痉挛状态。病变段的近端由于长期粪便淤积逐渐扩张、肥厚而形成巨结肠。巨结肠患儿的正常排便反射亦受影响，粪便不能从结肠进入直肠，壶腹部空虚，所以不能激起排便反射。只有结肠内压力超过痉挛段和内括约肌压力时，才有粪便排出。

5. 临床表现

（1）临床症状：巨结肠的临床表现轻重不一，可在新生儿期即出现肠梗阻表现，也可仅表现为便秘症状。80%～90%的巨结肠患儿在新生儿期即出现症状。胎粪排出延迟是新生儿期最主要的临床表现。约90%的病例出生后24小时内无胎粪排出或仅少量排出，且有明显的排空延迟，超过3天尚未排净。巨结肠患儿有不同程度的腹胀，严重程度与病变程度及是否进行有效处理有关。巨结肠多表现为低位肠梗阻，有呕吐表现者不常见。但长段型及全结肠型由于肠梗阻较重，可在早期出现呕吐表现，临床上需注意鉴别。

（2）体征：巨结肠患儿腹部膨隆明显，腹壁皮下脂肪薄，严重时可见腹壁静脉曲张，可见肠型。肠鸣音正常或者明显活跃。肛门指检对诊断新生儿巨结肠很重要，可感觉到直肠内括约肌痉挛和直肠壶腹部的空虚感。直肠指检后或肛管排气时可见大量胎粪及气体呈“爆炸式”排出，同时腹胀明显缓解，但缓解后一段时间又出现上述症状及体征。

（3）并发症：小肠结肠炎是巨结肠最常见和最严重的并发症，尤其是在新生儿期发病率高，发生小肠结肠炎的比例可达30%～50%。由于大量粪便长期潴留在结肠内，结肠内压力明显增高，导致肠壁循环障碍，肠壁黏膜出现缺血、水肿等表现。机体免疫功能异常、肠道内菌群失调、肠腔内感染可加重肠壁黏膜损伤，最终导致小肠结肠炎。结肠为主要受累部位，常见病理改变为肠黏膜水肿、溃疡、局限性坏死，病变进一步加重，炎症侵犯肌层后可表现为浆膜充血、水肿，同时可出现腹腔内渗液、腹膜炎表现。大部分小肠结肠炎如及时发现、及时诊断、及时处理，可得到较好的缓解。但部分病例可出现病情突然恶化，

表现为顽固性腹胀、拒乳或呕吐，部分病例伴有腹泻，可伴有感染中毒症状、高热、水和电解质紊乱，甚至中毒性休克。

此外，由于新生儿肠壁肌层菲薄，肠腔内压力高，且多合并有黏膜受损，因此可发生肠穿孔。并发小肠结肠炎时，穿孔概率更大。巨结肠患儿多伴有营养不良、贫血。

6. 诊断

（1）病史及体格检查：大部分HD患儿都有胎粪排出延迟的表现，90%以上HD患儿出生后24小时内无胎粪排出，随即出现顽固性便秘和腹胀。肛门指检可感到直肠空虚、壶腹部不能触及大便，灌肠后可有大量胎粪及气体呈“爆炸式”排出，腹胀症状可立即缓解，但数日后即反复出现。临床有胎粪排出延迟、反复腹胀表现时，应考虑HD诊断。

（2）辅助检查

1）腹部立位片：新生儿期腹部立位片通常表现为低位结肠梗阻，可见肠腔扩张、胀气，较多气液平面及扩张的肠袢，但是直肠充气并不明显。

2）钡剂灌肠：是诊断HD的主要方法，目的是显示痉挛段及近端的扩张段。对于有胎粪排出延迟、明显腹胀，腹部平片提示低位梗阻的新生儿，应进行钡剂灌肠检查。HD患儿钡剂灌肠可见直肠、乙状结肠远端细窄，结肠壁的结肠袋形消失，变平直，无蠕动，病变段有时呈不规则锯齿状改变。而乙状结肠近端及降结肠则出现明显扩张，肠腔扩大，蠕动减弱。钡剂灌肠后24小时再观察，结肠内仍有较多钡剂存留。钡剂灌肠只需要确认扩张段即可，一旦明确不需要灌入更多钡剂。新生儿期由于近端结肠扩张可能不明显，不易与无神经节细胞的病变肠段形成对比，因此可能出现假阴性病例，文献报道约有20%病例未能经钡剂观察确诊。

3）直肠组织活检：取材可为肌层或黏膜，肌层活检是诊断巨结肠的“金标准”，但取材较难。直肠肌层活检需要在全身麻醉下取材，一般取材高度：新生儿在齿状线上方至少2cm，经组织病理证实肌间神经节细胞缺如即可诊断为先天性巨结肠，准确率为98%。但是肌层活检虽可靠，由于新生儿肛门狭小、直肠壁薄、操作不便，且取材手术时易发生穿孔、感染等并发症，因此临床

应用存在一定局限。另一直肠组织活检取材部位为直肠黏膜。由于仅需钳取一小块黏膜，因此该方法简单、安全可靠，而且不影响将来手术治疗，是目前临床广泛应用的活检取材部位。

4）病理学检查：方法有组织学、组织化学及免疫组织化学。组织学检查主要以 HE 染色判断神经丛中神经节细胞是否缺如，但并不准确。组织化学方法采用乙酰胆碱酯酶染色组织化学法，HD 患儿直肠黏膜中可见大量增粗的乙酰胆碱酯酶神经纤维，乙酰胆碱酯酶染色法诊断正确率可达96%，但新生儿期乙酰胆碱酯酶活性较低，采用此种染色方法易出现假阴性结果。采用特定抗体进行的免疫组织化学方法准确性高，有报道采用神经元特异性烯醇化酶（neuron-specific enolase，NSE）免疫组织化学法，无一例误诊。

5）直肠肛管测压：正常情况下，直肠内压力为 1.17kPa（12cmH_2O）左右，当直肠壁受到肠内容物刺激时，肛内括约肌出现反射性松弛，肛管内压力随之下降。但是 HD 患儿直肠缺乏神经节细胞，在直肠扩张时并不出现直肠肛管反射性松弛，肛内括约肌持续痉挛，直肠肛管内压力亦持续增高。直肠肛管测压采用双腔管，顶端为直肠气球，间隔2cm处为内括约肌气球，连接测压装置。清洁灌肠使直肠空虚后将双腔管放入肛门，随后对气囊进行充气（即给直肠适当的扩张）。正常儿童可见肛门管的收缩波，2～3秒后出现内括约肌压力下降。而 HD 患儿不出现此现象，内括约肌压力反而是升高的，确诊率可达 90%。需注意的是，直肠肛管测压不适合出生后 12 天以内，直肠内括约肌尚未完全建立的新生儿。

（3）鉴别诊断：新生儿先天性巨结肠需要与各种引起低位肠梗阻的疾病相鉴别。较大婴幼儿还需与直肠疾病、FC 等相鉴别。需要鉴别的疾病：①胎粪性便秘，胎粪比较黏稠，容易聚集在直肠内，新生儿肠蠕动较弱，可出现在出生后数日内无胎粪排出的情况。胎粪性便秘采用灌肠可完全清除胎粪，在症状完全缓解后不会出现反复腹胀的情况。②肠闭锁，回肠末端或结肠闭锁，是肠道的先天发育畸形。临床也表现为低位肠梗阻。腹部立位 X 线平片可见多个大的液平面，钡剂灌肠可确诊。③新生儿坏死性小肠结肠炎，与巨结肠并发小肠结肠炎在临床上很难鉴别，但新生儿坏死性小肠结肠炎多见于早产儿和窒息新生儿，便血明显，腹部 X 线平片肠壁有囊样积气的特征性改变。

7. 治疗

（1）非手术治疗：先天性巨结肠难以用非手术方法解决，确诊后均应考虑手术治疗。非手术治疗目的是使营养状况差、并发感染的患儿维持营养及水、电解质平衡，改善机体营养状况，以耐受将来手术治疗，赢得手术治疗机会。非手术治疗还适用于轻症及诊断未完全明确患儿。治疗方法主要是口服泻药或使用润滑剂，保持每日排便。使用开塞露诱导排便及使用结肠灌洗。

（2）结肠造瘘术：结肠造瘘是在非手术治疗无效、又不能实施根治手术时的措施。适用于灌肠法不能缓解症状、并发小肠结肠炎经非手术治疗后病情继续加重及出现肠穿孔等并发症的病例。

（3）手术治疗：对于诊断明确，全身状况良好，可耐受手术者，应尽早行根治手术治疗。手术治疗的目的是针对痉挛段，根据不同病理分型，选择不同的手术方式和手术途径。对于短段型、常见型和部分长段型，目前普遍采用的手术方法为经肛门直肠内结肠拖出术，即经肛门将直肠黏膜剥离至齿状线水平，游离无神经节细胞的结肠，将其自直肠肌鞘内拖出，切除直肠黏膜和无神经节细胞的结肠，行正常结肠与肛门吻合（改良的 Soave 手术）。对于长段型巨结肠患儿，经肛门拖出困难，可在腹腔镜下进行腹腔内结肠游离，以辅助完成手术。目前手术年龄已可提前到新生儿期。

（4）干细胞移植：肠神经干细胞移植在动物实验上已经取得一定进展。有文献报道，可能通过中枢神经干细胞、胚胎干细胞及肠神经干细胞来治疗先天性巨结肠，但目前仍停留在实验室阶段。

（三）肠神经元发育不良

临床上，某些与先天性巨结肠表现类似的病例，经手术治疗后，术后病理发现并非典型的神经节细胞缺如，其肠道神经系统中的神经节细胞是存在的，但并非正常的神经节细胞，而是存在各种病理学改变，这部分病例被称为先天性巨结肠同源病。肠神经元发育不良（intestinal neuronal dysplasia，IND）被认为是巨结肠同源病中的一类，是一种肠道神经网状结构异常的疾病，临床表现与先天性巨结肠类似，患者表现为腹胀、顽固性便秘，甚至肠梗阻。但其组织病理学表现与 HD 不同，表现为肠管黏膜下肌间神经节广泛或局限性神经丛过度发育。

1. 病因及发病机制　早期胚胎发育过程中的神经母细胞移行障碍是导致 HD 发病的原因，HD 亦有明确的病理改变，即肠神经节细胞的消失、缺如。但 IND 的病因和发生机制并不如 HD 一样明确，其病因及发病机制仍充满争议。

（1）先天因素（HD 同源学说）：一部分学者认为，IND 是由于神经母细胞在迁移、增生和发育过程中受遗传、早期胚胎发育微环境等多种因素影响，导致神经节细胞在移行、定居过程中可能出现缺失、发育不成熟或者形态不典型等变化，在临床上表现为先天性巨结肠，或先天性巨结肠的同源性疾病，亦即认为 IND 与 HD 有着相同的病因及发病机制，但是最终的病理结果不同，从而导致不同类型的疾病。

（2）后天获得性：一部分学者认为，IND 的肠神经系统病变是后天获得的，可继发于肠梗阻、炎症、缺血等，认为肠道感染或炎性毒素可作用于肠壁神经系统，破坏出生时发育仍不成熟的肠壁神经系统，使肠壁运动功能受损，从而引起相应临床症状。

2. 病理变化

（1）病理变化分型：IND 的病理可分为 IND-A 型和 IND-B 型。IND-A 型约占 5%，为先天性交感神经发育不良，其组织病理学特征主要为黏膜及肌间神经丛的交感神经节后纤维发育紊乱、交感神经减少、细胞形态不成熟，导致肌间神经丛无法发挥有效抑制功能，从而使乙酰胆碱酯酶大量释放及活性增强。IND-B 型约占 95%，组织病理学特征为黏膜下层大量巨神经节细胞及神经细胞发育不良，可伴有神经元异位。

（2）病变范围分型：IND 可分为局限型及播散型。局限型病变多发生于结肠远端，直肠神经节细胞正常；播散型 IND 则结肠及小肠均可受累。

3. 临床表现　IND 临床症状取决于病理分型、病变肠段的范围及肠道蠕动功能受影响的严重程度。病理为 IND-A 型的患儿临床症状发病早，起病急，病情相对较重，可表现为新生儿期的急性小肠结肠炎。因其可影响肠道运动，是肠道感染的高危因素，从而继发 NEC 或肠穿孔。IND-B 型临床表现与先天性巨结肠相似，临床症状出现相对较晚。最具特征性的临床表现为肠梗阻，可表现为反复发作的便秘、腹胀，可伴有血便、呕吐、腹泻及结肠炎。

4. 诊断

（1）病史及体格检查：有便秘、腹胀病史，灌肠可缓解，但反复发作。部分病例可伴有血便、呕吐等结肠炎表现。

（2）辅助检查：目前大多应用直肠肛管测压 - 免疫组化 - 钡剂灌肠模式来联合诊断 IND，病理学检查是明确 IND 的金标准，但该模式不能完全解决 IND 诊断问题。

组织病理学：IND 的组织病理学标准尚未统一，目前应用较多的诊断标准：①计数 25 个黏膜下神经丛，其中超过 20% 的神经丛内含有巨大的神经节，并包含有 9 个或以上的神经节细胞。②年龄 > 1 岁。如果为年龄 < 1 岁的患儿，这种巨大的神经节有可能是神经丛发育未成熟而包含有分化不完全的神经节细胞所致。

免疫组织化学：对直肠活检标本进行乙酰胆碱酯酶（AchE）组织化学染色可以帮助诊断 IND，但 AchE 染色评估方法复杂，评估需考虑：①酶活性反映的强度；②黏膜下神经纤维的直径；③阳性反应神经纤维的分布。AchE 染色法受组织处理及染色质量的影响，近年来应用新的免疫组织化学染色试剂来代替 AchE 染色，如蛋白基因产物 9.5、c-kit、S100、CD56、突触囊泡蛋白、组织蛋白 D 和钙视网膜蛋白等。这类蛋白多为神经源性标记的抗体，具有神经节细胞或神经纤维特异性，敏感度和特异度优于 AchE 染色。

直肠肛管测压：HD 患儿由于神经节细胞缺如，反射通道完全中断，故直肠肛管测压时直肠肛门抑制反射完全消失。与 HD 患儿不同，IND 患儿的直肠肛门抑制反射并非完全消失，其反射功能存在一定程度障碍，表现为反射阈值增大、潜伏期及持续时间延长、波形呈不典型性改变。

钡剂灌肠：是诊断 IND 的手段之一，可表现为直肠高度扩张而无明显狭窄段；全结肠扩张明显、结肠袋消失，24 小时后复查钡剂滞留但未发现明显狭窄移行段。该检查缺乏特异性，尤其对年长儿及术后便秘复发再手术的患儿还应进行肠道动力学检查［如全肠道钡餐和（或）72 小时肠道传输实验］，该检查有助于判断神经系统病变或失去动力的肠段。

不透 X 线标志物试验（72 小时肠道传输试验）：可简单判断结肠动力情况，对 IND 起辅助诊断作用。

5. 治疗

（1）治疗原则：对临床症状轻微的 IND 患儿，由于病变可能随年龄增长而恢复，肠道的运动功能障碍能有所缓解，因此可以选择非手术治疗。例如，IND-B 型患儿可以不急于手术治疗，经非手术治疗后大部分可得到缓解，仅少数经非手术治疗失败、出现并发症或全结肠受累的患儿才考虑手术治疗。IND-A 型患儿因起病急、病情重，非手术治疗效果常不佳，应尽早施行手术治疗。

（2）非手术治疗：常用方法为口服泻剂及灌肠治疗。便秘 2 ~ 3 天以上者还可选择扩肛治疗。扩肛为被动生物反馈训练，目的是促进建立及恢复直肠肛管反射、促使肛管蠕动波恢复。

（3）手术治疗：目前 IND 患者的手术指征尚不明确。一般认为非手术治疗失败（系统治疗时间 > 6 个月无效或治疗有效后复发），可考虑手术治疗。手术治疗仅用于疾病发展成为有严重症状的 IND 才需要。需要注意的是，虽然 HD 和 IND 的临床症状及辅助检查结果的相似性易导致术前误诊，但误诊对于手术指征的确定无影响，即是否手术取决于疾病及临床症状严重程度、是否有合并症。

目前对 IND 手术切除范围尚无定论。有研究认为，手术应仅切除神经节发育不良和神经支配显著缺乏的结肠段。IND 常见的手术方法：内括约肌切开术、根治性次全切除术。也有研究采用肉毒素内括约肌注射代替内括约肌切开术。由于内括约肌切开术后便秘复发率高，对于便秘严重、病变肠管范围广的 IND-B 型患儿，应用根治性次全切除术常可获得更满意的效果。

（4）肠神经干细胞移植：与 HD 治疗类似，肠神经干细胞移植也是 IND 治疗的一个热点，应用它修复病变的神经节细胞是 IND 未来发展的方向及希望。同样，虽然近年来干细胞移植技术在动物实验取得成功，但真正应用于临床仍存在许多问题，包括难以获得足够数量的 ENSC；ENSC 在受体存活时间较短，生物学作用在移植后会发生不同程度的减弱；重建的肠道神经系统不一定能形成具有分泌功能的神经网络等。因此，与在 HD 中的应用一样，神经干细胞移植用于治疗 IND 真正的临床应用仍有较大的距离。

（5）小肠移植：局限型的 IND 其病变多局限于远段结肠，因此局部病变肠段切除即可改善临床症状。而播散型 IND 的病变散发，小肠、结肠部位均可受累，很难做到局部病变肠段的完全切除，临床效果欠佳，因此，对于播散型的 IND 病例，可以考虑小肠移植。

（四）肠系膜上动脉综合征

肠系膜上动脉综合征（superior mesenteric artery syndrome，SMAS）是指因肠系膜上动脉位置异常，由 SMA 或其分支压迫十二指肠导致十二指肠部分或完全梗阻而引起的一系列症状。本病发病率低，仅 0.013% ~ 0.030%。

1. 病因及病理变化 SMAS 是由各种原因引起的肠系膜上动脉（SMA）的位置异常，这种位置异常对十二指肠水平段造成压迫，进而可导致十二指肠不全性或完全性梗阻。

（1）SMA 解剖位置变异：SMA 位置异常，与腹主动脉（AA）夹角过小是导致十二指肠受压的主要原因。此外，SMA 从腹主动脉分出位置过低（正常在第 1 腰椎水平）、屈氏韧带过短及脊柱前凸均可造成 SMA 对十二指肠的机械性压迫。

（2）后天获得性因素：正常情况下，SMA 与 AA 夹角内有脂肪组织支撑，使夹角保持在 40° ~ 60°，可避免十二指肠水平部受压。但过度消瘦、长期处于高代谢状态或消耗性疾病，可以导致腹膜后脂肪明显减少，夹角内失去脂肪支撑，可能出现夹角过小的情况，从而导致十二指肠的受压。

2. 临床表现 SMAS 无特异性临床症状，常表现为十二指肠不全性梗阻，呈慢性、间歇性发作。

（1）呕吐：SMAS 的主要症状，多在餐后 2～3 小时发生。呕吐物通常含胆汁或隔餐宿食。站立或坐位易发生呕吐，卧位、胸膝位或左侧卧位时症状可缓解。

（2）腹胀：SMAS 通常伴有腹胀，腹胀以进食后明显，可在呕吐后缓解。

（3）其他：呕吐严重者可伴有水和电解质紊乱及酸碱失衡。因进食后腹胀，部分患儿可出现长期厌食、营养不良、消瘦等表现。部分儿童可能合并有消化性溃疡。

3. 辅助检查

（1）腹部 X 线片，严重病例可见十二指肠梗阻的"双泡征"表现。

（2）上消化道造影，是诊断 SMAS 的重要检查，可提示十二指肠梗阻。造影显示十二指肠水平段近端明显扩张，钡剂通过受阻，并可见典型斜行压迹"笔杆征"及较强的逆蠕动波。

（3）肠系膜上动脉造影，为确诊本病的金标准，肠系膜上动脉造影检查提示肠系膜上动脉与腹主动脉间夹角变小（15°～20°）。

（4）腹部超声，可以直接清晰地测量 SMA 与 AA 之间的夹角及受压后的十二指肠内径、受压的原因和程度，可观察 SMA 周围脂肪组织厚薄，还可动态观察肠蠕动时十二指肠内径变化及肠内容物的流动，SMA 与 AA 的方位变化及 SMAS 的特征性图像，有助于 SMAS 的临床诊断。

4. 诊断

（1）病史：SMAS 临床主要表现为十二指肠梗阻的相应症状，临床对有反复发作的进食后腹胀伴呕吐患儿，尤其是症状随体位改变而变化的患儿应考虑 SMAS。

（2）辅助检查：SMAS 并非常见病，必须在排除其他可引起十二指肠梗阻的疾病（如消化性溃疡、肠动力异常疾病）前提下再考虑诊断。主要的确诊手段为上消化道造影、腹部超声检查及 SMA 造影。

5. 鉴别诊断　主要与儿童常见的引起呕吐的疾病及引起十二指肠梗阻的疾病相鉴别。

（1）再发性呕吐：临床也以反复发作的呕吐为主要表现，但再发性呕吐一般不伴有腹胀，影像学检查亦无十二指肠扩张表现。腹部血管超声检查有助于鉴别诊断，肠系膜上动脉造影虽为诊断金标准，但儿童少用。

（2）功能性消化不良：亦有反复腹胀，有时伴呕吐、腹痛等临床表现。功能性消化不良临床治疗效果不甚理想时，需注意与 SMAS 相鉴别。影像学检查有助于鉴别诊断。

6. 治疗

（1）非手术治疗：对于病程较短，年龄小，而且上消化道造影显示十二指肠扩张不明显的患儿，可先给予非手术治疗，大多数轻症病例可自行缓解症状。非手术治疗主要是改善营养状况，使 SMA 与 AA 间夹角处脂肪组织填充增多，减轻 SMA 对十二指肠的压迫，从而使十二指肠受压症状得到缓解。

（2）手术治疗：适应证为非手术治疗时间＞6 个月、腹胀及呕吐症状无缓解或者仍有反复发作，造成梗阻的机械压迫因素未能彻底解除，上消化道造影显示十二指肠呈中重度扩张者需考虑手术治疗。

手术方法：① Treitz 韧带松解术，方法简单，但缓解十二指肠压迫作用有限，很少单独使用。②十二指肠空肠侧侧吻合术：疗效肯定，但不能解除血管对十二指肠的压迫，在十二指肠扩张明显、逆蠕动强烈的患儿中采用此手术疗效不佳。常与 Treitz 韧带松解手术联合应用，可以达到更好的手术效果。③其他术式：如十二指肠环形引流术、十二指肠血管前移位术、胃空肠吻合术、胃大部切除及将肠系膜上动脉移植到肾主动脉下方，均有特定的适应证，且操作复杂，创伤及风险大，儿童很少采用。

四、异物和粪石

（一）异物

消化道异物是指误吞或故意吞入消化道的各种物体，既不能被消化，又不能及时通过消化道排出的物体，是儿科门诊常见的急症之一。儿童因消化道管腔相对狭小的发育特点，80%～85%的上消化道异物发生于儿童，6 月龄至 6 岁为高发年龄段。

1. 病因　因儿童自我保护意识差、缺乏识别危险的能力、监护人缺乏防范意识，易发生消化道异物误吞事件。小儿特别是幼儿喜欢将玩具及身边的各种东西放入口内，可因逗笑、哭闹误将异物吞入消化道内。儿童消化道异物大多数为金属硬币、玩具、磁铁、果核、纽扣电池、鱼刺、钉子、衣服纽扣、头饰等，其中硬币最多见。

常见异物及其影像学检查结果如图 11-1 ～图 11-3 所示。

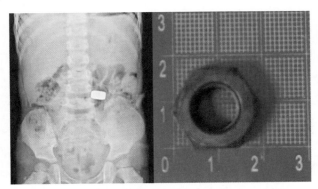

图 11-1　一枚金属螺丝帽 X 线影像及取出后图像
（图片由空军军医大学第二附属医院儿科内镜室提供）

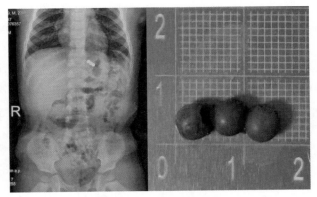

图 11-2　三枚磁力珠 X 线影像及取出后图像
（图片由空军军医大学第二附属医院儿科内镜室提供）

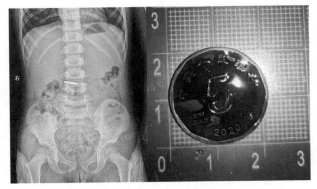

图 11-3　一枚 5 角硬币 X 线影像及取出后图像
（图片由空军军医大学第二附属医院儿科内镜室提供）

2. 病理　一旦异物进入胃内，95% 的吞入异物可顺利地通过其余的胃肠道，吞入异物后的穿孔发生率低于 1%。异物一般多停滞在胃幽门部、十二指肠曲空肠转角处或回盲部等处。一般吞入的异物，只要能通过食管进入胃，通过幽门则可经过全消化道于 24 ～ 48 小时排出体外，若停滞于消化道内，可引起消化道出血、穿孔、部分性或完全性肠梗阻。穿孔好发于生理性的括约肌区域（幽门、回盲瓣）、锐角转弯处（十二指肠弯曲处）、先天性肠道畸形（蹼、隔膜或憩室）或先前肠道手术部位。

3. 临床表现　食管异物嵌顿症状明显，误吞后多表现为哭吵、拒食、唾液分泌增加、吞咽时不适或疼痛，可出现进食后呕吐。胃内异物多无任何临床表现，少数也可引起上腹部疼痛，尤其在进食、行走和颠簸时，大异物可引起幽门梗阻，有毒的重金属异物可引起中毒，异物在胃内潴留时间过久，可引起胃黏膜糜烂、溃疡及出血。对不能提供病史而因突然出现的呕吐、流涎及吞咽困难、咳嗽等就诊的患儿，要考虑到异物嵌顿可能。如果患儿出现发热、反复呼吸道感染及腹痛等，应考虑异物穿孔的可能。

4. 诊断及鉴别诊断　主要依据病史、临床表现、X 线检查及内镜检查均可明确诊断。吞入非食物性异物的患者常能自述病史，年幼儿童可能有旁人证明。接近 90% 的异物为不透光性，X 线在判断消化道异物方面起到非常重要的作用，对于金属、石头等高密度不能透过 X 线而显影的异物，可通过胸腹 X 线片检查明确体内异物的数量、大小、形态及位置，是否合并并发症等，而大部分 X 线下不显影的异物通常为食团、橡胶、塑料、玻璃、铝制品等。此外，尖细的金属针在胸部 X 线片中亦不容易显示。若吞入异物在 X 线片中不显影，但有明确异物吞入病史或高度怀疑消化道异物，CT 检查可帮助诊断。对于怀疑食管异物穿孔可行颈胸部 CT、气管及食管三维重建，明确异物与气管及周围组织关系，详细了解穿孔情况。对于怀疑消化道异物的患儿一般不建议钡剂检查，因其会影响视野、易模糊镜头、堵塞钳道、加大操作难度及延长操作时间，故不推荐使用钡剂造影。因胃肠道积气的干扰，故超声检查在消化道异物的诊断中使用较少。

5.治疗及预后　一般处理遵循以下原则，如有以下情况必须立即行急诊内镜下消化道异物取出：①尖锐异物；②腐蚀性异物（如纽扣电池嵌顿食管）；③食管内异物停滞时间＞24小时；④多个磁性异物或磁性异物合并金属；⑤食管内异物导致吞咽困难、流涎等食管完全梗阻表现；⑥食管内异物导致呼吸困难、气促等气管受压合并梗阻表现；⑦胃或十二指肠内异物导致胃肠道梗阻表现。

若存在以下情况应在24小时内尽早行内镜下消化道异物取出：①直径＞2.5cm的异物；②长度＞6cm的异物；③单个磁性异物；④可能自然排出的异物；⑤未达到急诊内镜指征的食管异物；⑥出现临床表现但未达到急诊内镜指征的胃或十二指肠内异物。

对于不能自行排出的异物，目前内镜治疗已是消化道异物的首要诊疗手段，治疗成功率高、并发症少、简便易行，受到临床广泛应用。圆形、卵圆形或立方形无尖角的胃肠道异物，一般情况下均能很快自直肠排出体外，患儿多无症状。个别尖锐细长的物体，如针、长钉、打开的别针等，亦很少刺破肠壁及胃壁，即使刺破，因是逐渐地穿出消化道，多能被纤维素包绕，不致形成急性穿孔性腹膜炎。多数情况下，这些异物皆能调转其钝端向前自行排出体外，不给小儿带来危害。可反复用X线检查追踪非X线透过异物的去向，如异物透X线，可吞服钡剂，观察有无充盈缺损，若异物在一处固定时间过长者，多不能自行排出体外。食管异物需立刻行内镜取出。一般情况下异物在4～6天通过肠道，但有些可延迟至3～4周。在饮食方面仍用一般饮食，无须改变食谱，可以增服一些富含纤维质的食物，增加粪便量以利于异物排出。禁忌使用泻药，以防引起肠蠕动紊乱，异物损伤肠壁。胃肠异物多不引起腹胀，如腹部柔软，并能触及异物团块者，如黑枣形成的胃石或结肠内果核粪石，可在麻醉下隔腹壁按压或肛门指检，将大块捏成小块，配合服用中药行消积化结治疗，多能自行排出而治愈。若异物过长或尖锐需动态复查X线，同时应告知父母或患者如出现腹痛、呕吐、持续发热、呕血或黑粪需及时复诊。如3～4周后仍未排出异物，可能与先天性畸形或继发性肠道异常有关。

儿童有时会把异物放入直肠，体积小而钝的物体常可自行经肛门排出，但体积大或尖锐物体需取出。在使用内镜或扩张器取异物前需适当镇静，以便使肛门括约肌松弛。若异物接近直肠，可观察12～24小时以使异物下降至直肠。

临床上消化道异物一旦被明确诊断，均应以积极、正确的态度进行处理，必须尽快确定相应的治疗方案，决定是否需要干预，是紧急处理还是择期处理。消化道异物的处理方式主要包括自然排出、内镜治疗及外科手术。80%～90%的消化道异物可自行排出，10%～20%的病例需要内镜处理，仅有1%的病例需要外科手术。应加大预防意外事件宣传，避免意外伤害发生。

（二）粪石

粪石是粪块结石的简称，可能出现在胃、肠道、阑尾腔等消化道处。粪石由食物残渣、谷壳、木渣、沙子、金属屑、毛发等不宜或不能消化的异物造成，长期积累变大形成的，如果不能及时发现会有严重的后果。

1.病因　粪石是由胃肠道内外源性物质的累积形成，主要由食物和纤维组成。秋季黑枣、柿子上市，较小儿童大量食用黑枣或未熟的柿子后可形成胃石（因果胶、鞣酸等与胃酸作用凝固沉淀而形成结块），常引起胃痛、呕吐。经历腹腔手术的患者更容易形成粪石。

2.病理　粪石按其组成成分进行分类，毛粪石由患者自己的毛发构成，植物粪石由动植物材料的复合物构成，乳粪石以前多见于早产儿，可能与一些早产儿奶粉中酪蛋白或钙含量高有关。咽下的口香糖有时可能导致粪石形成。

3.临床表现　毛粪石可逐渐变大，形成胃的形状，并进入十二指肠近端。毛粪石可表现为幽门或部分肠梗阻的临床症状，包括呕吐、食欲缺乏、体重下降。患者可能主诉腹痛、腹胀、严重的口臭。体格检查可发现斑秃和左上腹的实性包块，患者偶有缺铁性贫血、低蛋白血症或慢性胃炎引起的脂肪泻。植物粪石可表现为类似症状。粪石或毛粪石的脱离部分可迁移至小肠形成"卫星团"，从而导致小肠肠梗阻。若粪石引起了肠梗阻，一般多出现单纯性肠梗阻症状，发病较迟缓。早期腹部有不适感，以后发生脐周疼痛，腹痛逐渐加剧。待梗阻比较完全时，则出现频繁呕吐。胃石在胃内滞留，可引起消化不良、恶心、呕吐、食欲缺乏、胃部不适、轻度腹痛等症状，在上腹部检查时，多可触及巨大活动的硬块，小肠粪石则很难摸到，粪石在直肠内者肛门指检可触到巨大坚硬的粪块。

4. 诊断及鉴别诊断　立位腹部 X 线平片可发现粪石的存在，进一步可通过超声或 CT 检查确诊。CT 检查粪石显示为胃或肠腔内不均匀、不强化的密度影，周围可见强化的造影剂。

5. 治疗及预后　胃内粪石常可通过内镜取出，如内镜不能取出，需外科手术治疗。乳粪石一般在禁食 24～48 小时后可消失。

五、儿童消化性溃疡

消化性溃疡（peptic ulcer）主要指发生在胃和十二指肠的溃疡，即胃溃疡（gastric ulcer，GU）和十二指肠溃疡（duodenal ulcer，DU）。在儿童中可发生于任何年龄，但以学龄期的儿童为主。从性别来分析，男童的发病率明显高于女童。年长儿童常见原发性、慢性溃疡，以 DU 多见。婴幼儿则多为继发性、急性溃疡，GU 和 DU 发病率相近。

（一）病因

消化性溃疡的病因与发病机制复杂，尚未完全清楚。目前多数学者认为是黏膜保护因子与攻击因子失衡所造成。当黏膜的防御功能被破坏时，就会出现病理性变化。其中攻击因子主要包括以下几个因素：①盐酸和胃蛋白酶原。酸和胃蛋白酶是对胃和十二指肠黏膜有侵袭作用的主要因素。盐酸也能激活胃蛋白酶原变成有活性的胃蛋白酶，它能水解食物蛋白质的肽键，也能裂解胃黏液中的糖蛋白，从而破坏黏膜屏障。②幽门螺杆菌感染。有研究表明，幽门螺杆菌在原发性溃疡的发病机制中扮有重要作用。有实验证明，幽门螺杆菌可以释放一种细菌型血小板激活因子，促进表面毛细血管内血栓形成而导致血管阻塞、黏膜缺血等破坏胃十二指肠黏膜防御屏障。③药物。

阿司匹林为代表的非甾体抗炎药和肾上腺皮质类固醇可抑制胃黏膜前列腺素合成，降低胃黏膜防御能力，有可能引起溃疡。④乙醇。乙醇作为一种有机溶剂，可以腐蚀胃黏膜、破坏细胞层，导致胃黏膜正常代谢所需要的生理环境发生紊乱。且乙醇可以使中性粒细胞浸润胃黏膜，并释放髓过氧化物酶、氧自由基、活性氧代谢产物，如超氧化阴离子、蛋白酶并黏附于血管内皮，造成大血管闭塞等方式导致黏膜损伤。⑤胃泌素。胃泌素由胃黏膜的 G 细胞分泌，可以刺激壁细胞分泌胃酸。进食过多的食物，或高糖、高脂肪、高蛋白类食物及刺激类食物都会造成胃泌素分泌过多，进而促成发生溃疡的基础。⑥精神因素。精神因素刺激可引起大脑皮质功能失调，从而导致自主神经功能紊乱。迷走神经功能亢进可促使胃酸分泌增多；而迷走神经兴奋性降低，胃蠕动减弱，通过胃泌素分泌增加，进而促使胃酸分泌增加，促进胃溃疡形成。

黏膜保护因子：①黏液 – 碳酸氢盐屏障。胃黏膜表面的黏液细胞(上皮细胞、泌酸腺、贲门腺、幽门腺)分泌大量的黏液，其主要成分是糖蛋白。黏液被分泌后即覆盖于胃黏膜表面，在胃黏膜形成保护层，这个保护层在黏膜的表面起润滑作用，可以减少粗糙食物对胃黏膜的损伤。除此之外，胃内的 HCO_3^- 可以与黏液形成黏液 – 碳酸氢盐屏障，当 H^+ 向黏液细胞扩散时，可以与 HCO_3^- 发生中和，从而有效地防止 H^+ 对胃黏膜的直接侵蚀和胃蛋白酶对胃黏膜的消化作用。②细胞的保护作用。胃和十二指肠黏膜能合成和释放一些可以防止或减轻对细胞损害的物质。例如，前列腺素和表皮生长因子（EGF），可以抑制胃酸和胃蛋白酶原分泌，刺激黏液和碳酸氢盐分泌，使黏膜微血管扩张，增加黏膜血流量，从而有助于胃黏膜的修复和维持其完整性。胃蛋白酶、胃内食物、胃酸及反流的胆汁等，可使胃黏膜持续少量地释放前列腺素和生长抑素等，从而减轻或防止强刺激对胃黏膜的损伤。

除了攻击因子及保护因子外，遗传因素在溃疡的致病因素中也占很重要位置。有研究表明，十二指肠溃疡病患者的子女溃疡发病率较无溃疡病者的子女高 3 倍。胃溃疡患者后代易患胃溃疡，十二指肠溃疡患者后代易患十二指肠溃疡。

（二）病理变化

胃溃疡多位于胃小弯侧，多见于胃窦、幽门。溃疡为单发，呈圆形或椭圆形，直径多在 2cm 以内。溃疡边缘整齐，状如刀切，底部平坦、洁净，通常穿越黏膜下层，深达肌层甚至浆膜层。

镜下，溃疡底部由内向外可分四层：最表层由少量炎性渗出物（白细胞、纤维素等）覆盖；其下为一层坏死组织；再下则见较新鲜的肉芽组织层；最下层由肉芽组织移行为陈旧瘢痕组织。瘢痕底部小动脉因炎症刺激常有增殖性动脉内膜炎而导致小动脉管壁增厚，管腔狭窄或有血栓形成，因而可造成局部血供不足，使溃疡不易愈合。但这种变化却可防止溃疡血管破裂、出血。

十二指肠溃疡与胃溃疡病变相似，但十二指肠溃疡多发生在十二指肠球部的前壁或后壁，溃疡较小且浅，直径常在 1cm 以内，易愈合。

（三）临床表现

由于消化性溃疡在各年龄段的好发部位、类型和演变过程不同，临床症状和体征也有所不同，年龄越小症状越不典型，不同年龄患者的临床表现有各自的特点。

1. 新生儿期及婴儿期　常表现为呕吐咖啡样物、进食后啼哭、腹胀、生长发育迟缓、黑粪，多见于继发性。常见原发病有早产、出生窒息等缺血缺氧、败血症、低血糖、呼吸窘迫综合征和中枢神经系统疾病等。

2. 幼儿期、学龄前期及学龄期　主要表现为反复发作的脐周及上腹部胀痛、烧灼感，饥饿时或夜间多发。严重者可出现呕血、便血、贫血。并发穿孔时疼痛剧烈并放射至背部或左右上腹部，也有仅表现为贫血者，少数患儿表现为无痛性黑粪、晕厥，甚至休克。

（四）辅助检查

1. 实验室检查　常规粪便隐血试验阳性，血常规示失血性贫血。

2. 内镜检查　是目前诊断消化性溃疡最好的检查方法，准确性高。内镜下肉眼可以直接观察到病变的位置、大小及炎症的轻重。同时还可取活检做组织病理学检查。内镜下所见的溃疡有单发或多发，直径一般小于 0.5cm，溃疡底部平整，表面覆以白色或灰白色苔，有出血者可伴有形状不规则的紫红色血痂，边缘充血，水肿或有皱襞集中。

3. 上消化道钡剂造影　出现十二指肠激惹现象即考虑为溃疡所致，而十二指肠球部炎症或动力紊乱也可出现类似的表现。故 X 线检查虽是一种常用的方法，但不是最好的方法。

（五）诊断

反复腹痛、夜间痛醒；出现与饮食有关的恶心、呕吐，尤其是发现消化道出血或原因不明的进行性贫血患儿，均应警惕该病，应尽快行内镜检查。

（六）并发症

1. 出血　因溃疡底部毛细血管破裂，溃疡面有少量出血。此时患儿粪便隐血试验常为阳性。若溃疡底部大血管破裂，患儿出现呕血、柏油样便。严重者可出现失血性休克。

2. 穿孔　十二指肠溃疡因肠壁较薄更易发生穿孔。穿孔后由于胃内容物漏入腹腔而引起腹膜炎。若穿孔发生在胃后壁，胃肠内容物则漏入小网膜囊。

3. 幽门狭窄　经久的溃疡易形成大量瘢痕。由于瘢痕收缩可引起幽门狭窄，使胃内容物通过困难，继发胃扩张，患儿出现反复呕吐。严重者可致碱中毒。

4. 癌变　多发生于长期胃溃疡患者。十二指肠溃疡几乎不发生癌变，癌变来自溃疡边缘的黏膜上皮或腺体，因不断受到破坏即反复再生，在此过程中在某种致癌因素的作用下细胞发生癌变。

（七）鉴别诊断

1. 阑尾炎　最常见的症状为腹痛，也会出现呕吐，但常无便血或呕血，腹部超声可协助鉴别诊断。

2. 过敏性紫癜　可有阵发性腹痛、呕吐、便血，皮肤可出现紫癜。关节肿胀和疼痛有助于鉴别。

3. 食管静脉曲张破裂　常会出现呕血、便血，粪便常呈柏油样便，既往常有肝炎或肝硬化病史。

4. 肠套叠　可有呕吐、血便、腹痛。呕吐初为食物残渣，后期可含胆汁。在发病的 6～12 小时可排出果酱样便。腹部超声可见"同心圆"肿块图像。

（八）治疗

1. 培养良好的生活习惯，饮食定时定量，避免过度疲劳及精神紧张，消除有害因素，如避免食用刺激性食物和药物。

2. 既往治疗溃疡时常用三联疗法：克拉霉素、奥美拉唑、阿莫西林。相关研究证明，三联疗法治疗该病的效果不佳，现常采用四联疗法：替硝唑、奥美拉唑、四环素和铋剂。替硝唑对革兰氏阳性厌氧菌的杀灭作用显著，能够快速进入细胞内，有效抑制病原体 DNA 的合成；奥美拉唑属于奥美拉唑镁肠溶片，能够有效抑制胃酸的分泌，药效持久；四环素是一种广谱抑菌药物，能够有效抑制肽链的增长，影响细菌蛋白质的合成；铋剂能够在酸性环境下与蛋白质络合形成保护膜，对溃疡面进行覆盖，防止溃疡面受到蛋白酶、胃酸或者食物的刺激，保护表皮生长因子不被胃蛋白酶降解，增强黏膜的屏障保护作用，对幽门螺杆菌也具有较强的杀伤力。

3. 蒙脱石散：能够抵抗胃液蛋白酶作用，增强消化道黏膜屏障作用，使消化道黏膜腐蚀作用消除。蒙脱石散剂在消化道内表面可固定多种病原体，与抗生素药物作用相互协助，对受损黏膜再生和恢复具有促进作用，还可减轻溃疡部位疼痛。蒙脱石散剂联合抗生素治疗，可缓解反酸/胃烧灼、胃痛、嗳气、胃胀、恶心等临床症状，对病情恢复具有较好的促进作用。100ml 温开水搅匀，2 次/日，每次 3g，分早晚 2 次服用。1 个疗程为 2 周，患儿连续用药 4 个疗程。

六、儿童炎症性肠病

炎症性肠病（IBD）是指原因不明的一组非特异性慢性胃肠道炎症性疾病，包括克罗恩病（CD）、溃疡性结肠炎（UC）和未定型 IBD（IBD unclassified，IBDU）。IBDU 是指一种结肠型 IBD，根据其临床表现既不能确定为 CD，又不能确定为 UC。近年来随着对儿童 IBD 研究的深入，发现年龄小于 6 岁的 IBD 儿童有其独特的表型，这类 IBD 被定义为极早发型 IBD（very early onset IBD，VEO-IBD）。

在北美及欧洲国家，儿童 UC 的发病率为（0.10～5.98）/100 000，儿童 CD 的发病率为（0.15～12.00）/100 000。在我国，儿童 IBD 发病率在近年显著升高，从 2001 年的 0.5/1 000 000 上升至 2010 年的 6.0/1 000 000。近年来，国内及国际对儿童 IBD 诊治的研究进展很快，IBD 的诊治水平有了很大提高。

（一）病因

病因尚不明确，可能有以下多种原因。

1. 免疫因素　目前认为，多种免疫学因素参与 IBD 的发病，包括一些免疫细胞，如巨噬细胞、T 细胞、B 细胞、NK 细胞等，以及这些效应细胞释放的抗体、细胞因子和炎性介质等，它们可能触发一个连续的慢性免疫过程，引起组织破坏和炎性病变。

2. 感染因素　支持这一论点的依据：①IBD 多发生在肠道感染之后；②对本病有时应用抗生素治疗可获良好效果；③粪便分流或旁路手术可改善肠道炎症或防止其病变复发。至于是何种感染源引起 IBD 的发病，至今仍未确定。过去曾把副结核分枝杆菌、耶尔森菌、麻疹病毒作为 CD 的致病原因，也曾怀疑志贺菌、幽门螺杆菌等为 UC 的致病因素，然而，均未能证实。近年来，有学者认为肠内的某些共栖菌，如大肠杆菌、粪肠球菌甚至一些真菌类，在免疫功能异常的情况下，可发生菌群结构和功能的改变，产生致病作用。

3. 遗传因素　文献报道，本病的发病有明显的种族差异和家族聚集性。如西方国家的发病率明显高于东方国家，白色人种的发病率高于黑色人种。

4. 饮食因素　摄入较多的牛奶产品或摄入较少的膳食纤维可能与 UC 的复发有关。有证据表明，饮食因素中的硫和硫酸盐与病情复发有关。另外，现代生活方式相关的营养因素影响 IBD 的发生。

5. 精神心理因素　临床发现，有些患儿伴有焦虑、紧张、多疑及自主神经紊乱的表现，精神治疗可收到一定效果。

（二）溃疡性结肠炎

1.病理　基本病理变化与成人相同，但较重。初期病变仅波及直肠、乙状结肠，逐渐向近端结肠蔓延，最终可波及全结肠，更严重者回肠末端20cm内亦可受累。病变主要发生在结肠黏膜层，早期可见结肠黏膜充血、水肿，正常血管分布表失，脆性增加。继发感染后，发生黏膜下小脓肿，破溃后，黏膜表面即形成浅小溃疡，继之溃疡融合、扩大形成大片不规则的溃疡，腺体减少，黏膜萎缩。少数严重病例侵犯肌层及浆膜层。久之部分溃疡愈合形成瘢痕，造成肠管狭窄、短缩，部分溃疡被纤维组织包围形成息肉样变，称假性息肉（pseudo polyps）。病变的长期化可导致黏膜肌层增生，再加上炎症后纤维化，即可导致结肠缩短、结肠袋消失、结肠变为平滑管状。结肠黏膜广泛性充血、水肿、渗血是便血腹泻的病理基础，瘢痕狭窄可引起不全肠梗阻，溃疡边缘假性息肉形成，黏膜异型增生，在此基础上有癌变的可能。

2.临床表现　大多数患儿为慢性发病，10%的患儿为急性发作，经治疗症状缓解后可反复。

（1）腹泻：病初为稀便，4～6次/日，进行性加重，排黏液血便和脓液。急性发病者开始即为血便伴腹痛、呕吐、发热及其他中毒症状。

（2）营养障碍及生长发育迟：患儿由于长期腹泻、便血、食欲缺乏、精神萎靡，久之即出现体重减轻、低蛋白血症、贫血、脱水、电解质紊乱。重症病例亦可伴有生长发育障碍、青春期发育延迟。部分患儿伴有精神、心理及情绪异常。

（3）肠外表现：包括皮肤黏膜表现（如口腔溃疡、结节性红斑和坏疽性脓皮病）、关节损害（如外周关节炎、脊柱关节炎等）、眼部病变（如虹膜炎、巩膜炎、葡萄膜炎等）、肝胆疾病（如脂肪肝、原发性硬化性胆管炎、胆石症等）、血栓栓塞性疾病、淀粉样变性等。

（4）并发症：包括中毒性巨结肠、肠穿孔、下消化道大出血、肛周感染、肛瘘、上皮内瘤变

及癌变。病程越长癌变倾向越高，发病后第一个10年癌变率约为3%，以后每年递增0.5%～1%，第二个10年可达10%～20%，故患儿应每年进行一次结肠镜检查。

3.诊断及鉴别诊断　UC的诊断主要整合临床表现、内镜及组织活检病理的特点进行分析，依靠典型的内镜下连续性结肠慢性炎症及组织学表现，在排除感染性和其他非感染性结肠炎的基础上做出诊断。UC诊断标准如下。

（1）临床表现：持续4～6周以上或反复发作的腹泻，为血便或黏液脓血便，伴明显体重减轻。其他临床表现包括腹痛、里急后重和发热、贫血等不同程度的全身症状，可有关节、皮肤、眼、口及肝胆等肠外表现。肠外表现在6岁以上患儿多见。

（2）结肠镜检查：典型UC病变多从直肠开始，逐渐向近端发展，呈连续弥漫的黏膜炎症。结肠镜下表现为黏膜呈颗粒状，充血、质脆易出血、血管纹理模糊或消失，弥漫性点状糜烂，浅溃疡或小溃疡，伴脓性分泌物附着，反复发作的UC可表现为假息肉及黏膜桥形成。如果全结肠炎伴回盲瓣累及，末端回肠可表现为非糜烂性红斑或水肿，称为"倒灌性回肠炎"。若非全结肠累及的UC，回肠末端黏膜应为正常。

（3）组织病理学检查：应多段、多点取材。组织学上可见以下主要改变。

1）活动期：①固有膜内弥漫性、急性、慢性炎性细胞浸润，包括中性粒细胞、淋巴细胞、浆细胞、嗜酸性粒细胞等，尤其是上皮细胞间有中性粒细胞浸润和隐窝炎，乃至形成隐窝脓肿。②隐窝结构改变：隐窝大小、形态不规则，排列紊乱，杯状细胞减少等。③可见黏膜表面糜烂、浅溃疡形成和肉芽组织增生。

2）缓解期：①黏膜糜烂或溃疡愈合；②固有膜内中性粒细胞浸润减少或消失，慢性炎性细胞浸润减少；③隐窝结构改变：隐窝结构改变可加重，如隐窝减少、萎缩，可见潘氏细胞化生（结肠脾曲以远）。

（4）UC活检标本的病理诊断：活检病变符合上述活动期或缓解期改变，结合临床，可报告符合UC病理改变。应注明为活动期或缓解期。如有隐窝上皮异型增生（上皮内瘤变）或癌变，

应予以注明。

（5）其他检查：结肠镜检查可以取代钡剂灌肠检查。无条件行结肠镜检查的单位可行钡剂灌肠检查。检查所见的主要改变：①黏膜粗乱和（或）颗粒样改变；②肠管边缘呈锯齿状或毛刺样改变，肠壁有多发性小充盈缺损；③肠管短缩，袋囊消失呈铅管样。结肠镜检查遇肠腔狭窄，镜端无法通过时，可应用钡剂灌肠检查、CT 或 MRI 结肠显像可显示结肠镜检查未及部位。

（6）手术切除标本病理检查：大体和组织学改变见上述 UC 的特点。

（7）不典型 UC：对于儿童 UC，典型的表现不多见，需认识五种不典型病变。①直肠赦免，即内镜下直肠黏膜无典型 UC 表现，但组织学检查符合典型 UC 表现。②短病程，即患儿在起病不久就接受结肠镜检查并活检，活检组织提示片状炎性病变或缺少典型的隐窝结构异常，多见于 10 岁以内诊断 UC 的儿童。初次评估 UC 诊断后不迟于 6 周内重复活检可提高诊断准确性。③盲肠斑片，即表现为左侧结肠炎合并盲肠炎症（常为阑尾周围炎症）。盲肠炎症部位活检可表现为非特异性炎症病变。④上消化道累及，即 UC 患儿可存在上消化道病变，可表现为胃内糜烂或小溃疡，但非匍匐形或纵行。组织学表现为散在的或局灶性炎症，无肉芽肿（隐窝周围肉芽肿除外）。⑤急性重度 UC，即病理上可表现为黏膜全层炎或深溃疡，其他特征不典型。无淋巴细胞浸润、"V"形的裂隙样溃疡。

在排除其他疾病基础上，可按下列要点诊断：①具有上述典型临床表现者为临床疑诊，安排进一步检查；②同时具备上述结肠镜和（或）放射影像学特征者，可临床拟诊；③如再具备上述黏膜活检和（或）手术切除标本组织病理学特征者，可以确诊；④初发病例如临床表现、结肠镜及活检组织学改变不典型者，暂不确诊 UC，应随访。

4. 疾病评估　UC 诊断成立后，需进行疾病评估，以利于全面估计病情和预后，制订治疗方案。

临床类型：分为初发型和慢性复发型。初发型是指无既往病史而首次发作；慢性复发型是指在临床缓解期再次出现症状。①病变范围：推荐采用巴黎分型（表 11-3）。②疾病活动性的严重程度：UC 病情分为活动期和缓解期，活动期的疾病按严重程度分为轻度、中度、重度。儿童 UC 疾病活动指数（pediatric ulcerative colitis activity index，PUCAI）评分可以用来评估疾病活动性。将 PUCAI 评分 < 65 分定义为轻度，PUCAI 评分 ≥ 65 分定义为重度（表 11-4）。

表 11-3　UC 病变范围的巴黎分型

项目	分布	结肠镜下所见炎性病变累及的最大范围
E1	直肠	局限于直肠、未达乙状结肠
E2	左半结肠	累及左半结肠（脾曲以远）
E3	广泛结肠	广泛病变累及肝曲以近
E4	全结肠炎	广泛病变累及肝曲以远乃至全结肠

表 11-4　儿童 UC 活动指数

症状	内容	评分
腹痛	无	0
	腹痛可忽略	5
	腹痛无法忽略	10
便血	无	0
	量小，仅 50% 次数的粪便中带血	10
	量小，但大多数的粪便次数中带血	20
	量大，而且大于粪便容量的 50%	30
粪便性状	成形	0
	部分成形	5
	完全不成形	10
24 小时排便次数	0～2 次	0
	3～5 次	5
	6～8 次	10
	> 8 次	15
患儿夜间因排便被迫起夜	否	0
	是	10
活动受限情况	无活动受限	0
	偶尔活动受限	5
	严重的活动受限	10
PUCAI 总评分：分值（0～85 分）		

疾病活动度：PUCAI 评分 < 65 分为轻度；PUCAI 评分 ≥ 65 分为重度

5. 鉴别诊断

（1）过敏性结肠炎：表现可类似于 UC，尤其是婴儿过敏性结肠炎。患儿常伴湿疹，有牛奶蛋白过敏史，部分有过敏性疾病家族史。牛奶蛋白回避及激发试验可帮助诊断。

（2）急性感染性肠炎：各种细菌感染，如志贺菌、空肠弯曲杆菌、沙门菌、产气单胞菌、大肠杆菌、耶尔森菌等。常有流行病学特点（如不洁食物史或疫区接触史），急性起病常伴发热和腹痛，具有自限性（病程一般数天至1周，不超过6周）；抗菌药物治疗有效；粪便检出病原体可确诊。

（3）阿米巴肠病：有流行病学特征，果酱样便，结肠镜下见溃疡较深、边缘潜行，间以外观正常的黏膜，确诊需依据粪便或组织中找到病原体，非流行区患儿血清阿米巴抗体阳性有助于诊断。高度疑诊病例抗阿米巴治疗有效。

（4）肠道血吸虫病：有疫水接触史，常有肝脾大。确诊需依据粪便检查中见血吸虫卵或孵化毛蚴阳性。急性期结肠镜下可见直肠、乙状结肠黏膜有黄褐色颗粒，活检黏膜压片或组织病理学检查见血吸虫卵。免疫学检查有助于鉴别。

（5）其他：肠结核、真菌性肠炎、抗菌药物相关性肠炎（包括假膜性肠炎）、缺血性结肠炎、放射性肠炎、嗜酸细胞性胃肠炎、过敏性紫癜、胶原性结肠炎、白塞综合征、结肠息肉病、结肠憩室炎及人类免疫缺陷病毒（HIV）感染合并的结肠病变应与本病相鉴别。还需注意，结肠镜检查发现的直肠轻度炎性改变，如不符合UC的其他诊断要点，常为非特异性，应认真寻找病因，观察病情变化。

（6）UC合并艰难梭菌或巨细胞病毒（CMV）感染：重度UC或在免疫抑制剂维持治疗病情处于缓解期患儿出现难以解释的症状恶化时，应考虑到合并艰难梭菌或CMV感染的可能。确诊艰难梭菌感染可行粪便艰难梭菌毒素试验（酶联免疫测定Toxin A/B）。确诊CMV感染可行结肠镜下活检HE染色找巨细胞包涵体及免疫组化染色和血CMV-DNA定量。

（三）克罗恩病

1. 病理　病变侵犯部位以回肠末段与邻近右侧结肠者最为多见，但整个胃肠道包括从口到肛门的任何部位均可发生，病变呈跳跃式或节段性分布，肠壁全层受侵，称为透壁性损害。早期表现为黏膜充血、水肿，随后有散在的浅表溃疡或阿弗他溃疡形成，溃疡之间黏膜通常正常。随着疾病进展，形成纵行或匍行为主的溃疡，溃疡之间的黏膜充血、水肿呈结节样肿大，呈鹅卵石样外观。有的溃疡沿肠管纵轴延伸，深达浆膜形成裂隙状溃疡。病变肠段肠壁增厚、僵硬、管腔狭窄，严重者可致肠梗阻。有的深凿溃疡延伸形成窦道，穿透肠壁，形成瘘管、穿孔、脓肿。镜下可见单核细胞、浆细胞、嗜酸性粒细胞、肥大细胞、中性粒细胞等急、慢性炎性细胞浸润肠壁全层，有时形成裂隙样溃疡，上皮样细胞及多核巨细胞形成非干酪样坏死性肉芽肿，黏膜下层水肿，淋巴管、血管扩张，部分血管周围可见粗大、扭曲的神经纤维，神经节细胞增生，伴有纤维组织增生。

2. 临床表现　克罗恩病（CD）在4岁以前少见，多在青春期出现症状。临床表现呈多样化，包括消化道表现、全身表现、肠外表现及并发症。消化道症状以阵发性腹痛、腹泻为主，可有黏液和血便，可伴腹部肿块；全身表现主要为体重减轻、食欲缺乏、发热、营养不良、贫血、低蛋白血症和生长发育迟缓等；肠外表现与UC相似；并发症常见瘘管、腹腔脓肿、肠狭窄和梗阻、肛周病变（肛周脓肿、肛周瘘管、皮赘、肛裂等），消化道大出血、急性穿孔较少见，病程长者可发生癌变。与成人CD不同的是，儿童CD通常先出现食欲缺乏、发热、营养不良、贫血、体重不增或减轻、低蛋白血症和发育迟缓等全身症状或肠外症状，甚至可以比消化道症状早出现数月或数年，其程度与病变的部位、范围、病程、营养吸收障碍和丢失程度有关。

3. 诊断　CD缺乏诊断的金标准，需要结合临床表现、内镜检查、组织病理学检查及影像学检查进行综合分析，采取排除诊断法，主要排除肠结核、其他慢性肠道感染性疾病、肠道恶性肿瘤及自身免疫性疾病的肠道病变，并随访观察。

（1）临床表现：儿童CD最常发生于学龄期和青春期，发病高峰年龄为9～17岁。CD临床表现多样，包括慢性起病、反复发作的右下腹或脐周腹痛伴明显体重下降、生长发育迟缓，可有腹泻、腹部肿块、肠瘘、肛周病变及发热、贫血等全身性表现。要注意的是,经典的"三联征"(腹痛、腹泻和体重下降)只在 25% 的 CD 患儿中出现,少部分 CD 患儿以肛周脓肿和肛周瘘管起病。

（2）内镜检查

1）结肠镜检查:结肠镜检查和活检应列为 CD 诊断的常规首选检查,镜检应达末端回肠。镜下一般表现为节段性、非对称性的各种黏膜炎症,其中具有特征性的表现为非连续性病变、纵行溃疡和卵石样外观。

2）小肠胶囊内镜检查:主要适用于疑诊 CD 但结肠镜和小肠放射影像学检查阴性者。

3）小肠镜检查:目前我国常用的是气囊辅助式小肠镜(BAE),该检查可直视观察病变、取活检和进行内镜下治疗。BAE 主要适用于其他检查(如 SBC E 或放射影像学)发现小肠病变或尽管上述检查阴性而临床高度怀疑小肠病变需进行确认和鉴别者,或已确诊 CD 需 BAE 检查以指导或进行治疗者。

4）胃镜检查:少部分 CD 病变可累及食管、胃和十二指肠,但一般很少单独累及。原则上胃镜检查应列为 CD 的常规检查,尤其是有上消化道症状者。

（3）影像学检查

1）CT 或 MR 肠道显像(CT/MR enterography, CTE/MRE):可反映肠壁的炎性改变、病变分布的部位和范围、狭窄的存在及其可能的性质(如炎症活动性或纤维性狭窄)、肠腔外并发症(如瘘管形成、腹腔脓肿或蜂窝织炎)等。活动期 CD 典型的 CTE 表现为肠壁明显增厚(成人的肠壁增厚 > 4mm);肠黏膜明显强化伴有肠壁分层改变,黏膜内环和浆膜外环明显强化,呈"靶征"或"双晕征";肠系膜血管增多、扩张、扭曲,呈"木梳征";相应系膜脂肪密度增高、模糊;肠系膜淋巴结肿大等。CTE/MRE 评估小肠炎性病变的精确性相似,后者较费时,设备和技术要求较高,但无放射线暴露之虑。CT 或 MR 肠道造影(CT/MR enteroclysis)可更好地扩张小肠,尤其是近端小肠,可能更有利于高位 CD 病变的诊断。盆腔 MRI 有助于确定肛周病变的位置和范围、了解瘘管类型及其与周围组织的解剖关系。

2）钡剂灌肠和小肠钡剂造影:钡剂灌肠对肠腔狭窄无法行肠镜者具有诊断价值。小肠钡剂造影一般用于无法行 CTE/MRE 检查者。检查对肠狭窄的动态观察可与 CTE/MRE 互补。X 线所见为多发性、跳跃性病变,病变处见裂隙状溃疡、卵石样改变、假息肉、肠腔狭窄、僵硬,可见瘘管。

3）腹部超声检查:对发现瘘管、脓肿和炎性包块具有一定价值。

（4）组织病理学检查:主要是手术切除标本的组织病理学检查。

手术切除标本:沿纵轴切开(肠系膜对侧缘)手术切除的肠管,连同周围淋巴结一起行组织病理学检查。大体表现:①节段性或局灶性病变;②融合的线性溃疡;③卵石样外观、瘘管形成;④肠系膜脂肪包绕病灶;⑤肠壁增厚、肠腔狭窄等特征。

组织病理学改变:①固有膜炎性细胞呈局灶性不连续浸润,呈节段性、透壁性炎症;②裂隙状溃疡;③阿弗他溃疡;④隐窝结构异常,腺体增生,个别可见隐窝脓肿;⑤非干酪样坏死性肉芽肿,见于黏膜内、黏膜下,手术标本还可见于肌层,甚至肠系膜淋巴结;⑥以淋巴细胞和浆细胞为主的慢性炎性细胞浸润,以固有膜底部和黏膜下层为重,常见淋巴滤泡形成,手术标本可见透壁性散在分布的淋巴样细胞增生;⑦黏膜下淋巴管扩张,晚期黏膜下层增宽或出现黏膜与肌层融合(多见于手术标本);⑧神经节细胞增生和(或)神经节周围炎。

（5）诊断要点:在排除其他疾病的基础上,可按下列要点诊断。①具备上述临床表现者可临床疑诊,进一步检查;②同时具备上述结肠镜或小肠镜(病变局限在小肠者)特征及影像学特征者,可临床拟诊;③如再加上活检组织病理学检查提示 CD 的特征性改变且能排除肠结核者,可做出临床诊断;④如有手术切除标本组织病理学改变,可病理确诊;⑤对无病理确诊的初诊病例,随访 6 ～ 12 个月以上,根据对治疗的反应和病情变化判断,符合 CD 自然病程者,可做出临床确诊。若与肠结核混淆不清但倾向于肠结核者,应按肠结核进行诊断性治疗 8 ～ 12 周,再行鉴别。

世界卫生组织(WHO)曾提出 6 个诊断要点的 CD 诊断标准(表 11-5),可供参考。

（6）疾病评估:CD 诊断成立后,需进行全面评估病情，制订治疗方案。①临床类型可按巴黎分型进行分型（表 11-6）；②疾病活动度的评估，临床上用儿童 CD 活动指数（pediatric Crohn's disease activity index，PCDAI）来评估儿童 CD 的疾病活动严重程度及进行疗效评价。将 PCDAI 评分＜ 10.0 评分定义为缓解期，10.0 ～ 27.5 分定义为轻度活动期，30.0 ～ 37.5 分定义为中度活动期，40.0 ～ 100.0 分为重度活动期（表 11-7）。

表 11-5 WHO 推荐的 CD 诊断标准

项目	临床	放射影像学	内镜	活检	手术标本
①连续性或节段性改变		+	+		+
②卵石样外观或纵行溃疡		+	+		+
③全壁性炎性反应改变	+（腹块）	+（狭窄）[a]	+（狭窄）		+
④非干酪样肉芽肿				+	+
⑤裂沟隙、瘘管	+	+			+
⑥肛周病变	+			+	+

具有"①、②、③"者为疑诊，再加上"④、⑤、⑥"三者之一可确诊；具备"④"者，只要加上"①、②、③"三者之二亦可确诊。

[a] 应用现代技术 CTE 或 MRE 检查多可清晰显示全壁炎而不必仅局限于发现狭窄。

表 11-6 CD 的巴黎分型

项目	分型	内容	
确诊年龄（A）	A1a	≤ 10 岁	
	A1b	10 ～ 17 岁	
	A2	17 ～ 40 岁	
	A3	＞ 40 岁	
病变部位（L）	L1	回肠远端 1/3 ± 盲肠	L1+L4a/ L4b[*]
	L2	结肠	L2+L4a/ L4b[*]
	L3	回结肠	L3+L4a/ L4b[*]
	L4a	上消化道屈氏韧带近端	
	L4b	上消化道屈氏韧带远端至远端 1/3 回肠的近端	
疾病行为（B）	B1	非狭窄非穿透	
	B2	狭窄	
	B3	穿透	
	B2B3	穿透伴有狭窄（同步或非同步出现）	
	p	肛周疾病	

[*]L4a/ L4b 可与 L1、L2、L3 同时存在。

4. 鉴别诊断 与 CD 鉴别最困难的疾病是肠结核，肠道白塞综合征系统表现不典型者鉴别亦相当困难。其他需与感染性肠炎（如 HIV 相关肠炎、血吸虫病、阿米巴肠病、耶尔森菌、空肠弯曲杆菌、艰难梭菌、CMV 等感染）、缺血性结肠炎、放射性肠炎、药物性（如 NSAID）肠病、嗜酸细胞性肠炎、以肠道病变为突出表现的风湿性疾病（如系统性红斑狼疮、原发性血管炎等）、肠道淋巴瘤等相鉴别。

表 11-7　儿童克罗恩病活动指数（PCDAI）

项目		评分
腹痛	无	0
	轻度，不影响日常生活	5
	中 / 重度、夜间加重、影响日常生活	10
每日便次	0 ～ 1 次稀便，无血便	0
	1 ～ 2 次带少许的糊状便或 2 ～ 5 次水样便	5
	6 次以上水样便或肉眼血便或夜间腹泻	10
一般情况	好，活动不受限	0
	稍差，偶尔活动受限	5
	非常差，活动受限	10
体重	体重增长	0
	体重较正常轻≤ 10%	5
	体重较正常轻≥ 10%	10
身高 a（诊断时）或身高生长速率 b	身高下降 1 个百分位等级内或身高生长速率在 –1 个标准差之内	0
	身高下降 1 ～ 2 个百分位等级内或身高生长速率在 –1 ～ –2 个标准差	5
	身高下降 2 个百分位等级以上或身高生长速率在 –2 个标准差以下	10
腹部	无压痛、无肿块	0
	压痛或者无压痛肿块	5
	压痛、肌卫、明确的肿块	10
肛旁疾病	无或无症状皮赘	0
	1 ～ 2 个无痛性瘘管、无窦道、压痛、脓肿	5
	活动性瘘管、窦道、压痛、脓肿	10
肠外疾病 c	无	0
	1 个表现	5
	≥ 2 个表现	10
血细胞比容	男、女（＜ 10 岁）≥ 33%；女（10 ～ 19 岁）≥ 34%；男（11 ～ 15 岁）≥ 35%，男（＞ 15 ～ 19 岁）≥ 37%	0
	男、女（＜ 10 岁）28% ～ 32%；女（10 ～ 19 岁）29% ～ 33%；男（11 ～ 15 岁）30% ～ 34%，男（＞ 15 ～ 19 岁）≥ 32% ～ 36%	2.5
	男、女（＜ 10 岁）＜ 28%；女（10 ～ 19 岁）＜ 29%；男（11 ～ 15 岁）＜ 30%，男（＞ 15 ～ 19 岁）＜ 32%	5
红细胞沉降率（mm/h）	＜ 20	0
	20 ～ 25	2
	＞ 50	5
血蛋白（g/L）	＞ 35	0
	25 ～ 35	5
	＜ 25	10

a 百分数法评价身高的方法常分为第 3、10、25、50、75、90、97 百分位数，即 7 个百分位等级，如"10 → 25 → 50"为上升 2 个百分位等级。

b 以"cm/ 年"表示，需要超过 6 ～ 12 个月的测量方可得到可靠的身高速率，与正常相比标准差。

c 1 周内超过 3 天体温＞ 38.5℃，关节炎、葡萄膜炎、皮肤结节性红斑或皮肤坏疽。

（1）肠结核：回结肠型 CD 与肠结核的鉴别困难，需根据临床表现、结肠镜下所见及活检进行综合分析。我国 2012 年成人 IBD 的诊断规范共识意见指出，下列表现倾向肠结核诊断，伴活动性肺结核；血清结核菌纯化蛋白衍生物（purified protein derivatives，PPD）试验强阳性；结肠镜下见典型的环形溃疡、回盲瓣口固定开放；活检见肉芽肿分布在黏膜固有层且数目多、直径大，特别是有融合；抗酸染色阳性。活检组织结核杆菌 DNA 检测阳性有助于肠结核诊断。T 细胞酶联免疫斑点试验（T-SPOT）阴性有助于排除肠结核。对于儿童，有结核接触史者需高度警惕肠结核。对于鉴别诊断困难者，可先行诊断性抗结核治疗。抗结核治疗可选择的药物包括异烟肼、利福平、吡嗪酰胺和乙胺丁醇，根据不同的地区异烟肼的耐药情况，先给予上述药物四联或三联（异烟肼、利福平、吡嗪酰胺）强化治疗 2 个月，后继续异烟肼和利福平巩固治疗 4 ～ 10 个月，建议患儿到结核病专科医院治疗。

（2）肠白塞综合征：白塞综合征以口腔黏膜溃疡、眼、生殖器、皮肤病变为主要临床特征，也可以累及其他器官，合并肠道溃疡者称为肠白塞综合征。肠白塞综合征可累及全消化道，但以回肠和结肠病变最常见。其病理特征为炎性肉芽肿并有溃疡形成，以直径 > 3.0cm 单发溃疡较多，溃疡较深并有慢性穿透趋势。典型溃疡多位于回盲部呈圆形，深而呈穿凿状，周围黏膜略隆起。回肠溃疡多较回盲部溃疡小而浅，常多发，黏膜向溃疡集中。主要症状为右下腹痛、腹部包块、腹泻、便血等。严重者表现为肠出血、肠麻痹、肠穿孔、瘘管形成等。*HLA-B 51* 等位基因阳性对本病的诊断有较大帮助。

（3）小肠淋巴瘤：部分症状与 CD 也颇为相似，如发热、体重下降、腹泻、腹痛等。影像学检查有助于鉴别诊断。小肠淋巴瘤多为肠壁弥漫性受累伴肠壁块影，而 CD 的病变常局限于回肠，表现为肠壁的溃疡形成和肠腔狭窄。

（4）UC：与 CD 的临床表现有所不同。UC 以血便为主，而 CD 患儿少见血便，以慢性腹痛为主，有时在回盲部可触及一触痛、质软的炎性肿块。CD 常合并肠瘘。两者的另一主要区别在于病变的分布。UC 常由直肠开始，向近段延伸累及结肠某一部位而停止，病变呈连续性，通常仅累及结肠。而 CD 则可以累及全胃肠道的任何部位，其最常见的病变部位为回肠末段和近段结肠，病变呈节段性，病灶之间黏膜正常。内镜下表现和病理组织学检查两者各有特点。

（5）阑尾炎：回盲部的 CD 常容易与急性阑尾炎相混淆。阑尾炎常急性起病，胸痛严重伴腹肌紧张，而 CD 在发病前常有一段时间的腹泻史。影像学表现可帮助鉴别。

（四）IBD 的诊断流程

1. 儿童 IBD 的诊断流程　儿童 IBD 的诊断流程见图 11-4。

2. IBD 的治疗与随访

（1）治疗目标：儿童 IBD 的治疗目标为诱导并维持临床缓解及黏膜愈合，促进生长发育，改善患儿生存质量，将药物不良反应维持在最低水平。虽然近年来提出以黏膜愈合作为 CD 治疗的新目标，但目前尚无公认的评估标准。儿童 IBD 治疗方案基于疾病活动度的评估及病变的累及范围，包括诱导缓解和维持缓解两方面。对于初诊或复发的患儿，首先应进行诱导缓解，成功诱导缓解后，再进行维持缓解治疗。根据病情变化及时调整治疗方案，包括药物剂量及药物种类。

（2）治疗方法：主要为营养治疗、药物治疗和手术治疗。

1）营养治疗：在 IBD 多学科管理中起着重要的作用，可防治营养不良，促进儿童生长发育和预防骨质疏松症，成为各个阶段 IBD 患儿不可缺少的临床治疗措施之一。

①肠内营养治疗和膳食引入：全肠内营养（exclusive enteral nutrition，EEN）是指回避常规饮食，将肠内营养制剂作为唯一的饮食来源。EEN 可作为轻中度儿童 CD 诱导缓解的一线治疗方案。EEN 相比糖皮质激素、免疫抑制剂和生物制剂等药物治疗，风险更小，可诱导急性活动期 IBD 缓解，但不能单纯用来维持缓解。营养制剂选择方面，因整蛋白配方与要素配方在诱导临床缓解效果相似，且整蛋白配方口味的依从性优于要素配方，故推荐以整蛋白配方作为 EEN 的首选配方。若整蛋白配方不耐受，需根据患儿的具体

病情进行调整。例如，若患儿同时存在牛奶蛋白过敏，则考虑要素配方。EEN 给予途径首选口服，若口服热量不能满足推荐需要量的 70% 时，应考虑鼻胃管喂养。当选择 EEN 作为治疗方案后，通常不需用其他治疗 IBD 的药物。启动 EEN 后 2 周需评估疗效及依从性，若患儿无受益则需考虑及时调整治疗方案。EEN 疗程建议 6 ～ 12 周，随后在 2 ～ 4 周逐步引入低脂、少渣食物。根据患儿

耐受情况，可每隔 3 ～ 4 天引入简单、有营养、易消化的安全食物，逐渐再转为正常饮食，但需避免高脂、精糖类和粗纤维等不易消化的食物。在食物引入过程中，如获得有效的体重增加可考虑逐渐减量最后停用肠内营养。对于存在孤立口腔溃疡或肛周病变患儿，不推荐 EEN 用作诱导缓解的治疗。

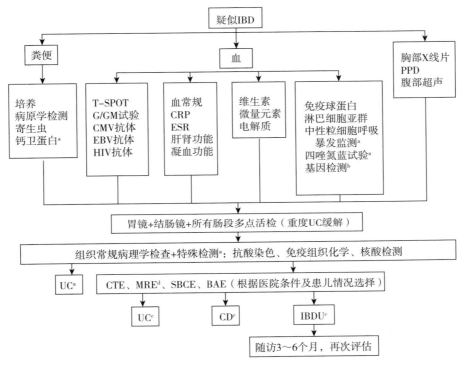

图 11-4　儿童炎症性肠病的诊断流程

IBD. 炎症性肠病；PPD. 结核菌素试验；T-SPOT. T 细胞酶联免疫斑点试验；G/GM 试验 . 1, 3-β-D 葡聚糖检测 / 半乳糖甘露醇聚糖抗原检测；CMV. 巨细胞病毒；EBV. EB 病毒；HIV. 人类免疫缺陷病毒；CRP. C 反应蛋白；ESR. 红细胞沉降率；UC. 溃疡性结肠炎；CTE. CT 小肠成像；MRE. 磁共振小肠成像；SBCE. 胶囊小肠镜；BAE. 气囊辅助式小肠镜；CD. 克罗恩病；IBDU. 未定型炎症性肠病
a. 有条件的单位可选择进行检测；b. 对于高度怀疑存在单基因缺陷的患儿可选择进行基因检测（如 IL-10R、IL-10、CYBB、FOXP3、XIAP、TTC7A、LRBA 等基因）；c. 结合临床表现、实验室检查、内镜检查及组织病理学检查后确诊；d. 小于 6 岁儿童首选 MRE 进行小肠影像学检查

②肠外营养：不推荐肠外营养作为 IBD 的首选营养支持方式，肠外营养仅用于肠内营养禁忌或肠内营养不耐受情况下短暂使用或补充性使用时。具体适应证：a.CD 继发短肠综合征早期或伴有严重腹泻；b. 高流量小肠瘘；c. 肠梗阻，不能越过梗阻部位利用远端肠管进行肠内营养治疗或营养管放置失败者；d. 严重腹腔感染未得到控制；e. 重症 UC 出现肠衰竭时；f. 肠内营养不能给予充足能量时（小于正常生理需要量的 60%）；g. 消化道大出血。具体供给量参照 2010 年中国儿

科肠内肠外营养支持临床应用指南。

③维生素、微量元素：定期监测与营养相关的实验室指标，尤其是维生素 D、锌、钙、叶酸等，根据检测结果给予针对性补充治疗。

2）药物治疗：主要的药物包括氨基水杨酸制剂（5-aminosalicylic acid，5-ASA）、糖皮质激素、免疫抑制剂及生物制剂，对难治性 CD 可选用沙利度胺。

① 5-ASA：口服制剂包括柳氮磺吡啶和美沙拉嗪，直肠用药制剂为 5-ASA 灌肠剂和栓剂。柳

氮磺吡啶疗效与美沙拉嗪相当，但不良反应多。推荐用于轻中度活动儿童 UC 的诱导及维持缓解治疗。对于轻中度 UC，推荐口服 5-ASA 作为诱导缓解的一线治疗方案。对于轻中度直肠炎，可考虑局部 5-ASA 单药治疗。对于轻度活动期结肠型 CD 诱导缓解和维持缓解治疗可能有效。直肠 5-ASA 用药量为 25mg/（kg·d），最大总剂量为 1 g/d。口服 5-ASA 用药量为 30 ～ 50mg/（kg·d）。

②糖皮质激素：适应证：a. 儿童 UC 的诱导缓解，包括中、重度活动期 UC 及轻度活动期 UC 对 5-ASA 无效者。b. 适用于中、重度活动性 CD 的诱导缓解治疗。按泼尼松 1mg/（kg·d）（其他类型全身作用激素的剂量按相当于上述泼尼松剂量折算）起始给药，最大总剂量为 40mg/d。对于重度 UC 患儿，最大总剂量可达 60mg/d。对于病变局限在回盲部的 CD 患儿，可考虑布地奈德治疗，剂量为 0.45mg/（kg·d），最大剂量 9mg/d。布地奈德不推荐用于重度活动性 CD。静脉滴注甲泼尼龙 1.0 ～ 1.5mg/（kg·d），最大剂量 60 mg，用于重度活动性 UC。

③免疫抑制剂：a. 嘌呤类制剂，应用于儿童 IBD 的免疫抑制剂主要为嘌呤类制剂，适用于应用激素诱导缓解的重度 UC 的维持缓解；5-ASA 不耐受的 UC 患儿；UC 频繁复发（1 年内复发 2 ～ 3 次）；激素依赖的 UC 患儿且 5-ASA 已用到最大剂量；儿童 CD 维持缓解的首选治疗方案。嘌呤类制剂包括硫唑嘌呤（azathioprine，AZA）或巯嘌呤（6-mercaptopurine，6-MP）。AZA 和 6-MP 疗效类似，推荐 AZA 目标剂量为 1.5 ～ 2.5mg/（kg·d），6-MP 目标剂量为 1.0 ～ 1.5mg/（kg·d）。有条件的医疗机构在用嘌呤类制剂时检测巯基嘌呤甲基转移酶及嘌呤代谢产物 6- 甲巯基嘌呤和 6-巯鸟嘌呤，以优化治疗方案，减少药物不良反应。b. 甲氨蝶呤（methotrexate，MTX）：若硫嘌呤类药物无效或不能耐受者，可考虑应用 MTX 维持缓解，剂量为 10 ～ 25mg/m²，给药方式为肌内注射、皮下注射或口服，每周 1 次。最大剂量每次 25 mg。c. 其他药物：沙利度胺可用于 CD 合并结核分枝杆菌感染及儿童难治性 CD。推荐用药量为 1.5 ～ 2.5mg/（kg·d）。由于其潜在的致畸、外

周神经病变等不良反应，用药前需充分与家长沟通并取得知情同意后方可考虑应用；并密切监测其不良反应，如有外周神经炎、嗜睡、精神异常等，应及时减量或停用。环孢素 4 ～ 6mg/（kg·d），他克莫司 0.2mg/（kg·d）可治疗重度活动期 UC。治疗期间需监测药物血药浓度，根据血药浓度调整剂量，并严密监测药物相关不良反应。

④生物制剂：国外有多种生物制剂用于儿童 CD，如英夫利西单克隆抗体（单抗）（infliximab，IFX）、阿达木单抗等，目前在国内获批在临床应用的仅有 IFX。适应证：中重度活动期 CD 的诱导和维持缓解治疗；激素耐药的活动性 CD 的诱导缓解治疗；瘘管性 CD；有严重肠外表现（如关节炎、坏疽性脓皮病等）的 CD；存在高危因素的患儿，即内镜下深溃疡、充分诱导缓解治疗后仍持续为重度活动、病变广泛、生长迟缓（年龄性别身高 Z 值在 –2.5 以下）、严重骨质疏松、起病时即存在炎性狭窄或穿孔、严重肛周病变；作为重度 UC 的"拯救"治疗。

IFX 按每次 5mg/kg，在第 0、2、6 周静脉注射作为诱导缓解方案；然后同样剂量每隔 8 周用药一次作为维持缓解方案。在 IFX 治疗前需严格除外结核、乙肝及其他感染因素。若存在脓肿、感染、结核，需充分抗感染、脓肿引流后再考虑 IFX 治疗。

部分患儿对 IFX 治疗反应差，即对 IFX 治疗失应答。失应答包括原发性失应答和继发性失应答。原发性失应答是指在生物制剂最初 6 周诱导缓解治疗无效。继发性失应答是指在生物制剂治疗初期有应答的患儿出现病情恶化、复发。对于原发性失应答，及时更改治疗方案。对于继发性失应答，有条件的医疗机构可在药物浓度稳定的基础上进行血清 IFX 谷浓度及抗 IFX 抗体的检测，分析失应答的原因，进一步优化治疗方案。

3）手术治疗：CD 外科手术指征：①出现肠梗阻、腹腔脓肿、瘘管形成、急性穿孔、大出血等并发症时；②癌变；③内科治疗无效、疗效不佳和（或）药物不良反应已严重影响生存质量者。

UC 的手术治疗大多作为"拯救"治疗，但对中毒性巨结肠患儿一般宜早期实施手术。全结直

肠切除、回肠储袋肛管吻合术是 UC 患儿首选的手术，尤其是 J-pouch。在转换治疗前应与外科医师和患儿密切沟通，权衡手术治疗的利弊，视具体情况决定。

（3）治疗方案

1）CD 的治疗方案：CD 初始治疗方案的制订可参考 PCDAI、内镜下病变的严重程度及疾病累及部位进行个体化选择。

诱导缓解：可采用"升阶梯"或"降阶梯"的治疗方案诱导缓解。①升阶梯治疗方案，采用 EEN 或糖皮质激素作为一线诱导缓解治疗，EEN 治疗 6 ～ 12 周，激素治疗 1 ～ 3 个月，若一线诱导缓解治疗方案无效或出现不良反应再选择免疫抑制剂作为二线治疗方案诱导缓解和维持缓解。②降阶梯治疗方案，如果存在内镜下深溃疡、充分诱导缓解治疗后仍持续为重度活动、病变广泛、生长迟缓（年龄性别身高 Z 值在 -2.5 以下）、严重骨质疏松、起病时即存在狭窄或穿孔、严重肛周病变等危险因素，提示患儿预后差，需要早期生物制剂治疗进行诱导缓解，即降阶梯治疗。

维持缓解和停药策略：诱导缓解后以免疫抑制剂进行维持治疗，首选嘌呤类药物。生物制剂诱导缓解者先以生物制剂维持缓解，6 ～ 10 次后可选用免疫抑制剂继续维持缓解治疗。维持缓解治疗需数年。若患儿已完全发育，胃镜、结肠镜、MRE 或 SBCE 提示黏膜愈合，血常规、C 反应蛋白、红细胞沉降率、血清白蛋白水平完全正常，可考虑停药。若有合并用药者，需逐渐撤药。

抗菌药物应用：对于合并肛瘘或肛周脓肿的患儿，推荐应用甲硝唑或第三代头孢类抗菌药物。对于有细菌感染依据的患儿，可考虑抗菌药物作为辅助治疗。

2）UC 的治疗方案：分程度治疗。

轻中度 UC 的治疗：口服 5-ASA 是轻中度活动儿童 UC 的一线诱导及维持缓解药物。对于轻中度 UC，推荐口服 5-ASA 作为诱导缓解的一线治疗方案。对于轻中度直肠炎，可考虑局部 5-ASA 单药治疗。口服与局部 5-ASA 联合用药较单药口服疗效佳。口服 5-ASA 两周无效可考虑转换治疗方案，如加用局部用药或口服糖皮质激素。以糖皮质激素治疗 2 ～ 3 周后，进行评估，根据 PUCAI 调整激素剂量。① PUCAI 评分 15 ～ 30 分：考虑维持稳定剂量，持续 1 周后激素减量；② PUCAI 评分 > 35 分：增加激素至前 1 ～ 2 周的量，再逐渐减慢速度减量；③ PUCAI 评分 > 60 分或任何时候 PUCAI 增加 20 分，考虑升级治疗。

重度 UC 的治疗：对于重度 UC，需首先评估临床病情、PUCAI；进行血液（血常规、电解质、肝肾功能、白蛋白、C 反应蛋白、红细胞沉降率、血培养）及粪便（粪培养、相关病毒及艰难梭菌毒素）等检测；立位腹部 X 线片明确是否存在中毒性巨结肠。

激素治疗：在静脉用足量甲泼尼龙治疗 3 天后，需再次评估病情，根据病情调整治疗方案如下。① PUCAI 评分 < 35 分者继续激素治疗；② PUCAI 35 ～ 65 分者可继续激素治疗 2 ～ 5 天后再评估病情；③ PUCAI 评分 > 65 分者转换为 IFX、环孢素、他克莫司或手术治疗。对于激素诱导缓解的重度 UC 患儿推荐用嘌呤类制剂来维持缓解。若重度 UC 患儿从未接受过 5-ASA 治疗，且在激素诱导缓解时应答迅速，可考虑用 5-ASA 来维持缓解。

环孢素有效者，待症状缓解后改为继续口服（不超过 6 个月），逐渐过渡到硫嘌呤类药物维持治疗；4 ～ 7 天治疗无效者，应及时转手术治疗。

他克莫司作用机制与环孢素类似。治疗开始 1 个月内每 1 ～ 2 周监测血药浓度，欧美国家推荐初始血清药物谷浓度为 10 ～ 15μg/L，稳定后逐渐减量至 5 ～ 10μg/L，部分患儿可维持在 2μg/L。

研究提示，IFX 作为"拯救"治疗有效。

（4）随访：建议所有患儿定期随访，以便评估病情发展和及时调整治疗方案。对于活动期 IBD 患儿，通常应每 1 ～ 2 周随访 1 次，内容包括临床症状缓解情况及生长发育和营养状况评估。对于已处于缓解期进行维持治疗的 IBD 患儿，可每间隔 1 ～ 3 个月随诊，内容同前。

3.IBD 患儿的疫苗接种　对于接受 5-ASA 或 EEN 治疗且营养状况良好的 IBD 患儿，其疫苗接种程序与健康儿童相同。对于接受免疫抑制治疗的患儿，需注意预防接种的时机、效果及安全性。对于接受免疫抑制治疗或存在重度营养不良的患儿来说，一般情况下禁忌接种活疫苗；灭活疫苗安全性高，可以正常接种，但其免疫反应强度和持久性可能会降低。减毒活疫苗接种时机如下所述。

（1）免疫抑制治疗前至少4～6周（水痘至少4周，麻疹至少6周）。

（2）免疫抑制治疗停药3个月以上（若糖皮质激素单药治疗停药1个月以上）。对正在接受免疫抑制治疗而未行水痘疫苗接种的IBD患儿，若与其亲密接触的家庭成员中接种水痘疫苗后出现皮疹，应将其与IBD患儿隔离。

七、食物过敏

食物过敏是指人体对食物中某种物质成分产生的由免疫介导的不良反应。过敏原主要为食物蛋白，婴幼儿及学龄前儿童易于发生。食物过敏在儿童中的发病率为0.02%～8%，因年龄、地区、过敏原不同而不同。我国对31个城市共337 560名0～14岁儿童家长的问卷调查表明，共有19 676人自我报告食物过敏（5.83%），不同地区、城市、年龄段儿童，食物过敏患病率存在显著差异，华东地区及东北地区食物过敏发生率最高，西北地区最低。在有食物过敏的儿童中，38.5%有湿疹史，23.0%有过敏性鼻炎史，37.7%有家族过敏史。日本儿童的食物过敏发生率为4.5%～13.5%，尚无明确的成人资料。

（一）发病机制

IgE介导过敏主要指临床最常见的Ⅰ型超敏反应。发生过程主要包含下述几期。

1. 致敏期　过敏原进入机体诱导B细胞分泌IgE抗体并结合在肥大细胞、嗜碱性粒细胞表面。结合IgE的肥大细胞、嗜碱性粒细胞处于致敏状态。

2. 发敏期

（1）速发相反应：通常发生于数分钟到2小时内。当相同的抗原再次进入致敏的机体，与两个及以上IgE抗体结合，使FcεRⅠ交联，导致肥大细胞与嗜碱性粒细胞释放预存的组胺、缓激肽酶、嗜酸性粒细胞趋化因子等；上述各种介质引起小血管及毛细血管扩张，毛细血管通透性增加，平滑肌收缩，腺体分泌增加，嗜酸性粒细胞增多、浸润，引起荨麻疹、血管性水肿、支气管哮喘、过敏性休克等临床表现。

（2）迟发相反应：常发生于接触过敏原后2～48小时，甚至更长，与新合成前列腺素D2、白三烯、肝素、血小板活化因子及细胞因子相关。迟发相反应早期引起黏膜渗出，长期反复发作造成组织损伤和增生性炎症。儿童IgE介导的过敏反应可能由食物抗原，即Ⅰ型抗原通过渗透胃肠道屏障或部分同源抗原，如植物花粉，渗透呼吸道而引发。任何食物都可能为Ⅰ型抗原，但是在儿童期，90%的食物过敏是由鸡蛋、牛奶、花生、坚果、鱼、黄豆和小麦所引发。这些食物中许多主要抗原蛋白已被分类。单组食物中的蛋白总类多样但又有交叉反应。对这些蛋白的暴露和致敏常发生在生命早期，因为完整的蛋白通过母乳传递给婴儿，在添加固体食物后，许多父母尽可能给婴儿丰富多样的饮食。事实上，所有牛奶过敏发生在出生后12个月内，鸡蛋过敏是在出生后18个月内，首次花生过敏的中位年龄是在出生后14个月。Ⅱ型抗原主要是植物或水果蛋白与花粉蛋白部分同源，随着由桦树、花草或豚草属花粉引起的季节性过敏性鼻炎的发生，随后摄入某些未加工的水果或蔬菜可引起口腔过敏综合征。间断摄入过敏食物将导致急性症状，而延长接触可导致慢性疾病，如特应性皮炎和哮喘。

3. 非IgE介导过敏的发病机制　尚不清楚，属免疫延迟反应，参与细胞众多，如T细胞、调节性T细胞、树突细胞等。

4. 其他　部分患儿同时存在IgE及非IgE混合介导的过敏机制。

（二）常见影响因素

1. 遗传　过敏性疾病为多基因遗传，并与环境交互。部分单基因与特应质直接相关，如*DOCK8*基因缺陷患儿多发生哮喘、特应性皮炎、食物过敏。

2. 感染与内毒素暴露　卫生假说认为多子家族或农场居住的儿童不易患过敏性疾病。出生后与病原及内毒素充分接触，诱导免疫系统产生Th1-干扰素-γ优势应答，抑制Th2类细胞因子，防止过敏性疾病发生。

3. 肠道菌群 儿童早期肠道丰富的黏膜相关淋巴组织与大量肠道微生物相互作用对于产生免疫耐受至关重要。不同的菌群模式可诱发不同的免疫反应模式，肠道益生菌群可促进 Th1 倾向免疫应答，也可促进 Treg 发育及分泌抑制性细胞因子。益生菌防治过敏性疾病是目前的研究热点领域，以期达到免疫适宜状态。

（三）常见症状

食物过敏的症状多种多样，常见的有皮肤过敏、湿疹、黏膜或结膜的充血水肿、流鼻涕、鼻塞、打喷嚏、口腔和唇舌的不适或肿胀、咳嗽、喘息、声嘶、腹泻、腹痛、呕吐，严重者可出现呼吸困难、神志不清、头痛、低血压、心律失常等呼吸系统、神经系统、心血管系统表现。日本有研究报道，食物过敏在不同器官、系统的发生率：皮肤 92.0%，呼吸系统 33.6%，黏膜 28.0%，消化系统 18.6%，休克 10.4%。

本综合征的起病、表现和过程不一，与变应原的强度、患者的健康状况和遗传素质有关。过敏原诱发途径包括口服、静脉、皮肤、局部应用、吸入和黏膜接触等。一般症状开始很快，可发生在暴露于诱发物后几秒几分，也可发生于 1 小时以后。有些患者在症状出现之前有先兆，但这些早期症状，如焦虑、头晕，患者通常难以叙述清楚。症状呈全身性、轻重不等，可表现在各个系统和部位。

1. 皮肤 大多数患者以皮肤症状开始，皮肤潮红并常伴出汗、红斑，瘙痒特别多见于手、足和腹股沟。荨麻疹（血管性水肿）是暂时的，一般不超过 24 小时，重症可见发绀。

2. 上呼吸道 口腔、舌、咽或喉水肿，其中喉水肿从声音嘶哑、失语到窒息轻重不等，后者是致死的主要原因。

3. 下呼吸道 胸紧、刺激性咳嗽、哮鸣、呼吸暂停等。

4. 心血管系统 低血容量性低血压（严重时对升压剂无反应）、心律失常（常见心率加速达 140 次 / 分，如患者正在使用 β 受体阻滞药可发生缓脉）、心肌缺血、心脏停搏。

5. 胃肠道 恶心、呕吐、腹绞痛、腹泻，其中腹痛常是本病的早期表现，胃肠道症状不常见，而且绝不会单独出现。

6. 泌尿生殖系统 表现有尿失禁、子宫收缩。

7. 神经系统 焦虑、抽搐、意识丧失等，患者多疲乏无力。此外，患者还会因暂时脑缺氧出现一些精神症状。

（四）临床类型

1. 速发型食物过敏 是 IgE 介导的过敏反应。荨麻疹及消化系统表现最常见，可于进食后数分钟至 2 小时内出现，也可有眼部及呼吸道症状。婴儿期常见过敏原有鸡蛋、牛奶、小麦；其后则以甲壳类、鱼、花生、荞麦和水果多见。

2. 新生儿和婴儿的胃肠道过敏 其症状包括呕吐、腹泻、少许便血等，主要是通过非 IgE 介导，即细胞免疫介导机制而产生。最常见的致敏食物是牛奶，其他有大豆和稻米，纯母乳喂养者可能发生这种疾病。多数患儿的过敏原特异性淋巴细胞刺激试验为阳性。约 30% 的患儿可有 C 反应蛋白阳性。此类患儿预后良好，70% ～ 90% 的患儿可在 1 ～ 2 岁时获得免疫耐受而没有过敏表现。

3. 婴儿特应性皮炎 多发生于婴儿和儿童期，主要是通过 IgE 介导。常见的过敏食物有鸡蛋、牛奶、小麦和大豆。湿疹常随过敏性食物的回避而减轻；食物过敏也可随年龄的增长而减弱。

4. 口腔过敏综合征 是一种由 IgE 介导的黏膜反应，常见于鲜果、蔬菜和荚果过敏。唇、舌等部位可有麻、痛、肿等现象。症状一般于 24 小时内消失，口唇水肿消失后不留痕迹。口腔过敏综合征常合并花粉症，此时称为花粉食物过敏综合征。

5. 嗜酸性粒细胞性胃肠炎 IgE 及非 IgE 介导的免疫反应均可能与本病的发生有关。主要表现为便血、腹泻、呕吐和腹痛，有些患者外周血嗜酸性粒细胞和（或）血清 IgE 水平升高。胃镜、肠镜检查可见黏膜充血、水肿、糜烂。胃肠道组织中可见嗜酸性粒细胞浸润（≥ 20 个嗜酸细胞 / 高倍镜视野）。

6. 食物蛋白介导的肠炎综合征 这是一类以非 IgE 介导的肠道疾病，常见的过敏食物也是牛奶、鸡蛋、大豆、鱼类、海鲜、花生、坚果、小麦等。

腹泻是主要临床表现，多发生于进食数小时或数天后，重症者可出现低血压甚至休克；慢性反复发作者可有体重增长不足、贫血、低清蛋白血症等现象。该类疾病名目繁多，如食物蛋白性小肠结肠炎、食物蛋白性直肠结肠炎、食物蛋白性肠病等，但缺乏特异性临床和实验室诊断标准。

7. 食物依赖性运动诱发的过敏反应　是摄入某种食物后 2 小时内由高强度运动诱发的 IgE 介导的过敏反应。本病少见，青少年相对易发，发病率为 0.004 6% ～ 0.018 0%，每 6000 ～ 20 000 名中小学生中可有 1 人患病。阿司匹林等非甾体抗炎药可加重病情。目前没有药物可以预防该类食物过敏反应。根据病史、过敏试验、激发试验等判断，减少致敏食物的摄入是非常必要的，特别是运动前 2 小时不要吃可能致敏的食物。

8. 阿尔法半乳糖过敏　阿尔法半乳糖（α-Gal），是猪、牛、狗等许多非灵长类哺乳动物红细胞上的主要血型物质，是引起人与哺乳动物异种移植排斥反应的抗原。α-Gal 也可致严重食物过敏，过敏原并非蛋白质而是目前已知的可引起过敏反应的唯一糖类结构 α-Gal，俗称红肉过敏，且与蜱叮咬相关。与蛋白成分过敏相比，红肉中 α-Gal 过敏常发生于进食后 3 ～ 6 小时，症状重，可有多系统受累，甚至休克。免疫印迹检测证实哺乳动物内脏中的 α-Gal 明显高于肌肉组织。牛肉中的 α-Gal 有耐热性，因此，即使加热烹饪处理仍会导致食物过敏。

9. 其他　通过皮肤直接接触食物过敏原也可以致敏，产生 sIgE 和 Th2 型细胞因子。使用包含水解小麦蛋白洁面皂的女性比没有使用这种护理产品者更可能患小麦蛋白质过敏。还有研究认为，除了鼻黏膜、呼吸道、肠道为 IgE 介导的过敏反应器官，阴道黏膜也会产生过敏反应，表现为反复外阴阴道炎；过敏原主要有食物、药物、精液、乳胶、霉菌及花粉等。对于有食物过敏原阳性的反复外阴阴道炎患者，采取相应食物回避治疗后有较好效果。

（五）食物过敏的辅助检查

1. 食物激发试验　适用于所有类型的食物过敏。受试者从小剂量开始摄入可疑过敏食物，逐渐加大剂量，观察有无过敏反应。既可以采用盲法，也可以采用开放性食物激发试验，其中双盲安慰剂对照食物激发试验是诊断食物过敏的金标准。试验前 72 小时内需停止抗组胺药、激素等的使用，并停用可疑过敏食物至少 2 周。当前临床上一般采用开放性食物激发试验，激发食物的总量随食物的种类不同而有所不同，干性食物为 8 ～ 10g，肉类食物为 16 ～ 20g，液体食物约 100ml。一般起始剂量为食物总量的 0.1% ～ 1.0%。每次增加剂量的间隔时间为 15 ～ 30 分钟。为谨慎起见，对有过敏史者，可从小剂量涂抹下唇开始。对于有严重湿疹或有明显过敏相关实验室检查证据者，应慎用激发试验。

2. 皮肤点刺试验　将少量高度纯化的致敏原皮试液滴于患者前臂，再用点刺针轻轻刺入皮肤表层，并以组胺作为阳性对照。若患者对某种致敏原过敏，则于 15 分钟内在点刺部位出现风团样红肿。皮肤反应强度与组胺相似时为 "+++"，更强时为 "++++"，较弱时标为 "+" 或 "++"，无反应则标为 "–"。一般认为，皮肤风团直径 ≥ 3mm 为阳性，表明存在 IgE 介导的免疫反应。若直径 ≥ 8mm 时，对牛奶、鸡蛋、花生过敏的判断准确率几乎达 100%。皮肤点刺试验阳性表明存在抗原 sIgE 抗体，虽然敏感度高，但特异度不高，不能仅以此作为食物过敏的诊断依据；不过，其阴性预测值可达 95% 以上，用以排除 IgE 介导的过敏反应。日本的研究发现，用荞麦进行食物激发试验阳性及阴性者，他们的荞麦 sIgE 水平并无差异，但荞麦激发试验阳性者，其皮肤点刺试验风团直径更大；若风团直径 ≥ 24.1mm 时，可以不必做食物激发试验而判断为荞麦过敏，其阳性预测值为 90%。

3. 血清特异性 IgE 检测　是在体外直接检测特异性 IgE 抗体与可疑食物抗原的相互作用，不受皮肤条件和抗组胺药物的影响。值得注意的是，结果判断因年龄、过敏原、检测方法不同而不同。研究发现，牛奶蛋白 sIgE 抗体的临界值随着年龄的增长而相应增加，也就是说，年龄不同，诊断阈值也不同。当血清 sIgE 结果检测阴性时，有利于排除 IgE 介导的免疫反应。如果血清 sIgE 抗体水平下降，则发生临床耐受性的可能性增加。

4. 过敏原组分检测　通过定量方法检测机体对单一过敏原分子的特异性 sIgE 抗体，如牛奶特异性蛋白组分 α- 乳清蛋白、β- 乳球蛋白等。与 sIgE 检测相比，其阳性及阴性预测值都得到提高，发展前景较好。

5. 外周血嗜酸性粒细胞　某些食物过敏者可能出现外周血嗜酸性粒细胞升高，但其敏感度和特异度不高。

6. 嗜碱性粒细胞活化试验　该试验属于体外诊断试验。变应原的刺激使嗜碱性粒细胞活化，用流式细胞术检测 CD63、CD203C 等表面活化标志物，可用于食物过敏的诊断。有报道认为，该试验的敏感度和特异度较 sIgE 检测和皮肤点刺试验更高，但尚未实现标准化，加之仪器、成本要求较高，多用于科学研究。

7. 内镜检查　食物过敏诊断明确者一般不需要内镜检查；当消化道症状明显，对患者体格发育造成影响而诊断不明或疑似嗜酸性粒细胞性消化道疾病时，可考虑内镜检查。

（六）鉴别诊断

与食物过敏类似的疾病或现象较多，需除外食物不耐受、感染、肠易激惹综合征、精神心理功能紊乱等。乳糖酶缺乏可导致碳水化合物吸收不良，容易出现腹泻、胀气和腹痛。细菌、病毒、寄生虫感染可引发消化系统症状。小肠憩室等胃肠道解剖和形态学异常可导致小肠细菌过度生长，产生如餐后腹胀和腹泻。各种理化因素如寒冷、过食，甚至中毒等原因也应仔细除外。

（七）治疗

1. 药物治疗　常用的抗过敏药有西替利嗪、氯雷他定及糖皮质激素类药物。

2. 食物回避　对过敏原明确者，应该回避或采用加热处理以减轻致敏性。如果是牛奶蛋白过敏，需改用氨基酸配方奶粉。虽然母乳喂养的婴儿发生食物过敏的机会较少，但出现湿疹、腹泻的情况常见，严重者生长发育亦受到影响。母亲产后常进食蛋、奶、鱼等滋补食物催乳，这些食物成分可通过母乳使婴儿过敏。如婴儿对此类食物的 sIgE 检测阳性时，母亲宜采取食物回避措施，

对缓解婴儿的症状大有好处。日本不推荐孕妇和哺乳期母亲通过回避饮食来预防食物过敏，因为此举对预防她们孩子食物过敏的证据不足，存在争议。荷兰的研究认为，在婴儿，6 个月前给予谷蛋白可以减少湿疹的发生；6 个月前给予 3 种以上易过敏食物，也可降低以后的吸入性过敏反应。然而，这些方法与儿童的过敏反应并非总是明确相关，尚无确切证据改变当前的喂养指南。

3. 变应原特异性免疫治疗　主要是针对 IgE 介导的过敏反应。基本原理是让患者通过不同方式渐次增加对过敏原的暴露剂量（脱敏），以提高患者对该过敏物质发生反应的阈值，增加耐受性，从而减轻或中止其过敏反应。主要方法：皮下注射免疫疗法（subcutaneous immunotherapy，SCIT）、表皮免疫疗法（epicutaneous immunotherapy，EPIT）、口服免疫疗法（oral immunotherapy，OIT）和舌下免疫疗法（sublingual immunotherapy，SLIT）。变应原特异性免疫治疗用于哮喘和变应性鼻炎有一定疗效；在治疗食物过敏方面也进行了一些有益的探索，对牛奶、鸡蛋、花生过敏的疗效较好；不过，由于疗效的不确定性及可能存在一些风险，还没有获得医患的广泛认可，存在很多争议。

4. 严重过敏反应的治疗　当出现严重过敏反应甚至休克时，除回避过敏食物、应用抗组胺药物及糖皮质激素类药物外，可肌内注射 1 ∶ 1000 的肾上腺素（相当于 1ml=1mg，一般以每次 0.1ml/kg 计算）紧急治疗，儿童最大用量不超过 0.5ml，5 ～ 10 分钟后可酌情重复使用。任何实验室检查都可能存在不同程度的假阳性或假阴性，必须理论联系实际审慎判断。临床实践中，对疑似过敏食物避之或替代之是一种选择；推迟服用或小量试吃也是另一种可能的选择，当然应考虑可能存在的风险。不论是哪种选择，都应尽可能为孩子的营养和食物的广泛性而倾注心力。

（八）预后及预防

食物过敏的发展趋势及预后有很大不同。婴儿期对于鸡蛋、牛奶、小麦、大豆等食物过敏的耐受性可随年龄的增长而获得，但是对荞麦、花生、坚果、贝壳类和鱼类的过敏却很少获得免疫耐受。

一般而言，过敏原种类多、IgE 抗体滴度高、有过敏史、有其他过敏性疾病（如某些皮炎）者可使免疫耐受获得延迟。婴儿期对常见易于过敏食物的引入时间可能与食物过敏的发生相关，但目前尚无明确结论。以往世界卫生组织推荐婴幼儿应在 6 个月后添加辅食，特别是对一些容易过敏的食物更应推迟食用。不过，数十年的实践发现，推迟过敏性食物的引入时间并没有对食物过敏的发生起到明显的保护作用。反之，早期添加过敏性食物有可能增加婴幼儿的耐受力，对预防食物过敏有利。

八、腹泻病

腹泻病是一组多病原、多因素引起的以粪便性状改变和排便次数增多为特点的疾病。值得注意的是，粪便性状的改变较排便次数更有意义。腹泻病是年龄＜ 5 岁儿童，特别是低收入国家儿童患病和病死的主要原因之一，每年导致全球大于 50 万人病死。虽然近年来口服补液盐（ORS）的广泛应用、安全饮用水、卫生设施及诊疗技术的改善，致死率已大幅度降低，但仍是我国 5 岁以下儿童病死的主要原因。

（一）急性腹泻病

世界卫生组织将急性腹泻病定义为每天有 3 次及 3 次以上松散粪便或液体粪便，病程持续≥ 3 日但少于 14 日。

1. 感染性腹泻病　致病微生物或肠道外感染均可引起腹泻。

（1）病毒性腹泻：常见病毒为轮状病毒及诺如病毒。

轮状病毒肠炎：在我国急性肠胃炎住院儿童中，轮状病毒位居小儿腹泻病原体之首。该病常发生在 5 岁以下儿童，10 月至次年 1 月为发病高峰期，故称为"秋冬季腹泻"。其临床表现潜伏期为 24 ～ 72 小时，自然病程一般在 7 ～ 10 日，个别可延长至 2 周以上。其主要症状为腹泻，病初常呕吐、发热，一般 2 日后消失。腹泻次数可达到每日 5 ～ 10 次至 10 余次，粪便呈稀水样、蛋花样，排便急且量多，偶有黏液，部分粪便隐

血试验阳性。常见并发症有脱水和电解质紊乱，严重者出现嗜睡、惊厥、神志不清、休克等。甚至危及生命。此外，轮状病毒可出现消化道外表现，心、肺、脑等系统均可受损。

诺如病毒肠炎：诺如病毒是腹泻的第二大主要病原体，属于杯状病毒科，单股正链 RNA 病毒，无包膜。直径 28 ～ 35nm，分为 10 个基因组（genogroup，GⅠ～ GX 组），其中 GⅠ和 GⅡ组可导致儿童急性腹泻。粪 – 口传播是其主要传染途径，接触感染者或接触受污染的食物和水或呕吐物产生的气溶胶都有可能发生传染。感染后潜伏期为 12 ～ 48 小时，自然病程 1 ～ 3 日。临床表现为腹泻、呕吐、恶心和腹痛，以及发热、头痛、发冷、肌肉酸痛和疲劳。诺如病毒性肠炎可引起横纹肌溶解综合征，并可导致肠外器官，如肝、心肌及骨骼肌等损伤。

（2）细菌性腹泻：如产毒性大肠杆菌和霍乱弧菌等病菌侵入肠道后，附着在肠上皮细胞表面并大量繁殖，释放出肠毒素。不耐热肠毒素与肠上皮细胞细胞膜上的受体结合，激活腺苷酸环化酶，促进环磷腺苷的合成，抑制小肠上皮细胞吸收水分、钠和氯；耐热肠毒素能够激活鸟苷酸环化酶，促使三磷酸鸟苷转化为环磷酸鸟苷，同样抑制肠上皮细胞对水分、钠和氯的吸收。两种毒素均会导致小肠内的肠液增多，引起腹泻、水和电解质紊乱。

（3）寄生虫病腹泻：儿童寄生虫包括线虫、绦虫、吸虫和原虫 4 大类。①发病机制：儿童腹泻病病原体的寄生虫主要是一些原虫，包括阿米巴原虫、蓝氏贾第鞭毛虫、隐孢子虫、肠内滴虫、小袋纤毛虫等。阿米巴滋养体通过其伪足的机械运动及释放多种酶直接或间接损伤肠壁，形成大小不等的溃疡，出现各种结肠炎，临床表现为腹泻、腹痛。隐孢子虫病主病变在空肠，严重者可使整个肠道受损。隐孢子虫患者和感染隐孢子虫的牛、羊、犬、猫等均为传染源。儿童感染隐孢子虫后，可为无症状携带者、亦可出现急性胃肠炎或慢性腹泻。②临床表现：轮状病毒肠炎潜伏期为 24 ～ 72 小时，自然病程一般在 7 ～ 10 日，个别可延长至 2 周以上。其主要症状为腹泻，病初常呕吐、发热，一般 2 日后消失。腹泻次数可

达到每日 5 ～ 10 次至 10 余次，粪便呈稀水样、蛋花样，排便急且量多，偶有黏液，部分粪便隐血试验阳性。常见并发症有脱水和电解质紊乱，严重者出现嗜睡、惊厥、神志不清、休克等。甚至危及生命。此外，轮状病毒可出现消化道外表现，心、肺、脑等器官均可受损。

（4）肠外感染所致腹泻：如肺部感染可导致腹泻。其机制：①肠道外感染产生的病原菌或毒素直接或间接作用于肠道，损害肠道上皮细胞，导致肠黏膜屏障被破坏；②使用广谱抗菌药物破坏肠道菌群环境，如长期使用可引发抗生素相关性腹泻。

2. 非感染性腹泻病　儿童消化系统尚未发育成熟，胃酸及各种消化酶分泌不足，同时神经系统对于胃肠功能的调节作用较差，加之肠道菌群定植抗力不稳定，在喂养不当、食物过敏、气候骤变等因素作用下均可引起腹泻。

（1）发病机制：分为渗透性、分泌性、渗出性、肠道动力紊乱性腹泻。

1）渗透性腹泻：因肠腔内存在大量不能被消化吸收的高渗性、可溶性物质所致。如果患儿摄入高渗的溶质，可分泌大量的液体到小肠，随后在小肠远端被重吸收。因近端小肠对水和离子有很高的通透性，钠和氯将不断地分泌到小肠上段。

渗透性腹泻的特点：①禁食后腹泻停止或腹泻量明显减少；②粪便 pH ≤ 5.5；③粪便中电解质浓度低，但渗透压高。

典型病例有先天性乳糖不耐受症。乳糖常见于牛乳或母乳中，属于双糖类，由 1 个分子葡萄糖和 1 个分子半乳糖结合而成。正常情况下，摄入乳糖后，乳糖在小肠上皮的刷毛缘膜上被分解成葡萄糖和半乳糖，再由载体摄入到上皮细胞内。当小肠的乳糖酶缺乏或活性降低时，乳糖可到达结肠，结肠细菌分解产生短链有机酸，产生渗透负荷，引起水分分泌至肠腔，如超过吸收能力就产生腹泻。

2）分泌性腹泻：是指胃肠道内水和电解质分泌过多引起的腹泻。正常情况下，肠道内水和电解质的分泌及吸收是相对平衡的，当受到某些外界刺激因素时，该平衡被打破，在细胞内介质 [如环磷酸腺苷（cAMP）、环磷酸鸟苷（cGMP）、

Ca^{2+} 等] 的作用下，刺激隐窝细胞分泌 Cl^-，抑制氯化钠吸收，肠腔内积聚了大量液体而形成腹泻。

分泌性腹泻的特点：①粪便量多，通常可达到每日 1L；②进食并不能明显增加粪便量，禁食 24 ～ 48 小时后腹泻量亦无明显减少；③粪便 pH ≥ 6；④粪便外观呈水样，粪便镜检示未见细胞，或可见少许红细胞和白细胞；⑤粪便中含有大量的电解质。

典型病例为霍乱弧菌、产毒性大肠杆菌感染等。霍乱弧菌是一种革兰氏阴性杆菌，通过受污染的食物或水从环境宿主传播到人类宿主。其致病因子主要是霍乱毒素（cholera toxin，CT），它可破坏肠道上皮细胞的正常离子运输，导致肠道大量液体在结肠刺激黏膜细胞分泌增加，亦可引起分泌性腹泻。

3）渗出性腹泻：是指由于炎症或溃疡等病变使肠黏膜被破坏，大量液体渗出所引起的腹泻。常见原因为感染或炎症性肠病。

渗出性腹泻特点：①粪量不多，外观可见脓血，镜检可见红细胞、白细胞；②常伴随有其他类型的腹泻，如渗透性或分泌性腹泻。

例如，广泛性回肠病变或回肠切除者，胆盐吸收障碍而进入结肠，在结肠刺激黏膜细胞分泌增加，则可引起分泌性腹泻。

4）肠道动力紊乱性腹泻：肠道蠕动过快，功能紊乱，通过肠道快速，限制了理论上可吸收溶质与肠道上皮之间的接触时间而导致腹泻。主要分为两种类型，第一种动力增加，见于肠易激综合征、甲状腺功能亢进、胃大部切除术和糖尿病等。特点：①肠鸣音亢进；②粪便不成形。其检查方法有呼出气体氢浓度测定法及放射性核素闪烁扫描法。第二种动力减低，可见于硬皮病、假性肠梗阻或营养不良患儿，由于小肠细菌过生长而出现腹泻。运动相关性腹泻可以是渗透性或是分泌性的腹泻。

（2）临床表现

1）消化道症状：排便次数≥ 3 次，性状改变，可为稀糊状、水样、黏液和（或）脓血便。可伴恶心、呕吐、腹胀、腹痛等。

2）全身症状：可有发热、精神萎靡、嗜睡、惊厥、昏迷、休克等，可伴有心、肝、肾等器官

受损。近年来，对急性腹泻合并惊厥的研究越来越多，但其病因和机制尚不明确，可能与婴幼儿脑发育不成熟、髓鞘发育不完全、惊厥阈低有关，当受到各种因素影响后，引起大脑细胞异常放电。此外有研究显示，在患儿脑脊液标本中检出病毒片段或 RNA（如轮状病毒），故认为病毒感染在本病的发病过程中有重要作用。

3）内环境紊乱：包括水、电解质紊乱及酸碱失衡。可出现不同程度的脱水（表 11-8）、低钾血症、低钠血症、高钠血症、低钙血症、低镁血症、代谢性酸中毒等。

表 11-8 脱水表现及程度

脱水程度	轻度	中度	重度
丢失体液（占体重百分比）	≤ 5%	5% ～ 10%	≥ 10%
精神	稍差	萎靡或烦躁	嗜睡、昏迷
皮肤弹性	尚可	差	极差
黏膜	稍干燥	干燥	明显干燥
前囟	稍凹陷	凹陷	明显凹陷
眼窝	稍凹陷	凹陷	明显凹陷
四肢末梢	尚温暖	稍凉	凉或发绀
血压	正常	正常或稍低	降低
脉搏	正常	增快	明显增快且弱
尿量	稍少	明显减少	无尿

（3）辅助检查：①粪常规，为腹泻病常规检查。有研究显示，从粪便外观上看，病毒性腹泻患者发生水样便的比例明显高于细菌性腹泻患者，发生黏液便比例明显低于细菌性腹泻患者。②粪细菌培养：如粪便常规中镜检可见较多白细胞，应尽早行粪培养检测。③其他病原学检测方法：如酶联免疫分析，PCR 等。④血液检测：包括血常规，血气分析，生化及电解质等检测，依据是否有脓毒症、肠外感染及全身感染中毒症状，选择血培养、NGS 等检测。⑤其他：如患儿出现惊厥或意识障碍，酌情完善脑脊液、脑电图、头颅影像学检测。如有急腹症，及时行腹部 B 超或立体腹部 X 线平片等检查。

（4）诊断及鉴别诊断：依据患儿临床表现（粪便性状 / 排便次数）且病程在 2 周以内，即可诊断。急性水样便或蛋花汤样腹泻，以婴儿发病为主，主要发生在秋冬季节，病初常有呕吐、发热等症状，以轮状病毒肠炎可能性大；患者粪便为黏液脓便或脓血便则要考虑细菌性痢疾等。

（5）治疗：原则是预防脱水和纠正脱水、电解质紊乱和酸碱失衡，继续适量饮食，合理用药。

1）液体疗法：补液方式主要有 3 种，口服补液、静脉补液和鼻饲管补液。

口服补液：是预防和治疗轻度、中度脱水的首选方法。口服补液液体可自行配制：①补液盐［米汤加盐：每 500ml 加细盐 1.75g（约 1/2 啤酒瓶盖）；糖盐水：白开水 500ml，加蔗糖 10g（2 小勺）及细盐 1.75g］；②低渗口服补液盐（ORS Ⅲ，表 11-9）。目前 WHO 推荐的是 ORS Ⅲ。ORS Ⅲ 不仅能预防和治疗轻度、中度脱水，还能减少 20% 的粪便量，减少 30% 的呕吐率，减少 33% 的静脉补液率。

表 11-9 ORS Ⅲ 配方

内容	含量
重量	5.125g
氯化钠	0.65g
枸橼酸钠	0.725g
氯化钾	0.375g
无水葡萄糖	3.375g
配制用法	每袋加温水 250ml
渗透压	245mOsm/L

腹泻开始即给予患儿足够的液体以预防脱水。

2 岁以下的儿童粪便 50 ～ 100ml，较大的儿童粪便 100 ～ 200ml 后，需要提供合适的液体，直至腹泻停止。轻至中度脱水最初 4 小时口服液量：（50 ～ 75）ml × 体重（kg）。4 小时后需要新评估脱水情况，如脱水已纠正，可家中继续口服补液；如仍然有脱水症状，可再次给予一次上述补液量。

若出现以下情况，提示口服补液可能失败，需调整补液方案：频繁大量腹泻 [> 10 ～ 20ml/（kg · h）]；频繁、严重呕吐；口服补液用量不足，脱水未纠正；严重腹胀。

静脉补液：适用于重度脱水及不能耐受口服补液的中度脱水患儿。重度脱水患儿常伴有休克或意识改变，需尽快静脉补液改善低血容量性休克。补液原则："先浓后淡，先盐后糖，先快后慢，见尿补钾"。

第 1 个 24 小时的补液：①首先需要确定补液总量，包括累积丢失、继续丢失和生理需要三个方面。第 1 个 24 小时的补液总量为轻度脱水 90 ～ 120ml/kg，中度脱水 120 ～ 150m/kg，重度脱水 150 ～ 180ml/kg。②确定液体性质：等渗性脱水（血 Na^+ 浓度 130 ～ 150mmol/L），一般选择 1/2 张含钠液，低渗性脱水（血 Na^+ 浓度 < 130mmol/L），一般选择 2/3 张含钠液，高渗性脱水（血 Na^+ 浓度 > 150mmol/L），一般选择 1/3 ～ 1/5 张含钠液。难以确定脱水性质者先按等渗性脱水处理。③补液速度：重度脱水有休克者首先扩容，选择 2 : 1 等张含钠液或生理盐水 20ml/kg 30 ～ 60 分钟静脉输入。若休克未纠正，可再次给予 10 ～ 20ml/kg 扩容，一般不超过 3 次。同时需评估有无导致休克的其他原因。

扩容后或不需扩容者，进入补充累积损失丢失量阶段。补液总量的 1/2（扣除扩容量）在前 8 ～ 10 小时输入，输液速度为 8 ～ 12ml/（kg · h）；剩余 1/2 在 14 ～ 16 小时输入，输液速度为 4 ～ 6ml/（kg · h）。

第 2 个 24 小时补液。主要补充继续丢失量和生理需要量。补充继续丢失量的原则是"丢多少补多少、随时丢随时补"，常用 1/2 ～ 1/3 张含钠液；补充生理需要量用 1/5 ～ 1/4 张含钠液。这两部分相加后，于 12 ～ 24 小时匀速补液。

纠正水、电解质紊乱：①低钠血症，需给予 2/3 张液体，必要时可给予高渗盐水，如 3%NaCl 溶液，每输入 12ml 可提高血钠浓度 10mmol/L。需注意，有严重低钠血症时，血钠浓度升高的速度限制在 10mmol/L 以下。血钠浓度纠正过快，幅度过大，可导致神经渗透性脱髓鞘。②高钠血症，一般无特殊处理，随着脱水纠正，血钠浓度可逐渐恢复。③低钾血症，可口服枸橼酸钾或氯化钾溶液，100 ～ 200mg/（kg · d）。如不能经口补充，可静脉应用针剂补充，需注意 KCl 浓度 ≤ 0.3%，体内缺钾至少需 2 ～ 4 日才能补足。④代谢性酸中毒：轻中度代谢性酸中毒一般不需要额外给予碱性药物。严重代谢性酸中毒，可给予 5% 碳酸氢钠量（ml）=BE 绝对值 × 0.5 × 体重，或按公式碳酸氢钠量（mol）=（24– 实测 HCO_3^- 值）× 0.3 × 体重。首次给予计算量的一半，之后注意监测动脉血气结果。

鼻饲管补液：适用于无静脉输液条件，无严重呕吐的患儿。初始速度给予鼻饲 ORS III 20ml/（kg · h），连续 6 小时。如患儿不能耐受，则应减缓速度，并尽快转往上级医院。

2）饮食治疗：年长儿无须严格限制饮食。对于乳糖不耐受患儿、母乳喂养儿，可添加乳糖酶。人工喂养儿可给予低乳糖 / 无乳糖奶粉。

3）药物治疗

①黏膜保护剂：如蒙脱石散，该药为蒙脱石微粒粉剂，为天然物质，具有层纹状结构，对消化道内细菌、病毒和产生的毒素等发挥强效清除和固定作用。其通过结合黏液蛋白质抵御攻击消化道黏膜层的有害因子，增强肠道防御能力和修复能力，且蒙脱石散不会干扰肠道的吸收功能。

②微生态制剂：急性腹泻病推荐的益生菌有布拉酵母菌散、双歧杆菌三联活菌散、枯草杆菌二联活菌颗粒、酪酸梭菌活菌散剂。对于腹泻病的预防，仅有双歧杆菌三联活菌散预防医院获得性腹泻病的报道，目前暂不能形成推荐意见。

③抗感染治疗：病毒性肠炎，常为自限性疾病，一般不用抗病毒药物及抗菌药物；侵袭性细菌感染，可行粪便培养检查，依据病原及药物敏感试验结果选择抗生素。病原体未明确时，可依据季节、粪便性状，本地流行病学经验性选择抗菌药物。

④其他：如消旋卡多曲颗粒，为脑啡肽酶抑

制剂类药物，可通过对脑啡肽酶的选择性、可逆性抑制作用，降低患儿体内水、电解质的分泌水平。

⑤中医治疗：辨证施治，驱邪扶正。

（二）迁延性腹泻病与慢性腹泻病

迁延性腹泻病指病程在 2 周至 2 个月，慢性腹泻病指病程 > 2 个月，国外把两者合一起统称迁慢性腹泻（持续腹泻）。其发病大多是多因素、多机制共存所致。

1.病因　可受环境地域、系统疾病、机体状态的影响。

（1）肠道感染：胃肠道的反复或持续细菌和（或）病毒感染可出现慢性腹泻。常见的细菌为吸附型大肠杆菌（EAEC）、致病性大肠杆菌（EPEC）和隐孢子虫。

（2）免疫异常：如普通变异性免疫缺陷病，约 60% 的患者有反复腹泻，20%～30% 的患者因常有小肠贾第鞭毛虫感染而出现轻度至中度的吸收不良。自身免疫性肠病，可表现为不明原因的长期腹泻，腹泻通常在出生 8 周后开始，病情通常较严重，治疗效果不佳。发病考虑与 T 细胞或 B 细胞的异常调节有关，营养吸收障碍。

（3）结构缺陷：如簇绒肠病（congenital tufting enteropathy，CTE），属于肠上皮细胞发育异常。与 *EPCAM* 基因突变相关，它位于染色体 2P21，包括 9 个外显子及 8 个内含子，编码蛋白 32～42kDa，*EPCAM* 的缺失导致小肠上皮屏障功能障碍及离子转运障碍。临床以顽固性腹泻及生长受限为特征，CTE 无特效治疗，全肠外营养及小肠移植是目前可行的治疗手段。电解质转运缺陷，属于肠上皮细胞结构缺陷，包括先天性失氯性腹泻、先天性失钠性腹泻等。临床表现为严重腹泻及水和电解质紊乱。

（4）肠道上皮酶及代谢障碍：主要包括蔗糖酶 – 异麦芽糖酶缺陷症（sucrase-isomaltase deficiency，SID）、乳糖酶（LCT）缺陷等。SID 主要是由基因突变后蔗糖酶 – 异麦芽糖酶缺乏使二糖吸收不良所引起，主要表现为腹泻、水和电解质紊乱、肠道生理功能受损、营养不良、生长发育落后等。肠黏膜活检是该病诊断的金标准。

（5）慢性非特异性腹泻：属于最良性的病因，

包括 4 岁以下儿童的功能性腹泻和 5 岁以上儿童的肠易激综合征。临床表现为腹痛、腹泻，但多伴发营养不良。

（6）其他：包括外源性因素，如摄入过多碳酸盐类、甘露糖醇、乳果糖类液体；营养吸收障碍，如短肠综合征等；神经内分泌肿瘤患者可表现为由肠道分泌增加引起的慢性腹泻，如类癌综合征、卓 – 艾综合征、血管活性肠肽瘤、甲状腺髓质癌等。

2.临床表现　以腹泻为主要症状，常伴有营养不良。而后者可使腹泻迁延，持久腹泻又促进营养不良，二者互为因果，形成恶性循环。此外可导致水和电解质紊乱，精神、运动发育落后，多种维生素、微量元素缺乏等。

3.诊断　首先是病史，详细的病史是诊断的重要依据，需要询问患儿的发病年龄，粪便性状、排便次数及量，伴随的症状，用药史，既往史，个人史、家族史及病情演变及转归等。虽然腹痛和腹泻可能是常见的症状，但仍应询问排便后疼痛是否缓解（提示IBS），餐后是否腹胀和不适［提示消化不良和（或）小肠细菌过度生长］等。

对于粪便脓血者，首先要考虑感染。出生后不久出现的顽固性腹泻提示先天性腹泻和肠病。婴儿腹泻，粪便带血丝，且伴有湿疹、腹胀、哭闹等，要考虑食物蛋白过敏性胃肠病；外周血嗜酸性粒细胞升高要注意嗜酸细胞性胃肠炎；伴有顽固低白蛋白血症的要考虑小肠淋巴管扩张症。

一些特殊食物的摄入可能也是腹泻的病因。在评估与食物的相关性时，必须考虑摄入食物的量，是否存在潜在疾病及限制消化或吸收的胃肠道疾病，是否存在食物过敏性胃肠病等因素。吸收不足的碳水化合物通常与腹泻有关。一些单糖摄入过量时，就会出现吸收不良和腹泻。而双糖必须由双糖酶分解，如蔗糖酶或乳糖酶，由于黏膜疾病或基因下调而分泌不足或活性不足时，未被吸收的碳水化合物会导致肠道中液体的滞留、细菌发酵产生气体。因此，腹胀可能是碳水化合物吸收不良的重要线索。

体检：主要包括评估生命体征、腹部检查、营养状况及有无脱水等。营养状况的评估包括体重、身高、生长速度、皮下脂肪和肌肉质量。腹胀伴鼓音提示结肠胀气和碳水化合物吸收不良。

实验室检查：包括粪便常规、培养、病毒血检查及电解质检查，血常规、生化及免疫检查，必要时可行血清特异性食物 IgE 检测和血脂检测、自身抗体检测、肠上皮细胞抗体、基因检测等。

消化内镜检查：根据病情选择胃镜、结肠镜、小肠镜和胶囊内镜。结肠镜检查对慢性水样腹泻的诊断率在 2%～15%。最常见的诊断是显微镜下结肠炎，其次是 IBD。

影像学检查：立位腹部 X 线平片可见气液平面，提示存在肠梗阻。肠壁积气提示坏死性小肠结肠炎；结构异常及动力障碍可行消化道造影。

4. 鉴别诊断　患儿符合慢性腹泻标准，当出现血便、严重腹痛、发热、营养不良、体重减轻时，需注意 IBD；当伴有腹部肿块且体重减轻、疲劳、盗汗提示神经内分泌肿瘤；当伴随色素性荨麻疹、皮肤划痕征阳性需注意肥大细胞增多症；当腹泻伴有震颤、眼睑退缩、心动过速提示甲状腺功能亢进。

5. 治疗　患儿宜到医院治疗，治疗措施应包括支持治疗、寻找病因、药物治疗及心理疏导等多方面。

（1）支持治疗：预防脱水，纠正水和电解质紊乱，维持酸碱平衡，补充多种维生素，包括水溶性及脂溶性维生素及矿物质。

（2）营养治疗：保证足够的热量。尽可能利用肠道功能，选择合适的饮食、量及喂养方法，不足部分可给予肠外营养。

1）肠内营养：如患儿胃肠道功能存在，则经口摄入。如不能进食，可选择胃管置入或空肠置管管饲喂养。食物种类的选择：对于母乳喂养儿，可继续母乳喂养。人工喂养儿应调整饮食，如为先天性葡萄糖 - 半乳糖吸收不良症，可选择不含葡萄糖与半乳糖的特殊配方奶粉喂养；牛奶蛋白过敏性胃肠病患儿，可选择氨基酸奶粉或牛奶蛋白深度水解奶粉；乳糖不耐受患儿，母乳喂养者，可添加乳糖酶；人工喂养儿，可给予无乳糖奶粉喂养。

2）肠外营养：少数严重病例口服或管饲营养物质不能耐受，应给予肠外供给热量、液体、营养素。需注意的是，长期应用肠外营养可导致肠道细菌计数及向肠系膜淋巴结转移数量明显增加，加重肠黏膜损害造成内源性感染。此外，还需注意肠外营养相关性肝病（parenteral nutrition-associated liver disease，PNALD），如长期肠外营养后血清直接胆红素浓度持续＞2mg/dl（34μmol/L），且排除囊性纤维化、病毒性肝炎等可引起肝功能异常的原发病后，即可诊断。

（3）脂肪乳：可促进蛋白质利用，改善氮平衡，减少 CO_2 的生成。一般剂量：2～3 g/（kg·d）。开始应用量应从 0.5 g/（kg·d）开始，逐日加量。肝功能异常或需长期使用脂肪乳的患儿，建议选择中长链脂肪乳；复方氨基酸：2～2.5g/（kg·d）；电解质及多种维生素适量，液体每日 120～150ml/kg，通过外周静脉输入。总液量在 24 小时内均匀输入，好转后改为口服。

（4）药物疗法

1）抗生素：抗菌药物须慎用。迁慢性腹泻多伴有肠道菌群失调，滥用抗生素会加重腹泻。对于感染性腹泻、分离出特异性病原者，据药物敏感试验结果选用敏感抗菌药物。

2）蒙脱石散：为黏膜保护剂，可加强肠道的屏障功能，并吸附病原体和毒素。

3）微生态制剂：可在肠道中形成生物膜，阻止有害菌黏附定植，一些微生态制剂还具有生物拮抗和消化乳酶作用，促使肠道蠕动恢复，缓解腹泻。迁慢性腹泻推荐使用布拉酵母菌散、双歧杆菌三联活菌散、双歧杆菌三联活菌肠溶胶囊、双歧杆菌四联活菌片、枯草杆菌二联活菌颗粒、酪酸梭菌活菌散剂、双歧杆菌乳杆菌三联活菌片和复合乳酸菌胶囊。近年来，肠道菌群移植（fecal microbiotatransplantation，FMT）在治疗慢性腹泻方面也取得了一定疗效，尤其是对于艰难梭菌感染性腹泻有良好疗效。菌群移植即将健康人粪便中的功能菌群，通过一定方式移植到患者肠道内，调节肠道菌群失衡，重建具有正常功能的肠道微生态系统，从而治疗肠道内及肠道外相关疾病。

4）谷氨酰胺：在感染等应激状态下谷氨酰胺能降低肠黏膜的通透性，增强肠道的免疫功能，防治肠黏膜细胞的水肿和坏死，同时还可减少菌群的移位，在肠道的保护和防御屏障的维护中发挥着举足轻重的作用。

5）锌制剂：在锌缺乏地区及营养不良患儿中，

补锌可缩短腹泻病病程。小于 6 个月的患儿每天补充元素锌 10mg，大于 6 个月的患儿，每天补充元素锌 20mg，疗程 10 ～ 14 日。元素锌 20mg 相当于硫酸锌 100mg、葡萄糖酸锌 140mg。

6）叶酸：主要由核酸和蛋白质所合成，主要参与嘌呤和嘧啶核苷酸的合成，有效促进细胞的有丝分裂，使人体小肠的上皮细胞得以修复，促进小肠黏膜对葡萄糖、水和钠离子的吸收，从而有效缓解腹泻。

7）其他：如生长抑素可应用于神经内分泌肿瘤所致严重腹泻；免疫抑制剂可应用于自身免疫性肠病。

九、嗜酸细胞性胃肠炎

嗜酸细胞性胃肠炎（eosinophilic gastroenteritis，EGE）是以嗜酸性粒细胞弥漫性或节段性浸润胃肠道一个或多个部位为特征的慢性炎症性疾病，伴或不伴有外周血嗜酸性粒细胞升高，最常累及胃和小肠，同时需除外其他可引起胃肠道嗜酸性粒细胞浸润的疾病。1937 年，Kaijser 首次报道 EGE。所有种族、所有年龄段（从新生儿到成人）均有发病，20 ～ 60 岁为高发年龄，男性发病为多，男女比例为 3 ：2。目前各国学者对 EGE 的研究较少，大部分为个例报道或小样本研究，目前尚未针对 EGE 制订公认的诊疗标准和指南。

（一）病因

EGE 的病因及发病机制尚不完全明确，目前认为发病机制主要与 IgE 介导的 Ⅰ 型过敏反应及 Th2 细胞介导的迟发型变态反应有关。研究表明，45% ～ 63% 的 EGE 患者伴发过敏性疾病，包括哮喘、过敏性鼻炎、湿疹、药物或食物不耐受等。有文献指出，2/3 的 EGE 患者血清 IgE 升高。以上数据及消化道嗜酸性粒细胞浸润、糖皮质激素治疗有效等均提示过敏反应参与 EGE 发病过程。

（二）临床表现

EGE 的临床表现缺乏特异性，症状的出现与病变累及的部位、范围和程度相关，小肠和胃累及最常见。目前常用 Klein 分型，根据嗜酸性粒细

胞（EC）浸润胃肠壁的深度将 EGE 分为 3 型。

1. Ⅰ 型黏膜病变型　此型占 50% 以上，症状类似于 IBD，主要表现为腹痛（90.4%）、恶心呕吐（57.1%）、腹泻（52.3%）、腹胀（38.1%）、消化不良，因肠上皮细胞绒毛受损，由此可导致失血、吸收不良和肠道蛋白丢失，因病情迁延导致营养状况下降。儿童和青春期患者除胃肠道症状外，还可引起一系列全身症状，如低热、生长发育迟缓、贫血、内分泌紊乱、肝功能及心肌酶异常等。

2. Ⅱ 型肌层病变型　此型较少见，浸润以肌层为主，胃肠壁增厚、僵硬可引起幽门、肠道的狭窄及梗阻，其中胃和十二指肠是最常见的受累部位，当嗜酸性粒细胞浸润十二指肠乳头附近肌层时，可导致十二指肠乳头功能异常，可能诱发胰腺炎或胆道梗阻。

3. Ⅲ 型浆膜病变型　此型较为罕见，浆膜增厚并可累及肠系膜淋巴结，可出现渗出性腹水及腹膜炎，腹水中可有大量的嗜酸性粒细胞。严重的可导致消化道穿孔、肠套叠。

以上三型可单独或混合出现。

（三）辅助检查

1. 实验室检查　外周血嗜酸性粒细胞计数：外周血嗜酸性粒细胞增多结合胃肠道症状是诊断 EGE 的重要依据，但仅约 70% 的 EGE 患者出现外周血嗜酸性粒细胞升高。当高度怀疑 EGE 时，即使外周血嗜酸性粒细胞正常，也应行内镜下活组织检查以明确诊断。有研究指出，外周血嗜酸性粒细胞计数不能作为评估疾病活动性的可靠指标，因此外周血嗜酸性粒细胞计数不宜作为治疗结束患者的随访指标。浆膜型 EGE 患者通常外周血嗜酸性粒细胞计数绝对值（absolute eosinophilic count，AEC）较高，AEC 值越大可能预示着更高的复发风险；另有学者的研究也指出，AEC 值越高上消化道受累可能性越大，出现严重并发症的可能性更高。

EGE 与过敏反应关系密切，过敏的相关检测指标或试验可为 EGE 提供诊断依据和治疗依据，目前常用的有血清总 IgE 水平、皮肤点刺试验和放射过敏原吸附试验（radioallergosorbent test，

RAST)。但是皮肤点刺试验阳性、RAST 阳性及血清总 IgE 水平升高可见于寄生虫感染、食物过敏等其他过敏性疾病，缺乏特异性，故不能作为 EGE 的特异性检查项目。

其他：常见缺铁性贫血，粪便隐血试验阳性、红细胞沉降率增快、血浆白蛋白下降等，均无特异性。

2. 影像学检查　也可为 EGE 的诊断提供线索，由于 EGE 影像学表现不具有特异性，甚至无明显异常，故不能作为确诊 EGE 的依据。CT 发现黏膜型 EGE 患者胃肠道黏膜弥漫性或局部增厚、息肉、溃疡和管腔狭窄等其他表现；小肠螺旋 CT 造影显示的肠壁黏膜皱襞"羽毛状""锯齿状""蜘蛛足"等征象具有一定特异性。肌层型 EGE 患者 CT 征象主要为胃肠道管腔狭窄梗阻、管壁僵硬和运动障碍。CT 发现腹水通常提示浆膜型 EGE。各型常混合存在，影像学检查缺乏特异性。

3. 内镜及病理组织学检查　EGE 内镜下无特异性表现，可见黏膜粗大、充血、糜烂溃疡或呈结节样、卵石样、弥漫性红疹样改变。内镜多点活检对黏膜病变型 EGE 的诊断具有重要价值，病理改变为消化道组织大量 EC 浸润。由于 EGE 病灶呈斑片状不连续分布，且有研究指出在内镜下表现正常部位取材可避免漏诊 60% 组织学证实为 EGE 的患者，故需在内镜下表现异常和正常的部位多处取活检（至少 5～6 处），以减少 EGE 患者的漏诊。若高度怀疑 EGE，即使初次活检结果为阴性，仍有必要再次活检。超声内镜可以较好地评估有无肌层和（或）浆膜层受累，并在其引导下行细针穿刺活检。

（四）诊断

目前尚无标准的 EGE 诊断指南，Talley 诊断标准是国内外研究最常采用的标准之一，其诊断要点：

（1）存在典型的临床表现。

（2）组织学证实胃肠道一个或多个部位嗜酸性粒细胞异常增多。

（3）排除引起胃肠道嗜酸性粒细胞异常增多的其他疾病，包括寄生虫感染、药物（如硫唑嘌呤、依那普利、利福平、他克莫司等）、血管炎、结缔组织病、炎症性肠病、乳糜泻、淋巴瘤、白血病和肥大细胞增多症等。

（五）鉴别诊断

诊断 EGE 时需排除继发性嗜酸性粒细胞浸润，如寄生虫、感染、药物和结缔组织病等引起的嗜酸性粒细胞增多，还有恶性肿瘤及血液病引起的嗜酸性粒细胞增多；另外，嗜酸性粒细胞增多综合征临床上也可以见到，表现为外周血中嗜酸性粒细胞增高大于 6 个月，且伴有心脏及神经系统等多器官受累及皮肤、肺、肝损害的表现。本病还需要与嗜酸性粒细胞增多症、克罗恩病、溃疡性结肠炎、其他过敏性肠炎相鉴别。

（六）治疗

目前国内外尚无 EGE 的标准治疗指南，目前临床上常用的治疗方法有饮食疗法、药物疗法、手术疗法等。

1. 饮食治疗　大部分 EGE 患者的发病起因与食物过敏有关，尤其是黏膜型 EGE。建议使用"消除饮食""要素饮食"作为一线治疗方法，一方面可减少糖皮质激素的用量，另一方面可改善 EGE 导致的生长发育迟缓。其中的"消除饮食"包括"靶向消除饮食（targeted elimination diet，TED）"和"经验消除饮食"，前者是指避免接触经过敏原试验检测出的过敏原食物；后者是指经验性避免接触最常见的六大类食物过敏原（牛奶、大豆、鸡蛋、小麦、坚果及贝类），当过敏原试验没有检测出或检测出很多过敏原时，应选择"经验消除饮食"或"要素饮食"。但商品化的"要素饮食"口感差、价格昂贵，患者依从性和耐受性较差，限制了它的广泛应用。有学者建议所有明确少许过敏原的 EGE 患者均应予以 TED 治疗，而"要素饮食"可用于严重 EGE 患者的初始辅助治疗。

2. 药物治疗

（1）糖皮质激素：是目前治疗 EGE 疗效最好的药物，最常用的是泼尼松，剂量为 0.5～1mg/（kg·d），持续 2～14 日即可获得显著的临床缓解，此治疗方案对于浆膜型 EGE 患者效果更为显著，且不易复发。临床症状控制后的 2 周或更长时间内，可逐渐减少泼尼松剂量，直到停用。约 20% 的 EGE 患者在激素减量过程中或停用糖皮质激素后病情复发，应重新给予初始剂量的泼尼松诱导缓解，并予以最小有效剂量维持治疗。

（2）色甘酸钠：是临床上常用的肥大细胞稳定剂，通过稳定肥大细胞细胞膜抑制组胺、血小板活化因子、白三烯等毒性介质释放，阻止嗜酸性粒细胞激活，色甘酸钠用量为每次 200mg，每日 4 次，治疗 EGE 可获得较好的疗效，但目前尚未应用于 EGE 的常规治疗。

（3）孟鲁司特钠：是常用于治疗哮喘和过敏性鼻炎的白三烯受体拮抗剂类药物，有文献报道，人嗜酸性粒细胞表面可表达其抑制的白三烯受体亚型，故孟鲁司特钠可能通过影响嗜酸性粒细胞功能而有利于 EGE 的治疗。孟鲁司特钠是目前治疗 EGE 相对安全和有效的激素替代药物之一，常用剂量为 5 ～ 10mg/d。

（4）酮替芬：既是一种选择性 H_1 受体拮抗剂，也是肥大细胞稳定剂，通过稳定肥大细胞膜，减少组胺释放和白三烯产生，从而治疗 EGE。目前关于酮替芬治疗 EGE 疗效的研究结果各异，但总体共识是酮替芬虽然不能完全缓解 EGE 患者内镜下及组织学病变，但可较为安全地控制症状。其常用剂量为 2 ～ 4mg/d。

（5）免疫抑制剂：常用于 EGE 患者的激素替代治疗，尤其对于需要使用大剂量激素或不耐受激素不良作用的患者。常用的药物硫唑嘌呤是一种诱导 T 细胞和 B 细胞凋亡的免疫调节剂，治疗的常用剂量为 2 ～ 2.5mg/kg，应用于 EGE 患者的临床用药的安全性尚有待进一步研究证实。

3. 外科手术　EGE 患者极少需要外科手术治疗，主要应用于以下几种情况：①药物治疗不能逆转的肠梗阻 EGE 患者；②常规内镜活检无法确诊又高度怀疑 EGE 的患者；③临床表现为胃肠道穿孔、肠套叠的 EGE 患者。

还有一些正处于临床研究阶段的治疗方法，包括抗白细胞介素 5 单克隆抗体、抗 IgE 单克隆抗体、抗肿瘤坏死因子 α 抗体等生物制剂及粪菌移植治疗等，尚有待进一步临床研究证实。

十、吸收不良性疾病

（一）可疑性肠道吸收不良患儿的评估

吸收不良多见于长期腹泻、慢性疾病、肠结核、幽门痉挛、幽门梗阻、胰蛋白酶缺乏等疾病儿童。由于儿童食欲缺乏，营养物质的吸收利用受到影响，易出现营养不良、体重减轻、各器官功能低下、低蛋白血症等多种症状。对吸收不良儿童，应从以下几个方面进行评估。

1. 体格测量指标　测量儿童的身高（长）及体重，并与参照人群按年龄及性别进行比较。通常，根据体格测量指标，如年龄别体重（weight for age）、年龄别身高（height for age）和身高别体重（weight for height）对儿童营养不良进行判断。具体测量方法如下：

（1）离差法（标准差法）

1）体重低下：儿童体重低于同年龄、同性别参照人群值的正常变异范围。低于均值（或中位数）减 2 个标准差，但高于或等于均值（或中位数）减 3 个标准差为中度；低于均值（或中位数）减 3 个标准差为重度。本方法主要反映近期或慢性营养不良。

2）生长迟缓：儿童身长（高）低于同年龄、同性别参照人群值的正常变异范围。低于均值（或中位数）减 2 个标准差，但高于或等于均值（或中位数）减 3 个标准差为中度；低于均值（或中位数）减 3 个标准差为重度。本方法主要反映慢性长期营养不良。

3）消瘦：儿童体重低于同性别、同身高参照人群值的正常变异范围。低于均值（或中位数）减 2 个标准差，但高于或等于均值（或中位数）减 3 个标准差为中度；低于均值（或中位数）减 3 个标准差为重度。本方法主要反映近期急性营养不良。

注意：对于主要因蛋白质缺乏引起的水肿型营养不良，体重下降可以不明显。

（2）百分位数法

1）体重低下：儿童体重低于同年龄、同性别参照人群值的第 5 百分位。本方法主要反映近期或长期营养不良。

2）生长迟缓：儿童身长（高）低于同年龄、

同性别参照人群值的第 5 百分位。本方法主要反映慢性长期营养不良。

3）消瘦：儿童体重低于同性别、同身高参照人群值的第 5 百分位。如果体重在理想体重的 81%～90% 为轻度；介于 70%～80%，为中度；低于 70%，则为重度。

（3）标准差记分法（SDS）：又称 Z 评分法（Z scores）。生长指标的 SDS（或 Z 评分）=（实际值 - 同年龄同性别参考值均数）/ 标准差。

1）体重低下：儿童体重 SDS 小于"-2"但大于"-3"为中度；小于"-3"为重度。

2）生长迟缓：儿童身长（高）SDS 小于"-2"但大于"-3"为中度；小于"-3"为重度。

3）消瘦：儿童身高别体重 SDS 小于"-2"但大于"-3"为中度；小于"-3"为重度。

2. 实验室检查

（1）血浆蛋白浓度降低：血浆总蛋白量大多在 50g/L 以下，血浆白蛋白大多在 30g/L 以下。至水肿完全消失时测血浆总蛋白大多达 55g/L，血浆白蛋白大多在 35g/L 左右，可称为水肿的"临界水平"。虽然血浆总蛋白和白蛋白的检测方法简单、费用便宜，然而其半衰期较长（18～20 日），并且在低蛋白摄入情况下其代谢随之变缓，因此白蛋白不能及时反映机体的营养状况，不能作为早期识别营养不良的指标。转铁蛋白、前白蛋白、视黄醇结合蛋白等血浆蛋白的半衰期相对较短，分别为 8～9 日、2～3 日和 12 小时，可以及时、敏感地反映机体营养状况的变化。氮平衡是指人体氮摄入量与排出量之间的关系，其计算公式为氮平衡 = 摄入量（食物氮）- 尿、粪和皮肤排出的总氮。营养不良状态下为负氮平衡。

（2）血浆胰岛素生长因子（IGF-1）降低：IGF-1 在介导生长激素促进生长发育中具有重要作用。营养不良患儿在其身长（高）、体重等体格发育指标尚未改变之前已下降，且不受肝功能的影响，被认为是蛋白质营养不良早期诊断敏感可靠的指标。

（3）血浆必需氨基酸与非必需氨基酸的比值下降：可出现氨基酸尿，血浆牛磺酸浓度明显降低，也可作为早期诊断指标。

（4）多种血清酶活性降低：如淀粉酶、胆碱酯酶、转氨酶、碱性磷酸酶、胰酶和黄嘌呤氧化酶等的活性降低，治疗后又很快恢复正常。

（5）血糖水平降低：呈糖尿病型耐量曲线，血清胆固醇水平降低。

（6）微量元素含量降低：如血清铁、锌、硒、铜、镁等浓度均低，尤以血清锌浓度在重度营养不良时降低显著。

（7）免疫指标评价：常用的指标有 T 细胞、末端转脱氧核苷酰酶、迟发型超敏反应、调理功能、唾液 IgA 及总淋巴细胞计数（TLC）。通常 TLC 低于 1500/mm³ 时可能存在营养不良；对于 3 个月以内的婴儿，TLC 低于 2500/mm³ 时为异常。

（8）严密监测肝肾功能、血酸碱度和电解质的变化：这对于严重营养不良特别是恶性营养不良尤为重要。

（二）乳糜泻

1. 病因　乳糜泻又称为麦胶性肠病（glutenous enteropathy）、特发性脂肪泻、非热带性腹泻，是一种在遗传易感人群中由摄入含麦胶食物引起的慢性自身免疫性肠道炎症。遗传成分对乳糜泻的发展非常重要。几乎 100% 的乳糜泻患者拥有 HLA Ⅱ类基因 HLA-DQA1 和 HLA-DQB1 的特定变体。

2. 病理变化　小麦中的麸质麦胶蛋白是乳糜泻的致病抗原，可以损害患者的肠黏膜。另外，麦胶蛋白参与肠黏膜免疫复合物的形成，可以促进杀伤性淋巴细胞聚集，增加肠黏膜通透性，从而使肠绒毛萎缩。遗传因素在乳糜泻中起着重要的作用，可导致肠黏膜缺少麦胶蛋白分解酶，然后影响免疫功能，使患者对麦胶产生过敏反应。麸质麦胶蛋白抗原在肠道激活免疫系统，通过细胞免疫和体液免疫的途径引起肠黏膜甚至全身系统的免疫损害。有研究发现，麸质麦胶蛋白摄入的量和开始摄入的时间会影响乳糜泻的发病。

3. 临床表现　患者可出现不同程度的肠绒毛萎缩和营养物质吸收不良，主要表现为不明原因的腹泻、腹部痉挛、腹胀、消化不良等。本病的临床表现多种多样，症状有轻有重，主要以肠黏膜损害和继发的消化不良为体征，如腹胀、腹泻、腹部痉挛疼痛等。患者可出现腹部痉挛疼痛、轻重不一的腹胀，同时还可出现腹泻、便秘、体重减轻等症状。除了最常见的腹泻症状外，许多成人患者也会出现便秘的症状。部分儿童患者可出现嗜睡、易激惹等精神症状。本病患者可出现骨质疏松、缺铁性贫血、身材矮小、发育不良等并发症，另外部分患者也可出现疱疹样皮炎、牙釉质缺损、肝功能异常，以及周围神经病、共济失调及癫痫等神经系统异常表现。

4. 诊断　血清抗体检查是筛查和检测本病的重要手段，本病患者血清中存在特殊的血清标志物，主要包括抗肌内膜抗体、抗组织转谷氨酰胺酶抗体、抗脱酰氨基麦胶蛋白肽、抗麦胶蛋白（麦醇溶抗体）等。国外指南建议，所有血清学诊断试验均应在患者接受麦胶蛋白膳食的状态下进行，以降低检测假阴性。

（1）血液学和血液生化检查：患者可出现铁、叶酸、钙、维生素 D 缺乏，其中以缺铁性贫血最常见。同时患者还可出现血清蛋白浓度降低，转氨酶水平升高。

（2）遗传检测：遗传因素在麦胶性肠病的发展中起着重要作用，其中 *HLA-DQ2* 基因检测对于诊断乳糜泻有较高的敏感度，高敏感度意味着患者如果检测出 *HLA-DQ2* 基因阳性，则患本病的风险较高。

（3）消化道造影：显示患者的小肠有分节运动，以及肠黏膜没有正常的细羽毛特征。组织病理学检查：小肠活检是诊断的重要依据。内镜检查时如果发现小肠绒毛明显萎缩，或即使内镜下外观正常，但存在该病的其他表现，如缺铁性贫血的患者也需进行活检。本病较典型的小肠活检组织病理特征主要包括小肠绒毛部分或完全萎缩、隐窝增生、上皮内淋巴细胞或浆细胞浸润（上皮内淋巴细胞＞ 25 个 /100 个肠上皮细胞）。

5. 治疗　治疗核心是终身严格的无麸质饮食，另外，也有一些新的治疗方法用于辅助无麸质饮食疗法，主要包括酶制剂治疗、免疫调节治疗、肠黏膜修复剂、抗炎性细胞因子、组织谷氨酰胺转移酶抑制剂治疗。

（三）先天性肠黏膜病

1. 小肠微绒毛包涵体病（micro villus inclu-sion disease，MVID）　又称先天性微绒毛萎缩，是肠细胞的先天性缺陷导致表面微绒毛丢失及微绒毛包涵体的出现。属于常染色体隐性遗传病，男女之比约 1∶2。国内报道患病基因为 *MYO5B* 或 *STX3* 基因。该病可分为早发型和迟发型，出生时常见严重的腹泻，亦可 2～3 个月之后腹泻（预后较好）。患者常表现为难治性水样腹泻、营养吸收障碍和生长发育迟缓。小肠内镜下表现常正常。组织上可见不定量绒毛萎缩，无隐窝增生。肠细胞胞质顶端可见小空泡形成，无显著炎性改变。化学染色 PAS 染色显示肠上皮细胞胞质顶端颗粒状染色。

2. 簇绒肠病　先天性簇绒肠病（congenital tufting enteropathy，CTE），又称肠上皮发育不全，是一种罕见的婴幼儿难治性腹泻，临床表现为出生后不久出现且伴随终身的慢性腹泻及生长障碍，部分伴有后鼻孔闭锁、食管闭锁或肛门闭锁。CTE 的组织病理学表现为小肠上皮不同程度绒毛萎缩、隐窝非炎症性增生及局灶性上皮簇。CTE 患者需全肠外营养才能维持正常生长及发育。

3. 肠道内分泌紊乱　肠道内分泌细胞异常主要包 *PCSK1* 基因缺陷、Mitchell-Riley 综合征等。*PCSK1* 基因缺陷患儿表现为严重腹泻、营养不良，可合并甲状腺功能减退，患儿疾病后期可出现肥胖。Mitchell-Riley 综合征患儿可表现为慢性腹泻、肠闭锁、新生儿期糖尿病等多器官受累。

（四）小肠淋巴管扩张症

小肠淋巴管扩张症（intestinal lymphangiec-tasia，IL），此病是因淋巴管的变异，使富含蛋白质、淋巴细胞、脂肪的淋巴液从肠黏膜层或浆膜层丢失而引起的症候群。根据病因，分为原发性 IL（primary intestinal lymphangiectasia，PIL）和继发性 IL。PIL 又称 Waldmann 病，目前报道多见于儿童，也有部分为老年期发病。

1. 病因　PIL 起病隐匿，至今病因不明，多认为是因先天性脉管发育不良，导致淋巴液回流不畅，管内压力升高，瓣膜功能受损后淋巴液外渗，使大量蛋白质丢失出现低蛋白血症、淋巴细胞丢失出现淋巴细胞绝对计数减少及腹泻、水肿等临床比较少见的一组症候群。

2. 诊断 IL 临床上表现为腹泻、水肿、低蛋白血症、淋巴细胞绝对值下降、免疫功能不全等，是蛋白丢失性胃肠病的一种少见类型。多合并有病原菌感染，好发部位为呼吸道。CT 检查可见淋巴结肿大、弥漫性结节状肠壁增厚和水肿，肠壁晕轮征表现、胸腔积液、腹水等。

3. 治疗 PIL 缺少标准的治疗方案，目前首选以富含中链三酰甘油（medium chain triglyceride diet，MCT）饮食为基础的内科治疗，包括正常热量、低脂、高蛋白、富含 MCT 饮食，补充白蛋白、免疫球蛋白，纠正电解质紊乱，控制感染等。MCT 饮食能缓解 PIL 患儿临床症状，降低远期病死率，且需持久坚持，但并不能改善固有的淋巴管异常。奥曲肽、抗纤溶酶临床上也有一定疗效。有文献报道，对于病变局限且内科治疗效果欠佳时，可以考虑手术切除病变组织，但需掌握好肠管病变处的切除范围，既要完整切除病变部位，又不能造成短肠综合征，且术后仍需坚持 MCT 饮食。此外，PIL 的基因治疗可能是将来的治疗方案。

（五）免疫增生性小肠病

免疫增生性小肠病（immunoproliferative small intestinal disease，IPSID），是 α- 重链病（α-heavy chain disease，α-HCD）的肠道表现形式，特征为肠道浆细胞浸润并产生不完整的 IgA 重链、缺乏轻链，其早期病变属交界性病变，对广谱抗生素治疗有良好反应，但晚期病变发展成高度恶性淋巴瘤，疗效不佳。病变主要侵犯中东、北非和南非的青少年和年轻人，临床表现包括严重的腹泻、痉挛性腹痛、厌食和显著的进行性体重下降。一些患者可能有明显的发热。在疾病早期，看不到器官肿大和腹块，但晚期可出现。

1. 病因 α-HCD 的病因不清楚，多数病例发生于地中海和中东地区，抗原长期刺激肠道，如婴儿期发生反复感染性肠炎，或寄生虫感染可能在其发病机制中起着重要作用，细菌脂多糖、致瘤性病毒、石棉和辛辣食物亦可能通过这种刺激作用导致 IPSID 的组织学改变。

2. 临床表现 体征包括整个小肠黏膜和黏膜下层淋巴细胞和浆细胞大量浸润，伴绒毛变平，

浸润既可以呈良性表现，也可以具有与低度或中度恶性淋巴瘤一致的特征。由于小肠吸收表面黏膜的破坏，患者表现出严重的吸收不良和体重下降。临床上，IPSID 常表现为严重的吸收不良综合征、频繁腹泻和腹痛，机制在于肠道结构异常、吸收面积减少、蠕动功能减低和肠腔内微生物过度增殖等多种因素所致，同时并发的乳糖不耐症、麸质敏感性肠病和肠瘘形成亦可能造成腹泻迁延不愈。由于严重的吸收不良，患儿表现出脂肪泻、低蛋白血症、水和电解质紊乱（低钾血症、低钙血症等），其体重减轻明显并持续疲乏无力，有些病例可触及腹部包块和杵状指。患儿血清 IgA 水平异常增高，但由于轻链缺乏，并不具备正常 IgA 的功能。放射学检查提示整个小肠受累。小肠内镜活检发现黏膜层大量浆细胞浸润可提示本病。

3. 诊断 依赖于放射线造影显示的弥漫性肠壁受累、小肠活组织检查的特征性组织学表现及血清蛋白质的典型变化。血清蛋白电泳在 α_2 或 β 区呈一宽带，这种异型蛋白质是 IgA 的 Fc 部分，血清中不存在轻链，因此尿中无本周（Bence Jones）蛋白。

4. 治疗 治疗是经验性的，在疾病的早期阶段，长期的抗生素疗法（四环素 250mg 每日 4 次或阿莫西林加甲硝唑）可产生 6～12 个月的缓解期，一旦发生恶变，可联合试用细胞毒化疗法。其结果差异较大。由于广泛受累，手术治疗很难。

（六）短肠综合征

在 2016 年出版的《中国短肠综合征诊疗共识》中，医学工作者对于短肠综合征有了统一的共识：即因疾病原因切除小肠后，导致肠道吸收能力受损，残余的肠道无法满足患儿营养及生长发育需求，进而出现腹泻、水和电解质紊乱等症状。

1. 病因 新生儿发生短肠综合征的最主要原因为坏死性小肠结肠炎，其次为肠扭转、肠闭锁、IBD 及外伤等。此外，临床上还有一些罕见的病因，如先天性肠道短缺、肠神经细胞缺失症及肠系膜血管栓塞等原因所引发的肠管缺血坏死等。

2. 病理生理 在小肠被切除的早期阶段，肠道还没有完全适应肠黏膜吸收面积缩短的情况，

由于肠道长度变短,食物通过的速度加快,患儿会出现腹泻,而由腹泻带来的体液丢失,则会造成水和电解质紊乱及血糖波动。对于该阶段的治疗重点应放在抑制消化液分泌上,将腹泻概率降至最低值,同时还要密切关注患儿内稳态的变化,保证水和电解质处于平衡的状态。当顺利度过急性期后,肠道会慢慢适应肠黏膜吸收面积减小所展现的一系列变化,残余的肠段会开始代偿,肠黏膜的绒毛也会增长,出现皱襞,肠壁增厚。代偿的出现可提升小肠消化和吸收的功能。然而小肠代偿需在肠腔内和食物接触来完成,该阶段和肠激素分泌与食物刺激有关。这阶段治疗是促成预后康复的关键时期。

3. 诊断　正常情况下,人体肠黏膜的吸收面积要远超于维持正常营养所需要的面积,另外,人体肠道具有代偿能力,即使切除一半也不会因为吸收面积变小而出现临床症状。切除肠管到何种程度便失去代偿功能,主要依赖肠外营养和肠内营养来维持生命,需要根据残留肠管的长度和代偿能力来决定。

4. 治疗　开始喂养时耐受能力指标:当患儿腹胀、腹部触痛、肠鸣音、胃出血、胃肠出现胆汁样内容物等症状消失的时候,便可以进行早期的肠内营养。通过观察瓜氨酸的水平,能够了解小肠黏膜上皮细胞的总体数量。短肠综合征患者血清的瓜氨酸的浓度和残余小肠的长度紧密相关,也说明了通过检测患者血清中的瓜氨酸浓度,便能判断出患者的小肠面积和吸收能力。临床实践证实,当患儿血清瓜氨酸的浓度达 $15\mu mol/L$ 时,就可以对患儿进行肠内营养。因此,在没有条件对小肠长度进行准确测量时,可以将血清瓜氨酸浓度作为短肠综合征患儿肠耐受的生物标志物,具有方便、直观等优势。

喂养方式主要分为持续肠内营养和间歇肠内营养两种。持续肠内营养是指在营养泵持续作用下对患儿泵入营养物质,让患儿缓慢均匀吸收营养;间歇肠内营养是指每隔 2～3 小时,在重力作用下将营养物质注入饲管当中。二者相比较,间歇肠内营养更加符合胃肠道的运动规律,能让胃肠激素呈周期性的释放,让肠道快速生长。

母乳中营养成分最为丰富,也是对短肠综合征患儿进行肠内营养的首选物质。对于患儿来说,母乳具有很强的耐受性,并且其中含有核酸、氨基酸、生长因子等营养物质,能帮助患儿胃肠功能更好恢复。此外,母乳还能提升新生儿的免疫力,减少患儿依赖肠外营养的时间。如果出现母乳少的情况,可对新生儿应用配方奶。而配方奶的选择要依据患儿年龄、消化吸收功能及残余肠段解剖功能而定。在配方奶中,含有符合蛋白质成分,对小肠细胞增生有促进作用。然而患儿的小肠吸收功能有限,建议在肠内营养初期阶段食用深度水解蛋白的配方奶。绝大多数切除肠道后的患儿,由于肠吸收功能受到影响,加上体重不上升,严重影响了肠内营养的效果。由于在早产儿的配方奶粉中关于脂类物质含量较少,而短肠综合征患儿需要大量脂类营养来促进肠细胞的增长。

(七) 胆酸吸收不良

1. 病因　胆酸吸收不良多见于回肠黏膜切除术后,或回肠黏膜病变使回肠黏膜受到破坏,如溃疡性结肠炎侵及回肠、克罗恩病侵及回肠、回肠粘连、脂质负荷过多、末端回肠旁路、胆原性肠病。胆酸吸收不良也见于其他手术、某些疾病或药物,如胆囊切除术后、迷走神经切除术后、胃大部切除术后;或慢性胰腺炎、乳糜泻、糖尿病、脂质负荷过多、小肠腔内肠液流量过多(分泌性、渗透性)及肠激惹综合征。

2. 临床表现　本病主要表现为慢性腹泻及吸收不良。在儿童可出现生长停滞。有 50% 患者有间歇性夜间水样腹泻,这对诊断有一定帮助,常伴有回肠疾病或回肠手术史。

3. 诊断　对胆酸吸收不良综合征,可应用多种实验室检查来辅助确诊,如餐后血清胆酸测定、粪便胆酸测定、小肠通过时间(SBTT)、^{99m}Tc-HIDA 测定胆总管盲肠通过时间、胆酸呼气试验、血清鹅脱氧胆酸/胆酸＋鹅脱氧胆酸比例测定、消胆胺试验及高胆酸牛磺酸试验等。

4. 治疗　若胆酸吸收不良是由于克罗恩病、小肠溃疡性肠炎、糖尿病、乳糜泻、慢性胰腺炎等所引起,则对这些疾病进行积极的治疗,原发病治疗好转后,胆酸吸收不良亦可有所减轻。也可应用止泻药物,此类药物应用后,腹泻改善或停止，症状好转。

（八）自身免疫性肠病

1. 病因　自身免疫性肠病（autoimmune enteropathy，AIE）是一种病因不明，临床上较为罕见的以小肠黏膜上皮绒毛萎缩为主的自身免疫性疾病。AIE 主要发生于 3 岁以内的婴幼儿，成人病例罕见。AIE 的发病机制目前还不清楚。文献报道，AIE 患者有异常人类白细胞抗原（human leukocyte antigen，HLA）- Ⅱ 类分子在肠上皮细胞隐窝和黏膜固有层的白细胞介素 -2 受体细胞表达，导致肠上皮细胞自身抗体产生，而这些自身抗体可损伤肠上皮细胞。有学者推测，*FOXP3* 基因突变使 FOXP3 蛋白表达下调或缺失，调节性 T 细胞功能失调，$CD25^+/CD4^+/FOXP3^+T$ 细胞数量减少导致患者出现免疫不耐受情况。

2. 临床表现　AIE 的主要临床表现是顽固性腹泻和营养吸收不良。患儿通常因营养吸收障碍常导致发育不良，体重多低于同龄正常儿童，部分患者甚至需要行全胃肠外营养。在成人 AIE 中，患者多表现为无明显诱因的间断反复腹泻，腹泻次数平均每天可达 10 次以上，多为水样便，很少表现为黏液便、脓血便或脂肪泻。部分患者可伴有腹部不适、腹胀、腹鸣，少数病例可有脐周、上腹部或全腹部的间歇性隐痛，也有个别病例因肠梗阻而表现为剧烈腹痛。非特异性临床表现有消瘦、乏力、贫血、低蛋白血症等。有的 AIE 患者也可伴有全消化系统受累的表现，包括萎缩性胃炎、结肠炎、胰腺炎及肝炎性改变等。

3. 诊断　1982 年，Unswarth 和 Walker-Smith 提出了小儿 AIE 的诊断标准，强调小肠黏膜萎缩，无麸质饮食无效，血清学检查可有抗肠上皮细胞抗体和（或）抗杯状细胞抗体且无明确全身性免疫缺陷。对于成人 AIE 的诊断，目前主要依据 Akram 等于 2007 年根据对临床数据的研究分析所提出诊断标准：①成年发病且慢性腹泻持续时间＞6 周；②有吸收不良综合征临床表现；③小肠黏膜特征性病理学改变，即部分或完全的黏膜上皮绒毛粗大、深部淋巴隐窝增多、隐窝细胞凋亡增多和内皮下的淋巴细胞浸润增多；④排除其他可引起小肠上皮绒毛萎缩的疾病，如 CD、小肠淋巴瘤

及难治性腹泻等；⑤ AE 和（或）AG 抗体阳性。上述前四项是成人 AIE 确诊的必要条件，而 AE 和（或）AG 抗体阳性仅对诊断起支持作用，即抗体阴性也不能排除成人 AIE。

4. 治疗　目前对于 AIE 的治疗尚无共识。无麸质饮食和完全禁食并不能改善患者症状。由于多数 AIE 患者均可出现严重的营养不良，因此，营养支持治疗十分必要。对于重症 AIE 患者，建议早期给予全肠外营养治疗；对于轻症者，可给予全要素肠内营养或低碳水化合物肠内营养，以避免长期肠外营养治疗相关的并发症。AIE 一经诊断，即需要在营养支持治疗基础上予以类固醇皮质激素和（或）免疫抑制剂治疗。

（九）酶缺陷

1. 乳糖不耐受

（1）发病机制：先天性乳糖酶缺乏症（congenital lactase deficiency），因乳糖酶缺乏，不能消化和代谢母乳或牛乳中的乳糖，导致发生非感染性腹泻。婴儿饮食以母乳或牛乳为主，其中的糖类主要是乳糖。小肠黏膜表面绒毛的顶端是分泌乳糖酶的地方，乳糖酶缺陷使乳品中的乳糖不能降解，被肠道菌群酵解成乳酸等有机酸，并在肠道生成大量氮气、甲烷和二氧化碳，引起腹胀，刺激腹壁造成水样便腹泻，粪便含有糖分并呈酸性。

（2）遗传学：先天性乳糖酶缺乏症属于常染色体隐性遗传。致病基因 LCT 定位于 2q21.3。已发现有 20 余种不同类型的突变。

（3）临床表现：出生后喂奶类，数小时至数日后即可发生严重水泻和脱水，伴腹胀、肠鸣音亢进，粪便有酸味；还原糖定性试验可能呈阳性，改用无乳糖牛奶或黄豆配方奶后腹泻能在 2 ～ 3 日好转。本病需与继发性乳糖酶缺乏相鉴别。有些新生儿和早产儿由于肠黏膜发育不够成熟或乳糖酶活性暂时低下，对乳糖暂时不耐受，排便次数增多，待活性正常后排便次数即减少。

（4）实验室检查：粪便常规化验和还原糖测定，还原糖为阳性，同时粪便 pH ＜ 5.5。小肠黏膜活检，测定其匀浆的酶活性。本方法最直接也最可靠，但可行性差，不宜在婴儿中进行。此外，

可行 *LCT* 基因突变检测。

（5）治疗：婴儿采用无乳糖的婴儿配方奶粉或者食品替代。满 3 个月以后的患儿提早加谷类或麦类食品。急性期伴脱水时首先静脉或口服补充液体，然后采用无乳糖奶粉饮食。

2. 果糖吸收不良

（1）发病机制：遗传性果糖不耐症（hereditary fructose intolerance）又称果糖血症（fructosemia），因果糖 -1- 磷酸醛缩酶（醛缩酶 B）缺乏所致，发病率不详。

正常情况下，外源性果糖通过空肠黏膜吸收后、在醛缩酶 B 的作用下形成甘油醛和磷酸二羟丙酮，进一步形成 3- 磷酸甘油醛，最终代谢为用于糖异生或糖酵解的 1, 6- 二磷酸果糖，或者进入糖酵解途径，转化成丙酮酸盐，进入三羧酸循环。醛缩酶 B 基因遗传性缺陷使醛缩酶 B 结构和活性发生改变，患者摄入或输注含果糖成分的物质后，1- 磷酸果糖在肝中堆积，消耗细胞内库存的无机磷酸盐（Pi），造成腺苷三磷酸（ATP）缺乏，肝细胞 ATP 依赖性离子泵功能障碍，膜内外离子梯度不能维持，细胞肿胀，引起肝、肾小管等功能障碍，导致代谢平衡紊乱，阻碍糖原分解和糖异生，发生低血糖。持久的含果糖饮食会造成患儿肝细胞坏死、脂肪浸润，胆小管增生和纤维化甚至肝硬化。

（2）遗传学：遗传性果糖不耐症呈常染色体隐性遗传。醛缩酶 B 为一个四聚体结构，每个亚基由 364 个氨基酸残基组成。醛缩酶 B 基因（ALDOB）定位于染色体 9q31.1，目前已鉴定出醛缩酶 B 基因突变有 50 余种，包括错义突变、无义突变、缺失等。

（3）临床表现：常与摄食、年龄有关，且年龄越小，症状越严重。出生后即给予人工喂养的新生儿常在 2～3 小时出现呕吐、腹泻、脱水、休克、出血倾向和急性肝衰竭症状。母乳喂养儿在给予含蔗糖或果糖的辅食后 30 分钟内即发生呕吐、腹痛、出汗直至惊厥等低血糖症状。若不及时终止这类食物，患儿出现食欲缺乏、腹泻、体重不增、肝大、黄疸、水肿、腹水及代谢性酸中毒等临床表现。大部分患儿可因屡次发生的不适症状而拒食，未及时诊疗者可因进行性肝衰竭而死亡。

（4）实验室检查

1）血液生化检查：急性期患儿呈一过性低血糖，同时血磷、血钾浓度降低。血清果糖、乳酸、丙酮酸、尿酸、游离脂肪酸浓度明显升高，可伴有氨基转移酶、胆红素增高及凝血功能障碍等肝功能异常。

2）尿液代谢物分析：当血中果糖浓度超过 2mmol/L 时，尿液分析中出现果糖。多数患者有蛋白尿、非特异性氨基酸尿、肾小管酸中毒等肾小管功能损伤。

3）静脉果糖耐量试验：一次给予果糖 200～250mg/kg，静脉快速注射后患者表现为血糖及血磷浓度急速下降，同时果糖、脂肪酸及乳酸上升，本试验易引起低血糖发作，故宜慎用。操作过程中应密切监测患者反应。

4）醛缩酶 B 基因突变检测。

（5）治疗

1）饮食疗法：一旦确定诊断，立即终止一切含果糖、蔗糖或山梨醇成分的食物和药物，以防止低血糖发生。

2）药物治疗：当出现低血糖时，静脉内注射葡萄糖即可缓解。纠正电解质紊乱，有出血倾向者可给予成分输血。对急性肝衰竭患儿应给予支持治疗。

3. 葡萄糖 – 半乳糖吸收不良

（1）发病机制：葡萄糖 – 半乳糖吸收不良症（glucose/galactose malabsorption）是由于小肠黏膜上皮细胞膜上表达的钠、糖转运体家族 5 基因缺陷所造成，临床罕见。食物中的糖在小肠双糖酶的作用下，生成葡萄糖和半乳糖，这两种单糖的吸收必须通过刷状缘上皮细胞膜上的钠 / 糖转运体蛋白将葡萄糖和半乳糖吸收进入肠上皮细胞，然后再将其转运进入血液循环。该转运体的缺陷可导致葡萄糖 / 半乳糖吸收不良症，也有报道可引起部分性肾性糖尿病。

（2）遗传学：为常染色体隐性遗传病。致病基因为 *SLC5AJ*，定位于染色体 22q12.3，属于可溶性钠 / 糖转运体家族 5，已发现 50 多种不同基因突变类型。

（3）临床表现：患儿多在出生后 1 周内发病，

表现为严重腹泻、腹胀和脱水，粪便为水样、酸性，含糖类。可伴有尿糖阳性。严重腹泻和脱水常可致命，但若给予果糖类饮食，腹泻可迅速好转。

（4）实验室检查：①葡萄糖、半乳糖或乳糖口服耐量试验；② *SLC5A1* 基因突变检测。

（5）治疗：立即纠正脱水、酸中毒。停止喂含有葡萄糖和半乳糖的食物，使用无葡萄糖、无半乳糖的专用配方奶粉，可添加酪蛋白、果糖、玉米油等，随年龄增长添加蛋、鱼等辅助食物。患儿可能随着年龄增长逐渐适应乳类制品和土豆、面食等淀粉制品。

4. 蔗糖酶 – 异麦芽糖酶缺乏

（1）发病机制：先天性蔗糖酶 – 异麦芽糖酶缺乏症（congenital sucrase-isomaltase deficiency）发病率很低，临床上罕见。小肠黏膜刷状缘先天性蔗糖酶 – 异麦芽糖酶缺乏，导致患者食用的蔗糖或麦芽糖无法吸收，肠道细菌将这些双糖发酵，产生乳酸等有机酸及二氧化碳和氮气，未吸收的双糖还使肠腔内渗透压增高，肠道水分吸收减少，引起腹胀、肠鸣及腹泻。婴儿可有严重腹泻，成年人可仅有胃部不适。

（2）遗传学：为常染色体隐性遗传病，蔗糖酶 – 异麦芽糖酶基因 SI 定位于 3q26.1，已发现多种基因突变类型。

（3）临床表现：婴儿哺乳期正常，添加米糊和粥后开始出现腹泻。患儿一般以迁延性、慢性腹泻就诊，粪便有酸味，呈黄色稀水样或稀糊状，每天数次至 10 余次。严重者出现胃肠痉挛、腹胀、产气过多，以及水泻、脱水，生长曲线落后于同年龄儿童，在食物中去除蔗糖和淀粉后，症状在数日内好转。

（4）实验室检查：①粪便有酸味，呈黄色稀水样或稀糊状。②口服蔗糖试验：口服蔗糖 2g/kg，加水 50ml 于 10 分钟内口服，于服完后 30、60、120 和 180 分钟分别测血糖。葡萄糖激发试验方法同蔗糖激发试验。服蔗糖后血糖水平升高小于 1.1mmol/L 为蔗糖吸收不良，服葡萄糖后血糖水平升高大于 1.4mmol/L 为葡萄糖吸收正常。③确诊需进行肠黏膜蔗糖酶和异麦芽糖酶的活性检测。④蔗糖酶 – 异麦芽糖酶 *SI* 基因突变检测。

（5）治疗：主要包括禁食蔗糖，限制支链淀粉的摄入，患儿通常在停奶粉、米糊和粥等含蔗糖和淀粉类食物，改为黄豆、猪肉糊喂养 1 ～ 2 日后粪便性状和次数可恢复正常，患儿还可选择其他食物，如不含糖的牛奶、动物或植物蛋白。随着年龄增大，患者对米、面的耐受性可能会有所提高。服用蔗糖酶可减轻患儿的腹泻和肠痉挛。

5. 胰腺外分泌功能不全　遗传性胰腺外分泌异常，包含有囊性纤维性变、孤立性醇缺乏、Shwachman 综合征、肠激酶（enterokinase）缺乏等，除囊性纤维性改变外均很少见。凡有该病的小儿，1 岁以内 90% 有胰腺功能不良而引起营养不良。Shwachman 综合征（Shwachman syndrome）（又称 Shwachman-Diamord 综合征）是常染色体隐性遗传，患儿的胰腺外分泌功能不全，白细胞计数减少和干骺端发育障碍为特征。

（1）胰腺外分泌功能不全，为一少见影响多系统的疾病。发生率为 1 ∶ 20 000。其主要症状除有胰腺功能不良外，可有中性粒细胞减少、骺端成骨不全、体重不增、身材矮小，吸收不良，粪便呈油脂性、有恶臭，汗氯化物水平正常。自婴儿期即出现症状，脂肪痢随年龄增长而有所改进，但因中性粒细胞的减少，可产生复发性感染（如肺炎、骨髓炎、中耳炎、败血症等）及肝、肾、神经系统的异常而导致死亡。

（2）孤立性酶缺乏症（isolatedenzyme deficiency）：仅为某一种胰腺酶缺乏，预后较好，常见有肠激酶缺乏症、胰脂肪酶缺乏症和胰淀粉酶缺乏症。

1）肠激酶缺乏症（enterokinase deficiency）：又称胰蛋白酶缺乏症，在十二指肠内此酶先使胰蛋白酶原（lrypsinogen）转化成胰蛋白醇（trypsin）。后者形成后可能代替肠激酶活化各酶原（如胰蛋白酶原、胰凝乳蛋白酶原等）。因此，缺乏肠激酶时，所有蛋白分解酶都失去活性。诊断此症，依靠插管到十二指肠，抽出内容物，检查其胰酶活性。汗氯化物试验正常。患儿可伴有贫血，但无中性粒细胞减少症。因此，与 Shwachman 综合征常伴有白细胞减少可以相鉴别。肠激酶缺乏症汗氯化物不增又不伴发呼吸道感染，可与胰腺囊性纤维性改变区别。治疗给予含有酪蛋白水解产物（casein hydrolysis）及胰蛋白酶的药物。

2）胰脂肪酶缺乏症（pancreatic lipase deficiency）：患儿缺乏胰脂酶及其抑制物，但胰蛋白酶及胰淀粉酶均正常，汗氯化物试验也正常。诊断时应静脉注射肠促胰液素和促胰酶素（pancreozymin）各 2U/kg，然后直接测定胰液中酶的活性。用胰酶治疗可使脂肪痢减轻。宜给予低脂饮食。

3）胰淀粉酶缺乏症（pancreatic amylase deficiency）：患儿主要表现为粪便泡沫多，表示对糖类消化不良，发酵旺盛，粪便中淀粉含量高，口服淀粉负荷试验可以确诊。有报道 3 岁后即可耐受淀粉类食物，故认为是酶的成熟延迟。

十一、蛋白丢失性肠病

蛋白丢失性肠病（protein-losing enteropathy，PLE）是指各种原因所致的血浆蛋白质从胃肠道丢失，进而导致低蛋白血症的一组疾病，病因各不相同，但都具有从肠道丢失蛋白质的特点。几乎所有的血浆蛋白都参与了 PLE 的发病过程，但中长半衰期的血浆蛋白，如白蛋白、免疫球蛋白（IgM、IgA 和 IgG，但不涉及 IgE）、纤维蛋白原、脂蛋白、α_1- 抗胰蛋白酶（α_1-AT）、转铁蛋白和铜蓝蛋白等最为常见。除了蛋白以外，其他血浆成分也可从胃肠道丢失，包括铁、脂质和微量元素等。

PLE 实质上是血浆蛋白质从肠道丢失导致的结果，造成 PLE 的病因诸多，不同疾病均可导

致 PLE。不同病因的 PLE 临床表现差异很大，其严重程度取决于以下三个因素：蛋白质丢失的多少；肝的合成能力及非肠道蛋白分解代谢的减少程度。

（一）病因及发病机制

正常状态下，肠道黏膜细胞的细胞膜由顶端紧密连接在一起，组成高度不透性的黏膜屏障，可以阻止蛋白质从肠道丢失。任何导致肠黏膜屏障的破坏或功能受损或者肠液异常丢失的疾病均可使血浆蛋白进入肠腔内，导致蛋白质从肠道的丢失，如果蛋白质丢失程度超过肝合成特定蛋白质的能力，则会发生低蛋白血症，即蛋白丢失性肠病。

引起 PLE 的疾病诸多，有 60 多种不同的疾病与 PLE 有关。按发病机制可分为黏膜屏障受损、屏障通透性受损、淋巴管阻塞淋巴液丢失这三大类。黏膜屏障受损是指黏膜糜烂或溃疡，蛋白质从受损黏膜炎症性肠病导致的低蛋白血症即属于这一类原因。屏障通透性受损是指黏膜无明显糜烂或溃疡，但肠黏膜细胞受损或缺失，导致肠黏膜屏障通透性增加，蛋白质从肠道异常丢失。还有一种机制是肠淋巴管阻塞，富含蛋白质的肠间质不能保持在间质中或被吸收入血液循环，淋巴液溢出进入肠腔导致蛋白质的丢失，原发性小肠淋巴管扩张症引起低蛋白血症的原因即由于淋巴液的丢失（表 11-10）。

表 11-10   与蛋白丢失性肠病相关的疾病

黏膜糜烂或溃疡所致炎性渗出	非黏膜糜烂或溃疡所致炎性渗出	淋巴管阻塞所致肠道淋巴液丢失
炎症性肠病	乳糜泻	原发性小肠淋巴管扩张症
克罗恩病	感染	右心衰竭
溃疡性结肠炎	病毒感染	心力衰竭
胃肠道恶性肿瘤	细菌感染	缩窄性心包炎
胃癌	寄生虫感染	先天性心脏病
淋巴瘤	惠普尔（Whipple）病	Fontan 术后
卡波西肉瘤	类风湿性疾病	肝硬化 / 门静脉高压性胃病
α 链疾病	系统性红斑狼疮	肝静脉流出道阻塞
艰难梭菌所致假膜性结肠炎	类风湿关节炎	肠淋巴漏
糜烂性胃炎和多发胃溃疡	混合性结缔组织病	肠系膜静脉血栓形成
NSAID 相关肠病	肠血管炎	肠系膜结核或结节病
化疗后	过敏性胃肠病	硬化性肠系膜炎

续表

黏膜糜烂或溃疡所致炎性渗出	非黏膜糜烂或溃疡所致炎性渗出	淋巴管阻塞所致肠道淋巴液丢失
帽状息肉病	嗜酸细胞性胃肠炎	肿瘤侵及肠系膜淋巴结或淋巴管
移植物抗宿主病	胶原性结肠炎	慢性胰腺炎假性囊肿
	先天性糖基化障碍	克罗恩病
	先天性肠细胞硫酸乙酰肝素缺乏症	惠普尔（Whipple）病
	热带口炎性腹泻	胸导管阻塞
	淋巴细胞性胃炎	先天性淋巴管畸形
	分泌性肥厚性胃病	腹膜后纤维化
	淀粉样变形	

（二）临床表现

由于 PLE 是由原发疾病所引起的蛋白质经肠道异常丢失及低蛋白血症，其临床表现与原发病密切相关，不同原发疾病引起的 PLE 临床症状和体征各不相同。

1. 低蛋白血症　PLE 多见于儿童，以婴幼儿多见，临床以低蛋白血症和水肿为最常见、最显著的体征，尤其以下肢最为常见，也可见于颜面、眼睑、上肢、脐周等部位，全身水肿较罕见，水肿时间可长达数年，可呈间断性。可有呕吐、腹泻、腹胀、腹水、胸腔积液、食欲缺乏、体重下降、疲劳等。由于脂肪和（或）糖类吸收不良，临床上可出现脂溶性维生素缺乏的症状。淋巴管阻塞、淋巴细胞减少症导致患儿的细胞免疫功能降低，容易出现反复感染。

2. 原发病临床表现　与原发病密切相关，如 IBD 引起的低蛋白血症有黏液血便、腹痛等表现。嗜酸细胞性胃肠炎引起的低蛋白血症伴有腹痛、嗜酸性粒细胞增高等表现。

（三）辅助检查

1. 实验室检查

（1）^{51}Cr- 氯化琥珀胆碱：本病依赖于测定血管内注射的放射性大分子的粪便丢失来确定蛋白丢失性肠病的诊断。由于有放射性活性的暴露，并且烦琐、昂贵和不方便，不适用于儿童的常规临床检查。

（2）24 小时粪便 α_1- 抗胰蛋白酶（α_1-AT）及其清除率测定：α_1-AT 是肝合成的一种糖蛋白，其分子质量与白蛋白接近，占总血清蛋白的 5%。

由于具有抗蛋白水解酶活性，并很少被肠道激酶消化，主要以原型的形式从粪便中排出，因此，理论上 α_1-AT 与白蛋白的内源性肠道丢失相平行，可用于间接测定肠道蛋白丢失。

2. 其他检查

（1）X 线检查：根据基础疾病不同其表现有所不同，胃肠黏膜皱襞巨大肥厚、吸收不良的 X 线征、小肠黏膜皱襞普遍增厚、小肠黏膜呈结节样改变后指压征，以上各征对鉴别诊断有意义。腹部 CT 扫描有助于发现肠系膜淋巴结肿大等。

（2）内镜及组织病理学检查：内镜联合组织病理学检查是大多数胃肠道疾病诊断的金标准，可以直视病变的部位、受累程度等。

（3）淋巴核素显像：先天性或继发性肠淋巴管扩张通过足淋巴管造影可进行鉴别。前者可见周围淋巴管发育不良和胸导管病变，对比剂滞留于腹膜后淋巴结，但肠系膜淋巴系统不充盈；后者对比剂可反流至扩张的肠系膜淋巴管，并溢出至肠腔或腹膜腔。

（4）腹水检查：有腹水者可做诊断性穿刺，查腹水细胞、蛋白质、乳糜微粒、酶、恶性细胞等。

（5）其他检查：如对怀疑有风湿免疫性疾病的患者进行自身抗体及其相关检查，对怀疑有心脏疾病的患者进行超声心动图等。

（四）诊断

凡是不明原因的低蛋白血症，伴有胃肠疾病的临床表现，并排除其他病因时（如营养物质的摄入不足、大量蛋白尿导致蛋白质丢失和肝病所致蛋白质合成受损等），临床应考虑 PLE。

本病的诊断应包括以下方面：①低蛋白血症

的临床表现，如水肿、低血浆蛋白等；②有蛋白质从胃肠道丢失的证据，粪便^{51}Cr白蛋白测定及α_1-AT清除率测定对诊断蛋白质从胃肠道丢失具有一定意义；③可根据病史、临床表现和相应的实验室检查来明确病因。

（五）鉴别诊断

本病应与肝硬化、肾病综合征、甲状腺功能亢进、恶性肿瘤、糖尿病、先天性低蛋白血症等病症相鉴别。疑似PLE病例的诊断流程见图11-5。

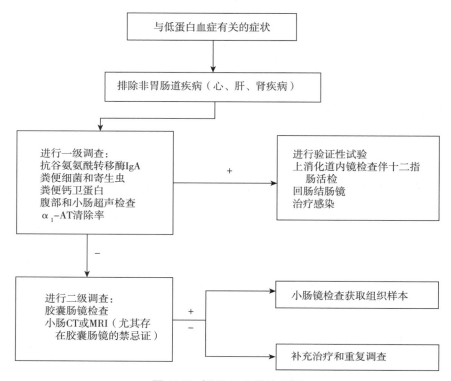

图 11-5　疑似 PLE 的诊断图
〔引自：Curr Opin Gastroenterol. 2020, 36（3）：238-244.〕

（六）治疗

本病治疗包括病因治疗及对症治疗。病因治疗是治疗的关键及根本。对症治疗包括低盐饮食、利尿等，静脉注射人血白蛋白短时有效。

1. 病因治疗　病因一旦明确，即给予相应治疗。只有在病因尚未明确时，或对病因不能采取有效治疗时，才采用对症支持治疗。

2. 对症支持治疗

（1）对症治疗：有感染者积极抗感染治疗，维生素缺乏者补充维生素，水和电解质紊乱者应积极纠正。有局限的、症状严重且内科治疗无效、发生并发症和不能排除恶性病变者，仍须考虑外科治疗，包括肠段切除术和腹水静脉分流术等，肠系膜淋巴管有明显扩张者可行淋巴静脉吻合术。

（2）纠正低蛋白血症：静脉注射人血白蛋白仅有暂时效果，一般不主张仅靠输注人血白蛋白来纠正低蛋白血症，而宜通过病因治疗和饮食调节来提高血浆蛋白质浓度。

（3）饮食：给予高蛋白高热量饮食，对于高度水肿者应给予限盐饮食；对于淋巴管阻塞性疾病者，饮食给予低脂饮食，以降低肠道淋巴管的负荷。

（4）利尿药：注意低钾血症，可联合应用保钾与排钾利尿药。

十二、功能性腹痛疾病

儿童功能性腹痛疾病（functional abdominal pain disorder，FAPD）是发生在儿童及青少年中，

以腹痛为主要表现的功能性胃肠病（functional gastrointestinal disorders，FGID）。FGID 罗马Ⅳ诊断标准中将"腹痛相关的 FGID"改称为 FAPD，包括功能性消化不良（functional dyspepsia，FD）、肠易激综合征（IBS）、腹型偏头痛（abdominal migraine，AM）和非特异性 FAP（functional abdominal pain not otherwise specified，FAP-NOS）。

FAPD 是一种常见的疾病，不同国家、年龄和性别的儿童患病率有所差异，总体患病率为 3%～16%。FAPD 属于功能性胃肠病，肠 – 脑互动异常被认为是其重要的发病机制，但各型 FAPD 病因及发病机制有所不同。

FAPD 的诊断主要基于临床症状。罗马Ⅳ诊断标准是目前临床常用的基于循证的诊断依据。在罗马Ⅳ诊断标准中，既往认为 FGID 诊断要先排除器质性病变的观念已更新，删除了"没有器质性疾病的证据"的诊断条件，以"经过适当的医疗评估，患者的症状不能归因于其他医学疾病"来代替，使得临床医师可有选择性地进行或不必进行辅助检查也能诊断 FGID。

但是，在 FAPD 诊断过程中，并不能一味地否定辅助检查。对于存在慢性腹痛症状的患儿是否需要进一步的实验室检查、放射或内镜检查应根据详细的病史和体格检查结果进行个体化选择。罗马Ⅳ诊断标准中指出，在以腹痛为主要临床表现的病例中，某些症状、病史及体征提示器质性疾病可能，称为腹痛的报警征象：① 炎症性肠病、乳糜泻或消化性溃疡家族史；② 持续性右上或右下腹疼痛；③ 吞咽困难；④ 吞咽疼痛；⑤ 持续呕吐；⑥ 胃肠道出血；⑦ 夜间腹泻；⑧ 关节炎；⑨ 直肠周围疾病；⑩ 非控制的体重下降；⑪ 生长迟缓；⑫ 青春期延迟；⑬ 不明原因发热。在 FAPD 诊断过程中，对有报警征象的病例应予以注意，并结合临床采取必要的进一步检查以排除器质性疾病原因。检查包括全血细胞计数、红细胞沉降率、CRP、常规生化检查、腹部影像学（腹部超声、X 线、上消化道造影、钡剂灌肠）检查、粪培养及寄生虫检查和尿液分析等，应根据病情选择适宜的辅助检查。儿童或青少年腹痛的诊断路程参见图 11-6。

现有的药物治疗儿童 FAPD 作用有限，因此，

FAPD 通常采用综合管理的方法，包括针对性的心理干预（催眠疗法和认知行为疗法）、饮食（益生菌）和经皮神经电刺激。尽管其临床疗效的证据有限，但现有证据表明，其对患儿症状和总体生活质量的改善有积极影响。

（一）功能性消化不良

功能性消化不良（functional dyspepsia，FD）是源于胃和十二指肠区域的功能紊乱，以上腹部疼痛或餐后不适、早饱为主要表现。儿童 FD 的患病率在 10%～20%，略低于成人，呈现上升趋势。一项基于罗马Ⅲ诊断标准的横断面调查显示，我国学龄期儿童的 FD 患病率为 8%，其中餐后不适占 3%，上腹痛占 5%，年龄、父母受教育程度、龋齿、体形消瘦或超重为儿童 FD 的危险因素。

1. 病因和发病机制　FD 发病机制包括胃运动功能的异常和由中枢或外周致敏、低度炎症和遗传易感性导致的内脏高敏感性。进食后胃舒张能力下降所引起的胃适应性舒张功能障碍已得到证实。对胃电图和胃排空进行研究，有 50% 的 FD 患儿胃电图异常，47% 的患儿胃排空延迟。有 24% 的儿童 FD 归因于急性细菌性胃肠炎的并发症。患有过敏性疾病和 FD 的患儿胃黏膜固有层中的嗜酸性粒细胞和肥大细胞数量增加，并且服用牛奶后肥大细胞会迅速脱颗粒。研究表明，使用压力传感器进行检测时，FD 患儿在进行近端胃气囊扩张时的感觉阈值比健康志愿者更低。

2. 临床表现　主要症状包括上腹痛、上腹灼热感、餐后早饱或饱胀感。起病多缓慢，病程长，反复或持续发作。部分患者有精神、饮食等诱发因素。上腹痛为常见症状，常与进食有关，表现为餐后痛，抑或饥饿痛，进食可缓解，亦可无规律性。餐后饱胀和早饱是另一种常见症状，餐后饱胀指正常餐量即出现饱胀感。早饱指有饥饿感但进食后不久即有饱感，致摄入食物明显减少。根据临床特点，罗马Ⅳ诊断标准将 FD 分为两个临床亚型，包括餐后不适综合征和上腹痛综合征。餐后不适综合征以餐后饱胀不适或早饱为主要临床表现。上腹痛综合征以腹痛为主要临床表现。

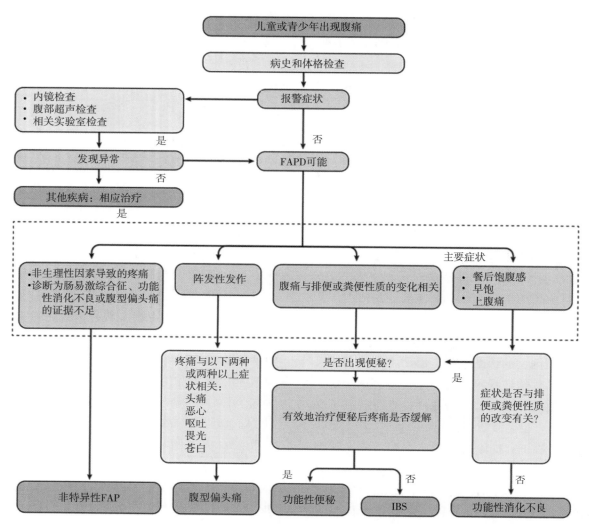

图 11-6　罗马Ⅳ诊断标准对 FAPD 的诊断工作流程
［引自：Nat Rev Dis Primers. 2020, 6（1）：89.］

3. 诊断　依据罗马Ⅳ诊断标准，必须包括以下一种或多种症状即可诊断 FD：①餐后饱腹感；②早期饱腹感；③与排便无关的上腹部疼痛或灼热感；④经过适当评估，这种症状不能完全由另一种医学状况来解释。诊断前必须至少满足 2 个月的标准，并且每月症状出现时间不少于 4 日。

FD 的两个临床亚型诊断标准：①餐后不适综合征，表现为餐后饱胀不适或早饱感，影响正常进食。支持诊断的标准为上腹胀气、餐后恶心或过度打嗝。②上腹痛综合征，必须包括以下所有条件：a. 严重上腹疼痛或烧灼感，影响日常生活；b. 疼痛非全腹，局限于腹部其他部位或胸肋部区域；c. 排便或排气后不能缓解。支持诊断的标准：a. 疼痛可能为烧灼样但不包括胸骨后疼痛；b. 疼

痛通常由进食诱发或缓解，但也可在空腹时发生。

4. 鉴别诊断　如前所述，诊断 FGID 要先排除器质性病变的观念已得到更新，目前诊断主要基于以症状为基础的循证依据。详细的病史和体格检查有助于诊断并识别出报警征象，如果存在报警征象，则需根据临床情况行进一步检查；若没有报警征象，那么体格检查和便常规检查可对 FD 进行初步诊断。

胃镜检查在儿童 FD 诊断及鉴别诊断中的价值尚不明确。一项专家小组的报告对不同类型消化不良症状的患儿进行胃镜检查的必要性进行了评估，结果表明部分患儿存在包括消化性溃疡在内的器质性病变。因此认为，如果存在消化性溃疡或幽门螺杆菌感染家族史、10 岁以上儿童症状持

续时间超过 6 个月，或症状严重到影响日常生活（包括睡眠），胃镜检查是非常必要的。

5. 治疗 FD 的治疗是综合治疗。应避免食用引起症状加重的食物（如含咖啡因、辛辣、多脂肪的食物）和非甾体抗炎药。对能加重症状的心理因素应进行疏导。对以疼痛为主要症状的患儿，可用组胺受体拮抗剂和 PPI 来抑酸。如果 FD 治愈的定义是治疗 4 周后，症状完全缓解的话，奥美拉唑疗效要优于雷尼替丁、法莫替丁和西咪替丁。虽然尚缺乏令人信服的数据，但低剂量的三环类抗抑郁药物，如阿米替林和丙米嗪可用于疑难病例的治疗。恶心、腹胀和早饱的症状更难治疗，促动力药，如西沙必利和多潘立酮也可应用。一项回顾性、开放性的研究表明，赛庚啶治疗 FD 是安全有效的。胃电刺激对难治性 FD 患儿来说或许是一个有前景的选择。

（二）肠易激综合征

肠易激综合征（IBS）：是一组持续或间歇发作，以腹痛、腹胀、排便习惯和（或）粪便性状改变为主要临床特点，而缺乏胃肠道结构和生化异常的肠道功能紊乱性疾病。儿童发病率较高。

1. 病因和发病机制 IBS 被认为是一种脑 - 肠轴功能紊乱。对于患病个体而言，症状（如腹泻和便秘，疼痛的严重程度，心理困扰）反映了脑 - 肠轴受影响的部位及影响的程度。IBS 患儿可表现为直肠高敏感性而不是胃的痛觉过敏，这与 FAP-NOS 患儿正好相反。内脏感觉过敏可能与患儿的心理困扰（焦虑、抑郁、冲动、愤怒）有关。有研究表明，急性感染性胃肠炎后的 IBS（感染后 IBS）可能与黏膜促炎性细胞因子增加有关。肠道菌群的改变也得到证实，但还不清楚这些变化是引起 IBS 及其症状的原因还是 IBS 导致的后果。IBS 患儿自我报告的压力、焦虑、抑郁和情绪问题可能会增加。不良的早期生活事件（如手术）使儿童时期患 FAPD 包括 IBS 的风险更大。

2. 临床表现 腹痛是 IBS 的主要症状，可发生于腹部任何部位，局限性或弥漫性，伴有排便频率或性状的异常，腹痛多于排便后缓解，部分患者易在进食后出现。临床上儿童 IBS 可分为：①便秘型 IBS，至少 25% 的所排粪便为硬便或干球便，糊状便或水样便＜ 25%；②腹泻型 IBS，至少 25% 的所排粪便为糊状便或水样便，硬便或干球便＜ 25%；③交替型 IBS，至少 25% 的所排粪便为硬便或干球便，至少 25% 的所排粪便为糊状便或水样便。粪便性状描述主要根据 Bristol 粪便性状量表评定。

3. 诊断 该标准必须满足至少 2 个月，并包括以下所有条件：①每月至少有 4 日腹痛伴有排便和（或）排便次数的改变和（或）粪便外观的改变；②腹痛不能随着便秘的解决而消失（疼痛消除的儿童患有功能性便秘，非 IBS）；③经过适当评估，症状不能完全由另一种疾病所解释。

4. 鉴别诊断 详细的病史和体格检查可以鉴别 FC 和 IBS。腹泻型 IBS 要与感染、乳糜泻、碳水化合物吸收不良和较少见的 IBD 等加以鉴别。乳糜泻患儿很少出现便秘，对便秘型 IBS 患儿要进行评估。腹痛报警症状越多，患器质性疾病的可能性也就越高。粪钙卫蛋白测定被用来作为肠黏膜炎症的一种非侵袭性筛查法，而且似乎优于常规检测，如 C 反应蛋白。

5. 治疗 治疗目的以消除患儿顾虑，改善临床症状及提高生活质量为主。

（1）一般治疗：包括解除患儿精神因素，与患儿建立良好有效的互动，并取得患儿的信任；控制饮食，如限制发酵短链碳水化合物（FODMAP）饮食，即减少发酵低聚糖、双糖、单糖和多元醇的摄入。

（2）药物治疗：根据不同的临床症状选择特定的药物治疗，如对于腹痛及腹胀症状，应用胃肠解痉药（使用抗胆碱能药物，如阿托品、东莨菪碱等）；对于腹泻型 IBS，应用止泻药（如洛哌丁胺或苯乙哌啶等）；对于便秘型 IBS，可增加膳食纤维类食物，若饮食不能缓解症状，则可使用泻药（可用如欧车前制剂或聚乙二醇、乳果糖等）；肠道菌群调节药（对于腹泻型患者可能致肠道菌群紊乱，可用双歧杆菌等）或胃肠动力双向调节剂（多潘立酮、西沙必利等）等。另外，美国胃肠病学会建议，一些药物，如鲁比前列酮、利福昔明、选择性 5- 羟色胺再摄取抑制剂（SSRI）可以用于不同亚型的 IBS 患者，但对于儿童仍缺乏足够的循证医学证据。

（3）心理治疗：如认知行为治疗（cognitive behavioral treatment，CBT），目前已被广泛地应用于治疗 IBS。虽然需要长期和频繁的治疗，但研究显示，CBT 对 IBS 的治疗很有帮助。

（三）腹型偏头痛

腹型偏头痛（abdominal migraine，AM）是一种主要发生在儿童的原发性反复发作的疾病。特点是突然发作的脐周疼痛，持续 1 ～ 72 小时，发作间期表现正常。疼痛为中度至重度，伴有血管舒缩症状、恶心和呕吐，病史和体检表明无器质性疾病。按照诊断标准，腹型偏头痛的患病率为 1% ～ 23%，女孩比男孩多见，平均发病年龄在 7 岁，高峰年龄在 10 ～ 12 岁。

1. 病因和发病机制　AM、周期性呕吐综合征、偏头痛可能有同样的病理生理机制，如下丘脑 - 垂体 - 肾上腺轴异常、视觉诱发反应异常和自主神经功能障碍，通常与自主神经系统和视丘下部直至大脑皮质的异常放电有关，或与大脑动脉血流动力学改变有关。其发病都是偶发性、自限性和特定性的，且都有症状间隔期。据报道，AM 和典型的偏头痛患儿均有类似的触发因素（如压力、疲劳和旅行）相关症状（如厌食、恶心、呕吐）和缓解因素（如休息和睡眠）。AM 和 CVS 到成年期都可转变成偏头痛。在典型偏头痛的患者中发现为兴奋性氨基酸活性增加，这可以解释能增加 γ- 氨基丁酸的药物的疗效。

2. 临床表现　主要表现为发作性腹痛，持续数小时或数日。腹痛与偏头痛可同时出现或腹痛时无偏头痛，或腹痛与偏头痛交替发生。发病时可伴有发热、寒战、恶心、呕吐和（或）腹泻、多汗、皮肤苍白或暗红色，同时有疲乏感。有时易误诊为胃肠炎、胰腺炎、阑尾炎等，但经检查腹内无器质性病变。本病发作间歇期内一切正常。

3. 诊断　诊断前至少 6 个月内有两次腹痛发作，且符合以下所有条件：①持续 1 小时或更长时间的突发急性脐周、中线或弥漫性剧烈腹痛（最严重和最痛苦的症状）；②发作间隔数周至数月；③疼痛难以忍受，影响正常活动；④患儿有特定的发病模式和症状；⑤疼痛可伴随以下两种或多种症状，如厌食、恶心、呕吐、头痛、畏光、面

色苍白；⑥经过适当评估，症状不能用其他疾病来完全解释。

4. 鉴别诊断　AM 存在与典型的偏头痛患儿相似的非特异性前驱症状，如行为或情绪的变化、畏光和血管舒缩症状，以及经过偏头痛治疗症状有所缓解。需排除与严重发作性腹痛相关的疾病，如间歇性小肠或泌尿系梗阻、复发性胰腺炎、胆道疾病、家族性地中海热、代谢性疾病（如卟啉症）及精神疾病。

5. 治疗　治疗方案是由 AM 发作的频率、严重程度及对儿童和家庭日常生活的影响决定的。

（1）一般治疗：应避免一些潜在的诱发因素，如食用含咖啡因、亚硝酸盐和胺类食物，避免情绪激动、长途旅行、长期饥饿、睡眠习惯改变及暴露在强光刺激下等。

（2）预防性药物治疗：目的在于消除或减少发作频率、严重性及持续时间。抗偏头痛药物可作为预防性用药，常用的种类有抗组胺药赛庚啶、5-HT 受体拮抗剂苯噻啶、β 受体阻滞药普萘洛尔、三环类抗抑郁药阿米替林、抗癫痫药丙戊酸钠、钙通道阻滞药氟桂利嗪和曲坦类药物舒马普坦。从预防用药开始到起效可能需要 2 ～ 4 周，持续用药时间一般为 6 ～ 9 个月，多数在缓慢停药后仍然有效。

（四）非特异性 FAP

非特异性 FAP（functional abdominal pain not otherwise specified，FAP-NOS）：罗马 Ⅳ 诊断标准分类中 FAP-NOS 代替了罗马 Ⅲ 诊断标准中的 FAP 和功能性腹痛综合征（FAPS），指的是不符合 IBS、FD 或 AM 诊断标准的 FAPD。社区及学校的调查研究显示，13% ～ 38% 的儿童及青少年几乎每周发生腹痛，且多达 24% 的儿童腹痛持续 8 周以上。

1. 病因及发病机制　把 FAP-NOS 独立于 IBS 的研究表明，与 IBS 患儿相比，FAP-NOS 患儿通常没有直肠高敏感性。据报道，FAP-NOS 患儿与健康对照组相比，有较弱的胃窦收缩力和较慢的液体排空速度。有证据表明，心理困扰与儿童和青少年的慢性腹痛有关。慢性腹痛与应激性事件也有关系，如父母离异、住院、受恐吓和早期虐

待。儿童及其家庭应对疼痛的方式会影响 FAPD 的后果。

2. 临床表现　儿童 FAP-NOS 部位多在脐区或腹上区近腹中线，呈隐痛或钝痛，少数呈痉挛性疼痛。持续时间每次不超过 1 小时，大多数患儿可自行缓解。FAP-NOS 对发育营养状况无影响，但 FAP-NOS 患儿可出现自主神经功能紊乱，表现为心动过速、血压轻度升高、手心多汗、四肢发凉、瞳孔散大、面色苍白。同时，FAP（S）患儿更容易出现焦虑、抑郁及行为问题，甚或消极状态，但是尚无证据证明这些症状在区别功能性和器质性腹痛上是有用的。

3. 诊断　诊断前至少出现 2 个月症状符合以下所有条件，且每个月至少发生 4 次腹痛：①发作性或持续性腹痛，不完全与生理事件相关（如进食、月经期）；②不符合 IBS、FD 或 AM 的诊断标准；③经过适当评估，腹痛不能用其他疾病来解释。

4. 鉴别诊断　FAP-NOS 患儿经常有非特异性的胃肠道外躯体症状，但不一定需要进行实验室和影像学检查。为了使监护人安心，通常会进行有限的诊断检查。应特别关注有自主神经症状的，尤其是体位性心动过速综合征的患儿，如有腹痛报警征象，建议进行其他的检查。

5. 治疗

（1）家庭教育：目前对 FAP 患儿的治疗尚无严格设计的临床试验，成功治疗开始于患儿家庭和医师之间要建立良好的相互信任关系，解除患儿和家长的心理负担，研究患儿的心理状况，是否有焦虑、抑郁情况，了解患儿与父母、老师、同学的关系，必要时给予心理治疗。

（2）认知 - 行为治疗：对患儿及其家长的认知 - 行为治疗可降低腹痛程度，甚至完全缓解腹痛，6 ～ 12 个月的随访很少复发，减少了腹痛对日常活动的影响，增加了患儿父母对治疗的满意度。

（3）药物治疗：大部分 FAPD 的治疗评估是不分类的，限制了结果的适用性。虽然成人研究已证实解痉药的疗效，但儿童应用解痉药美贝维林的效果并没有明显优于安慰剂。一项小样本的阿米替林试验证实了其疗效，而一项大样本的多

中心研究却没有发现疗效。最近一项大样本的西酞普兰的研究发现，与安慰剂组比较，西酞普兰对 FAP 患儿的治疗有效。但临床医师、患儿和监护人应该意识到美国食品药品监督管理局对应用西酞普兰发出的黑框警告，即青少年自杀意愿的风险增加。

十三、儿童阑尾炎

（一）急性阑尾炎

急性阑尾炎（acute appendicitis）是常见的小儿外科急症，占所有腹痛病例的 1% ～ 8%。一般病势比成人严重。小儿阑尾炎多见于 6 ～ 12 岁儿童，男童发病率略高于女童。5 岁以后，随着年龄的增长，发病率亦增高，2 岁以下婴儿则较少见。患儿年龄越小，症状越不典型，且婴幼儿因大网膜发育不完全，局限炎症能力相对较弱，感染易扩散，表现为病情进展迅速，短时间内即发生化脓、穿孔、坏死、弥漫性腹膜炎。若诊断治疗不及时，则会带来严重的并发症，甚至死亡，故应加以重视。由于本年龄组急性阑尾炎的表现不具有很强的特异性，症状发作与最终诊断之间的平均时间间隔通常为 3 ～ 4 日。到目前为止，国内外报道婴幼儿急性阑尾炎的误诊率为 35% ～ 50%，新生儿达 90% 以上，这种诊断的延误常导致穿孔及肠梗阻。

1. 病因　小儿急性阑尾炎的发病原因较复杂，目前仍不够了解，与以下因素有关。

（1）阑尾腔堵塞：分泌物滞留阑尾腔，使阑尾腔内压力增高，引起阑尾壁血运发生障碍，有利于细菌的侵入。最常见的梗阻原因为阑尾腔内的粪石、食入的豆粒、果实及其他不易消化的食物、蛔虫、阑尾扭曲等。

（2）病原菌感染：阑尾炎大多为需氧菌和厌氧菌的混合感染，由于儿童阑尾壁内的淋巴组织丰富，身体其他部位的病原菌可通过肠管和肠系膜血液、淋巴系统到达阑尾引起急性炎症，如咽喉炎、上呼吸道感染、扁桃体炎等。

（3）神经反射：当胃肠道功能紊乱时，可使阑尾壁肌肉和血管发生反射性痉挛，造成阑尾腔发生梗阻及血供障碍，使阑尾黏膜受损引起炎症

2. 病理变化　根据阑尾炎症发生发展病理过程，可分为四型：

（1）单纯性阑尾炎（catarrhal appendicitis）：为阑尾炎症初期，阑尾炎主要病变为黏膜充血、水肿，中性粒细胞浸润。

（2）化脓性阑尾炎（suppurative appendicitis）：病变累及阑尾全层，肌层大量炎性细胞浸润，呈蜂窝织炎改变，阑尾明显肿胀，浆膜附有纤维素或脓苔，早期即可发生腹膜感染及渗出，病情进展阑尾腔内张力不断增加可发生穿孔，并形成阑尾周围脓肿或扩散引起腹膜炎。

（3）坏疽性阑尾炎（gangrenous appendicitis）：阑尾感染后迅速发生血管痉挛栓塞，血液循环障碍，阑尾管壁迅速广泛坏死，呈暗紫色，渗出不多，但对周围组织浸润较快，易发生粘连，常合并穿孔，并发弥漫性腹膜炎，甚至感染性休克。

（4）阑尾周围脓肿（peri-appendiceal abcess）：急性阑尾炎坏疽穿孔，进程如果较为缓慢，大网膜和小肠可将阑尾包裹形成粘连，最终造成阑尾周围脓肿。

3. 临床表现　不同年龄组患儿主要临床表现有所不同。新生儿主要表现为腹胀、呕吐、易怒或嗜睡；婴幼儿主要表现为呕吐、疼痛、发热和腹泻；3 岁以上儿童最常见症状为腹痛，其次是呕吐、发热和厌食。临床医师应高度关注不同年龄组的差异，一般年龄越小，临床表现越不典型，病程进展越快。

（1）腹痛：为小儿急性阑尾炎最常见、最早出现的症状，典型表现为起初是脐周或上腹部疼痛，数小时后转移至右下腹部。疼痛为持续性钝痛，如为梗阻性阑尾炎则伴有阵发性剧烈绞痛，阑尾发生穿孔引起弥漫性腹膜炎时，为持续性腹痛，阵发性加剧。大多患儿喜右侧屈髋卧位，以减少腹壁的张力，缓解腹痛。

（2）食欲缺乏、恶心、呕吐：较成人多见，呕吐常发生在腹痛后数小时，部分患儿可先出现恶心、呕吐，呕吐次数不多，病初为反射性呕吐，呕吐物多为食物，当阑尾穿孔形成弥漫性腹膜炎时则产生腹胀及频繁呕吐，呕吐是腹膜炎肠麻痹所致，呕吐物为黄绿色胆汁、胃肠液等。患儿常有便秘，如并发腹膜炎或盆腔脓肿时，可因直肠刺激征而出现频繁稀便。

（3）发热：一般患儿早起体温略升高，体温在 38℃左右，大多为先腹痛后发热，随病情发展可以很快上升至 38～39℃，甚至更高，年龄越小，体温上升速度越快。脉搏加快与体温成正比，中毒越严重，体温越高，脉搏越快且微弱，严重者体温可不升。

（4）腹部体征：对诊断价值最大，年龄小不合作者，须多次反复检查，进行腹部左、右、上、下对比，必要时可给镇静药待入睡后再进行检查，以免误诊。右下腹麦氏点固定压痛为急性阑尾炎的典型体征，部分小儿盲肠位置较高，相对游离，活动度大，故压痛部位变异大，可表现在右中腹、脐下等不典型部位，但位置相对固定。发生局限性腹膜炎时，右下腹有压痛、肌紧张和反跳痛，当炎症扩散至全腹时，多提示阑尾已化脓、穿孔造成弥漫性腹膜炎。当阑尾形成包裹性脓肿时，右下腹可扪及浸润性包块，伴局限性腹膜炎表现。

（5）其他：如阑尾炎侵及盆腔，刺激乙状结肠，促使排便次数增加。刺激右侧输尿管可引起尿急、尿频、甚至血尿。头痛、烦渴、水和电解质紊乱一般不严重，但腹膜炎时，可使脱水和酸中毒等症状加重，年龄越小越严重，阑尾穿孔并发弥漫性腹膜炎时，中毒症状多较严重，可有嗜睡、精神不振、高热、脱水、腹胀、低血压、低体温，查体肠鸣音减弱甚至消失，全腹压痛伴腹肌紧张，呈"板状腹"特征，但一般仍以右下腹为重。肛门指检直肠右前方黏膜水肿、增厚，盆腔脓肿形成时有触痛及波动感。

4. 辅助检查

（1）实验室检查：单纯性阑尾炎患儿白细胞计数和中性粒细胞增多，白细胞计数可升高至（10～12）×10^9/L；化脓性阑尾炎患儿白细胞计数可更高；有脓肿形成或弥漫性腹膜炎时甚至在 20×10^9/L 以上，中性粒细胞占 85%～95%。血清 C 反应蛋白明显增高。但也有个别阑尾炎患儿白细胞计数及 C 反应蛋白上升不明显。尿便常规检查一般无特殊改变，如阑尾位于输尿管附近时，或阑尾周围脓肿形成时，尿内可有少量红细胞，病情较重时粪便内可有少量脓细胞。

（2）腹部超声检查：阑尾发炎后肿胀显影，

阑尾直径超过＞6mm，可确诊阑尾炎。超声还可显示腹腔内渗出液的多少、阑尾周围脓肿的大小及部位，对异位阑尾炎也能协助诊断。急性阑尾炎的超声表现主要包括阑尾管腔扩张和阻塞、阑尾肿胀（直径＞6 mm）、阑尾结石、五个同心层的"靶向征"、阑尾周围高回声及伴有腹膜减少的肠袢增厚。

（3）CT 扫描和 MRI 检查：急性阑尾炎 CT 表现为阑尾肿胀（直径＞6mm），阑尾腔不规则、狭窄或闭塞、腔内粪石或寄生虫，阑尾周围炎性渗出，增厚的管壁见积气或者腔内积气等，局灶性盲肠顶端增厚、淋巴结肿大。磁共振也可以显示阑尾管壁增厚，管腔内充满液体，阑尾周围有渗出液和腹水，但 MRI 尚未被常规用于急性阑尾炎的诊断。

（4）尿液分析：建议通过尿液分析来排除尿路感染。然而，有研究报道，7%～25% 的小儿急性阑尾炎患者的尿液样本中每高倍视野中的白细胞或红细胞数超过 5 个。同时该研究得出结论：尿酮体和硝酸盐阳性可能是帮助诊断急性阑尾炎穿孔的重要标志。诊断的标准：尿液颜色正常为黄色透明，pH 4.5～8.0，尿蛋白数＜30 mg，尿糖值＜300mg，尿比重 1.015～1.030。

（5）其他检查：对疑难病例应做腹腔穿刺以协助诊断，对阑尾周围脓肿贴近腹壁者，可试行穿刺，或在超声引导下穿刺引流。近年来，诊断性腹腔镜检查和结肠镜检查也已用于儿童阑尾炎的诊断。内镜下逆行阑尾炎治疗术（endoscopic retrograde appendicitis therapy，ERAT）是一种新型的内镜下微创技术，通过内镜下直视观察及内镜下逆行阑尾造影（endoscopic retrograde appendicography，ERA）来明确诊断，并可进一步对确诊的急性阑尾炎行内镜下冲洗、取石、放置支架等治疗。

5. 诊断

（1）主要靠病史和体格检查：凡小儿有急性腹痛，尤其是转移性右下腹痛，伴有恶心、呕吐，持续 6 小时以上，影响其行走、活动者，均应考虑阑尾炎的可能。腹部检查，有局限性右下腹固定压痛，是诊断阑尾炎的可靠依据。腹肌紧张是腹膜受侵犯或刺激的体征。体温高、白细胞计数

上升、核左移，根据以上各点，急性阑尾炎诊断一般不困难。但年龄较小的患儿难以准确诉说腹痛的病史，查体不配合，影响医师判断腹部压痛、肌紧张的部位和范围。因此，查体时动作一定要轻柔，随时注意观察患儿的面部表情。触诊时对比检查两侧腹部，观察触诊不同部位时患儿的反应，通常腹部的压痛与腹壁的肌紧张相一致，有时要经过反复多次（至少三次）的检查才能确定。婴幼儿疑有腹膜炎时，可行腹腔穿刺，抽出脓液者，应开腹手术。腹痛不足 6 小时，不能确诊者可先观察，超过 12 小时不能排除阑尾炎者，应开腹探查为宜。

（2）其他辅助的诊断方法：B 超扫描，可以测出阑尾的直径、腔内是否有粪石，与周围肠管是否存在粘连，局部有无脓肿形成等。单纯性阑尾炎可显示两条相等的平行线。化脓性呈"C"或"V"字形，断面变粗，坏疽性阑尾炎其管壁增厚，有"双壁征"。

（3）腹腔镜检查：用腹腔镜可确定阑尾的病理改变并可在腹腔镜下行阑尾切除术。

6. 鉴别诊断

（1）右侧肺炎或胸膜炎：膈肌周围神经分布与腹壁神经分布同来自胸 7～胸 12 脊神经，当右肺下叶肺炎或右侧胸膜炎时，刺激膈肌，右腹可有反应性疼痛和肌紧张。但如果用一手按住右肋缘处保护胸部，另一手逐渐持续压迫右下腹，则腹肌紧张会逐渐消失。此外，肺炎患儿可有呼吸快、鼻翼扇动。胸部检查可有相应体征，听诊可有摩擦音、啰音和呼吸音减低。胸部 X 线检查和胸部 CT 有助于诊断。

（2）急性肠系膜淋巴结炎：常有急性上呼吸道感染或急性扁桃体炎的病史，病程发展缓慢，胃肠道症状不明显。腹痛较广泛。因肠系膜淋巴结在回肠末端较多，故右下腹痛也较其他部位明显。但压痛多不局限，也无腹肌紧张。B 超检查可见肠系膜淋巴结肿大。

（3）急性胃肠炎：有些肠炎患儿在腹泻未出现前会有腹痛、呕吐及发热，可能被误诊为阑尾炎。这些患儿的腹痛多为阵发性绞痛，腹部压痛部位不固定，腹肌紧张不明显，肠鸣音活跃，待观察数小时后，出现腹泻、压痛消失，多可确诊。

（4）肠蛔虫症：有时引起肠痉挛，可致不规则性腹痛，检查时腹痛压痛不固定，无肌紧张。

（5）腹型过敏性紫癜：由于腹膜及肠浆膜下出血，故可有腹痛和压痛，但位置不固定，且无肌紧张。皮下出血斑，并可伴有便血、关节肿胀和疼痛有助于鉴别。

（6）梅克尔憩室炎：当憩室发炎导致出血或穿孔时，以及粘连形成肠梗阻，腹痛性质与急性阑尾炎相似，SPECT检查异位胃黏膜显像阳性，超声和增强CT检查可以辅助诊断。术中探查阑尾病变与临床表现不符，应常规检查距回盲瓣100cm以内的回肠末端是否存在梅克尔憩室。

（7）卵巢囊肿蒂扭转：女童患右侧卵巢囊肿蒂扭转可引起右下腹阵发性剧烈绞痛，肿物可因血液循环障碍、出血、坏死产生血性渗液，刺激腹膜出现压痛、反跳痛及肌紧张，症状与阑尾炎相似，但白细胞计数不如阑尾炎时增高明显，膝胸位可以轻度缓解疼痛，直肠指检及双合诊触及盆腔内圆形肿物，右下腹穿刺可抽出血性液体，盆腔超声检查可明确诊断。

（8）原发性腹膜炎：4～7岁小儿多见，起病急骤、高热、腹胀、呕吐、白细胞计数高达（20～30）×10^9/L（20 000～30 000/mm^3），全腹压痛、肌紧张，以双下腹为著，与化脓性阑尾炎穿孔引起的腹膜炎难以鉴别。腹腔穿刺脓液稀而无臭味，镜检为球菌者诊断为原发性腹膜炎，必要时可行剖腹探查以明确病因。

（9）回盲部结核：可误诊为坏疽性阑尾炎浸润或脓肿，结核病患儿一般有慢性腹痛史，全身消瘦，经常有低热，常可摸到肿物，身体其他部位也可有结核病灶。应进一步做结核检查及观察。

（10）急性坏死性小肠炎：起病急骤、高热、腹胀、呕吐，全身感染中毒症状明显或休克状态，腹部检查右下腹或全腹压痛紧张，持续腹痛伴洗肉水样便，有腥臭味。不论是坏死性肠炎还是阑尾炎所致的腹膜炎，均需开腹探查，以明确诊断，施行手术治疗。

（11）右髂窝脓肿：脓肿一般位于腹股沟管内侧，较阑尾脓肿位置偏低，略向外侧；患儿髋部呈被动屈曲，Thomas征阳性，局部穿刺可见脓液。

7.治疗　小儿急性阑尾炎的基本治疗是早期手术，切除阑尾，但必须根据年龄、病变类型、程度及全身情况而决定治疗方案，对单纯性阑尾炎非手术治疗，1～2日无恶化或腹膜炎已趋好转、局限及形成阑尾脓肿者不宜手术，先采用中药、西药保守综合疗法，在非手术治疗时，应严密观察病情的发展，如体温上升、压痛范围扩大或已形成的脓肿张力加大，均须立刻手术。对化脓性、坏疽性、梗阻性阑尾炎在3日以内者，均宜尽早手术治疗。3岁以下患儿由于炎症局限能力差，当腹膜炎症状明显时，可适当放宽时间限制。

（1）非手术疗法

1）抗生素：小儿阑尾炎60%以上为需氧菌与厌氧菌混合感染，首选药物为广谱抗生素加抗厌氧菌药物，常用青霉素类、头孢类及甲硝唑等，遵循联合、足量、有效的原则，以抑制需氧菌及厌氧菌的生长。同时应禁食输液，纠正脱水和电解质紊乱。

2）局部疗法：如果局部有脓肿形成，可用清热解毒中药外敷，并配合物理疗法。

在非手术治疗过程中密切观察病情的发展，如体温持续升高，感染中毒症状日趋严重，局部炎性包块不断扩大或软化，腹膜炎体征明显，需迅速手术。

（2）手术疗法：术前须改善患儿一般情况，包括纠正脱水及电解质紊乱、退热、抗生素应用等，如腹胀则用胃肠减压。手术以阑尾切除为主，腹腔积脓，特别是有坏死组织者同时做腹腔引流，若局部浸润粘连严重，则只行引流，不做阑尾切除。但应通知家长2～3个月后再行阑尾切除术，以防复发。

1983年，德国的KurtSemn首先进行了腹腔镜阑尾切除术。随着腹腔镜技术的不断进步，现在腹腔镜阑尾切除术已经广泛应用于小儿外科临床工作中，临床中应用最广泛的术式为常规腹腔镜阑尾切除术，自腹部置入3～4个Trocar进行手术，能充分显露术野，操作简单方便，疗效肯定，腹腔镜阑尾切除术较传统开腹手术具有创伤小、美观、恢复较快、伤口感染率较低的优点。但对于化脓性阑尾炎伴穿孔及坏疽性阑尾炎的病例仍需进一步探讨。

（3）内镜下逆行阑尾炎治疗术（endoscopic

retrograde appendicitis therapy，ERAT）：近年来，外科切除治疗急性阑尾炎出现了一些争议，因为阑尾黏膜固有层内含有大量的淋巴滤泡和弥散淋巴组织，可分泌免疫球蛋白，参与机体免疫，帮助抵抗微生物入侵。同时，有研究证明，阑尾切除术后患者结肠肿瘤的发病率较正常人增高约14%，阑尾还可分泌多种消化酶及促进肠道蠕动的激素，调节肠道菌群平衡。2012 年，我国学者受到 ERCP 治疗急性化脓性胆管炎的启发，提出了一种新的阑尾炎内镜微创治疗方案，即 ERAT。该方案在术前肠道准备的基础上，通过头端带有透明帽的结肠镜经盲肠内阑尾开口入路，在 X 线监视下给予阑尾插管，造影以明确阑尾炎诊断；同时解除阑尾管腔梗阻，引流脓液，冲洗管腔，从而控制炎症，并在管腔内置入引流管以保证阑尾开口通畅引流，避免因梗阻造成阑尾炎复发，达到治愈急性阑尾炎的目的。ERAT 技术对于已形成包裹的穿孔性阑尾炎可获得良好的治疗效果，同时也成功应用于阑尾周围脓肿形成患者的治疗。

因 ERAT 在成人患者中的疗效令人满意，ERAT 是在放射线的监视下，通过头端附带透明帽内镜对阑尾腔进行造影评估腔内情况，考虑到放射线对患儿的辐射影响，有研究者创新性地提出应用超声微泡对比剂六氟化硫进行腔内造影，体表实时超声监测阑尾腔内情况进行改良式内镜下逆行阑尾炎治疗术。通过头端附带透明帽内镜的导丝 – 导管技术（Seldinger 技术）对阑尾开口插管、管腔减压、造影，并治疗后给予阑尾支架引流术，腹痛、发热症状可快速缓解（图 11-7）。ERAT 的优势在于显著缩短了住院时间，减少了并发症，保留了阑尾及其免疫和生物学功能，也为患儿及家属节约了医疗费用。该技术可在明确诊断急性阑尾炎的基础上达到高效、安全、无创的治疗效果，并保证阑尾开口黏膜完全愈合，避免或减少阑尾炎复发。同时避免了因误诊而切除正常阑尾的风险，避免外科手术所带来的风险和创伤，减少患儿的痛苦，同时因患儿术后腹痛迅速缓解而不影响正常学习生活，但对于儿童阑尾炎的疗效仍需进一步探讨。

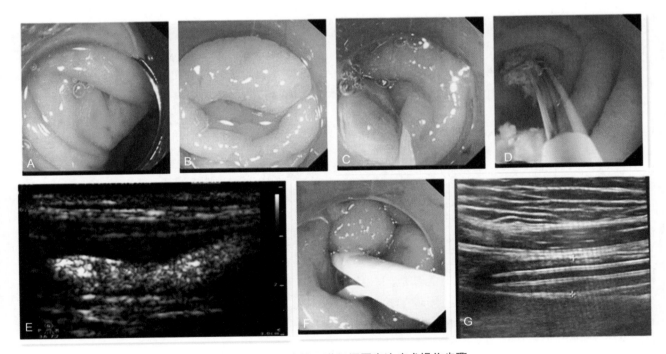

图 11-7　改良式内镜下逆行阑尾炎治疗术操作步骤

A. 电子结肠镜到达盲肠 Gerlach 瓣；B. 通过结肠镜前端透明帽拨开阑尾瓣，显示阑尾内口充血水肿明显；C. 阑尾腔内置入斑马导丝；D. 阑尾腔插管及冲洗，体表超声实时监测下通过内镜前端孔道用生理盐水反复冲洗阑尾腔；E. 内镜逆行性阑尾造影术，超声微泡造影显示阑尾腔冲洗完全；F. 阑尾支架置入引流脓液；G. 腹部超声确认阑尾支架置入位置

［引自：Surg Endosc. 2021, 35(11): 6291-6299.］

8. 预后　急性阑尾炎早期诊断，早期手术治疗，一般预后良好。

（二）慢性阑尾炎

慢性阑尾炎多发生在 7 ~ 12 岁的年长儿，被认为是急性阑尾炎消退后遗留下来的病变，发病率约占阑尾炎患儿的 1.28%。

1. 病因　急性阑尾炎经非手术治疗后或自行愈合后，阑尾的急性炎症虽然已消退，但可能遗留一些病变，如阑尾壁的纤维结缔组织增生，形成瘢痕，阑尾管腔部分狭窄或闭塞，阑尾周围粘连形成，造成部分梗阻，这些改变可以妨碍炎症完全消失，使急性炎症转为慢性，或者是轻度的急性炎症多次复发。阑尾腔内粪石、异物、寄生虫或虫卵；阑尾过长，导致排空功能障碍；阑尾的先天性粘连、淋巴组织增生等，都可以因管腔狭窄、机械刺激或慢性炎症而引起慢性阑尾炎症状的反复发生。

2. 病理变化　阑尾壁有纤维化改变，管腔呈部分或完全梗阻，黏膜可见陈旧性溃疡及瘢痕。并有慢性炎性细胞浸润。

3. 临床表现

（1）右下腹痛：右下腹间断性疼痛或持续性隐痛，经常出现，位置固定，是直接由阑尾病变所致，常因剧烈活动、过久行走及饮食不佳而诱发急性发作。

（2）胃肠道功能障碍症状：部分患儿可引起上腹部不适、恶心、反酸等，轻度的腹胀和便秘或排便次数增加等症状，可能为反射性结肠运动功能紊乱引起。

（3）体征：慢性阑尾炎最重要的体征为右下腹局限性固定轻压痛，无反跳痛及肌紧张。

4. 诊断　如有典型的急性阑尾炎发作的病史，以后有持续性或复发性右下腹痛，无其他阳性体征，则慢性阑尾炎的可能性很大。影像学检查中胃肠钡剂造影对慢性阑尾炎的诊断有重要意义，其表现：①用手直接压迫显影的阑尾有疼痛感；②阑尾显影粗细不均、外形粗糙、僵硬变形；③阑尾呈扭曲状，位置固定，移动受限；④阑尾梗阻部分或全部不显影；⑤阑尾有钙化。超声和

CT 及磁共振检查可以辅助诊断慢性阑尾炎，腹腔镜检查对慢性阑尾炎的诊断有一定帮助，并能同时切除阑尾。

5. 鉴别诊断　需与一些引起慢性腹痛的疾病相鉴别，如肠痉挛、肠蛔虫症、肠粘连、习惯性便秘、肠结核、肠系膜淋巴结核、慢性结肠炎等。

6. 治疗　临床上有足够的依据诊断慢性阑尾炎后需手术切除阑尾，建议使用腹腔镜探查，如术中发现阑尾外观正常，并与临床症状不相符时，还需探查其他脏器，以明确诊断。

7. 预后　慢性阑尾炎早期诊断，行阑尾切除术，一般预后良好。

十四、小儿肠梗阻

肠梗阻（intestinal obstruction）是指任何原因引起的肠道通过障碍，在小儿时期比较多见。临床上可分为机械性（mechanical obstruction，器质性）与动力性（dynamic obstruction，功能性）两大类。前者系肠管内或肠管外器质性病变引起的肠管堵塞；后者为胃肠蠕动功能不良致使肠内容传递运转作用低下或丧失，多因中毒、休克、缺氧及肠壁神经病变造成，常见于重症肺炎、肠道感染、腹膜炎及败血症的过程中。这两类肠梗阻的治疗不同，必须加以鉴别（表 11-11）

表 11-11　小儿常见肠梗阻的分类

类型	先天性畸形引起	后天性原因引起
机械性肠梗阻	先天性肠闭锁	肠套叠
	先天性肠狭窄	蛔虫肠梗阻
	先天性肠旋转不良	手术后肠粘连
	嵌闭疝、腹股沟疝、腹腔内疝、膈疝	腹膜炎后粘连梗阻
	先天性纤维条索粘连梗阻	结核性粘连
	梅克尔憩室条索、胎粪性腹膜后遗粘连	胃肠道外肿瘤压迫
	胎粪性肠梗阻	肠管内异物及粪石梗阻
	先天性肛门闭锁	肠壁肿瘤
	环状胰腺	
	肠重复畸形	
动力性肠梗阻	先天性巨结肠	麻痹性肠梗阻
		假性肠梗阻

（一）临床表现

肠梗阻的三大主要症状为阵发性腹部绞痛、呕吐（呕吐物内可能含有胆汁或粪便）和肛门不排气亦无排便。早期或高位的机械性肠梗阻，腹胀不明显；晚期或低位的机械性肠梗阻及动力性肠梗阻则腹胀严重。一般无压痛或腹肌紧张，如原有慢性部分性机械性梗阻而转为急性完全性者（如腹腔粘连引起的慢性肠梗阻），其腹壁可见或扪及明显的肠型及蠕动波。有些肠梗阻可触及肿物，如肠套叠、肠石、蛔虫团梗阻等。听诊时有亢进的肠鸣音。动力性肠梗阻肠鸣音减弱或消失，腹壁很少见到肠型。肠梗阻兼有肠壁血运障碍者称为绞窄性肠梗阻，其临床表现除上述症状外，早期即发现严重中毒症状，如嗜睡或精神异常、急性脱水，并有腹部压痛、肌紧张等腹膜炎现象。一般肠绞窄，6～8 小时多已发生肠坏死，若不及时治疗，很快出现中毒性休克。

（二）治疗原则

1. 手术治疗　机械性完全性肠梗阻，特别是绞窄性肠梗阻，均须手术治疗。可依不同情况实施不同手术，包括直接解除梗阻的原因，如疝还纳、肠套叠复位、粘连松解、肿瘤切除等，梗阻原因不能解除者行短路吻合；肠造瘘仅用于危重休克，全身状况不佳，或肠管血供差，不适于做肠切除 I 期吻合的患儿。

2. 非手术治疗　动力性肠梗阻除治疗其原发病外，多采用非手术治疗，包括禁食、胃肠减压、补液、营养支持，配合针刺、中药等治疗。以上方法亦可作为术前准备及术后治疗。胃肠减压是通过胃管内负压吸引器将肠道气体及液体吸出，以预防肠管过胀、张力过高，而造成血运障碍或坏死穿孔。肠梗阻引起大量肠液丢失，所以必须随时纠正水和电解质紊乱。抗生素及大剂量维生素 B 和维生素 C 的供给对肠梗阻后肠内菌群失调产生的大量毒素有控制作用。针刺及中药治疗，对调整机体反应及促进肠蠕动的恢复均有很大作用。

（三）粘连性肠梗阻

粘连性肠梗阻（adhesiveness intestinal obstru-ction）：是指肠襻间、肠襻与其他脏器、腹膜间有粘连或索带压迫而导致的肠腔不通，是小儿急性机械性肠梗阻的主要原因，占各种类型肠梗阻总数的 20%～30%。

1. 病因　粘连和索带形成可分为先天性和后天性两类。先天性粘连及索带包括胎粪性腹膜炎后遗粘连、肠旋转不良索带、梅克尔憩室残留索带等。后天性包括手术后遗粘连、肿瘤浸润性、结核性粘连及腹腔炎症后遗粘连等，在此基础上，由于某些诱因即可产生梗阻。粘连可由以下原因引起。

（1）损伤腹膜：肠壁浆膜受机械性刺激，如手术创伤、温湿度变化，手术中使用化学药品等的刺激均可引起粘连。

（2）细菌或其他病原体引起的炎症性粘连：如慢性结核性腹膜炎，炎症过程中同时产生粘连，急性化脓性局限性或弥漫性腹膜炎后遗粘连。

（3）异物刺激性粘连：如腹腔内出血、胆汁、胎粪及其他药物、肿瘤刺激引起的粘连。

2. 病理生理　粘连形成的病理变化是一致的。初期均由于保护性炎症反应，大量纤维蛋白原渗出，变成纤维蛋白后沉积在腹膜及肠浆膜上，形成松软广泛的肠襻间纤维蛋白性粘连。此种粘连物质呈浆糊状，可以轻轻分开，不损伤肠浆膜，一般多数不引起梗阻。轻伤时在炎症消退后，此种纤维蛋白膜大部分被吸收，受损严重者纤维蛋白膜吸收不全逐渐生成胶原纤维而形成纤维性膜式粘连。经过肠管的蠕动，使剩余的纤维性粘连膜被牵拉破裂而遗留下索带式粘连，或部分肠襻相互紧密粘连成团，引起肠管扭转，肠腔狭窄就成了粘连性肠梗阻的主要发病基础。总之，腹腔内粘连的产生、吸收与个体因素有关，个体差异性很大，但粘连的发生仍与损伤的程度、异物的多少、物理刺激的强度、腹腔内应用抗生素药物的浓度、细菌的毒力数目、局部血液循环等情况有关，刺激越强，产生的粘连越多，全身营养不良、低蛋白，吸收修复越长，甚至不能吸收而形成永久性后遗粘连。

在粘连存在的基础上，任何原因刺激肠管可使蠕动亢进节律紊乱，如寒冷、高热、暴饮暴食等均可诱发急性肠梗阻的发作。梗阻近端肠襻膨胀，肠腔内充满气体与液体，梗阻点以下的肠祥空瘪缩小而无气体。若局部肠管血液循环受到障碍时很快出现肠管坏死，发展为弥漫性腹膜炎及中毒性休克。少数也可在梗阻近端或坏死处穿孔。

3. 临床表现

（1）腹痛：为最早出现的症状。其产生主要由于肠管阻塞近端使肠腔扩大和肠壁强烈收缩所致。绞窄性肠梗阻发病初期腹痛呈阵发性，疼痛较剧烈，并且进行性加重，个别患儿可早期出现休克。腹痛同时伴有呕吐，开始是因为腹膜与肠系膜的神经受刺激反射引起，继而则因肠道梗阻、肠内容物逆流而致反复呕吐，高位梗阻出现呕吐早，为绿水；低位梗阻出现呕吐较晚，内含粪便。

（2）腹胀：高位梗阻仅上腹胀，低位肠梗阻腹胀较明显。可见肠型及肠蠕动波，听诊肠鸣音亢进呈金属音或气过水音。

（3）不排便：梗阻最初可排出积聚在梗阻远端的粪便，以后则不再排便排气。

（4）脱水：因呕吐频繁、损失大量消化液，又因不能进食及发热，患儿逐渐出现脱水、酸中毒、低钾血症等并发症。绞窄性肠梗阻一开始脱水症状就较严重。

少数患儿腹腔内粘连广泛，肠管长期受粘连约束，临床上可出现慢性部分性单纯性肠梗阻。经常反复发生腹痛、呕吐，有时出现腹胀，1～3日后自行缓解。发作时腹部可见宽大肠型及蠕动波。经常会因某些因素刺激而突然出现完全性肠梗阻，即慢性粘连性肠梗阻的急性发作。

4. 诊断

（1）病史：阵发性腹绞痛与反复呕吐；呕吐物为黄绿色液体，甚至为粪汁样，摸到肠型及听到高亢肠鸣音，不排便、排气，即可诊断为肠梗阻。若有腹腔内感染、外伤及手术史等，应考虑为粘连性肠梗阻。

（2）实验室检查：一般白细胞计数轻度增高，有中性核左移现象，若有肠坏死时，白细胞计数及 C 反应蛋白明显升高。血生化提示低渗性脱水。

（3）腹部 X 线透视及平片：可见小肠充气有张力及"阶梯状"排列的液平面。结肠不充气，钡剂灌肠见结肠瘪缩无气，即可确诊为完全性机械性小肠梗阻。

（4）腹腔穿刺：抽出血性腹水多为绞窄性肠梗阻。

5. 治疗

粘连性肠梗阻患儿手术后腹腔内粘连会增加，再发生肠梗阻的概率随手术次数的增加而增多，故应先行非手术疗法。

（1）非手术疗法：凡诊断为广泛粘连性、慢性部分性、单纯性肠梗阻多采用非手术疗法，同时应密切观察病情变化，一旦有全身中毒症状与局部压痛紧张或腹水的出现，应立即进行手术。

1）禁食：胃肠减压，从鼻孔插入胃管、持续抽吸胃肠分泌液及吞入的气体，以减低梗阻近端肠管内压力，使受压、曲折的肠管随蠕动而自然缓解，恢复至发作以前的状态。

2）输液：矫正脱水及电解质紊乱，必要时输血改善一般情况。

3）抗生素疗法：消除因肠梗阻而使肠管内细菌大量繁殖引起的感染。

4）中医疗法：中医称肠梗阻为肠结。治以通里攻下、利水消胀法，常用大承气汤加减。处方举例：大黄 9g，厚朴 6g，芒硝 6g，枳实 9g，莱菔子 15g，桃仁 9g，赤芍 15g，如肠腔内渗液多者，加用甘遂末。每次 0.5～1g 冲服。

5）灌肠疗法：可用 1% 盐水灌肠，也可用上述中药第二煎做保留灌肠以达到刺激肠蠕动的作用。

6）保守观察：可自胃管灌入稀钡剂或含碘对比剂，观察其下行后肠梗阻近端肠管的形态、分布、活动程度。鉴别是完全性肠梗阻还是部分性肠梗阻，并可进一步观察梗阻远端的部位，有利于必要时选择手术切口的参考。

（2）手术疗法：保守观察治疗的患儿如有以下指征即应中转手术。①中毒症状加重、脉搏和呼吸加快、体温上升、脱水不能纠正或不稳定；②腹胀加重、腹肌出现紧张、压痛在保守观察中有进展；③腹腔穿刺抽出血性渗液，腹腔渗出液镜检有脓细胞或红细胞；④服钡剂后，钡剂不能下行，或长期固定一处不变。

手术具体方式根据当时患儿具体情况及病理变化决定，可做单纯粘连分离、肠切除吻合或外置造瘘、Ⅱ期吻合术。

6. 预后 与早期诊断、早期治疗密切相关，一般单纯性肠梗阻患儿在矫正脱水酸中毒后，手术治疗效果良好。但绞窄性肠梗阻则取决于坏死肠管的范围。一般抢救及时均可挽回生命。如果后遗超短肠（excessively short bowel，小肠剩余不足 40cm）预后较差。

（四）动力性肠梗阻

动力性肠梗阻（dynamic intestinal obstruction）是因肠管神经功能异常引起的肠管蠕动功能紊乱而产生的肠梗阻，也称为麻痹性肠梗阻或假性肠梗阻，小儿发病率较成人高。因机械性肠梗阻与动力性肠梗阻处理原则上有很大区别，故须掌握小儿动力性肠梗阻的基本特点，以得到早期正确的处理。

1. 病因 引起动力性肠梗阻的原因分为继发性及原发性两大类。

（1）继发性：多并发于其他疾病。小儿，尤其是小婴儿，多种重症疾病均可引起肠麻痹，如肠炎、败血症、肺炎等。肠麻痹的发生机制是由于交感神经过度兴奋所致，交感神经对肠道的作用为抑制性。故受到抑制后肠蠕动消失，正常蠕动时肠道内的气体及液体随时被吸收或向下推进，所以小肠平时不含气体。发生肠麻痹后，肠蠕动停止，吸收功能受到障碍，气体和液体滞留，使肠袢胀大，进一步丧失动力，形成了恶性循环。

（2）原发性（特发性）：无明显诱因的肠管动力异常，部分患儿出生后即出现症状，有的至少年或青年期才出现症状。肠梗阻的症状可持续或反复发作，诊断和治疗均较困难、病死率高。若为一段肠管动力异常，可切除或旷置该段肠管，患儿可逐渐恢复。

2. 病理 发生肠麻痹后，小肠结肠都充气扩张，肠壁变薄，运动及吸收能力都已丧失。并且，由于肠袢扩大，肠壁血供受到压迫而产生静脉淤血或动脉缺血，腹腔内有液体渗出。加以肠腔内容物及细菌代谢物的增加，患儿出现中毒反应。临床上可出现完全性或部分性肠梗阻的症状。

继发性动力性肠梗阻患儿的肠壁肌肉和神经组织多无异常，原发性动力性肠梗阻常自出生后即出现症状，肠壁肌间或黏膜下多有神经丛、神经节细胞，但神经元发育异常、数目减少、形态变小，肠壁平滑肌纤维电镜下检查可发现空泡变性。后天无明显诱因的动力性肠梗阻，亦常表现神经兴奋和抑制的传导不正常。

3. 临床表现

（1）继发性动力性肠梗阻：临床表现多较危重，以腹痛、腹胀、呕吐及不排便为主。起病时的症状则根据引起肠麻痹的病因而异。麻痹形成后就有全腹膨胀、肠鸣音稀少或消失。婴儿可因腹胀引起呼吸困难。早期多无呕吐，腹胀加重后则出现呕吐，内含粪便样物，排便次数减少，直至不能排气、排便。

（2）原发性动力性肠梗阻：临床主要表现为亚急性、慢性、反复发作性或呈持续性有阵发性加剧的肠梗阻综合征，呕吐、腹胀、便秘为其主要症状，时轻时重，轻时呕吐症状减轻，少量排气排便，但腹胀很难消失。患儿由于长期营养吸收不良，均较消瘦发育矮小，腹部外形膨隆，肠鸣音微弱或消失。

4. 诊断 可根据以下几点诊断动力性肠梗阻。

（1）病史

1）有无腹部创伤、腹膜炎及药物中毒史；一般腹部外伤、腹膜后血肿可刺激腹膜后自主神经产生肠麻痹梗阻，腹部手术尤其是伴有腹膜炎者，手术后 1 ~ 2 日多处于肠麻痹阶段。手术越复杂，腹膜反应越严重，麻痹时间则越长，可出现肠梗阻症状。

2）有无全身性疾病，如肺炎、败血症、神经系统感染、肠炎等。

3）肠梗阻症状是否自出生后即开始。

（2）X 线诊断：X 线检查对诊断帮助很大，摄立位及卧位 X 线平片可见小肠及结肠均匀扩张充气，有液平面。如果不能决定充气肠袢是否为结肠，则可用少量钡剂低压灌肠。若证实结肠充气扩张，则肠麻痹的诊断可以确定。钡剂透视可见钡剂停滞不前。

（3）特殊检查：血生化检查判断有无电解质紊乱，如血钠浓度、血钾浓度、血氯浓度、二氧化碳结合力、血钙浓度、血浆蛋白等；甲状腺功能测定判断有无低下，直肠测压取活检除外先天性巨结肠。

5. 治疗及预后　若为继发性应针对原发病给予治疗。一般均采用非手术疗法，如禁食、胃肠减压、针刺足三里穴、合谷穴、灸中脘穴、关元穴，肾囊封闭可以预防严重腹胀。肯定无机械性肠梗阻时，可应用大量新斯的明（0.045～0.060mg/kg）促进肠蠕动。肛管排气，小量2%肥皂水或小量3%盐水灌肠等刺激结肠活动，也有助于减轻腹胀。静脉营养对各类动力性肠梗阻患儿非常重要。

若怀疑腹腔内有外科情况，或经非手术疗法腹胀仍不改善，并且结肠已完全空瘪时，则应考虑剖腹探查。根据患儿情况及手术当时所见，给予腹腔引流、肠系膜封闭或肠减压、肠造瘘术。

一般正常腹部手术后的肠麻痹，经过禁食、减压等正确处理，多能于短时间内恢复。中毒性肠麻痹常为原发病临终期表现的一部分，故预后不良。对于原发性假性肠梗阻，自出生后即出现症状者，由于营养难以维持，多不能长大成人。

（五）蛔虫团肠梗阻

蛔虫团肠梗阻（ascariasis intestinal obstructions），蛔虫症是我国人体常见的肠寄生虫病之一，以学龄儿童多见，可引起蛔虫性肠梗阻、胆道蛔虫、蛔虫性腹膜炎等并发症。近10年来，由于卫生知识水平的提高和预防措施的建立，发病率显著下降。

蛔虫外科病中以蛔虫肠梗阻最常见，多因口服不足量驱虫药（特别是山道年）及机体内环境的改变（如发热、腹泻等）引起蛔虫聚集成团而阻塞肠腔造成梗阻。阻塞部位以回肠末端最多见，但可发生于小肠的任何部分。

1. 病理　正常情况下，蛔虫在肠腔内是分散的，与肠管纵轴平行寄居。当蛔虫在肠内扭结成团时，肠内容物仍可沿蛔虫体周围通过，故多为不完全性肠梗阻。如果梗阻时间过长，虫团不散，加以肠管持续痉挛，可变为完全性肠梗阻，虫团长期压迫肠壁可发生点状坏死、穿孔，引起局限性或弥漫性腹膜炎。有时，充满蛔虫的一段肠袢，因重量下垂可突然发生扭转，肠管很快发生坏死，病情急剧恶化。

2. 临床表现及诊断　典型症状为阵发性腹痛与呕吐，可吐出蛔虫。部分肠梗阻者肛门仍可排气。

腹略胀而软，可触及多数细索条样物，有时肿物可变形、变更部位或分为数个。该病需与肠套叠、肠囊肿、腹腔结核等相鉴别，早期诊断多无困难。晚期腹胀严重时诊断较困难。腹部X线平片示部分性机械性肠梗阻征。梗阻部位多可见卷曲在肠腔内的蛔虫影（互相扭结为一堆"粗绒线团"样阴影）。

蛔虫团肠扭转则呈急性绞窄性肠梗阻的症状，患儿突然有剧烈腹绞痛、呕吐，偶有血便，但一般量不太多。患儿一般情况迅速恶化，常有中毒症状、高热、脱水、腹膨胀伴压痛及肌紧张。偶可触及肿物，病情常很危重。腹部X线平片表现为完全性低位小肠梗阻，可有绞窄或可疑绞窄的X线征，并可见成团的蛔虫影。

3. 治疗　不完全性或早期完全性肠梗阻，全身情况良好者均可先用非手术治疗。主要治疗原则是解痉、镇痛、驱虫。驱虫可用枸橼酸哌吡嗪等。用阿托品类药物解痉、镇痛。1%温盐水灌肠，刺激肠蠕动，使松散的蛔虫尽快排出体外。若经非手术治疗，虫团持久不见消散、虫团较大、坚实并有压痛或腹胀、全腹紧张压痛，疑有肠穿孔、肠坏死及肠扭转者，应采取手术治疗。术前须积极准备，纠正脱水及休克，然后进行手术治疗，根据手术所见进行虫团疏散、切肠取虫、肠切除吻合等手术方式。

（六）肠套叠

肠套叠是小儿外科常见的急腹症，是肠管的一部分及其相应的肠系膜套入邻近肠腔内的一种肠梗阻。在我国发病率较高，占婴儿肠梗阻的首位。北京儿童医院平均每年门诊及住院治疗该病患儿800～1000例，有80%～90%的儿童在门诊灌肠复位。男童发病率较高，男女之比为（2～3）∶1。

1. 病因　肠套叠分为原发性和继发性两类。婴幼儿肠套叠几乎均为原发性，其病因至今尚未完全明确。

（1）饮食改变和辅食刺激：婴幼儿期为肠蠕动节律处于较大变化时期，易发生肠蠕动紊乱，且外界引起肠套叠的因素较多，如增添辅食或食物性质、环境、气温的改变，肠管本身疾病，如肠炎等诱发肠蠕动紊乱而引起肠套叠。

（2）局部解剖因素：婴幼儿回盲部较游动，回盲瓣呈唇样凸入盲肠，当回肠蠕动发生异常时，即可牵拉肠壁形成套叠。

（3）病毒感染或其他原因引起回盲部集合淋巴结肿大因素：小儿腺病毒或轮状病毒感染后，可引起末端回肠集合淋巴结增生，局部肠壁增厚，甚至形成肿物向肠腔突起构成套叠起点，加之肠道受病毒感染等其他原因刺激，蠕动增强，导致发病。因此，呕吐或腹泻的患儿常应提高警惕，注意可能发生的肠套叠。

（4）免疫反应不平衡因素：原发性肠套叠多发生于 1 岁以内，恰为机体免疫功能不完善时期，肠壁局部免疫功能易破坏，蠕动紊乱而诱发肠套叠。继发性肠套叠多因肠壁或肠腔内器质性病变，如肠息肉、肿瘤、肠壁血肿、梅克尔憩室、肠囊肿翻入肠腔，牵带肠壁作为起点而引起肠套叠，发病率占 2%～5%。

2. 病理　肠套叠一般是近端肠管套入远端肠管，而远端肠管套入近端肠管（称逆行性肠套叠）则较罕见。绝大多数是单发性肠套叠，偶见多发性肠套叠同时发生者。

肠套叠的外管部分称为鞘部，进到里面的部分称为套入部，共三层肠壁。有时整个肠套叠部分再套入远端肠管内则成为复套，共五层肠壁。

套入部进入鞘部后，受蠕动的推动向远端逐渐深入，同时其所附肠系膜也被牵入，结果不仅肠腔发生梗阻，而且肠系膜血管受压，套入部肠管可发生水肿淤血绞窄而坏死。尤其是颈部被勒紧，由于鞘部肠管持续痉挛紧缩而压迫套入部，颈部最早发生血液循环障碍。初期静脉受阻，组织淤血水肿，套入部肠壁静脉怒张破裂出血，与肠黏液混合成果酱样，肠壁水肿继续加重，动脉受压，套入部供血停止而发生坏死。而鞘部肠壁则因高度扩张与长期痉挛可发生局灶性灰白色动脉性缺血坏死。此灰白色坏死灶肠壁薄弱，极易穿破，比套入部紫红色淤血坏死更有穿孔的危险。此种动脉性坏死多在梗阻远端，穿孔后对腹腔可造成污染，导致感染性休克。

常见原发性肠套叠按其发生部位分为 4 型：①回结型：占 85%；②小肠型：占 6%～10%；③结肠型：占 2%～5%；④回结型：占 10%～

15%。少数病例以回盲部为起点，多数是以回肠末端距回盲部几厘米至十余厘米处为起点套入结肠。

年长儿回结型肠套叠时，由于结肠肠壁相对较厚和肠腔较大，套入部管腔尚可保持通畅，更无血液循环障碍，水肿充血程度较轻，除因肠痉挛而发生阵发性腹痛外，很少有完全性肠梗阻的表现，患儿常仍可进食，临床上称为慢性肠套叠。

3 临床表现

（1）原发性肠套叠（primary intussusception）：多见于肥胖健壮的 2 岁以内的婴幼儿，以 6～12 月龄最多见，为突然发病，其典型表现如下。

1）腹痛：由于小儿不会述说腹痛，故表现为突然发作的阵发性哭闹、屈腿、面色苍白，同时拒食，每次发作数分钟至数十分钟，过后患儿全身松弛安静或入睡，约数十分钟后再发作，如此反复，规律性发作，久之患儿精神渐差，腹痛表现反而减轻，而以嗜睡、面色苍白为主。个别较小的患儿开始即以面色苍白伴有精神萎靡、嗜睡为主，随后即进入休克状态，而哭闹、腹痛等症状反而不明显，可称为无痛型肠套叠。

2）呕吐：腹痛发作后，不久即发生呕吐，初为乳汁乳块或食物残渣，以后可带有胆汁，晚期则吐粪便样液体。腹痛及呕吐是因肠系膜被强烈牵拉，肠管痉挛引起，晚期则由肠梗阻引起。

3）血便：发病开始时，可有 1～2 次正常大便，8～12 小时后即出现暗红色血便或血黏液的混合物，称为红果酱样便，偶尔也有患儿开始即以大量血便及休克为主而就诊的，属于无痛型表现。一部分婴儿在来医院时尚未便血，在肛门指检时，手套上染有血迹，能自行排血便者占 30%，直肠指检带出血便者占 60%。

4）腹部肿物：肠套叠肿物的部位依套入的程度而定，一般多在升结肠、横结肠或降结肠位置。在病程早期，腹柔软不胀，于右上腹肋缘下或脐上多可触及肿物，呈腊肠样光滑实性、有弹性略可活动。以后随套叠的进展，肿物可沿升结肠移至左腹部。严重时可套入直肠，直肠指检可触及子宫颈样肿物。偶有套入部脱至直肠外者，颇似脱肛。多数患儿由于回肠末端及盲肠套入结肠内，可在右上腹扪及肿块伴有右下腹比较松软而有空虚感，此征象（Dance 征）被认为有诊断意义。一般在病程早期，患儿一般情况良好，体温正常，但面色可苍白，精神欠佳。至晚期精神萎靡、脉搏快而弱、嗜睡、脱水、发热、腹胀甚至有休克、腹膜炎征象。此时，由于腹胀，右下腹的空虚感及肿物均不易查出。

（2）小肠套叠：比较少见，多见于儿童，有时也可见于婴幼儿。极少数腹部手术后，肠功能紊乱恢复期可发生小肠套叠。主要表现为完全性机械性小肠梗阻，即腹痛、呕吐、不排气亦不排便，多无血便，腹部肿物不易触到，在镇静或麻醉下偶可摸到肿物，位于脐周呈腊肠样或海螺状。

（3）慢性肠套叠：多发生于儿童，病期较长，多在 10 ～ 15 日。主要表现为腹部肿物，偶有部分性肠梗阻症状。除腹痛外偶有呕吐，很少有血便，症状较缓和。多为回结型肠套叠，多继发于肠管器质性病变，如肿瘤、息肉、梅克尔憩室、阑尾内翻、蛔虫症等。腹软不胀，于右上腹触及有弹性的肿物，比较固定。

（4）复发性肠套叠：原发性肠套叠手术后复发率 2% ～ 3%，非手术治疗灌肠复位者复发率稍高，多为黏膜下淋巴结肿大及盲肠部不固定所致。继发性肠套叠（secondary intussus-ception）复发率 20%，肠管病变（如息肉、肿瘤、梅克尔憩室）为诱发因素，可多次复发，复发后的临床症状与第一次相同。

4. 诊断及鉴别诊断　婴幼儿肠套叠有典型症状者一般诊断不困难。临床上有阵发性腹痛、血便及肿物三者存在即可确诊。非典型病例则需与细菌性痢疾、过敏性紫癜（过敏性紫癜因肠痉挛及血肿也可诱发肠套叠）、肠囊肿及肠内外肿瘤引起出血或肠梗阻相鉴别。慢性肠套叠则需与蛔虫肠梗阻及结肠肿瘤相鉴别。

诊断不能确定时，可做钡剂或气灌肠检查，在 X 线透视下，可见钡柱或气体在结肠的套入部受阻，出现杯状影。

晚期病例如小儿已有严重中毒脱水、高热或休克，腹胀并有腹膜刺激症状时，只宜做低压定量钡或气灌肠检查，注意结肠是否空瘪，特别是乙状结肠。若小肠有多数张力性气液平面而结肠空瘪时，即可按绞窄性肠梗阻诊断而进行开腹探查。

当肠套叠包块位于结肠或脾区时，隐于季肋部或肝脾后下部分，难以触及，或患儿有腹胀、腹膜炎时，肿物不易触及，可行 B 超检查，肠套叠的横断面呈"同心圆"或"靶环"影像，纵断面呈"套筒"影。

小肠套叠临床多表现为机械性肠梗阻；在幼儿、儿童需与蛔虫团肠梗阻或肿瘤引起的肠梗阻相鉴别。一般当出现完全性肠梗阻症状时均需手术治疗，肠管多已趋向坏死，故须早期开腹探查。

5. 治疗

（1）非手术疗法：凡病程在 48 小时以内的原发性肠套叠，血便症状出现不超过 24 小时，婴儿无明显脱水，无完全性肠梗阻，腹不胀，无腹膜刺激征者均可以灌肠疗法治疗。虽有学者报道水压灌肠复位后复发率可高达 10%，但绝大多数均能一次治愈终身不复发，避免了手术引起的一系列并发症。

1）空气压力灌肠法：北京儿童医院自 1961 年采用空气压力灌肠法治疗肠套叠。每年在门诊治疗 600 ～ 800 例，复位率约 90%；有 5% 的病例虽经 2 ～ 3 次气灌肠未能复位，而在手术时发现极易脱套，故考虑若能使稳压持续较长时间，这些患儿可能会复位。一般做诊断性灌肠时，压力限制在 6.6 ～ 8.0kPa（50 ～ 60mmHg）以下；复位治疗时，将压力泵调整到 12 ～ 13.3kPa（90 ～ 100mmHg），最多不超过 14kPa。灌肠时须用 45ml 气囊导尿管（福雷导尿管）插入直肠，将气囊充气堵住肛门，才便于加压注气。在荧光屏下可见自导尿管注入气体后，结肠肠腔迅速扩张，X 线透亮度增加。当气体到达套入部时，即可出现杯形或钳形气影。在整复过程中可见不同形态块影沿结肠逆向移动，时隐时现，于套入较紧处随着肠腔压力增减，肿物影可来回移动。套叠部通常在肝曲和回盲部有停留现象，必须耐心等待，或适当提高压力和变换体位，或辅以轻柔手法按摩，以助脱套。气灌肠时，因肠腔内压力较高，肠管膨胀显著，不宜强力地做手法按摩，以免肠腔内压力骤增导致肠管破裂。注气时速度宜缓慢，避免冲力过大。一旦肿物消失，回肠内气体骤增而结肠内压力下降，为肠套叠复位的征象。此时多可自导管中排出大量臭气及稀黄便。复位一般均需 3 ～ 5 分钟。凡复位标志不清、肿物虽消而小肠内充气不显著者，可休息片刻，再做第二次气灌肠或辅以钡剂灌肠观察。

2）钡剂灌肠水压复位法：一般可将装有 20% 钡剂水溶液的吊瓶提高到离患儿水平体位 70 ～ 80cm 的高度注入钡剂。首先肠套叠诊断明确，然后准备复位在 X 线透视下可见杯形缺损逐渐向近端结肠移动，在整复过程中，通常在肝、脾区或回盲区有停滞现象；此时可酌情提高压力，轻柔地按摩腹部或变换体位，有助于套叠的整复。一旦盲肠充盈，钡剂突然进入回肠末段，充盈缺损消失时，则为脱套的指征。此时可拔肛管使患儿排出钡剂，常有大量臭气随粉红色的钡剂排出，有时混有黄色粪便。再次进行透视时，回盲部因结肠内钡剂排出显影更清楚。在无 X 线透视条件下，灌肠疗法带有盲目性，有一定的危险。灌肠时要仔细按压肿物，密切注意复位的进展。肠套叠复位后可有大量臭气及粪便排出，小儿安静入睡，不再哭闹，腹部肿物消失：立即口服炭末 0.5 ～ 1g，6 ～ 12 小时后排出的粪便内含黑色炭末，即可证实治愈。如果小儿未自动排便，可用少量 1% 温盐水灌肠（注：灌肠最严重的问题是肠穿孔），如果在 X 线透视下发生穿孔，可立刻见到空气进入腹腔与肠间隙、使患儿稍呈立位则见膈下有气腹影。如果缺乏 X 线透视观察，则可根据患儿突然精神不佳，似乎"安静"，但面色苍白或发青，脉弱而快，腹部突然膨胀，肝浊音界消失。应立刻行紧急腹腔穿刺抽出气体减压。证明为穿孔后要立刻手术。一般灌肠穿孔多为鞘部破裂，为梗阻远端穿孔，肠腔内容物不多，如为空气灌肠则腹腔污染不严重，及时手术多可挽救生命。严格控制灌肠压力，掌握鞘部坏死的发生规律（如肿物大、套入远、时间长、套得紧、梗阻严重等），一般可以避免发生穿孔。为了提高灌肠的疗效，有时可事先给予阿托品或苯巴比妥钠、水合氯醛等镇静药，使患儿安睡。已有脱水者应先输液改进一般情况后，再行灌肠。

3）B 型超声波监视下水压灌肠疗法：关于小儿急性肠套叠的超声诊断，文献已有报道，中国医科大学曾报道 427 例，诊断准确率达 100%，B

超监视下水压灌肠复位率达 94%。其适应证同 X 线下水压灌肠法，B 超下水压灌肠复位成功的标准：回盲部"半岛"块影通过回盲瓣突然消失，结肠内液体急速通过回盲瓣进入回肠，水肿的回盲瓣呈"蟹爪样"运动，末端回肠水肿纵断面呈"沟壑样变"。本法治疗小儿急性肠套叠可避免 X 线的影响，复位中可从横纵两个断面对套叠包块进行动态追踪观察，影像比 X 线下空气或钡剂灌肠更清晰，复位成功的标准更明确。由于整个复位过程均在直视下进行，医师能确切掌握患儿的呼吸、腹胀变化及全身状况，对患儿来说较为安全。

（2）手术疗法指征：①发病超过 48 小时，血便症状超过 24 小时，或全身情况不良，有高热脱水、精神萎靡不振及休克等中毒症状；②腹胀明显，在透视下肠腔内有多个巨大液平面，腹部压痛肌紧张疑有肠坏死；③复发 3 次以上或疑有器质性病变；④疑为小肠套叠；⑤气灌肠未能复位且有复套征象。

6. 预后　婴幼儿原发性回结型肠套叠如能早期诊断，早期应用灌肠复位均可治愈。若病程超过 1 ～ 2 日，尤其是已有严重脱水、中毒或休克等症状，多需手术复位或肠切除。其病死率显著提高，达 2% ～ 5%。

（七）闭袢性肠梗阻

闭袢性肠梗阻（closed loop intestinal obstruction，即内疝）是小肠袢进入由肠系膜缺陷或粘连形成的闭袢出现扭曲而造成肠梗阻。腹腔内的脏器通过腹膜或肠系膜的裂孔，进入腹腔内另一间隙，称为腹内疝。腹腔内脏器通过膈肌裂孔，进入胸腔，称膈疝，亦属内疝之列。在临床上，未手术前腹内疝的明确诊断较困难，常在开腹探查后才能确诊，治疗又需要较复杂的手术，危险性亦较大，又易产生较严重的并发症，因此在急腹症疾病中，应提高对发生此病的警惕性。

1. 病理　腹内疝的形成，应具有必要的条件，常有明确的疝环或较深大的腹膜隐窝。例如，小肠袢进入小网膜的网膜孔（Winslow 孔），形成腹内疝，网膜孔即为疝环。又如，十二指肠旁隐窝、盲肠周围隐窝、乙状结肠间隐窝等，正常发育较浅，亦细小，不致发生问题，但发育较深大者，小肠祥或大网膜即有疝入的机会，隐窝口即形成疝环，造成十二指肠旁疝、盲肠周围疝、乙状结肠间疝等。再如，肠系膜在发育中缺陷，存有裂孔间隙，脏器通过此裂孔，进入腹腔内的另一部分，形成肠系膜裂孔疝。此外，结肠系膜亦可存有先天性裂孔，同样可产生结肠系膜裂孔疝。腹内疝的发生，还有其他辅助因素，如肠系膜过长、肠祥有过多的活动范围，亦有先天性畸形患儿，如先天性肠旋转不良等畸形，均能增加发生腹内疝的机会。腹内压的增高也是产生腹内疝的诱导因素。长期咳嗽、便秘、呕吐、激烈运动、腹水等均可增高腹内压，导致腹内疝产生。正常的腹腔内并无压力差，但肠管的异常蠕动或肠管内容物的重力作用，以及体位突然变动，亦可诱发腹内疝。腹内疝的疝环如不紧张，肠管亦可随肠蠕动活动，而自行还纳，退回原位。这种情况，可反复发作多次，临床上可表现为慢性复发性腹部阵痛。多次发作，又可使裂孔或疝环边缘增厚变硬，过多的肠管疝入，肠管即可嵌顿、绞窄，影响肠管血液循环，致使肠管坏死。上述致病因素均为先天性原因所造成。另一类为继发性或获得性因素引起的内疝。如腹腔内进行了手术，造成某处裂隙，致腹内疝易发因素形成，在胃、直肠，甚至胆管手术后，均有发生腹内疝的报道。但术后的腹内疝，大半发生在成人，儿童发生者较少。所以，在行腹腔手术时，必须规范化。空肠和结肠间系膜要严密缝合，以消除发生裂隙的机会。尽量减少腹腔脏器产生粘连的因素，如手套要冲洗干净，洗净滑石粉；手术时要保护好腹腔脏器，经常用温盐水纱布覆盖脏器；腹腔内放置引流管也要合理，不要压迫脏器等，以防止发生腹腔内脏器粘连。

此外，外伤有时也可能形成脏器裂孔，特别是膈肌，引起外伤性膈肌裂孔疝。

2. 发病率　在急性肠梗阻病例中，不同组的肠内疝发生率差异较大，自 0.49% ～ 4.1% 不等，这种差别，可能是由于对腹内疝定义的看法不同而有所不同。腹内脏器由原来位置，通过正常或异常的裂隙，进入另一腹膜囊内，具有疝囊，可称为典型的腹内疝，临床上较少见。另一种为小肠祥或其他脏器通过腹腔内粘连所形成的孔隙，或通过先天或手术后遗留的孔隙，进入腹腔内另

一部分，无疝囊存在，可称为非典型性腹内疝。肠梗阻病例腹内疝发生率低者，可能是仅包括典型性的腹内疝；发生率高者，可能是包括各种典型性和非典型性腹内疝病例。这种非典型性腹内疝，可有各种不同形态，个例报道有胃壁通过脾胃韧带裂孔，形成腹内疝。亦有个例报道小肠祥自大网膜裂孔通入，再穿过胃胰韧带而形成腹内疝。此类内疝与一般肠粘连不同，作为内疝性肠梗阻，病情较严重，应引起临床上的重视，争取及时的治疗。

3. 分类

（1）先天性或原发性腹内疝：①膈疝和食管裂孔疝；②网膜囊疝；③腹膜隐窝疝：包括十二指肠旁疝、盲肠周围疝、乙状结肠间疝；④肠系膜裂孔疝：包括小肠系膜裂孔疝、结肠系膜裂孔疝；⑤其他：如大网膜裂孔疝、脾胃韧带裂孔疝等。

（2）后天性或继发性裂孔疝：①创伤性膈疝；②手术后腹内疝；③术后粘连带致内疝；④术后形成的孔道疝；⑤感染后裂隙疝。

（3）网膜囊疝：小肠祥或偶有横结肠祥通过网膜孔进入小网膜囊内，称网膜囊疝。

4. 病理　小肠系膜过长，常是产生此疝的重要因素。进入小网膜的肠祥，长短不一，有时仅进入一段小肠祥，有时可进入全部小肠及一部分结肠，Winslow 孔即成为疝环。此时疝前壁有肝和十二指肠韧带、门静脉、肝动脉、胆总管等重要器官，后壁有下腔静脉，在有限的腔隙中这些管道容易受压迫而致流动不畅，肠管亦易受限而致嵌顿、绞窄。

5. 临床表现与诊断　开始发病时，症状常较模糊，常仅诉上腹部不适，餐后或活动后症状加重，有时有呕吐。一旦产生严重的肠梗阻症状，容易发生绞窄，并迅速导致休克。查体时，上腹部可摸到边缘不清的囊状大包块，叩诊为鼓音。做 X 线胃肠钡剂透视，胃区可见充满气体的圆形阴影，不易推动。B 超检查上腹部囊性及积气现象，此时即考虑有此病的可能，宜开腹探查。开腹后，如见到上腹部囊性肿物，腹腔内仅有很少小肠祥，即可确诊为此疝。

6. 治疗　单纯性腹内疝未出现肠梗阻症状时，如能做出诊断，即应行手术治疗，将疝入肠祥复

位，并缝合封闭小网膜孔，以防复发。绝大部分病例为急性梗阻，应行急诊手术。手术前做胃肠减压和充分补液。开腹探查确定诊断后，找到疝环，亦即 Winslow 孔，以挤压和牵引相结合的手法，缓缓地将疝囊内的肠袢复位。若疝入肠管已严重肿胀，可吸出肠管内液体和气体，以利于复位。疝入肠袢有粘连时应细心分离，必要时切开疝囊颈部，但必须注意前壁的门静脉、肝动脉、胆总管及后壁的下腔静脉，避免损伤。肠管复位后须仔细观察，有无血液循环障碍，如已坏死，应予以切除。若病情危急或不能确定是否有血液循环障碍，可先行肠外置术，待病情好转后，再行肠吻合术。亦可考虑关腹，继续非手术治疗，24 小时后，病情好转时再行探查。无论是否切除肠袢，均应缝合疝颈即网膜孔，防止内疝的复发。

（八）腹膜隐窝疝

正常的后腹膜存有若干隐窝，若隐窝较深，一旦小肠袢或其他脏器进入，即可形成腹内疝，称腹膜隐窝疝。

1. 病理　隐窝疝可发生在十二指肠旁、盲肠周围、乙状结肠间隐窝处。肠袢进入隐窝，随肠蠕动而逐步增大，进入隐窝的肠袢逐渐增多，形成隐窝疝。隐窝口即为疝环，隐窝有后腹膜包绕，形成大囊肿。发生在十二指肠旁的隐窝疝，又可分为左、右两种，左侧较多见。一般认为在胎儿发育过程中，中肠旋转过程未完成，或回转异常，小肠较早期进入腹腔，即可形成十二指肠旁隐窝疝。左侧隐窝疝，疝囊前方为降结肠系膜，后方为腰大肌、肾及输尿管，疝颈前缘腹膜有肠系膜下动、静脉经过。

十二指肠右侧隐窝疝位于横升结肠系膜的后方，疝口的前缘有肠系膜上动、静脉或回结肠血管通过。疝内容物多半为小肠，可为一部分小肠袢，亦可为全部小肠袢，疝囊即为隐窝单层的后腹膜。

盲肠周围疝可发生在周围不同的部位：①回结肠窝，在升结肠内侧，回肠上方。②回盲肠窝，在阑尾内侧，回肠的下后方。③盲肠后窝。这些隐窝，可能是在发育过程中，回肠动脉分支时，腹膜产生皱褶而形成。在盲肠后所产生的隐窝疝，常较浅，不易发生嵌顿。

乙状结肠间隐窝疝，发生在儿童者，常至成年时，即可消失。一般位置在结肠系膜左侧，囊前壁即为乙状结肠系膜，含有乙状结肠的动、静脉，后壁为后腹膜，再后为左髂动脉、左髂静脉及输尿管。

2. 临床表现　隐窝疝常较松散，在临床上可无任何发现，仅在手术或解剖时偶然发现。发生症状者即表现为急性或慢性复发性的完全或不完全的肠梗阻症状。有腹痛、恶心或呕吐，一旦发生绞窄，可出现便血现象。腹部可触及包块，局部叩诊呈鼓音。未绞窄时，腹部无明显压痛，如已发生绞窄，腹壁即有明显压痛部位。

腹部 X 线平片可见成团的小肠袢，肠袢有扩张现象。钡剂透视，在腹部偏左位或偏右位有成团的小肠袢，活动度不大，盆腔内小肠袢常较少。若做血管造影，可辅助了解肿物的位置。B 超可探到某部位的腹腔有积气。一般在临床上，仅能考虑此病的可能，最后确诊仍需手术开腹探查。因此，在临床上已做出急性肠梗阻诊断的病例，有嵌顿或绞窄的可能，即宜手术开腹探查，不必做过多的检查，以免增加患者的负担，甚至造成不应有的危害。

3. 治疗　有肠梗阻症状疑有嵌顿的可能，及时做术前准备，胃肠减压，并充分补液，即行手术开腹探查。开腹后，常发现一段局限性膨胀的肠袢，呈弧形或圆圈形，如有血液循环障碍，肠管颜色即有显著的不同，常呈暗红色。沿膨胀的肠袢顺序探查，即可找到疝环而确定诊断。用手指轻柔地扩张疝环，以挤压和牵引相配合的手法，缓缓地将疝入的肠袢全部复位。若肠管已高度膨胀，不易复位时，即可切开疝囊，抽吸肠袢内积存的液体和气体以减压。局部有粘连时，要细心分离，避免损伤周围较大血管或其他脏器，如左侧十二指肠旁疝，疝口前缘即为肠系膜下动静脉；又如乙状结肠间疝，疝孔前缘即有乙状结肠动脉等，必须避免损伤。

手术的主要目的是将疝入的肠袢全部复位。肠管已绞窄时，首先处理疝环，解除绞窄，恢复血液循环。如过长的肠袢已反复旋转时，应看清肠袢与疝环的关系，按顺序复位，达到恢复血液循环的目的。

肠祥复位后，再仔细观察是否仍有血液循环障碍。恢复血液循环时，肠管应呈鲜红色。若肠管已坏死，应予以切除。若病情严重，亦可考虑先做肠外置术，待日后病情好转后，再行肠吻合术。血液循环不好有坏死可疑者，亦可暂时关腹，24 小时后，再开腹探查，无论切除肠祥与否，所有异常的裂孔或隐窝，均予以缝合，消灭这种缺陷，以防止内疝的复发。

（九）肠系膜裂孔疝

肠祥通过肠系膜不正常存在的裂孔，无疝囊形成，称肠系膜裂孔疝。肠系膜的裂孔常为先天性发育异常所致，亦可由手术或创伤所造成。

1. 病理　患儿患肠系膜裂孔疝，其裂口多半为先天性发育异常所造成。在胎儿发育过程中，脏腹膜与壁腹膜融合为一，成为肠系膜，若未全部融合，肠系膜即可留有裂孔。亦存在胎儿发育过程中，肠系膜某部有缺血现象，局部血液循环欠畅，亦可能形成裂孔。肠系膜的裂孔多半为单个，偶有多发者。疝入裂孔的肠管，常为小肠祥，但亦偶有横结肠或乙状结肠。系膜裂孔的部位多半在小肠系膜，尤以末端回肠为多见。亦可发生在横结肠系膜或乙状结肠系膜。疝入的肠管，并无疝囊包裹，裂隙口即为疝颈。若疝入的肠管仅为少量，肠管有机会随肠蠕动自行脱出而复位。若疝入肠祥逐渐增多，肠管内容物排出受阻，进而逐步扩张，即可产生嵌顿、绞窄。肠系膜的裂孔，大小不一，但边缘常整齐，并稍增厚。若肠祥经常反复疝入和脱出，边缘亦可逐渐增厚。这样多次反复发作，也增加了肠绞窄的概率。

2. 临床表现　常见症状为腹痛。有些病例有间断性或阵发性腹痛的历史，一旦急性发作有恶心、呕吐和便秘，并有一定程度的腹胀。在右腹部可触到边缘不明显的压痛包块，听诊可闻及亢进的肠鸣音。若肠祥已坏死，即出现腹肌紧张现象，腹壁压痛更明显，全身出现中毒现象，如寒战、高热、呼吸急促等，很快可导致休克。

腹部 X 线平片可见腹腔有机械性肠梗阻现象，有多个液平面，并可见团状肿胀的肠祥。一般在术前只能考虑此病的可能性，做出急性肠梗阻诊断，而行开腹探查术后，才能得到确切诊断。

3. 治疗　无症状者，常在其他手术时偶然发现，即将疝入肠段复位后，以丝线缝合裂孔，防止复发。有急性肠梗阻症状，疑为此病，即行开腹探查术。术中确定为裂孔疝后，即将疝入肠祥复位，缝合裂孔。若疝环过紧，可择无血管区切开裂隙边缘，以扩大疝环而有利于肠祥复位。若肠祥已绞窄坏死，则应行坏死肠管切除、肠吻合术，以后再缝合封闭裂孔。若患儿病情严重，亦可考虑暂行肠外置术，继续非手术治疗，待病情好转后，再行二期肠吻合术。

十五、小儿息肉病

（一）幼年性息肉

幼年性息肉（juvenile polyp，JP）又称简单息肉，或称潴留性息肉，是儿科临床治疗中较为常见的一类疾病，为肠道错构瘤性息肉，在儿童中是常见的息肉类型，也是儿童下消化道出血常见的原因，是由局部扩张的腺体和丰富的间质所引起的疾病，症状以直肠出血为多见。本病多发生于 2～10 岁，发病率较高，约占小儿息肉的 80%，为良性含腺体的肉芽肿，多能自愈，男孩多见。幼年性息肉多发生在大肠，并以胃肠、升结肠远端和直肠远端多见，但小肠和胃可同时有息肉存在。胃的息肉以胃窦部多见。胃肠道的息肉多在 1～3cm 大小，并且多有长蒂或短蒂，少数呈宽基底蒂。息肉的组织学特性属错构瘤。由于息肉蒂内无肌层，故息肉蒂易扭转、缺血、坏死。

1. 病因　幼年性息肉是一种由局部扩张的腺体和丰富的间质所引起的疾病，症状以直肠出血为最多见，该类息肉一般不会恶变。幼年息肉 85% 为单发，14% 为两三个并发，90% 以上发生在直肠或乙状结肠，多位于直肠内距肛门 3～4cm 到 7～8cm 处，少数也可发生于右半结肠。其发生原因可能是在过敏的基础上，由于硬便的损伤、慢性炎症引起。开始肠黏膜呈慢性炎变而有局限性肉芽增生，渐渐增大形成 1cm 左右直径的息肉，多呈球形，表面光滑或呈结节状红色，随肠蠕动的牵拉息肉根部逐渐形成黏膜蒂，最后随肿物的增大而蒂变细，直至血运供应不足或蒂扭转，息肉糜烂、坏死、脱落而自愈（常需

1 年以上）。息肉受粪便的损伤、刺激，经常发炎及小量出血。

2. 病理变化　多数病理学家认为幼年性息肉是错构性息肉（hamartomatous polyp），由黏膜腺体及黏液囊肿组成，结缔组织间质较多，炎性细胞浸润明显，表面易发生糜烂及溃疡而导致出血。由于部分腺体扩张成囊状，内有大量黏液潴留，故又称为潴留性息肉。病理切片可见黏膜上皮细胞及纤维组织增生，同时有慢性炎症浸润。一般认为其不属于肿瘤性息肉，因而不发生癌变，若在幼年性息肉中部分区域出现腺瘤的改变，这些腺瘤成分可能会引起癌变。

3. 临床表现　无痛性慢性血便（bloody stool）是小儿直肠及结肠息肉的主要症状，便血发生在排便终了时，一般多在粪便的表面有一条状血迹，呈鲜红色，不与粪便相混，量较少，少数病例便后自肛门滴数滴鲜血。由于息肉脱落引起大量出血者罕见。当息肉表面有继发感染时，除便血以外尚有少量黏液。有时在粪便的血迹处，可见一条状压痕，为息肉压迫粪便所致。患儿排便时一般无任何痛苦，无里急后重症状。低位或有长蒂的息肉，排便时可将其推出肛门外，于肛门处可见一红色肉球，如不及时将息肉送回，可发生嵌顿而脱落和出血。该病由于出血量不多，小儿很少有明显的贫血。

4. 诊断　主要依靠无痛性粪便少量带血的病史。近年来，随着医学科技的飞速发展，电子结肠镜被广泛应用于临床对幼年性息肉患儿的检查中。直肠指检时，多于直肠后壁触及直径 0.5～2cm 有蒂或无蒂的肿物。一次指检阴性并不能排除息肉的诊断，可于排便或灌肠后复查。比较高位的息肉可用乙状结肠镜或纤维结肠镜检查，或用 X 线钡剂灌肠及排钡后注气造影双重对比的方法检查，注钡过程中可观察肠腔内的充盈缺损影，排钡后注气可见原充盈缺损部位有圆形钡环的息肉影。亦有学者提出应用超声检查息肉具有检出率高且无创、简便等特点。超声下息肉实质内可见多发细小囊腔，为扩张的腺体，蒂部可见血流信号。

5. 治疗　低位息肉直肠指检能触及者一般均在门诊手法摘除，即用手指在直肠内压迫息肉蒂部，使其在蒂和息肉相接部离断，一般出血不多。若息肉大而蒂长者可以手指将息肉勾出肛门外，用丝线结扎蒂部，然后将息肉送还直肠内，待其自行脱落，息肉摘除后休息 1 小时，如排便或直肠指检无再出血则可令患儿返家。高位息肉可在乙状结肠镜检或纤维结肠镜检下摘除，以上方法不能摘除时，需考虑开腹切肠摘除息肉，但很少有此需要。

6. 预后　本病对小儿健康影响不大。个别患儿因息肉脱落，可引起大量便血 100～200ml，出血均可自停。罕见发生休克而须紧急输血治疗者。多数患儿于 10 岁内息肉脱落自愈，北京儿童医院曾连续做过 500 例病理切片，无一例有恶性变，且临床观察也未见过恶性变病例。单发幼年性息肉常在儿童期引起直肠出血，占儿童息肉的 70%～80%。单发幼年性息肉通常位于左半结肠，但多达 1/3 位于脾曲附近，因此需要进行全结肠镜检查。一部分单发幼年性息肉患儿会再次出现息肉，复发率为 4%～7%。尽管有少数研究报道，单发幼年性息肉会发生腺瘤性改变，继而引起癌变，但在儿童期发生恶变的风险极低甚至无。单发幼年性息肉通常被认为是良性的，无或只有很小的癌变风险。因此，指南推荐对于单发幼年性息肉的患儿，在治疗后不需要重复结肠镜检查。单发幼年性息肉患儿息肉复发率约 17%，肿瘤（腺瘤性病灶）发生率为 3.9%。

（二）幼年性息肉病

幼年性息肉病（juvenile polyposis syndrome, JPS）与孤立幼年性息肉不同，幼年性息肉病其息肉可遍及整个胃肠道。幼年性息肉病是一种由 BMPR1A 或 SMAD4 等基因突变引起的、以胃肠道多发幼年性息肉为特征的常染色体显性遗传疾病。研究发现，幼年性息肉病患者多合并腹泻、便血、严重营养不良等临床表现。目前，幼年性息肉病的发病机制尚不明确，国内外亦无统一的诊疗规范及监测管理指南。临床上多表现为胃肠道多发错构瘤性息肉，结直肠癌等患病风险明显增加，预后不良。常在大肠内散在 10 个以上甚至上百个与幼年性息肉组织相同的息肉。约 50% 有家族史，该病恶变概率较高，约 17%，确诊年龄平均为 35.5 岁。

1. 病因　幼年性息肉病是一种与胃肠道腺瘤相关的常染色体显性遗传病，但遗传异质性显著，该病外显性并不完全，仅 20% ～ 50% 患者有家族史。典型遗传学表现为 18 号染色体上携带的 *SMAD4* 基因和（或）10 号染色体上携带的 *BMPR1A* 基因胚系突变。突变的产物可使 SMAD 蛋白复合物失去活性，后者在 TGF-β/SMAD 信号通路中起关键作用，可导致下游基因的表达异常，影响细胞生长、分化、凋亡及细胞内稳态等重要生理过程，诱发瘤样增生。此外，相比于 *BMPR1A* 基因突变，发生 *SMAD4* 基因突变的患者更容易诱发胃家族性幼年性息肉病和胃癌。而 *ENG* 基因和 *PTEN* 基因突变在幼年性息肉病发病过程中是否具有促进作用尚存在争议，目前认为，*PTEN* 基因突变者一般首先应考虑是否为患多发性错构瘤综合征（Cowden 综合征），后者存在发生乳腺癌、甲状腺癌的高风险。

2. 病理变化　其大体外观、组织学特点与普通结肠息肉相似。但约 20% 有分叶，犹如息肉丛，连有蒂。组织学息肉上皮可多层，伴有绒毛或乳头样结构。上皮化生可与腺瘤并存，重度化生可以诊断为原位癌。其癌变风险随着年龄增长而增加，至 60 岁其癌变概率为 68%。幼年性息肉病的息肉数量较多，常多于 50 个，形态大致相同，大小一般为 1.0 ～ 1.5cm，可呈粉色，略呈圆形，大多有蒂，表面光滑，常分叶伴溃疡结构，息肉切面软，因其内多囊腔、含黏液而呈凝胶状，息肉之间的肠黏膜外观正常。镜下可常见浅表溃疡或糜烂及肉芽组织帽覆盖，可见明显扩张的囊腔结构，被覆扁平状上皮，其内充满黏液或隐窝脓肿；固有层扩张、间质疏松水肿，可见程度不一的中性粒细胞、淋巴浆细胞浸润和淋巴滤泡形成；较大带蒂息肉可见含铁血黄素沉积、异位血管、增生的肉芽组织和平滑肌组织等。其中，胃幼年性息肉病最好发的部位是胃窦，镜下常表现为腺体囊状扩张形成微囊腔，被覆增生性小凹上皮，间质水肿可伴有不同程度的炎性细胞浸润。

3. 临床表现　在西方国家，幼年性息肉病的发病率为每年（0.6 ～ 1）/10 万，2/3 的幼年性息肉病患者发病年龄在 20 岁以前，诊断时平均年龄为 18.5 岁。幼年性息肉病主要累及以下部位：结直肠（98%）、胃（14%）、小肠（9%）。一般症状有直肠出血（90%）、腹痛、贫血、腹泻、黏液便，易引发严重营养不良、肠套叠等并发症。肠外表现可有部分先天性发育异常，可伴有脑积水、唇腭裂、泌尿生殖系统缺陷、多指（趾）畸形等，亦有少数伴遗传性出血性毛细血管扩张症（hereditary hemorrhagic telangiectasia, HHT）的表现，包括脑、肺、胃肠道和肝中的皮肤黏膜毛细血管扩张和动静脉畸形。根据临床表现不同分为下述 3 型。

（1）婴儿弥漫性幼年性息肉病：出生后数周即可出现症状，通常无任何家族史。临床表现为腹泻、直肠出血、肠套叠、失蛋白性肠病、巨颅、杵状指（趾）等。腹泻、便血和失蛋白性肠病的程度直接与息肉的数目有关。该型息肉多不均匀分布于整个胃肠道。需用肠外营养让肠道充分休息，以减少蛋白丢失和出血、降低肠套叠的发生率。当患儿营养状况稳定后，可切除息肉相对较为集中的肠段。尽管采用积极的治疗，病死率仍较高，仅有 1/6 的患儿能生存过 2 岁。

（2）弥漫性幼年性息肉病：患儿通常在 6 个月至 5 岁时发病，临床表现为轻度直肠出血和脱垂，也可合并失蛋白性肠病、肠套叠和营养不良。整个胃肠道均可出现息肉。经内镜切除息肉和切除部分病变肠管，尽管复发率较高，但疗效基本满意。

（3）结肠型幼年性息肉：发生于 5 ～ 15 岁的患儿，常见症状是直肠出血、贫血、直肠息肉。息肉多局限在结肠远端和直肠。50% 以上患儿有家族史，为常染色体显性遗传，可合并有腭裂、肠旋转不良、多指（趾）、先天性心脏病、头颅畸形等先天性异常。

4. 诊断　本病是一种罕见的疾病，发病率为 1/16 万 ～ 1/10 万。本病可增加患胃肠道恶性肿瘤的风险，终身风险为 38% ～ 68%。本病的发生与 *SMAD4* 或 *BMPR1A* 基因的胚系突变有关，40% ～ 60% 的本病患者可检测出 *SMAD4* 或 *BMPR1A* 基因突变，约 25% 的患者有新发突变。目前本病的诊断主要根据 Jass 诊断标准：①结直肠存在 5 个以上的幼年性息肉；②消化道多处存在幼年性息肉；③只有 1 个息肉者必须存在幼年性息肉病家族史。具备其中之一即可诊断。因此，儿童和青少年无论有或无本病家族史，若结肠镜检查发现有 5 个息肉时，应评估本病的结肠外表现，随后进行遗传咨询和基因检测。本病患儿多表现为便血，因此，对出现便血的患儿，全结肠镜检查是必要的，如发现息肉可行内镜下治疗。对考虑为本病患儿，更应行全结肠镜检查及早期行胃镜检查，必要时可行基因检测，同时根据患儿结肠息肉负荷制订个性化随访监测方案。

5. 治疗　由于有较高的癌变风险，要求其治疗应包括息肉患儿及家属的长期随访。一部分学者建议，将预防性的肠切除、回肠末端直肠肌鞘内拖出术作为基本治疗方法。另一部分学者则认为定期行结肠镜检查，若发现严重发育不良、息肉快速增长或出现便血等情况时再行肠切除。幼年性息肉病的治疗总原则为尽可能切除病灶、对症支持治疗及防治严重并发症。

（1）根治性治疗：目前手术联合消化道内镜下治疗是得到较多认可的方式。对于直径 < 0.5cm 的息肉可通过电热活检钳钳除；直径 > 0.5cm 的息肉可使用高频圈套电切除或尼龙绳圈套切除，操作方式简单、安全、微创。反复便血、腹泻导致严重贫血和营养不良或其他严重并发症而无法在内镜下治疗的幼年性息肉病患者则考虑行手术切除治疗。手术原则是尽可能切除病变肠管，但同时需兼顾保留肛门括约肌的功能。美国胃肠病学会（ACG）推荐结肠切除（保留部分无息肉结肠）+ 回肠直肠吻合术或结肠切除（保留部分无息肉结肠）+ 回肠肛门储袋吻合术，术后要定期复查残留直肠、肛管。多发弥漫性胃息肉伴有症状的胃家族性幼年性息肉病通常亦需要外科干预，推荐胃大部切除术或全胃切除术。对于病变累及小肠者，可经肠切口插入内镜下摘除息肉，息肉数量多且分布弥漫时则考虑采用手术切除病变肠段。

（2）贫血和腹泻的支持治疗：幼年期发病者易发生腹泻、消化道出血等，继而引起贫血、低蛋白血症等，影响生长发育，故加强营养、纠正贫血，改善患儿营养状况尤为重要。

（3）关注并发症的发生情况：防治肠套叠、肠粘连、肠梗阻等严重并发症的发生，并予以及时的积极干预。

6. 鉴别诊断　在形态学方面，幼年性息肉病的异型增生与散发性腺瘤难以相鉴别，虽然固有层增宽，尤其是腺体扩张可能提示幼年性息肉病，但仍存在不易区分腺瘤或是形态复杂伴异型增生的幼年性息肉病的情况，应综合患者年龄、皮肤特征、实验室检查等以资诊断。临床上，幼年性息肉病尚需与卡纳达 - 克朗凯特综合征（Cronkhite-Canada syndrome，CCS）、家族性腺瘤性息肉病（familial adenomatous polyposis，FAP）、波伊茨 - 耶格综合征（Peutz-Jeghers syndrome，PJS）及炎症性肠病相关息肉等相鉴别。其中，本病与 CCS 两者镜下表现大致相同，但前者息肉之间的平坦黏膜为正常黏膜，而后者息肉之间的平坦黏膜则有异常，且 CCS 患者更多见于老年人，此外，大多数 CCS 患者会伴有多种外胚层发育异常，如出现脱发、角化不全及四肢、面部、掌跖和颈部皮肤色素过度沉着等特征性表现和低蛋白血症、低镁和低钙血症、钠 / 钾离子水平紊乱等异常实验室检查结果。FAP 患者的临床特征为全胃肠道弥漫性分布腺瘤性息肉，有显在的家族史，目前的研究表明，APC 基因突变在 FAP 的发生过程中起重要作用。波伊茨 - 耶格综合征患者除存在消化道错构瘤性息肉外，还有明显的特定部位（如颊黏膜、口唇、手指或足趾、生殖器等）皮肤黏膜黑斑症状及家族遗传史。幼年性息肉病固有层炎性改变明显，与溃疡性结肠炎或克罗恩病的炎性息肉相似，但炎性息肉一般会出现隐窝变形和萎缩，而本病表现为扁平黏膜的缺失，实验室检查结果同样有助于两者相鉴别。

7. 预后　幼年性息肉是否会发生恶变尚无定论，有研究者认为，息肉内的腺瘤样不典型增生区可能诱发恶变。相比于同年龄健康人群，幼年性息肉病患者罹患结直肠癌等疾病风险增加。另有调查报道显示，本病患者发生结直肠癌平均年龄为 34 ～ 47 岁，患者至 35 岁时结直肠癌累积发生率为 17% ～ 22%，至 60 岁时累积发生率高达 68%，本病患者亦可伴发如胃癌、十二指肠癌、胰腺癌等结直肠外肿瘤，但少见。对于本病患儿，定期的结肠镜监测是必要的，目的是切除所有直径 > 10 mm 的息肉，但对监测时间间隔的长短尚无定论，因此，需要根据患儿结肠息肉的负荷制订个性化的随访监测方案。对初始结肠镜检查发现多发息肉且数目＜5个者，因不确定是否为本病，应每5年进行1次结肠镜检查，若患儿又出现便血症状时，应及时行结肠镜检查。

（三）家族性结肠息肉病

家族性结肠息肉病（familial polyposis coli，FPC）比较少见，是一种常染色体显性遗传病，有明显的家族遗传倾向，其表现频度是90%。主要致病基因为位于5q21—q22的 APC 基因，是一种肿瘤抑制基因，当其突变后可致病。一般见于年长儿。此病发生恶性变的倾向很高，且随年龄的增长而增加，至40岁时，几乎所有的FPC患儿均会发生癌变。

1. 病因　FPC是一种常染色体显性遗传性疾病，是第5对染色体长臂5q21上等位基因 APC 基因发生突变所致，该突变基因可由父母遗传给后代，其遗传符合孟德尔（Mendelian）遗传规律，在传递突变基因上男女概率是均等的，子代在接受突变基因上也没有性别差异。本病虽为遗传性疾病，但不是先天性疾病，出生时无肠道腺瘤病变，多在青春期开始出现，一般在15～25岁，首次临床症状多在30岁左右出现，发病越早，病情越重，癌变也越早，且常影响发育，约20%的本病患者没有家族史，这些患者被认为是 APC 基因自发的、新生的生殖细胞突变。迄今为止，已描述过300多种关于该基因的胚系突变，其中95%是链终止突变，且60%以上位于外显子15，表现型与基因型密切相关，不同位点上的突变临床表现可以有很大差异，有些可能症状很重，而另外一些则几乎没有临床症状，突变谱的不同决定了临床表现的多样性。

2. 病理变化　息肉主要分布于直肠和结肠，多见于一段结肠内，有时涉及全部结肠，甚至到回肠末端，但直肠受累者占90%。开始发病时息肉数目可不多，逐渐发展成全结肠分布的100个以上至数千个密集的息肉，遮盖黏膜。息肉大小不等，0.5cm或针尖米粒大小，大部分无蒂，长大后可以有蒂，多数基底宽广。严重者几乎直肠壁上无正常黏膜。息肉的组织结构为腺瘤性，与单发腺瘤结构相同。

3. 临床表现　一般在3岁以后出现症状。主要症状是便血和贫血，出血量可很大，并含黏液，也常有腹痛、腹泻及里急后重的感觉。低部位息肉常于排便时成簇脱出至肛门外，呈菜花样。直肠指检可触及黏膜上多数息肉。钡剂灌肠检查可确定病变范围。乙状结肠镜及纤维结肠镜检查时，对疑有癌变的息肉应取组织做病理切片，但应慎重，因其易引起息肉脱落及损伤，造成较大量的便血。

4. 诊断　主要依靠结肠镜检及病理学检查。纤维结肠镜检查在本病的诊断中是一种行之有效的方法，大部分病例均是通过纤维结肠镜检查确诊的，因此，对家族中的高危患儿一定要定期行纤维结肠镜检查。当结肠内腺瘤数量＞100个时可做出诊断。由于本病有较高的癌变率，一经诊断应争取早期手术。只要能够早期诊断并及时手术治疗，FPC的预后一般较好，即使已发生癌变，其恶性程度一般较低，术后仍有较高的生存率。

5. 治疗　对于儿童病例，较为理想的手术方式：全结肠切除＋直肠黏膜剥除＋回肠储袋肛管吻合术（proctocolectomy with ileal pouchanal anastomosis，PAA）。由于切除了全部结直肠黏膜，降低了腺瘤再发及癌变的可能性。对于儿童病例，直肠内回肠"J"形储袋吻合是目前应用较广的手术方式。术后主要问题是排便次数较多。储袋的大小与排便次数呈负相关。其他手术方法还包括全结肠、直肠切除回肠末端永久造口术，全结肠切除、回肠直肠吻合术。

FPC的整个结肠上皮都有发生癌变的危险，因此，就清除所有病变组织而言，全结肠直肠切除、回肠造瘘术是合理的，但因涉及永久性腹壁造口，不易被患者所接受。全结肠切除、回肠直肠吻合术对排便功能无影响，易被患者所接受，但保留的直肠段仍有腺瘤生长并恶变的可能，术后应定期行结肠镜随访，对新生的腺瘤可行电灼切除，如有癌变则需再次手术。全结肠直肠切除、回肠储粪囊肛管吻合术亦是一种较为理想的手术方式，有研究表明，随着时间的推移，回肠储囊黏膜无论从形态上还是功能上都更接近于大肠黏膜，对于控便更有益处。但术后有许多并发症，如储囊炎、储囊排空困难、盆腔脓肿及瘘等，有些尚需再次手术切除储囊，也有报道术后储囊内发生腺癌者，因而术后仍需密切随访。

6. 随访　家族性腺瘤性息肉病所有术后患儿要每年进行一次胃十二指肠镜和乙状结肠镜检查。发现的十二指肠息肉可通过内镜切除或十二指肠切开息肉切除，但当息肉直径 > 1cm、生长迅速、息肉硬结严重发育不良或有绒毛改变等情况时，单纯息肉切除恐不能解决问题，须扩大手术范围。乙状结肠镜检对于全结肠切除术后的患儿，操作相对容易，检查重点是剩余直肠的黏膜和肛管。

（四）波伊茨 - 耶格综合征

波伊茨 - 耶格综合征（Peutz-Jeghers syndrome，PJS）又称为黑斑息肉综合征，是指胃肠道有散在息肉，同时口周及手足有多发黑色素痣。

1. 病因　PJS 是一种常染色体显性遗传性疾病，具有皮肤黏膜色素沉着、胃肠道多发性息肉及家族遗传倾向三大特征。临床较罕见，发病率为 1 :（50 000 ～ 200 000）。近年来研究发现，PJS 的发病是由定位于染色体 19p13.3 上的 *STK 11* 基因的突变造成。此病少见，男女发病率相等，约 1/2 的病例有家族史。

2. 病理变化　息肉为多发性，数目远比家族性者为少。息肉可散发于全消化道，以空肠、回肠发病率最高，占 90% 以上，极少发生在胃和十二指肠、结肠。息肉大小差异明显，小的数毫米，大的数厘米，多有蒂，蒂内有肌肉成分。因此可竖起，息肉表面不光滑，顶部可糜烂或出血。本综合征的癌变率较低，为 1% ～ 3%，常因引起肠套叠及贫血而需手术。息肉显微镜检可见由正常腺体、上皮细胞和固有膜内增生分支的平滑肌组成，一般认为是一种错构瘤。

3. 临床表现　皮肤黏膜上有色素斑沉着，伴有典型反复发作的痉挛性腹痛，为其主要症状。痉挛性腹痛多由肠套叠引起，可伴有血便，腹痛时可触及腊肠样肿物。肠套叠多为暂时性的，有的可以自行复位，隔数年或数月后可再次发作。患儿多有低色素性贫血，发育营养差，经常头晕。

皮肤及黏膜色素沉着最具有临床特征，好发部位是口唇和颊黏膜，常直径 < 5mm，黑斑的大小、数目、颜色可随年龄而变化。PJS 是常染色体显性遗传病，外显率高达 90%。约有 60% 的 PJS 患者具有明确或可疑的家族史。胃肠道息肉分布于全胃肠道，最常见于小肠（96%），其次是大肠和胃。息肉大小、数目不等，分布不均。患者多出现腹痛、血便、肠梗阻、贫血、肠套叠等症状，症状由于息肉引起。

4. 诊断　根据家族遗传史，胃肠道多发性息肉，皮肤黏膜色素沉着及组织病理为错构瘤性息肉，其诊断一般不难。较常用的检查方法包括胃肠道气钡双重造影及胶囊内镜。黑斑息肉综合征容易发生胃肠道息肉相关并发症（肠套叠、肠道出血、肠梗阻），且息肉有恶变倾向和易复发性，PJS 患者的随访非常重要，除了定期复查胃肠镜，必要时还需行全身肿瘤检查，做到早期发现、早期治疗，以期提高患者预后。

5. 治疗　本病目前尚无有效的根治办法，治疗主要以对症治疗为主。其中，切除胃肠道息肉是治疗本病的关键。对体积较小的息肉可行内镜切除。目前双气囊小肠镜已成为诊断和治疗小肠息肉的金标准，其不仅可行全小肠的检查，还可以镜下切除息肉。此外，双气囊小肠镜还应用于治疗小肠套叠。若出现肠梗阻、肠坏死、恶变或内镜下无法切除的息肉则应行手术治疗。手术的主要目的是解除梗阻，切除引起肠套叠的息肉或已坏死的肠管。确诊后以保守观察为主，有贫血者，应予以矫正。有以下情况时手术治疗：①经常有阵发性腹部绞痛，经非手术治疗症状不能缓解，影响患儿生长发育；②肠梗阻或肠套叠不能自行缓解；③大量失血或长期慢性失血，非手术治疗不能控制或贫血不能矫正；④不能排除恶变可能。手术多不切除肠管，肠套叠复位后只切肠取息肉。有时须做多处切开摘除息肉。

6. 预后　本病平日多无症状，或偶有轻微腹痛不适，但对其并发症，如肠套叠、肠梗阻、便血等应早期诊断、早期治疗，延误时亦可造成死亡。临床上其恶变倾向虽低，但危险因素分析结果表明，PJS 患儿患恶性肿瘤的危险性是一般人群的 18 倍，故应终身随诊。随着对 PJS 研究的增多，人们发现 PJS 息肉多为错构瘤性息肉，其可通过

错构瘤 – 腺瘤 – 腺癌途径和 denovo 的恶变途径，引起癌变。研究发现，PJS 患者发生肿瘤的风险是正常人的 9 ～ 18 倍，其除了增加胃肠道恶性肿瘤的风险外，身体其他器官发生恶性肿瘤的可能性亦明显增加，如乳腺、胰腺、子宫等。

十六、肛门直肠罕见病

（一）先天性肛门直肠畸形

先天性肛门直肠畸形（congenital anorectal malformations）占消化道畸形第一位，发病率在新生儿中为 1/5000 ～ 1/1500。男女发病率大致相等，以男性稍多。先天性直肠肛门发育畸形类型繁多，病理改变复杂，除肛门直肠本身发育存在缺陷以外，肛门周围、盆底肌肉及神经也可有不同程度的改变。

1. 胚胎学　在胚胎第 3 周末，后肠末端膨大与前面的尿囊相交通，形成泄殖腔。泄殖腔的尾端被外胚层的一层上皮细胞膜所封闭，成为泄殖腔膜，使其与体外相隔。胚胎第 4 周位于泄殖腔与后肠间的中胚层皱襞形成并向尾侧生长，同时泄殖腔两侧壁内方的间充质增生形成皱襞，向腔内生长，构成尿直肠隔，将泄殖腔分为前后两部分，前者为尿生殖窦，后者为直肠。

同时泄殖腔膜也被分为前后两部分，前者为尿生殖窦膜，后者为肛膜，从胚胎第 5 周开始，肛膜处形成肛凹，并逐渐加深接近直肠。第 7、8 周时，两层膜先后破裂。肛膜破裂后便与直肠相通，形成肛门。第 9 周时，肛门直肠及其周围肌肉组织发育完成。第 4 个月时，会阴向前后方向迅速增长，最后使肛门后移到通常位置。

2. 病因　肛门直肠畸形的发生是正常胚胎发育期障碍所导致的，原因尚不清楚，目前认为与遗传因素和环境因素共同作用有关。文献报道显示，有相关家族发病史者在 1% ～ 9%。相关的基因研究提示，*HOX*、*SHH*、*FGF* 基因及 *Gli2* 和 *Gli3* 转录因子可能与发病相关。对家族发病的基因研究结果提示，其发病可能与第 6 号染色体短臂的 *HLA* 基因有关。

有研究发现，正常家鼠的 *SD* 基因突变型鼠可表现为肛门直肠畸形，称为 SD 鼠。*SD* 基因以半显性方式遗传，影响直肠、泌尿生殖系统和中轴骨骼系统的发育。用杂合子 SD 鼠可繁殖出肛门直肠畸形鼠仔，说明 *SD* 基因与鼠肛门直肠畸形有密切关系。

动物实验发现妊娠早、中期大白鼠接触氯仿、乙烯硫脲、视黄酸、全反式维 A 酸、多柔比星等，均可使母鼠产生肛门直肠畸形鼠仔，提示这些药物可能是导致妊娠动物产生肛门直肠畸形的直接原因。该实验还提示妊娠早期病毒感染、环境、营养、化学物质等作用均可导致肛门直肠畸形的发生。胚胎期发育障碍的时间越早，所致畸形的位置越高，类型越复杂。

3. 分型　1970 年制订的国际分类，以直肠末端与肛提肌，尤其是与耻骨直肠肌的关系为标准，将肛门直肠畸形分为高位、中间位和低位三型。直肠盲端止于肛提肌以上者为高位畸形；直肠盲端位于耻骨直肠肌之中并被其包绕者为中位畸形；穿过该肌者为低位畸形。每一型又分为有瘘和无瘘两种；女孩有直肠阴道瘘、前庭瘘及会阴瘘，男孩有直肠膀胱瘘、尿道瘘及会阴瘘。

1984 年，Wingspread 将分类法简化，具体分类见表 11-12。

表 11-12　肛门直肠畸形 Wingspread 分类法

分类	男性	女性
高位	1. 直肠前列腺发育不全	1. 肛门直肠发育不全
	（1）直肠前列腺尿道瘘	（1）直肠阴道瘘
	（2）无瘘	（2）无瘘
	2. 直肠闭锁	2. 直肠闭锁
中间位	1. 直肠尿道球部瘘	1. 直肠前庭瘘
	2. 肛门发育不全，无瘘	2. 直肠阴道瘘
		3. 肛门发育不全，无瘘
低位	1. 肛门皮肤瘘	1. 肛门前庭瘘
	2. 肛门狭窄	2. 肛门皮肤瘘
		3. 肛门狭窄
畸形	罕见畸形	泄殖腔畸形
		罕见畸形

由于分类方法繁杂，不利于指导外科手术方式选择，因此，随着对疾病的认识及骶后正中入路肛门直肠成形术的广泛应用，2005 年 5 月在德

第 11 章 特殊人群肠道及其疾病的特征 251

国 Krinkenbeck 举行的肛门直肠畸形诊疗分型国际会议上，提出了新的分型标准，即 Krinkenbeck 分类法，取消了原有的高、中、低位分型，根据瘘管的不同进行分类，并增加了少见畸形，使其进一步实用化，为临床手术方式的选择提供了更为具体的指导（表 11-13）。

与 Wingspread 分类法相对应，上述分型中的会阴瘘、前庭瘘和肛门狭窄属于低位畸形，尿道球部瘘、肛门闭锁（无瘘）和多数直肠阴道瘘属于中位畸形，前列腺部瘘和膀胱颈部瘘属于高位畸形（图 11-8）。

表 11-13　肛门直肠畸形国际诊断分型标准
（Krinkenbeck，2005）

主要临床分型	罕见畸形
会阴（皮肤）瘘	球形结肠
直肠尿道瘘	直肠闭锁 / 狭窄
前列腺部瘘	直肠阴道瘘
尿道球部瘘	"H" 形瘘
直肠膀胱瘘	其他畸形
直肠前庭（舟状窝）瘘	
一穴肛（共同管长度 < 3cm、> 3cm）	
肛门闭锁	
肛门狭窄	

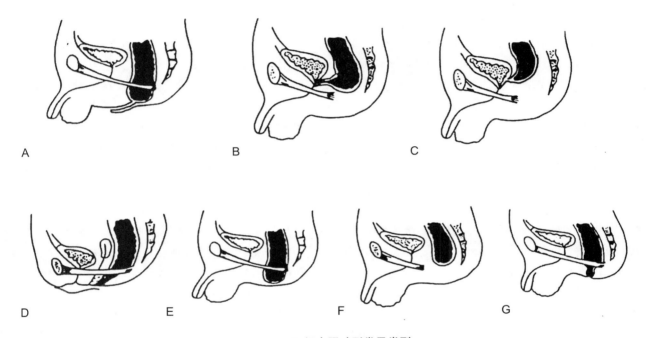

图 11-8　肛门直肠畸形常见类型
A. 会阴（皮肤）瘘；B. 直肠尿道瘘；C. 直肠膀胱瘘；D. 直肠前庭（舟状窝）瘘；E、F. 肛门闭锁（无瘘）；G. 肛门狭窄
（引自：小儿外科学. 第 6 版. 2020，北京：人民卫生出版社）

4. 病理改变　已有的研究结果表明，肛门直肠畸形的发生与盆底肌肉、骶骨、神经系统及肛周皮肤等异常均有关；畸形位置越高，病理改变越严重。

（1）肌肉：内括约肌在高位畸形者缺如，中位畸形者发育差，多数低位畸形者发育正常。外括约肌走行紊乱，位置异常，肌纤维内有脂肪分布，镜下观察可见低位畸形肌纤维呈横断面、中位畸形呈斜行、高位畸形走行方向紊乱或仅有痕迹。高位畸形时，耻骨直肠肌向上向前移位，短缩，依附于前列腺、尿道或阴道后方。中位畸形时直肠盲端位于耻骨直肠肌中。直肠前庭瘘和低位畸形者耻骨直肠肌位置基本正常。

（2）神经：高、中位肛门直肠畸形患儿骶髓前角运动神经元后内侧群和前内侧群神经元数量较正常儿童减少，以前内侧群减少为主；低位畸形患儿神经元数量与正常儿童接近。骶骨及骶髓畸形的程度与肛门直肠畸形的严重程度存在正相关性，且与预后存在密切关系。

盆底及肛周组织中感觉神经末梢数量减少和发育停滞；会阴部皮肤和皮下组织中神经纤维的密度也较正常儿童明显减少。

耻骨直肠肌及肛门外括约肌中运动神经元数量减少。直肠末端肠壁内胆碱能、肽能、肾上腺素能神经节细胞数量及神经节丛数均较正常同龄儿童减少。

（3）生物学标志物：蛋白基因产物 9.5 和 S-100 蛋白具有特异性表达肠壁神经元和星形胶质细胞的功能，其在高位畸形者表达最弱。Notch 信号通路在胃肠道胚胎发育中起着重要作用。

5. 伴发畸形　肛门直肠畸形常可伴发其他畸形，最多见的为泌尿系统畸形，其中输尿管膀胱反流、肾积水和肾缺如常见，其他可有肾发育不全、尿道下裂、阴道闭锁等；其次为脊柱畸形和脊髓发育不良，常见腰骶椎畸形，如骶椎缺失、半椎体、骶椎融合、低位圆锥、脊髓栓系、脊髓空洞症、脊髓囊肿和脂肪瘤等；再次为消化道、心脏及其他畸形。

6. 临床表现　根据畸形类型不同，临床表现亦不同。完全性肛门闭锁及并发膀胱瘘、尿道瘘等，出生后 24 小时无胎便排出或仅少量胎粪从尿道挤出，患儿早期即可出现呕吐，腹部逐渐膨隆，呈低位肠梗阻表现。肛门狭窄或肛门闭锁合并会阴瘘、前庭瘘或低位阴道瘘的患儿，可在几个月后或 1～2 岁时才出现排便困难，有慢性腹胀、腹痛。

（1）无瘘管畸形：肛门闭锁位置较低者，如肛门膜状闭锁在肛门位置处由一层薄膜覆盖，在患儿哭闹或腹压增加时可见其向外膨出，隐约可见胎粪；薄膜部分穿破者，但破口细小，因排便不畅，患儿有哭闹。针刺肛门皮肤处可见括约肌收缩。闭锁位置较高者，在原正常肛门位置处皮肤色泽较深、略凹陷，患儿哭闹时无膨出，手触摸时无冲击感。

（2）有瘘管畸形：直肠会阴瘘者，在会阴部相当于阴囊根部附近后阴唇后联合之间有细小裂隙，可有少量粪便排出。瘘口位于中线处，外形细小。直肠尿道膀胱瘘者，可有胎粪从尿道排出。直肠前庭瘘，瘘管短、瘘口大，可出生后数月才出现排便困难，故短期内不易被发现，但会阴部

可出现反复红肿。直肠阴道瘘可有粪便从阴道流出，瘘管细小排便困难者，腹部可触及硬结粪块，继发性巨结肠。由于缺乏括约肌的控制，粪便由瘘口排出后可污染外阴，有泌尿、生殖系统瘘管者易引起泌尿系统炎症及阴道炎，并上行扩散。

7. 诊断

（1）病史及体检：典型病例易诊断，会阴部无肛门开口，即可确诊。低位闭锁者，肛门皮肤与直肠间可见暗蓝色薄膜状隔，或患儿腹压增加时，肛门处向外膨出。高位闭锁时，则无上述症状。若存在会阴瘘、前庭瘘及阴道瘘时，可见胎粪从会阴部、舟状窝或处女膜内排出；若膀胱瘘和尿道瘘，则尿液内可见粪便。但是更重要的是准确判断直肠闭锁的高度，同时注意有无合并畸形，以便采取合理治疗措施。

（2）辅助检查

1）X 线检查：倒置侧位 X 线平片至今仍被采用。方法是将出生后 24 小时患儿倒立位，在会阴部相当于正常肛门位置的皮肤上固定金属标记，摄入点为耻骨联合，患儿吸气时曝光，做侧位和前后位摄片。盆腔气体阴影与金属标记间的距离代表直肠末端的高度。在侧位片上，从耻骨中点向骶尾关节划一直线为耻尾线（PC 线），再于坐骨棘与耻尾线划一平行线为 I 线。如直肠气体影高于耻尾线者为高位畸形，位于两线之间者为中间位畸形，低于 I 线者为低位畸形。

X 线片检查可有误差，主要原因：①检查过早，气体尚未达到直肠；②倒立时间过短，气体未达直肠；③ X 线射入角度不合适或在呼气时曝光；④有瘘者直肠盲端不能充盈可造成假象。

2）骶骨平片：在高位肛门直肠畸形的患儿常合并骶尾骨畸形，骶神经和括约肌发育不良，特别是第 2 骶椎以下缺如者，术后恢复差，故对该类患儿可行此项检查。

3）尿道膀胱造影和瘘管造影：对比剂可进入瘘管或直肠，从而确定诊断；对有外瘘患儿，瘘管造影可以确定瘘管的方向、长度和直肠末端的水平。

4）B 超：可以显示直肠盲端和肛门皮肤之间的距离，观察瘘管走向、长度。直肠膀胱瘘者，膀胱内可见有的强回声光点。该法安全简便，可

重复，患儿痛苦小。

5）MRI：不仅能了解畸形的位置高低，同时能观察骶尾畸形及骶神经、肛提肌、肛门外括约肌的发育状况。

6）其他检查：如尿流动力学检查，可了解是否存在神经源性膀胱；静脉肾盂造影和排泄性膀胱尿道造影可明确是否存在上尿路畸形和膀胱输尿管反流。

8. 治疗　多采取手术治疗。根据直肠肛门畸形类型不同，手术方式不同，手术方式的选择取决于直肠盲端的位置和有无瘘管。

（1）肛门扩张术：对于肛门狭窄的患儿，可根据开口大小选用合适扩肛器进行肛门扩张，每天 1 次，每次 20～30 分钟，逐渐增加扩肛器直径，3 个月为 1 个疗程，一般持续 6 个月。对于没有进行扩肛或肛门极其狭小者，选用会阴肛门成形术。

（2）会阴肛门成形术：会阴瘘、低位无瘘的肛门闭锁和直肠前庭瘘可行会阴肛门成形术。手术中肛门造口不宜过大，尽量避免伤及肛门括约肌。肛门成形术后第 2 周开始扩肛，一般扩肛需持续 6～12 个月。

（3）后矢状入路肛门成形术（posterior sagittal anorectoplasty，PSARP）：1982 年由 de Vries 和 Peña 提出，又称 Peña 术式。本术式适用于直肠尿道瘘、阴道瘘、一穴肛和较高位置无瘘的肛门闭锁。除直肠阴道瘘外，其他各型应在出生后行横结肠或乙状结肠造瘘术，3～6 个月后，行骶会阴、腹骶会阴或后矢状入路肛门成形术。

（4）腹腔镜辅助肛门成形术：适用于直肠膀胱瘘、直肠前列腺部尿道瘘、高中位一穴肛畸形、无瘘管型高位肛门闭锁、有造口术后或无结肠造口高位直肠阴道瘘等。具有游离直肠充分、对括约肌复合体损伤小、会阴部切口小、感染率低和术后便秘发生率低等优势。手术方式包括多孔腹腔镜手术、单部位腹腔镜手术、Hybrid 腹腔镜手术、机器人肛门成形手术。手术种类：①腹腔镜三期肛门成形术，新生儿期行结肠造口术，3～6 个月时行肛门成形术，然后关瘘。②腹腔镜二期肛门成形术，新生儿期行结肠造口术，3～6 个月时肛门成形和关瘘手术同时完成。③腹腔镜新生儿一期肛门成形术。

9. 手术并发症

（1）肛门失禁：多见于高位畸形，表现为肛门松弛不能严密闭合，直肠不扩张，与先天性括约肌复合体发育不良或严重损伤和直肠错过肌肉中心等有关。患者可先采取饮食调节、灌肠、排便训练和生物反馈等非手术治疗；非手术治疗无效则采取手术治疗，如瘢痕形成，可切除瘢痕并行肛门成形术；阑尾可控性造瘘顺行性灌肠（Malone 手术）；对于直肠错过肌肉中心者，可再次行肛门成形术，重新将直肠固定在肌肉中心；若肛门括约肌功能不良，可行括约肌修补术或括约肌重建术。

（2）肛门狭窄：表现为肛门顽固性瘢痕、排便困难，继之出现便秘腹胀和直肠扩张，与直肠远端血供不良、吻合口感染、直肠回缩、瘢痕形成、隧道过窄、术后未及时扩肛等有关；轻者可扩肛治疗，重者手术切除狭窄段。

（3）直肠尿道瘘复发：主要与瘘管缝扎不牢靠、直肠回缩和术后感染等有关；一旦复发，直肠黏膜与尿道黏膜相接，应采用手术修补，修补瘘管后应留置尿管，必要时行膀胱造瘘。

（4）直肠黏膜脱垂：可能与会阴切口过大、术中直肠游离过多、直肠与周围组织粘连轻、肛门括约肌功能受损有关。术中注意以上因素，同时将直肠与盆筋膜缝合固定也可预防此并发症，一旦出现，根据情况采用直肠固定或脱垂肠管切除术治疗。

（5）便秘：可由手术创伤、疼痛、术后肛门狭窄及乙状结肠扩张所致。低位肠不全梗阻，可出现消化功能障碍、污便、充盈性便失禁甚至肠管扩张等，须积极治疗。可先给予胃肠动力药、泻药、灌肠洗肠、排便训练和生物反馈等非手术治疗；如非手术治疗无效，甚至合并巨直肠发展到顽固性便秘时应手术治疗，切除扩张肥厚僵硬直肠行近端肠管与肛门再吻合等手术。

（6）其他：如尿潴留、感染后直肠回缩、肛周脓肿肛瘘等。

10. 预后　肛门直肠畸形手术随着近年来对疾病认识、手术方式的改善，以及正确的围手术期处理，病死率较前明显下降，手术死亡率已降至 2% 左右。国内对 225 例肛门直肠畸形术后患儿进行随访，除伴有唐氏综合征和脑瘫外，精神运动发育与正常同龄儿基本一致。64.5% 的病例术后肛门功能良好，排便正常，约 1/3 的病例术后存在不同程度的肛门功能障碍。

由于肛门直肠畸形的病理改变复杂，且常合并其他系统畸形，儿童又处于排便控制系统发育逐渐完善时期，部分相关症状及并发症可能到数十年后才出现，如性功能障碍和心理障碍等。

对于肛门直肠畸形的治疗，手术治疗后，后续需进行正确的处理，并长期随访。积极采取针对性的排便训练和综合治疗；对于出现心理障碍的儿童，家长、社会和学校多方面配合，进行必要的心理咨询和治疗，以提高排便控制能力和生活质量。

（二）肛裂

肛裂（fissure ani）是肛管齿状线以下深及全层的皮肤裂，多数位于肛管后方正中线处。

1. 病因　多由于粪便干燥、慢性便秘，排便时干硬粪便擦伤，肛门过度扩张撑裂肛管上皮所导致；先天性肛门狭窄、肛门成形术后扩张方法不当亦可导致；极少数由其他疾病所致。

2. 病理　肛裂主要为肛管上皮浅而短的裂隙，早期创缘整齐，有弹性。继发感染时，可因肛管组织纤维化减退及肛管后方皮肤发生较深撕裂而形成慢性溃疡，局部水肿、变厚、质硬，底部肉芽生长不良，纤维组织增生，成为陈旧性溃疡。严重者可形成瘘管。因神经暴露，疼痛可引起内括约肌反射性收缩，长期可致瘢痕狭窄，出现排便困难。肛裂底部多为灰白色较硬组织，边缘皮肤潜行，溃疡最下端皮肤隆起呈皮赘，形态类似外痔，称为"哨兵痔"，但其内容物不是血栓，且与肛裂共存。

3. 临床表现　主要表现为排便时肛门疼痛和便血。轻者排便时疼痛，排便后可缓解；重者可持续数小时；患儿常因此不敢排便，粪便干结，排便困难，形成恶性循环。便血为鲜血，量不多，多在排便末出现数滴鲜血，或血丝附着在粪便表面，或擦拭时便纸上有血迹。

4. 诊断　根据临床表现，结合肛门检查，即可确诊。患儿于截石位或膝肘位时，放松肛门，轻柔扒开肛门皱褶，可见肛裂的位置和程度。

5. 治疗

（1）非手术治疗：婴幼儿肛裂以非手术治疗为主，包括治疗便秘和局部处理。①调整饮食结构：多进食粗纤维食物，如蔬菜、水果等，养成良好的排便习惯，必要时可口服乳果糖、聚乙二醇电解质散等，软化粪便。②局部处理：可热敷、温水或高锰酸钾溶液坐浴，使肛门括约肌松弛，缓解疼痛；清洁肛裂创面，每日 3～4 次，可外用抗生素软膏等，促进创面愈合；病程较长者，可用 10%～20% 硝酸银液涂灼裂口，然后用生理盐水冲洗，或普鲁卡因封闭，可阻断神经，减轻疼痛，改善局部血液循环。

（2）手术治疗：非手术治疗无效，可考虑手术切除瘢痕组织，术后注意换药，适当服用缓泻剂。临床上为缓解内括约肌痉挛，也可行内括约肌切开术，应在肛门后方或侧方切开括约肌，但要注意可能出现污便、出血及感染等，需谨慎。

（三）肛门周围脓肿

肛门周围脓肿（perianal abscess）是指肛门周围软组织发生的急性化脓性感染并形成脓肿，病原菌以金黄色葡萄球菌为主，常见于婴幼儿。成人肛门周围脓肿多为大肠杆菌。

1. 病因及病理　小儿肛周皮肤及直肠黏膜娇嫩，容易被干硬粪块刮伤；肛门皮下及肛周软组织内有丰富的血管、淋巴、脂肪和结缔组织，一旦发生感染，极易向周围组织间隙蔓延，或经淋巴、血行感染。肛门周围脓肿也可继发于肛裂、直肠炎、外伤等。

小儿肛门周围脓肿多起源于肛门腺窝及肛门腺炎症，初为肛门直肠周围组织反应性蜂窝织炎，后可形成脓肿，严重时可深入直肠周围组织，形成各种直肠瘘，如会阴瘘、前庭瘘等。

发病原因：①免疫功能低下，局部分泌性 IgA、IgM 减少；粒细胞减少；白细胞吞噬能力较弱。②小婴儿肛周皮肤及直肠黏膜防御能力薄弱；粪便不成形，且较常发生腹泻，可造成粪便对直肠肛管及肛周皮肤的侵蚀。③一过性的雄激素分泌增多，肛门腺分泌增多，腺管阻塞易出现感染；激素分泌旺盛，深层的覆盖上皮细胞的隐窝加深，粪便容易潴留，诱发感染。

2. 临床表现 患儿可出现哭闹不安、高热、呕吐、拒食等。查体可见肛门局部红、肿、热、痛等炎性改变。病初局部有硬结，以后逐渐变软，有波动感；脓肿破溃后局部有脓液流出，形成肛瘘。女童的脓肿可自前庭、阴道或大阴唇穿出，形成直肠外阴瘘。年长儿可诉说肛周疼痛，不愿坐位，或用一侧臀部坐，取健侧卧、屈腿，以减轻疼痛。

3. 诊断 肛周脓肿一般结合病史及查体，诊断并不困难。但临床有病例发现较晚，脓肿已经破溃才来就诊；应尽早发现，及时治疗。

4. 治疗及预后

（1）非手术治疗：炎症急性期可采取非手术治疗。排便后清洗肛门，热水坐浴；外敷清热解毒中药等；口服缓泻剂，保持排便通畅。炎症反应明显时可全身应用抗生素。对于新生儿和小婴儿，应注意局部皮肤护理，加强肛门清洁护理。

（2）切开引流：脓肿形成后，可切开引流。从肛门处做放射状切口，大小与脓肿一致，女孩避免外阴部切开；可放置引流条，保持引流通畅；术后用 1 ∶ 5000 高锰酸钾溶液坐浴。

（四）肛瘘

肛瘘（anal fistula）多因肛门周围破溃后形成瘘管。

1. 病因 婴幼儿肛管与直肠是相对笔直的管道；肛门形状是一前后为长径的裂隙状，肛管两侧易受到挤压与创伤。婴幼儿皮肤薄嫩，易因刺激出现皮肤损伤继而感染；肛门黏膜擦破会出现隐窝炎，炎症可向周围扩散形成肛门直肠周围脓肿；脓肿破溃后引流不畅可形成肛瘘。肛门直肠发育不全或畸形可导致肛瘘发生，同时累及会阴、阴道、尿道等邻近器官。性激素（尤其是雄激素）过度分泌可导致肛腺异常发育，肛腺易受感染从而引发肛瘘。

克罗恩病等肠道炎症反应、遗传易感性、肠道发育不成熟、过度免疫反应使婴幼儿肠道更易遭受感染，增加罹患肛瘘的风险。

近年研究表明，肠道菌群与多种肠道疾病相关，有益菌减少、有害菌增加或二者比例异常都可增加罹患该疾病的风险，肠道菌群比例失衡引起的一系列连锁反应亦可能是婴幼儿肛瘘的发病原因之一。

2. 病理 肛瘘由内口、瘘管、支管及外口四个部分组成。按形状可分为完全瘘、不完全瘘及不完全内瘘。按瘘管有无分支分为简单瘘及复杂瘘，小儿多为低位简单肛瘘，瘘管呈直线状或放射状，仅少数病例可向深部蔓延成为复杂瘘，内口大部分在齿状线以上的肛管和直肠。按原发病灶部位分为皮下瘘、坐骨直肠窝瘘及黏膜下瘘等。依据性别不同，婴幼儿还可有特殊类型的肛前瘘，女婴可有直肠前庭瘘、阴道瘘或阴唇瘘。男婴为会阴直肠瘘。肛前瘘的瘘管无分支，引流通畅，管内黏膜完整。内口距齿状线较近，位于内括约肌环间。瘘管下方为会阴体。

3. 临床表现 绝大多数肛瘘前期有红肿、疼痛、流脓等感染表现。查体可见肛门附近、会阴或大阴唇部有瘘外口，可有稀薄粪液或浆液流出，内口位置多在离皮肤黏膜 1～2cm 处，探针可贯通瘘管，有些瘘管走行弯曲，造影检查不能显示内口。

瘘管与膀胱相通者肛门及瘘口处可有尿液流出。瘘管通畅时一般无疼痛。若瘘管闭合合并急性感染，脓液不能排出，粪便可从管内流过，出现疼痛。

4. 诊断及鉴别诊断 根据肛周脓肿等感染病史及皮肤瘘口，可初步诊断。若需确定瘘管走向及内口位置，可行以下检查。①直肠指检：可触及硬结，中央凹陷处为内口，多位于肛门后正中线。②肛镜检查：可在黏膜或隐窝与皮肤交界处发现内口。③探针检查：对于简单瘘，探针经外口进入，示指在肛管内，触及探针即为内口。复杂瘘因走行弯曲、瘘管细，不宜进行，避免形成假道。④色素：5% 亚甲蓝溶液 1～5ml 自外口注入瘘管，肠道内放一纱布，若纱布染成蓝色，表示存在内口。但瘘管弯曲者，因穿行经过括约肌之间，肌肉收缩时，亚甲蓝溶液不易通过内口进入直肠，若纱布未染成蓝色，不能否认存在内口。⑤造影检查：可应用碘剂或碘化钠等对比剂经外口注入，可确定瘘管的长短、分支、走行、有无分支等。

本病需注意与尿道瘘、骶尾部肿瘤（畸胎瘤、皮样囊肿）激发感染所形成的窦管相鉴别。

5. 治疗　无基础疾病且年龄＜1 岁的患儿可采取非手术治疗，可用高锰酸钾溶液坐浴2～3 次、依沙吖啶溶液坐浴结合外敷多黏菌素 B 药膏、碱性成纤维细胞生长因子喷雾等缓解炎性反应，促进组织新生与重建，从而修复瘘管。注意防止腹泻或便秘，保持肛周清洁干燥。合并急性炎症时，全身应用抗生素。

慢性瘘管形成、病情反复者，可采取手术治疗。

（1）挂线疗法：安全简便、易行，除女孩外阴瘘外，均可用。具体方法以圆头探针插入瘘管外口，缓慢沿瘘管进入肠腔，穿破该处黏膜，自肛门内穿出探针，带出粗丝及橡皮线各一条，同时结紧两线（橡皮线有逐渐切开作用，粗丝是为了防备橡皮线断裂或松开时仍有挂线作用），使瘘管切开和愈合同时进行，一周挂线脱落，再周伤口愈合。如遇两处瘘者，应一处完全愈合后再行另一处挂线。

（2）瘘管切开术：适用于内口低、瘘管位于肛门外括约肌浅部以下者。自瘘外口插入探针，沿探针切开内、外口间的皮肤及瘘管，切除管壁肉芽组织后填塞油纱条，伤口逐渐愈合。

（3）瘘管切除 I 期缝合术：适用于已纤维化的低位肛瘘。

（4）肛前瘘的手术疗法：女婴外阴瘘若用挂线疗法，可引起肛门括约肌、阴唇后联合或会阴体断裂，肛门与外阴融合，引起大便失禁，故目前多采用以下两种术式：①直肠内修补，即经直肠内自瘘管内口向外口方向游离瘘管，完整切除瘘管，逐层严密缝合，尤其是直肠壁要对合良好；术后会阴部平整无瘢痕。②会阴入路手术，即从瘘管外口游离至内口，完整切除瘘管，直肠黏膜外间断或连续缝合，纵行缝合肛提肌和会阴皮肤。

（五）痔疮

痔疮（hemorrhoid）是临床上最常见的肛肠疾病之一，任何年龄都可发病，但随年龄增长，发病率增高。肛垫的支持结构、静脉丛及动静脉吻合支发生病理性改变或移位为内痔；齿状线远侧皮下静脉丛的病理性扩张或血栓形成外痔；内痔通过丰富的静脉丛吻合支和相应部位的外痔相互融合为混合痔。

1. 病因及病理改变

（1）肛垫下移学说：该学说认为，肛管的黏膜下有一层特殊的组织，是由静脉、平滑肌、弹性组织和结缔组织组成的肛管血管垫，位于肛管的左侧、右前、右后三个区域，凸向肛管，成为肛垫，可以闭合肛管、节制排便。正常情况下，肛垫附着在肛管肌壁上，排便时受到向下的压力被推向下，排便后借其自身的收缩作用，回缩至肛管内。弹性回缩作用减弱后，肛垫则充血、下移形成痔疮。

（2）静脉曲张学说：认为痔的形成主要与静脉扩张淤血有关。门静脉系统及其分支直肠静脉无静脉瓣；直肠上下静脉丛管壁薄、位置浅；末端直肠黏膜下组织松弛；上述因素均容易出现血液淤积和静脉扩张。静脉丛是形成肛垫的主要结构，痔的形成与静脉丛的病理性扩张、血栓形成存在密切关系。长期坐立、便秘、妊娠、前列腺肥大、盆腔巨大肿瘤等，均可引起直肠静脉回流受阻、静脉扩张形成痔。

（3）其他：不良生活习惯，如饮酒、大量进食刺激性食物可使局部充血；肛周感染可引起局部静脉炎，静脉弹性减弱出现扩张；营养不良可使局部组织萎缩无力；错误的排便习惯等均可诱发痔的发生。

2. 临床表现

（1）内痔：主要临床表现是出血和脱出，无痛性间歇性便后鲜血是内痔的常见症状。可并发血栓、嵌顿、绞窄及排便困难。好发部位是截石位 3、7、11 点钟方位。

内痔的分度：I 度，便时带血、滴血或喷射状出血，便后出血可自行停止；无痔脱出。II 度，常有便血；排便时有痔脱出，便后可自行还纳。III 度，偶有便血；排便或久站及咳嗽、劳累、负重时有痔脱出，需用手还纳。IV 度，偶有便血；痔持续脱出不能还纳或还纳后易脱出。

（2）外痔：主要临床表现为有肛门不适、潮湿不适或异物感，如发生血栓及炎症可有疼痛。血栓性外痔最常见。根据组织的病理学特点，外痔可分为结缔组织性外痔、血栓性外痔、静脉曲张性外痔和炎性外痔四类。

（3）混合痔：是内痔和相应部位的外痔血管丛跨齿状线相互融合成一个整体，主要临床表现为内痔和外痔的症状同时存在，严重时表现为环状痔脱出。

3. 诊断

（1）询问病史：是否有肛门肿物脱出、便血或疼痛等；饮食和生活习惯，如水和纤维素的摄入情况、卫生问题、排粪的频率和粪便性状、是否有不良排便习惯。

（2）体格检查：首先主要观察肛周皮肤是否有红肿、瘘口、湿疹等，有无外痔突起或内痔外翻及肛管形态异常。所有就诊患者应常规行直肠指检，肛门狭窄或剧烈疼痛者除外。最后做肛门镜检查，可观察到痔核形态和组织特点，同时可了解是否合并有溃疡、裂损、肛乳头肥大、出血点和肠腔内积存的异常分泌物等。

4. 鉴别诊断　注意与直肠癌、直肠息肉、直肠脱垂、肛周脓肿、肛瘘、肛裂、肛乳头肥大、肛门直肠的性传播疾病及炎症性肠病等疾病进行鉴别。

5. 治疗

（1）非手术治疗：对痔的初期和无症状的痔，可给予患者膳食纤维和口服纤维类缓泻剂，如液状石蜡、乳果糖等，改变不良排便习惯，保持排便通畅，防治便秘和腹泻。坐浴可改善局部血液循环，可用苦参五倍子汤加减进行熏洗坐浴。磁疗可缓解痔急性发作期症状或痔术后水肿、疼痛等症状。局部外用利多卡因、丁卡因或可的松等减轻疼痛、肿胀及出血，但可能引起局部反应或过敏，不宜长期使用。

（2）器械治疗：对于非手术治疗无效的Ⅰ～Ⅲ度内痔患者和不愿意接受手术治疗或存在手术禁忌证的Ⅳ度内痔患者，可采用胶圈套扎法；也可采用注射治疗，如消痔灵、芍倍、葡萄糖溶液、氯化钠溶液等；内镜下硬化治疗，可经肛门镜下注射聚桂醇。

（3）手术治疗：①痔切除术，适用于Ⅲ、Ⅳ度内痔、外痔或合并有脱垂的混合痔患者；②吻合器痔切除固定术，适用于环状脱垂的Ⅲ、Ⅳ度内痔和反复出血的Ⅱ度内痔；③经肛痔动脉结扎术，适用于Ⅱ、Ⅲ度内痔患者。

（六）直肠脱垂

直肠脱垂（prolapse of rectum）或称脱肛，是指肛管、直肠外翻而脱垂于肛门外，多见于 3 岁以下小儿，男女发病率相当，随年龄增长多可自愈。5 岁以后罕见。

1. 病因

（1）先天性因素：婴幼儿骶骨及腰椎弯曲未形成，骨盆向下倾斜不够，直肠呈垂直位，与肛管呈一条直线，腹压增加时，可直接作用于肛管，发生直肠脱垂。肛提肌和骨盆底部肌肉的支持力弱，固定直肠的作用弱。直肠黏膜附着在肌层上较松弛，黏膜易自肌层滑脱。

（2）后天因素：主要是长期腹内压增高，如百日咳、慢性腹泻、泌尿系结石等，可诱发脱肛。营养不良，盆地脂肪组织减少，支持直肠的周围组织薄弱。久坐便盆，长时间肛管与直肠处于一条直线，腹压增加时易发生直肠脱垂。此外，腰骶部脊髓脊膜膨出、直肠肛管损伤破坏肛门括约肌等均可出现肠脱垂。

2. 病理　肠脱垂可分为完全性和不完全性两种。完全性者直肠壁各层同时脱出；不完全性者仅有黏膜脱出。长期脱肛的患儿，肛门括约肌松弛，脱肛后易复位。腹压突然增高出现直肠脱垂的患儿，如果不能及时复位，可因肛门括约肌收缩出现肠管缺血坏死。

3. 临床表现　初期小儿排便后可见黏膜自肛门脱出，排便后可自动还纳。反复发作，每次排便后均有脱出，排便后不能自动回复，常伴有小肠黏液流出。体弱患儿在跑跳、走路、哭闹、咳嗽等腹压增加时即有肠脱垂。直肠黏膜经常脱出，因摩擦、刺激等，出现充血、水肿、分泌物增多、溃疡，甚至坏死，则复位较难，可能出现绞窄性肠脱垂，有剧痛。直肠完全脱垂时可有下腹胀痛及肛门坠胀感，有便意、排便不尽感。查体可见会阴部中央球状或圆锥形红色、暗红色肿块，触之柔软黏膜，可滑动。脱出的肠管长时间不能还纳，可出现肠坏死。

4. 诊断及鉴别诊断　根据病史及查体即可诊断。临床上有时需与直肠息肉相鉴别，个别患需行肛门镜检查确诊。

5. 治疗

（1）非手术治疗：去除诱因，如咳嗽、腹泻、便秘等，养成良好排便习惯，保持排便通畅，训练正确排便姿势，避免坐便盆时间过长。对于营养不良、体质虚弱及肛门松弛严重者，注意加强营养，在直肠脱出时，可行手法复位，复位后用胶膏将两侧臀部固定，拉紧粘牢，卧床休息 1 ～ 2 周，卧床排便，1 ～ 2 个月后多可痊愈。

（2）注射疗法：可选用含 0.5% ～ 1.0% 普鲁卡因的 75% 乙醇溶液、5% 明矾甘油合剂、0.25% ～ 1.0% 普鲁卡因的 50% 葡萄糖溶液、5% 苯酚甘油、5% 鱼肝油酸钠及 30% 盐水溶液等，将其注入直肠两侧和骶前部位，使直肠黏膜与肌层发生粘连，或使直肠周围形成瘢痕，增强支持作用。该法可能引起感染、脓肿、肠壁坏死等，需慎重应用。

（3）手术治疗：不能复位的嵌顿性脱肛，或脱出时间较长者肠管发生坏死，可局部热敷，用抗生素湿敷，插入肛管排气灌肠，待其自行恢复或脱落；否则需切除脱出部分，出血量均较多，术后感染与狭窄的概率大。

对于肛门括约肌松弛或收缩无力者，脱垂部分切除后仍可复发，如脊膜膨出术后形成的脱肛，须做肛门括约肌成形术，或用肛门周围箍绕术。严重脱垂者，可行直肠悬吊术或经骶肛提肌紧缩术。

（七）藏毛窦

藏毛窦（pilonidal sinus）是骶尾部臀间裂软组织内的慢性感染性疾病，内藏毛发是其特征，主要表现为反复感染、破溃、溢脓、内藏毛发及慢性窦道形成，临床上较为少见。

1. 病因　肥胖、久坐、臀沟皮肤的反复创伤或刺激、家族史和毛发浓密者多见。

（1）先天性学说：由于先天性上皮残留或皮肤凹陷，上皮毛囊内陷；因感染、破溃等形成慢性窦道。

（2）后天性因素：臀部在活动时的摩擦和扭动使得臀中裂间较硬的毛发刺入附近皮肤，形成微小管道，当毛发根部从原来的毛囊脱落后，被皮化的短管道产生的吸引力吸入，从而形成窦道。

2. 临床表现　临床表现多样。急性感染期可表现为红、肿、热、痛，严重者可发生局部脓肿和蜂窝织炎。反复发作或经常破溃溢脓者可形成慢性囊肿、窦道或瘘管。绝大多数患者窦内可见毛发。无继发感染，常无症状，仅有骶尾部突起。静止期的骶尾部周围皮肤可出现直径 1mm 至 1cm 的不规则小孔，散布于骶尾部中线皮肤处。其周围皮肤出现红肿，可有瘢痕形成。窦道较深者，探针刺入可深达 3 ～ 4 cm，用力挤压可排出脓性分泌物。

3. 诊断及鉴别诊断　直肠指检、超声、X 线、CT、MRI 等检查均有助于藏毛窦的诊断及术前确定病灶范围与深度，病理学检查可最终确诊。需要与其鉴别的疾病如下所述。

（1）肛周脓肿：常发生在肛管、直肠周围，距离肛门较近，为急性化脓性感染，疼痛较剧烈，局部包块红肿、皮温高、按压波动感明显，而发生在骶尾部的藏毛窦疼痛相对不明显。

（2）肛瘘：临床上是指发生在肛管直肠与肛门周围的皮肤相通的管道，其内口在齿状线周围，外口在肛门周围皮肤上，其内可触及条索状包块，而藏毛窦多发生在骶尾部臀间裂软组织内，且不与肛管、直肠相通。

（3）其他：此外还需与皮肤疖肿、结核性肉芽肿、畸胎瘤、化脓性汗腺炎等相鉴别。

4. 治疗

（1）非手术治疗：目的是清除可能导致慢性炎症的毛发及碎片，保持窦道引流通畅。

1）剃毛或激光脱毛：适用于急性和慢性非脓肿性藏毛窦，可作为疾病活动期的单一辅助治疗；对于慢性藏毛窦，也可避免复发和脓肿形成。在急性藏毛窦切开引流或囊肿切除术后、慢性藏毛窦切除术后，剃除臀沟及周围毛发，可促进切口愈合，预防复发；每 1 ～ 2 周剃毛一次，直至切口愈合。

2）晶体苯酚注入：可用于急、慢性无脓肿者。常规的治疗步骤为脱毛、搔刮囊肿、将 1 ～ 3ml 晶体苯酚注入囊肿及窦道中。通常需要重复 1 ～ 4 次上述过程，直至伤口愈合。

3）纤维蛋白胶填充：适用于慢性藏毛窦无脓

肿者。可用纤维蛋白胶填充囊肿切除及皮瓣缝合术后无效腔及窦道，或者填充藏毛窦切除术后未闭合的创面，或者填充中线小凹搔刮后遗留的空腔。

可根据病情，酌情选用合适的抗生素。

（2）手术治疗

1）对于急性脓肿期，无论初发还是复发，均需切开引流，但不处理中线小凹。

2）对于慢性藏毛窦患者，可选择藏毛窦一期缝合（偏中线缝合）、藏毛窦切除开放二期愈合及藏毛窦切除袋形缝合。

3）对于其他方式治疗无效的复杂性、复发性及慢性藏毛窦，可行皮瓣转移术。目的是切除病灶，利用健康组织覆盖和修补组织缺损，包括菱形皮瓣转移技术、Karydakis 皮瓣技术、臀沟抬高技术等。

（3）内镜下治疗和视频辅助藏毛窦消融术。病变切除范围小，对周围组织损伤小。

十七、腹壁、脐疾病与疝

（一）腹股沟斜疝

小儿腹股沟斜疝（inguinal hernia）为先天性发育异常，是小儿常见的外科疾病。出生后即可发病，婴幼儿多见，男性多于女性，右侧多于左侧，单侧多于双侧。无论何时发病，所有的腹股沟斜疝都继发于胎儿期和新生儿期的鞘状突发育障碍。男孩可能与右侧睾丸下降较左侧晚有关，但尚无法解释女孩中存在同样的现象。

1. 病因　在胚胎发育过程中，睾丸下降较晚。同时在未来构成腹股沟管的内环处，有腹膜和腹横筋膜向外突出，形成腹膜鞘状突。在正常发育情况下，于出生后不久，腹膜鞘状突逐渐萎缩、闭锁，仅在睾丸附近形成睾丸固有鞘膜。如果腹膜鞘状突不闭塞而继续开放，肠管可以沿腹膜鞘状突从内环穿出腹壁、斜行经过腹肌间的腹股沟管，从外环穿出至皮下进入阴囊，即形成了先天性腹股沟疝，也称斜疝。据报道，出生后鞘状突未闭合的占80%～90%，1岁时仍有约57%未闭合或部分闭合。女孩的子宫圆韧带（round ligament of uterus）与男性睾丸引带同源于胚胎期中肾的腹股沟韧带，子宫圆韧带与腹膜鞘状突

（Nuck 管）一同穿过腹股沟管进入大阴唇，出生后鞘状突已闭合，如闭合受阻则腹腔内容物可通过此管下降至 Nuck 管而形成腹股沟斜疝。鞘状突问题是腹股沟疝形成的因素，而腹压增高则为其诱因。包括婴儿哭闹、排便、用力、站立、跳动、病理性便秘、巨结肠、下尿路梗阻、咳嗽、喘憋、腹水、腹内肿物、腹壁缺损畸形或神经疾病。腹膜鞘状突的闭锁过程在出生后6个月内还可继续。

2. 病理变化　腹股沟的基本病理在于疝囊的存在。疝囊是腹膜的延续，囊内有睾丸及精索者为先天性疝，疝囊为原来的鞘状突。精索与睾丸在疝囊外者为后天性疝，疝囊为残余鞘状突后来增大而形成。小儿疝的内容物多为小肠，易于还纳。若为乙状结肠、阑尾，则较难还纳。盲肠保持在腹膜后的位置，下降为疝囊后壁则为滑疝。在女性，卵巢及输卵管常进入疝囊。疝囊颈较狭小，容易使内容物发生嵌闭致肠梗阻，严重时发生肠坏死。新生儿、小婴儿有时可并发睾丸坏死。

3. 临床表现　腹股沟和（或）阴囊有光滑、整齐、稍带弹性的可复性肿物。当哭闹、咳嗽等使腹内压增大时，肿物出现或增大，并有膨胀性冲击感，平卧后即逐渐缩小至消失。轻压肿物可协助肿物还纳入腹腔，复位时有时可听到气过水声。复位后，将指端压置于外环，令小儿咳嗽，即有冲动感觉，指端离开后，肿物又复出现。患侧腹股沟较对侧饱满，精索较健侧粗，阴囊较对侧大。不可还纳性腹股沟疝分为简单不可复性疝和嵌顿疝。前者疝内容物不能还纳入腹腔，但无肠梗阻症状。后者疝内容物不能还纳并有肠梗阻或肠绞窄症状。肠管绞窄坏死时，出现全身中毒症状。大网膜或卵巢为嵌顿或绞窄脏器时，可无肠梗阻症状，但疝局部有压痛。

4. 诊断　依据临床表现，有还纳现象诊断容易。诊断困难时，可首先行直肠指检，试扪腹股沟内环处是否有疝入的肠管。必要时可行肿物切位 X 线，X 线透明者为含气的囊，可诊断为疝。

依据病史、全身症状及肠梗阻表现，局部压痛、硬度、冲击感等，嵌顿疝诊断容易。疝不能还纳时，小儿立即表现为腹痛、哭闹、局部压痛、呕吐等，可确诊。须注意除外腹压增加使疝不能还纳，但并无嵌顿情况。

5. 鉴别诊断

（1）睾丸鞘膜积液：透光试验，以手电筒灯泡直接照射肿物时，可见卵圆形肿物全部红亮，即为鞘膜积液。

（2）功能性肠梗阻：小儿肺炎或婴儿腹泻等晚期腹胀患儿，也可突然发生呕吐、便秘等功能性肠梗阻症状，此时因腹压增加，疝不能还纳，易误诊为嵌顿疝。

6. 治疗　小儿腹股沟疝大多需要手术治疗。小婴儿腹股沟疝嵌顿概率较高，尽早行疝囊高位结扎术，尽早手术可以减少疝的并发症。早产儿体重增加到 2kg 时可以进行手术治疗。嵌顿疝男女发病率相似，1 岁以内的患儿更易发生，发病率逐年下降。嵌顿发生在内环口还是外环口尚不明确，内环水平的嵌顿是主要因素。嵌顿疝除对嵌顿的肠管血供造成影响外，也可能累及睾丸血供，导致睾丸萎缩。对于嵌顿疝的患儿，首先试行手法复位，但嵌顿超过 12 小时、女孩嵌顿疝、新生儿嵌顿疝和已经复位不成功的，应急诊手术。疝带因常会压伤皮肤，并有发生疝带下嵌闭的危险，故不适于小儿。

7. 预后　一般可复性疝并不影响小儿的生长发育，6 个月以下患儿的小型疝有自愈可能。若不能自愈或未予治疗则逐渐增大，妨碍患儿行动，并且随时有嵌闭的可能，年龄越小，嵌闭率越高，危险性越大。

（二）先天性膈疾病

先天性膈疾病（congenital diaphragmatic disease，CDH）：妊娠初期胎儿横膈发育缺陷，致腹腔脏器不同程度移位至胸腔。凡因膈肌有先天性缺损，部分腹腔脏器穿过膈肌缺损进入胸腔者，称为膈疝。如膈肌完整，但肌纤维发育不良，无收缩能力，肌肉薄弱甚至呈薄膜状，在腹压的作用下，使膈的位置上移，称为膈膨升。膈疝具有疝囊者称为真性疝，无疝囊者称为假性疝。又按解剖及临床特点分为先天性后外侧疝、先天性胸骨后疝、食管裂孔疝。先天性膈疝发病率占出生活产婴儿的 1/5000 ～ 1/3500，占所有先天性畸形的 8%。目前虽有先进新生儿监护设施，由于并存的肺发育不良，病死率可高达 60%。膈膨升常与后外侧疝并存。

1. 病因　在胚胎早期，胸腔和腹腔彼此相通，横膈原为心脏与肝间的隔膜，发育中向后、侧方生长，于妊娠 8 ～ 10 周，封闭左侧 Bochdalek 孔。至胚胎第 3 个月时，形成圆顶状的肌肉筋膜组织即为膈，将胸腔和腹腔分开。膈是由三部分肌肉组织（胸骨部、肋骨部和腰椎部）汇合于中心腱而构成。在膈肌形成过程中发生障碍，遗留各种不同的缺损和弱点，再加腹腔和胸腔的压力不平衡，腹腔的脏器易于通过缺损部分进入胸腔。20 世纪 80 年代末学者们已成功用 Nitrofen 做成大鼠膈疝模型，胚胎羊 CDH 为胎儿期干预的有用模型，并可了解其呼吸系统和心血管系统病理生理学改变。晚近研究发现，膈疝发生于胚胎横膈形成之初，其肺组织生长因子不同于正常肺。横膈主要组成：①中央部和（或）前部与肝联合成为无肌组织的横膈中央腱；②后外侧部源于胸腹膜皱褶（pleuroperitoneal fold，PPF）和胸腔中胚层三角形结缔组织。移行颈节的肌组织组成横膈神经肌肉部分，于胚胎 8 周时，PPF 未能与横膈及食管背侧系膜融合形成后外侧疝（Bochdalek 疝）、胸骨后疝（Morgagni 疝）或食管裂孔疝（Hiatal 疝）。其中外侧疝最为常见。30% 的病例有染色体异常，已报道有 13, 18, 21- 三体畸形和特纳（Turner）综合征（X 单体）；CDH 家系有常染色体显性遗传、隐性遗传和 X 染色体遗传。

2007 年美国 Sibel Kantarci 等对动物模型和人类 CDH 研究发现，染色体 15q26.1—q26.2 和 1q41—q42.12 畸变；1q，8p，15q 染色体缺失；8p，15q 缺失者常合并心脏畸形。FOG2、GATA4 与 COUP-TFII 是正常肺与横膈发育所需基因和分子途径。维生素 A 及其衍生物类维生素 A 是胚胎发育的基本要素，类维生素 A 信号径路与其下的靶异常导致膈疝。

先天性后外侧疝为先天性胸腹裂孔疝中发生率最高的一种，又称为伯氏孔疝及膈肌部分缺损性疝，本病为常染色体显性或隐性遗传，多于婴幼儿期出现症状而就诊。由于右侧有肝，故左侧发生较多。常无疝囊，使大量腹腔脏器，如肠、胃、脾、肾进入胸腔，并使左肺受压，心脏及纵隔向右移位，以致引起严重呼吸、循环障碍。后外侧疝时患侧肺在胎儿发育过程中受压，可因受压早晚的影响而伴有不同程度的肺发育不良或萎缩。进入胸腔的胃肠可被嵌闭以致产生梗阻甚至坏死。依据进入腹腔脏器的多寡及不同年龄、不同类型、有无空腔脏器梗阻，使膈疝症状有很大差别。

2. 病理生理　出生后呼吸困难，主要是肺发育不良，低氧血症和高碳酸血症导致肺血管收缩和肺动脉高压，通过动脉导管与卵圆孔的右向左分流，并进入自身长时间恶性循环。

病理生理改变程度与膈疝形成时间、疝入内脏的多少有关。通过羊胚胎模型和人胚胎逐步了解到因腹腔内脏于胎儿肺假腺体期疝入胸腔，影响双侧肺支气管分支、肺泡和动脉分支发育。肺表面活性物质功能失常，致肺泡数量减少，泡壁增厚，间质增加，气体交换面积减少，肺泡前和肺泡内小动脉内膜增厚，肺血管床面积小，动脉分支减少；肺血管异常收缩使毛细血管血流亦减少。由于低氧血症、高碳酸血症和持续肺动脉高压，经未闭动脉导管和卵圆孔形成右向左分流，使新生儿呈持续性胎儿恶性循环状态。严重者不可逆性肺动脉高压延及儿童期。轻 - 中度病例肺血管日后也可正常发育。左心室发育不良也是影响预后的重要因素。由于胃疝入胸腔，致 GEJ 或胃流出道扭曲或梗阻；胎儿不能正常吞咽羊水，影响羊水分泌、排泄和再吸收的正常循环，常有羊水过多。细胞调节剂（cellular mediators）水平改变，如一氧化氮、内皮素、前列腺素、leukotrienes、儿茶酚胺和肾血管紧张素参与和加重此病变过程。上述研究为产前干预和药物调节奠定基础。

3. 临床表现　心肺受压症状。疝入内容物多无症状或在儿童期、成人以后，因腹压增大出现症状，主要是上腹疼痛。个别患儿可发生结肠、小肠或系膜的嵌顿、绞窄。无症状者多在体检或因其他疾病摄片时发现。疝入内容物多者，腹腔内脏器大部分进入胸腔，压迫心肺，特别是胎儿期已造成心内畸形或肺发育不全者，引起严重呼吸、循环障碍，新生儿期即出现气急、心悸、呼吸困难及发绀。喂奶及哭闹时加重，卧于患侧或半坐位时稍减轻。体检时患侧胸壁呼吸运动减弱，心界向对侧移位，患侧胸廓饱满，叩诊鼓音，肺呼吸音减低或消失，可闻及肠鸣音。由于腹内器官进入胸腔，故腹凹陷呈舟状。复发性呼吸道感染：新生儿期以后发现的后外侧疝，平时呼吸困难不明显或偶发而缓和，但常反复发生肺炎、呕吐及营养不良。完全或部分性肠梗阻症状：突然出现剧烈腹痛、呕吐胆汁等肠梗阻症状，但腹软不胀，同时伴有呼吸困难及发绀，可以迅速出现全身中毒反应。

4. 产前诊断

（1）高清超声检查（high-resolution ultrasound）：三维或四维超声检查结果已公认是产前诊断金标准（golden standard）。母孕龄 18 周，正常胎儿胸、腹腔应被低密度、线样回声的横膈分隔。第 14 ～ 15 周，胸腔内见不均匀含气囊性阴影，胃泡影消失和一侧膈肌影不完整，纵隔和心脏移位，腹围明显小于孕龄，预示大部分内脏，甚至肝通过膈缺损疝入胸腔。右侧疝有时难与 CCAM 相鉴别。疝入的肝在孕龄早期与肺泡具有同样回声，给诊断带来困难。超声下静脉导管、腔静脉与右心房连接，如静脉导管增长而迂回、走向中线左侧达心脏平面提示为肝。

（2）羊水穿刺确定胎儿染色体核型：母妊娠期 18 周母体血清 a- 胎蛋白（MS-AFP）水平减低，可能时行羊膜穿刺或取绒毛标本做胎儿染色体核型检查，排除 18、21- 三倍体等畸形。

（3）MRI 检查：2009 年德国 A. Kristina Kilian 等对左侧膈疝胎儿行超声和 MRI 测定肺容量和 L/H 指数对比，判断胎儿预后和 ECMO 应用指征。MRI 可见肝和肠管 T_1、T_2 加权像的强度与肺组织不同。其阳性率高于超声学检查。

5. 检查

（1）胸腹 X 线片：胸腔内见肠管充气影，心脏和纵隔移位。一侧横膈影消失。腹部胃泡影缩小 / 不见，肠管含气影减少。

（2）动脉血气：检查 pH、$PaCO_2$ 和 PaO_2。应在右前臂导管前取血样。在持续胎儿循环合并右向左分流时，氧分压可能增高。测定血电解质、钙和葡萄糖浓度。

（3）超声检查：排除并存心血管、肺与泌尿系统畸形。

（4）CT 或 MRI：发现脑、脊柱和泌尿系统畸形。

（5）染色体核型分析。

6. 鉴别诊断　应与气胸、肺隔离症或 CCAM 相鉴别，少数病例与后两者同存。

7. 处理

（1）产前期

1）产前应用糖皮质激素、有关甲状腺激素和表面活性物质，以促进肺发育，增加肺泡氧合和肺顺应性。

2）正常分娩后常规处理。

3）胎儿镜下宫内胎儿气管堵塞（fetal endoscopic tracheal occlusion，FETO）

（2）新生儿期待患儿肺循环功能稳定 24 ～ 48 小时后手术。

8. 预后　据国际 CDH 协作组（International CDH Study Group）1600 例报道，生存率为 66%。合并同侧 / 对侧肺发育不良，肺功能不全，横截面肺动脉分支减少和小动脉壁肌层增厚，以及严重畸形和染色体异常，生存率常不足 10%。据统计 40% 的病例有听力缺陷，出院前应做听力检查，并随访至 3 岁，以发现晚期感觉性听力缺陷。GER 发生率为 45% ～ 85%，应用补片修补横膈者多见。日后身高、体重比正常儿童低 25% 左右。目前对本病研究虽不断取得进展，但缺少大宗病例远期随访报道。

（三）先天性胸骨后疝

先天性胸骨后疝见于横膈胸骨后部融合缺损，一部分腹内脏疝入胸腔。发病率占先天性膈疝的 2%。

1. 病理变化　胚胎期从横膈中央腱前部有两条厚而短的肌束连接至剑突后方，其侧方遗留狭窄三角形开口，包绕腹壁上动、静脉和淋巴管，内有脂肪和含气组织。因发育缺陷或外伤，肝、横结肠、网膜或胃经此薄弱区进入胸腔，有腹膜形成的疝囊。个别与心包通连。因左侧有心脏和心包，故右侧发生多，极少数为双侧。新生儿期常无症状，至儿童时期始发现，而被诊断为外伤所致。

2. 临床表现　本病常于呼吸道感染，X 线检查时发现。极少数病例有疝入器官绞窄的胸骨后疼痛，特别是胃全部疝入时，可出现胃 "翻转" 或呕血。

3. 诊断　X 线显示心脏影旁肿物或液平面影，必要时做钡剂造影。CT 检查在心膈角、脊柱旁见软组织影。

4. 治疗　手术。

5. 预后　本病一般预后较好。术后 3 ～ 5 年应随访，注意横膈活动情况。

（四）食管裂孔疝

食管裂孔疝是部分胃通过扩大膈食管裂孔进入胸腔，可分为食管裂孔疝（hiatal hernia，HH）和食管旁疝（paraesophageal hernia）。

1. 病理生理　食管通过膈裂孔连接胃。膈裂孔为源自脊柱包绕食管的左右膈肌脚和肌腱，并附着于横膈中央腱，横径约 2cm。当咳嗽或用力，随腹内压增加而缩小。下食管括约肌（LES）为平滑肌，长 2.5 ～ 4.5cm，上部位于膈食管裂孔处，下端应在腹腔内。膈食管韧带来源于膈脚的纤维结缔组织，使 LES 保持在腹腔内，食管在此平面被腹膜和膈食管韧带被覆。钡剂有时可见食管于 A 形环平面下轻度扩张形成前庭，即鳞状上皮与柱状上皮交界处称为 Z 线。B 环或称 Schatzki 环，位于前庭远端，接近鳞状上皮与柱状上皮交界，横膈上方 1 ～ 2cm 显示 B 环可明确本病诊断。依据膈肌中央腱缺损大小来决定胃部分还是全部疝入胸腔。不同性别发病相近。本病属常染色体显性遗传，且有家族发病倾向，Beglaj SM 报道，同胞兄弟均患食管旁疝。

2. 临床表现　本病滑动型有反复呼吸道感染和 GERD 症状。食管旁疝有消化道梗阻、隐血 / 血便、贫血（缺铁性贫血占 6% ～ 7%）和呼吸道感染表现。本病常无特殊体征，多数被误诊。

3. 诊断

（1）放射学检查：①X 线片正位于心膈角处，侧位在心脏影后方见半圆形胃阴影或液平面影，大部分胃肠影与心脏影重叠，常误诊为肺脓肿或心影扩大。②上消化道钡剂造影食管滑动疝可见食管下段突出于膈上，裂孔扩大，立位时复位。食管旁疝显示胃大部或全部位于胸腔，甚至扭转。根据 GEJ 位置，鉴别食管滑动疝和短食管。

（2）消化内镜：用于发现食管炎，溃疡和 Barrett 食管。同时取活检。

（3）食管测压和 24 小时 pH 测定：小型食管裂孔疝与食管远端壶腹部难以鉴别时，根据呼吸时腹腔和胸腔食管压力差变化，确定 LES 位置，有助于诊断。

（4）其他检查：①超声学是有效、可重复的检查方法；② CT 多层面扫描；③ MRI；④血管造影。

4. 治疗　①非手术治疗：按 GERD 饮食、体位、药物治疗 6 ～ 8 周。②手术治疗。

5. 预后　1 岁以下病例常在 6 个月内症状缓解，较大龄儿童预后好，药物可缓解症状。

（五）膈膨升

先天性或后天性膈膨升（diaphragmatic eventration）是因膈肌发育不全或膈神经损伤后膈肌麻痹萎缩所造成的膈肌位置异常升高，为一侧或双侧横膈部分或全部上移，部分腹内脏器随之移位至胸腔。

1. 病因　横膈的部分或全部肌层发育不良，胸腔、腹腔仅有菲薄胸腹膜分隔，腹部器官随正压上移至胸腔。单侧或双侧发病。右侧多见且常为局限性，左侧多为完全膨升，此时与先天性后外侧疝难以区分或同时存在。常并发异位肾和叶外隔离肺。创伤性多为产伤，颈、胸部手术损伤膈神经。分娩损伤常合并 Erb 麻痹。近有学者认为，孕妇 / 胎儿 B- 溶血性链球菌感染与膈疝和膈膨升发病有一定关系。偶见胸膜、肺感染，或肿瘤入侵致膈神经麻痹。

2. 病理生理　患侧膈神经大体观细于健侧，镜下仅见膈肌组织发育不良。吸气时腹压升高，横膈向胸腔突出，压迫肺组织。呼吸困难是因胸腔负压致纵隔移位，呼吸时呈矛盾运动所致。

3. 临床表现　一般无症状，因哭闹、剧烈运动、呼吸道感染，胸部拍片时偶然发现。重者肺组织进行性受压，呼吸时横膈呈矛盾运动。

4. 诊断　①胸部 X 线片横膈不同程度上移，肺组织受压或不张。透视下，随患儿用力鼻吸气，横膈呈现矛盾运动。②超声检查横膈不随吸气下移，或矛盾运动。③ CT 确诊和排除其他纵隔疾病。

5. 鉴别诊断　本病应与后外侧膈疝、胸骨后疝（Morgagni 疝）、膈神经麻痹、先天性肺大疱等相鉴别。

6. 治疗　膈膨升一般不影响生命，可影响劳动力，多不需手术治疗。个别症状明显，影响一般日常活动，反复呼吸道感染者，可以开胸行膈折叠或加固手术。

7. 预后　预后较好。

（六）脐疝

脐疝（umbilical hernia）是小儿肠管自脐部凸出至皮下形成的球形软囊，易压回，较常见。为少量腹腔内脏器（多为小肠）在腹压增高时经脐环疝出。民间习惯称为"气肚脐"。新生儿到一岁内发病率极高，国外有的资料统计高达 31%，女多于男，黑色人种最好发。约 20% 的足月儿存在脐疝，早产儿的发病率高达 70% ～ 80%。随年龄增长发病率急剧下降。

1. 病因　脐是宫内联系母婴的脐带的交通口，具有先天解剖薄弱的特点。如果胎儿末期两侧腹直肌及前后鞘在中央位置的纤维愈合较差，致使出生后腹压增高时腹内脏器疝出。特别是腹压增高患儿、腹水患儿，或有肝胆系统异常时常伴有脐疝发生。

2. 病理生理　婴儿脐带脱落后，脐部瘢痕是一先天性薄弱处，且在婴儿时期两侧腹直肌前后鞘在脐部未合拢，留有缺损，这就产生了脐疝发生的条件。各种使腹内压增高的原因，如咳嗽、腹泻、过多哭闹等，皆能促使脐疝的发生。疝囊为突出的腹膜，表面有皮肤覆盖，皮肤与腹膜之间为薄层结缔组织，突出的内脏多为小肠、大网膜等，很少发生嵌顿。

3. 临床表现　脐部可见一球形或半球形可复性肿物。哭闹、排便、腹压增高时包块膨出。表面皮肤完整但较周围正常皮肤稍薄。张力通常不高，安静或平卧后包块明显缩小，脐部皮肤松弛。少数患儿常与消化不良、腹泻、易惊等情况同时存在或出现。脐部皮肤完整，疝出包块通常直径在 1.5 ～ 2.5cm。基底可及有韧性的缺损边缘，直径一般在 0.5 ～ 1.5cm。膨出脏器容易还纳并可闻及清晰的气过水声，但多数还纳后立即突出。发生脏器嵌顿者极少见。

4. 诊断　通常无须借助其他辅助手段即可明

确诊断。

5. 鉴别诊断　脐疝是由于脐环（umbilical ring）的生成有缺陷，大多由原来的脐静脉遗迹处发生。与脐膨出最大区别是疝囊外有正常皮肤覆盖。

注意与小型脐膨出相鉴别，后者膨出中央无正常皮肤。小型脐膨出构成腹壁襞体层于胚胎 10 周后发育停顿，腹壁缺损小于 5cm，只有少部分小肠进入到扩大的脐带基底，大部分肠管已经还纳到有相当容量的腹腔内。

6. 治疗

（1）物理治疗方法：一般脐疝不需要任何治疗，任其自然出入消长。出生 6 个月后，婴儿转为直立位生活时，脐疝可以自愈。个别拖延至 1 岁者也属正常，更有超过 2 岁仍能不治自愈者。局部压迫、加压包扎固定，减少疝出，可有利于脐环的尽早闭合。

（2）手术治疗：年龄超过 2 岁，基底缺损直径大于 2cm 者，自愈概率很小。同时家长有强烈的诉求，可实施手术。手术原则是切除疝囊组织、松解疝环周围粘连、间断紧密缝合关闭基底缺损筋膜。经皮环扎术：该手术方式的特点是不进腹腔、方法简单，但有一定的盲目性。严防损伤腹腔内脏器。要求手术者具备娴熟的腹内手术经验及操作技巧，并有麻醉医师的配合。

7. 预后　愈后复发者极少，疗效满意。若发现复发，必须排除其他腹压增高疾病。也有部分患儿由于原脐部疝出面积较大，局部皮肤扩张严重，术后脐部皮肤松弛，外观稍差；少数患者最终也无法恢复至正常的外观水平。因此，有学者在手术最后脐部皮肤缝合前做适当修剪处理，必要时行脐成形重建术，以获得满意的时尚外观效果。

（七）脐肉芽肿

脐肉芽肿（granuloma umbilici）是脐带脱落后，脐部遗留慢性感染创面，或因异物刺激（如滑石粉等）而在脐内形成息肉样小肉芽肿，多见于小婴儿。

1. 临床表现　脐部稍肿胀，中央有肉芽组织增生，呈鲜红色球形，直径 0.2 ～ 0.5cm，表面没有黏膜被覆，经常有脓和血性分泌物，沾污衣裤，

经久不愈。可刺激周围皮肤，出现湿疹样改变，甚至引起糜烂。

2. 诊断与鉴别诊断　依据临床表现即可诊断。鉴别须注意，脐茸、脐窦仔细检查均可见到小瘘口。

3. 治疗　用 10% 硝酸盐腐蚀或用剪刀、电烙去除多余的肉芽组织，并保持脐部清洁、干燥，多可痊愈。

（八）脐肠瘘、脐窦、脐息肉

1. 病因　胎儿期消化道通过卵黄管与卵黄囊相通，出生后此类管道不能完全退化，则形成各种脐部的畸形。脐部窦道包含卵黄管及脐尿管退化不全形成的脐茸、脐窦、脐尿管瘘、脐肠瘘等。

2. 临床表现

（1）脐肠瘘（umbilical fistula）：卵黄管全部开放时即形成脐瘘，又称卵黄管未闭或脐瘘，较少见。患儿出生后卵黄管仍然开放远端开口于脐部，近端通至回肠。患儿脐部可见鲜红色黏膜，经常有气体及肠液排出，肠液刺激周围皮肤，而产生糜烂、湿疹及溃疡。瘘管较大时，部分肠黏膜及肠管外翻自瘘口脱出，甚至可发生肠嵌闭或绞窄性肠坏死。

（2）脐窦（umbilical sinus）：卵黄管在回肠端完全萎缩消失，留下一较短管道，形成脐窦。其内被覆黏膜，可分泌黏液，合并感染时则变成脓性分泌物，或发生脐炎，甚至形成脓肿。

（3）脐息肉（umbilical polyp）又称脐茸：卵黄管完全萎缩退化，仅在脐部遗留极少黏膜，呈樱桃红色突起息肉状，经常有少许无色、无臭的黏液，当黏膜受到摩擦或损伤时有血性分泌物。

3. 诊断与鉴别诊断　依据临床表现、造影摄片易于诊断。鉴别须注意脐瘘与脐尿管瘘外形一样，后者排出尿液有臭味。从瘘口注入碘剂摄片，对比剂如进入回肠为卵黄管瘘，对比剂进入膀胱则为脐尿管瘘。自脐窦开口处注入对比剂，摄侧位 X 线片可见脐窦的长度和方向，不与肠管相通。

4. 治疗　卵黄管残留症的治疗，均须用手术切除。若脐肠瘘较大，经常排出粪汁，应尽早开腹手术切除全部瘘管，以防发生肠嵌闭。脐窦和

脐息肉则可待婴儿 6 个月以后手术治疗。

十八、肠道寄生虫感染病

寄生虫病是儿童时期常见的一类疾病，各类寄生虫的流行病学及生活史不尽相同，但均寄生在人体、掠夺体内营养、造成机械损伤等，对儿童的生长发育及健康造成重大危害。同时，由于寄生虫的生活习惯与地区地理环境及社会发展息息相关，故而寄生虫病感染率是衡量一个国家或地区整体发展水平和文明程度的重要指标。本节将阐述常见的几种肠道寄生虫感染。

（一）寄生虫病的特点

寄生为两种生物共同生活于同一个体，其中一方受益、另一方受害，受害方为受益方提供生存的场所与必需的营养，在这种关系中，受益者为寄生物，受害者为宿主。寄生虫一般可分为专性寄生虫、兼性寄生虫、体内寄生虫、体外寄生虫、机会致病性寄生虫。宿主则可分为终宿主、中间宿主、包虫宿主、转序宿主。本节所讨论的受益者均指寄生虫，受害者均指人体。

寄生虫进入宿主人体内，在人体内生存、繁衍，通过人体再次传播，以寄生虫有无使宿主发病，出现临床症状，可分为寄生虫感染及寄生虫病。寄生虫病因为其生理学特性，在传播过程中必须具备以下三个环节：传染源、传播途径及易感人群。

1. 传染源 是指感染了寄生虫的人和动物，其体内的寄生虫在生活史的某一个阶段可以直接或间接进入另一个宿主体内继续发育。

2. 传播途径

（1）常见的人体寄生虫传播途径：①经水传播，如阿米巴、血吸虫尾蚴等；②经食物传播，如猪带绦虫、旋毛虫、华支睾吸虫等；③经土壤传播，如蛔虫、鞭虫等；④经空气传播，如蛲虫卵；⑤经节肢动物传播，如蚊传播疟疾等；⑥经人体直接传播，如疥螨、阴道毛滴虫等。

（2）常见的侵入人体的感染途径：①经口感染，如蛔虫、阿米巴、华支睾吸虫等；②经皮肤感染，如血吸虫、钩虫等；③经胎盘感染，如弓形虫等；④经呼吸道吸入感染，部分寄生虫虫卵可经空气传播，呼吸道吸入致病，如蛲虫等；⑤经输血感染，如疟原虫等；⑥自身重复感染，如微小膜壳绦虫等。

3. 易感人群 针对某种寄生虫缺乏免疫力或免疫力低下而处于易感状态的人群。通常儿童的免疫力低于成人。

（二）寄生虫病的防治原则

1. 控制传染源 传染源是寄生虫病传染的根本，流行区对未感染患病者与带虫者进行普查、普治，未流行区监测和管控，防止传染源输入及扩散。

2. 切断传播途径 不同的寄生虫具有不同的生活史特性，针对其生活史进行管控及管理。加强对粪便及水源的管理，加强对个人卫生的教育及环境卫生的管控、消杀，切断中间宿主及媒介动物等可有效切断传播途径。

3. 保护易感人群 加强健康教育，改变不良生活方式及习俗习惯，提高自我保护意识，必要时可在流行区进行群体驱虫治疗。

（三）蛔虫病

蛔虫是无脊椎动物，系线虫动物门线虫纲蛔目蛔科生物，又称似蚓蛔线虫，是常见的人体消化道寄生虫。蛔虫幼虫可在人体内移行，成虫寄生于人体小肠内，引起蛔虫病。蛔虫具有穿孔、游走、成团等习性，在肠道内夺取营养，也可对肠道黏膜造成机械性损伤、超敏反应及肠道功能障碍。

1. 病因 蛔虫属于土源性线虫，生活史简单，不需要中间宿主。蛔虫为人体肠道内寄生的体形最大的线虫，寄生于人体小肠，雌虫长 20 ～ 35cm，雄虫长 15 ～ 31cm（图 11-9），以宿主半消化食物为营养，雄虫、雌虫交配后产出蛔虫卵，每日可产卵 24 万个。蛔虫卵随粪便排出体外，在适宜的泥土环境中发育为卵内幼虫，卵内幼虫在 1 周内蜕皮成为感染期虫卵。人体在食用被感染期蛔虫卵污染的食物或水后可感染，感染期虫卵在人体小肠内孵出幼虫，侵入肠道黏膜下层，经静脉或淋巴管进入肝、右心，至肺泡、支气管、气管，逆行至咽部，经吞咽进入消化道至小肠发育为童虫，以空肠为主，数周后发育为成虫，在人体内寿命可达 1 年。

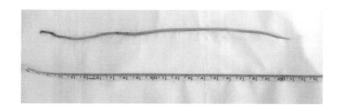

图 11-9　蛔虫
（图片由空军军医大学第二附属医院儿科内镜室提供）

蛔虫多流行于潮湿、温暖、卫生条件较差的热带和亚热带地区，儿童感染率高于成人，农村感染率高于城市。

因蛔虫卵产量大，不需要中间宿主，可直接在外界环境中发育为感染期虫卵，以及对外界理化因素抵御力强等因素，故蛔虫易于传播。主要传染源为粪便内含有受精蛔虫卵的人，蛔虫卵在温暖、潮湿的土壤或蔬果上能存活数月至1年，也可存活更长时间，接触受感染的食物为主要传播途径，经口食入感染期虫卵为感染的主要方式。人蛔虫患者群普遍易感。

2. 病理变化

（1）机械性损伤：幼虫可在移行过程中造成组织上皮细胞脱落、局部充血水肿、点状或小片状出血，严重感染的病例或可见幼虫侵入淋巴结、脑、肝、脾、肾、脊髓、甲状腺等组织器官，引起异位寄生，甚至可通过胎盘进入胎儿体内。成虫在肠道中可咬着肠道黏膜，引起局部组织损伤，因成虫具有钻孔的习性，成虫在多种因素刺激下可钻入胆管、胰管、阑尾、气管等处，虫体成团堵塞管道，造成机械性梗阻。

（2）炎症刺激：蛔虫携带细菌，在虫体机械性、化学性损伤局部组织时，细菌随即进入受损组织，或上行至邻近器官造成黏膜组织炎症反应，如急性胰腺炎、急性腹膜炎等。

（3）超敏反应：蛔虫幼虫移行肺部时常有嗜酸性粒细胞浸润，大量的嗜酸性粒细胞浸润会导致脓肿或肉芽，最终导致组织损伤。所致支气管肺炎、支气管哮喘等，称为内脏幼虫移行综合征（loeffler syndrome），蛔虫过敏原诱导宿主产生IgE、IgM抗体，可至Ⅰ型、Ⅱ型变态反应。部分患儿还可出现神经精神症状。

3. 临床表现　幼虫和成虫均可致病。潜伏期约8周，大多数感染者可无症状，称为蛔虫感染者，

有临床症状者称为蛔虫病。

（1）幼虫感染：多见于肺部受累，引起蛔虫性哮喘及蛔虫性肺炎。幼虫感染表现为咳嗽、胸闷、干咳、痰中带血、荨麻疹等，可伴有痰中带血、发热等症状，听诊可闻及啰音，痰液涂片常可见嗜酸性粒细胞或蛔虫幼虫。严重感染可危及多脏器引起异位寄生。

（2）成虫感染：成虫时期为主要致病阶段，多寄生于人体空肠，蛔虫具有钻孔、扭曲成团等习性，故蛔虫致病的机制多为如下几种。①夺取肠道营养；②破坏肠黏膜；③超敏反应；④机械性并发症。

（3）蛔虫性肠梗阻：常见于10岁以下儿童，以2岁以下婴幼儿为主，因蛔虫扭曲成团堵塞肠管，蛔虫毒素可刺激肠壁引起肠蠕动障碍，多为机械性肠梗阻，多见于回肠下段。起病急，呈阵发性腹痛，以脐周及右下腹为主，可伴有呕吐、腹胀、粪便形态改变等，发作时肠鸣音高亢，可见肠型及蠕动波，触诊可扪及无痛性可移动条索状柔软包块，包块的形状、部位可变化。

（4）蛔虫性阑尾炎：表现为突发全腹或脐周绞痛，后转移至下腹部持续疼痛，多伴有呕吐。蛔虫性阑尾炎因小儿阑尾口较宽，蛔虫条索在阑尾内嵌顿，发展迅速，容易发生阑尾坏死、穿孔，甚至死亡。

（5）胆道蛔虫病：蛔虫侵入胆总管或肝胆管、胆囊造成梗阻（图11-10），可引起右上腹阵发性剧烈绞痛，疼痛可放射至背部、肩部及腰部等处，经常需要同急性胆囊炎、胰腺炎等相鉴别。

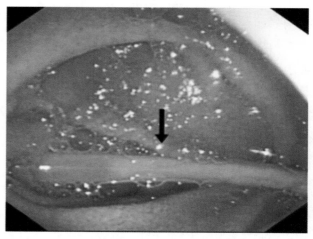

图 11-10　电子胃镜下所见钻入胆道的蛔虫（箭头处）
（图片由空军军医大学第二附属医院儿科内镜室提供）

4.诊断　根据临床症状及体征、吐虫或排虫史、粪便涂片中见蛔虫卵或虫体、痰液中见幼虫均可确诊。血常规中嗜酸性粒细胞可增高。本病引起并发症时需与外科急腹症相鉴别。

5.治疗

（1）驱虫治疗：①阿苯达唑：是 2 岁以上儿童治疗蛔虫病首选，200mg/d 顿服，又名肠虫清，为广谱驱线虫药物，可抑制虫体腺苷三磷酸合成从而导致虫体死亡。②甲苯达唑：200mg/d 顿服，为广谱驱线虫药，可抑制肠道寄生虫对葡萄糖的摄取，导致虫体糖原消耗，最终引起虫体细胞完全变性而死亡。③噻嘧啶：10mg/kg，睡前顿服，连服 2 日，为广谱驱虫药，可抑制胆碱酯酶，阻滞虫体的神经肌肉，使虫体痉挛，失去自主活动，从而达到驱虫的作用。④枸橼酸哌嗪：150mg/（kg·d），具有麻痹蛔虫肌肉的作用，使其与寄生部位脱开，从而随肠蠕动排出体外。⑤左旋咪唑：2 岁以上儿童 2～3mg/（kg·d），睡前顿服，可选择性抑制虫体肌肉中的琥珀酸脱氢酶，影响虫体肌肉无氧代谢，减少能量产生，使虫体肌肉持续收缩最终麻痹以达到驱虫效果。

前两种药物均不良反应轻微，常见不良反应有恶心、呕吐、腹痛、腹泻、头痛和发热等，有研究表明，单剂量使用阿苯达唑、甲苯达唑疗效差距不大。

（2）并发症治疗：①蛔虫性肠梗阻，不完全性肠梗阻可先行内科治疗，待疼痛缓解后开始驱虫治疗；完全性肠梗阻应及时行外科手术治疗。②蛔虫性阑尾炎，确诊后应尽早行内镜或外科手术治疗。

6.预防　注意环境及饮食卫生，嘱儿童讲究个人卫生，勤洗手，不生食未洗净的蔬果，不饮生水等。感染率较高、流行区的人群可隔半年至 1 年驱虫 1 次。

（四）蛲虫病

蛲虫又称蠕形住肠线虫，为蛔目尖尾科住肠线虫属动物，寄生于人体小肠末端、盲肠、结肠中所引起的寄生虫病，称为蛲虫病。蛲虫病是儿童常见的寄生虫疾病，在家庭、幼儿园、小学等儿童集体机构中易于流行。

1.病因　蛲虫成虫主要寄生于人体小肠末端、盲肠、结肠中，附着在肠黏膜上，以肠腔内容物、组织或血液为食，雌虫、雄虫交配后雄虫迅速死亡被排出体外，雌虫常于夜间在宿主熟睡后沿结肠下行，移行至肛门外，在肛门周围和会阴皮肤褶皱处产卵，在温暖湿润的环境中虫卵经 6 小时即可发育为感染期虫卵。感染期虫卵可通过以下方式传播感染：①直接传播。雌虫在肛周蠕动刺激造成肛周瘙痒，患儿易用手搔抓，感染期虫卵污染手，经肛门–手–口方式形成自身感染。②间接传播。感染期虫卵也可污染患儿周围衣物、被褥、玩具等物品表面，经口吞食使他人感染。③空气传播。虫卵通过空气尘埃等吸入至体内造成感染。④逆行感染。患儿肛周会阴部虫卵孵化为幼虫，幼虫逆行至体内进入肠道，造成进行性感染。

蛲虫感染者为唯一的传染源，蛲虫病流行广泛，呈世界性分布，与国家、地区及社会发展水平并无直接关系，城市一般感染率高于农村，各年龄段均可感染，学龄前期及学龄期儿童易感，常围绕儿童集体生活机构及家庭聚集性发病。

2.病理变化　蛲虫寄生数目较多，可达千条，聚集在小肠末端、盲肠及结肠黏膜上，虫体刺入定植于肠黏膜，引起炎症及溃疡。蛲虫作为过敏原引起嗜酸性粒细胞增多，浸润肠黏膜表层，引起嗜酸性粒细胞性结肠炎。

3.临床表现　蛲虫病以肛门会阴处瘙痒为主要表现，以夜间为著，奇痒常影响患儿夜休，小儿可突发惊哭，夜休差，焦虑不安等，甚至心理行为问题。蛲虫可侵入女性尿道、阴道，引起尿频、尿急、尿痛等刺激症状及阴唇炎、阴道炎、输卵管炎，侵入腹膜可引起腹膜炎，刺激腹膜，引起相应症状。人体肠道内附着的蛲虫可刺激肠道甚至钻入黏膜层、肌层，出现胃肠道激惹征象，如恶心、呕吐、腹痛、腹泻、食欲缺乏等症状。

蛲虫性阑尾炎：蛲虫成虫寄生于回盲部，毒性作用及过敏反应引起阑尾炎性表现，部分成虫可钻入阑尾引起炎症（图 11-11）。

4.诊断　首先根据临床症状及体征，有以下症状者需注意蛲虫病：①患儿夜休差，烦躁不安；②肛门及会阴部瘙痒；③幼托儿童或密切生活接触者中有患病者或类似症状者。

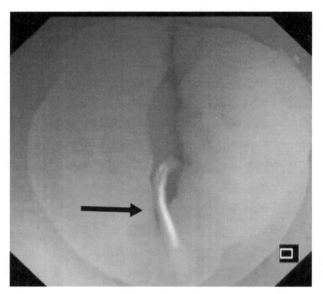

图 11-11　电子结肠镜下肿胀的阑尾口处可见 1 条蛲虫（箭头所指）

（图片由空军军医大学第二附属医院儿科内镜室提供）

实验室检查有重要参考。血常规中一般无嗜酸性粒细胞或血清总 IgE 明显升高；粪便常规中一般不易检出虫卵；部分患儿夜间熟睡后 2 ~ 3 小时分开臀瓣可见皱褶处有乳白色线头样小虫，可用镊子夹入含 70% 乙醇溶液的标本瓶中送检确诊；肛周透明胶纸法或棉签拭子法检出虫卵率较高，可予清晨排便或洗澡前在肛周用透明胶纸蘸取或棉签拭子擦拭肛周及会阴部后送检，透明胶纸法效果较好；部分伴有腹部症状的患儿行肠镜检查时可在回肠下段、盲肠、结肠等处发现肠道黏膜上附着的乳白色半透明线状虫体，即可确诊。

5. 治疗

（1）药物治疗：①甲苯达唑，200mg/d 顿服，为广谱驱线虫药，可抑制肠道寄生虫对葡萄糖的摄取，导致虫体糖原消耗，最终引起虫体细胞完全变性而死亡。②阿苯达唑，200mg/d 顿服，为广谱驱线虫药物，可抑制虫体腺苷三磷酸合成从而导致虫体死亡。③三苯双脒，200mg/d 连服 2 天，对蛲虫效果良好，儿童一次顿服可达到 81.6% 的治愈率。

（2）局部治疗：睡前便后可用温水洗肛门及外阴部，再用 10% 氧化锌油或软膏涂于肛周皮肤，可将蛲虫软膏挤入肛门少许，可达到驱虫、止痒、减少自身感染的防治效果。

6. 预防　宣教儿童正确的手卫生观念，不吃手、不啃指甲，养成餐前便后洗手的习惯，及时对衣物、食具、玩具及环境卫生进行消毒，对集体患病者应同时接受彻底治疗。

（五）绦虫病

绦虫属扁形动物门的绦虫纲，可寄生于人体的绦虫有 30 余种，多为圆叶目和假叶目，常见的带绦虫，分为牛带绦虫、猪带绦虫及亚洲带绦虫，其中牛带绦虫又称为无钩绦虫、肥胖带绦虫，猪带绦虫又称有钩绦虫、链状带绦虫。本部分主要描述猪带绦虫及牛带绦虫的生理及疾病。

1. 病因

（1）猪带绦虫：人是猪带绦虫唯一的终宿主，主要的中间宿主为猪或野猪，人也可作为中间宿主之一，成虫寄生于人体小肠，固着于肠壁。孕节，即内含充满虫卵的子宫的绦虫节片，从绦虫链体上脱落后随粪便排出，孕节受到外力挤压破裂释放虫卵，受虫卵及孕节污染的食物等被中间宿主吞食后进入消化道，被小肠中的消化液作用后虫卵破膜释放六钩蚴，钻入小肠经血液循环进入身体各处，逐渐发育为囊尾蚴，多寄生于运动肌群内。囊尾蚴寄生的猪肉俗称"豆猪肉""猪肉米"，食用生的或未烹饪熟的被囊尾蚴寄生的猪肉后囊尾蚴可附着于人体肠壁内，逐渐发育为成虫，成虫在人体内寿命可达 25 年以上。

（2）牛带绦虫：生活史与猪带绦虫类似，但人体对牛带绦虫的六钩蚴具有免疫力，故人体中几乎没有牛囊尾蚴寄生。

2. 病理变化　虫体头节处有 4 个吸盘及小钩，虫体可通过其吸附在肠道黏膜上，造成机械性损伤及化学刺激，引起肠道卡他性炎症，部分绦虫可吸收宿主的维生素 B_{12} 造成宿主贫血。

3. 临床表现　猪带绦虫成虫寄生于人体小肠，称为猪带绦虫病，一般仅为 1 条，猪带绦虫病感染者一般症状较轻，多数患者可在粪便中发现节片，少部分患者可出现腹部疼痛（以上腹部为著）、腹泻、消化不良、恶心、呕吐、食欲缺乏等，偶可见因绦虫头节固着于肠壁导致肠道局部损伤所致肠梗阻甚至肠穿孔。

牛带绦虫多数感染患者无明显症状，少数患者可有腹部不适、消化不良、呕吐、食欲缺乏、饥饿痛等症状，牛带绦虫孕节活力强，可自行排出肛门，故感染者可在粪便中发现节片或肛门处瘙痒。

4. 诊断　生食猪肉、牛肉史对诊断具有重要意义，粪便中的孕节可用于明确诊断，确定虫种明确治疗方案。

5. 治疗　①氯硝柳胺：为抗绦虫药，能抑制绦虫细胞内线粒体的氧化磷酸化过程，阻碍虫体吸收葡萄糖的同时阻断其摄取葡萄糖，从而使虫体发生蜕变，以达到驱虫效果。年龄 < 2 岁，每次 0.25g；2 ～ 6 岁每次 0.25 ～ 0.5g；6 ～ 10 岁每次 0.5 ～ 0.7g；年龄 > 10 岁每次 0.75 ～ 1g，晨起空腹咀嚼后服用，隔 1 小时后再服用 1 次，2 小时后加硫酸镁导泻。②南瓜子 - 槟榔法：晨起空腹服用南瓜子，1 小时后服用槟榔煎剂，半小时后再服硫酸镁导泻。

6. 预防　加强健康教育，注意个人卫生和饮食习惯，不食用未烹饪熟的肉类，生肉案板及菜刀与熟食案板菜刀分开；管理好公共卫生及动物圈养，加强肉类管理，杜绝病肉流通至市场。

（六）吸虫病

吸虫属于扁形动物门吸虫纲，为多细胞无脊椎动物，吸虫纲下属单殖目、复殖目及盾殖目，可寄生于人体的均隶属于复殖目。复殖目吸虫生活史复杂，有性世代与无性世代在中间宿主与终宿主间交替，发育阶段由卵、毛蚴、胞蚴、雷蚴、尾蚴、囊蚴、后尾蚴至成虫演化。吸虫种类繁多，本部分重点介绍布氏姜片吸虫。

布氏姜片吸虫又称姜片吸虫，为扁形动物门吸虫纲复殖目片形科姜片属，因主要流行于亚洲，又称亚洲大型肠吸虫，主要寄生于人体小肠。

1. 病因　布氏姜片吸虫体积较大，长 20 ～ 75mm，宽 8 ～ 20mm，厚 0.5 ～ 3mm，有两个吸盘：口吸盘、腹吸盘，距离相近。虫卵在人体寄生虫中体积最大。

布氏姜片吸虫其中间宿主为扁卷螺，终宿主为猪、人，菱角等水生植物为传播媒介。成虫寄生于终宿主空肠上段，虫卵随粪便排出终宿主体外进入水中，在适宜环境下可发育为毛蚴，毛蚴侵入中间宿主扁卷螺体内发育为尾蚴，尾蚴逸出

扁卷螺进入水体吸附于菱角等水生植物上，逐渐发育为囊蚴，人或猪食用附有囊蚴的植物后囊蚴进入终宿主体内，在十二指肠中后尾蚴逸出并附着，在空肠上段发育为成虫，并随粪便排出虫卵。

2. 病理变化

（1）机械性损伤：布氏姜片吸虫含有两个距离极近的吸盘，吸附力极强，布氏姜片吸虫吸附于肠道上可造成被吸附处的肠道黏膜坏死、脱落、水肿、出血甚至溃烂，造成局部肠道黏膜机械性损伤。大量布氏姜片吸虫吸附于肠道时，除夺取终宿主肠道正常的消化吸收外，还可以造成机械性肠梗阻等。

（2）变态反应：布氏姜片吸虫虫体代谢的分泌物作为过敏原引起终宿主机体变态反应，附着病变处可见嗜酸性粒细胞浸润，中性粒细胞及淋巴细胞增多。

3. 临床表现　轻症感染者可无明显症状，机体营养状况较差者或体内寄生虫体较多者多表现为消化道症状，如食欲缺乏、间歇性粪便性状改变、腹痛、恶心、呕吐等；重症感染者因虫体营养夺取，可表现为营养不良、消瘦、乏力、贫血、精神萎靡等，儿童可出现生长发育障碍甚至智力减退。

4. 诊断　①生食菱角等水生植物，流行区水源地出现症状者需特别注意。②粪便检查中可见布氏姜片吸虫虫卵者即可确诊，为提高检出率可采用离心沉淀法、水洗自然沉淀法或改良加藤法提高检出率。③必要时可使用免疫学法，如 ELISA、IFA 等。

5. 治疗　吡喹酮，为广谱抗寄生虫药物，高浓度吡喹酮可刺激虫体挛缩，损害虫体表皮使虫体表皮糜烂破溃，暴露表面抗原，遭受宿主免疫攻击从而使虫体死亡。10 ～ 15mg/kg，顿服。

6. 预防　加强粪便管理，防止人或猪的粪便污染水体，加强健康教育，勿食菱角等水生植物。

（杜春艳　朱嵘嵘　虎崇康　李玉品
江　逊　张　薇　林　燕　王春晖
郭　薇　杨　洋　杨　洁　赵宏芳
康建琴　李　唐　张芽龙　郭宏伟
曾令超　高智波　李　烨　王玉娟
卜婧愉　石　钰）

第二节　老年肠道及其疾病的特征

一、老年肠道的增龄性特点

（一）小肠

老年人小肠的重量减轻，空肠绒毛变短、变宽。小肠黏膜萎缩、扁平，有效吸收面积减少，黏膜皱襞比青年人粗大杂乱。老年人小肠中的叶状绒毛较年轻人更常见。统计发现，老年组的绒毛高度平均值（371mm）明显低于年轻组平均值（471mm）。派尔集合淋巴结（Peyer's patch，PP）是肠黏膜免疫系统的重要组成部分，是小肠黏膜内的一组淋巴滤泡，随着年龄的增长而减少。老年女性的淋巴滤泡减少程度显著低于老年男性。

由于小肠蠕动较慢，上皮细胞数目减少，胰腺分泌功能及活性降低致吸收功能下降，小肠主动转运和被动扩散功能均受影响，易出现吸收不良综合征，表现为单糖类（木糖、半乳糖等）、脂肪、矿物质和维生素的吸收减少。脂肪吸收延迟是由于胰腺功能不足、黏膜吸收功能减低所致，但胆固醇的吸收随年龄增长而增加，这可能是老年人易患动脉硬化的原因之一。老年人对锌的吸收功能下降，但排泄也相应减少，因而能保持锌的平衡。研究表明，小肠维生素D受体的密度下降可能使小肠对维生素D活性的反应性下降，故老年人要维持血清钙内环境的稳定，需要增加1,25-（OH）$_2$D$_3$的生成使骨钙的丢失减少。正常近段小肠内存在少量细菌（＜ 10^5/ml），因老年人肠蠕动减弱、胃酸减少等综合因素使小肠内细菌增多（＞ 10^6/ml），导致细菌过度繁殖综合征，表现为体重下降、贫血、腹泻、脂肪吸收障碍、维生素A缺乏及低血钙等。另外，老年十二指肠憩室、小肠假性梗阻综合征也较常见。后者涉及的机制包括肠壁血供不足、自主神经系统病变、肠壁水肿、水和电解质紊乱等。

（二）结肠

随着年龄的增长，结肠的解剖变化包括黏膜萎缩，腺体结构异常，黏膜肌层肥大。功能改变包括收缩协调性降低和对阿片类药物敏感性增加。

关于结肠动力改变的研究仍有争议，但普遍的共识是结肠推进的动力随年龄的增长而下降。导致结肠动力下降的一个因素是与年龄变化相关的肌丛神经元减少和卡哈尔（Cajal）间质细胞的减少。

肠道静息压随年龄增长而下降，导致肛门括约肌张力降低。研究显示，70岁以上人群的括约肌压力较30岁以下人群降低了30%～40%。老年人的肛门内括约肌增厚以代偿年龄相关性肛管压力降低，外括约肌变薄与大便失禁密切相关。憩室在65岁以上的西方人群中很常见，患病率为65%，其形成是由于肌壁强度降低、顺应性下降，以及粪便排泄所需的腹内压力增加导致。衰老还导致结肠黏膜增殖和凋亡减少，结肠上皮的屏障功能受到损害，促进炎症发生。正常衰老狒狒结肠的分离标本显示，毒素的渗透性增加，紧密连接的关键结构成分减少，炎症反应增强。随着衰老和与年龄相关疾病的发生，肠道微生物群会发生变化。

二、衰老与肠上皮屏障

肠道上皮屏障必须在防止大分子和潜在病原微生物渗透的同时确保营养物质的吸收，并通过微生物识别和抗原摄取的各种机制监测肠道内容物。这些复杂且看似对立的功能需要高度特异化的细胞和结构协同作用以保持屏障的完整性。肠上皮屏障由多种高度整合的物理、生化和免疫元素组成。屏障功能缺陷可能引起慢性免疫激活，导致乳糜泻、结直肠癌、炎症性肠病和糖尿病等。肠上皮屏障功能障碍也是中枢神经系统紊乱的发病机制之一。研究发现，肠道屏障完整性的改变与年龄相关的代谢和炎症的发生发展密切相关。

（一）物理屏障

肠道上皮细胞：从隐窝生成的上皮细胞形成高度选择性的屏障，主要任务是阻止大分子和微生物的同时，允许水、离子和营养物质的进入。屏障的完整性通过单层柱状上皮细胞（IEC）的不透水质膜和细胞间连接复合体来密封细胞旁空间。在 IEC 的顶端区域、微绒毛的基部，相邻细胞的细胞膜紧密连接。紧密连接是连接复合体的最顶端，由大量相互连接的蛋白质组成，包括跨膜蛋白、膜蛋白及信号分子。超过 40 种不同的蛋白质，这种巨大的多样性确保了紧密连接，除了建立强大的屏障和细胞极性，还可参与信号转导、转录调控、细胞周期和囊泡转运。主要的紧密连接蛋白有闭合蛋白（Occludin）、闭锁小带 1/2（Zonula Occludens1/2，ZO-1/2）和 F- 肌动蛋白（F-actin）。

有关衰老的人类和动物肠道屏障完整性变化已有报道。与年轻大鼠相比，老年大鼠尿液中示踪剂聚乙二醇 400 的排泄水平降低，表明肠道对大分子的通透性增加。老年狒狒的关键紧密连接蛋白，如 ZO-1、Occludin 的表达降低，对大分子（如辣根过氧化物酶）的通透性增加。此外，衰老果蝇和脊椎动物的紧密连接具有相似性。关于衰老对果蝇紧密连接影响的研究较少，但利用非侵入性实验测定肠道屏障完整性的实验表明，根据肠道屏障受损程度，可预测个体的代谢、炎症水平的改变和远期的死亡率。

（二）生化屏障

1.黏液层 胃肠道黏膜表面覆盖着一层黏液，在保护肠道上皮中起关键作用。黏液由杯状细胞分泌，数量沿肠道由近及远增加，在结肠达到峰值。黏液层内有两个分隔明确的区域，内层大部分是无菌的，与肠道上皮密切接触。外层为腔内容物提供了润滑表面，并为微生物提供了营养基质。研究发现，黏液层缺陷小鼠在约 4 周龄时发展为严重结肠炎，这为黏液层具有保护宿主的功能提供了重要的依据。

衰老对黏液层产生的影响随肠道位置的变化而不同。在健康个体中，胃和十二指肠黏液层的厚度不随年龄而变化。表明在上述两个部位中，黏液层提供的机械保护不受衰老的影响。老年小鼠回肠杯状细胞及绒毛数量略有增加，具有更大的黏液蛋白颗粒，表明黏液丰度增加。衰老小鼠回肠派尔集合淋巴结中的杯状细胞总数保持不变。在其他部位，衰老对黏液层的改变与年龄相关的代谢与炎症的发生、发展密切相关。黏液层在衰老过程中变薄的同时，肠道微生物群的组成和机体免疫力也发生了变化。

微生物通过黏液结合蛋白黏附多糖，黏液结合蛋白是一种在胃肠道细菌中发现的细胞表面黏附素，而黏液层内的多糖是多种肠道微生物的营养基质，因此，黏液层和肠道细菌之间由多糖介导的相互作用是维持微生物稳态的关键。随着年龄的增长，部分微生物对黏液的黏附能力有所下降。衰老过程中黏液层厚度和化学结构的变化会改变肠道环境，对肠道微生物群落和炎症的发生、发展产生重要影响。

2. 抗菌肽（AMP） 是对抗肠道微生物感染的第一道防线。它们对细菌、真菌、寄生虫和病毒显示出广谱活性。AMP 不仅对抗病原体，还能通过控制肠道微生物群的丰度和分布来调节肠道内稳态。AMP 可破坏细菌的细胞膜，也可对哺乳动物细胞产生毒性作用，因此，它们的表达必须受到转录和翻译后机制的严格调控。现已在小鼠中发现潘氏细胞来源的 AMP 表达，如 α- 防御素和溶菌酶，它们随着年龄的增长而下降；而其他 AMP，包括 β- 防御素 1、血管生成素 4 和抵抗素样分子 β 在衰老过程中显著上调，但确切机制尚不清楚。AMP 的年龄相关过表达与肠道屏障完整性缺失密切相关。在衰老的果蝇，AMP 的产生明显增多。果蝇菌素和天蚕素 A1 等特定 AMP 在果蝇肠道的基因诱导过表达显著延长果蝇的寿命。

3. 分泌型免疫球蛋白（sIgA） sIgA 的存在是黏膜表面的特征，有助于肠道微生物群落的建立和维持，防止通过黏膜表面的感染，并限制促炎反应来调节肠道免疫稳态。一项高通量测序分析显示，衰老小鼠肠道 sIgA 的多样性增加，但衰老过程中 sIgA 抗体反应的保护能力仍有待进一步研究。

三、衰老与肠上皮细胞功能

（一）肠道干细胞

所有亚型的肠上皮都来自于肠隐窝中的肠干细胞（ISC）。ISC 及其后代使肠上皮每 3 ～ 5 日更新一次，随着转运扩增细胞的分裂和成熟，大部分肠上皮细胞沿着隐窝的上皮通道向上游走、分化。随着宿主年龄的增长，ISC 的增殖和自我更新能力显著减弱。老年小鼠的 ISC 高表达促凋亡基因谱，表明这些细胞的存活率降低。由于生长和存活能力下降，老年小鼠也表现出肠道损伤的愈合能力下降。ISC 的自我更新能力是通过在肠隐窝底部增加的标准 Wnt 蛋白梯度来维持的，这种 Wnt 梯度是由上皮下间充质细胞提供的，其功能是维持 ISC 生态位中干细胞标志物的表达。老年小鼠 ISC、潘氏细胞和上皮下间质细胞中典型的 Wnt 蛋白（包括 Wnt3a）减少，肠道类器官生长能力下降，但补充 Wnt3a 则可使生长能力恢复。有研究显示，老年小鼠小肠类器官的组蛋白 H3K27me3 使干细胞标志物在表观遗传学上沉默，导致类器官的细胞增殖减少。利用小鼠结肠类器官模拟衰老研究发现，类器官经历了多种表观遗传变化，导致激活 Wnt，并显示癌前表型。

（二）吸收性肠上皮细胞

在肠上皮细胞中，吸收性肠上皮细胞最为丰富，它们在肠腔表面表达分解代谢酶来消化各种分子，包括水、离子和营养物质，以便细胞吸收。肠上皮细胞产生的细胞因子在老年人群发生了改变，当回肠上皮组织切片暴露于鞭毛蛋白后，白细胞介素 -8（IL-8）的产生减少。IL-8 是一种重要的白细胞趋化剂，当细菌侵入时做出反应，其在老年回肠中减少，表明对细菌感染的反应能力下降。血管生成素是一种有效的血管生成刺激物，在肠道内促进 IEC 存活和增殖，有研究发现，血管生成素在老龄小鼠的回肠中显著上调。

（三）杯状细胞

杯状细胞是特化的分泌黏液的肠上皮细胞，存在于小肠和大肠中黏液层，主要由黏蛋白 2（Muc2）组成，Muc2 是一种高度 O- 糖基化的蛋白质。年轻和年老小鼠的胃和十二指肠黏液层没有显著差异，而老年小鼠的回肠黏液层略厚，与杯状细胞增加相吻合。尽管老年小鼠回肠杯状细胞和黏液产生增加，但细菌也有增加，表明黏液层的保护作用减弱。差异最显著的部位为结肠，黏液层的厚度与杯状细胞的数量明显下降，这与免疫细胞标记物和微生物群组成的广泛变化相平行。与雌性小鼠相比，雄性小鼠更容易受到年龄相关的结肠黏液厚度减少的影响，可能导致对相关炎症的敏感性增加。

（四）肠内分泌细胞

肠内分泌细胞是 IEC 的另一种亚型，可分泌多种肠道激素，如胆囊收缩素和胰高血糖素样肽 1 和 2，有助于控制肠道的消化功能。这些肠道激素也调节神经递质 5- 羟色胺的产生。此外，胆囊收缩素还调节 CD4+ T 细胞和 B 细胞的分化和细胞因子的产生。在衰老小鼠中，K 细胞的数量和活性增加，K 细胞是一种特殊的肠内分泌细胞群，分泌葡萄糖依赖的促胰岛素多肽 / 胃抑制多肽，这是一种增加脂肪积累的分子。老年人的回肠中，肠嗜铬细胞的数量有所增加，这可能是一种补偿性机制，以缓解与年龄相关的传入神经敏感性的衰减。

（五）M 细胞

M 细胞是小肠内特化的上皮细胞，可以通过密切相关的抗原呈递细胞对腔内细胞抗原（Ags）进行摄取，运送到小肠中的 PP，这对于诱导 Ags 特异性 IgA 的产生至关重要。老年小鼠的 PP 相关上皮中成熟的 M 细胞数量显著减少，导致从肠腔摄取 Ags 的能力受损。此外，老年小鼠肠道 B 细胞产生的 Ags 特异性抗体明显减少，T 细胞增殖减少，Ags 特异性 T 细胞因子产生减少，与 M 细胞数量减少相对应。

（六）潘氏细胞

潘氏细胞是另一种特殊的小肠上皮细胞，通常局限于小肠，但也存在于结肠的特发性炎症性肠病中。老年小鼠小肠溶菌酶（潘氏细胞标记物）的表达减少，表明下降的数量可能减少。有研究显示，老龄小鼠的潘氏细胞增加了 Notum 蛋白的产生，Notum 蛋白是一种 Wnt 抑制因子，可抑制肠上皮的再生。

四、衰老与肠道免疫功能

肠道是免疫细胞发育的一个极其重要的部位，肠道内的免疫细胞发育依赖于微生物的存在，人体微生物群落在 2～3 岁才会相对稳定。在此期间，微生物对免疫细胞的刺激促进肠道集合淋巴结、肠系膜淋巴结和孤立淋巴滤泡的发育。微生物还促进 B 细胞和 T 细胞的成熟并进入肠道集合淋巴结和固有层。在老年小鼠的回肠和结肠中，先天性和适应性免疫基因明显减少，表明衰老肠道中总 T 细胞在减少。先天性淋巴样细胞（ILC）也是小鼠和人类肠道内的一个重要细胞亚群，在维持屏障功能和对病原体的免疫应答中发挥着关键作用。研究发现，老年人肠道内 ILC3（表型上反映 Th17 细胞的 ILC）减少。

五、正常衰老和肠道运动

衰老相关的疾病（如糖尿病、甲状腺功能减退），可降低小肠的蠕动能力。随着年龄的增长，便秘的风险相应增加，但以年龄作为便秘的独立风险因素仍有争议。有研究表明，结肠传输时间随年龄的增长而显著延长，而其他研究显示二者间则没有明显相关性。关于结肠运动或肌电活动的研究很少，尚未发现任何与年龄相关的显著变化。因此，缺乏证据表明年龄对结肠传输时间有显著影响。

六、衰老肠道与其他器官之间的相互作用

（一）肠 - 肝轴

肠道能够与许多器官产生交互，包括肝、肺和大脑，年龄相关的肠道微生物群和屏障功能变化很可能会影响这些器官。肠 - 肝轴是指包括肠道微生物群在内的肠道与肝之间的交互作用。肝产生胆汁酸并通过胆道释放入肠道，从而与肠道交互。在肠道中，微生物群代谢的膳食成分、胆汁酸等可通过门静脉进入肝，并调节代谢功能。当肠道屏障受损时，细菌源性微生物相关分子模式（MAMP）向肝的易位增加，与肝非实质细胞上的模式识别受体（PRR）结合，导致促炎和促纤维化信号级联的激活；随着年龄的增长，肝脏也会出现相应的生理变化包括促炎细胞因子 IL-6、TNF-α 的肝表达增加，肝脂肪变性增加和急性期蛋白增加，这可能是肠道功能受损的结果。研究显示，在老年小鼠中补充肠刷状缘酶及碱性磷酸酶，不仅改善年龄相关的肠道屏障功能障碍，且降低了肝酶水平。

（二）肠 - 肺轴

肠道和肺的黏膜表面有许多相似的生理特征，肺拥有独特的微生物群，且在呼吸道和消化道之间具有微生物的连续性。肺泡及肺组织中的吞噬细胞在肠道菌群缺乏的条件下也会受到损害。研究发现，小鼠肺泡的抗菌功能可通过胃肠道增加 Nod 样受体激动剂恢复到基线水平。肠道和肺之间还存在炎症性交互作用，如克罗恩病和慢性阻塞性肺疾病。肠漏引起的细菌易位加剧，会导致老年人持续的炎症反应和肺功能障碍。研究显示，高龄是可能导致肠道菌群失调和 COPD 发展的临床危险因素，增加膳食纤维有助于 COPD 的改善。

（三）肠 - 脑轴

肠 - 脑轴是指中枢和肠道神经系统之间的交互作用，主要由大脑向肠道微生物群发出的信号所主导，反之亦然。肠道微生物群对肠道和中枢神经系统的发育和成熟至关重要。研究显示，无菌小鼠的感觉运动功能和记忆形成受损。

越来越多的证据表明肠上皮屏障功能障碍与各种神经系统疾病有关。帕金森病患者结肠上皮中有一种重要的肠紧密连接蛋白减少。在帕金森病（PD）患者的粪便中发现肠炎症和肠通透性标志物钙保护素和 $\alpha 1$ 抗胰蛋白酶的含量均升高，进一步提示肠道通透性与疾病的发生有关。肠道通透性增加也与阿尔茨海默病及多发性硬化症有关。抑郁和焦虑患者血浆中肠屏障功能障碍的标志物连蛋白和小肠脂肪酸结合蛋白升高。这些由肠道通透性改变引起的神经系统疾病是否会因年龄而进一步恶化有待进一步研究。

七、老年常见疾病及其对肠道动力的影响

（一）神经系统疾病

PD 常见于老年人，特发性 PD 引起广泛而严重的胃肠运动功能紊乱，结肠转运时间显著增加，这可能是由于肌肠神经丛和黏膜下神经丛多巴胺能神经元的不足导致的。特发性 PD 患者便秘的临床相关性尚不清楚，可能是多因素的，包括结肠运输延迟、肛肠功能障碍、药物治疗和体力活动减少等。

（二）神经精神疾病

抑郁症是老年人常见精神疾病，可显著影响胃肠动力。一组 51 例因功能性精神障碍（主要是抑郁症）入院的患者中，抑郁症患者的结肠传输时间显著延长，并与疾病的严重程度呈正相关。在老年便秘患者中，结肠传输时间与精神症状（包括抑郁）严重程度呈正相关。在对老年人的大规模调查中，便秘始终与精神和心理疾病及缺乏活动密切相关。

（三）内分泌失调

2 型糖尿病是老年人胃肠道动力受损的最常见原因，也是老年便秘的重要危险因素。在老年糖尿病患者中，胃肠运动功能紊乱影响小肠的营养传递，从而导致血糖水平的波动，它的发生与糖尿病的病程和自主神经病变无关。在自主神经功能测试异常的糖尿病患者中，结肠传输时间增加是其特征之一。

甲状腺功能减退症是老年人群中常见的疾病，主要胃肠道症状为便秘。虽有研究表明，甲状腺功能对各种肠道肌电和测压结果有直接影响，但对甲状腺功能减退患者治疗前后所进行的口腔-盲肠传输时间评估显示，与健康对照组相比，二者基线水平没有显著差异。而在一项老年甲状腺功能减退患者的研究中发现，暂停使用甲状腺素后，口腔-盲肠传输时间延长，再次使用后传输时间恢复。

八、老年医源性肠道功能障碍

老年人使用药物种类多，常出现药物不良反应，其中胃肠道不良反应最为常见。引起胃肠运动障碍的主要药物类别是抗胆碱能药、阿片类镇痛药和钙通道阻滞药，这些药物通常用于老年人，且比年轻患者更有可能引起医源性肠道功能障碍。

抗胆碱能药物所引起胃肠道不良反应主要与整个肠道蠕动收缩幅度的降低有关，老年人抗胆碱能治疗的主要胃肠道不良反应是便秘，可导致粪便嵌塞。选择性 5-羟色胺再摄取抑制剂比其他抗抑郁药物具有更低的药物毒性风险，是使用最广泛的抗抑郁药物，该药对胃肠道有明显的不良反应，包括恶心、腹部绞痛和腹泻，代表药物帕罗西汀明显减少了肠道传输时间。

阿片类镇痛药是老年人最常用的药物之一，常见不良反应为便秘，主要机制是延缓小肠和结肠的运输。不同的阿片类药物对胃肠道运动的影响不同，如给伴有疼痛性骨关节炎的患者使用曲马多，结肠传输时间没有显著增加，而双氢可待因则相反；两种药物均未增加口腔-盲肠传输时间。

钙通道阻滞药广泛用于老年人。硝苯地平在治疗剂量下，显著增加了口腔-盲肠传输时间，能抑制结肠运动，这可能是该药物导致便秘的作用机制。维拉帕米和地尔硫在正常受试者中并没有显著延迟胃排空。健康男性的小肠和结肠传输的闪烁成像定量显示维拉帕米仅对结肠运输有显著抑制作用。

九、老年人肠道菌群特点

肠道细菌的总数达 100 万亿，是人体细胞总数的 10 倍，主要有硬壁菌、拟杆菌、放线菌和变形杆菌，其中严格厌氧菌的数量比兼性厌氧菌和需氧菌多 2～3 个数量级。肠道菌群受饮食、年龄等因素影响很大，因而始终处于动态变化中。哺乳期婴儿的肠道菌群主要是双歧杆菌，占总菌数的 90% 左右；随着年龄增长，双歧杆菌下降，类杆菌、乳杆菌、梭菌等逐渐增多。而结肠中细菌数量高达 $10^{10\sim13}$ cfu/ml，其中丰度相对较高的是厚壁菌门、拟杆菌、放线菌，丰度相对较低的

有梭杆菌、庞微菌门，还有少量如梭状芽孢杆菌和葡萄球菌等潜在致病性的细菌。

老年人由于肠道生理功能、饮食结构改变及免疫功能减退，肠道感染风险增加，肠道菌群多样性降低，益生菌、兼性厌氧菌减少，肠内总短链脂肪酸减少，与年轻人群相比，老年人厚壁菌门、放线菌门微生物比例下降，如双歧杆菌明显减少甚至消失，而产气荚膜梭菌、乳杆菌、拟杆菌和肠杆菌增多，这种肠菌群的组成变化也是衰老的表现。从出生—幼年—成年—老年，肠道共生菌都在不停地变化，这也是很多老年性疾病的发生和发展与肠道菌群的失衡密切相关的原因之一。在老年人的肠上皮细胞凋亡常增多，因而衰弱状态下，肠道的通透性可能会增加。尤其是衰弱老年人体内的乳酸杆菌数量明显降低，特别是拟杆菌属、普氏杆菌属显著下降，而肠杆菌科则有所增加。研究发现，肠道菌群与阿尔茨海默病发生发展密切相关，老年阿尔茨海默病患者肠内乳杆菌和双歧杆菌数量与氨基丁酸明显减少；一项随机双盲临床研究首次发现，益生菌可以改善阿尔茨海默病患者大脑的认知功能；质子泵抑制剂由于能够削弱胃酸防御外源性细菌的作用，因此容易导致老年人肠道受到外源性细菌的侵袭，从而改变肠道内菌群相对稳定的状态。此外，随着年龄增长，肠道内乳酸杆菌减少而致病性变形杆菌增多，导致体内炎症反应被激化，增加骨质疏松发生风险。

（宁晓暄　陈　阳　贾　新　李　翠）

参考文献

蔡威，张潍平，魏光辉，2020.小儿外科学，6版.北京：人民卫生出版社：351-364.

樊代明，2021.整合医学：理论与实践7.西安：世界图书出版公司.

樊代明，2016.整合医学：理论与实践.西安：世界图书出版公司.

方莹，2017.儿童消化道异物的内镜处理.中华消化内镜杂志，34(02)：80-82.

胡伏莲，2005.消化性溃疡发病机制的现代理念.中华消化杂志，(3)：189-190.

江载芳，申昆玲，沈颖，2015.诸福棠实用儿科学.第8版.北京：人民卫生出版社：1421.

李龙，李索林，汤绍涛，等，2017.腹腔镜肛门直肠畸形手术操作指南(2017版).中华小儿外科杂志，38(9)：645-652.

李幼生，蔡威，黎介寿，等，2017.中国短肠综合征诊疗共识(2016年版).中华医学杂志，97(8)：569-576.

李在玲，2015.食物过敏与相关消化系统疾病中.中华实用儿科临床杂志，30(7)：481-485.

马丽亚，王小琴，刘卓娅，等，2020.早产极低出生体重儿肠道克雷伯菌属定植与肺炎克雷伯菌感染的相关性研究.中华新生儿科杂志，35(5)：326-330.

马全美，刘鑫，侯阳，等，2017.CT检查在儿童Meckel's憩室诊断的应用价值.医学影像学杂志，102(7)：1920-1924.

任晓侠，方莹，2018.儿童消化道异物的内镜下取出技巧及注意事项.中国实用儿科杂志，33(11)：828-831.

邵肖梅，叶鸿瑁，丘小汕，2019.实用新生儿学.5版.北京：人民卫生出版社：613-615.

王宝西，2014.腹痛相关性功能性胃肠病.中国实用儿科杂志，29(5)：339-344.

杨中华，高琳琳，耿园园，等，2017.肛门直肠畸形人类及大鼠神经系统的并发症及神经支配研究进展.国际儿科学杂志，44(8)：554-558.

张金哲，2013.张金哲小儿外科学（上下册）.北京：人民卫生出版社：763-774,1004-1032.

张莉娜，潘键，金玉，2014.JC病毒T抗原在儿童结直肠幼年性息肉中的表达.临床儿科杂志，32(6)：536-539.

中华儿科杂志编辑委员会，中华医学会儿科学分会，2019.儿童过敏性疾病诊断及治疗专家共识.中华儿科杂志，57(3)：164-171.

中华医学会儿科学分会消化学组，中华医学会儿科学分会临床营养学组，2019.儿童炎症性肠病诊断和治疗专家共识.中华儿科杂志，57(7)：501-507.

中华医学会外科学分会疝与腹壁外科学组，中国医师协会外科医师分会疝和腹壁外科医师委员会，2018.成人腹股沟疝诊断和治疗指南(2018年版).中华疝和腹壁外科杂志（电子版），12(4)：244-246.

Benninga MA, Faure C, Hyman PE, et al, 2016. Childhood functional gastrointestinal disorders: neonate/toddle. Gastroenterology, 150: 1262–1279.

Bhangu A, Søreide K, Di Saverio S, et al, 2013. Acute appendicitis: modern understanding of pathogenesis, diagnosis, and management. Lancet, 386(10000): 1278-1287.

Camilleri M, Sellin JH, Barrett K E, 2017. Pathophysiology, evaluation, and management of chronic watery diarrhea. Gastroenterology, 152(3): 515-532. e2.

Chow W, Park SY, Choi C, et al, 2015. Eosinophilic gastroenteritis due to rhus ingestion presenting with gastrointestinal hemorrhage. Clin Endosc, 48(2): 174-177.

Cohen S, Hyer W, Mas E, et al, 2019. Management of juvenile polyposis syndrome in children and adolescents: a position paper from the ESPGHAN polyposis working group.J Pediatr Gastroenterol Nutr, 68(3): 453-462.

Conterno LO, Turchi MD, Corrêa I, et al, 2020. Anthelmintic drugs for treating ascariasis. Cochrane Database Syst Rev, 4(4): CD010599.

Cornes JS, 1965. Number, size, and distribution of Peyer's patches in the human small intestine: Part II The effect of age on Peyer's patches.

Gut, 6(3): 230-233.

Cornes JS, 1965. Number, size, and distribution of Peyer's patches in the human small intestine: part I the development of Peyer's patches. Gut, 6(3): 225-229.

Craven MD, Washabau RJ, 2019. Comparative pathophysiology and management of protein-losing enteropathy. Vet Intern Med, 33(2): 383-402.

Drossman DA, Hasler WL, 2016. Rome IV-functional GI disorders: disorders of gut-brain interaction. Gastroenterology, 150(6): 1257-1261.

Elli L, Topa M, Rimondi A, 2020.Protein-losing enteropathy. Curr Opin Gastroenterol, 36(3): 238-244.

Florez ID, Niño-Serna LF, Beltrán-Arroyave CP, 2020. Acute infectious diarrhea and gastroenteritis in children. Curr infectious Dis Rep, 22(2): 4.

Honda K, Littman DR, 2016. The microbiota in adaptive immune homeostasis and disease. Nature, 535(7610): 75-84.

Johnson EK, Voge JD, Cowan ML, et al, 2019. 美国结直肠外科医师协会 2019 版藏毛窦诊治临床实践指南. 结直肠肛门外科, (4): 363-374.

Jovani M, Lee LS, 2020. Annular pancreas.Clin Gastroenterol Hepatol., 18(7): A26.

Kliegman RM, Stanton BF, Geme JW. SIII, et al, 2017. 尼尔逊儿科学. 第 19 版. 毛萌, 桂永浩, 译. 北京: 世界图书出版公司.

Krzyzak M, Mulrooney SM, 2020. Acute appendicitis review: background, epidemiology, diagnosis, and treatment. Cureus, 12(6): 8562.

Lodwick DL, Minneci PC, Deans KJ, 2017. Lone-term complications following operative intervention for intestine in children.Int Surg J, 4(6): 2054.

Santucci NR, Saps M, van Tilburg MA, 2020. New advances in the treatment of paediatric functional abdominal pain disorders. Lancet Gastroenterol Hepatol, 5(3): 316-328.

Thakkar K, Alsarraj A, Fong E, et al, 2012. Prevalence of colorectal polyps in pediatric colonoscopy. Dig Dis Sci, 57(4)1050-1055.

Webster SG, Leeming JT, 1975. The appearance of the small bowel mucosa in old age. Age Ageing, 4(3): 168-174.

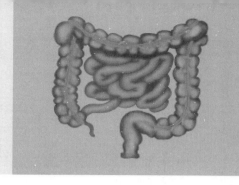

第12章 中医对肠道及其疾病的认识

第一节 中医对肠病的认识

中医的肠包括小肠、大肠。小肠具有泌别清浊的功能，主要是中医脾功能的体现。大肠具备传导糟粕、吸收津液的功能。临床上中医的肠道病变更多地体现在大肠。西医的各种肠道发生的功能性或器质性病变，或其他脏器病变影响到肠道功能均可以从中医大肠病变的角度进行考虑。中医的肠病直接病位主要是大肠。大肠为腑，以通降为特点，具有传导功能以排泄糟粕，还具有主津的作用以吸收津液。若大肠之气功能异常或本身阴液不足，传导失司，或吸收津液功能异常均能导致大肠出现病理表现。但根据脏腑之间的关系认识，其他脏腑也可以导致大肠的病变。如肺与大肠相为表里。手太阴肺经属肺络大肠，手阳明大肠经属大肠络肺，通过经脉的相互络属，构成脏腑表里关系。两者在生理病理上密切相关，因此肺的功能异常可以影响到大肠，使大肠出现病理变化。肺主气、主行水，具有肃降的特点；大肠主传导、主津，以通降为特点。肺对大肠的影响主要表现在传导方面。大肠的传导功能，有赖于肺气的清肃下降。肺气清肃下降，大肠之气亦随之而降，以发挥其传导功能，使大便排出通畅。大肠传导功能正常与否，同肺主行水的作用也有关系。肺主行水、通调水道，与大肠主津、重新吸收剩余水分的作用相互协作，参与水液代谢的调节，使大肠既无水湿停留之患，又无津枯液竭之害，从而保证了大便的正常排泄。肾主二便，肾的功能异常直接影响到大便的性状改变，表现为肠道病变。肾阴、肾阳为全身阴阳的根本。若

肾阳不足，脾肾的温煦能力下降，影响饮食的运化，出现泄泻的表现；肾阴不足，肠道亦阴液不足失于濡养，导致便秘。脾主运化，对肠道的功能有直接影响。若脾阳不足，小肠泌别清浊、大肠主津等功能下降，导致泄泻；脾阴不足，则使肠道失于濡养，也会出现便秘。肝主疏泄，调节各个脏腑的气机。若肝气失于疏泄可致大肠气机不畅，出现便秘的表现；若肝气疏泄太过，大肠气机通降太过，会出现痛泄的表现。此外，多个脏腑病变也会影响肠道功能，肠道功能失常也可能只是其他脏腑病变涉及的局部表现。中医均可以依据肠道的病理表现为线索，从整体观念出发进行辨证论治。

肠病的发生与外感邪气、饮食不节、情志失调以及脏腑的功能失调有关。外感邪气。外感寒邪，寒邪入里影响脾、胃肠等脏腑功能，导致泄泻；外感湿邪，湿浊阻滞，肠道气滞，大便黏滞不爽；暑邪挟湿浊，亦可使大便黏滞；热邪容易耗伤津液，使胃肠道失于濡养，大便干燥；燥邪亦可耗伤津液，肠道失于濡润，大便干燥。也可因为感染疫毒邪气，出现赤白脓血便。饮食所伤。"饮食自倍，肠胃乃伤"，暴饮暴食使脾失健运、胃肠功能失调，出现腹痛泄泻的表现；饮食不洁，亦可导致泄泻，或感染寄生虫导致腹痛等病症产生；过食肥甘厚味，湿热内生则大便黏滞；过食生冷，寒湿伤阳则泄泻；过食辛温燥热，则胃肠热盛伤津，大便秘结。情志失调。郁怒伤肝，失于疏泄，木乘于土，导致脾胃受制，运化失常，或忧思气结，脾失健

运，均可导致水谷不能运化，下走肠道而为泄泻；情志失调，肝失疏泄，大肠气结不行则为便秘或溏结失调。由于先天不足，或后天失养，或久病虚弱等原因，均可以导致肠道本身虚弱或影响脏腑功能牵涉肠道。

（张兆洲）

第二节　肠病的中医药现代化研究

当前中医对肠病的研究主要是从肠病与其他部位疾病的关系、病证结合研究中医药干预方式的疗效观察和作用机制几个方面着手。

一、肠病与其他部位疾病的关系

中医理论认为肺与大肠相为表里，关系密切，两者在生理病理上常相互影响。许多研究探讨了两者之间存在的生物学联系。有研究采用复方地芬诺酯成功复制出慢性传输型便秘模型，模型大鼠肺、肠组织均出现病理改变；肺组织 AQP1 及肠组织 AQP3 含量升高致津液代谢失常，可能是便秘"肠病及肺"及从肺论治慢性传输型便秘的生物学基础。腹泻型肠易激综合征（irritable bowel syndrome with diarrhea，IBS-D）患者肠道菌群结构和脑功能活动特征有关联。IBS-D 患者相较于腹泻型感染后肠易激综合征（post-infectious irritable bowel syndrome with diarrhea，PI-IBS-D）患者及健康受试者（healthy control，HC）在肠道菌群各分类水平（门、纲、目、科、属、种）的组成及其丰度均存在明显差异，且肠道菌群多样性（OTU 数目）明显降低，在感觉运动网络、默认模式网络及边缘系统多个脑区的灰质结构（灰质体积和皮层厚度）和静息态功能连接存在明显差异，从肠菌－脑轴的关系分析了肠易激综合征的病理机制。

二、中医药干预方法对肠病的疗效观察

传统中医的疗效观察强调个体化的经验总结，且评价指标也多是受主观因素影响较大的症状体征的评价。随着西医临床观察方法的引入，许多中医的疗效观察也借鉴此类方法，在某种程度上也客观体现了中医药干预疗效。一项研究比较了"调神健脾"配穴针刺与西药治疗 IBS-D 的临床疗效差异。按 2：1 比例将 81 例 IBS-D 患者随机分为针刺组（54 例）和西药组（27 例）。分别于治疗前、治疗 1 周、治疗 6 周后观察 IBS 症状严重度积分（IBS-SSS），于治疗前和治疗 6 周时观察匹兹堡睡眠质量指数（PSQI）评分，并评定两组疗效。结果显示"调神健脾"配穴针刺治疗 IBS-D，在治疗早期缓解腹痛的效果优于西药匹维溴铵片，治疗后期可明显改善腹痛程度与发作频率，可提高排便满意度，以及减少生活干扰、优化睡眠质量，总体疗效优于西药匹维溴铵片。在观察健脾清肠方治疗脾虚湿热型激素依赖溃疡性结肠炎患者的临床疗效评价的研究中，患者根据就诊顺序编号，采用随机数字表随机分为对照组和观察组各 30 例，两组患者均给予泼尼松基础治疗，对照组给予口服补脾益肠丸，观察组给予口服健脾清肠方，连续治疗 3 个月。治疗后观察两组患者肠道症状积分、中医证候积分、内镜评分变化情况，结果表明健脾清肠方能有效改善脾虚湿热型激素依赖溃疡性结肠炎患者的黏液脓血便、腹泻症状，减少中医证候积分、内镜评分和降低炎症指标。

在肠道的癌症疾病中，中医围绕癌症治疗、术后及放化疗后不良反应的缓解等开展了临床研究。如理中汤合四神丸加减联合 FOLFIRI 方案化疗对老年晚期结肠癌脾肾阳虚证患者的临床疗效研究表明，中医的联合应用有明显增效作用，改善患者的中医证候，并发挥抗毒副反应和免疫保护作用。在一项旨在分析和探讨大肠癌患者术后及早接受中医药健脾治疗对生存质量的影响研究中，169 例术后患者依据中医药介入时间分为两组：小于 6 个月为 A 组，大于 6 个月为 B 组。随访治

疗 6 个月，采用欧洲癌症研究与治疗组织生命质量核心问卷（EORTC QLQ-C30）、欧洲五维健康量表（EQ-5D）、美国东部肿瘤协作组（ECOG）评分表、卡氏行为状态（KPS）评分等评价生存质量的变化，结果提示了这些生存质量指标的统计学差异。

三、中医药干预方法对肠病的机制研究

为深入阐明中医药干预对肠病的疗效基础，结合现代医学、生物学的研究进展，对中医药干预的作用机制进行了大量研究。例如，艾灸足三里穴能缓解肠易激综合征，研究表明，艾灸能够调节 IBS 大鼠结肠相关 DRG 中异常增高的 P2X_3 受体蛋白及 mRNA 表达，可能是艾灸缓解 IBS 大鼠内脏痛外周敏化的作用机制。在观察隔药灸对肿瘤坏死因子 -α（TNF-α）- 肿瘤坏死因子受体相关死亡结构域（TRADD）-Fas 相关的死亡结构域（FADD）途径介导克罗恩病（Crohn's disease，CD）肠上皮细胞凋亡的影响研究中，结果显示隔药灸可能是通过调控 TNF-α 介导 CD 肠上皮细胞凋亡途径的异常，达到保护或修复 CD 肠上皮屏障损伤之效应。

围绕中医药干预肠道癌症的机制研究，主要围绕中医药抑制癌瘤生长转移、促进肿瘤细胞凋亡及提高机体免疫功能方面展开。如中药制剂博尔宁胶囊在大肠癌进展期或术后复发治疗中对抑癌基因有干预作用。大肠癌术后患者经博尔宁胶囊治疗后血清 mtp53 基因蛋白含量较治疗前明显降低，血清 P21ras 基因蛋白含量较治疗前非常明显降低。为探讨培元化瘀抗癌汤联合 FOLFOX4 化疗方案在大肠癌术后患者（脾肾亏虚型）治疗中的应用价值，研究者观察了其对血清基质金属蛋白酶 -9（Matrix metalloproteinase-9，MMP-9）、

血管内皮生长因子（Vascular endothelial growth factor，VEGF）及免疫功能的影响。治疗后观察组癌胚抗原（Carcinogenic antigen，CEA）、糖类抗原 CA19-9 等肿瘤标志物指标水平低于对照组，CD4$^+$/CD8$^+$、CD4$^+$ 细胞、CD3$^+$ 细胞等免疫功能指标均高于对照组，治疗后观察组 MMP-9、VEGF 水平低于对照组，可见对于大肠癌术后患者（脾肾亏虚型）而言联合培元化瘀抗癌汤，可抑制新生血管再生，提高免疫力。

（张兆洲）

参考文献

樊代明，2016. 整合医学：理论与实践. 西安：世界图书出版公司.

樊代明，2021. 整合医学：理论与实践 7. 西安：世界图书出版公司.

郭海霞，钱海华，张丹，等，2017. 慢性传输型便秘"肠病及肺"相关机制实验研究. 上海中医药杂志，51(7)：15-19.

李静，陆瑾，孙建华，等，2017. "调神健脾"配穴针刺改善腹泻型肠易激综合征症状和睡眠质量：随机对照试验. 中国针灸，37(1)：9-13.

刘静，朱琰，范佳伟，2021. 及早中医药健脾治疗对大肠癌术后患者生存质量的影响. 辽宁中医药大学学报，23(9)：6-9.

千维娜，李治，李仁廷，等，2020. 培元化瘀抗癌汤联合 FOLFOX4 化疗方案治疗大肠癌术后疗效及对血清 VEGF、MMP-9 及免疫功能影响. 辽宁中医药大学学报，22(6)：41-45.

屈海涛，2020. 博尔宁胶囊对大肠癌 P21ras 基因和 mtp53 基因蛋白含量干预的临床观察. 中医临床研究，12(9)：88-90.

孙海洪，杨军，王东建，2021. 理中汤合四神丸加减联合 FOLFIRI 方案化疗对老年晚期结肠癌脾肾阳虚证患者的临床研究. 中国中西医结合消化杂志，29(4)：276-279.

孙怡，周亮，郭娅静，等，2019. 隔药灸对肿瘤坏死因子 -α 介导克罗恩病肠上皮细胞凋亡途径的影响. 针刺研究，44(1)：1-7.

严逸骎. 艾灸治疗腹泻型肠易激综合征临床效应观察及对肠菌 - 脑轴的调节作用研究. 上海中医药大学，2019.

张方，周云，吴焕淦，等，2020. DRG 中 P2X_3 受体参与艾灸足三里穴缓解肠易激综合征大鼠内脏痛的研究. 上海针灸杂志，39(6)：775-782.

张亚利，郭倩，郑烈，等，2019. 健脾清肠方治疗脾虚湿热型激素依赖溃疡性结肠炎患者的临床疗效. 中国实验方剂学杂志，25(10)：69-73.

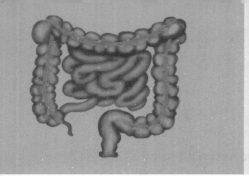

第13章　肠道疾病常用的诊疗方法

第一节　检验诊断

血常规和血液生化检查对于胃肠道疾病缺乏特异性诊断价值。但这些检查结果对于评估某些疾病的严重度和活动性有一定作用，如胃肠道出血患者常发生小细胞性贫血；克罗恩病影响回肠末端，可引起叶酸和维生素 B_{12} 缺乏而发生大细胞性贫血；消化道急性炎症或缺血性腹痛时可有白细胞计数升高。小肠炎症性疾病（如克罗恩病或肠结核）可有红细胞沉降率加快和 C 反应蛋白升高，低白蛋白血症见于炎症的吸收不良、活动性炎症性疾病和蛋白丢失性肠病。

粪便检查对于胃肠道疾病是一种简便易行的诊断手段，对肠道感染、寄生虫病、腹泻、便秘和消化道出血的诊断尤其重要，必要时还须做细菌检查或培养。粪便的肉眼观察、粪便隐血试验、镜检红细胞和白细胞、找脂肪滴及虫卵通常可提供有诊断性的第一手资料，不可忽视。

脂肪平衡试验、木糖试验、维生素 B_{12} 吸收试验、氢呼吸试验等可测定小肠吸收功能，对于慢性胰腺炎和吸收不良综合征有诊断和鉴别诊断价值，小肠液细菌培养、氢和甲烷呼气试验、综合消化粪便分析等方法可用于测定小肠细菌过度生长。

甲胎蛋白、癌胚抗原、CA19-9 等肿瘤标志物对于原发性肝癌、结肠癌和胰腺癌是有价值的辅助诊断、估计疗效和预后的方法。放射免疫测定（RIA）、酶联免疫测定（EIA）、聚合酶链式反应（PCR）等已广泛应用于各种抗原、抗体、病毒等的检测。基因芯片的应用有助于对某些疾病

的诊断。

一、肠结核

诊断：结核菌素试验阳性或 γ- 干扰素释放试验阳性。

二、肠易激综合征

（一）诊断

一般而言，在仔细体格检查的基础上，应常规进行全血细胞计数、粪便隐血和镜检、肝功能检查、红细胞沉降率和乙状结肠镜检。

（二）鉴别诊断

肠易激综合征（IBS）患者有一部分症状与器质性疾病是重叠的，如甲状腺疾病、乳糜泻、炎症性肠病、显微镜下肠炎、乳糖不耐受、小肠细菌过度生长。因此，对于怀疑 IBS 的患者进行一些针对性的检查是有一定临床意义的。对于诊断可疑和症状顽固、治疗无效者，应有选择性地进一步检查以排除器质性疾病、如检查血钙浓度、甲状腺功能、乳糖氢呼气试验、粪便培养和镜检、72 小时粪便脂肪定量、胃肠道内镜检查和抽取胃十二指肠液镜检和培养（以排除小肠细菌污染综合征和某些寄生虫感染，如贾第鞭毛虫）、75Se 类胆酸牛磺酸试验（75SeHCAT，用于观察有无胆汁酸吸收不良）及抗肌内膜抗体。

三、胃肠道间质瘤

合并出血的胃肠道间质瘤（GIST）患者可发生缺血性贫血，粪便隐血试验可持续性阳性。合并梗阻性黄疸患者可出现血胆红素升高，伴肝转移时可出现肝功能异常。

四、肠道神经内分泌肿瘤

（一）类癌和类癌综合征

1. 诊断

（1）5-HT 及其代谢产物尿 5-HIAA 的测定：5-HT 及 5-HLAA 在类癌综合征的诊断中起关键性作用。约84%的患者血 5-HT 和（或）尿 5-HIAA 升高。尿 5-HIAA 特异度很高，可达100%。尿 5-HIAA 正常排量为 2 ~ 8mg/24h，> 10mg/24h 可确定阳性。血 5-HT 正常值为 80μg/L，> 130μg/L 可作为阳性。在测定时应注意避免可能造成假阳性结果的干扰，如食物中的核桃类、香蕉、菠萝、番茄，药物中的水杨酸、左旋多巴、乙酰氨基酚等。

（2）皮肤潮红激发试验：①将 10ml 乙醇加入 15ml 橘子汁中口服，3 ~ 5 分钟后，约 1/3 的患者出现皮肤潮红；②静脉注射去甲肾上腺素 15 ~ 20μg，肾上腺素 5 ~ 10μg。此两种激发试验对诊断有一定帮助，但对有心律失常、心功能不全、哮喘史患者须慎用。

2. 鉴别诊断　①阑尾类癌：应与阑尾炎或克罗恩病做鉴别，消化道钡剂造影和 5-HT、5-HIAA 测定等可做鉴别；②小肠类癌：应与小肠其他肿瘤做鉴别，小肠钡剂造影、小肠镜检查和 5-HT、5-HIAA 测定等，可做鉴别；③直肠类癌：应与直肠腺瘤或腺癌做鉴别，直肠镜检查并取活检，有确诊价值；④类癌综合征：应与系统性组织嗜碱细胞增多症做鉴别，后者皮肤潮红历时 20 ~ 30 分钟或更长，常伴有瘙痒和色素荨麻疹，骨髓涂片检查可见组织嗜碱细胞异常增生。

（二）胃泌素瘤

1. 胃液分析　有一定价值，夜间 12 小时胃液总量 > 1000ml（正常 < 100ml），空腹胃液 pH < 2.5，绝大多数患者基础酸分泌量（BAO）>

15mmol/h，胃大部切除术或迷走神经切断术后常 BAO > 5mmol/h。本病患者胃内的壁细胞几乎全部处于最大刺激状态，对五肽胃泌素刺激反应较弱，故 BAO/MAO（最大胃酸分泌量）> 60%。

2. 血清胃泌素测定（放射免疫法）　正常人或十二指肠溃疡的患者空腹血清胃泌素浓度平均为 50 ~ 150pg/ml。胃泌素瘤的患者中 99% ~ 100% 空腹血清胃泌素水平是升高的，当空腹血清胃泌素浓度 > 1000pg/ml，伴有相应的临床症状和胃酸高分泌，可确定胃泌素瘤的诊断。但高胃泌素血症也可由其他原因引起，应注意进行鉴别。最常见的原因是胃酸分泌减少，如恶性贫血和萎缩性胃炎，其次有胃窦 G 细胞增生或功能亢进、胃出口梗阻、迷走神经切断术后、残窦综合征、抑酸药物治疗后（如奥美拉唑等）、幽门螺杆菌感染及肾功能不全等情况。

3. 激发试验　适用于临床怀疑本病而空腹血清胃泌素水平为临界值或轻度升高者（150 ~ 1000pg/ml），激发试验的方法有 3 种：①促胰泌素刺激试验是激发试验中最可靠、最有价值的一种。常用促胰泌素 2U/kg 静脉注射，于注射前 5 分钟及注射后 2 分钟、5 分钟、10 分钟分别采血样本测定血清胃泌素浓度，本病患者血清胃泌素值可增加 200pg/ml 以上，称促胰泌素刺激试验阳性。在正常人、胃酸缺乏和其他原因所致高胃泌素血症的患者促胰泌素刺激试验均阴性。②钙输注试验：用于临床高度怀疑本病，而促胰泌素刺激试验可疑者，常使用葡萄糖酸钙每小时 5mg/kg 静脉滴注 3 小时，于注射前及注射后每 30 分钟分别采血样本测定血清胃泌素浓度。本病患者常在滴注后第 3 小时血清胃泌素浓度达高峰，常大量增加，大于 400pg/ml。十二指肠溃疡患者血清胃泌素浓度仅少量增加。高钙血症患者禁做此试验。③标准试餐试验：常以面包 1 片（或等量馒头），牛奶 200ml，煮熟鸡蛋 1 个，乳酪 50g（含脂肪 20g、蛋白质 30g、碳水化合物 25g）餐前 15 分钟及餐后每隔 15 分钟采血样本，共 90 分钟，分别测定血清胃泌素浓度。本病患者血清胃泌素浓度仅少量增加，而胃窦 G 细胞功能亢进的患者，血清胃泌素水平可增加 2 倍以上，十二指肠溃疡患者血清胃泌素浓度呈中度增加。

4. 其他　MEN-Ⅰ 的胃泌素瘤患者常伴血钙、甲状旁腺素泌乳素、卵泡刺激素升高。

五、Merkel 憩室

由于异位胃黏膜对锝（Tc）元素有浓聚作用，故可用 ^{99m}Tc 扫描诊断本病。

六、嗜酸细胞性胃肠炎

（一）诊断

1. 血常规　嗜酸细胞性胃肠炎（EG）患者嗜酸性粒细胞计数升高，且可随疾病病程波动，但有 1/3 的 EG 患者在整个过程中嗜酸性粒细胞计数始终正常。因此，周围嗜酸性粒细胞增多并非诊断的必要条件，无嗜酸性粒细胞增多不能除外 EG 的可能。

2. 粪便检查　可见夏科雷登结晶，粪便隐血试验阳性，部分患者有轻至中度脂肪泻。

3. 腹水检查　为无菌性腹水，含大量嗜酸性粒细胞。

4. 食管黏膜活检病理　嗜酸性粒细胞高于 15 个 /HPF，胃十二指肠及回肠高于 20 ～ 30 个 /HPF，结肠高于 20 ～ 50 个 /HPF，即支持 EG 的诊断。对高度怀疑肌层型或浆膜型者，超声内镜有助于诊断。

（二）鉴别诊断

1. 肠道寄生虫感染　周围血嗜酸性粒细胞增多可见于钩虫、蛔虫、旋毛虫、华支睾吸虫、包虫等所致的寄生虫病，各有其临床表现，外周血嗜酸性粒细胞绝对值明显升高；通过反复检查粪便卵不难鉴别。

2. 腹水　多见于浆膜型 EG。腹水常规和生化检查、腹水癌胚抗原（CEA）检测、腹水病理检查有助于疾病的诊断。

七、急性出血性坏死性肠炎

诊断

1. 血常规　外周血白细胞增多，以中性粒细胞增多为主，常有核左移，少数可出现类白血病样反应。红细胞及血红蛋白常降低，嗜酸性粒细胞及血小板常减少。

2. 粪便检查　外观呈暗红或鲜红色，或粪便隐血试验强阳性，镜下见大量红细胞，偶见脱落的肠黏膜，可有少量或中量白细胞。

3. 粪便培养　Welchii 杆菌的分离培养需做厌氧菌培养。但需时较长，一般 7 ～ 10 天。有文献报道，使用间接免疫荧光法和免疫酶标组织化学法或色谱法可快速诊断 Welchii 杆菌的感染，但未在临床常规应用。

4. 尿常规　可见蛋白尿、红细胞、白细胞及管型。部分病例尿液淀粉酶升高。

5. 其他检查　轻症病例腹腔镜检查可见肠管充血水肿、出血、肠壁粗糙及粘连等。腹腔穿刺液淀粉酶可大于 5000U/L。

八、假膜性结肠炎

诊断

1. 周围血白细胞计数增多，在（10 ～ 20）× 10^9/L 以上，以中性粒细胞为主。

2. 粪便常规检查仅有白细胞，肉眼血便少见。疑诊病例应送艰难梭菌培养。至少送两份粪便标本，在厌氧条件下经 37℃培养 24 ～ 48 小时可出结果。确诊需要进行毒素鉴定。通常采用组织细胞培养法。将患者粪便滤液稀释不同倍数，加到细胞培养液中，24 ～ 48 小时后光镜下发现单层成纤维细胞肿胀变圆即为阳性。酶联免疫吸附法（ELSA）能检测到 100 ～ 1000pg 水平的毒素 A 或毒素 B，虽不及细胞培养敏感，但有快速、简便、经济的优点。

九、炎症性肠病

（一）诊断

1. 血液检查　贫血常见，主要由失血引起，也可能与溶血有关。急性期常有中性粒细胞增多。CD 患者贫血与铁、叶酸和维生素 B_2 等吸收减少有关。由于血浆 Ⅴ、Ⅶ、Ⅷ 凝血因子的活性增加和纤维蛋白原增多，血小板计数常明显升高，可引起血栓性栓塞现象，尤以肺栓塞和内脏血栓形成较为多见。严重者白蛋白降低，其与疾病活动有关。红细胞沉降率增快，C 反应蛋白升高，随治疗疾病稳定后显著下降。

2. 粪便检查　肉眼检查常见血、脓和黏液。涂片镜检可见红细胞、白细胞。钙卫蛋白主要存在于中性粒细胞内，具有抗微生物、调节免疫、传递信号等多种生物功能。肠道炎症时，粪便中钙卫蛋白含量明显增高，与疾病炎症程度有较好相关性。因检测易行，可重复和量化，能客观反映肠道局部炎症。粪乳铁蛋白对诊断 IBD 也有较高的敏感度和特异度。应注意通过粪便病原学检查，排除感染性结肠炎。怀疑合并艰难梭菌感染时可通过培养、毒素检测及核苷酸 PCR 等方法证实。

3. 免疫学检查　抗中性粒细胞核周胞质抗体（anti neutrophil cytoplasmic antibodies，ANCA）和抗酿酒酵母菌抗体（anti-saccharomyces cerevisiae antibody，ASCA）在临床上常应用于诊断 IBD，但由于诊断敏感度不强，应用价值有一定限制。ANCA 在系统性血管炎、原发性硬化性胆管炎、自身免疫性肝炎、胶原性结肠炎、嗜酸性粒细胞性结肠炎等检查中也可检出。与血管炎不同，ANCA 的滴度与 IBD 的活动性无相关性。ASCA 是一种对 CD 有较高特异性的抗体，与疾病活动性无关，但两者可能均与遗传易感性有关。Ompc 是埃希大肠杆菌外膜孔道蛋白，抗 Ompc 抗体多见于 CD 内穿孔者，抗 I2 抗体为抗荧光假单胞菌抗体，阳性者提示 CD 者易发生纤维狭窄。以上三项指标联合应用可增加 CD 诊断的准确性。

（二）鉴别诊断

1. 感染性肠炎　粪便致病菌培养可分离出致病菌，抗生素可治愈。

2. 阿米巴肠炎　粪便或者结肠镜取溃疡渗出物检查可找到溶组织阿米巴滋养体或包囊。血清抗阿米巴抗体阳性。

3. 血吸虫病　活检黏膜压片或者组织病理学检查可发现血吸虫卵。血清血吸虫抗体检测亦有助于鉴别。

4. 肠易激综合征　显微镜检查正常，粪便隐血试验阴性，粪钙卫蛋白浓度正常。

十、吸收不良综合征

（一）麦胶性肠病

1. 血液检查　贫血常见，可表现为大细胞性贫血或小红细胞性贫血，血清钾、钠、钙、镁浓度下降，血浆白蛋白、胆固醇和磷脂浓度降低，凝血酶原时间延长。血清抗体检测：包括抗网膜硬蛋白抗体（ARA）、抗麸软抗体（AGA）、抗平滑肌肌内膜抗体（EMA）及抗组织转谷氨酰胺酶（tTG）。

2. 粪脂测定和脂肪吸收试验　最简单的方法是粪便中脂肪滴的检查。将一新鲜标本涂在载玻片上，滴一滴冰醋酸，微微加热数秒后即形成脂肪小滴，用苏丹 III 染色后可在光镜下观察着色脂肪滴，大于 5 滴 / 高倍镜视野即认为阳性，存在严重的脂肪吸收不良。Van de kamer 测定法能更全面地评价脂肪吸收不良，试验方法：连续进食标准试餐（含脂肪 60 ～ 100g/d）3 日，同时测定其粪脂量 3 日，取其每日平均值。若粪脂定量＞ 6g/d，或脂肪吸收率＜ 95%，均可认为有脂肪吸收不良。

3. ^{14}C- 甘油三油酸酯呼气试验　三油酸酯是三酰甘油的一种，正常在小肠被胰酶水解，吸收后进一步代谢变成 CO_2，从肺中呼出。脂肪吸收不良患者口服 ^{14}C 标记的甘油三油酸酯后，6 小时内由肺部呼出的 ^{14}C 标记的 CO_2 减少。本法简便，但对轻度胰源性吸收不良患者敏感度差。

4. 蛋白质吸收试验　对粪便的氮排泄量的测定没有广泛应用于检查吸收不良。当低蛋白血症而怀疑蛋白丢失性肠病时，可测定 α_1- 抗胰蛋白清除率。通过测定血清和同一时间收集的粪便中 α_1-抗胰蛋白浓度计算（清除率 = 粪便中浓度体积 × 体积 / 血浓度）。当清除率＞ 25ml/d 时考虑与低蛋白血症有关。

5. 碳水化合物吸收试验 - 粪 pH 测定　碳水化合物吸收不良常有水泻而粪量多，未经消化的糖类经肠菌酵解并使粪便 pH 降低。pH ＜ 5.5 提示有碳水化合物吸收不良。

6. 乳糖耐量试验　主要用于检查乳糖酶缺乏。方法为口服乳糖 50g，以后在 30 分钟、60 分钟、

90 分钟和 120 分钟分别测血糖 1 次。正常人血糖水平上升，超过空腹 1.1mmol/L。乳糖酶缺乏者，血糖水平上升不明显，严重者出现嗳气、肠鸣、腹泻、腹痛等乳糖不耐受的症状。本试验不敏感。

7. 其他小肠功能吸收试验

（1）右旋木糖（D- xylose）吸收试验，方法为空腹时口服右旋木糖 25g（溶于 250mg 水中），再饮水 250ml 以促进排尿，正常时，服后 5 小时内尿中可排出右旋木糖 4.5 ～ 5g，如排出量 3 ～ 4.5g 者为可疑，< 3g 者可确定为小肠吸收不良；或测定其口服 2 小时血浓度，正常 > 20mg/dl。肾功能不全时可出现假阴性，改用口服 5g 右旋木糖替代，正常人 5 小时尿内排出量应大于 1.0 ～ 1.2g，不受肾功能影响。

（2）维生素 B_{12} 吸收试验（schilling test）：应用放射性钴标记维生素 B_{12} 可测定回肠下段的吸收功能。首先肌内注射维生素 B_{12} 1mg，使体内库存饱和，然后口服 60 钴或 57 钴标记的维生素 B_{12} 2μg，测定 48 小时内尿放射性含量，正常应大于 8% ～ 10%。在回肠功能不良或切除后，肠内细菌过度繁殖（如盲袢综合征）时，尿内排量均低于正常。

（3） ^{14}C 甘氨胆酸呼气试验：口服 ^{14}C- 甘氨胆酸 10μCi，正常人绝大部分在回肠吸收，循环到肝再排入胆道。仅极小部分排到结肠而从粪便中排出；另一部分则代谢 $^{14}CO_2$ 通过肺排出。正常人口服 ^{14}C- 甘氨胆酸后，4 小时内粪内 CO_2 的排出量＜总量的 1%，24 小时粪内 CO_2 的排出量 < 8%。在小肠内有大量细菌繁殖、回肠切除或功能失调时，由肺呼出的 $^{14}CO_2$ 和粪内 ^{14}C 的排出量明显增多，可达正常人的 10 倍。

8. 胰腺功能试验 在慢性胰腺炎、胰腺癌和胰腺囊肿性纤维化时，均可显示异常，以助于胰源性吸收不良的诊断。

（二）Whipple 病

长期有关节痛伴有腹泻，或同时有全身淋巴结肿大，应考虑 Whipple 病可能。木糖试验吸收功能减损，小肠黏膜活组织检查有 PAS 阳性物质，电镜证实有 Whipple 杆菌可做出诊断，应注意排除艾滋病（AIDS）、巨球蛋白血症及全身性网状内皮细胞真菌病。

十一、大肠癌

1. 粪便隐血试验检查（FOBT） 对本病的诊断虽无特异性，但方法简便易行，可作为大规模普查时的初筛手段，或可提供早期诊断的线索。

2. 血清癌胚抗原（CEA）测定 观察 CEA 动态变化，对大肠癌的预后估计及检测术后复发有一定意义。其他相关肿瘤标志物，如 CA242、CA19-9、CA50 等对大肠癌的诊断特异度和敏感度均较低，联合测定可提高诊断的敏感度和阳性预测值。

3. 分子标志物 随着分子检测手段从实验研究进入临床应用，CRC 已经跨入"分子诊断和治疗"的时代。分子标志物能够协助结直肠癌（CRC）的诊断、分期、判断预后和指导临床治疗。例如，国内学者发现 CRC 患者血清和粪便中的肿瘤 M2 型丙酮酸激酶（tM2-PK）、APC、KRAS 水平较高，与肿瘤的临床病理 T 分期有关。DE Roock 等证实通过 RAS、BRAF、PIK3CA 联合检测，可将抗 EGFR 治疗的获益患者比例从 36.3% 提高至 41.2%。分子标志物对 CRC 的分型具有重要意义，如 GIL Raga 等利用 BRAFV600E 和 RAS 状态及 MLH1 和 MSH2 的表达，将 105 例的 Ⅰ ～ Ⅲ 期 CRC 患者分为 5 种分子亚型，评估临床病理学特征和中位生存期。目前关于新型分子标志物的研究较多，而临床上常用的分子标志物主要为 RAS、BRAF、PI3KCA 和 HER2。

十二、肠梗阻

单纯性肠梗阻早期各种实验室检查变化不明显，梗阻晚期或有绞窄时，血红蛋白与血细胞比容因脱水和血液浓缩而升高。单纯性肠梗阻时白细胞计数正常或轻度增高，绞窄性肠梗阻时则明显升高，中性粒细胞数也增加。血气分析及血清钾、钠、氯水平的变化可反映酸碱平衡和电解质紊乱的情况。呕吐物和粪便检查有大量红细胞或隐血阳性，应考虑肠管有血运障碍。

（金熠蓉）

第二节　内镜诊断

一、非肿瘤性疾病

（一）功能性疾病

1. 功能性消化不良　消化不良（dyspepsia）是指源于胃十二指肠区域的一种症状或一组症状，其特异性的症状包括餐后饱胀、早饱感、上腹痛或上腹烧灼感。经检查排除了可引起这些症状的器质性、全身性或代谢性疾病时，这一临床症候群便称为功能性消化不良（functional dyspepsia，FD）。内镜检查对于诊断该病的意义在于排除器质性病变及定期随访。

2. 肠易激综合征（IBS）　是临床上最常见的一种功能性肠病，以与排便相关的反复发作的腹痛和排便习惯改变为主要特征。

IBS 的诊断属排除性诊断。内镜检查对于诊断该病的意义在于排除可引起腹痛、腹泻、便秘的各种器质性病变及诊断性治疗后定期随访。对临床疑诊 IBS，新近出现持续的排便习惯（频率、性状）改变或与以往发作形式不同或症状逐步加重，有上述报警症状，有大肠癌、结肠息肉、IBD、乳糜泻家族史，年龄 40 岁及以上者，均应常规进行结肠镜检查。

3. 功能性便秘（FC）　一般指慢性便秘，主要表现为粪便干结、次数减少、排便困难或不尽感，以及在不用通便药时完全排空粪便的次数明显减少等。上述症状若同时存在两种以上时，可诊断为症状性便秘。便秘的病因包括功能性和器质性两种。在能排除便秘的器质性病因情况下，如由胃肠道疾病、累及消化道的系统性疾病（如糖尿病、神经系统疾病）等引起，即可诊断为功能性便秘。

功能性便秘的诊断同样属于排除性诊断，结肠镜检查可直接观察黏膜是否存在病变，并可做活组织检查来明确病变的性质，以排除器质性病变。

（二）肠道憩室

憩室（diverticulum）是消化道的局部囊样膨出，有真性（全层膨出）和假性（仅有黏膜和黏膜下层膨出）两种，绝大多数憩室向消化道腔外膨出，极少数向腔内膨出，称腔内憩室。多个憩室同时存在称为憩室病（diverticulosis），本病见于全消化道，以结肠最为常见，部分病例见于小肠。

内镜检查可见具有盲端的管腔，有时在开口和憩室内部伴有开放性溃疡。合并出血时可能会掩盖憩室开口，导致内镜下漏诊。合并穿孔及肠梗阻时为内镜检查相对禁忌证。

（三）胃肠道息肉及遗传性疾病

息肉（polyps）是指黏膜面突出的一种赘生物。息肉与肠壁的连接方式、部位、范围、单发或多发、大小、形态和颜色等对判断其性质、有无恶变倾向及治疗有益。由于内镜下可直接观察息肉生长部位及特点，并可取活检，因此，对于诊断胃肠道息肉具有先天优势，尤其是近年来内镜手术的快速发展，内镜下息肉切除也已十分成熟。

内镜下根据息肉有蒂与否，分为无蒂、亚蒂和有蒂息肉。根据息肉的组织学分类，可将息肉分成肿瘤性、错构瘤性、炎症性和增生性四类。

（四）嗜酸细胞性胃肠炎

嗜酸细胞性胃肠炎是一种少见的疾病。以胃肠道嗜酸性粒细胞浸润、胃肠道水肿增厚为特点。本病常累及胃窦和近端空肠，若累及结肠，以盲肠及升结肠多见。

内镜检查可见受累黏膜充血水肿、糜烂、出血、增厚或有肿块。活检病理可见受累胃肠道黏膜有局灶或弥漫性嗜酸性粒细胞浸润，组织水肿及纤维化；黏膜活检病理示在食管嗜酸性粒细胞 > 15 个 /HPF，在胃、十二指肠及回肠嗜酸性粒细胞 > 20～30 个 /HPF，在结肠嗜酸性粒细胞 > 20～50 个 /HPF，支持嗜酸性细胞性胃肠炎诊断，高度怀疑肌层型或浆膜型者，超声内镜有助于诊断。

（五）急性出血性坏死性肠炎

急性出血性坏死性肠炎（acute hemorrhagic

necrotizingenteritis，AHNE）是以小肠广泛出血、坏死为特征的肠道急性蜂窝织炎，病变主要累及空肠和回肠，偶尔侵犯十二指肠和结肠，甚至累及全消化道。主要临床表现为腹痛、便血、发热、呕吐和腹胀。严重者可有休克、肠麻痹等中毒症状和肠穿孔等并发症。AHNE 是临床上较常见的急性暴发性疾病。本病全年皆可发生，多见于夏秋季。儿童和青少年多见。男性多于女性，农村多于城市。确切病因尚不清楚。

结肠镜检查可见全结肠腔内有大量新鲜血液，但未见出血病灶，并可见回盲瓣口有血液涌出。

（六）假膜性结肠炎

假膜性结肠炎（pseudomembranous colitis，PMC）是一种主要发生于结肠，也可累及小肠的急性肠黏膜坏死、纤维素渗出性炎症，黏膜表面覆有黄白或黄绿色假膜。临床常见于应用抗生素治疗之后，故有"抗生素相关性肠炎（antibiotic-associated colitis）"之称。现已证实假膜性结肠炎主要是由艰难梭菌的外毒素所致，故又称艰难梭菌性肠炎。病情轻重不一，严重病例可致死亡。艰难辨梭菌相关的腹泻（clostridium difficile associated diarrhea，CDAD）和艰难梭菌感染（clostridium difficile infection，CDI）曾经被认为主要是医院内获得的疾病，但是近年来社区获得的 CDI 逐渐被认识，其可发生于儿童和成人。

及时进行内镜检查不仅能早期明确诊断，还能了解病变的范围和程度。一般认为，即使假膜性结肠炎急性期也应行结肠镜检查，但应注意结肠黏膜充血水肿、组织变脆，易造成出血或穿孔，检查应特别小心。内镜下主要表现为黄白色隆起斑块（假膜），直径 2～10mm。这些小斑块能相互融合，遍布整个肠道黏膜。斑块处活检可以发现典型的顶峰样或"火山"样病变，由炎症细胞、纤维素和来自表面上皮微小溃疡分泌的黏液组成。

（七）炎症性肠病

炎症性肠病（inflammatory bowel disease，IBD）是一种特发性肠道炎症性疾病，包括溃疡性结肠炎（UC）和克罗恩病（CD），以慢性、反复复发、病因不明为其特征。UC 是结肠黏膜层和黏膜下层连续性炎症，疾病通常先累及直肠，逐渐向全结肠蔓延，CD 可累及全消化道，为非连续性全层炎症，最常累及部位为末端回肠、结肠和肛周。

对腹泻、便血、腹痛等症状疑诊 IBD 者，内镜检查对本病诊断有重要价值，但在急性期重型患者应暂缓进行，以防穿孔。UC 表现为从直肠开始，弥漫性黏膜充血水肿，质脆、自发或接触出血和脓性分泌物附着，常见黏膜粗糙，呈细颗粒状，黏膜血管纹理模糊、紊乱，多发性糜烂或溃疡；慢性病变见假性息肉，结肠袋变钝或消失。CD 早期表现为表面阿弗他溃疡，随着疾病发展，溃疡变深变大，成纵行和匍匐形溃疡，炎症黏膜非对称性分布，周围鹅卵石样增生，肠腔狭窄，偶见瘘口等改变，病变为节段性，从食管至肛门均可累及，但在回结肠部位多见。通常认为，若发现小肠多发性阿弗他溃疡，环形、线形或不规则溃疡＞3 个，或发现狭窄，则应当考虑 CD 的诊断。胶囊内镜检查结果仍应遵循由小肠镜活检进一步证实，但因其创伤性，应遵循胶囊内镜优先原则，若有狭窄等并发症时不考虑胶囊内镜检查。少部分 CD 病变可累及上消化道，胃镜检查应列为 CD 的常规检查，尤其伴有上消化道症状者。

（八）小肠病变

1. 吸收不良综合征（malabsorption syndrome）　是一种因小肠对营养物质消化、吸收功能障碍，造成营养物质不能正常吸收，而从粪便中排泄，引起营养物质缺乏的临床综合征。临床上常表现为腹泻，粪便稀薄而量多、油腻多等脂肪吸收障碍症状，故又称脂肪泻。吸收不良综合征可分为原发性和继发性两大类。原发性吸收不良综合征是指小肠黏膜具有某种缺陷，从而影响营养物质吸收及脂肪酸在细胞内的再酯化而发病。继发性吸收不良综合征见于多种因素造成的消化不良或吸收障碍。

2. 乳糜泻　又称麦胶性肠病（glutenous entero-pathy），是典型的一种吸收不良综合征，由于摄入麦胶蛋白而引起的慢性小肠疾病，通常以多种营养物质吸收不良、小肠绒毛萎缩和去除饮食中麦胶蛋白后症状改善为特征。目前认为这是一种全球性疾病，我国尚缺乏明确的流行病学资料。内镜及内镜下取材活检取得病理学证据是诊断乳糜泻的重要方法之一，活检部位建议取十二指肠远端，至少获得 4 个相关活检标本包括十二指肠近端的活检，以提高诊断率。由于进食无麸质食物可能会使肠黏膜组织的病理学结果显示为正常，因此建议可疑诊断患者在行内镜检查前仍需保持进食含麦胶食物。近年来胶囊内镜的应用为小肠疾病提供了有效的无创性检查方法。胶囊内镜可探测到小肠黏膜微小病变，对于不愿接受胃镜或小肠镜检查，或者对胃镜、小肠镜检查有禁忌证的疑似病例，胶囊内镜或可替代，但是胶囊内镜无法进行取材活检，因而不能取得病理组织学依据。

（九）血管源性病变

肠道的动脉血供主要来自腹腔动脉、肠系膜上动脉（SMA）及肠系膜下动脉（IMA）。SMA除供应胰腺、十二指肠外，还供应全部小肠、右半结肠的血液，IMA 主要供应左半结肠血液。肠道静脉分布大致与相应动脉并行，最后流入门静脉。直肠肛管的血供主要来自直肠上、下动脉及骶中动脉。

侧支血管因人而异，包括肠系膜弯曲动脉、位于肠系膜基底部的 Riolan 弓和沿着肠系膜边缘的 Drummond 边缘动脉（均连接 SMA 和 IMA）、入胰十二指肠弓和 Barkow 弓、Buhler 弓（均连接腹腔动脉及 SMA）。这些侧支在肠系膜局限性缺血时可迅速扩张。低动脉血流状态下，分水岭区域，如脾区为距离动脉血供最远区域，最易缺血。与之相反，当大动脉血管（如 IMA）突然闭塞时由于有来自 SMA 的侧支循环，脾区较不容易累及。肠缺血临床表现取决于受累肠管范围、程度、持续时间、吻合支丰富程度与可能形成的侧支循环状况等。

1. 急性肠系膜缺血（acute mesenteric ischemia，AMI）　不常见，随着人口老龄化及心血管疾病的增加，本病发病率也在增长。急性肠系膜缺血中肠系膜上动脉栓塞（SMAE）最常见（占40%～50%），其他依次为非闭塞性肠系膜缺血（NOMI）（占 25%）、入肠系膜上动脉血栓形成（SMAT）（占 10%）、入肠系膜静脉血栓形成（MVT）（占 10%）、局灶性节段性小肠缺血（FSI）（占 5%左右）。

2. 慢性肠系膜缺血（chronic mesenteric ischemia，CMI）　又称腹（肠）绞痛，内脏动脉粥样硬化狭窄是导致绝大多数 CMI 的病因。

内镜检查对肠系膜缺血的诊断价值有限，但可排除其他病变。肠镜已成为检查常规，对结肠缺血有诊断价值。

（十）肠梗阻

肠梗阻（intestinal obstruction）是指由于病理因素发生肠内容物在肠道中通过受阻，为临床常见急腹症之一。起病之初，梗阻肠段先有解剖和功能性改变，继而发生体液和电解质的丢失、肠壁循环障碍、坏死和继发感染，最后可致毒血症、休克、死亡。若能及时予以诊疗大多能逆转病情的发展，最终治愈。

慢性不完全性结肠梗阻患者在钡剂灌肠不能明确诊断时，可考虑结肠镜检查。

二、肿瘤性疾病

（一）胃肠道间质瘤

胃肠道间质瘤（gastrointestinal stromal tumors，GIST）是起源于胃肠道间叶组织的肿瘤，是消化道最常见的软组织肿瘤。据病例统计分析，恶性肿瘤占 32%，良性肿瘤占 37%。

小肠镜检查（双气囊或单气囊）及结肠镜检查可在直视下观察病变，活检钳触诊、超声内镜检查、活检等对 GIST 诊断很有价值。内镜直视下可见可滑动的黏膜下肿瘤，有时表面有糜烂或溃疡形成出血，出血也可能来源于溃疡以外的肿瘤表面，部分病例出血不只出现于肠腔内还可发生肿瘤内部出血。对黏膜面仅有轻微改变的腔外型 GIST 内镜诊断困难，CT 及超声内镜检查对该部分病例诊断具有重要价值。

（二）胃肠胰神经内分泌瘤

神经内分泌肿瘤（neuroendocrine neoplasm，NEN）是一类起源于胚胎的神经内分泌细胞、具有神经内分泌标志物和可以产生多肽激素的肿瘤。其中，胃肠胰神经内分泌肿瘤（gastroentero-pancreatic neuroendocrine neoplasm，GEP-NEN）可原发于胃黏膜、小肠、大肠、直肠或胰腺等部位。GEP-NEN 能够产生 5- 羟色胺代谢产物或多肽激素，如胰高血糖素、胰岛素、胃泌素或促肾上腺皮质激素等，引起血管运动障碍、胃肠症状、心脏和肺部病变等症状，既往称为类癌综合征（carcinoid syndrome），临床表现方面缺乏典型症状。

内镜检查是 NEN 首选的检查措施，内镜检查结合病变部位的活检使很多 NEN 在早期能够被检出。若考虑病变位于小肠，胶囊内镜在发现隐匿的小肠 NEN 方面具有优势，其不足之处在于胶囊内镜通常无法实现对小肠肿瘤的精确定位，此时可以使用小肠镜进行替代。超声内镜对胃肠道 NEN 同样具有较好的诊断价值。超声内镜扫描不仅可用来诊断 NEN，还可评估 NEN 的浸润深度及是否有淋巴结转移。

（三）原发性小肠肿瘤

小肠约占全消化道长度的 75%，但发生在小肠的肿瘤仅占消化道肿瘤的 3% ～ 6%。其中良性肿瘤和恶性肿瘤比例在国外为 1 : 1.9；在国内为 1 : 3.7。小肠肿瘤发病率低可能与下列因素有关：①液状食糜对小肠黏膜机械性刺激小；②小肠蠕动快，使小肠黏膜接触潜在的致癌物质时间减短；③碱性小肠液减少亚硝胺的合成；④小肠黏膜内高浓度的苯并芘羟基化酶可以降解苯并芘类致癌化合物；⑤小肠黏膜内有大量浆细胞和密集的淋巴细胞，具有强大的免疫功能。其他可能的因素，如小肠腔内细菌较少，由细菌参与胆酸的代谢而产生的潜在致癌物浓度低，小肠黏膜干细胞位于隐窝基底层深处，接触致癌物较少等。

无梗阻存在时，胶囊内镜是常用的诊断手段。小肠镜对小肠肿瘤的诊断具有明确的价值，随着气囊辅助小肠镜和螺旋式小肠镜的发展，理论上能观察到整个小肠，且能进行病理活检。

（四）大肠癌

大肠癌（colorectal carcinoma，CRC）包括结肠癌和直肠癌，是常见的消化道恶性肿瘤。我国大肠癌发病率升高趋势明显，尤其是城市，且发病年龄以 40 ～ 50 岁居多，发病中位年龄约为 45 岁。男性大肠癌的发病率高于女性，约为 1.6 : 1。

内镜检查多采用全结肠镜检查，可观察全部结肠，直达回盲部，并对可疑病变进行组织学检查，有利于对早期及微小结肠癌的发现。对内镜检查发现的病灶，除需要活检确定性质之外，可采用病灶上下缘金属夹定位，有利于进一步治疗。

（苏　松）

第三节　病理诊断

一、非肿瘤性疾病

（一）嗜酸细胞性胃肠炎

嗜酸细胞性胃肠炎按照嗜酸性粒细胞浸润程度可以分为 3 类，即 Klein 分型。

1. 黏膜型　病变主要累及胃肠黏膜。患者可有过敏性病史及较高的血 IgE 浓度及血清白蛋白浓度降低，其临床表现为胃肠道蛋白丢失、贫血、吸收不良、体重下降及腹泻等。

2. 肌层型　此型病变主要累及肌层，其临床表现为梗阻，这种梗阻有时需要手术治疗。另外，还偶有胃肠道出血和瘘管形成。

3. 浆膜型　此型病变主要累及浆膜层，其临床表现为腹痛、腹膜炎、腹水和腺体病，其中腹水较常见，对激素治疗反应较好，文献报道本型还可合并胆管炎、胰腺炎、嗜酸性脾炎、急性阑尾炎、巨大十二指肠溃疡等。

（二）急性出血性坏死性肠炎

主要病理改变为肠壁小动脉内类纤维蛋白沉着、栓塞而致小肠出血和坏死。病变部位以空肠及回肠为多见且严重，少数病例全胃肠道均可受累。病变呈节段性，常起始于黏膜，肿胀、广泛性出血，皱襞顶端被覆污绿色假膜，与正常黏膜分界清楚。病变可延伸至黏膜肌层，浆膜层。病变肠壁明显增厚、变硬，严重者可致肠溃疡和肠穿孔。镜下可见病变黏膜呈深浅不一的坏死改变。肠绒毛充血和变粗，多核及单核细胞浸润；黏膜下层广泛出血，炎性细胞浸润。肌层及浆膜层可有轻微出血。血管壁呈纤维素样坏死，可有血栓形成。肠系膜局部淋巴结肿大。

（三）假膜性结肠炎

假膜性结肠炎主要侵犯结肠，以乙状结肠最多见，呈连续性分布，严重者可累及全结肠及远端小肠部位。病变肠腔扩张，腔内液体增加。肉眼可见病变处覆有大小不一、散在的高出黏膜面的黄白色斑块，即假膜。随病情进展假膜可由点状融合成不规则片状，严重时可出现剥脱性改变及渗血，局部呈现光剥的区域。显微镜下可见假膜是由纤维素、中性粒细胞、单核细胞、黏蛋白及坏死细胞碎屑组成。黏膜固有层内有中性粒细胞、浆细胞及淋巴细胞浸润，重者腺体破坏、细胞坏死。黏膜下层因炎性渗出而增厚，伴血管扩张、充血及微血栓形成。坏死一般限于黏膜层，严重病例可向黏膜下层延伸，极少数患者因累及肠壁全层而发生肠穿孔。病变愈合后，假膜脱落，假膜下愈合的创面发红，在假膜脱落后 10 天左右，内镜检查可完全恢复正常。

（四）炎症性肠病

黏膜活检组织学检查下诊断炎症性肠病时建议多段多点活检。

UC 病理表现为上皮细胞坏死，固有层急性炎性细胞浸润，隐窝炎，隐窝脓肿，隐窝结构改变，杯状细胞减少，浅溃疡形成和肉芽组织增生。慢性病变则表现为淋巴细胞的浸润和隐窝结构变

形紊乱，腺上皮和黏膜肌层间隙增宽、潘氏细胞化生。

CD 改变包括裂隙状溃疡和阿弗他溃疡、固有膜炎性细胞浸润，黏膜下层增宽、淋巴细胞聚集，隐窝炎，隐窝脓肿，隐窝结构扭曲、分支和缩短。手术切除的肠段可见穿透性肠壁炎症，纤维化及系膜脂肪包绕，局部淋巴结有肉芽肿形成。非干酪性肉芽肿是诊断 CD 的标准之一，活检标本中发现率为 15%，而手术标本则多达 70% 左右。

（五）吸收不良综合征

吸收不良综合征的病理特点是小肠绒毛萎缩。肉眼所见的黏膜可从正常的海虎绒毛状变为平绒状。显微镜下可见柳叶状绒毛缩短，形态不规则，尖端变钝，互相融合，有时绒毛可消失。表层环状细胞减少，上皮下层炎性细胞增多、腺体增生。黏膜柱状上皮细胞变低平，细胞质有核细胞减少，上皮下层炎性细胞增多，腺体增生。黏膜柱状上皮细胞变低平，细胞质有空泡，细胞核大小不一，微绒毛模糊不清。有些病例可见黏膜粗厚，呈慢性炎症改变，绒毛仍存在，但杂乱无章。肠腔可有不同程度的扩大，这在幼儿乳糜泻中尤为明显。

1. 乳糜泻　又称麦胶性肠病，主要病理变化在小肠，表现为小肠黏膜结构的改变及炎性细胞的浸润。病变的程度和范围有很大的差异。目前多采用 Marsh 分期对乳糜泻的肠黏膜损伤情况进行评估。

Ⅰ期，上皮内淋巴细胞数量增加。

Ⅱ期，除上皮内淋巴细胞增加外，还有隐窝深度的增加，但不伴有绒毛高度下降。

Ⅲ期，出现绒毛萎缩，根据绒毛萎缩程度分为Ⅲa 期（部分绒毛萎缩）、Ⅲb 期（次全绒毛萎缩）、Ⅲc 期（全部绒毛萎缩）。

2. 热带口炎性腹泻（tropical sprue）　又称热带脂肪泻，是一种可能由感染导致的慢性腹泻病，可累及小肠，以营养素（尤其是叶酸和维生素 B_{12}）吸收不良为特征。主要病理表现为小肠黏膜绒毛变形、不规则，粗大或变平；呈舌形、脊状或扁平、卷曲状。空肠黏膜活组织检查可见腺窝变长，腺窝细胞核肥大，嗜银细胞增多，上皮

细胞呈方形或扁平形，杯状细胞减少。上皮细胞酶活性减低。电镜检查见微绒毛不规则，成团且分叉多，微粒体和线粒体均有增加。

3.Whipple 病　又称肠源性脂肪代谢障碍症，是一种由 Whipple 杆菌引起的慢性、复发性，累及多系统的感染性疾病，病变部位主要位于小肠，其他如淋巴结、关节、肝、脾、心脏、肺、脑等器官亦可受累。特点为小肠黏膜和肠系膜淋巴结内含有糖蛋白的巨噬细胞浸润，可导致腹痛、腹泻、体重减轻等消化吸收不良综合征。小肠是最主要的受累部位，主要累及十二指肠第一、二段及空肠，很少累及整个小肠，罕见累及结肠。病变可累及邻近结构，如肠系膜增厚伴肠系膜、腹主动脉周围和腹腔淋巴结。光镜下见绒毛呈杵状，近段小肠黏膜内巨噬细胞增多，PAS 染色阳性，其中有雏状颗粒。电镜下见其为杆状细菌组成，广泛存在于小肠上皮细胞、淋巴细胞、毛细血管上皮细胞、平滑肌细胞、多形核粒细胞、浆细胞及肥大细胞内。除小肠黏膜外，心脏、肺、脾、胰、食管、胃、后腹膜及全身淋巴结均可累及。

（六）肠梗阻

不同的肠梗阻类型对应不同的病理类型。单纯性完全性机械性肠梗阻时，梗阻部位以上的肠腔扩张、肠壁变薄，黏膜糜烂和溃疡发生，肠壁可因血供障碍而坏死穿孔，而梗阻以下部分肠管多呈空虚塌陷。麻痹性肠梗阻时肠管扩张、肠壁变薄。绞窄性肠梗阻早期，静脉回流受阻，小静脉和毛细血管可发生淤血、通透性增加，甚至破裂而渗血；继而动脉血流受阻、血栓形成，肠壁因缺血而坏死，肠内细菌和毒素可通过损伤的肠壁，进入腹腔。坏死肠管呈紫黑色，最后可自行破裂。

二、肿瘤性疾病

（一）胃肠道间质瘤

1.大体病理学特征　胃肠道间质瘤（GIST）好发部位依次为胃、小肠、结直肠和食管。肿瘤呈局限性生长，常表现为孤立、界限清楚的结节，大体形态呈结节状或分叶状，切面呈灰白色、红色，均匀一致，质韧，可见出血、坏死、黏液变及囊性变。

2.组织病理学特征　根据组织学表现，GIST 主要分为 3 型：梭形细胞为主型，上皮样细胞为主型和混合细胞型。其中梭形细胞为主型最常见。

3.免疫组织化学特征　CD117 是胃肠道间质瘤的特异性指标，90% 以上的胃肠道间质瘤表达 CD117。在 CD117 表达阴性的 GIST 患者中，约 35%PDGFR-α 表达阳性。此外，琥珀酸脱氢酶亚基蛋白（succinate dehydrogenase subunits B，SDHB）表达缺失可协助鉴别野生型 GIST。

功能未知蛋白 1（discovered on GIST 1，DOG1）是一个钙离子依赖的受体激活氯离子通道蛋白，其在 GIST 中高表达，阳性率为 80% ~ 97%，且与基因突变类型不相关，可协助诊断 GIST。GIST 患者中其他一些高表达指标：细胞间黏附糖蛋白 CD34（70%）、平滑肌肌动蛋白 SMA（25%）、desmin（少于 5%）。

4.分期　2010 年国际抗癌联盟（UICC）根据肿瘤大小、核分裂象指数和肿瘤部位对 GIST 进行了 TNM 分期（表 13-1），存在淋巴结转移和（或）远处转移的病例均归为 N 期。

表 13-1　国际抗癌联盟（UICC）GIST TNM 分期

大小（cm）	核分裂象（/50HPF）	T 分期	胃	非胃
≤ 2	≤ 5	T1	Ⅰ A	Ⅰ
2 ~ 5	≤ 5	T2	Ⅰ A	Ⅰ
5 ~ 10	≤ 5	T3	Ⅰ B	Ⅱ
> 10	≤ 5	T4	Ⅱ	Ⅱ A
≤ 2	> 5	T1	Ⅱ	Ⅱ A
2 ~ 5	> 5	T2	Ⅱ	Ⅱ B
5 ~ 10	> 5	T3	Ⅲ A	Ⅱ B
> 10	> 5	T4	Ⅲ B	Ⅱ B

［引自：Int J Clin Exp Pathol, 2010, 3（5）：461-471.］

5.病理分级　GIST 的生物学行为从良性到显著恶性不等，2015 年美国国家癌症网络（NCCN）根据肿瘤大小和核分裂象，对手术后的 GIST 进行了恶性潜能评估（表 13-2，表 13-3）。若肿瘤发生腹腔内破裂，则认为有高度侵袭危险性。

表 13-2　NCCN 指南（2021）针对胃 GIS 恶性潜能评估

肿瘤大小（cm）	核分裂象（/50HPF）	生物学行为预测（转移或肿瘤相关死亡率）
≤2	≤5	0
2～5	>5	16%
2～10	≤5	<4%
5～10	>5	55%
≤5	>5	12%～15%
>10	≤5	
>10	>5	86%

（引自：http://www.nccn.org/professionals/physician_gls/pdf/sarcoma.pdf..）

表 13-3　NCCN 指南（2021）针对小肠 GIS 恶性潜能评估

肿瘤大小（cm）	核分裂象（/50HPF）	生物学行为预测（转移或肿瘤相关死亡率）
≤2	≤5	0
2～5	≤5	2%
2～5	>5	73%
5～10	≤5	25%
5～10	>5	85%
>10	>5	86%～90%

（引自：http://www.nccn.org/professionals/physician_gls/pdf/sarcoma.pdf.）

6. 病理诊断　GIST 的病理诊断根据大体表现、组织病理学特征及免疫组织化学和基因检测结果综合诊断。其中，组织学符合典型 GIST，CD117 阳性可直接诊断；组织形态学可疑，CD117 阴性的病例，需检测 PDGFR-α。对明确诊断的 GIST，推荐检测 c-kit 及 PDGFR-α 突变，野生型 GIST 推荐进一步行 SDH 基因突变检测。

7. 鉴别诊断　恶性程度低的 GIST 需与腺瘤、平滑肌瘤及神经鞘瘤相鉴别。恶性程度高的 GIST 需与腺癌、淋巴瘤、神经内分泌癌、肉瘤等相鉴别。除 GIST 特异性的病理表现外，SMA、desmin 等免疫组织化学可协助鉴别。

（二）胃肠胰神经内分泌瘤

典型的 GEP-NEN 常为细小的黄色或灰白色黏膜下结节样肿块，单发或多发，黏膜表面多完整。形态不一，有结节状、息肉样或环状等表现。少数癌瘤表面可形成溃疡，外观酷似腺癌，常侵入肌层和浆膜层，一部分患者可有多源性神经内分泌肿瘤存在。

神经内分泌肿瘤细胞在显微镜下呈正方形，柱状，多边形或圆形。细胞核均匀一致，很少有核分裂象，细胞质内含有嗜酸颗粒。根据电子显微镜的观察，小肠类癌细胞内银染色反应阳性故为亲银性。胃神经内分泌肿瘤细胞银染色反应时必须加入外源性还原剂才呈阳性反应，故为嗜银性。直肠神经内分泌肿瘤细胞亲银和嗜银的染色反应均为阴性，故为无反应性。

GEP-NEN 分类为 NEN、神经内分泌癌（neuroendocrine carcinoma，NEC）和混合性腺神经内分泌癌（mixed adenoneuroendocrine carcino-ma，MANEC）。MANEC 是指含腺上皮和神经内分泌细胞两种成分的恶性肿瘤，这两种成分中的任何一种至少占 30%。根据胃泌素水平及胃酸分泌情况将胃 NENs 分为三型：Ⅰ型最常见（70%～80%），血清胃泌素高，胃酸缺乏，病理分级属于 NEN G_1；Ⅱ型比较少见（5%～6%），血清胃泌素明显升高，胃酸高，伴有卓-艾综合征，病理分级属于 NEN G_1 或 G_2；Ⅲ型占 14%～24%，血清胃泌素正常，胃酸正常，诊断时多数已有转移，病理多属于 NEC G_3。神经内分泌肿瘤的转移途径可以直接浸润生长，穿透浆膜至周围组织内，亦可发生淋巴转移或血行转移。血行转移以肝最为多见，亦可转移至骨、肺、脑及其他部位。

病理结果是诊断 GI-NET 的金标准，先行的 WHO 分级和 TNM 分期系统均依据病理结果制订，我国于 2011 年发布了对中国胃肠胰神经内分泌肿瘤病理学诊断共识，对病理诊断做出具体要求。在神经内分泌标志物上，突触素和 CgA 是必需选项，而胃泌素、血管活性肽则为可选项目。

（三）腺瘤性息肉

腺瘤性息肉最常见，包括管状腺瘤、绒毛状腺瘤及管状绒毛状腺瘤 3 种。

1. 管状腺瘤　最常见，约占 80%。表面呈结节状，大多有蒂，色暗红，易出血。镜下为增生的腺体组织，腺上皮排列规则，分化好，主要为管状结构，绒毛成分 <20%。

2.绒毛状腺瘤　又称乳头状腺瘤，较少见。常为单发，一般无蒂。镜下可见其表面上皮呈绒毛状增生、隆起，绒毛成分＞80%，绒毛表面有柱状上皮层被覆，中间有少量间质，内含较多血管，极易出血，癌变率很高。

3.管状绒毛状腺瘤　兼有上述两者的表现，绒毛成分在20%～80%。癌变率较高。多发性腺瘤好发于结肠，亦见于胃、小肠等整个消化道。年轻者多见，易癌变。

（四）原发性小肠肿瘤

组织起源是小肠肿瘤分类的主要依据，当前根据小肠肿瘤的发生组织不同，主要将小肠肿瘤分为良性、恶性两大类，如表13-4所示。

表 13-4　原发性小肠肿瘤良、恶性鉴别

组织起源	良性	恶性
上皮性	腺瘤，上皮性良性息肉	腺癌、类癌或嗜银细胞瘤
非上皮性		
淋巴组织	组织免疫增生性小肠疾病（如地中海淋巴瘤）淋巴管瘤	非霍奇金淋巴瘤、霍奇金病、卡波西肉瘤、淋巴管肉瘤
脂肪	脂肪瘤	脂肪肉瘤
纤维	纤维瘤	纤维肉瘤
血管	血管瘤	血管内皮肉瘤
神经	神经纤维瘤、神经鞘瘤、节细胞神经瘤	恶性神经纤维瘤、恶性神经鞘瘤、恶性节细胞神经瘤
间叶组织	间质瘤（良性或恶性）	
其他组织	波伊茨－耶格（Peutz-Jeghers）息肉	

1.小肠间质瘤　属胃肠间质瘤起源于胃肠道间叶组织。

2.小肠良性肿瘤　较少见，好发于回肠，空肠其次，十二指肠最少见。良性肿瘤通常根据组织来源分类，分为上皮性肿瘤（如腺瘤），最常见，发病年龄多见于40岁左右，男女发病率相近；非上皮性来源的肿瘤有脂肪瘤、血管瘤、神经纤维瘤、纤维瘤和淋巴管瘤等。

（1）腺瘤：起源于小肠上皮细胞。瘤体上有分化程度不同的腺泡、腺细胞。腺瘤可以是单个或多个大小不等，也可成串累及整个小肠段。绒毛状腺瘤容易癌变。

（2）脂肪瘤：好发于回肠末端，起源于黏膜下层，肿瘤有明显的界线，为一脂肪组织肿块。自黏膜下膨胀性长大而压迫肠腔，也可向浆膜层生长而突出肠壁外。

（3）纤维瘤：是较少见的一种界线清楚的小肠肿瘤，由致密的胶原斑及多少不等的成纤维细胞所组成，可累及黏膜下层、肌层或浆膜层。纤维瘤有纤维肌瘤、神经纤维瘤、肌纤维瘤等类型。

（4）错构瘤样病变：最常见的是波伊茨－耶格（Peutz-Jeghers）综合征，有家族史。

（五）十二指肠腺黏液囊肿

十二指肠腺黏液囊肿是很少见的一种良性肿瘤，好发于中老年，肿瘤大小不一，可为多个，直径约2cm，囊肿位于十二指肠黏膜下，可有小孔与肠腔相通，分泌出正常的黏液。病理表现为立方形或柱状上皮细胞。

（六）小肠恶性肿瘤

小肠恶性肿瘤占胃肠道全部恶性肿瘤的1%～3%。男性多于女性约2倍，在45岁以后患病率上升，60～70岁较多。原发性小肠恶性肿瘤分为4类：癌、类癌、恶性淋巴瘤和肉瘤。其他少见的尚有黑色素瘤、浆细胞瘤等。

1.腺癌　占小肠恶性肿瘤的50%，约65%发生于十二指肠，其次为空肠上段，多为高、中分化型腺癌，通常呈息肉样增生或浸润型，并可引起腹块、梗阻、出血或黄疸4个主要临床症状。除可向局部淋巴结转移外，还可转移到肝、肺、骨和肾上腺。小肠腺癌有时还可同时有两个原发

癌灶，另一个癌灶可位于结肠、乳房、胰、肾、子宫颈、直肠或乙状结肠。

2. 类癌　占小肠恶性肿瘤的 30% ～ 40%，多起源于远端回肠，30% 为多灶性。

3. 恶性淋巴瘤　原发性小肠恶性淋巴瘤多为非霍奇金淋巴瘤，发生部位以回肠最多，十二指肠少见。主要症状为腹痛、腹块、间歇性黑粪，肠段如被广泛浸润或肿瘤压迫，淋巴管阻塞则可出现吸收不良综合征。本病须与肠结核、克罗恩病、继发性小肠恶性肿瘤和小肠 α 重链病相鉴别。

4. 其他　如恶性黑色素瘤等。

（七）大肠癌

大肠癌绝大部分为单个，少数病例同时或先后有一个以上癌肿发生，即多原发大肠癌。据文献资料显示，2% ～ 9% 的大肠癌患者为多原发大肠癌。大肠癌最好发部位是直肠与乙状结肠，占 75% ～ 80%，其次为盲肠及升结肠，再其次为结肠肝曲、降结肠、横结肠及结肠脾曲。大肠癌的大体形态随病期而不同，可分为早期大肠癌和进展期大肠癌。

1. 早期大肠癌　是指原发灶肿瘤限于黏膜下层者（pTl）。其中限于黏膜层者为黏膜内癌。由于黏膜层中没有淋巴管，很少发生淋巴结转移。癌限于黏膜下层但未侵及肠壁肌层者为黏膜下层癌，也属早期大肠癌，但因黏膜下层内有丰富的脉管，因此部分黏膜下层癌可发生淋巴结转移或血道转移。早期大肠癌大体分类可分为三型。

（1）息肉隆起型（Ⅰ型）：又可进一步分为有蒂型（Ⅰp）、广基型（Ⅰs）两个亚型，此型中多数为黏膜内癌。

（2）扁平隆起型（Ⅱ）：肿瘤如分币状隆起于黏膜表面，此型中多数为黏膜下层癌。

（3）扁平隆起伴溃疡型（Ⅲ型）：肿瘤如小盘状，边缘隆起，中心凹陷，此型为黏膜下层癌。

2. 进展期大肠癌　当癌浸润已超越黏膜下层而达肠壁肌层或更深层时归于进展期大肠癌。

（1）其大体分型可分为 4 型，其中以隆起型和溃疡型多见，胶样型少见。①隆起型：癌体大，质软，又称髓样癌。肿瘤的主体向肠腔内突出，呈结节状、息肉状或菜花样隆起，边界清晰，有蒂或广基，可发生于结肠任何部位，但多发于右半结肠和直肠壶腹部，特别是盲肠。②溃疡型：癌体一般较小，早期形成溃疡，溃疡底可深达肌层，穿透肠壁侵入邻近器官和组织，好发于直肠与远段结肠。③浸润型：肿瘤向肠壁各层弥漫浸润，伴纤维组织异常增生，肠壁增厚，形成环形狭窄，易引起肠梗阻，好发于直肠、乙状结肠及降结肠。④胶样型：癌体较大易溃烂，外观及切面均呈半透明胶冻状，好发于右侧结肠及直肠。

（2）组织病理学类型有腺癌（管状腺癌、乳头状腺癌、黏液腺癌、印戒细胞癌）、未分化癌、腺鳞癌、鳞状细胞癌、小细胞癌和类癌。临床上以管状腺癌最多见，约占 67%，鳞癌少见，见于直肠与肛管周围。

（3）大肠癌转移途径：①直接浸润，癌肿浸润浆膜层而累及附近组织或器官，并可能发生直肠 - 膀胱瘘和胃 - 结肠瘘。②淋巴转移，大肠癌如侵犯黏膜肌层，就有淋巴转移的危险。③血行转移，大肠癌发生血行转移的情况相当常见。癌肿侵犯血管（主要是静脉）后，癌栓易通过门静脉转移到肝，也可经体循环到肺、脑、肾、肾上腺、骨骼等处。④癌肿浸润大肠浆膜层时，脱落癌细胞可种植到所接触的组织，如直肠膀胱或直肠子宫陷窝，或手术肠吻合口等处。广泛种植时可出现癌性腹水。

（苏　松　陈　玲）

第四节　影像学诊断

一、非肿瘤性疾病

（一）肠道憩室

既往肠道憩室的诊断主要依赖于肠道气钡双重造影或低张钡剂灌肠检查，近年来检查手段不断进步，如胶囊内镜、小肠镜、结肠镜、多层螺旋 CT、MRI 等在憩室的诊断中也使用得越来越频繁。X 线检查常可见肠系膜缘的开口狭小的囊状突起，大小从米粒到拳头不等。

（二）嗜酸细胞性胃肠炎

1. 影像学及放射学检查　胃肠道钡剂造影可见胃窦部僵硬、黏膜皱襞增厚和黏膜结节样增生；小肠环状皱襞及增厚，但不伴溃疡和局部异常；有些患者可无特殊发现。CT 检查可见胃肠壁增厚、肠系膜淋巴结肿大或腹水。放射学检查结果的特异性较差，其诊断价值远不如内镜检查。

2. 放射性核素　^{99m}Tc 标记白细胞行放射性核素扫描检查可以评估疾病累及的广泛性，以及对治疗的反应性，但对于协助诊断来说并没有太大的意义。

（三）急性出血性坏死性肠炎

腹部 X 线片可显示局限性小肠积气及液平面，中、晚期则可见肠麻痹或轻、中度肠扩张，肠腔内多个细小液平面，肠穿孔者可见气腹征象。急性期禁做钡剂及钡剂灌肠检查，以免诱发肠穿孔。

（四）假膜性结肠炎

腹部 X 线片可显示肠麻痹或肠扩张。结肠气钡双重造影间接显示黏膜皱襞水肿增厚，对诊断有一定参考价值，但有肠穿孔的危险，应慎用。

（五）炎症性肠病

结肠钡剂灌肠可显示 UC 者结肠黏膜粗乱和（或）颗粒样改变；肠管边缘呈锯齿状阴影，肠壁有多发性小充盈缺损；肠管短缩，袋囊消失呈铅管样。急性期及重型患者应暂缓检查，以免诱发中毒性巨结肠，甚至穿孔。用 CT 或 MR 肠道显像（CT/MR enterography，CTE/MRE）检查也可显示肠道病变。结肠钡剂灌肠已被结肠镜检查所代替，当 CD 患者肠腔狭窄内镜无法检查时仍有诊断价值。而小肠钡剂造影敏感度低，已被 CTE 或 MRE 代替。

CTE 或 MRE 是评估 CD 小肠炎性病变的标准影像学检查，活动期 CD 表现为肠壁明显增厚（>4cm），肠黏膜明显强化伴有分层改变，呈"双晕征"，即黏膜内环和浆膜外环明显强化，提示黏膜下层水肿，早期肠壁增厚以肠系膜侧为重，称偏心性增厚，随着病情发展，对侧肠壁也明显增厚；肠壁的炎症呈节段性分布，有不规则扩张和狭窄（炎症活动性或纤维性狭窄）；肠腔外并发症，如瘘管形成、腹腔脓肿或蜂窝织炎等，肠系膜血管增多、扩张、扭曲，呈"木梳征"；相应系膜脂肪密度增高、模糊；肠系膜淋巴结肿大等；MRE 是诊断 CD 复杂性瘘管和脓肿的重要手段，并能评价肛门内外括约肌的完整性。由于 MRI 无电离辐射，特别是对年轻及儿童 IBD 患者，更适合作为长期随访手段。

腹部超声对发现肠壁厚度、瘘管、脓肿和炎性包块具有一定价值，缺点是结果判断带有一定的主观性。

（六）肠道血管性疾病

1. 慢性肠系膜缺血　多普勒彩超发现病灶常在血管近端，血流通过明显狭窄区域时流速会增快。应用多普勒超声或 MRI 检测餐后腹腔动脉和肠系膜上动脉血流。气囊张力测定法可检测到肠缺血患者肠壁内 pH 减低。动脉造影可见 2 支或 3 支腹主动脉大分支有明显狭窄及侧支循环证据，确认解剖学发现与症状是否相吻合非常重要。

2. 急性肠系膜缺血（AMI）

（1）血管造影：选择性肠系膜血管造影是 AMI 诊断的金标准，不仅可诊断 AMI 及其病因，还可经导管应用血管扩张剂以松弛收缩的内脏血管，如是闭塞性疾病，还有助于制订血管再通方案。闭塞性病变的血管造影可见充盈缺损。NOMI造影显示动脉本身无阻塞，但其主干或其分支有普遍或节段性痉挛，肠壁内血管充盈不佳为其特征性表现。

（2）CT/CT 血管成像（CTA）和 MR/MR 血管成像（MRA）：①常规 CT 检查对 AMI，特别是 MVT 有一定诊断价值，但是早期表现无特异性，而坏死和坏疽则是后期表现，也可发现节段性肠壁增厚、黏膜下出血、肠系膜合股、肠系膜静脉血栓形成、肠积气、门静脉气体等表现。②CT 血管成像可能发现 3 支主要分支中的栓子或血栓，并有可能替代动脉造影作为诊断 AMI 首选方法。③MRI 主要显示动脉主干病变。④MR 血管成像是另一种诊断肠系膜缺血的新方法。MRA 与 CTA 或动脉造影相比较，其主要优点是没有肾毒性。然而对继发于低血容量 NOMI，或远端栓塞性疾病的诊断价值有限。

（3）腹部 X 线片：对 AMI 的诊断敏感度很低（30%），而且是非特异性的，其主要目的是除外其他腹痛原因。

（4）多普勒超声：对肠系膜缺血的诊断特异度强，但它的敏感度受以下因素所限制：①只能显示主要内脏血管近端；②无法诊断非动脉闭塞性肠系膜缺血（NOMI）。

（5）鉴别诊断：腹部 CT 检查为可疑结肠缺血症（CI）的首选影像学检查方法，同时可评估病变范围，肠壁增厚、水肿及"拇纹征"提示诊断。发现肠壁积气和门静脉肠系膜静脉气体，则提示透壁性梗死的存在。疑诊 CI 可行 CTA 或血管造影。

如疑为 CI 且 CT 发现节段性肠壁增厚，应在发病 48 小时内实施结肠镜检查。疾病早期可仅见黏膜充血、水肿和黏膜质脆，随着病变的加重出现广泛糜烂、出血、溃疡和肠腔狭窄，暗紫色肠黏膜伴紫蓝色出血性结节常提示坏疽。沿结肠纵轴分布的孤立线性红斑伴糜烂和（或）溃疡（CSSS）则更倾向于诊断 CI。

CI 好发于左半结肠，其由 IMA 供血，管径相对狭窄，与腹主动脉呈锐角，影响血流速度，尤其是在各动脉供血相交区域，如结肠脾曲和乙状结肠，前者存在 SMA、IMA 的吻合点（Griffith point），后者为 IMA 的乙状结肠最末分支（Sudeck point）。这些部位血管发育不全或缺如，易狭窄，故缺血好发于此。直肠由 IMA 和直肠动脉双重供血，较少发生缺血性梗死。

约 10% 的 CI 累及右半结肠（IRCI），右半结肠的动脉血供来自 SMA 的回结肠动脉分支，发病时可同时伴有末端回肠缺血并导致小肠坏死。IRCI 过程常为亚急性，死亡率可高达 50% 以上。

CI 需与克罗恩病、溃疡性结肠炎、感染性肠炎和结肠癌等引起腹痛、便血的疾病相鉴别。本病与溃疡性结肠炎的区别在于直肠很少受累，且病变黏膜与正常黏膜分界清晰。

（七）肠梗阻

1. X 线腹部平片　肠管的气液平面是肠梗阻特有的 X 线表现，摄片时建议取直立位，若体弱不能直立时可取侧卧位。一般在肠梗阻发生 4～6 小时后，即可见肠腔内积气，立位片可见多个液平面，呈阶梯状，伴有倒"U"形扩张的曲影。空肠梗阻时，扩张的小肠影位于腹部中央，呈横向排列，空肠黏膜皱襞展平消失、肠皱襞呈环形伸向腔内，环形皱襞呈"鱼肋骨刺状"。而回肠梗阻时，皱襞黏膜较平滑，至晚期时小肠肠袢内多个液平面出现，典型的呈阶梯状。而结肠梗阻时梗阻近端肠腔内扩张积气，回盲瓣闭合良好时形成闭袢样梗阻，结肠扩张十分明显，尤以右半结肠更为显著。结肠梗阻时小肠充气和液平面常不明显，由于结肠胀气，腹腔外形呈"镜框形"。

2. X 线造影　多用于慢性不完全性肠梗阻或缓解期。肠梗阻时因钡剂通过时间长，可加重或延误治疗，多不宜采用钡剂造影检查。而水溶性碘油造影，视梗阻部位，特别是高位梗阻时，可以了解梗阻的原因及部位。

3. CT 检查　小肠梗阻时，其梗阻近端腔内有较多潴留液，口服钡剂造影与内镜检查常难以做出诊断。多排螺旋 CT 小肠造影（MDCTE）可利用潴留液作为阴性对比剂，对梗阻部位、程度的确定及梗阻病因的估计体现出诊断优势，特别对怀疑腹部恶性肿瘤所致梗阻诊断优势明显。

二、肿瘤性疾病

（一）胃肠道间质瘤

CT 可以帮助鉴别肿瘤良恶性，明确肿瘤的部位、大小及侵犯范围，但 CT 表现无特异性。MRI 在显示肿瘤内坏死、出血、囊性变及周围脏器受累方面有一定价值。血管造影在合并出血的 GIST 患者中可协助明确出血部位及栓塞化疗定位。超声引导下细针穿刺对诊断 GIST、获得病理有重要价值。

（二）胃肠胰神经内分泌瘤

胃肠道 X 线造影、超声、CT、血管造影、正电子发射计算机断层扫描（positron emission computed tomography，PET）等检查，有助于神经内分泌瘤的定位诊断，寻找原发灶和转移瘤，对根治和延长生存期有重要意义。CT 和超声可检出 10% 的最大径＜ 1cm 的肿瘤，CT 对最大径＞ 3cm 的肿瘤检出率为 100%，MRI 对于原发肿瘤的检出率仅为 50%，对于转移灶的检出率为 80%。对于肝转移瘤，超声的检出率为 20%，CT 为 30% ～ 80%。对于累及小肠的神经内分泌肿瘤（NET），腹部 CT 可显示肠系膜病灶、淋巴结和肝转移，CT 小肠造影对于小肠病灶检测的敏感度和特异度分别为 85% 和 97%。

PET 在 GI-NET 诊断中起重要作用。

生长抑素受体核素显像（somatostatinreceptor scintigraphy，SSRS）检查是用单光子发射计算机断层成像术（singlephoton ernlssion computed tomography，SPECT）进行显像，不足之处在于当病灶体积较小（最大径＜ 1cm）时，由于空间分辨力的不足，检出病灶的敏感度明显下降。

其他新型的核医学检查 在 GI-NET 定位诊断中具有很好的应用前景。

核素显像检查 ^{131}I-M田G（[131]I metaiodo-benzyl guanidine）是一种放射标记的儿茶酚胺类似物，可通过钠依赖性神经元泵，被 APUD 细胞摄取。最早是用于嗜铬细胞瘤的诊断，也可用于胃肠及其他神经内分泌肿瘤的诊断，敏感度为 55%。SSRS 是 GI-NET 首选的定位检查方法。

采取多途径的影像学检查，目前认为 SSRS 联合 CT 是评估 GI-NET 病变范围最敏感的方法，对治疗方案的选择至关重要。

（三）原发性小肠肿瘤

目前常用的小肠肿瘤影像学诊断方法主要有小肠 CT/MRI 成像（CT/MR enterography）、PET/CT 检查及选择性血管造影术。小肠 CT 成像，具有无创伤性、费用较低、对病灶空间分辨率高等优点，可作为小肠肿瘤诊断的首选方法；小肠 MRI 成像对小肠肿瘤性质判断方面优于 CT。PET/CT 可应用于 GIST、淋巴瘤、小肠类癌的病情评估。选择性肠系膜上动脉造影对血管瘤、血管丰富的间质瘤、腺癌等诊断意义较大。若造影时出血量≥ 0.5 ～ 11ml/min，可显示对比剂从血管内溢出，对病灶部位的判断有一定的帮助。

（四）大肠癌

1. 钡剂灌肠 X 线检查　应用气钡双重造影技术，可清晰显示黏膜破坏、肠壁僵硬、结肠充盈缺损、肠腔狭窄等病变，现多为肠镜检查所替代。但腹部 X 线片检查对判断肠梗阻的作用不可忽略。

2. 腔内超声、CT、MRI　结直肠腔内超声扫描可清晰显示肿块范围大小，深度及周围组织情况，可分辨肠壁各层的微细结构，可作为中低位直肠癌分期诊断依据。CT 及 MRI 检查对了解肿瘤肠管外浸润程度及有无淋巴结或远处转移更有意义。CT 检查可提供结直肠恶性肿瘤的分期；发现复发肿瘤；评价肿瘤对各种治疗的反应。MRI 检查可提供直肠癌的术前分期；结直肠癌肝转移的评价；腹膜及肝被膜下病灶。

3. PET/CT　不推荐常规使用，但对于常规检查无法明确的转移复发病灶可作为有效的辅助检查。

（苏　松　赵宏亮）

参考文献

樊代明 , 2016. 整合医学 : 理论与实践 . 西安 : 世界图书出版公司 .
樊代明 , 2021. 整合医学 : 理论与实践 7. 西安 : 世界图书出版公司 .

国家消化系统疾病临床医学研究中心（上海），国家消化道早癌防治中心联盟，中华医学会消化内镜学分会，等，2019. 中国早期结直肠癌筛查流程专家共识意见 (2019, 上海). 中华内科杂志, 58(10): 736-744.

中华人民共和国国家卫生健康委员会，2020. 中国结直肠癌诊疗规范 (2020 版). 中华消化外科杂志, 19(6): 563-588.

中华医学会外科学分会胃肠外科学组，中国医师协会外科医师分会胃肠道间质瘤诊疗专业委员会，中国临床肿瘤学会胃肠间质瘤专家委员会，等，2020. 胃肠间质瘤全程化管理中国专家共识 (2020 版). 中国实用外科杂志, 40(10): 1109-1119.

中华医学会消化病学分会胃肠动力学组，中华医学会消化病学分会功能性胃肠病协作组，2019. 中国慢性便秘专家共识意见 (2019, 广州). 中华消化杂志, 39(9): 577-598.

中华医学会消化病学分会胃肠激素与神经内分泌肿瘤学组，李景南，陈洁，等，2021. 胃肠胰神经内分泌肿瘤诊治专家共识 (2020• 广州). 中华消化杂志, 41(2): 76-87.

中华医学会消化病学分会炎症性肠病学组，2018. 炎症性肠病诊断与治疗的共识意见 (2018 年 • 北京). 中华炎性肠病杂志（中英文），2(3): 173-190.

Black CJ, Drossman DA, Talley NJ, et al, 2020. Functional gastrointestinal disorders: advances in understanding and management .Lancet, 396(10263): 1664-1674.

Charles DB, Douglas OF, 2015. Neoplasms of the small and large intestine//Goldman L, Schafer AI. Goldman's Cecil Medicine, 25th ed. Philadelphia: Elsevier Saunders, 1320-1322.

Drossman DA, 2016. Functional gastrointestinal disorders: history, pathophysiology, clinical features, and rome IV. Gastroenterology, 150(6): 1262-1279.

Gonsalves N, 2019, Eosinophilic gastrointestinal disorders.Clin Rev Allergy Immunol, 57(2): 272-285.

Hodson R, 2016, Inflammatory bowel disease.Nature, 540(7634): S97.

Human Microbiome Project Consortium, 2012. Structure, function and diversity of the healthy human microbiome. Nature, 486(7402): 207-214.

Islam RS, Leighton JA, Pasha SF, 2014. Evaluation and management of small-bowel tumors in the era of deep enteroscopy.Gastrointest Endosc, 79(5): 732-740.

Lebwohl B, Rubio-Tapia A, 2021. Epidemiology, presentation, and diagnosis of celiac disease .Gastroenterology, 160(1): 63-75.

Mei L, Smith SC, Faber AC, et al, 2018. Gastrointestinal stromal tumors: the GIST of precision medicine .Trends Cancer, 4(1): 74-91.

Pavel M, Öberg K, Falconi M, et al, 2020. Gastroenteropancreatic neuroendocrine neoplasms: ESMO clinical practice guidelines for diagnosis, treatment and follow-up.Ann Oncol, 31(7): 844-860.

Rao K, Malani PN, 2020. Diagnosis and treatment of clostridioides (Clostridium) difficile Infection in adults in 2020.JAMA, 323(14): 1403-1404.

Stollman N, Smalley W, Hirano I, et al, 2015. American gastroenterological association institute guideline on the management of acute diverticulitis. Gastroenterology, 149(7): 1944-1949.

Strum WB, 2016. Colorectal adenomas. N Engl J Med, 374(11): 1065-1075.

Yang J, Gurudu SR, Koptiuch C, et al, 2020. American Society for gastrointestinal endoscopy guideline on the role of endoscopy in familial adenomatous polyposis syndromes.Gastrointest Endosc, 91(5): 963-982.

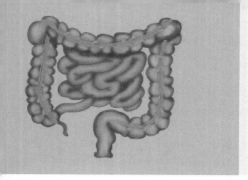

第 14 章　肠道疾病常用治疗方法

第一节　药物治疗

一、功能性胃肠病

（一）功能性消化不良

1. 根除幽门螺杆菌治疗　对 *Hp* 阳性患者根除治疗是治疗感染性功能性消化不良（FD）最有成本效益的治疗方法。抑酸药质子泵抑制剂和选择 H_2 受体拮抗剂适用于非进餐相关消化不良中以上腹痛、烧灼感为主要症状者。对减轻 PDS 症状无效。

2. 促胃肠动力药　可改善与进餐相关的上腹部症状，以上腹饱胀、早饱、嗳气为主要症状患者常作为优先选用，常用药有多潘立酮（10mg，3 次 / 日）、莫沙必利（5mg，3 次 / 日）或伊托必利，均在餐前 15 ～ 30 分钟服用，疗程 2 ～ 8 周。少部分患者有肠鸣、稀便或腹泻、腹痛不良反应，减量或使用一段时间后这些不良反应可减轻。

3. 精神心理治疗　抗抑郁药作为二线治疗药物，常用的有三环类（如阿米替林）、5-HT 再摄取抑制药（如氟西汀）等。此外，行为治疗、认知疗法和心理干预等也可试用。

（二）肠易激综合征

对药物的选择应因人而异，对症处理。以腹泻症状为主要表现的 IBS 患者的药物治疗可选择解痉、止泻类药物；以便秘症状为主要表现的 IBS 患者的药物治疗可选择促动力、通便类药物，但应避免应用刺激性缓泻剂；以腹痛、腹胀为主要表现的 IBS 患者的药物治疗可选择具有调节内脏感觉作用的药物，纠正内脏感觉异常，缓解症状；具有明显抑郁和（或）焦虑等精神障碍表现者，应考虑给予心理行为干预的认知疗法及低剂量抗抑郁、抗焦虑药物治疗。

1. 解痉药抗胆碱能药物　除阿托品和莨菪碱类外，常使用相对特异性肠道平滑肌钙通道阻滞药，调节肠道运动，如匹维溴铵 50mg，3 次 / 日；奥替溴铵 40mg，3 次 / 日。另外，曲美布汀为外周性脑啡肽类似物，作用于外周阿片类受体以刺激小肠动力和纳洛酮通路以抑制结肠动力，是一种胃肠运动双向调节剂，100mg，3 次 / 日。薄荷油有钙通道阻滞特性，200mg，3 次 / 日，不良反应罕见。

2. 止泻药　IBS-D 可选用洛哌丁胺，为人工合成的外周阿片肽 μ 受体激动剂，2 ～ 4mg，4 次 / 日，或复方地芬诺酯（苯乙哌啶），每次 1 ～ 2 片，2 ～ 4 次 / 日；但需注意便秘、腹胀等不良反应。轻症者可选用吸附剂，如双八面体蒙脱石等。

3. 导泻药　IBS-C 可使用导泻药，一般主张使用作用温和的缓泻药以减少不良反应和药物依赖性。例如，乳果糖 15 ～ 30ml 睡前服，或乳果糖 10 ～ 15ml，3 次 / 日、山梨醇 5 ～ 10g，3 次 / 日；也常用渗透性轻泻剂如聚乙二醇（PEG 4000）、容积性泻剂如欧车前制剂或甲基纤维素等。

4. 新型药物促泻药　泌剂卢比前列酮是氯通道激活剂，可刺激肠道分泌液体，改善 IBS-C 症状。

5. 肠道感觉和（或）动力调节药　①非多托

嗪是阿片类 κ 受体激动剂，特异性抑制外周内脏传入神经而降低内脏敏感性，30～70mg，3 次/日，能有效地缓解 IBS 患者的腹痛症状。②促动力药，如多潘立酮 10mg，3 次/日。③莫沙必利，5～10mg，3 次/日；或伊托必利均可用于 IBS-C 的治疗。④普卡必利是 5-HT 4 激动剂，用于 IBS-C，1～2mg/d。

6. 益生菌　某些益生菌可以减低肠道细胞钙通道和类阿片受体的表达，减少循环中细胞因子的水平。从而减少内脏的高敏感性和炎性反应，在 IBS 中起作用，证据显示益生菌比安慰剂更加有效，可作为患者（特别是有腹痛和胀气患者）的二线用药。

7. 抗生素　利福昔明 -α 是非吸收抗生素，用于 IBS-D 的治疗，200mg，每日 4 次，10～14 日。对于非便秘型 IBS 和胀气也有效。

8. 抗抑郁药　对腹痛症状重而上述治疗无效，特别是伴有较明显精神症状者可试用。腹泻型患者可用三环类抗抑郁药，如阿米替林 10～50mg，2～4 次/日。便秘型患者中，选择性 5- 羟色胺再摄取抑制药，如帕罗西汀或西酞普兰，可加快小肠传递，并避免三环类抗抑郁药最常见的便秘不良反应。小剂量的抗抑郁药还可显著地降低内脏敏感性，减少胃肠道症状。患者常反感医师对其使用抗抑郁药，导致依从性差。因此，应用抗抑郁药的关键在于用药前对患者进行充分解释，使患者理解用药意图并愿意试用。

（三）功能性便秘

1. 一般治疗　包括对患者进行健康教育，了解便秘的慢性过程，为了治疗的成功而改变生活方式，包括适当的体育活动，增加液体和食物纤维的摄入，养成定时排便的习惯，如早餐后 10～15 分钟排便（利用胃结肠反射）等。并可适当予以心理治疗，在仔细排除引起便秘的病理性因素后，对患者做充分解释，让其消除疑虑、确立信心，并告诫患者某些非处方药物和长期精神紧张的危害，增进患者对治疗的依从性。对在应激或情绪障碍情况下加重便秘的患者，可行心理治疗。

2. 导泻药　经上述处理仍未奏效者，可适当地使用轻泻剂，其基本作用为刺激肠道分泌和减少吸收，增加肠腔内渗透压和流体静力压，也应告诫患者避免过度使用轻泻剂。

3. 容积性泻药　能加速结肠和全胃肠道运转，吸附水分，使粪便松软易排，缓解便秘及排便紧迫感，由于它的安全性常为治疗的首选，主要包括可溶性纤维素（果胶、车前草、燕麦麸等）和不可溶性纤维（植物纤维、木质素等），可供使用的有欧车前、聚卡波非钙、麦麸、甲基纤维素。促肠分泌药卢比前列酮（24pg，2 次/日，与食物同服）可以增加排便次数、改善粪便性状，减少排便困难。

4. 润滑性泻剂　能润滑肠壁，软化粪便，使粪便易于排出，使用方便，如开塞露、矿物油或液状石蜡，每次 10～30ml。

5. 渗透性泻剂　常用的药物有乳果糖（10～15g，3 次/日）、山梨醇（5～10g，3 次/日），聚乙二醇 4000 等。后者适用于粪块嵌塞或作为慢性便秘者的临时治疗措施。每日可摄入聚乙二醇较小剂量（20g），即可产生有效的导泻作用，是对容积性轻泻剂疗效差的便秘患者的较好选择。

6. 刺激性泻剂　药物或其代谢物能够刺激肠壁，增强肠蠕动，促进排便。长期使用可出现依赖，造成结肠黑变病，产生不可逆的肠神经系统损害。刺激性泻剂包括含蒽醌类的植物性泻药（大黄、弗朗鼠李皮、番泻叶、芦荟）、酚酞、双醋酚丁、蓖麻油等。刺激性泻剂应在容积性和盐类泻剂无效时短期使用。

7. 软化性泻药　如二辛基硫酸琥珀酸钠 50～250mg/d。促动力药用于慢传输型便秘，有莫沙必利、伊托必利。选择性作用于结肠 5-HT 受体的普卡必利（1～4mg/d）可改善粪便性状、频次和排便困难等症状。

8. 微生态制剂　有效菌群发酵糖产生大量的有机酸，使肠腔内 pH 下降，调节肠道正常蠕动，改变肠道微生态环境，改变粪便性状有利于粪便排出，对缓解便秘和腹胀均有一定的作用。中医主张辨证施治，有些验方如中药。

9. 中医中药　敷脐辅助治疗显示疗效，但大多数的中药方剂等，尚未得到有效验证。对有粪便嵌塞或严重排出道阻滞性便秘需采用清洁灌肠，或采用栓剂（甘油栓）。借助声音和图像反馈刺激大脑。

10. 生物反馈治疗　通过测量内脏功能使患者了解自己的生理异常，从而学会纠正这种异常。常用于出口梗阻型便秘。

二、肠道肿瘤

（一）胃肠道间质肿瘤

药物治疗传统的化疗对 GIST 无效。手术和靶向治疗是 GIST 的主要治疗模式。

1. 甲磺酸伊马替尼　是一种酪氨酸激酶抑制剂，可选择性抑制 c-kit、PDGFR、BcrA bl 等酪氨酸激酶受体，从而抑制其介导的细胞行为。对不能切除和（或）转移的恶性 GIST 患者，甲磺酸伊马替尼的推荐剂量为 400mg/d。在治疗后未能获得满意的反应，如果没有严重的药物不良反应，剂量可考虑从 400mg/d 增加至 600mg/d 或 800mg/d。甲磺酸伊马替尼应持续使用直至病情进展。对 GIST 完全切除术后患者，应根据复发风险决定是否进行辅助治疗。中高危患者是辅助治疗的适应人群。中危组推荐治疗时间为 1 年，高危组治疗时间大于 24 个月。目前也有研究提示大于 24 个月的辅助治疗，可明显降低患者远期复发风险。对于潜在可切除的患者，术前接受伊马替尼治疗可提高手术切除率。推荐伊马替尼应使用至最大疗效，即连续两次 CT 或 MRI 提示病灶不再缩小，可考虑手术。若疾病进展，则需考虑立即停止药物治疗，而考虑手术。

2. 舒尼替尼　是一个多靶点酪氨酸激酶抑制剂，可作为伊马替尼耐药 GIST 的二线用药。推荐剂量为 37.5mg/d，持续使用，或者 50mg/d，服用 4 周停 2 周。对于伊马替尼和舒尼替尼耐药的 GIST 患者，可尝试使用瑞戈非尼或推荐参加临床研究。

（二）胃肠胰神经内分泌肿瘤

生物治疗主要包括干扰素（IFN）和生长抑素类似物（SSA）两类。生长抑素主要适用于分化良好、级别较低（G_1/G_2）和生长抑素受体（SSTR）阳性（G_3）的患者；2013 年《中国胃肠胰神经内分泌肿瘤专家共识》也建议将长效奥曲肽作为有功能或无功能进展期中肠 NET（G_1）的一线治疗，

干扰素也主要用于 G_1 期和 G_2 期的治疗，其中 α 干扰素（IFN-α）应用最多。美国国立综合癌症网络（NCCN）指南推荐首选生长抑素类似物，进展后加用依维莫司，ENETS 推荐生长缓慢者首选 SSA，生长迅速者首选依维莫司，进展后用化疗或肽受体反射性核素治疗（PRRT）等。

1. 生长抑素及类似物的应用　生长抑素具有抑制多种激素释放的功能，因而已用于多种内分泌肿瘤的治疗。人工合成的生长抑素八肽类似物奥曲肽，每日注射 3 次治疗类癌综合征可获较满意的疗效，可在数分钟内使皮肤潮红消退，数小时内腹泻停止。奥曲肽 150μg 皮下注射，每日 3 次。剂量过大可导致脂肪泻，长期应用有胆石生成等不良反应。

奥曲肽对神经内分泌肿瘤危象亦有很好的疗效，静脉注射剂量为 100pg。临床研究结果证实长效生长抑素类似物与安慰剂比较，能显著延长转移性高分化中肠 NEN 的无进展生存时间（14.3 个月 vs. 6.0 个月），而且无论在是否有功能性肿瘤的患者中均能观察到类似的治疗反应。

2. 干扰素　α 干扰素可抑制类癌生长，有效率达 40%～50%，15% 的肿瘤体积可缩小，主要不良反应为疲劳、类流感症状。

3. 化学治疗　总体来说 GEP-NEN 对化疗的敏感度不高，尤其是高分化的肿瘤，对于有丝分裂率较低的肿瘤来说，化疗有效率通常低于 30%。

（1）化疗方案的选择：链脲霉素联合氟尿嘧啶（5-FU）和（或）表柔比星治疗 G_1/G_2 期的 pNEN 已有较多证据。基于顺铂联合依托泊苷治疗小细胞肺癌（SCC）的作用，目前欧洲神经内分泌肿瘤学会（ENETS）及北美神经内分泌肿瘤学会（NANETS）均推荐顺铂联合依托泊苷治疗 GEP-NEC。亦有专家基于在 SCC 中的研究，提出卡铂/顺铂和伊立替康/依托泊苷可互相替代用于进展期 GEP-NEC 的治疗。

（2）肝介入治疗：由于肝丰富的血供，其成为 GI-NEN 远处转移的主要器官之一，统计显示，约 40% 发生转移的 GI-NEN 转移部位为肝，对于神经内分泌肿瘤肝转移瘤的肝动脉化疗和栓塞治疗展现了很有希望的前景，但单独应用肝动脉化疗或栓塞治疗中位数缓解期均不十分理想，而联

合应用肝动脉化疗和栓塞，效果较好，最长生存期达 6 年，pNEN 肝转移者行该治疗后生存期为 20 ～ 36 个月。

（3）分子靶向治疗：目前主要用于 G₃ 期的治疗：针对哺乳动物雷帕霉素靶蛋白（mTOR）受体信号通路的靶向药物 mTOR 抑制剂依维莫司已经在晚期胰腺 NET 治疗中完成了 Ⅲ 期临床试验，结果证实与安慰剂比较能显著延长晚期患者的无进展生存期（11.0 个月 *vs.* 4.6 个月）。

（三）原发小肠肿瘤

小肠肿瘤治疗原则以手术切除为首选，良性肿瘤切除率可达 100%。对小肠恶性肿瘤，应尽可能行根治手术。腺癌恶性程度高，其手术切除后的 5 年生存率也仅 15% ～ 35%。对可疑小肠肿瘤的患者手术探查是必要的，并要与回肠末端多见的克罗恩病相区分。小肠恶性肿瘤对放疗不敏感，且正常小肠黏膜放射反应较大，所以除淋巴瘤和一些转移性肿瘤外，一般不主张放疗。小肠恶性肿瘤化疗有效率也仅 50%，建议采用联合化疗方案。

（四）结肠癌

化学药物治疗临床诊断的结肠癌患者中，20% ～ 30% 已属晚期，手术已无法根治，必须考虑予以化疗。化疗药物为氟尿嘧啶 / 亚叶酸钙（5-FU/LV）、伊立替康、奥沙利铂、卡培他滨和靶向药物，包括西妥昔单抗（推荐用于全 *RAS* 基因野生型患者）、贝伐珠单抗、帕尼单抗、瑞戈非尼及阿柏西普。治疗的选择主要取决于治疗目标、既往治疗的类型和时限，以及治疗方案构成中各种药物不同的毒性不良反应谱。在考虑不同给药方案对具体患者的疗效和安全性时，不但要考虑药物构成，还要考虑药物的剂量、给药计划和途径，以及外科根治的潜在性和患者的身体状况。对于适合接受高强度治疗的转移性患者（即对该方案能够良好耐受，而获得的高治疗反应性可能具有潜在的临床获益），推荐 5 个化疗方案作为初始治疗的选择：FOL FOX（即 m FOL FOX 6）、FOL-FIR I、Cape OX、输注 5-FU/LV 或卡培他滨、FOL FOX I-RI。术后辅助化疗选择根据分期而定。Ⅰ 期患者不需要辅助化疗。Ⅱ 期患者是否需要辅

助化疗存在争议。存在高危因素的 Ⅱ 期大肠癌患者可以从辅助化疗中获益。高危 Ⅱ 期患者：T4、组织学分化差（3/4 级）、脉管浸润、神经浸润、肠梗阻、肿瘤部位穿孔、切缘阳性或情况不明、切缘安全距离不足、送检淋巴结不足 12 枚。证据表明，微卫星不稳定性（MSI）是 Ⅱ 期结肠癌预后良好的一个标志物，也是患者不能从氟尿嘧啶单药辅助化疗获益的疗效预测指标。对于存在临床高危因素且非 MSI-H 的 Ⅱ 期肠癌患者可选择的化疗方案包括 5-FU/LV、卡培他滨、FOL FOX 或卡培他滨 / 奥沙利铂（Cape Ox）或 FLO X 方案。Ⅲ 期患者根治手术后进行 6 个月的辅助化疗。方案可选用：FOL FOX 或 Cape OX。对于不能使用奥沙利铂的患者可选择卡培他滨或 5-FU/LV。含伊立替康的方案不适合作为术后辅助治疗方案。

1. 直肠癌的新辅助治疗　新辅助治疗的目的在于提高手术切除率，提高保肛率，延长患者无病生存期。推荐新辅助放化疗仅适用于距肛门 < 12cm 的直肠癌。①直肠癌术前治疗推荐以氟尿嘧啶类药物为基础的新辅助放化疗。② T1-2N0M0 或有放化疗禁忌的患者推荐直接手术，不推荐新辅助治疗。③ T3 和（或）N+ 的可切除直肠癌患者，原则上推荐术前新辅助放化疗（具体放疗适应证参见直肠癌放射治疗相关章节）；也可考虑在 MDT 讨论后行单纯新辅助化疗，后根据疗效评估决定是否联合放疗。④ T4 或局部晚期不可切除的直肠癌患者，必须行术前放化疗。治疗后必须重新评价，MDT 讨论是否可行手术。新辅助放化疗中，化疗方案推荐首选卡培他滨单药或持续灌注 5-FU 或者 5-FU/LV，在长程放疗期间同步进行化疗。⑤对于不适合放疗的患者，推荐在 MDT 讨论下决定是否行单纯的新辅助化疗。

2. 直肠癌的辅助治疗　辅助治疗应根据患者原发部位、病理分期、分子指标及术后恢复状况来决定。一般术后 4 周左右开始辅助化疗（体质差者适当延长），化疗时限 3 ～ 6 个月。在治疗期间应该根据患者体力情况、药物毒性、术后 TN 分期和患者意愿，酌情调整药物剂量和（或）缩短化疗周期。有放化疗禁忌的患者不推荐辅助治疗。建议如下：① Ⅰ 期（T1-2N0M0）直肠癌不推荐辅助治疗。② Ⅱ 期直肠癌，辅助放疗。③ Ⅲ 期

结直肠癌的辅助化疗：Ⅲ期结直肠癌患者，推荐辅助化疗。化疗方案推荐选用 CapeOx，FOL FOX 方案或单药卡培他滨，5-FU/LV 方案。如为低危患者（T1-3N1）也可考虑 3 个月的 CapeOx 方案辅助化疗。④直肠癌辅助放化疗 T3-4 或 N1-2 距肛缘＜ 12 cm 直肠癌，推荐术前新辅助放化疗，如术前未行新辅助放疗，根据术后病理情况决定是否行辅助放化疗，其中化疗推荐以氟尿嘧啶类药物为基础的方案。⑤目前不推荐在辅助化疗中使用伊立替康、替吉奥、雷替曲塞及靶向药物。

3. 复发／转移性直肠癌全身系统治疗 目前治疗晚期或转移性直肠癌使用的化疗药物：5-FU/LV、伊立替康、奥沙利铂、卡培他滨、曲氟尿苷替匹嘧啶和雷替曲塞。靶向药物包括西妥昔单抗（推荐用于 *K-ras*、*N-ras*、*BRAF* 基因野生型患者）、贝伐珠单抗、瑞戈非尼和呋喹替尼。

4. 其他治疗 晚期患者在上述常规治疗不适用的前提下，可以选择局部治疗，如介入治疗、瘤体内注射、物理治疗或者中医中药治疗。

5. 最佳支持治疗 应该贯穿于患者的治疗全过程，建议多学科综合治疗。最佳支持治疗推荐涵盖下列方面。①疼痛管理：准确完善疼痛评估，综合合理措施治疗疼痛，按照疼痛三阶梯治疗原则进行，积极预防处理镇痛药物的不良反应，同时关注病因治疗。重视对患者及家属的疼痛教育和社会精神心理支持，加强沟通随访。②营养支持：常规评估营养状态，给予适当的营养支持，倡导肠内营养支持。③精神心理干预：有条件的地区由癌症心理专业医师进行心理干预和必要的精神药物干预。

（五）腹膜恶性肿瘤

1. 腹膜恶性间皮瘤 目前主张手术为主的综合治疗。少数局限性病变应尽可能彻底切除；多数恶性间皮瘤患者为弥漫性病变，应尽量切除主要病灶。较为彻底的减瘤手术，争取残留结节＜ 2.5mm，可改善患者预后。恶性腹膜间皮瘤对放疗不敏感，对化疗中度敏感。但单纯静脉化疗难以保证腹膜腔内药物浓度。因此，推荐术后尽早开始腹腔化疗。化疗药物可考虑培美曲塞单药或联合铂类。

2. 原发性腹膜癌 尚无标准治疗，多参考卵巢癌进行治疗。应力争彻底切除肿瘤或达到满意的肿瘤细胞减灭，手术范围应切除全子宫、双侧附件、大网膜、阑尾，并尽力完整切除肿瘤组织。此外，淋巴结转移被认为是原发性腹膜癌最可能的转移方式，行盆腔和腹主动脉旁淋巴结清扫显得尤其必要。紫杉类和铂类是推荐的化疗用药。给药方式可选择静脉给药或腹腔给药。

（六）腹膜后肿瘤

腹膜后肿瘤需采用手术、化疗、放疗及综合治疗方法。除淋巴瘤外，不论良恶性、肿瘤大小，无禁忌证者，首选手术，处理内分泌性肿瘤时，要注意内分泌水平的平衡。放疗效果不佳，对不能切除及淋巴瘤病例或许能使肿瘤缩小、疼痛减轻。化疗对淋巴瘤、低分化脂肪肉瘤、恶性纤维组织病、滑膜细胞肉瘤及原发性神经外胚肿瘤有效。术中、术后放疗可提高疗效。影响预后的主要因素包括是否根治性切除、病理组织学分级、分期及肿瘤大小。每隔 6 个月随访一次 CT，可早期发现复发，提高复发肿瘤的切除率。

三、炎症性肠道疾病

（一）急性出血性坏死性肠炎

1. 一般治疗 完全卧床休息，疑诊时即禁食，确诊后继续禁食，禁食时间视病情而定，重症同时禁水。

2. 静脉补液或全胃肠外营养（TPN） 本病失水、失钠和失钾者较多见。可根据病情酌定输液总量和成分。纠正代谢性酸中毒。重症患者及严重贫血、营养不良者，可施以 TPN。患者恢复进食后可继续辅以肠内营养。

3. 纠正休克 除补充晶体溶液外，应适当输入血浆、新鲜全血或人体血清白蛋白等胶体液。血压不升者可适当应用血管活性药物。

4. 对症疗法 严重腹痛者可予哌替啶；腹胀和呕吐严重者可做胃肠减压，并注意补钾，如有腹水形成可在放腹水后用地塞米松 5mg 加头孢拉定 2.0g、替硝唑 0.4g 腹腔内注射以减少渗出和促进腹水吸收。便血量多者给予云南白药、凝血酶口服。严重出血可用生长抑素及其类似物持续静脉滴注。

5. 抗生素　一般两种联合应用。常用的抗生素：喹诺酮类如环丙沙星，头孢菌素类如头孢三嗪等，以及甲硝唑、替硝唑等，静脉滴注或口服。

6. 肾上腺皮质激素　有加重肠出血和促发肠穿孔危险，一般应用不超过 3～5 日；儿童用氢化可的松每日 4～8mg/kg 或地塞米松 1～2.5mg/d；成人用氢化可的松 200～300mg/d 或地塞米松 5～20mg/d，静脉滴注。

（二）假膜性结肠炎

1. 停用原有抗菌药物　多数患者停用相关抗生素能自行缓解而呈自限性。对必须使用抗生素患者应考虑更换。

2. 支持治疗　包括补液维持水、电解质及酸碱平衡，输入血浆、白蛋白纠正低蛋白血症。严重营养不良者可全胃肠外营养，有低血压、休克者可在补充血容量基础上应用血管活性药物。肾上腺皮质激素可短期小量应用，以改善毒血症症状。

3. 微生态制剂治疗　直接或间接补充生理菌，纠正肠道菌群失调。

4. 抗生素治疗　一线用药为甲硝唑和万古霉素。

（1）甲硝唑：适用于疾病轻中度者，对重度或伴并发症者疗效欠佳。在严重或危及生命的艰难梭菌感染中，禁止口服甲硝唑。成人剂量 500mg 口服，3 次 / 日，疗程 10～14 日。主要不良反应包括胃肠道反应、双硫仑样反应、口腔内的金属异味，长期使用可能导致周围性神经病变。妊娠妇女禁用。

（2）万古霉素：可抑制艰难梭菌生长，是目前认为治疗假膜性结肠炎最有效的药物，可用于甲硝唑治疗失败、耐药或过敏者，以及疾病轻中度的妊娠期妇女和哺乳期妇女。成人剂量为 125mg 口服，4 次 / 日，疗程 10～14 日。该药口服和直肠使用不吸收，对肾无损害，在肠道内可达到高浓度，静脉给药不宜采用。

（3）非达霉素：是一种大环内酯类杀菌药，口服不吸收，能有效对抗革兰氏阳性厌氧菌，与万古霉素的疗效无明显差异，但可降低非 BI/NAP

1/027 菌株感染的复发率，对原有抗生素停用的假膜性结肠炎效果更好，因此，若初发患者存在复发的高危因素（年龄 ≥ 65 岁、有并发症、使用质子泵抑制剂或抗生素等），也可在首次治疗时使用。成人剂量为 200mg 口服，2 次 / 日，疗程 10～20 日。

（4）其他的抗生素：包括夫西地酸、利福昔明、硝唑尼特、雷莫拉宁、替考拉宁、杆菌肽等，但由于有限的研究并未表明其有明显的疗效优势，且花费较高、不良反应大、可能存在艰难梭菌耐药（尤其是利福昔明），一般不推荐常规使用，仅在上述抗生素治疗后无效或有严重不良反应时可尝试使用。利福昔明成人剂量为 550mg 口服，2 次 / 日，疗程 20 日。抗生素的治疗方案是根据疾病的严重程度及复发风险决定的。

5. 抗毒素及抑制毒素吸收治疗　抗污泥梭状芽孢杆菌抗毒素可中和艰难梭菌毒素，国外已用于临床。

6. 免疫治疗　静脉滴注丙种球蛋白可用于治疗艰难梭菌感染，其机制主要为中和艰难梭菌毒素 A。

（三）炎症性肠病

1. 氨基水杨酸制剂　包括不同制剂的美沙拉嗪（5-aminosalicylic acid，5-ASA）和传统的柳氮磺吡啶（Sul-fasalazine，SASP），是治疗 UC 的主要药物，对 CD 治疗作用较小。活动性病变给予 3～4g/d，维持期给予 2g/d。SASP 在结肠内由细菌分解为 5-ASA 和磺胺，长期服用 SASP 者需补充叶酸并关注磺胺药相关的不良反应。5-ASA 具有肠腔局部抗炎作用，理想剂型应尽量减少肠道内吸收，使局部疗效作用更大。常用的美沙拉嗪制剂：前体药物有奥沙拉嗪（偶氮二聚体）和巴柳氮（偶氮异二聚体），在结肠中释放起效；pH 依赖包衣制剂在回肠末端 pH 5～7 时溶解释放，大部分仍进入结肠；时间依赖的制剂起效范围从远端空肠至结肠。5-ASA 肛栓剂和灌肠剂对溃疡性直肠和乙状结肠炎均有效。不良反应较少，包括恶心、消化不良、脱发、头痛、腹泻和过敏反应。

2. 糖皮质激素　适用于急性活动的中重度 UC 和 CD 者，无维持缓解作用。另外，因其不良反应，限制长期应用。常用剂量泼尼松 0.75～1mg/kg，

2 个月左右病情缓解。起始剂量需足量，否则疗效降低。布地奈德是一种局部作用强而系统生物利用度较低（10%）的药物，提高治疗疗效，减少治疗的不良反应。若使用激素常用剂量超过 4 周，疾病仍处于活动期提示激素无效；若激素治疗有效后停用激素 3 个月内复发或激素治疗 3 个月后，泼尼松减量至 10mg/d 复发者提示激素依赖。

3. 免疫调节剂　适用于激素依赖或无效，以及激素诱导缓解后的维持治疗。硫唑嘌呤（azathio-prine，AZA）是维持缓解最常用的药物，AZA 不能耐受者可换用 6- 巯基嘌呤（mercapto-purine，6-MP）或甲氨蝶呤（methotrexate，MTX）。国内 IBD 协作组推荐 AZA 剂量为 1mg/kg，欧洲共识推荐的目标剂量为 1.5～2.5mg/kg，由于 AZA 存在量效关系，剂量不足会影响疗效，因此，可在治疗观察中逐渐增加剂量。AZA 通常 3～4 个月才能达到稳态血药浓度，治疗时可先与激素联用，待免疫调节剂起效后，激素再逐渐减量。服药 1 个月内骨髓抑制不良反应最常见，但是也可迟发 1 年以上，同时还需随访肝功能。甲氨蝶呤和沙利度胺适合不耐受巯嘌呤药物者，目前临床经验尚少。诱导缓解期常推荐 MTX 25mg 每周肌内注射或皮下注射，缓解后改为 15mg 每周肌内注射或皮下注射，口服疗效降低。环孢素（cyc-losporin，CsA）1 周内快速起效，2～4mg/kg，因不良反应大，适于短期治疗严重 UC 且激素无效者，促症状缓解，避免急诊手术。临床症状缓解后可改为 CsA 口服（4～6mg/kg）或转用巯嘌呤药物。

4. 生物制剂　主要适用于经激素及免疫调节剂治疗无效或不能耐受者；合并瘘管经传统治疗无效者。英夫利昔单抗（infliximab，IFX）是抗肿瘤坏死因子（TNF-α）抑制剂，目前治疗 IBD 应用时间最长的生物制剂，对大部分 IBD 患者有效。IFX 是人－鼠嵌合型单克隆抗体，推荐静脉滴注 5mg/kg，在 0、2、6 周作为诱导缓解，随后每隔 8 周给予相同剂量维持缓解。规律用药的缓解率优于间断给药，联合免疫调节剂可减少生物机制抗体形成，增加疗效。单次使用 IFX 5mg/kg 的有效率可达 58%，使用 IFX 三次后，用 IFX 5mg/kg 的有效率可达 58%，使用 IFX 三次后，55% CD 者

瘘管可愈合。若治疗产生了抗 IFX 抗体，可换用全人重组抗 TNF 阿达木单抗（adalimumab）或赛妥珠（certolizumabpegol）。另一类生物制剂是针对白细胞黏附分子的靶向治疗药物，如那他丽珠单抗（natalizumab），维得丽珠单抗（vedolizumab），已被证明是一种有效的能诱导缓解对抗 TNF 无应答的药物。此外还有 IL-12/23 抑制剂，如乌司奴单抗等。生物制剂有激活潜在的结核菌及乙型肝炎（HBV）感染的危险，抑炎作用可能影响机体免疫监视功能，特别是联合免疫调节剂，有诱发淋巴瘤的报道。其他不良反应包括多发性硬化、脱髓鞘病变和视神经炎等。

5. 抗生素类肠道菌群为慢性肠道炎症提供刺激　抗生素常用于 CD 并发症的治疗，即肛周病变、瘘管、炎性包块及肠道狭窄时细菌过度增长等。推荐使用 4～8 周的甲硝唑或环丙沙星，部分患者症状可缓解，但停药后会复发。近来发现，利福昔明对轻中度 CD 有一定治疗效果。甲硝唑能预防 CD 术后的复发。抗生素长期应用将增加艰难梭菌相关疾病的风险。

6. 益生菌　为肠道防御系统构建正常肠道菌群，但尚无确切证据支持其疗效。有研究显示，双歧杆菌和乳杆菌减少的菌群紊乱可能是引起储袋炎的原因之一，益生菌能维持缓解部分储袋炎患者。

7. 干细胞移植　造血干细胞移植会重置免疫系统，去除自身反应性 T 细胞和记忆细胞，从而诱导长期的免疫耐受。目前治疗的病例数有限，干细胞来源各异，输注的方式和剂量也不相同，因此仍需要严密谨慎地研究。

（四）乳糜泻

主要是饮食治疗：严格的终身无麸质饮食是当前对 CD 的唯一治疗方法。应避免含有小麦、黑麦和大麦的食品。大豆或木薯粉、大米、玉米、荞麦和马铃薯是安全的。仔细阅读预制食品和调味品的标签，尤其注意食品添加剂，如稳定剂或乳化剂，它们可能含有麸质。蒸馏得来的酒精饮料、醋和葡萄酒不含麸质。然而，应避免饮用啤酒、麦芽酒、淡啤酒和麦芽醋，因为它们通常是由含麸质的谷物制成且未经蒸馏。由于许多乳糜泻患

者可有继发性乳糖不耐受，所以其最初可能不能较好地耐受乳制品。因此，对于含有乳糖的食品可能使症状恶化的患者，最初应避免食用此类食品。对无麸质食物治疗无效的 CD 称为无反应型，少部分患者可最终发展为难治性 CD（指尽管严格遵守无麸质饮食 12 个月后，绒毛仍持续出现萎缩），这种状况较为罕见，可能是肠相关淋巴瘤的癌前病变。

（五）热带口炎性腹泻

广谱抗生素和叶酸治疗最为有效。四环素（250mg，口服，每日 4 次）+ 加叶酸（5mg/d）治疗 3 ～ 6 个月，维生素 B_{12} 缺乏者应给予肌内注射（每周 1000pg）。叶酸和维生素 B_{12} 治疗时间一般要维持一年，常与抗生素同时服用。平时饮食宜注意营养均衡，适当补液，纠正电解质平衡失调。腹泻次数过多的患者应及时给予止泻药物治疗。

（六）Whipple 病

除对症支持治疗外，主要是抗生素治疗。治疗给予长程广谱抗生素：青霉素 G 120 万 U，链霉素 1g，每日 1 次，静脉滴注 10 ～ 14 日，或头孢曲松 2g，静脉滴注，每日 1 次，或美罗培南 1g，静脉滴注，每 8 小时 1 次，10 ～ 14 日，以后甲氧苄啶（TMP）160mg 和磺胺甲噁唑（SMZ）80mg，每日 2 次，共 1 年。可复发，复发大多发生于疗程少于 6 个月的患者。但前期用头孢曲松或美罗培南者复发率低。PAS 阳性巨噬细胞在治疗成功后仍可持续存在，巨噬细胞外致病菌则提示感染持续，可能是疾病复发的早期征象。同时伴有中枢神经系统症状的患者应行脑脊液检查，确诊后治疗持续两年。早期诊断结合有效的治疗或可治愈。症状完全消失需数月至数年，组织学恢复则更慢。

四、肠道血管性疾病

（一）慢性肠系膜缺血

内科治疗包括扩血管药物，如钙通道阻滞药（硝苯地平等）对部分患者有效。外科手术包括旁路术、动脉内膜切除术和血管重建术等。气囊导管扩张术和（或）放置支撑管提供了非手术治疗的可能性。

（二）急性肠系膜缺血

治疗原则：恢复血容量、纠正 AMI 可能病因。静脉应用广谱抗生素覆盖革兰氏阴性菌及厌氧菌以预防细菌通过缺血肠黏膜转位引起的败血症。

1. 血管扩张剂　当临床拟诊为 AMI，并排除其他急腹症者，立即经导管行罂粟碱灌注，以 60mg 作为初始剂量，随后 30 ～ 60mg/h 持续输注 12 ～ 48 小时，以扩张肠系膜血管，改善血流，可避免肠切除或减少切除范围。

2. 溶栓抗凝治疗　药物有链激酶、尿激酶和组织型纤溶酶原激活剂等。任何确诊 SMA 栓塞的患者术前均需全身抗凝治疗（如静脉使用肝素）以预防血块围绕栓子扩展并防止其进一步栓塞至小肠或其他组织和器官（如脑、冠状动脉、肾、四肢）。抗凝一般术前终止，术后 24 ～ 48 小时恢复使用，具体视术中情况而定。由于 MVT 病变有复发性，故常规给予抗凝治疗，有主张在关腹前或术后 12 小时内开始肝素抗凝治疗，而后改为口服抗凝剂，治疗 3 ～ 6 个月。抗凝治疗期间要定期监测凝血酶原时间。

五、肠梗阻

肠梗阻的治疗方法取决于梗阻的病因、性质、部位、病情和患者的全身情况。但不论采取何种治疗方法，纠正肠梗阻所引起的水和电解质紊乱、酸碱失衡，行胃肠减压以改善梗阻部位以上肠段的血液循环及控制感染等皆属必要。

1. 纠正水和电解质紊乱、酸碱失衡　首先根据病程、临床表现等估计液体丢失量和欠缺的正常需要量，一般成人症状较轻的约需补液 1500ml，有明显呕吐的则需补液 3000ml，而伴周围循环衰竭和低血压时则需补液 4000ml 以上。再根据心功能、肾功能、血清电解质和血气分析结果加以调整，并应监测尿量及中心静脉压的变化。单纯性肠梗阻早期，上述生理紊乱较易纠正，但在绞窄性肠梗阻和机械性肠梗阻晚期，尚需补给全血或血浆、白蛋白等才能有效地纠正循环障碍。

2.胃肠减压或胃肠插管减压 可减轻腹胀，有利于肠壁循环的恢复，避免吸入性肺炎的发生。少数轻型单纯性肠梗阻经有效地减压后肠腔可恢复通畅。对拟手术治疗的患者胃肠减压可减少手术操作困难，增加手术的安全性。结肠梗阻发生肠膨胀时，插管减压无效，常需手术减压。

3.控制感染和毒血症 肠梗阻时间过长或发生绞窄时，肠壁和腹膜常有多种细菌感染，积极地采用以抗革兰氏阴性杆菌及厌氧菌为重点的广谱抗生素静脉滴注治疗十分重要，可以显著降低肠梗阻的死亡率。

4.解除梗阻、恢复肠道功能 一般单纯性机械性肠梗阻，尤其是早期不完全性肠梗阻可行非手术治疗。早期肠套叠、肠扭转引起的肠梗阻亦可在严密的观察下先行非手术治疗，动力性肠梗阻除非伴有外科情况，一般不需手术治疗。

5.中药 复方大承气汤，适用于一般肠梗阻、气胀较明显者；甘遂通结汤，适用于较重的肠梗阻、积液较多者。上述中药可煎成200ml，分次口服或经胃肠减压管注入。

6.润滑治疗 可用液状石蜡、生豆油或菜油200～300ml分次口服或由胃肠减压管注入。适用于病情较重，体质较弱者。

7.麻痹性肠梗阻 如无外科情况可用新斯的明注射、腹部芒硝热敷等治疗。

六、腹膜性疾病

急性腹膜炎

1.原发性腹膜炎 以非手术治疗为主，一旦临床考虑为原发性腹膜炎，即给予经验性抗菌治疗，治疗前应询问近期有无β-内酰胺类抗生素及喹诺酮类药物使用史，首选第三代头孢菌素类（如头孢噻肟钠）或第三代喹诺酮类抗生素，再根据腹水细菌涂片及培养结果选择或改用合适的抗生素，同时应积极加强支持治疗。并应积极治疗原发疾病。难以与继发性腹膜炎区别时可进行剖腹探查，术中如确定为原发性腹膜炎，可在腹腔灌洗后关闭腹腔而不置引流。

2.继发性腹膜炎 一般而言，急性继发性腹膜炎诊断一旦明确，而又已查明或已推测到原发病灶之所在，若患者情况许可，应尽早施行手术治疗，并同时冲洗、引流腹腔脓性渗出物。对已有局限化或局限化趋势的腹膜炎患者，或年老体衰、中毒症状严重者，则可先行内科支持治疗，并密切观察病情变化，必要时仍需手术治疗。内科支持治疗包括卧床休息宜前倾30°～45°半卧位，若休克严重则自当取平卧位；禁食及鼻胃管减压；纠正体液、电解质及酸碱平衡的紊乱给予充分的输液，使每日尿量在1500ml左右，若能根据中心静脉压测定结果考虑输液量最好，同时应注意补充适量氯化钾或钠盐；静脉内高营养治疗给予葡萄糖、脂肪乳剂及氨基酸溶液，改善患者的全身情况及增强免疫力；抗生素治疗为急性腹膜炎最重要的内科疗法。

继发性腹膜炎常为多种需氧菌与厌氧菌的混合感染，为覆盖可能的病原菌，可选择碳青霉烯类抗生素，而第三代头孢菌素与奥硝唑联合在目前临床上亦常用。若能获得病原菌、依据药物敏感试验结果选用抗生素更佳。剧烈疼痛或烦躁不安者，如诊断明确，可酌情使用哌替啶等药物。如有休克应积极进行抗休克治疗。

七、腹膜后疾病

（一）腹膜后脓肿

患者一般情况好，直径＜3cm的脓肿可单用抗生素治疗；大部分病例可在B超或CT引导下行经皮穿刺置管引流术，颠簸疗法可改善引流效果；病情较重、脓肿较大者，应及时手术切开或腹腔镜下经腹引流，同时应用抗生素、治疗原发病。

（二）腹膜后纤维化

腹膜后纤维化患者多为继发性病例，病因治疗可获得较好疗效，如甲基麦角胺类药物引起的，停药后多能使肿块缩小，输尿管梗阻缓解；各种感染及恶性疾病引起的，应以治疗原发病为主，如发生梗阻可手术治疗。特发性患者，治疗方法包括药物、手术及手术加药物3种。特发性与免疫因素关系密切，可选用皮质激素和（或）免疫抑制剂等。早期应用糖皮质激素效果较好，有时亦用作术前准备或术后预防复发。当有禁忌或无效时，用免疫抑制剂。他莫昔芬具有抑制脂蛋白氧化，减少蜡样质产生，促进生长抑制因子 B 的合成与分泌，单独应用可获得较好疗效，加用皮质激素有助于防止复发。有药物禁忌或不能耐受药物者可单纯手术治疗；严重的特发性伴尿毒症者，可选择手术加药物。所有病例需长期随访。

八、其他肠道疾病

（一）巨结肠

治疗目的是排出粪便，消除梗阻。治疗方法包括非手术疗法和手术疗法，前者主要是调节饮食，保持肠道润滑，促进通便，还可配合灌肠及扩肛治疗。经内科保守治疗失败后的病例应行外科手术治疗。

（二）肠道气囊肿

本身无特殊治疗方法，如无明显症状，可进行临床观察，无须特殊治疗，有时囊肿可自行消失。如有明显的腹部不适、腹胀、腹泻等临床症状时，可行氧吸入治疗，有报道用高压氧吸入以 2.5 个大气压，每日 1 次，每次 2 小时，2～3 次后即可取得气囊肿消失和症状缓解的效果。若病变广泛则应以缓解梗阻为主。若肠气囊肿伴随其他疾病，如幽门梗阻、炎症性肠道疾病、消化道恶性肿瘤等，应针对这些原发疾病进行治疗。

（三）显微镜下结肠炎

治疗首先应停止服用非甾体抗炎药、咖啡、酒、奶制品及其他可以加重腹泻的药物或食物。非特异性抗腹泻药物，如洛哌丁胺、地芬诺酯为一线药物；无效可口服次水杨酸铋；5- 氨基水杨酸和柳氮磺吡啶也有效。皮质类固醇，如布地奈德可用于 5- 氨基水杨酸治疗无效且排除其他疾病的患者。布地奈德疗效可靠，患者耐受性好，但停药后容易复发。激素无效或依赖者可用免疫调节剂，如硫唑嘌呤、甲氨蝶呤、环孢素。抗肿瘤坏死因子可用于治疗难治性 MC 患者。抗生素对部分患者有效，但停药后亦容易复发。益生菌可改善 MC 患者症状。

（四）小肠淋巴管扩张症

小肠淋巴管扩张症的治疗主要是低脂饮食和补充中链脂肪。

1. 饮食治疗　低脂饮食（每天脂肪限 5g 以下），或用不经淋巴管输送的中链三酰甘油替代食物中的脂肪，从而降低淋巴管的负荷，使淋巴管压力降低，减少蛋白质丢失。

2. 药物治疗　利尿药对淋巴水肿有益。如水肿的肢体破损感染，应及时用抗生素治疗。补充维生素 D 有助于预防骨软化。补充白蛋白，生长抑素等。手术治疗如能明确本病淋巴管扩张仅限于一小段小肠，则可将该肠段切除。

（林俊超）

第二节　内镜治疗

一、消化道出血

1. 内镜下局部喷洒药物，包括 5% 孟氏液、8% 去甲肾上腺素、凝血酶、蛇毒血凝酶等，对各种病因引起的出血，均有一定的疗效。

2. 内镜下出血部位局部注射药物：①无水乙醇（酒精）局部注射；② 1 : 10 000 肾上腺素局部注射；③高渗盐水局部注射。

3. 内镜下高频电凝、激光、热探针、氩气刀及微波、射频治疗等。

4. 内镜下金属钛夹止血治疗。

二、消化道息肉和黏膜下肿瘤

（一）息肉

1. 药物注射法用特制注射针经活检通道，先在息肉底部，后在其顶部注射无水乙醇，使息肉坏死而脱落，可多次注射。

2. 高频电凝、电切、微波固化、激光气化、氩气刀、射频等治疗。

3. 钛夹用于有蒂息肉，可用钛夹夹住息肉蒂部，使息肉缺血、坏死、脱落，而达到治疗目的。

4. 皮圈或尼龙丝结扎主要用于广基息肉，通过负压吸引后，皮圈或尼龙丝结扎，使息肉缺血、坏死、脱落，以达到治疗目的。

（二）黏膜下肿瘤内镜治疗

同息肉类似，黏膜下肿瘤多为广基，且在黏膜下有的还可滑动，故多用黏膜吸套装置进行圈套，再用高频圈套器圈套后电凝切除。黏膜下注射生理盐水使病灶隆起，并与肌层分离，再做圈套电凝切除，疗效更为理想。

三、消化道狭窄内镜下扩张与支架治疗

（一）消化道狭窄和内瘘的支架

支架治疗用于食管贲门狭窄，食管-气管瘘、食管-支气管瘘，直肠、乙状结肠、降结肠狭窄，结肠-膀胱瘘、结肠-阴道瘘的治疗。现多用自膨式金属支架（EMS），置入方便，柔软性好，稳定性强，患者痛苦少。全被膜新型支架可防止肿瘤向内生长阻塞管腔或阻断瘘管。单向阀门的食管支架还有防止胃食管反流的功能。

（二）狭窄的内镜治疗

随着内镜技术的发展，内镜不仅在 CD 的诊断中有着重要价值，对 CD 的内镜下治疗同样有着重要作用。对于 CD 并发的狭窄、出血、息肉和异型增生等，内镜可以进行有效的微创治疗。其中对于 CD 并发的纤维性狭窄或有黏膜桥形成的狭窄，内镜下球囊扩张或内镜下针刀技术等内镜外科操作可以起到良好效果。必要时联合术中内镜治疗，可以有效保留肠管，并提高成功率。

1. 内镜下球囊扩张术　肠道狭窄，如 CD 并发的狭窄，包括炎性狭窄和纤维增生性狭窄。炎性狭窄可以随着疾病病情的控制而缓解，而明显的纤维增生性狭窄，则需要考虑内镜，甚至外科手术治疗。

对于内镜能够通过的 CD 肠道局部狭窄（长度＜4cm），在不伴有腹腔感染等情况下，使用内镜下球囊扩张术能取得不错的效果。尤其是对于回结肠吻合术后吻合口狭窄的患者，能够有效推迟再手术时间。有研究表明，内镜下扩张术成功率能达到 80%，术后出现并发症的概率可控制在 1% 以下。尽管部分患者常需要反复多次进行内镜下扩张，但约 2/3 的患者可避免外科手术。

CD 内镜球囊扩张的适应证：肠梗阻症状；纤维性狭窄的证据；总长度＜4cm。CD 内镜球囊扩张禁忌证：胃肠镜检查禁忌证；CD 活动期炎性狭窄；成角性狭窄；狭窄处有溃疡、穿孔、窦道、瘘管、脓肿等；狭窄长度超过 4cm；有明显出血倾向。在行内镜球囊扩张术之前，建议行 MRE 等影像学检查，明确梗阻部位及数量。

内镜扩张的并发症主要有穿孔、腹腔感染、出血、腹痛等。影响内镜扩张成功的因素有很多，如术者的熟练程度、狭窄的长度、病变肠管有无溃疡或脓肿等。是否吸烟、CRP 水平、疾病活动度和术后是否药物维持是影响术后复发的因素。

2. 内镜下针刀技术　对于 CD 患者，由于纤维性狭窄或有黏膜桥形成等原因导致的狭窄，在影像学及内镜确诊后，可以尝试内镜下针刀技术、对狭窄部位进行适度的切割治疗。

主要适应证：有黏膜桥形成伴肠梗阻；有纤维性狭窄证据，且长度小于 1cm，尤其是膜性狭窄。主要禁忌证：有胃肠镜检查禁忌证；CD 活动期炎性狭窄；狭窄长度大于 2cm；有明显出血倾向。

对于内镜下针刀切除，并发症主要有出血、穿孔等，应由有经验的高年资内镜医师进行。研究表明，对于合适的 CD 狭窄，内镜下针刀切除技术，可以有效治疗疾病，缓解症状，从而避免多次外科手术及外科手术带来的相关并发症风险。

3. 消化道狭窄的高频电切开/激光治疗　一般用于外科术后吻合口狭窄、水肿的治疗，近期疗效良好，但维持期短，易复发。

四、经内镜取消化道异物

消化道异物以食管及胃多见，肠道少见。可

根据异物的形状采用圈套器、三爪钳、网兜形取物器取出异物，操作时应注意勿损伤黏膜。

五、消化道早期癌的内镜下治疗

内镜下治疗消化道早期癌的概念是指局限于黏膜层和黏膜下层的肿瘤。内镜下黏膜切除术和内镜黏膜下层剥离术已经成为一种切除消化道癌前病变与早期癌症的一种标准微创治疗手段。

（一）内镜下黏膜切除术

最早内镜下黏膜切除术（endoscopic mucosal resection，EMR）是日本治疗早期胃癌的新技术，现又用于早期食管癌、结肠癌及消化道扁平无蒂息肉的内镜下治疗，都取得了较好的临床疗效。内镜黏膜下剥离术的优点如下。

1.一次性切除较大范围的病灶。

2.EMR 可以取得完整标本，有利于病理医师对病变是否完全切除、局部淋巴结或脉管有无转移等情况进行评价。

3.EMR 降低了肿瘤局部残留率及复发率。目前已将内镜下黏膜下层剥离（endoscopic submucosal dissection，ESD）技术推广应用于早期肠癌（以及结肠侧向发育型肿瘤）、早期食管癌、早期胃癌、早期十二指肠癌的内镜下治疗。对操作者要求高、手术时间较长；穿孔、出血并发症发生率较高。

（二）经口内镜下肌切开术

作为一种 ESD 技术的全新变种，隧道技术的应用包括以下方面。

1. 对黏膜层广基病变及早癌的治疗。

2. 对固有肌层的治疗，如贲门失弛缓、固有肌层肿瘤。

3. 对腔外疾病的诊断与治疗，如淋巴结切除、肿瘤切除等。

（三）早期结直肠癌及癌前病变内镜治疗

1. 适应证　推荐结直肠腺瘤、黏膜内癌为内镜下治疗的绝对适应证，向黏膜下层轻度浸润的 SM1 癌为内镜下治疗的相对适应证。黏膜内癌无

淋巴结及血管转移，是内镜治疗的绝对适应证。肿瘤浸润至黏膜下浅层（SM1）者淋巴结转移的比例仅为 3.3%，因此，可作为内镜治疗的相对适应证。但是需要对切除的标本进行严格的病理学评估，判断是否有淋巴管和脉管的浸润，根据具体情况来判断是否需要追加外科手术。

2. 治疗方法

（1）对于 5mm 以下的结直肠病变可以使用热活检钳钳除术，但由于热活检钳钳除术会损坏组织，所以要慎用。热活检钳钳除＜ 5mm 病变时，与通常活检一样，用热活检钳把持组织，一边接通高频电一边钳取组织；另外，需要注意的是在通电时如果钳子向下压，会有穿孔的危险，所以要将组织上提再通电。但由于热活检钳除术会损坏组织，一般不推荐应用。

（2）推荐对于隆起型病变 I p 型、I sp 型及 I s 型病变使用圈套器息肉电切切除治疗。在治疗过程中可以根据需要喷洒 0.4% 靛胭脂，来确定病变的范围，以确保病变的完全切除；对于 I p 型病变，圈套器要套住蒂的中间部；对于 I s 型病变，圈套器要套在病变的基底部，注意不要将病变卷入圈套器，之后再收紧圈套器，将病变上提接通高频电切除；残余部分较大时可再次电切，残余部分较小时，可予以热活检钳或 APC 烧灼处理；切除的标本要回收行病理检查。

（3）推荐对于可一次性完全切除的 II a 型、II c 型，以及一部分 I s 型病变使用 EMR 治疗，对于这些病变 EMR 的治疗是安全有效的，应作为临床一线治疗的方法。EMR 在原则上以能进行一次性切除的最大直径不超过 20mm 的病变为适应证，但是有些直径超过 20mm 的病变可以通过分割切除治疗（Endoscopic piecemeal mucosal resection，EPMR）。文献报道显示用 EPMR 来治疗面积较大的 I s 型、II a 型病变及 LST 是安全和有效的。国外文献显示，对于结直肠高级别异性增生，EMR 的治疗是安全有效的，并且与外科手术相比具有并发症少、住院时间短、消耗费用低等明显的优势，建议作为临床一线治疗方案。

（4）推荐对于最大直径＞ 20mm 且必须在内镜下一次性切除的病变、抬举征阴性的腺瘤及部分早期癌、＞ 10mm 的 EMR 残留或复发再次行

EMR 治疗困难者及反复活检不能证实为癌的低位直肠病变使用 ESD 治疗。由于结直肠 ESD 的技术难度较大，相关并发症发生率较高。在日本结直肠病变 ESD 治疗的穿孔率为 1.4%～10.4%。国内有研究显示，对于结直肠病变 ESD 治疗的穿孔率为 9.4%，要明显高于结直肠 EMR 治疗的穿孔率，所以在选择 ESD 作为内镜下治疗的结直肠早期癌及癌前病变治疗的方案时一定要慎重。另外，利用 ESD 治疗 LST 时更容易穿孔，在治疗过程中一定要动作轻柔，幅度要小，降低穿孔率。

（5）不推荐对结直肠早癌及癌前病变使用全瘤体组织破坏法治疗，可以用于其他治疗后怀疑有小的残留时。常用的有 APC，目的是破坏消除肿瘤组织。

（6）其他消化道早期癌的治疗：其他消化道早期癌的治疗还有内镜下微波、氩气刀、激光局部治疗；腔内放疗；内镜下局部注射 5-FU、MMC 等油脂悬浮液，有局部药物浓度高、作用时间长、全身不良反应小的优点。

六、内镜下经皮胃造瘘、小肠造瘘术

（一）经皮内镜下胃造瘘术

经皮内镜下胃造瘘术是借助胃镜经腹壁在胃内置入造瘘管的一种方法，主要目的是胃肠减压和肠内营养，并可防止胃食管反流和吸入性肺炎。适应证：各种原因导致的长期经口进食困难引起的营养不良，而胃肠道动力及功能正常的患者。

（二）经皮内镜下小肠造瘘术

经皮内镜下小肠造瘘术是目前长期非经口胃肠内营养的首选方法。适应证为需要长期营养供给且伴有以下情况的患者：严重上消化道反流；胃张力缺乏或胃麻痹者；反复呼吸道吸入；全胃切除术或食管–空肠吻合术后而肠功能正常者。

七、超声内镜引导下的治疗

超声内镜下注射技术：在超声引导下，可以将药物通过穿刺针插入病灶内进行局部注射，以达到治疗目的。目前主要应用于：①超声内镜引导下的腹腔神经丛阻滞术（EUS- 慢性胰腺炎），通过细针将药物注射于腹腔神经节使之麻痹或慢性坏死，用于胰腺癌、慢性胰腺炎的镇痛；②EUS 引导下注射肉毒杆菌毒素治疗贲门失弛缓和 Oddi 括约肌功能失调；③EUS 引导下肿瘤的局部注射，主要针对失去根治手术机会或术后复发的上消化道及其周围的恶性肿瘤，如某些纵隔肿瘤、胰腺肿瘤等；④EUS 引导下静脉曲张硬化剂注射治疗；⑤EUS 引导下胶体注射治疗反流性食管炎，实现食管下段黏膜隆起，减少反流。

（林俊超）

第三节　手术治疗

一、结肠癌手术治疗

（一）结肠癌的手术解剖学特点

腹部起点及腰方肌接触，自左季肋沿左肾外缘向下，在腰大肌和腰方肌之间下行至髂棘水平移行为乙状结肠，降结肠解剖位置较升结肠更深，术中在后腹膜和肾前筋膜之间向结肠内侧进行分离时应注意保护后方的精索/卵巢动静脉及输尿管。

1. 乙状结肠　长约 40cm，起初向内下方延至盆腔入口附近，于腰大肌的内缘，便转向内上方，形成第一个弯曲。肠管向内上方越过髂总动脉分叉处，又转而向下，形成第二个弯曲。从第二个弯曲下降到第 3 骶椎的高度时便延续为直肠。乙状结肠为腹膜内位器官，系膜较长，活动度大，为肿瘤、憩室和肠扭转的好发部位。

2. 血液供应　结肠的胚胎发育来自中肠和后肠，所以其血供亦有两个主要来源：肠系膜上动脉（SMA）和肠系膜下动脉（IMA）。SMA 与 IMA 之间存在重要的侧支循环，如 Drummond 动脉及 Riolan 弓。Drummond 边缘动脉位于结肠系膜内，沿结肠内侧缘分布走行。而 Riolan 弓沿结肠系膜基底部走行，管径相对粗大，连接中结肠动脉及左结肠动脉。右侧结肠由 SMA 分出的回结肠动脉、右结肠动脉和中结肠动脉供血。其中，中结肠动脉分左右两支，左支与 Drummond 边缘动脉吻合，右支与回结肠动脉及右结肠动脉吻合。左侧结肠主要由 IMA 分出的左结肠动脉及乙状结肠动脉供血。在腹腔镜直肠癌手术中，Riolan 血管弓是左半结肠及吻合口血供来源，保留左结肠动脉可保留此弓完整性，降低吻合口瘘风险。

3. 淋巴引流　腹膜的脏层和壁层均存有毛细淋巴管网，结肠腹膜的毛细淋巴管网发出的淋巴管，与其腹膜下淋巴管丛相吻合，汇合成为集合淋巴管，走向局部淋巴结，即结肠系膜边缘和结肠血管弓之间的结肠旁淋巴，结肠旁淋巴结的输出管沿各血管及血管干走行，分别注入回结肠淋巴结、中结肠淋巴结、左结肠淋巴结和乙状结肠淋巴结，再经其输出淋巴管注入肠系膜上淋巴结和肠系膜下淋巴结，汇入动脉根部。所有淋巴管、毛细淋巴管和淋巴结都被结肠脏腹膜和脏层筋膜包被局限在系膜内。因此，Hohenberger 等报道的完整结肠系膜切除（complete mesocolic excision，CME）是结肠癌规范化的手术理念。CME 的解剖学理论基础在于结肠的淋巴引流及动静脉被结肠脏层筋膜局限于系膜内。因此，完整切除可避免在结肠系膜内分离，造成黏附于结肠系膜后叶上的转移淋巴组织残留，导致术后复发。

（二）术前处理

术前化疗具有缩瘤、减少微转移、反映肿瘤化疗敏感性等优点，对肿瘤分期较晚的患者应考虑行术前新辅助放化疗。初始局部不可切除的 T4b 结肠癌，可行新辅助化疗或化疗联合靶向治疗。必要时在 MDT 讨论下决定是否增加局部放疗。可切除结肠癌局部复发率低（< 5%），NCCN 仅推荐需要降期的 T4b 肿瘤患者行术前化疗。2019 年 ASCO 会议报告了欧洲 FOxTROT 研究中结肠癌新辅助化疗的 III 期临床试验，结果显示新辅助化

疗耐受性好，不增加围手术期并发症，术后严重并发症较少；与直接手术组相比，新辅助化疗组有更低的 T/N 分期和根部淋巴结阳性率。

结肠癌患者年龄偏大，易出现肌少症、虚弱等伴随状况，原发肿瘤坏死、感染等可导致慢性营养不良，患者常并发贫血及低蛋白血症。因此，术前应尽可能采取措施改善患者的全身情况，增加患者的功能储备，以取得更好的疾病预后。近年来研究较多的预康复适用于结肠癌，尤其是术前进行新辅助治疗的患者。其措施包括以高蛋白补充为主的营养支持，以提高有氧能力和心肺功能为主的体能锻炼和以减轻焦虑为目的的心理支持。

结直肠手术围手术期处理应遵循加速康复外科原则（ERAS）。术前提前 1 ~ 2 天进行肠道准备即可，若有便秘，可口服缓泻剂通便，不宜使用强泻剂，避免造成脱水。术前肠道准备常用抗生素为新霉素或卡那霉素 1g 口服，术中及术后可用头孢菌素等抗生素预防感染。部分结肠癌患者表现为梗阻症状，因回盲瓣存在亦可导致盲肠过度扩张，此类患者纠正水、电解质紊乱和近端胃肠减压后需行急诊手术。

（三）手术治疗

相比于直肠，结肠周围脏器较少，手术空间也较大，因而更适合腹腔镜手术。21 世纪以来，《柳叶刀》《新英格兰杂志》等顶级期刊陆续发表了多项临床试验，比较腹腔镜结肠癌根治术与开腹手术的结局。结果显示，腹腔镜手术在肿瘤切缘、检出淋巴结数量、长期无疾病生存、总生存方面均与开腹手术相仿；且能显著促进结肠癌术后胃肠道功能恢复、减少镇痛药应用，缩短住院时间。然而，腹腔镜所建立的气腹可能影响心功能和气道压，且腹腔中粘连较重的患者不利于腹腔镜下操作。因此，在初次手术、腹腔内无明显粘连、心肺功能良好、肿瘤分期较早的患者中首选腹腔镜结肠癌根治术。

结肠癌的手术治疗原则：①全面探查，由远及近。必须探查肝、胃肠道、子宫及附件、盆底腹膜，以及相关肠系膜和主要血管淋巴结和肿瘤邻近脏器的情况。②建议切除足够的肠管，清扫

区域淋巴结，整块切除，建议常规清扫两站以上淋巴结。③推荐锐性分离技术。④推荐由远及近的手术清扫。建议先处理肿瘤滋养血管。⑤遵循"无瘤"手术原则，术中避免接触肿瘤，切除肿瘤后更换手套并冲洗腹腔。⑥对已失去根治性手术机会的肿瘤，如果患者无出血、梗阻、穿孔等症状，则无姑息性切除原发灶必要。

根据肿瘤侵犯的不同部位，结肠癌根治术式主要包括下述几种。①右半结肠切除术：适用于升结肠癌、结肠肝曲癌。切除范围为末端回肠15cm、盲肠、升结肠、横结肠右半部及部分大网膜和胃网膜血管。切断回盲动脉、右结肠动脉、中结肠动脉右支，清扫伴随淋巴结。对肝曲癌应切除横结肠大部分，并密切注意横结肠左侧部分血供。对于结肠肝区肿瘤是否需要清除幽门下淋巴结（No.6组）尚存在争议。左结肠动脉与中结肠动脉左支间边缘动脉弓有时不够发达，余下横结肠将发生缺血，故因将横结肠切除时范围包括脾曲。若肿瘤侵犯肝右叶下缘应同时行肝右叶部分切除。②横结肠切除术：适用于横结肠中部癌，手术应将大网膜、横结肠及其系膜、淋巴结全部切除，再游离升结肠、降结肠，进行吻合。横结肠癌常与周围脏器粘连，如胃大弯、小肠等，或浸润至胰腺体尾部，手术时如有可能应将粘连组织一并切除。③左半结肠切除术：适用于左半结肠癌、结肠脾曲癌。乙状结肠淋巴引流至肠系膜下动脉周围淋巴结，再至腹主动脉周围淋巴结。在腹主动脉开口处切断肠系膜下动脉，在胰腺下缘切断肠系膜下静脉。切除范围上至横结肠左侧，下至直肠上端。脾曲癌与脾下极、胰尾解剖关系密切，应注意肿瘤是否向脾门转移，必要时切除脾及胰尾，以便清扫脾门淋巴结。

（四）术后处理

术后给予静脉补液，每4小时监测尿量和生命体征。如无明确感染证据，术后24小时内停用预防性抗生素，术后1～2日拔除导尿管，鼓励患者早期下床活动。2～3日恢复流质饮食，如耐受良好逐渐过渡至正常饮食。

目前结肠癌的手术方式已较为成熟，但术后并发症发生率仍然较高。及时发现并处理并发症是加快术后康复、提高生活质量的重要环节，以下就结肠癌术后的常见并发症及处理方式做简单总结。

1. 切口感染　结肠癌术后切口感染及裂开发生率较高，国外报道为14%～18%。常见原因是营养不良、贫血及低蛋白血症，切口积液也是导致切口感染及裂开的常见原因。该并发症多发生于术后5～9日。感染切口常有红、肿、热、痛等表现。随着感染加重，腹压增高，切口易发生裂开；有的切口裂开并无明显感染征象，仅在咳嗽、喷嚏、排便等腹压增加的情况下发生。一旦切口裂开多有粉红色液体渗出或肠管膨出。此时应消除患者恐惧心理，以无菌纱垫敷盖伤口，防止肠管进一步大量膨出，立即将患者送手术室，在适当麻醉下对腹壁皮肤及外露肠管进行消毒，将肠管还纳腹腔，以减张缝线全层缝合腹壁，并用腹带加压包扎，缝合或对合固定切口时注意防止将肠管或网膜夹于切口内。腹壁的切口皮下感染，应早期切开引流，清创换药，保持创口清洁，促进愈合。此外，应根据患者状况，补充全血，白蛋白营养支持，选择敏感抗生素亦是促进患者康复的重要步骤。

2. 吻合口漏　是结肠癌术后严重的并发症之一，如不及时处理，病死率高。吻合口漏可使手术后病死率达到14.8%。国外报道吻合口漏发生率为4%～25%，国内报道各家不一，在5%～10%。主要发生原因：①结肠癌并梗阻肠道准备不充分情况下仓促手术。国内报道急诊情况下结肠癌手术并发症的发生率高达74.1%，明显高于二期手术并发症的发生率（26.4%）。国外报道急诊手术病死率亦远高于择期手术患者。②患者全身情况差。结肠癌患者为中老年居多，因其肠道梗阻和功能紊乱导致全身营养状况差、消瘦、蛋白质及多种营养物质缺乏，直接影响组织的修复功能和机体的免疫功能，某些合并症，如糖尿病、肝硬化亦是影响吻合口愈合的重要因素。③手术操作的失误。

良好的血供是保证吻合口正常愈合的重要因素，术中过多游离肠管断端肠系膜或过多地切除结肠吻合口周围的脂肪组织，损伤结肠系膜血管，使肠吻合口血供不良、吻合张力过大、缝合不够确切等，均可影响吻合口的愈合。在充血、水肿、严重感染的肠管上做肠吻合，术后一般肠壁组织愈合不良，易发生吻合口漏。结肠吻合口漏常发生于术后 4～9 日，左半侧结肠切除多见，右侧结肠切除较少见。左半结肠切除术后发生的吻合口漏，腹腔内污染重，腹膜炎症突出。国外有报道检测腹腔引流液中内毒素，或通过观察术后血液炎性因子（如 CRP、IL-6 和 PCT 等）的动态变化，可预测吻合口漏的发生。一旦发生吻合口漏，如抗生素治疗后不见好转，症状加重，应及时做近端肠造口术，以双管造口较好，可使转流充分并可通过远端进行冲洗，以清洁漏口促进愈合。若患者情况差，病情不允许同时处理吻合口病变时，待漏口部感染局限后再做二期处理。结肠癌手术中，如果吻合口缝合不完善，患者情况较差估计有漏发生高风险者，就应同时在吻合口上段行肠造口术，予以保护。

3. 术后出血　右半结肠切除后，极少发生术后出血。左侧脾曲结肠癌切除后，可能从脾周围粘连处发生出血。结肠血管结扎线脱落出血亦较常见。术后应放置引流管观察引流量，如引流量过多，特别是手术后早期出现失血性休克的各种临床表现，应行快速输液等抗休克治疗。若病情未见好转，应及时探查止血。腹腔引流管是观察有无腹腔出血的重要渠道，要妥善保护，防止脱落。

4. 肠梗阻与肠麻痹　术后肠梗阻通常是由肠粘连引起，亦可发生于肠切除、肠造口术时肠系膜关闭不全，小肠进入孔隙形成的内疝。乙状结肠切除过多时膀胱后出现较大空腔，如小肠坠入与周围粘连可形成梗阻。因此，术中应注意缝合肠系膜空隙以防小肠突入。术后肠梗阻应先积极查明原因，非手术治疗如未见好转，应及时手术探查，防止肠坏死的发生。与肠梗阻不同，术后肠麻痹主要为胃肠动力一过性障碍，麻醉与手术应激可影响肠道自主神经系统的平衡，阻碍肠道局部神经传导，导致肠道平滑肌的收缩使肠管扩张、蠕动消失。手术操作对不同部位的影响不尽相同，小肠一般在术后 24 小时可恢复动力，胃在术后 24～48 小时恢复动力，结肠为术后 48～72 小时恢复动力，肠段间缺乏协调运动可能是肠麻痹发生的基础。治疗方面多采取非手术治疗，在排除并发机械性梗阻可能性后酌情应用外周阿片类受体拮抗剂、针灸、胃肠动力药物或胆碱酯酶抑制剂。

5. 腹腔脓肿　主要是由于吻合口漏、血肿感染或术中污染所致，如果做好术前准备、手术操作细致、减少手术野的污染，可显著降低腹腔残余脓肿的发生率。脓肿一旦形成，应采取有效的治疗措施。较小的脓肿，给予有效抗生素，局部理疗可望治愈。较大的脓肿，除给予抗生素，加强营养支持治疗外，还必须采取必要的引流措施，如穿刺引流或切开引流。腹腔感染的预防，除严格的无菌操作技术外，术前、术中应用抗生素可显著降低感染的发生率。术中输注全血可显著损害巨噬细胞清除细菌的能力，因此，术中减少红细胞的输入，有望减少腹腔感染的发生。

6. 输尿管损伤　左半结肠切除时易发生输尿管损伤，国内报道发生率为 0.7%～6.0%，多为误扎或误切所致。损伤部位常在左侧输尿管腰段和双侧输尿管骨盆段。导致输尿管损伤的常见原因：①剪开乙状结肠两侧腹膜时，可误伤输尿管；②结扎肠系膜下动、静脉时，误将左侧输尿管一并结扎。③输尿管被肿瘤侵犯，未能辨明而损伤；④术中发生大出血时慌忙中钳夹，误扎。因此在游离结肠或直肠时，必须显露输尿管，以避免误伤。输尿管误切开或切断时，可出现尿渗现象，如找不到其裂口或断端时，可静脉注射靛胭脂或亚甲蓝，漏出液可染色。若输尿管被结扎，则见结扎段以上输尿管逐渐充盈增粗。术中若发现输尿管损伤，应立即修复。单纯结扎输尿管者，解除结扎线即可。输尿管被切开不足周径一半时，可用 5-0 可吸收缝线做横形间断缝合，不需内支撑。若切开超出周径一半或横断时，端端吻合需放置支撑管。若术后 24 小时以后发现输尿管损伤，宜做暂时性肾造口术，待 2～3 个月后施行修复手术。

7. 吻合口狭窄　发生原因有吻合口部位缺血、漏、出血，近年来 EEA 吻合器的广泛使用，使其发病率有上升趋势。对有明显狭窄的患者可采用气囊扩张、手术等方法进行治疗。国外有报道，在内镜引导下，用失弛缓性扩张器进行扩张治疗，可收到良好的效果。

（五）术后治疗

总体上目前对 Ⅲ 期结肠癌患者术后的辅助化

疗已达成共识，认为辅助化疗能降低Ⅲ期患者术后死亡风险，虽然针对Ⅱ期患者是否应给予辅助化疗及其具体方案仍存在较大争议，但大体应遵从①具有高危因素的患者：可选择 FOLFOX 方案、XELOX 方案、卡培他滨或 5-FU/LV；②dMMR患者：给予单纯术后观察；③MSS/MSI-L 无高危因素患者：卡培他滨、5-FU/LV 或观察；④具有高危因素的 dMMR 患者：尚无统一标准，可给予FOLFOX 方案或 XELOX 方案，避免 5-FU 单药可能带来的生存率降低。

结肠癌治疗后一律推荐规律随访。随访内容：①病史和体检；②监测 CEA、CA19-9；③腹腔或盆腔超声；④胸腹或盆腔 CT 或 MRI，每年 1 次；⑤肠镜检查，随诊检查出现的大肠腺瘤均推荐切除，如术前肠镜未完成全结肠检查，建议术后 3～6个月行肠镜检查；⑥PET/CT 不是常规推荐的检查项目。

二、直肠癌的手术治疗

（一）结肠癌的手术解剖学特点

1. 直肠　是结肠的延续，于第 2 骶椎下缘起自乙状结肠，长 12～15cm，沿骶骨、尾骨前面下行，穿过盆膈移行于肛管。正常情况下，直肠的大体特征是没有结肠袋、结肠带、肠脂垂的，其系膜从系带形变为包绕在直肠两侧和后方的直肠系膜。直肠分为三个部分：①直肠乙状部（Rs），骶骨岬至第 2 骶椎下缘；②直肠上部（Ra），第 2 骶椎下缘至腹膜反折；③直肠下部（Rb），腹膜反折至耻骨直肠肌附着部上缘。为了临床应用方便，通常把直肠分为上、中、下三段：上段距离肛缘12～16cm，中段距离肛缘 8～12cm，下段距离肛缘 8cm 以下；肛管长 3～4cm。

直肠上 1/3 前面和两侧有腹膜覆盖，中 1/3 仅在前面有腹膜并反折成直肠膀胱陷凹或直肠子宫陷凹；下 1/3 全部位于腹膜外。直肠的后壁完全位于腹膜外，被深筋膜包裹，其内包含肠系膜下动静脉及其分支。在男性，直肠位于膀胱、前列腺、精囊腺的后方；在女性，直肠前方与宫颈和阴道紧贴。在男性，腹膜反折前方距离肛门缘 7～9cm，在女性为 5～5.7cm。

直肠在冠状面上有三个侧弯：上侧弯和下侧弯凸向右侧，中间侧弯凸向左侧。这三个侧弯分别对应于直肠上、中、下三个直肠瓣，其中间瓣（又称 Kohlraush 皱襞）的位置对应于前面腹膜反折水平。

直肠深筋膜是盆腔筋膜的延续，包绕直肠、直肠供应血管、淋巴管、神经和脂肪组织等，形成所谓的直肠系膜。系膜中的神经血管与脂肪结缔组织由直肠前方的 Denonvillier 筋膜（denonvillier fascia，DF）及后方的直肠深筋膜包绕，形成一个完整袖套向下延伸至肛提肌。Denonvillier 筋膜即腹会阴筋膜或称尿直肠隔。它下起自会阴筋膜，向上与 Douglas 窝处的腹膜相连，然后向侧方与环绕血管和腹下丛的结缔组织融合，该筋膜分为两层，较厚的前叶附着在前列腺及精囊表面，后叶与直肠间有一层薄的疏松结缔组织。女性的Denonvillier 筋膜位于直肠与阴道之间，称直肠阴道隔，较薄，不分层，向下行，呈楔状，形成直肠阴道三角。直肠后方覆盖骶骨前方的是盆筋膜壁层，即骶前筋膜。骶前筋膜前方是脏筋膜，包裹有腹下神经。直肠深筋膜和脏筋膜是两层筋膜的观点对手术有指导意义。脏筋膜也称为尿生殖筋膜，从膜解剖的观点来讲，这层筋膜应该保留，因此 TME 的手术平面应为直肠深筋膜与脏筋膜之间。直肠骶骨筋膜（Waldeyer 筋膜）是直肠末端朝向前下方增厚的筋膜反折，从骶前筋膜 S₄ 水平到达肛门直肠环上方的直肠深筋膜，是直肠后壁远端游离的解剖学标志。在 Waldeyer 筋膜水平以上，直肠深筋膜与脏筋膜之间的这个平面呈现为细隙状，没有脏筋膜、壁筋膜之间的层面明显。直肠深筋膜与脏筋膜在 Waldeyer 筋膜水平处融合，在此处层次界限变得不清，而一旦切开了这个融合，手术层次再次变得豁然开朗，即从直肠后间隙进入肛提肌上间隙。

直肠深筋膜在腹膜反折下方盆壁内侧下腹下神经丛处，与此处的神经纤维、直肠下动静脉一起，形成所谓的直肠侧韧带。直肠侧韧带通常是指连于直肠与盆侧壁之间的盆脏筋膜。关于直肠侧韧带在解剖学上存在着较大分歧。

直肠下端扩大称直肠壶腹，既往认为是暂存粪便的部位。其内有上、中、下三个横的半月形皱襞，由黏膜及环形肌构成，可作为直肠镜检的定位标志。

2. 肛管　是消化道的末端，为内外括约肌所环绕，平时处于收缩状态。肛管内有 6～10 条纵行黏膜皱襞称为肛柱；肛柱下端彼此借半月形黏膜皱襞相连，称为肛瓣。每一肛瓣与其相邻的两个肛柱下端之间形成开口向上的隐窝称为肛窦。通常将各肛柱上端的连线称肛管直肠线，将连接各肛柱下端与各肛瓣边缘的锯齿状环形线称为齿状线。解剖学家认为，肛管上自齿状线下至肛门缘，长约 1.5cm（解剖学肛管）；外科医师则认为，肛管上自肛管直肠环，下至肛门缘，长 3～4cm（外科学肛管）。自肛管直肠环至齿线间则称为移行区（ATZ）。

3. 直肠、肛管的肌肉　直肠、肛管的肌肉分为随意肌和不随意肌两类功能不同的肌肉。随意肌位于肛管之外，即肛门外括约肌与肛提肌；不随意肌位于肛门壁内，即肛管内括约肌。上述肌肉能保持肛管闭合和开放。直肠肌层分为外层纵肌和内层环肌，内层环肌在直肠下端增厚形成肛管内括约肌。未排便时，内括约肌呈不自主的收缩状态，闭合肛管。

肛门外括约肌是随意肌，被直肠纵肌和肛提肌纤维穿过而分为皮下部、浅部和深部三部分：皮下部是环形肌束，位于肛管下端皮下层内，肛管内括约肌的下方；浅部是椭圆形肌束，起于尾骨，向前分为两束，围绕肛管止于会阴部，与尾骨相连部分形成坚强韧带，称为肛尾韧带（Hiatal 韧带）；深部位于浅部的外上方，为环形肌束，后部与耻骨直肠肌纤维合并。外括约肌三层之间界限并不十分明确，一般在皮下部与浅部之间肠可识别，直肠指检时可扪及肛管内括约肌与肛管外括约肌皮下部之间有环形浅沟，称为白线。

4. 直肠、肛管的血液供应　直肠、肛管的血液供应动脉来自直肠上动脉、直肠中动脉、直肠下动脉、肛管动脉和骶正中动脉。

（1）直肠上动脉：是直肠供应动脉中最重要的一支。它来自肠系膜下动脉，在直肠上段背面分为左右两支，沿直肠两侧下行，穿入肌层而达齿状线上方黏膜下层，其分支分别位于左侧、右前和右后。

（2）直肠中动脉：由髂内动脉发出，一般于直肠侧韧带间至直肠，分布于直肠中、下段肠壁，此动脉一般较细，多有缺如。

（3）直肠下动脉：由髂内动脉或阴部内动脉分出，通过直肠侧韧带进入直肠，与直肠上动脉在齿状线上下相吻合，是直肠下端主要的供应血液动脉。

（4）肛管动脉：由两侧阴部内动脉发出，于坐骨肛管间隙分为数支，供应肛提肌、肛门括约肌、肛管及肛周皮肤，并与直肠上下动脉相吻合。

（5）骶正中动脉：由腹主动脉分叉处的后壁分出，沿骶骨下行，主要供应直肠下端的后壁，于黏膜下层形成毛细血管丛，并分出许多细小分支与直肠上、下动脉及肛管动脉相吻合。

直肠、肛管的静脉有两个静脉丛；直肠上静脉丛位于齿状线上方的黏膜下层，汇集数支小静脉，穿过直肠肌层成为直肠上静脉，经肠系膜下静脉回流入门静脉。直肠下静脉丛位于齿状线下方，汇集肛管及其周围的静脉，经肛管直肠外方形成肛门静脉和直肠下静脉，分别通过阴部内静脉和髂内静脉回流至下腔静脉。

5. 直肠、肛管的淋巴引流　以齿状线为界，分为上下两组。上组在齿状线以上，有 3 个引流方向：向上沿直肠上血管到肠系膜下血管根部淋巴结，这是直肠最主要的淋巴引流途径；向两侧的淋巴在直肠侧韧带内与直肠中动脉并行，入髂内淋巴结；向下的淋巴在坐骨直肠间隙内与肛管动脉、阴部内动脉并行，入髂内淋巴结。下组在齿状线以下，有两个引流方向，向下外经会阴及大腿内侧皮下到达腹股沟淋巴结，然后经髂外淋巴入髂总淋巴结；向周围穿过坐骨直肠间隙沿闭孔动脉旁引流到髂内淋巴结。上下两组淋巴之间均有交通，因此，直肠癌尤其是下段直肠及肛管癌有时可转移至腹股沟淋巴结。

6. 直肠、肛管的神经　盆腔神经由上腹下神经丛、下腹神经和下腹下神经丛（盆丛）组成，位于脏筋膜和壁筋膜之间的疏松结缔组织中，包括直肠及其系膜，在直肠癌手术中很容易损伤。

直肠交感神经主要来自骶前（上腹下）神经丛，该丛在腹主动脉分叉处下方分左、右两支，称为腹下神经（射精神经），分别向下在直肠侧韧带

两旁与来自骶交感神经干的节后纤维和第 2 ～ 4
骶神经的副交感神经形成盆（下腹下）神经丛。
直肠的副交感神经对直肠功能的调节起主要作用。
直肠壁内的便意感受器在直肠下段较多，它通过
副交感神经到达盆丛，直肠手术时应予以注意。
此外，腹下神经支配射精功能，盆神经丛中含有
支配排尿和阴茎勃起的主要神经（勃起神经），
盆腔手术时，注意避免将其损伤。

（二）直肠肛管的生理功能

直肠可吸收少量水、盐、葡萄糖和一部分药
物，也能分泌黏液以利于排便。排便是直肠主要
的生理功能。排便是一种非常复杂而协调的动作，
是由多个系统参与的生理反射功能，其中包括不
随意活动和有随意可控制的活动。直肠下端是排
便反射的主要发生部位，是排便功能中的重要环
节，如直肠全部切除后，即使保留括约肌，因失
去排便反射部件，仍出现大便失禁。因此，至少
保留 5cm 与肛管相连的直肠，才能保持正常的排
便功能。

（三）直肠癌的流行病学

直肠癌是目前世界上最常见的恶性肿瘤之一，
每年约有 40 万患者死于直肠癌。全世界直肠癌平
均发病率，男性为 11.9/10 万，女性为 7.7/10 万，
直肠癌的发病率随地域不同而有所变化，在西方
发达国家较高，而在亚洲、非洲等地相对较低。
男性直肠癌发病率以匈牙利居高，达 20.5/10 万，
女性直肠癌发病率以新西兰居高，达 12.3/10 万。
近年来，在我国，随着居民饮食和生活习惯的改变，
其发病率逐渐上升，结直肠癌发病率位于恶性肿
瘤的第 3 位，且有明显升高趋势。中国人结直肠
癌与西方人相比有 3 个特点：①直肠癌比结肠癌
发病率高，为 1.5 : 1 ～ 2 : 1；②低位直肠癌在
直肠癌中所占比例高，约占 70%，大多数直肠癌
可在直肠指检时触及；③青年人（年龄＜ 30 岁）
比例较高，约占 15%。直肠癌行根治性切除后 5
年生存率为 50% ～ 70%。Duke A 期患者根治性切
除术后的 5 年生存率可达 90% 以上，而 D 期的患
者小于 5%。

（四）直肠癌的病因

直肠癌的病因目前尚不清楚，一般认为，和
结直肠癌具有相似的病因。可能与下列因素有关。

1. 饮食因素　一般认为高脂肪与低纤维饮食
是主要发病因素。高脂肪特别是含较多饱和脂肪
酸的饮食，可增加结直肠中胆汁酸与中性胆固醇
的浓度，并改变肠道内菌群组成。胆汁酸经细菌
作用生成 3- 甲基胆蒽等致癌物质，胆固醇也经细
菌作用被芳香化而生成致癌物。食物纤维能稀释
肠内残留物，增加粪便量，促使排便，减少致癌
物质的潴留与结肠黏膜接触时间。反之，食物中
膳食纤维不足会促使结直肠癌的发生。

2. 生活习惯　研究表明，大量摄入酒精、吸
食烟草、肥胖增加罹患结直肠癌和结直肠腺瘤的
风险。

3. 环境因素　根据流行病学调查，日本、中
国人移居欧美后，结直肠癌发病率明显上升，因
此可以推测结直肠癌的发生与环境有关。

4. 癌前疾病　结直肠癌的癌前疾病有腺瘤性
息肉、溃疡性结肠炎、克罗恩病，溃疡性结肠炎
和克罗恩病又统称为炎症性肠病。腺瘤在组织学
上分为管状腺瘤、绒毛状腺瘤和混合性腺瘤，
尤其是绒毛状腺瘤癌变的概率更高。2000 年，
WHO 对结直肠肿瘤的分类，首次确定了畸形腺
窝灶是结直肠上皮内瘤变最早期的形态学改变，
人们认识到了"正常黏膜 – 腺瘤 – 癌变"的发展
规律。

结直肠癌发病风险随着炎症性肠病的患病时
间、严重程度及范围的增加而增加。炎症性肠病
患者患病 10 年，结直肠癌发病风险增加 2%，患
病 30 年风险增加 18%。

5. 遗传因素　家族史是结直肠癌的重要危险因
素。近亲中有 1 人罹患结直肠癌，其本身患此癌的
危险度约为 2 倍，更多亲属有此癌则危险度更大。
根据遗传流行病学研究，结直肠癌确实存在家族聚
集现象。一级亲属遗传率明显高于二级亲属。目前
已知的遗传性结直肠癌大多表现为单基因常染色
体显性遗传综合征，如家族性息肉病（FAP），由
APC 基因突变所导致，其外显率为 100%；遗传性
非息肉病性结直肠癌（HNPCC），由错配修复基

因突变所导致，其外显率约为 80%。

（五）直肠癌的发病机制

肿瘤的发生是一个非常复杂的过程，包括环境因素、免疫异常、分化异常、病毒等各种因素都和肿瘤的发生、发展有关。医学研究进展表明，从肿瘤的本质上来讲，是遗传物质改变所导致的疾病。

结直肠癌及其癌前病变在发生年龄、分布、生物学行为、组织学特点、分子生物学改变等方面的不同，提示不同类型的结直肠癌可以沿不同的遗传学变异途径，经过不同的遗传物质变异组合而形成。目前已知，结直肠癌的发生可以有以下不同的分子遗传学途径。

1. Fesron 和 Vogelstein 的结直肠癌多步骤发生途径　大多数结直肠癌从良性腺瘤性息肉，通过所谓的从正常黏膜—增生黏膜—息肉—原位癌—浸润癌的多阶段、多步骤肿瘤顺序发生。

2. 错配修复基因缺陷途径　已发现的人类错配修复基因有六种，其中 hMSH2（2p）、hMLH1（3p）、hPMS1（2q）、hPMS（7p）是占结直肠癌 5% 或稍多的遗传性非息肉性结直肠癌（HNPCC）的主要致病基因。这些错配修复系统的缺陷则导致遗传的不稳定性。

3. 与结肠炎相关的结直肠癌发生途径　在溃疡性结肠炎相关的结直肠癌患者，APC 突变率明显较低，仅约 30%，而散在性癌可达 60% ～ 80%。K-ras 突变在溃疡性结肠炎相关的癌中也较低。Bcl-2 过表达也比散在性癌发生率低。非整倍体在溃疡性结肠炎相关的结直肠癌多见且发生较早。另外，P53 突变发生明显较早。还有证据显示，微卫星不稳定性在溃疡性结肠炎和其他相关的癌中发生较早、较多见。DPC4 基因的二核苷酸重复序列在溃疡性结肠炎增生组织中已有癌变。

4. 错构瘤 -（腺瘤）- 结直肠癌途径　家族性错构瘤性息肉病，如黑斑息肉病、幼年性息肉病、混合性腺瘤性息肉病，肿瘤发生率比正常人明显升高。临床研究证实，这些家族性错构瘤性息肉病患者结直肠癌的发生率明显增加，这些癌是原发于结直肠黏膜或来源于错构瘤息肉，是一个令人感兴趣的问题。新近研究表明，黑斑息肉病、幼年性息肉病等错构瘤性息肉病患者中存在错构瘤 -（腺瘤）- 结直肠癌的肿瘤发生旁路，是结肠癌发生的另一个途径。

5. 增（化）生性息肉 - 锯齿状息肉 - 结直肠癌途径　Cripps（1881）、Feyrter（1929）和 Westhues（1934）分别描述了相似的良性黏膜病变，称其为增（化）生性息肉（hyperplastic/metaplastic polyp，HP）。0.1% ～ 10% 的患者增生性息肉有腺瘤变，提示增（化）生性息肉可以发生腺瘤变或癌变。一些患者结直肠同时有腺瘤性息肉和增生性息肉，二者分别存在；而在另外一部分患者，肠息肉结构中同时存在腺瘤性和增生性息肉成分。Longacreh 和 Fenoglio-Preiser（1990）提倡称后者为锯齿状息肉（serrated adenoma，SA）。HP 和 SA 在组织学、病因学和肿瘤恶变机制上有一定的交叉之处，如二者均表达 MUC5AC、MUC2 和 MUCINS，而 MUC4 的表达均很少。

（六）直肠癌病理

1. 早期（pT1）直肠癌　癌细胞穿透直肠黏膜肌层浸润至黏膜下层，但未累及固有肌层，称为早期直肠癌（pT1）。上皮重度异型增生及没有穿透黏膜肌层的癌称为高级别上皮内瘤变，包括局限于黏膜层、但有固有膜浸润的黏膜内癌。

2. 进展期直肠癌的大体类型　①隆起型：凡肿瘤的主体向肠腔内突出者，均属本型。②溃疡型：肿瘤形成深达或贯穿肌层的溃疡者均属此型。③浸润型：肿瘤向肠壁各层弥漫浸润，使局部肠壁增厚，但表面常无明显溃疡或隆起。

3. 组织学类型　参照消化系统肿瘤 WHO 分类（第四版）。普通型腺癌中含有特殊组织学类型，如黏液腺癌或印戒细胞癌时应注明比例。①腺癌，非特殊型；②腺癌，特殊型，包括黏液腺癌、印戒细胞癌、锯齿状腺癌、微乳头状腺癌、髓样癌、筛状粉刺型腺癌；③腺鳞癌；④鳞癌；⑤梭形细胞癌 / 肉瘤样癌；⑥未分化癌；⑦其他特殊类型；⑧癌，不能确定类型。

4. 组织学分级　针对直肠腺癌（普通型），组织学分级标准见表 14-1。

表 14-1　直肠癌组织学分级标准

标准	分化程度	数字化分级	描述性分级
＞ 95% 腺管形成	高分化	1	低级别
50% ～ 95% 腺管形成	中分化	2	低级别
0 ～ 49% 腺管形成 a	低分化	3	高级别
高水平微卫星不稳定性 b	不等	不等	低级别

a 未分化癌（4 级）仍保留，指无腺管形成、黏液产生、神经内分泌、鳞状后肉瘤样分化的一类；b MSI-H。

［引自：Am J Surg Pathol, 2012, 36（2）：193-201.］

5. 病理分期　美国癌症联合委员会（AJCC）/国际抗癌联盟（UICC）直肠癌 TNM 分期系统的直肠癌 TNM 分期（引自 2017 年第八版）如下，解剖分期 / 预后组别见表 14-2。

原发肿瘤（T）

Tx 原发肿瘤无法评价

T0 无原发肿瘤证据

Tis 原位癌：黏膜内癌（侵犯固有层，未浸透黏膜肌层）

T1 肿瘤侵犯黏膜下层

T2 肿瘤侵犯固有肌层

T3 肿瘤侵透固有肌层达结直肠周组织

T4 肿瘤侵犯脏腹膜，或侵犯或粘连邻近器官或结构

T4a 肿瘤侵透脏腹膜（包括大体肠管通过肿瘤穿孔和肿瘤通过炎性区域连续浸润脏腹膜表面）

T4b 肿瘤直接侵犯或粘连邻近器官或结构

区域淋巴结（N）

Nx 区域淋巴结无法评价

N0 无区域淋巴结转移

N1 有 1 ～ 3 枚区域淋巴结转移（淋巴结内肿瘤 ≥ 0.2 mm），或存在任何数量的肿瘤结节并且所有可辨识的淋巴结无转移

N1a 有 1 枚区域淋巴结转移

N1b 有 2 ～ 3 枚区域淋巴结转移

N1c 无区域淋巴结转移，但有肿瘤结节存在于以下部位：浆膜下、肠系膜无腹膜覆盖的结肠周或直肠周 / 直肠系膜组织

N2 有 4 枚或以上区域淋巴结转移

N2a 4 ～ 6 枚区域淋巴结转移

N2b 7 枚或以上区域淋巴结转移

远处转移（M）

M0 无远处转移

M1 转移至一个或更多远处部位或器官，或腹膜转移被证实

M1a 转移至一个部位或器官，无腹膜转移

M1b 转移至两个或更多部位或器官，无腹膜转移

M1c 仅转移至腹膜表面或伴其他部位或器官的转移

表 14-2　解剖分期 / 预后组别（直肠癌 TNM 分期）

期别	T	N	M
0	Tis	N0	M0
I	T1	N0	M0
	T2	N0	M0
ⅡA	T3	N0	M0
ⅡB	T4a	N0	M0
ⅡC	T4b	N0	M0
ⅢA	T1 ～ 2	N1/N1c	M0
	T1	N2a	M0
ⅢB	T3 ～ 4a	N1/N1c	M0
	T2 ～ 3	N2a	M0
	T1 ～ 2	N2b	M0
ⅢC	T4a	N2a	M0
	T3 ～ 4a	N2b	M0
	T4b	N1 ～ 2	M0
ⅣA	任何 T	任何 N	M1a
ⅣB	任何 T	任何 N	M1b
ⅣC	任何 T	任何 N	M1c

cTNM 是临床分期，pTNM 是病理分期；前缀 y 用于接受新辅助（术前）治疗后的肿瘤分期（如 ypTNM），病理学完全缓解的患者分期为 ypT0N0cM0，可能类似于 0 期或 1 期。前缀 r 用于经治疗获得一段无瘤间期后复发的患者（rTNM）

［引自：美国癌症联合委员会（AJCC）/国际抗癌联盟（UICC）直肠癌 TNM 分期系统（2017 年第八版）.］

（七）直肠癌临床表现

直肠癌早期因病变局限于黏膜及黏膜下层，常无明显症状，随疾病发展，可产生一系列症状。

1. 便血　是直肠癌最常见的症状，但常被患者忽视。80% ～ 90% 的直肠癌患者有此症状，便血多为红色或暗红色，混有粪便的黏液血便，或脓血便，有时伴有血块及坏死组织。

2. 直肠刺激症状　由于癌肿及其产生的分泌

物的刺激，患者可产生一系列直肠刺激症状，如便意频繁，排便习惯改变，排便不尽感，里急后重等症状。排出物多是黏液脓血状物，最初出现"假性腹泻"现象，随着肿瘤的增大，患者还可以出现肛门持续性坠胀感。

3. 肠腔狭窄症状　癌肿绕肠壁周径浸润，使肠腔狭窄，早期可表现为粪便变形、变细等。晚期随着癌肿增大，患者会出现腹痛、腹胀、停止排气排便等肠梗阻的表现。

4. 肛门疼痛及肛门失禁　直肠癌下段癌如浸润肛管部可引起局部疼痛，尤其在排便时疼痛加重，若累及肛门括约肌则可引起肛门失禁，使脓血便经常流出，污染内裤。癌肿有感染或转移时，可引起腹股沟部淋巴结肿大。

5. 腹痛　直肠癌患者很少发生腹痛，但由于肿瘤对肠道的刺激，尤其是晚期肿瘤所致的肠梗阻等原因均可引起腹痛及腹部不适，疼痛多为阵发性或持续性隐痛及钝痛。

6. 慢性消耗性表现及恶病质　与其他恶性肿瘤一样，随着病情发展，患者可出现慢性消耗性表现，如贫血、消瘦、乏力、食欲缺乏等，晚期患者可呈恶病质状态。

7. 类癌综合征　直肠类癌可能出现类癌综合征表现。此种肿瘤能分泌 5- 羟色胺、激肽类、组胺等生物学活性因子，引起血管运动障碍、胃肠道症状、心脏和肺部病变等。少数类癌可出现其他异位内分泌综合征的表现。

8. 肿瘤转移引起的临床表现

（1）肿瘤局部浸润引起的症状：直肠癌盆腔广泛浸润时，可引起腰部及骶部酸痛、坠胀感；当浸润或压迫坐骨神经、闭孔神经根时可出现坐骨神经、闭孔神经痛；肿瘤向前侵及阴道、膀胱黏膜时可出现阴道出血和血尿；肿瘤累及两侧输尿管时可出现尿闭、尿毒症。

（2）肿瘤血道播散引起的症状：距肛门 6cm 以下的直肠，其血管浸润的概率比上段直肠高 7 倍，血道转移最常见的部位是肝、肺、骨，临床上可出现相应的症状。

（3）种植播散引起的临床症状：癌肿侵及浆膜面时，癌细胞可脱落进入游离腹腔，种植于腹膜、膀胱直肠陷凹等部位，直肠指检可触及该区结节。

（4）淋巴道转移的临床症状：锁骨上淋巴结转移为肿瘤晚期的表现。

（八）直肠癌的外科治疗

1. 直肠癌的手术治疗原则　①全面探查，由远及近。必须探查并记录肝、胃肠道、子宫及附件、盆底腹膜，以及相关肠系膜和主要血管旁淋巴结和肿瘤邻近脏器的情况。②推荐常规切除足够的肠管，清扫区域淋巴结，并进行整块切除，建议常规清扫两站以上淋巴结。③推荐锐性分离技术。④推荐遵循无瘤手术原则。⑤对已失去根治性手术机会的肿瘤，如果患者无出血、梗阻、穿孔症状或压迫周围脏器引起相关症状，则根据多学科会诊评估确定是否需要切除原发灶。⑥结肠新生物临床诊断高度怀疑恶性肿瘤及活检报告为高级别上皮内瘤变，如患者可耐受手术，建议行手术探查。

2. 早期直肠癌（cT1N0M0）的治疗　建议采用内镜下切除、局部切除或肠段切除术。侵入黏膜下层的浅浸润癌（SM1），可考虑行内镜下切除，决定行内镜下切除前，需要仔细评估肿瘤大小、预测浸润深度、肿瘤分化程度等相关信息。术前内镜超声检查属 T1 或局部切除术后病理证实为 T1，如果切除完整、切缘（包括基底）阴性而且具有良好预后的组织学特征（如分化程度良好、无脉管浸润），则无论是广基还是带蒂，不推荐再行手术切除。如果具有预后不良的组织学特征，或者非完整切除，标本破碎切缘无法评价，推荐追加肠段切除术加区域淋巴结清扫。早期直肠癌（cT1N0M0）如经肛门切除（非经腔镜或内镜下）必须满足如下要求：①肿瘤大小 < 3cm。②肿瘤侵犯肠周 < 30%。③切缘距离肿瘤 > 3mm。④活动，不固定。⑤距肛缘 8cm 以内。⑥仅适用于 T1 期肿瘤。⑦无血管淋巴管浸润（LVI）或神经浸润（PNI）。⑧高 - 中分化。⑨治疗前影像学检查无淋巴结转移的征象。

注：局部切除标本必须由手术医师展平、固定，标记方位后送病理检查。

3. cT2-4N0-2M0 直肠癌　行根治性手术治疗。中上段直肠癌推荐行低位前切除术；低位直肠癌推荐行腹会阴联合切除术或慎重选择保肛手术［如经括约肌间切除（ISR）手术］。中下段直肠癌切除必须遵循直肠癌全系膜切除术原则，尽可能锐性游离直肠系膜。尽量保证环周切缘阴性，对可疑环周切缘阳性者，应追加后续治疗。肠壁远切缘距离肿瘤 1 ～ 2cm，直肠系膜远切缘距离肿瘤 ≥ 5 cm 或切除全直肠系膜，必要时可行术中冷冻，确定切缘有无肿瘤细胞残留。在根治肿瘤的前提下，尽可能保留肛门括约肌功能、排尿功能和性功能。治疗原则：①切除原发肿瘤，保证足够切缘，远切缘至少距肿瘤远端 2cm。下段直肠癌（距离肛门 ＜ 5 cm）远切缘距肿瘤 1 ～ 2cm 者，术中冷冻病理检查证实切缘阴性。直肠系膜远切缘距离肿瘤下缘 ≥ 5cm 或切除全直肠系膜。②切除直肠系膜内淋巴脂肪组织及可疑阳性的侧方淋巴结。③尽可能保留盆腔自主神经。④术前影像学提示 cT3-4 和（或）N+ 的局部进展期中下段直肠癌，建议行术前放化疗或术前化疗。⑤肿瘤侵犯周围组织器官者争取联合脏器切除。⑥合并肠梗阻的直肠新生物，临床高度怀疑恶性，而无病理诊断，不涉及保肛问题，并可耐受手术的患者，建议剖腹探查。⑦对于已经引起肠梗阻的可切除直肠癌，行一期切除吻合，或 Hartmann 手术，或造口术后二期切除，或支架置入解除梗阻后限期切除。一期切除吻合前行术中肠道灌洗。如估计吻合口漏的风险较高，建议行 Hartmann 手术或一期切除吻合及预防性肠造口。⑧如果肿瘤局部晚期不能切除或临床上不能耐受手术，可给予姑息性治疗，包括选用放射治疗来处理不可控制的出血和疼痛、近端双腔造口术、支架置入来处理肠梗阻及支持治疗。⑨术中如有明确肿瘤残留，建议放置金属夹作为后续放疗的标记。⑩行腹腔镜辅助的直肠癌根治术建议由有腹腔镜经验的外科医师根据具体情况实施手术。

4. 术后随访

（1）病史和体检及 CEA、CA19-9 监测，每 3 个月 1 次，共 2 年，然后每 6 个月 1 次，总共 5 年，5 年后每年 1 次。

（2）胸腹 / 盆 CT 或 MRI 每 6 个月 1 次，共 2 年，然后每年 1 次，共 5 年。

（3）术后 1 年内行肠镜检查，如有异常，1 年内复查；如未见息肉，3 年内复查；然后 5 年 1 次，随诊检查出现的结直肠腺瘤均推荐切除。如术前肠镜未完成全结肠检查，建议术后 3 ～ 6 个月行肠镜检查。

（4）PET/CT 不是常规推荐的检查项目，对已有或疑有复发及远处转移的患者，可考虑 PET/CT 检查，以排除复发转移。

三、克罗恩病

克罗恩病（CD）的治疗目前仍以药物治疗为主，手术为辅。特别是在各种新型生物制剂不断涌现的今天，大部分患者可以通过药物治疗控制及维持病情。但与此同时，临床上大多数 CD 患者随着疾病病程的进展，最终都会出现消化道结构和功能的破坏，最终不得不采用手术处理。特别对于一些疾病反复发作，病情较重，多种免疫抑制剂或生物制剂治疗失败的患者，外科治疗的相关风险及并发症也相应提高。但需要明确的是手术切除无法根治 CD，绝大多数患者随着手术后时间的延长，无论是否使用药物或使用哪种药物维持环境，也无法杜绝疾病复发。因此，手术的目的主要是缓解临床症状，包括控制感染、解除梗阻、去除肠瘘、缓解腹痛、腹泻等消化道症状，从而进一步改善患者营养状况，提高生活质量。

同时由于 CD 是阶段性跳跃性的病变，因此，手术中没有必要将术中所有病灶都一并切除，否则极易造成短肠综合征。手术的目的只是解决那些引起临床症状的病灶。而对那些尚未引起临床症状的肠道狭窄，只要能够保证术后短期内不至于再次手术，可以暂不切除，而采用术后药物控制。再者如果病灶位于内镜可触及的范围，也可以在出现梗阻时通过内镜扩张来缓解症状。同时，多发狭窄也可以在术中采用狭窄成形术，而不必一味地采用肠道切除。

由于 CD 手术并不是一劳永逸的，许多患者常需要反复多次手术，因此，手术方案必须考虑到 CD 复发时的再处理，尽可能降低术后复发率，而不是一味追求手术的完美。而那些复杂的多脏器切除或重建手术，一旦疾病复发，再手术将面临巨大困难。因此，CD 手术应该越简单越好，只要能达到解除临床症状的目的即可。尤其是在患者全身状况差，合并手术风险因素时，一味地追求手术的完美通常会导致手术并发症的发生。对于合并手术风险因素的患者，手术前应该尽可能进行充分的术前准备，争取在消除风险因素的前提下再进行手术，以提高手术成功率和降低术后并发症的发生。即使紧急情况下进行急诊手术，也应该遵循损伤控制外科的原则，来减小风险提高获益。

（一）手术适应证

虽然 CD 的主要治疗方式为内科药物治疗，但药物治疗不能代替外科治疗。由于 CD 慢性炎症的反复发作，可能会导致肠梗阻、穿孔、肠瘘、癌变、激素依赖或者药物治疗无效等情况，因此，绝大多数患者最终仍然需要接受外科手术治疗。研究表明，CD 患者确诊后 1 年、5 年、10 年和 30 年累计手术率分别为 16.6%、35.4%、53% 和 94.5%。因此，对于药物治疗无效，又有手术指征的患者，推迟手术只会延缓康复，增加并发症的发生。

通过外科处理，常可以达到缓解症状、改善病情、提高生活质量的目的。但术后较高的复发率和再手术率也需要提高警惕。因此，在手术时机上应尽量在做好术前准备，在减少手术风险因素的前提下再手术。即使在时机不成熟时手术，也要遵循损伤控制外科理念，避免进行创伤较大的手术，以减少手术并发症的发生。手术方式上除考虑手术本身的安全性外，也要考虑到术后复发的预防。

中华医学会消化病学分会炎症性肠病学组制订的《炎症性肠病诊断与治疗的共识意见》中指出，CD 外科治疗的手术适应证包括急性并发症、慢性并发症和药物治疗失败。其中急性并发症包括肠梗阻、急性穿孔、内科治疗无效的大出血。慢性并发症包括腹腔脓肿、瘘管形成、肠外表现和癌变等。而药物治疗失败包括激素在内治疗无效的重度 CD 和内科治疗疗效不佳和（或）药物不良反应已严重影响生存者。

在实际临床工作中，CD 外科治疗适应证的选择是个相对复杂的问题，不能完全照搬教条，常

需要外科医师、内科医师、患者及其家属充分沟通后做出决定。特别是有些适应证外科认为需要手术才能解决，内科却认为能通过药物解决。例如，对于某些难治性 CD，高水平内科专家可能通过非常规药物能使病情得到控制；而另一些难治性 CD，如反复大剂量激素或免疫抑制剂冲击治疗、长期依靠激素才能控制症状者，通常合并有肠道狭窄、内瘘、巨大或穿透性的溃疡等，而这些情况早已是外科手术适应证，此时长期使用激素造成全身状况极度低下，手术风险就显著增加甚至会丧失手术时机。因此，需要临床医师充分了解药物和手术治疗的适应证，内外协作，充分与患者及其家属沟通。始终明确，CD 无法通过手术治愈，外科治疗的目的是解除症状、预防复发，手术的目的是解除梗阻或肠瘘等并发症，术后再通过药物维持治疗。所以，手术方式应尽量保守，关键在于如何以最小的风险和最大的把握达到缓解症状的目的，同时减少术后并发症的风险。手术前后要注意如下伴发情况。

1. 出血　CD 患者的消化道出血分为隐匿性出血和大出血，CD 引起的致命性消化道出血发病率在 0.9% ~ 2.5% 不等。对于消化道出血，首先要明确出血部位，判断是上消化道出血还是下消化道出血。临床上可以通过放置鼻胃管，根据胃管引流液是否含有血性液体来判断出血部位和出血量。呕血或者胃管引出血性或咖啡样物表明出血部位在 Treitz 韧带以上；胃管吸出清亮胃液表明胃部无出血，但不能排除十二指肠出血的可能；如果胃管引出不含血的清亮胆汁，则可以肯定出血点在十二指肠以下。临床上确定上消化道出血最有效、最可靠的方法仍是胃镜检查，胃镜不仅能够明确出血部位，还能够及时有效地进行止血治疗。有条件的情况下必要时可以行急诊胃镜检查。

对于 CD 下消化道出血，首选检查是结肠镜检查，有报道认为其阳性率可达 76%。内镜可以通过药物注射、夹闭、套扎、电凝、氩气刀、激光烧灼等方法止血，对于局灶性出血的治疗效率良好。但对于伴有严重结肠炎的 CD 患者，由于出血量较大，无法进行有效的肠道准备，有导致结肠穿孔的风险，需谨慎使用结肠镜检查。而对

于血流动力学不稳定或者怀疑小肠活动性出血的CD患者，应立即行肠系膜血管造影检查，确定出血部位，同时可以通过DSA超选血管栓塞来阻止活动性出血，但需注意避免导致肠缺血，尤其是在血供相对较差的左半结肠。而当面对弥漫性出血或多发出血灶时，如果无法通过栓塞或手术止血，也可以经导管注射血管升压素等缩血管药，止血效果也可达50%。如果上述方法仍不能有效止血，也可留置导管，方便术中造影明确出血部位，避免盲目切除。

对于血流动力学不稳定、经积极输血、非手术治疗和上述措施仍无效的CD患者应急诊手术。在术中仔细探查肠管，通常病变最重的肠管就是出血部位。对于极少部分隐匿性出血而无法确定出血病变位置时，可借助术前钛夹标记、术中肠镜、DSA检查等手段明确具体出血部位后，再行确定性的肠管切除。同时要根据患者的一般状况来决定行肠吻合术还是肠造口术。但对于那些伴有重度结肠炎且出血的CD患者，应选择行病变结肠切除、近端肠管造口术。

2. 穿孔　在CD患者中小肠游离穿孔并不常见，通常也只发生在狭窄部位或狭窄近端。对于治疗不及时、营养不良、合并多种疾病或有全身性感染者，应避免行一期吻合术，建议切除病变肠管，行近端回肠造口术。有报道称，行单纯修补术和造口术的术后死亡率分别为41%和4%。而自发性结肠穿孔同样很少见，发生原因主要包括重度结肠炎、长期使用激素、行结肠镜检查等，此时建议选择结肠次全切除术。

3. 梗阻　CD患者合并肠梗阻时，多为慢性梗阻或不全性梗阻，一般通过纠正低白蛋白血症、纠正水、电解质紊乱、肠外营养支持、放置小肠减压管、使用生长抑素，甚至激素等非手术治疗，能使大部分患者的梗阻症状得到缓解。虽然多数患者最终仍需要手术处理，但一般急诊手术可能性较小。

在梗阻缓解后，应尽可能从肠外营养转为肠内营养。待营养状况改善、充分减少手术风险因素后，择期行确定性的一期手术。同时在术中肠吻合时，首先选择侧侧吻合或Kono-S吻合方式，这样能使吻合口更加宽大，延缓术后吻合口复发造成的再次梗阻，吻合口血供会更好。

对于多发肠道狭窄的CD患者，如果狭窄分布较广，可暂时只处理造成梗阻的部分肠管，未梗阻部分暂不处理，待术后进一步通过药物维持缓解。对于肠管局部的瘢痕狭窄，可考虑行狭窄成形术。具体适应证为小肠广泛多处狭窄、既往广泛小肠切除大于100cm、短肠综合征、十二指肠狭窄、术后近期复发伴肠梗阻。此时，应优先选择狭窄成形术。

4. 重度结肠炎　当CD中重度结肠炎发病率为4%～6%，可以导致中毒性巨结肠，有着较高的病死率。具体诊断标准为出现疾病危象，包括每日至少六次脓血便、全身炎性反应、贫血（≤10^5 g/L）、ESR升高（>30 mm/h）、发热（>37.8 ℃）或心动过速（>90次/分）。此时，首要的治疗步骤是通过静脉补液、纠正水和电解质紊乱和输血等手段维持内稳态。

而对于疑似重度结肠炎的CD患者，应首先采用激素、免疫抑制剂和生物制剂等药物治疗。同时也可以使用广谱抗生素来减少透壁性炎症或微小穿孔导致脓毒症的可能性。但抗胆碱能药物、止泻药物和麻醉药物会影响结肠动力，甚至加重或掩盖症状，应避免使用。

对于重度结肠炎，在使用药物治疗后，要密切观察生命体征，在充分进行有效的复苏治疗后，若出现以下情况应急诊手术：游离穿孔、持续的结肠扩张、大量出血、腹膜炎和脓毒性休克等症状。而没有上述情况时，也需要进行粪便常规检查和粪便培养，以排除肠道菌群紊乱和艰难梭菌等可能性。

在实施内科治疗后的24～72小时，若症状无明显改善甚至加重，则应该尽早考虑手术治疗。在发生穿孔或脓毒症之前行有效地外科手术干预，能够有效地降低多器官功能衰竭的发生，降低术后死亡率。外科治疗重度或暴发性CD结肠炎最常采用的手术方式是结肠次全切除、末端回肠造口术。术中主要的难点在于结肠残端的处理，术后残端出血和残端瘘的发生率较高，常导致盆腔脓肿等并发症，治疗难度较大。目前有研究推荐术中将结肠残端在长度足够并且无张力的情况下包埋于皮下脂肪内，这样若术后出现残端瘘，打开皮肤即可直接从皮肤漏出，避免盆腔脓肿的发生。若腹壁较薄不适合包埋于皮下脂肪时，也可以直接行结肠双腔造口。在 6 个月后，若患者恢复良好，营养状况良好，排除了黏膜病变和肛周病变时可以再行回结肠吻合术。

由于全结直肠切除、回肠造口术的创伤较大，术后出现盆腔出血、神经损伤等并发症和死亡率的风险都较高，而且由于 CD 患者容易复发，手术方式应尽可能保守。因此，这种手术方式较少使用。但对于那些直肠出血、直肠穿孔且一般状况良好的患者，必要时在充分交流沟通的前提下，这种术式也可以作为一种选择。

5. 腹腔脓肿　常发生于病程长、活动度高的 CD 患者，研究表明，腹腔脓肿是术后并发症和术后再发的重要危险因素。腹腔脓肿的特点是腹部炎性包块，常起源于肠壁的微小穿孔，并逐渐被周围组织包裹所致。包块内可能是脓液，也可能是蜂窝织炎，或两者混合。腹腔脓肿多发生于回盲部，并常累及无病变的肠管，约 40% 合并瘘管，超过 1/4 的回盲部 CD 需要外科手术治疗。

对于 CD 腹腔脓肿，主要治疗目标是避免急诊手术，降低术后并发症及造口率。研究表明，充分的术前准备和优化可以有效避免 CD 腹腔脓肿的急诊手术，为择期手术创造条件，降低术后并发症，并获得良好的短期和长期结果。目前，抗生素、经皮穿刺引流及营养支持的治疗组合已逐渐成为首选治疗方案。同时，及时没有营养不良，CD 腹腔脓肿患者除接受抗生素和引流之外，营养支持也可以改善手术结果。

腹腔脓肿的初步治疗包括广谱抗生素（尤其是抗厌氧菌药）、经 CT 或超声引导下脓肿穿刺引流。当体检即可触及炎性包块时，通常意味着药物治疗已经效果不佳。当脓肿大于 5cm 时，穿刺引流加抗生素治疗通常可以控制感染，减少肠外瘘。对于巨大肠襻间或肠系膜间或腹膜后脓肿，也可通过经皮穿刺引流加抗生素有效治愈。

尽管脓肿穿刺引流可以明显改善症状，但多数患者最终要接受手术处理，少部分患者可采用药物维持治疗。临床可根据患者的情况并进行充分沟通后，在控制感染、全身状况良好的情况下行一期手术治疗，而如果穿刺引流不可行或不成功，引流之后效果不佳，则需开腹手术，甚至行急诊手术引流，必要时切除相应病变肠管。

6. 肠瘘　研究表明，约 35% 的 CD 患者会出现瘘管，20% 的 CD 患者合并肛周瘘管，5.5% ～ 10.0% 的 CD 患者出现内瘘，1.6% ～ 5.6% 的 CD 患者会发生肠道膀胱瘘，这些瘘管通常形成于回肠（64.0%）、结肠（21.0%）和直肠（8.0%）。

（1）肠外瘘：CD 合并肠外瘘可出现在腹部术后，也有部分自发性的肠外瘘，瘘口大部分位于小肠、结肠、胃和十二指肠等部分，是较为严重的 CD 并发症。肠外瘘常伴有腹腔感染、水和电解质紊乱、腹壁感染等严重并发症，病情复杂。病死率在 5% ～ 29%，外科治疗后病死率为 3% ～ 3.5%。

对于自发性 CD 肠外瘘，多发生于末端回肠或回盲部，且常合并有小肠、乙状结肠等处的瘘管，此时首先行 CT 或 MRI 等影像学检查明确病变部位十分重要。

对于手术后的肠瘘，通常伴有严重的腹腔感染。术后肠瘘通常发生在手术后 3 ～ 10 天，初发时可表现为发热、心率增快、腹痛、腹肌紧张、肠道扩张并伴有血常规改变，而且部分可经手术切口或引流管流出肠液。当高度怀疑肠瘘时，需及时行全腹部 CT 检查，而且为了明确腹腔内脓腔或感染灶情况，必要时口服对比剂增强等检查。

腹腔内的感染或积聚的消化液可以通过超声或 CT 引导的方式进行穿刺引流。若距离手术切口较近，也可经原手术切口放置黎氏双套管等主动引流装置进行充分冲洗引流。经充分引流后的感染病症，通常可使感染和炎症得到控制，经过肠外营养联合生长抑素减少消化液分泌后，逐渐过渡到肠内营养，随着组织修复和营养状况的改善，部分患者肠瘘可以得到自愈。而感染灶无法进行穿刺引流或得不到有效控制时，在给予液体复苏、抗生素和必要的心肺支持后，应及时行手术治疗。而且此时由于腹腔感染较重，肠管通常水肿质脆，术中应采用大量温生理盐水冲洗腹腔，且尽快找到肠瘘部位，行瘘口外置肠造口术。而在瘘口部位粘连严重无法分离的情况下，应遵循损伤控制外科的原则，在病变近端行单腔或双腔造口术，来转流肠液。术后再进一步检测电解质、调节内稳态和纠正贫血等治疗。由于 CD 本身炎症反应较重，常伴有额外消耗和营养风险，因此，营养治疗尤其重要，同时还要警惕再灌食综合征和过度喂养的风险。

明确瘘管解剖部位对临床确定肠内营养方案至关重要，对于低位肠外瘘可利用瘘口以上的肠管实施肠内营养。而对于高位高流量（≥500ml/24h）的肠外瘘可将消化液收集并回输至瘘口以远的小肠，同时实施全肠内营养支持。

在 CD 患者全身营养状况改善之后，可考虑行确定性手术。通常两次手术间应至少间隔 3～6 个月，此时腹腔炎症和肠管间粘连才能充分消散。术前应尽量注意保护瘘口和皮肤，必要时可以采用负压封闭引流 VAC 来减少腹腔内容物的暴露，同时促进伤口生长。在排除了感染、远端肠道梗阻、CD 疾病活动等手术禁忌证后，才可以考虑二次手术恢复肠道连续性。

总之，肠外瘘治疗的核心：行脓肿穿刺引流或将被动引流改为主动引流、使用肠内营养或其他药物诱导缓解、待病情稳定后再行确定性手术等处理。

（2）肠内瘘：可合并腹泻、发热、消瘦等临床症状，但有时缺乏特异性，很难明确诊断。对于怀疑内瘘的患者，可根据不同部位内瘘的特点，综合选择不同的检查方式，如腹部 CT、CT 小肠造影、MRI、超声、全消化道钡剂、小肠气钡双重造影、钡剂灌肠、小肠镜或结肠镜等检查。

MR 和 CT 小肠造影在显示小肠脓肿、瘘管等病变时准确性较高，但在鉴别脓肿和扩张肠管方面，增强 CT 比 MR 更加准确。而在显示肠壁和肠腔内容物的改变上，小肠 CT 造影更加清晰，当发现肠壁增厚的不连续肠管间有瘘管形成时可提示内瘘。MR 在显示两段或多段不连续的炎性肠管时，肠壁以某点为中心粘连纠集，如星芒状，称作"星芒征"，可提示肠管间有内瘘。

在超声检查中，内瘘表现为低回声管道，伴或不伴有高回声内容物。超声具有无辐射、无创伤、快捷方便的优点，但假阳性率较高，而且与医师的个人经验水平有很大关系，因此，不如 CT 可靠。

经鼻插管至十二指肠或小肠，注入稀钡造影是十分准确的检查方法，能够直接显示肠管扩张、狭窄及内瘘的存在。而钡剂灌肠对了解结直肠与周围脏器之间的内瘘有一定价值，但通常内瘘较小，阳性率不高。口服钡剂或泛影葡胺小肠对比时，见到对比剂进入膀胱或结肠，或在尿中见到对比剂时，可以证实内瘘存在。膀胱镜不一定能发现瘘管开口，但见到膀胱受累部位黏膜充血肿胀时，也具有诊断意义。CT 或 MR 检查时也可发现膀胱壁增厚、毛糙，内有气体等表现。

手术是治疗内瘘的最常用方法。由于 CD 患者通常存在营养不良、免疫功能异常和脏器功能异常等并发症，在保证效果的前提下，应尽可能选择微创治疗方法。而且对于全身状况差或病情复杂者，术中应采取损伤控制外科原则，充分联合应用手术、药物及营养支持等多种治疗手段。

一般术中应切除原发病灶，包括瘘管在内的病变肠管；如果瘘口两个肠管均有明显的炎症或瘢痕，应同时切除，这多见于小肠-小肠瘘；如果瘘口一侧炎症或溃疡明显，而另一侧因原发灶侵袭所致，本身无病变或病变轻微，则应对无病变的一侧肠管或脏器实施修补，不必切除，常见于回肠-乙状结肠瘘或十二指肠-结肠瘘。对于回肠-直肠瘘或回肠-乙状结肠瘘，如果结直肠局部炎症明显或周围有脓肿，应在进行回肠病灶切除的同时行近端结肠转流性造口。胃-结肠瘘和十二指肠-结肠瘘通常由回盲部、结肠肝曲或回结肠吻合口 CD 复发所致，常采用结肠或回结肠吻合口切除，受累的胃可楔形切除，也可将瘘口边缘修剪后做简单修补，而十二指肠瘘常做单纯修补即可，一般不需要行十二指肠空肠吻合术或旷置术。为避免吻合口再发累及胃部或十二指肠，在术中应将吻合口尽量远离胃和十二指肠。

过去对 CD 合并肠道膀胱瘘或肠道尿路瘘的患者多采用病变肠管切除、膀胱或尿路破损修补术。但研究发现，膀胱修补其实并无必要。目前主张应遵守内瘘处理的一般原则，即"源器官切除、靶器官修补、吻合肠管，必要时加做近端改道手术"。如果膀胱瘘口较小，破损膀胱可不做修补；如果膀胱瘘口较大，局部感染较轻，可行一期修补，但不应将膀胱修补作为常规处理方法；如果局部感染较重，可一期修补同时放置黎氏双套管行主动冲洗引流。无论是否行膀胱修补，均需要留置导尿管直至膀胱瘘症状消失且影像学证实瘘口闭合，留置导尿管平均时间约为 10 日。如果瘘管影响膀胱三角区，或存在肠道输尿管瘘，术后可发生尿路梗阻，应该放置输尿导管。根据临床经验，不伴有外科并发症的单纯性回肠 – 膀胱瘘可以通过抗生素或 IFX 等诱导缓解，部分可以实现自愈。而伴有腹腔脓肿、出血、持续性尿路梗阻或感染、乙状结肠 – 膀胱瘘或回肠 – 乙状结肠膀胱瘘的患者则需行手术治疗。

直肠 – 阴道瘘的手术方式取决于瘘管与肛门括约肌的解剖关系，低浅的或肛门括约肌以下的瘘管可以切开引流或切除；穿透括约肌或在括约肌以上的瘘管多需要经以阴道或经腹处理。

近年来，保留直肠肛门的手术技术迅猛发展，出现了许多相对成熟的修补技术，包括经肛门和经阴道黏膜皮瓣推移术、皮肤皮瓣推移术、直肠狭窄切除术联合直肠黏膜袖套推移术等。推进式黏膜瓣能够保持黏膜的连续性，可用于所有穿透括约肌的瘘管。由于 CD 发生在直肠或肛管时，肠壁炎症和纤维化明显，皮瓣分离困难，因此，经阴道途径修补优于经直肠途径，经直肠行推进式黏膜皮瓣修补术只适用于直肠黏膜正常的患者。

而对于直肠中上段的高位瘘管，需要经腹手术。一般采用三期手术，一期行近端结肠造口术，促进肠道炎症消退；二期将受累肠管切除，阴道瘘按层次修复；三期再行造口还纳术。此外，另一种手术方式则是切除病变肠管，并做近端转流性肠造口，引流阴道顶部，分开直肠阴道间隙，放置大网膜等健康组织将肠管和阴道隔开。对于回盲部 – 阴道内瘘，常切除病变肠管。对于严重的结直肠或肛管病变，如药物无效或受伤修补失败，应行全结肠直肠切除术。对于乙状结肠 – 阴道瘘，通常可通过切除病变肠管获得治愈。

无论何种方法，治疗的关键在于受累肠管的质量。活动性病变肠管一般应予以切除或旷置，非活动性病变或瘢痕化肠管可予以暂时关闭。消化道以外的膀胱或阴道等其他脏器不是 CD 原发部位，可予以暂时性关闭，待炎症消退后通过二期手术修复。

7.肛周病变 在 CD 患者中比较常见，且经常合并有结直肠病变，占 14% ~ 38%，而单纯 CD 肛周病变仅占 5% 左右。约 80% 以上肛周病变需要手术治疗，且 20% 需要行直肠切除。CD 肛周病变与 CD 病情同步，其突出特点是活动期常合并感染。常见的 CD 肛周病变可表现为皮赘、痔、肛裂、溃疡、肛管直肠狭窄、肛周脓肿、肛瘘、直肠阴道瘘及恶性肿瘤等。此时应个体化治疗，手术治疗也应尽量避免在直肠有炎症的情况下进行，除非是进行脓肿挂线引流。

1998 年的 CD 维也纳分型根据患者的年龄、表型、发病部位等进行分型。而 2005 年的 CD 蒙特利尔分型则开始将肛周疾病加入其中，认为肛周病变是 CD 的一种单独表现形式。至今已有多种 CD 肛周病变的分型系统，但仍未得到一致认可。

根据病变部位与肛门外括约肌的关系，1976 年 Parks 等将肛瘘分为浅表型、括约肌间型、经括约肌型、括约肌上型和括约肌外型 5 种。但该分型并未考虑到与膀胱或阴道等其他器官的关系，因此有一定的局限性。2003 年美国胃肠病学将 CD 肛周病变分为单纯性和复杂性两类。单纯性的为浅表型和低位括约肌间型，仅有一个瘘口，不伴肛周脓肿、肛门狭窄或直肠炎，与膀胱或阴道等也无关联；复杂性的为经括约肌型、括约肌上型和括约肌外型等，有多处瘘口，伴有肛周脓肿、直肠狭窄、直肠阴道或膀胱瘘等病变。1995 年 Irvine 提出了评估 CD 肛周病变程度的标准，包括瘘口排出物性状、疼痛、性功能、肛周病变程度和脓肿的性状 5 类指标。

除体格检查外，内镜检查能够诊断直肠狭窄和结直肠病变。AGA 和 ECCO 推荐麻醉下肛门指检（EUA）、肛周 MR 和 EUS 用于 CD 肛周病变的诊断。EUA 被认为是诊断肛瘘的金标准，准确率可达 90% 以上，并能够区分肛瘘和肛周脓肿，同时还能进行外科手术处理。但也有学者认为，麻醉状态下不能良好地辨认肛门括约肌。肛周 MRI 准确率可达 76% ~ 100%，若结合 EUA 准确率可以更好。EUS 准确率在 56% ~ 100%。EUA、EUS 和 MR 任意两者结合后准确率均可达 100%。相对而言，传统的窦道造影和腹部 CT 检查准确率较低，不超过 60%。而且窦道造影不能明确肛门内外括约肌和肛提肌等解剖关系，且可能带来窦道感染和不适，已经较少使用。CT 也仅在合并有盆腔脓肿的情况下使用。

皮赘主要是由淋巴回流受阻导致淋巴水肿所致。Crohn 教授在 1983 年就描述了包括肛周的大片皮赘、反复发作的肛周脓肿、复杂肛瘘和肛门狭窄等症状在内的 CD 肛周疾病。肛周皮赘主要有两种类型，一种是宽大质硬，颜色发紫伴有疼痛感，这样的皮赘通常不建议切除，因为切除后愈合困难，且容易形成肛门狭窄，甚至最终需要行直肠切除术；另一种是宽大扁平，俗称"象耳"状皮赘，这种可以切除，创面愈合相对安全。

痔在 CD 肛周病变中发生率较低，约为 7%，大部分没有症状，在并发腹泻时症状可加重。由于术后可能出现创面感染及肛门狭窄等并发症，CD 患者应尽量避免行痔手术。

CD 合并肛裂的患者中，约 12% 同时合并有创面较大的腔隙性肛管或直肠溃疡，溃疡边缘常水肿、不规则、潜行和分离。患者症状以肛周疼痛为主，同时也包括分泌物增多、瘙痒、出血和排便困难等。CD 肛裂患者首选使用硝酸甘油软膏等药物治疗，常可自愈。对于局部病变，可采用创面清创和皮下注射类固醇的方法缓解疼痛。对于伴有疼痛的复发性肛裂可行肛门内括约肌侧切术。愈合不佳的肛裂通常伴发肛周脓肿或肛瘘，甚至部分伴有顽固性疼痛和大便失禁的患者最终需要行直肠切除术。

CD 患者的肛门狭窄，可分为低位肛门狭窄或累及直肠各段的管状狭窄。症状主要表现为排便困难、里急后重和大便失禁等。但也有部分患者由于排泄稀便或糊状便，而使得症状不明显。有症状的肛管狭窄可采用扩肛术，主要在麻醉下轻柔地进行手指扩肛或球囊扩肛。同样，在外科治疗前需明确是否存在直肠炎症，其次要明确狭窄的位置。单纯的不伴有肛周炎症的肛门狭窄，可在麻醉下行扩张术。不伴有结肠炎的直肠狭窄者，可行低位直肠前切除术、乙状结肠 – 肛管吻合术。伴有直肠炎的肛门直肠狭窄，并对药物不敏感者，可行直肠切除和永久性结肠造口术。

肛周脓肿和肛瘘通常合并出现，脓肿患者常伴有剧烈疼痛，需要急诊手术干预。急性肛周脓肿者需在麻醉下仔细检查肛门、直肠，并尽快行脓肿穿刺引流。穿刺部位应尽量靠近肛门，避免窦道过长，尽量使窦道简单，跨越最少的括约肌。在窦道形成后可行窦道切开术，但应避免反复切开，否则容易损伤括约肌，造成大便失禁。

肛瘘发病机制至今尚未明确，一种理论认为是由深达的溃疡穿透形成，也有观点认为是由于腺体感染所致。如上所述，肛周瘘管可分为简单型和复杂型。无症状的单纯性肛瘘无须处理。有症状的单纯性肛瘘和复杂性肛瘘首选环丙沙星或甲硝唑等抗菌药，并辅助 AZA 或 6-MP 维持治疗。而存在活动性肠道 CD 时，必须积极治疗活动性 CD。

但目前数据显示，及时优化使用现有的抗生素及抗 TNF 生物制剂等治疗，中长期也只能实现中等程度的瘘管愈合效果。维多利珠单抗及乌司奴单抗等第二代生物制剂治疗肛周克罗恩病的效果还有待更多的研究证实。此外，间充质干细胞治疗也是一类有前景的疗法，但目前还没有得到广泛应用。近期也有研究发现，利用高压氧治疗难治性 CD 肛周瘘管可以获得良好效果。

目前而言，在治疗肛周活动期 CD 时，应首先明确是否合并感染。若合并感染，应采用非切割挂线的方法进行引流，不宜对肛周病变进行其他外科处理，以避免手术失败甚至肛门失禁。而且在引流的同时，应给予甲硝唑或环丙沙星治疗，以及生物制剂来诱导 CD 缓解。直肠黏膜推进术对大部分肛瘘患者效果较好，但对于伴有重度结肠炎的 CD 患者效果不佳。在合并活动性炎症时，尤其是伴有肛周脓肿时，只建议行脓肿挂线引流术。对于复杂的难治性 CD 肛周病变，可采用转流性造口旷置直肠。

8. 癌变　研究表明，CD 患者小肠、结肠和肠腔外发生相关肿瘤的概率分别为 28.4%、2.4% 和 1.27%，发生淋巴瘤的概率为 1.42%，且术后肠管吻合口发生恶变的概率也较高。而且伴有 PSC 病史 8 年以上的 CD 患者，结直肠癌发生风险明显上升，应加大内镜复查力度。有研究表明，CD 结肠病变行部分结肠切除或结肠次全切除者，术后结肠癌变概率也较高，复发时可考虑行全结肠切除术。

因此，对于有癌变风险和高度怀疑肿瘤的 CD 患者，应定期复查血液学及影像学检查，建议积极行内镜活检明确诊断，必要时可放宽手术指征，进行手术探查、术中快速病理等明确病变性质。

（二）手术术式的选择

CD 是良性终身性疾病，目前无论是通过药物或手术均无法治愈。CD 手术主要解决并发症，缓解临床症状，无症状的 CD 应避免手术。由于 CD 肠道特征性的肠系膜改变，术中 CD 的小肠病变常可通过对相应系膜的触诊来判断，肥厚肿胀的系膜和肠壁系膜缘的裂隙样溃疡是术中判断病变范围的重要依据。但由于炎性改变的肠系膜通常水肿、充血，十分脆弱，操作中容易出血或撕裂，因此，术中操作应格外小心。

根据病变肠管的处理方式，CD 手术方式可分为非切除和切除手术。非切除手术包括旁路手术（bypass）和狭窄成形术（strictureplasty）等。肠切除手术的吻合方式又包括侧侧吻合、端端吻合和端侧吻合等。1987 年 Alenxander-Willias 提出 CD 外科治疗的几条准则："CD 不能通过外科手段治愈，外科医师只能解决 CD 并发症；外科手段治疗 CD 的关键是尽可能地保证安全；CD 患者术后不可避免地会复发和再次手术，因此要尽可能地保留肠管；只有出现并发症的肠管才需要切除；治疗狭窄型病变时，可考虑狭窄成形术或内镜下扩张"。

1. 旁路手术　由于旁路手术并未切除病变肠管，仍有穿透和出血甚至癌变的可能，术后再发和再手术率较高，目前临床上已极少使用，仅在一些胃和十二指肠 CD 等特殊情况下仍有价值。

2. 狭窄成形术　对于肠道多处狭窄者，使用狭窄成形术能够最大限度地保留肠管。尽管有研究指出，单纯使用狭窄成形术而不切除病变肠管，术后再发的可能性大，但其仍是目前治疗 CD 的主要手术方式之一。狭窄成形术适应证主要包括以下几个方面：小肠多处狭窄；狭窄发生于既往小肠广泛切除（＞ 100cm）者；症状为梗阻的复发 CD；狭窄发生于短肠综合征患者；非蜂窝织炎的纤维化狭窄。禁忌证：小肠游离或包裹穿孔；蜂窝织炎；内瘘或侵犯狭窄部位的肠外瘘；狭窄部位距离预定切除的病变肠管较近；低白蛋白血症；疑似肿瘤的狭窄；CD 结肠狭窄。但活动期

CD 并不是狭窄成形术的禁忌证。ECCO 发布的 CD 治疗共识中就指出，小肠 CD 或回结肠 CD 复发时使用狭窄成形术，其近期和远期疗效与肠切除术无明显差异。

根据肠管狭窄程度和部位不同，可综合选择不同的狭窄成形术。小于 10cm 的狭窄建议采用 Heineke-Mickulicz（H-M）方式。当狭窄在 10 ～ 20cm 时，可以使用 Finney 方式。而当狭窄长度超过 20cm 时，建议采用顺蠕动的侧侧吻合狭窄成形术（SSIS）。研究结果表明，＞ 90% 的 CD 患者在行 SSIS 后症状长期缓解，与传统 H-M 和 Finney 的效果相似，术后并发症及术后再手术再发风险无明显差异。

手术时沿系膜缘对侧切开肠管，必须超过病变 1 ～ 2cm，可借助触摸肠系膜来判断病变范围。对于怀疑肿瘤的病变，应术中行快速病理学检查。对于复发风险较高的患者，可在肠系膜处用金属夹做好标记。除此之外，还有双 H-M 术、H-M 结合 Finney 术、加宽的回结肠狭窄成形术等非传统术式。

3. 肠修补术　对于肠内瘘的 CD 患者是安全可行的。研究表明，对 CD 患者肠内瘘修补，不增加术后并发症和疾病再发的风险，并且不受肠修补部位和内瘘口的影响。但需注意的是，CD 肠修补术只能在明确无 CD 原发病变的肠管进行。应充分结合术前检查、术中探查有无肉眼可见的病变及瘘口周围肠壁是否柔软等，确保肠修补的安全性。

4. 肠切除术　无论是选择开腹或腹腔镜，肠切除术的基本原则就是要在广泛松解肠粘连的前提下，保证无张力的吻合或造口。由于外科处理的 CD 患者通常伴有全身炎性反应，肠壁水肿、肠管间粘连及内外瘘等都增加了手术难度，再加上术前营养不良、长期使用激素等因素，均会增加术后吻合口瘘的发生。因此，CD 患者做肠吻合术时要遵循以下原则：肠管的血供要充足；吻合口要处于无张力状态；保证最大限度地通畅引流，两侧肠腔要尽量大小一致，尽可能吻合口周围无感染灶存在。

研究表明，CD 肠切除时，切缘超过病变肠段 2cm 与 12cm 对术后复发并无明显影响，因此，

一般认为切除范围超过病变肠段 2cm 即可。虽然有研究指出，CD 手术时的吻合方式对 CD 术后再发并无显著影响，但根据临床经验，术中使用大口径对系膜缘的肠管侧侧吻合术，且使用可吸收缝线包理吻合口残端，能够降低术后 CD 复发风险。同时也有学者使用对系膜缘功能性端端吻合的 Kono-S 吻合法，也取得了较好的疗效。

CD 病变肠管的肠系膜表现为特征性的肠系膜肥厚，匍行并包裹肠壁，因此术中在离断肠系膜时常因系膜肥厚，而难以止血。此时传统的结扎方法，常难以彻底止血，或损伤肠系膜血管而造成血肿，影响吻合口血供。有学者推荐使用高能量的 Ligasure 离断系膜后用 2-0 可吸收缝线选择性缝扎血管主干，可减少系膜内血肿形成。使用超声刀结合传统的结扎方法离断系膜，然后用 4-0 可吸收缝线间断缝合系膜止血，也可取得良好的效果。

5. 腹腔镜手术　相比开腹手术，腹腔镜手术具有损伤小、疼痛轻、胃肠功能恢复快、术后住院时间短等优点。目前已有很多明确的循证医学证据表明，CD 腹腔镜手术具有术后恢复快、住院时间短、术后并发症降低等显著的近期优势，但对术后再发的风险并无显著影响，而且耗时相对较长。对于一些与 CD 难以鉴别的肠道淋巴瘤等疾病，腹腔镜也可以作为诊断性探查使用。但腹腔镜手术中缺乏直接的接触感，对明确病变范围有一定困难。CD 肠系膜挛缩肥厚、炎性包块、肠瘘和腹腔脓肿等也增加了操作困难。

过去一般认为，肠穿孔引起的弥漫性腹膜炎、肠梗阻引起的肠袢扩张、合并凝血功能障碍等是腹腔镜手术禁忌证。但随着技术的发展，腔镜手术的指征越来越宽泛。但由于复杂 CD 术前难以充分评估病情，一些伴有腹腔脓肿或瘘管、需要多处肠管切除的 CD 术中中转开腹和行造口术的可能性较大。研究表明，术前使用激素、肠内瘘等因素均是中转开腹的原因。但中转开腹的术后并发症和病死率与直接开腹相比无明显差异。虽然肥胖患者中转开腹率更高，但腔镜手术时间和术后并发症并无明显差别。因此在选择腔镜时，术前一定要充分利用影像学检查，由经验丰富的医师选择合适的患者，并充分沟通后才能最大限度地实现腔镜的优势。

目前腔镜手术的趋势是尽量减少穿刺孔数量、缩短取出标本和行肠管吻合所需的腹壁切口。因此，单孔腹腔镜等技术在 CD 手术中也逐渐得到了应用。此外，全结肠切除术将标本从直肠取出、从腹壁 Trocar 孔取出标本并于该处行回肠造口术等手段均可缩短手术切口，但应按需选择。

（三）围手术期处理

CD 患者通常病情复杂，全身状况较差，而且常合并感染、腹腔脓肿等情况，因此，术前准备及术后处理等围手术期处理非常重要。除了积极完善相关检查，排除手术禁忌，纠正水和电解质紊乱等术前准备外，术前营养支持、激素的调整和抗生素的使用等同样很重要。

1. 围手术期营养支持治疗　CD 患者不但有营养物质的消化和吸收障碍，而且常处于高分解代谢状态，所以 CD 患者营养不良的患病率很高。研究表明，外科住院 CD 患者营养不良比例高达 86.7%，其中以蛋白质能量型营养不良多见，表现为消瘦和体重下降。对于有手术指征的非急诊 CD 患者，应优先纠正营养不良，待营养状况改善后再行手术，以降低手术风险。围手术期营养治疗不仅能改善全身营养状况，也能一定程度上诱导缓解，降低术后复发率。

2. 围手术期纠正贫血　由于营养不良及消化道出血，CD 患者贫血非常常见。对于中重度贫血的 CD 患者，除积极治疗原发病及合理的营养治疗外，及时输血也是重要的治疗措施。纠正贫血不仅能够缓解症状，而且能提高 CD 患者对治疗的应答能力。但需注意，研究发现，输血会增加 CD 术后并发症的风险，因此对于 Hb > 70g/L 的患者，并不推荐围手术期输血。

3. 围手术期激素的使用　激素是治疗 CD 的主要手段之一，它能迅速改善中重度 CD 患者症状，但激素不能促进内镜下黏膜愈合。对于伴有狭窄或穿透性病变的复杂 CD，激素效果不佳。对于合并有瘘管或腹腔感染的 CD，激素反而会增加手术率和严重并发症的发生率。局部作用的激素，如布地奈德，虽然不良反应较轻，但也会一定程度地增加手术风险。大量研究也表明，术前使用激素、腹腔脓肿、肠瘘和营养不良是 CD 术后出现并发症的危险因素。根据 ECCO 共识意见，术前使用 20mg 以上的泼尼松超过 6 周是手术后并发症的独立危险因素。因此，摆脱激素是术前需要重点考虑的问题。在使用激素诱导缓解后即应开始维持用药，症状缓解后逐步撤除激素，并进行维持治疗。但临床上具体停药多久尚无定论。

4. 围手术期抗生素的使用 肠道菌群紊乱被认为是 CD 发病机制中的重要因素。CD 好发部位为末端回肠、回盲部和近端结肠，这也是菌群最多的部位。而且临床上行肠造口术后的患者，病变部位粪便得以转流，术后远端再发率降低。

目前临床上广泛采用的甲硝唑和环丙沙星，对于肠杆菌属和肠道厌氧菌有很强的抗菌作用，对肛周 CD 合并感染、结肠型 CD 或回结肠型活动期 CD 均有良好的效果。但由于 CD 治疗是长期过程，因此，甲硝唑和环丙沙星的不良反应、耐药性和条件致病菌感染等问题限制了其使用。而且甲硝唑和环丙沙星虽然能够减轻症状，但诱导缓解作用不明显。因此，根据 ECCO 共识意见，目前仅推荐在合并感染性并发症、肠道细菌过度生长或肛周病变时使用抗生素。当活动性 CD 合并脓肿时，推荐穿刺引流的同时使用抗生素；当脓肿没有局限或仅为蜂窝织炎时，可使用抗生素促进感染局限；当脓肿合并梗阻时，也可使用上述治疗，待病情稳定后择期手术。

利福昔明是一种非氨基糖苷类抗生素，口服不易被肠道吸收，可用于肠道局部感染。它不易与其他药物相互作用，因此耐药性低，不易导致全身不良反应。有研究表明，利福昔明 800mg 每日 2 次治疗 12 周可诱导中度活动性 CD 缓解，可能与其不仅具有灭菌，还能够抑制细菌与肠黏膜黏附，减少炎症因子释放有关。

临床上对于英夫利昔单抗对 CD 术后并发症的影响仍有争议。目前多数共识认为，术前英夫利昔单抗、维得利珠单抗、乌司奴单抗等对 CD 术后并发症无影响，无须术前停用。

5. 围手术期外科治疗 手术既是一种治疗手段，也是一次创伤打击。随着医学外科的发展，逐渐发展出围手术期、ERAS、术前预康复及围手术期之家和围手术期医学等概念。"围手术期"将术前、术中及术后三个阶段进行综合研究，使手术治疗效果得到了显著改善。随后根据"手术患者的康复与所受应激程度成反比"的理念发展出 ERAS，但 ERAS 的目标群体主要是一般情况较好、施行择期手术的外科患者，对于高龄、有器官功能障碍或合并慢性病等一般状况不理想的患者，按照 ERAS 经典做法，反而会导致无法耐受手术得到相反的治疗结局。临床医师逐渐认识到目前 ERAS 所涉及的范围仅局限在手术治疗前后短期内，不能覆盖整个"围手术期"。因此，进一步提出"围手术期外科之家"和"围手术期医学"的医疗组织形式，从一个疾病或一群患者的整体出发，将术前、术中、术后作为一个大的整体进行综合处理，使患者从外科手术中获得最大受益。这是一个基于循证医学证据，涵盖了术前预康复、ERAS 和围手术期处理更加宽泛的概念。

术前预康复是围手术期医学的重点。主要包括体能锻炼、营养优化、心理干预，以及预防控制感染和并存疾病的处理。最大限度地提高患者重要器官的储备能力，以提高对手术应激的耐受。同时，ERAS 理念是围手术期医学的核心。强调以麻醉、护理、营养等多学科合作为主要模式，宗旨是减轻医疗和护理措施带给患者的应激。但 ERAS 理念与技术并不是一成不变的，需随着研究和技术发展不断更新。手术结束并不是治疗的结束，更不代表治疗成功。手术仅完成了疾病治疗中的一部分，从疾病治疗的整体来看，术后康复和后续治疗应该获得同样重视。术后原发病的治疗与复查、术后体能锻炼、合理优化营养状况等都同样非常重要。

外科手术是治疗 CD 的重要手段。CD 患者的外科治疗围手术期有肠梗阻、腹腔感染、营养不良等危险因素，是术后并发症的高危人群。术前激素等药物对围手术期安全性的影响不容忽视。CD 的手术不仅要求患者顺利度过围手术期，而且要求患者获得生活质量的提高和病情的长期缓解。围手术期和术后疾病管理对提高 CD 手术质量尤为重要。因此，围手术期外科之家在 CD 的治疗中显得尤为重要。MDT 多学科合作，如内外科合作也是至关重要的一部分。

（四）术后常见并发症的预防及处理

CD 术后最常见的并发症为吻合口瘘和腹腔感染，二者统称为 IASC（intraabdominal septic complications），其出现概率为 5%～20%。CD 术后 IASC 的风险因素包括穿透性病变（腹腔脓肿或肠瘘等）、术前症状持续时间、疾病严重程度、近期体重丢失、低白蛋白血症、贫血、激素等。术后 IASC 的 CD 患者再手术率为 29%，远高于非并发症患者的 7%，同时病死率也较高。在 CD 缓解期行手术治疗，相比活动期术后并发症发生率低、伤口愈合快、住院天数短、住院花费少，且术后早期内镜下复发率低。因此，需在术前充分了解影响 IASC 的危险因素，尽量避免在活动期行一期肠切除吻合术，对术前的脓腔需行穿刺引流，通过肠内营养联合治疗诱导缓解后再行手术治疗。

术后吻合口瘘引起的急性腹膜炎有较高的病死率，为 20%～85%。在能够充分引流的情况下，可将被动引流更换为主动负压引流，保证通畅引流的情况下，经营养支持治疗后，部分患者瘘管能够自愈。但对于无法充分引流的腹腔感染，应尽早行二次手术，切除病变肠管，行近端肠管造口术，并彻底清洗腹腔感染，充分引流。否则会带来很多问题，如感染加剧导致多器官功能衰竭、肠道炎症黏膜较重增加再次手术的难度、肠系膜水肿使得操作困难，增加造口难度及术后造口旁瘘的发生。因此，这类患者二次手术越早，术后出现肠管残端瘘的概率越小，距离造口还纳的时间也越短。

（五）术后管理

1. 术后再发与评估　目前无论是药物或手术都无法治愈 CD，因此 CD 术后不可避免地会出现再发。术后再发是指 CD 患者术后病情缓解后再次出现相应的临床症状及内镜下的异常表现。我国专家共识将术后再发定义为手术切除后再次出现病理损害。将内镜下再发定义为在手术完全切除明显病变后，通过内镜发现肠道的新的病损，但患者尚无明显临床症状。临床再发定义为在手术完全切除明显病变后，CD 症状再发伴内镜下再发。

术后再发率随着不同的评价指标有较大差异，主要包括临床表现、内镜表现、影像学及外科干预。其中若以再次手术切除为指标，再发率最低；若以临床症状为指标，再发率居中；若以内镜表现为指标，再发率最高。有研究针对回盲部病变切除术后患者的随访显示，若不进行相关预防性治疗，内镜下 12 个月内镜再发率为 65%～90%，3 年内再发率为 80%～100%。若以临床症状为指标，则再发率为每年 20%～25%，因此临床一般以内镜作为 CD 术后病程检测的方法。内镜下再发通常早于临床再发，且内镜下再发常提示预后不良。同时经腹超声、CTE 或 MRE 及小肠胶囊内镜等检查也有助于评估 CD 术后复发。

吻合口和回肠末端处的内镜下再发评估通常采用 Rutgeerts 评分。其中 0 级：没有病损；1 级：≤5 个阿弗他溃疡；2 级：＞5 个阿弗他溃疡，在各个病损之间仍有正常黏膜或节段性大病损或病损局限于回结肠吻合口处（＜1cm）；3 级：弥漫性阿弗他回肠炎伴弥漫性黏膜炎症；4 级：弥漫性黏膜炎症并大溃疡、结节或狭窄。但近年来，针对 Rutgeerts 评分中"吻合口表面的小溃疡"，可能与缺血和吻合钉相关，不一定是疾病本身再发相关，因此提出了"改良 Rutgeerts 评分"，将再发标准进一步完善，更好地指导了术后内镜再发的诊治。

2. 术后再发的外科相关因素　目前认为，术后再发的高危因素主要包括吸烟、穿透性病变、肛周病变、既往肠道手术史、广泛小肠切除术等。此外，发病年龄、家族史、手术时机、术式选择、肠吻合部位和吻合方式、肠系膜切除范围、手术切缘、手术时炎症指标和营养状况等也均能影响术后再发。因此，以消除手术风险因素为目的或以降低风险因素为导向的综合性和个体化治疗策略，是降低术后再发的关键。

（1）手术时机：对于 CD 患者，不同时机进行手术，对于术后并发症及预后有着很大的影响。需要接受手术的 CD 患者，通常合并营养不良、低蛋白血症、贫血、代谢改变等风险因素。因此，对于有条件的患者，应积极创造条件，进行术前预康复，包括身体锻炼、营养支持、心理干预。其目的主要是改善营养状况、控制感染、诱导缓解、撤减激素或生物制剂及戒烟等。

研究发现，与活动期相比，在缓解期进行

CD 手术，术后并发症发生率明显下降（51.2% *vs.* 14.9%），术后 1 年累计内镜下再发率也明显降低（27.9% *vs.* 8.5%）。同时，与术前未使用肠内营养者相比，术前使用肠内营养的 CD 患者，术后 1 年后的内镜再发率（35% *vs.* 5%）和临床症状再发率（70% *vs.* 30%）显著降低。肌少症会增加 CD 术后并发症的风险，而通过适度的身体抗力训练，可改善肌少症发生，提高患者对手术的耐受，减少术后并发症。吸烟会显著增加 CD 患者术后再手术的风险。同时术前应用激素 ≥ 3 个月也会增加术后感染性并发症的风险。对于使用 20mg/d 或以上等效剂量泼尼松 > 6 周的患者，术前需停用 4 周以上。

急诊手术增加 CD 术后再发风险。急诊肠切除术是 CD 患者术后再手术的独立风险因素（OR=2.7）。因此，应尽量通过放置小肠减压管、穿刺引流等有效措施，避免急诊手术，通过优化全身状况后再行手术治疗。但需强调的是，应密切监测 CD 患者病情变化，若有病情加重等情况，需积极进行手术干预。研究表明，对于有手术指征的患者，及时手术是减少术后临床再发的独立保护因素，并推迟术后临床再发的时间。对于有手术指征的回结肠 CD，及时手术比药物保守治疗能显著降低 5 年内再次手术率（14.2% *vs.* 31.3%）。

对于不可避免的急诊手术，也应遵循损伤控制外科原则，尽量减少手术创伤，且研究发现，一期肠造口术可有助于降低术后疾病再发风险。并且，对于急诊 CD 患者，应加强术后治疗及随访。

（2）腹腔镜与开放手术：目前腹腔镜与开放手术对于 CD 术后再发的影响尚存争议。多数研究表明，手术方式并不影响 CD 术后疾病再发风险。总体而言，借助腹腔镜手术创伤小、肠功能恢复快、并发症少、住院时间短等优势，在合适的 CD 患者中，腹腔镜手术是安全可行的。而且 ECCO 指南也推荐对满足局部腹腔镜手术条件的患者首选腹腔镜手术治疗。

（3）术式选择：CD 术式包括肠切除肠吻合术、狭窄成形术、肠修补术等。研究表明，CD 术后 25 年肠切除吻合术、狭窄成形术及两者联合的术后再手术再发率差异无统计学意义（50.0% *vs.* 51.7% *vs.* 52.9%）。对于无 CD 原发病变的肠管，行肠修补术，并不增加疾病再发风险。

（4）吻合方式：与端端肠吻合相比，CD 患者进行侧侧肠吻合，术后吻合口瘘和术后总体并发症的发生率明显下降，再手术风险也显著降低。ECCO 指南也推荐侧侧吻合作为 CD 回结肠切除术的首选吻合方式，但侧侧吻合具有较大吻合口，减少吻合口狭窄的同时，其囊样结构及局部蠕动紊乱也可能会引起腹部不适症状。研究表明，侧侧吻合患者术后腹痛、腹胀等症状发生率高于端端吻合，生活质量受到影响。因此，在侧侧吻合时，不应过分追求大口径的吻合口。

近些年，Kono 等提出了一种新的"Kono-S"吻合技术。由于术后吻合口再发多见于系膜缘，因此，这种吻合方式的吻合口完全由系膜缘肠壁构成。与传统端端吻合相比，Kono-S 吻合术后 5 年再手术率显著降低（19.7% *vs.* 5.0%）。且在回结肠 CD 患者中，Kono-S 吻合比标准的侧侧吻合术后 6 个月内镜下再发率明显下降（22.2% *vs.* 62.8%），2 年后的临床症状再发风险也更低（18% *vs.* 30.2%）。

此外，研究发现，对于吻合器吻合后残端的包埋或加固及止血等，采用可吸收线可显著降低术后内镜再发风险。

（5）肠系膜切除范围：近年来，肠系膜的重要性越发受到重视，甚至提出肠系膜更应该被认为是一个器官，腹部所有消化器官以肠系膜作为架构进行胚胎发育，成人腹部所有消化器官的系统连续性维持，也有赖于肠系膜。根据该理论，所有腹盆腔器官，都被划定为肠系膜从属区域或非肠系膜区域。肠系膜的特殊功能，因生命中的时间点和解剖位置而不同。

克罗恩病患者病变的肠管处通常能看到肠系膜明显增厚，伴典型的"匍匐样"系膜生长。增厚的肠系膜一方面会增加术中出血风险，另一方面也会影响术后疾病再发。研究发现，对于回盲部切除的 CD 患者，扩大肠系膜切除范围比靠近肠管分离肠系膜，术后再手术风险明显降低（2.9% *vs.* 40%），并且肠系膜病变的严重程度与术后再手术风险相关。

近些年的研究发现，肠系膜在炎症发生发展中具有关键作用。肠系膜脂肪系数与活动期 CD 的 CDAI 和 CRP 显著相关。可能是由于 CD 患者肠系膜脂肪是 TNF-α、CRP 等细胞因子的主要来源，肠系膜脂肪增生参与了 CD 的炎性反应。此外，肠系膜脂肪中的脂肪因子、炎性细胞因子等也起到关键作用，以肠系膜为靶点的治疗方式有待进一步研究。

（6）术后并发症风险：术后并发症是 CD 患者术后再手术的独立危险因素。术后感染并发症会使 CD 术后早期临床再发风险增加 3 倍左右。因此，应积极通过术前优化以减少术后并发症，同时对于出现术后感染并发症的 CD 患者，应给予更加积极的术后维持治疗方案，并加强术后随访。

（7）手术切缘等病理学结果：虽然早期研究否认了手术切缘与 CD 术后疾病再发的关系。但近年来的相关研究显示，近端切缘阳性的 CD 患者，相比切缘阴性者，会增加术后早期内镜下再发、临床再发及再手术率。也有研究发现，仅在结肠远端切缘存在活动性炎症也会增加术后内镜下再发风险。同时，研究发现相对于切缘阴性的 CD 患者，切缘阳性的黏膜和黏膜下淋巴管密度显著降低，且近端切缘的淋巴管密度降低与术后内镜下再发有关。

此外，手术切缘的疾病行为也可能会影响术后再发。研究发现，回肠切缘的穿透型病变，会使术后早期内镜下再发风险增加 3.83 倍，临床再发风险增加 2.04 倍。近端切缘神经丛炎影响 CD 术后内镜下再发和症状再发。同时近端切缘黏膜下神经丛炎是 CD 患者回盲部切除术后需要再手术的独立危险因素。此外，CD 患者肠系膜淋巴结肉芽肿而非肠壁内肉芽肿，会增加术后内镜下再发和术后需要再手术的再发风险。

综合而言，目前外科手术仍应以节约肠管为首要原则，不应一味追求切缘正常而切除过多肠管，而应重视对于切缘阳性或有神经炎等病理学特征者，加强术后诱导缓解与维持治疗。

3. 术后再发的预防 为预防 CD 术后再发，除做好术前营养支持、围手术期对症治疗、根据患者病变部位和行为选择个体化手术方案外，所有 CD 患者都必须严格戒烟，始终加强营养治疗。我国专家共识认为，对于有术后早期再发高危因素（如吸烟、多次手术、穿透性病变、肛周疾病）的患者应在术后 2 周就开始预防性治疗；术后 6 个月、1 年及以后要定期行结肠镜复查，根据内镜表现调整药物治疗。如果手术中已切除全部病灶，则应按缓解期 CD 使用 AZA、6-MP 等进行维持缓解。如果术中只切除了主要病灶，则需要按活动期 CD 继续进行诱导缓解治疗。目前对美沙拉嗪的作用存有争议，不少研究指出其作用有限，与安慰剂类似。而 AZA、6-MP 效果良好，可降低 CD 术后再发风险。英夫利昔单抗等生物制剂已经越来越多地应用于合并高危因素的 CD 患者术后维持缓解治疗。甲硝唑等抗生素虽然有效，但长期使用不良反应较大，较少使用。

为预防术后再发，应定期复查和随访，详细了解症状、体征、实验室检查和内镜检查结果，必要时行影像学检查，以便及时发现并确认 CD 是否再发。一旦确认再发，应立即按照活动期 CD 进行治疗，具体方案应根据患者疾病部位、活动度、并发症、有无肛周病变等综合考虑，联合内外科治疗。

4. 术后随访与联络群管理 坚持术后定期复查与随访，可以有效监控 CD 病情进展。同时，既往的经验表明，及时、高质量的疾病和健康信息，完全可以起到辅助医疗干预的作用，使患者获得更大的受益。最近研究也表明，微信群及 QQ 群等社交媒体中的健康咨询，已经成为 CD 患者重要的健康信息来源，促进患者更多地了解自身所患疾病、治疗和症状管理，也增加了对医师的信任和依从性。且患者在其中也可以获得更好的情感支持和同伴支持。但研究也发现，对于那些没有专业医师参与或管理的微信/QQ 群，可能反而会降低患者对医师的信任。

四、溃疡性结肠炎

溃疡性结肠炎（UC）是结直肠的慢性非特异性炎症性疾病，属于炎症性肠病（IBD）的一种。其病理特点是以结、直肠黏膜形成广泛溃疡，多数从直肠开始向近端发展，可累及全结肠。较深的溃疡会引起出血和穿孔。纤维组织增生可导致肠壁增厚、肠腔狭窄引起肠梗阻。UC 是一种癌前病变，溃疡之间黏膜组织增生形成假性息肉可引起不典型增生、癌变。尽管大多数 UC 患者通过内科治疗后病情能得到有效控制，但仍有 10%～20% 的患者需要手术干预。

（一）UC 外科治疗的适应证

根据国外的相关报道，约 20% 的 UC 患者需要手术治疗。与克罗恩病不同，UC 是可以通过手术治愈的，因其表现基本上局限于结肠和直肠。外科手术的主要适应证为内科治疗失败或反复发作的患者，其次是存在明显癌变风险的患者。穿孔、出血、中毒性巨结肠为急诊手术适应证。

1. 内科治疗失败或反复发作　内科治疗失败或反复发作是溃疡性结肠炎择期手术治疗的最常见的适应证。主要表现：当药物治疗不能控制症状或存在肠外表现，或者药物不良反应的产生与患者的依从性、生活质量差时，或当有效的长期用药导致患者长期激素依赖或不能耐受，对替代者药物不能缓解。儿童生长阻滞同样是手术的适应证。

2. 癌变的风险　UC 患者结直肠癌的累积风险：10 年 2%，20 年后 8%，30 年后 18%。当 UC 患者肠镜检查发现结肠癌和直肠癌、重度不典型增生相关病变或肿块时，需要手术治疗。低级别上皮内瘤变或结构异常的病变，必须告知患者恶性肿瘤的风险，建议患者接受手术。存在肠道狭窄患者同样建议应及时手术治疗。

3. 急诊适应证（出血、急性发作或中毒性巨结肠）　急性重症 UC 是急诊手术最常见的指征，UC 患者严重出血的发生率约为 4.5%。手术指征：初始出血量较多，且患者血压不稳定，需要血管活性药物或患者 24 小时内输入超过 4U 红细胞悬液维持血压稳定。穿孔会引起多系统器官功能障碍，危及患者生命，需立即行手术治疗。中毒性巨结肠炎为手术的绝对指征，定义为横结肠扩张大于 6cm，其可发展为结肠穿孔。

（二）UC 外科治疗的手术方式

1. 急诊手术的选择　UC 适宜的急诊手术方式

为次全结肠切除并回肠末端造瘘术。急性发病时，因患者状况较为危重，所选择的手术对于患者的康复应最可靠，当患者痊愈后进行储袋重建时，所面临的风险最小。结肠次全切除并回肠末端造瘘及 Hartmann 手术关闭远端肠管或行造瘘术（黏膜瘘）是既有效又安全的方法。这种手术方式可切除大多数炎性结肠，避免了分离盆腔和肠道吻合。比起腹腔内关闭直肠残端，将关闭的直肠乙状结肠残端置于腹膜外的方法可使盆腔脓毒并发症减少，也便于进行盆腔分离。远端肠管残端经肛引流可降低盆腔脓肿的风险。为确定病变是否为 UC 或克罗恩病，切除的结肠标本应行病理学检查，因这两种病存在一定的相似性。

2. 择期手术的选择　择期手术可供选择的术式较多，各有优势。需要考虑的因素有患者当前肠功能不全的程度、患者的一般状态或是否存在癌变及其他合并症。手术的主要目的在于去除患病的结肠和直肠、消除癌变风险和保留正常肠功能。但手术本身又常会导致并发症的出现，且影响患者的生活质量。因此，具体的手术方式需要进行综合因素的考虑和良好的医患沟通。

（1）全结直肠切除 - 回肠造口术：该手术切除了发病部位，消除了癌变风险，术后便频、里急后重感消失，饮食限制也较少。它还适于肛管括约肌功能不全或直肠远端有肿瘤的患者，以及希望只接受 1 次手术者。术后并发症，如造口回缩、狭窄、肠梗阻及造口旁疝等主要与造口有关；另一类并发症与盆腔内操作有关，如性功能受损、生育功能受损、排尿障碍，以及会阴部伤口延迟愈合等。永久性肠造口可能会影响患者的生活质量。造口方式有传统的 Brook 回肠造口和可控性回肠造口（continent、ileostomy 或 Kock pouch）。Kock 回肠造口的优点在于不需要使用造口袋，患者有一定的控便能力，曾一度广泛使用。但由于此手术操作复杂、技术难度大、滑脱率高，目前，这种造口方式已经越来越少使用。

（2）全结直肠切除、回肠储袋肛管吻合术（ileal pouch-anal anastomosis，IPAA）：1978 年，Parks 等首次报道了 IPAA 用于治疗 UC，其操作要点是切除全部有病变的结直肠黏膜，有效防止远期的复发及癌变。该术式目前已成为 UC 最常用的手术方式。其禁忌证主要是合并进展期低位直肠癌、肛门括约肌功能障碍。年龄并非绝对禁忌，但尤需注意肛门功能的评估。有报道显示，115 例患者采用 IPAA 治疗，术后患者肛门自主功能较满意，并发症发生率为 20.87%，生活质量明显改善。该术式优点是保留肛门括约肌功能、减少排便次数、提高患者生活质量等。缺点是手术范围广、出血多、创伤大、术后恢复时间长，且部分患者易出现术后夜间漏粪等。储袋炎是 IPAA 术后最常见的并发症。一项超过 3700 例 IPAA 手术的回顾性分析表明，IPAA 术后早期并发症的发生率为 33.5%，远期并发症的发生率为 29.1%。尽管手术并发症发生率相对较高，但 96% 的患者术后仍能够获得较为满意的生活质量。经过多年的发展，IPAA 已成为部分 UC 规范化手术的国际标准术式。

腹腔镜手术已经逐渐成为结直肠外科的主流术式，近 10 年来，腹腔镜 IPAA 手术日益增多，伴随着技术经验的不断积累和外科器械的发展，腹腔镜 IPAA 为患者带来的益处更加明显，如解剖层次更加清晰、微创痛苦小、切口疝及腹腔粘连少、术中出血少、患者恢复快、患者术后进食时间和住院时间缩短、总体并发症发生率低、伤口更加美观等。一项多中心数据研究表明，微创手术与传统开放性手术相比，其不孕不育率明显下降，腹腔镜 IPAA 术后的受孕率为 31% ～ 73%。腹腔镜 IPAA 手术指征与 IPAA 手术指征基本相同，除中毒性巨结肠及穿孔等特殊情况下暂不推荐腹腔镜 IPAA 手术，其余情况下均可选择腹腔镜手术。

（3）结肠切除、回肠直肠吻合术（colectomy with ileorectal anastomosis，IRA）：该手术的先决条件为直肠黏膜未发现异常，符合要求的患者相对较少。IRA 的优点是避免了造口，并发症发生率低，排便功能保留较好和生活质量较高；且不会对生育功能造成影响。IRA 可以避免永久性的回肠造口，可保留直肠的潴留粪便与肛门括约肌的功能，对于盆腔的操作较少，减少了盆底神经的损伤，无排尿与性功能障碍隐患，手术相对简单，手术时间短，减少了并发症，对患者的生活影响较小。该术式失败有两个主要原因，一是直肠炎症的反复发作，二是恶变。残留的直肠术后可能复发和癌变，复发率与癌变率较高。术后 9 年癌变风险为 8%。此外，IRA 的患者应该接受 5- 氨基水杨酸制剂治疗，每年应行内镜检查和活检。

（三）UC 外科治疗围手术期处理

1. 术前是否需要停止生物制剂　生物制剂已经越来越广泛地应用于 UC 患者的治疗中，在急性发作患者中作为一种有效的治疗方案，也可用于激素依赖性患者或常规治疗失败的患者中。术前停用可能会加重患者的症状。目前大量研究表明，术前继续应用生物制剂与结肠次全切除术后早期或晚期并发症（如吻合口漏、盆腔脓肿、伤口感染或深静脉血栓形成）没有关系，术前可继续应用生物制剂。目前对储袋手术前是否需要停用生物制剂依然存在争议。

2. 营养管理　UC 患者术前普遍存在营养不良，而营养不良会加重术后的并发症，甚至术后死亡的风险。但是对于 UC 患者，进食会加重疾病的发展，故有效的营养支持对 UC 患者尤为重要。肠内营养是一种有效的营养支持方式，合理的配方不仅能改善患者的营养状况，还能防止病情的加重。目前研究表明，术前不需要对所有患者进行全肠外营养，术前进行全肠外营养并不能降低并发症的发生，且长时间应用会增加感染等风险。但对于部分不能经口进行营养支持的患者，术前需要给予全肠外营养。术后营养的目的是提供术后恢复的营养支持，从而有助于减少创伤后组织分解和促进伤口愈合。术后进食的数量和路径是根据患者术前营养状况、营养要求、类型和程度决定的。

3. 急性加重的治疗　对于急性加重的患者首选内科治疗，包括激素及生物制剂，但治疗期间需要随时掌握患者的病情变化，对于治疗效果差的患者，应决定紧急手术，且术前不需要停止激素等的治疗。因为急诊手术方式相对简单，且通常情况下不做吻合，不存在糖皮质激素对吻合口的影响，且急诊手术通常发生在严重并发症发作时，也无法做到提前停用糖皮质激素。

4. 激素应用　围手术期糖皮质激素的应用影响术后恢复，增加并发症的发生。国外指南建议择期手术时，术前应减少糖皮质激素的应用。在择期手术准备中，术前减少泼尼松龙至 20mg/d 以下是可行的，会明显减少术后的相关并发症。如患者并不处于急性发作期或疾病进展期，可停用糖皮质激素 7 日后，再行择期手术，此举可有效减少术后感染和非感染并发症，降低患者的围手术期死亡率。

5. 抗凝治疗　静脉血栓栓塞的一级预防是必要的，预防性肝素或低分子肝素应用可减少静脉血栓栓塞的风险。UC 患者静脉血栓栓塞的风险非常高。研究表明，1%～2% 的住院患者会出现静脉血栓栓塞。对于高危人群可以预防性地使用抗凝剂，从而减少术后并发症，降低死亡率。但是预防性抗凝治疗应在无消化道出血的情况下使用，在存在出血风险时，应慎用。

UC 患者经治疗可以从根本上治愈，需要内外科医师的共同努力。有效的治疗能显著地提高患者的生活质量，尤其是对于青少年等高发人群。外科的治疗及术后效果关系到患者的远期生活质量，所以对外科治疗提出了较高的要求，需要外科医师不断地改进手术方式和提高围手术期管理，不断提高患者的术后生活质量，减少术后并发症及死亡率。

（龚剑锋　朱维铭）

第四节　微生态治疗

粪菌移植（fecal microbiota transplantation，FMT）作为一种新型的治疗方法因能重建肠道菌群、调节机体免疫、缓解机体炎症、改善肠道微生态，而备受关注。2013 年，美国将 FMT 纳入治疗复发性 CDI 的指南，其一次治愈率达 81%。肠道菌群与疾病发生密切相关，大量文献报道 FMT 的治疗适应证包括严重肠道感染、炎症性肠病、不明原因及难治性腹泻、顽固性便秘、肠道免疫缺陷疾病、放化疗相关性肠炎、免疫检查点抑制剂相关性肠炎等，还应用于治疗肠外疾病本身或相关并发症，如癫痫、自闭症、哮喘、过敏、皮肤病、糖尿病、心血管疾病、性功能障碍等。最近，*Science* 发表了全球第一项 FMT 逆转 PD-1 抗体疗效的临床试验，由此显示出了 FMT 还具有一定的抗肿瘤疗效。

一、粪菌移植的影响因素

如何保证 FMT 在各种疾病中发挥良好疗效至关重要。对于 FMT 的疗效有以下几方面的影响因素。

（一）菌群来源

健康的菌群来源是保证移植疗效的坚实基础，一般来说，来源可分为自体和异体两类，异体主要是由中华粪菌库在纳入标准下使用严格的"排除法"，按照用药史、病史和常见病原体检验指标等进行筛查供体，排除可能影响肠道菌群的因素，同时结合包括"年龄、生理、病理、心理、诚信、时间、环境、受者"的八大多维标准逐一筛查，并对合格的供体进行饮食和生活指导，以期供体的肠道菌群发挥作用。而自体来源主要是将患病前的菌群深低温保存，以备患病后用，属于个人专用目的。异体移植是目前的主流来源。

（二）制备过程

恰当的制备过程是保证移植疗效的有力保障，很多国家及地区仍使用手工的"6 小时方案"制备提取菌群混悬液，粪便菌群主要以厌氧菌为主，由于菌液长时间暴露在体外，可导致功能菌群的死亡及有害菌群的增殖。这既不能保证菌液的有效性，也不能保证其安全性。本中心和中国其他多家医院采用了"1 小时方案"，即应用智能粪菌分离系统的设备，采用微滤加离心富集法，在微滤装置的基础上，经多级过滤直至微滤，反复离心洗涤，在 1 小时内实现粪菌的富集与纯化。在不影响临床疗效的基础上，有效降低了不良事件的发生率。新鲜的、纯化后的洗涤菌群更能体现 FMT 的有效性。

（三）移植途径

合适的移植途径是保证移植疗效的重要步骤，FMT 移植途径可分为上、中、下消化道。虽有多种 FMT 的移植方式可供选择，但对不同患者应选择不同的移植方式。例如，对于有多次移植需求的患者，可以使用结肠 TET 管经内镜进行移植，菌群在肠道停留足够时间从而保证了 FMT 的疗效；对于长期营养不良的患者，可以使用胃空肠管，可用其行 FMT 后继续给予肠内营养，改善全身状态从而促进菌群在体内定植，发挥积极疗效。

（四）受者状态

适宜的肠道状态是保证 FMT 疗效的有力支撑，患者的肠道一般状态良好，植入的健康菌群就更有机会定植在受者体内重建菌群、发挥作用。此外，患者的营养、精神、心理状态，都可成为影响 FMT 疗效的因素。因此，给予患者生理支持治疗固然重要，也需要对患者进行心理支持治疗。

（五）移植策略

个性的移植策略是保证移植疗效的关键环节，不同专家推荐 FMT 用于治疗不同疾病的支持强度有别，不仅与疾病发生的原因有关，还与 FMT 的策略有关。对于 FMT 的升阶治疗策略是治疗策略进展的典型代表。主要由三部分组成：第一步是指单次 FMT；第二步是指多次 FMT（≥2）；第三步是指在第一步或第二步无效时，FMT 联合常规药物治疗（如糖皮质激素、环孢素、抗 TNF-α 抗体、全肠内营养），每一步的疗效都可能在下一步中得以提高。第三步因在 FMT 基础上结合传统药物治疗，从而发挥比单独使用 FMT 或传统药物都更优的疗效。

FMT 的临床疗效，从根本上启发研究者们从肠道微生态角度寻求疾病诊疗突破，只有完善 FMT 体系，让医师愿意开展，患者乐于接受，才能让更多的人受益于 FMT 治疗。

二、洗涤菌群移植的方法学

洗涤菌群移植（washed microbiota transplantation，WMT）是基于智能化粪菌分离系统及严格质控相关漂洗过程、FMT 发展的新阶段，于 2019 年由 Zhang 等在 *Protein & Cell* 杂志命名发表。2020 年，FMT 标准化研究组就 WMT 方法学的供体筛选，洗涤菌群制备方案、存储和运输，患者准备，移植途径的选择，以及安全管理五个方面达成 31 条共识在 *Chinese Medical Journal* 杂志发表。

供体筛选方面，WMT 的方法学首先要求向候选供体进行 FMT 相关教育，以提高其成为供体的意愿。研究证据表明，让候选供体知晓 FMT 对于患者的获益可以增加供体的捐献意愿，且对 FMT 了解多的人比对 FMT 了解少的人更愿意成为供体。相反，消极看待粪便或对微生物的恐惧会降低候选供体的捐献意愿。此外，FMT 对受体的潜在风险和获益必须告知候选供体，并由候选供体本人或儿童供体的父母 / 监护人签署书面的知情同意书。

整个 WMT 供体筛选的流程包括问卷初筛、面筛、血液粪便检筛和监筛四个环节。问卷初筛推荐纳入体重指数（BMI）在 18～24 kg/m²，排便习惯正常的健康儿童或 60 岁以下的成人，优先推荐 6～24 岁的儿童或成人，排除有特定用药史、传染性疾病、免疫性疾病、过敏性疾病、代谢性疾病、胃肠道疾病、神经精神类疾病等特定疾病史、家族史及危险性行为的候选供体，初筛可由训练有素的医师、研究者或者护士进行。面筛主要对候选供体的诚信及心理健康进行判断，需由受过培训的医师进行，最终由该中心的医学专家决定候选供体是否最终通过二次筛选。WMT 供体筛选的血液和粪便检筛主要从血液和粪便检查层面进一步排除候选供体的传染性及感染性等疾病，确认候选供体符合健康的各项指标。并且，当 WMT 用于治疗免疫抑制患者时推荐检测 EB 病毒和巨细胞病毒以排除可能导致严重感染的风险。如果可以通过自动化过滤过程去除寄生虫和虫卵，则不需要对粪便进行寄生虫检测。依据当地流行病学情况进行风疹病毒 IgM 和弓形虫 IgM 评估。同时需增加疫区相关病原体的检测。WMT 方法学还要求，重复捐献的供体存在以下情况应进行监筛：①按照计划的定期筛选；②假期或者旅行归来；③生病康复或者其他医师认为的需要重新检验的情况。推荐的监筛间隔为 3 ~ 6 个月。最后，供体在捐献当天，应再次完成问卷调查排除任何临时的危险因素，且捐献后要求报告所捐献的粪便是否带有血、黏液或者粪便性状改变。

洗涤菌群制备方案方面，在不影响临床疗效的前提下，基于"微滤＋离心富集"法的洗涤菌群制备可降低不良反应的发生率，且研究表明，基于自动纯化分离系统的洗涤菌群制备较手工制备可显著降低炎症性肠病患者的不良事件发生率：克罗恩病患者的不良事件从 21.7% 降至 8.7%，溃疡性结肠炎的不良事件从 38.7% 降至 14.4%。动物研究表明，用反复离心、重悬 3 次得到的粪菌上清液做小鼠腹腔注射，与第 1 次微滤、离心得到的上清液相比，可显著降低毒性反应。

WMT 方法学还强调，洗涤菌群制备的质控是提高医患对 FMT 接受程度的关键，因为出于美学、伦理因素，医师和患者对 FMT 的接受程度较低，粪便本身令人反感，甚至有人认为这种治疗方式是对人类尊严的侵犯和贬低，医师甚至比患者更不愿意向其他患者推荐 FMT，因为他们需要直接接触粪便。FMT 方案在美学上的进步将提高患者的依从性，以及患者、医师和医学生对 FMT 的接受度。从实验室操作技术和设备层面，基于适当、合格的实验室设施的质控，WMT 方法学推荐基于智能分离纯化系统的"FMT 1 小时方案"，即粪便从离开人体、实验室处理过程到输注至患者体内或制备成冻存粪菌（保存于 −80℃）的时间控制在 1 小时内，最大限度地保存功能菌群（如肠道厌氧共生菌）及其合成重要抗炎代谢物的能力。洗涤菌群存储方面，制备完成后需在洗涤菌液中加入低温保护剂甘油至终浓度为 10% 后可在 −80℃下储存 1 年，冻存菌液在使用前在密封的容器中用 37℃水浴复温（从室温升至 37℃需 30 ~ 45 分钟），全过程必须避免交叉污染。洗涤菌群运输方面，要求菌液在运输过程中需密封且保持冰冻状态，用干冰或 < −20℃冰箱临时储存或运输。

患者准备方面，WMT 方法学要求粪菌库应告知患者或其监护人供体来源和粪菌制备方法，在临床使用前，必须得到机构伦理委员会的批准。WMT 前使用抗生素的患者推荐在移植前 12 ~ 48 小时停用抗生素。关于 WMT 前患者是否需要进行肠道准备，对于便秘患者，建议在首次 FMT 前至少 6 小时通过口服泻药或灌肠行肠道准备。对于 CDI 和 IBD 患者，没有足够的证据表明在 FMT 前行肠道准备会影响临床结果。对于不能耐受肠道准备的危重患者或有肠道准备相关风险的患者，不建议行肠道准备。此外，接受 WMT 的患者同接受输血的患者一样，必须进行人类免疫缺陷病毒（HIV）、乙型肝炎病毒（HBV）、丙型肝炎病毒（HCV）和梅毒的检测。建议免疫力严重低下的患者在接受 WMT 前进行细菌培养。

移植途径的决策方面，洗涤菌群可以通过内镜钳道、鼻腔肠管、经皮胃或空肠造口管道给入中消化道。有胃或者十二指肠手术史的患者经上消化道途径行 WMT 后，床头至少抬高 10°并保持 30 分钟防止菌液反流和误吸。菌液给入前需确认患者是否有消化道梗阻、肠瘘或者肠穿孔病史。幼儿一次给入的治疗剂量为 10 ~ 50ml，7 岁以上患者的治疗剂量为 50 ~ 150ml，输注速度为每 1 ~ 2 分钟 50ml。在给入菌液前，对 CD 患者注射促胃动力药甲氧氯普胺（胃复安）可显著缩短内镜下输注菌液的时间，并降低菌液从十二指肠远端反流到胃内的发生率。中消化道植管可用于需要反复输注菌液的患者，可以同时用于肠内营养、内镜诊断、内镜治疗或肠道造影前的肠道准备等方面，以最大限度地减少医疗费用和患者的不适。内镜或麻醉并发症发生率高的患者应选择其他介入途径，如在透视引导下植管。在输注菌液的过程中，患者应对整个治疗过程不可见。

此外，洗涤菌群可经结肠途径经内镜肠道植管途径（transendoscopic enteral tubing，TET）给入，结肠 TET 管可保留在结肠内，用于需要多次或单次输注菌液的患者，并且这一决策应综合考虑在内镜下放置 TET 管并同时进行结肠诊断和内镜下治疗，以及通过 TET 管行全结肠给药。当不适合经中消化道或上消化道给入菌液时，结肠 TET 途径可作为首选方案。幼儿一次给入的治疗剂量为 10 ~ 50ml，7 岁以上患者的治疗剂量为 50 ~ 150ml（输注速度为每 1 ~ 2 分钟 50ml）。输入菌液的温度需控制在 37℃。与新鲜菌液相比，冻存菌液复温后给入患者体内更有可能导致腹泻。

为了延长菌液在体内的保留时间，患者治疗后应该至少保持 10° 头低足高体位 30 分钟，然后转为仰卧位。此外，单次 WMT 可满足治疗需求的患者则可通过结肠镜下给入菌液。尽管灌肠给入菌群的疗效可能低于结肠镜及结肠 TET，当禁忌使用其他移植途径或未配备合适的医疗设施时，也可选择灌肠作为移植途径。对于低龄儿童的 WMT 的途径选择，专家组建议，神志清醒且不适合其他移植途径的儿童可以通过鼻胃管给入洗涤菌液，并且在给入菌液后需保持坐姿或侧卧位至少 1 小时，以防止误吸。

最后，就 WMT 的安全管理方面，专家组强调 WMT 需强制性临床管理，WMT 应由接受过专业培训的医师提供，WMT 中心的工作人员必须接受 WMT 相关培训。供体粪便样本至少保存两年用于安全证据溯源，筛选供体的资料和实验室记录应该至少保存 10 年。建立在医院的 WMT 中心鼓励其提供专业的 WMT 服务和开展菌群相关研究。此外，为最大限度地减少环境中病原体的危害，并保护技术人员，鼓励在实验室配备有层流净化系统的三级生物安全设施。要求最低达到生物安全二级。除供体粪便以外的任何样本都不允许进入实验室，以避免病原体或质粒 DNA 传播的可能。

三、菌群移植途径的临床决策

WMT 作为 FMT 的新技术发展，在提高临床治疗安全性等方面明显优于传统的手工制备 FMT，但是 FMT 的安全性、疗效、成本效果不仅依赖于菌液本身，与移植途径也密切相关。菌群移植途径决策是临床实践中的难点和关键。本部分专就各种 FMT 途径所涉及的疗效及安全性等证据进行分析，以为临床实践提供决策参考。

（一）FMT 移植途径分类

FMT 的实施途径分为三大类，即上消化道、中消化道及下消化道途径。上消化道途径主要包括口服胶囊、鼻胃管；中消化道途径是指将菌液通过一定的途径输送到十二指肠段以下的小肠，包括经胃镜钳道孔注入十二指肠水平部、鼻腔肠

管、中消化道途径 TET、经皮内镜下胃造口空肠管（percutaneous endoscopic gastrojejunostomy，PEGJ）。下消化道途径包括结肠镜下输入、结肠途径 TET、经肛门保留灌肠、末端回肠造口及结肠造口输入。如表 14-3 所示，以上移植途径都各有其优缺点，临床上单次 FMT 治疗可选择经胃镜或肠镜内镜钳道孔注入，然而，对于需多次 FMT 治疗的患者，必须建立可以重复使用的移植途径，而结肠途径重复治疗是临床实践急需解决的难题。灌肠虽然能满足多次 FMT 治疗需求，但菌液只能覆盖直肠和乙状结肠，限制了输入的菌液体积，疗效有限，且不适合直肠保留菌液有困难的患者。

基于传统移植途径的局限性及临床需求，产生了一种全新 FMT 输入途径，TET 的出现解决了上述难题。TET 具体包括中消化道途径 TET 和结肠途径 TET 两种。其中消化道途径 TET 是 2018 年报道的快速植入鼻腔肠管的新技术。虽然放置空肠管方法很多，包括盲插、电磁引导、X 线透视引导、传统内镜辅助等，但这些方法存在不少缺点，盲插法、电磁引导法成功率低，X 线透视引导存在辐射伤害的缺陷，传统内镜辅助插管过程中，管道易滑出或盘曲在胃内，耗时长，增加患者痛苦和麻醉的风险，管道放置后需通过 X 线透视确认位置，难以避免辐射伤害，而中消化道途径 TET 解决了上述问题，具有快捷、简单、高效、安全的优势，一次性植管成功率为 98.8%，无须口鼻交换、X 线引导及确认，平均操作时间为（4.2±1.9）（分钟，患者满意度达 96.5%。结肠途径 TET 是 WMT 移植途径的新进展及核心技术，使结肠途径 FMT 变得人性、便捷、高效、安全、可重复治疗成为现实，其设计理念是将一根细软的导管通过内镜钳道孔送入结肠深部，并使用内镜组织夹将其固定于肠壁，尾端通过肛门固定于臀部。研究表明，结肠 TET 保留时间中位数为 8.5（7.0～ 11.0）日，不影响患者日常生活及排便，满意度达 97.8%。TET 技术不仅解决了结肠途径 FMT 重复给入问题，同时满足多种疾病的全结肠肠内给药或病变肠道局部给药的治疗需求（表 14-3）。

表 14-3　FMT 途径优缺点分析

输入途径		优点	缺点
上消化道	口服粪菌胶囊	患者服用方便	冻存状态影响粪菌疗效；细菌可能会受到胆盐和冻存的影响；有发生 SIBO 的潜在风险；老年人、儿童有呛咳风险
中消化道	胃镜钳道孔	输入方便，易于操作	只有内镜检查时才能使用；有潜在的反流和误吸风险；细菌可能受到胆盐影响，发生 SIBO 的风险，不便于重复操作
	鼻腔肠管	便于多次 FMT，输入方便，易于操作	只能用于有鼻腔肠管患者；细菌可能受到胆盐影响；发生 SIBO 的风险
	PEGJ 管	便于多次 FMT，输入方便，易于操作	只能用于有 PEGJ 管患者；细菌可能受到胆盐影响；发生 SIBO 的风险
	中消化道途径 TET 管	放置过程简单、快捷，无须口鼻交换及 X 线引导确认；便于多次 FMT，输入方便，易于维护	TET 管必须在胃镜下放置；细菌可能受到胆盐影响；发生 SIBO 的风险
下消化道	肠镜钳道孔	输入方便	必须在结肠镜下才能完成，难以在结肠保留输入的菌液，不利于重复操作
	传统灌肠	输入方便；费用低	仅能覆盖到直肠和乙状结肠，输入菌液体积受限，不适合直肠保留菌液有困难的患者
	回结肠造口	便于多次 FMT，输入方便，避免细菌受胆盐影响，易于维护	仅用于少部分有回肠或结肠双腔造口的患者
	结肠途径 TET 管	便于多次 FMT，输入方便，避免细菌受胆盐影响，易于维护	TET 管必须在结肠镜下放置

FMT. 粪菌移植；SIBO. 小肠细菌过度生长；PEGJ. 经皮内镜下胃空肠造口；TET. 经内镜肠道植管术。

（引自：Endosc Int Open, 2016,4：610-613.）

（二）FMT 不同移植途径治疗肠道疾病的疗效比较

FMT 疗效、安全性与移植途径的选择密切相关，而不同的移植途径在不同疾病中 FMT 疗效也不同。目前已发表的研究及注册的临床试验主要集中在 FMT 治疗 CDI、IBD、IBS 等领域。虽然 FMT 治疗肠道外疾病也有相关文献涉及，但研究证据不足以用来比较途径优劣。因此，本文主要总结 FMT 在治疗 CDI、IBD、IBS 中的移植途径。

（1）FMT 与 CDI：FMT 研究最多的是用于治疗 CDI，目前已发表的随机对照研究（RCT）、队列研究及病例报道几乎包括了所有的移植途径，但不同途径间获得的疗效有区别，原因可能与给入到肠道，尤其是结肠内的功能菌群数量有关。功能菌群活性数量除与菌液制备方法有关外，也受移植途径的影响。早期针对 CDI 的研究多数经鼻胃管或鼻十二指肠管进行 FMT 治疗。van Nood 等 2013 年在《新英格兰医学杂志》上报道了第

一项 FMT 治疗 CDI 的 RCT 研究，纳入 42 例患者，结果显示鼻十二指肠管单次给入 FMT 成功率为 81%。后续的研究试图找到更好的移植途径，而结肠镜下给入 FMT 是最常用的移植途径。多项研究显示，通过结肠镜下给入菌液可以获得更好的疗效。2012 年 Kelly 等发表的一项 FMT 治疗 CDI 的回顾性队列研究结果显示，在延长的随访期（平均 10.7 个月）中，26 例接受结肠镜途径患者成功率为 92%。在另一项多中心回顾性研究中，评估了 17 例 FMT 治疗严重或复杂 CDI 的疗效，94% 的患者通过结肠镜给入 FMT，所有患者在单次 FMT 后的总成功率为 88.2%。灌肠途径相较结肠镜途径侵入性小，单次治疗有效率有限，且对直肠保留困难的患者不适用。Lee 等分析了 94 例通过保留灌肠途径给入 FMT 治疗复发性、难治性 CDI 的患者，单次治疗有效率为 47.9%，4 次或以上 FMT 累计有效率为 86.2%。在他们的另一项研究中报道了 5 例老年患者因肛门括约肌松弛保留

菌液困难，最终治疗失败。

多项研究比较了结肠镜途径和鼻胃管途径的疗效。2012年Postigo等在发表的综述上对比了经结肠镜途径（$n=148$）和鼻胃管途径（$n=34$）行FMT治疗CDI的疗效，发现两组疗效无统计学差异，但肠镜组患者治愈率趋势更高（93.2% vs. 85.3%）。这结果可能与鼻胃管途径会增加菌液暴露于胃酸、胆汁的机会从而影响细菌活性有关。2014年Youngster等发表了FMT治疗复发性CDI的RCT研究，每组纳入20例，治疗组单次治疗有14例（70%）患者治愈，其中结肠镜途径8例（80%），鼻胃管途径6例（60%），两组不同移植途径间疗效无差异（$P = 0.628$）。2017年Gundacker等发表的一项单中心观察性研究分析了55例CDI接受FMT的患者，评价治疗后两周治愈率，发现结肠镜途径比鼻胃管途径疗效更好（100% vs. 71.9%）。

2013年Kassam等对11项队列研究共273例CDI进行荟萃分析，结果提示下消化道途径给入FMT疗效高于上消化道途径（91.4% vs. 82.3%）。2015年Drekonja等发表的系统性综述纳入两项RCT和21项病例系列报道共有516例复发性CDI接受FMT治疗，上消化道途径、灌肠途径及结肠镜途径疗效分别为77%、78%、90%。2017年，Quraishi等发表的一项荟萃分析纳入7项RCT、37项队列研究，评价FMT治疗复发性难治性CDI的疗效，发现下消化道途径疗效明显优于上消化道途径（95% vs. 88%）。同年，另一项研究纳入305例患者，下消化道途径208例，上消化道途径97例，治疗后90天，下消化道途径治疗失败率明显低于上消化道途径（8.5% vs. 17.9%），同时分析发现上消化道途径治疗失败的风险是下消化道途径的3倍。

胶囊的出现为FMT提供了另一种移植途径。2014年Youngster等在JAMA发表了第一篇关于粪菌胶囊的队列研究，纳入20例复发性CDI患者，14例（70%）患者单次治疗有效，6例无效患者中4例接受第二次治疗后症状好转，总的有效率为90%。2017年Kao等报道了一项FMT治疗复发性CDI的RCT研究，结果显示口服胶囊（51/53）与结肠镜途径（50/52）给入FMT两组疗效均为96.2%。2020年发表的荟萃分析发现下消化道途径疗效优于其他所有途径，并且重复给入FMT可以明显增加治疗疗效。2021年，最新发表的FMT治疗复发性CDI的荟萃分析对比了结肠镜、胶囊、灌肠及鼻胃管途径的疗效，结果显示结肠镜途径明显优于灌肠、鼻胃管途径给入FMT，而结肠镜下给入FMT疗效与口服胶囊相当。虽然口服胶囊化FMT可以获得与结肠镜途径相当的疗效，但一次性口服大量胶囊可能导致患者恶心、呕吐，并且胶囊不适用于有吞咽困难或胃轻瘫的老年人。同样，对于儿童患者，吞服胶囊增加了细菌异位、败血症的风险。由于FMT治疗CDI的疗效接近于100%，移植途径对疗效的影响相对较小，临床实践选择移植途径时需重点考虑安全性的影响因素。FMT治疗CDI不同移植途径间研究结果的比较见表14-4。

表 14-4　FMT 治疗 CDI 不同移植途径疗效对比

编号	研究类型	途径比较	结果	作者
1	PA	结肠镜 vs. 鼻胃管	结肠镜途径疗效高于鼻胃管，但无统计学意义（93.2% vs. 85.3%）	Postigo
2	RCT	结肠镜 vs. 鼻胃管	结肠镜途径疗效高于鼻胃管，但无统计学意义（80% vs. 60%）	Youngster
3	队列研究	结肠镜 vs. 鼻胃管	结肠镜途径疗效高于鼻胃管（100% vs. 71.9%）	Gundacker
4	MA	下消化道途径 vs. 上消化道途径	下消化道途径疗效高于上消化道途径（91.4% vs. 82.3%）	Kassam
5	系统综述	结肠镜、灌肠、上消化道途径	结肠镜途径疗效高于灌肠、上消化道途径（90% vs. 78% vs. 77%）	Drekonja
6	MA	下消化道途径 vs. 上消化道途径	下消化道途径疗效高于上消化道途径（95% vs. 88%）	Quraishi
7	协同分析	下消化道途径 vs. 上消化道途径	下消化道途径治疗失败率明显低于上消化道途径（8.5% vs. 17.9%）	Furuya-Kanamori

续表

编号	研究类型	途径比较	结果	作者
8	RCT	结肠镜 vs. 口服胶囊	口服胶囊与结肠镜途径给入 FMT 两组疗效均为 96.2%	Kao
9	MA	下消化道途径 vs. 其他	下消化道途径疗效优于其他所有途径，重复给入 FMT 可以明显增加治疗疗效	Baunwall
10	MA	结肠镜、胶囊、灌肠及鼻胃管	结肠镜途径疗效明显优于灌肠、鼻胃管，但与口服胶囊相当	Ramai

FMT. 粪菌移植；CDI. 艰难梭菌感染；PA. 汇总分析；MA. 荟萃分析；RCT. 随机对照研究

（引自：Endosc Int Open, 2016, 4：610-613.）

（2）FMT 与 IBD：IBD 包括 CD 和 UC，是一种发病机制复杂、病因尚不完全明确的慢性非特异性自身免疫性疾病。越来越多的证据支持肠道菌群与 IBD 的发生发展关系密切，肠道菌群失调已经成为 IBD 的一个有前景的治疗靶点。FMT 在 IBD 中的疗效虽不像 CDI 那么显著，但仍显现出巨大的潜力。多项研究显示，移植途径是影响 FMT 治疗 IBD 疗效的关键因素。Sun 等在 2016 年发表了第一篇 FMT 治疗 UC 的荟萃分析，纳入了 133 例 UC 患者，共 11 项研究，包括 2 项 RCT 研究（n = 61），1 项病例对照研究（n = 8），8 项队列研究（n = 64），亚组分析发现，下消化道途径给入 FMT 临床缓解率比上消化道途径高（29.8% vs. 27.5%）；多次 FMT 比单次治疗临床缓解率稍高（28.9% vs. 28.2%）。2017 年发表的一项荟萃分析纳入 53 项研究评价 FMT 治疗 IBD 的疗效，在亚组分析中发现增加 FMT 治疗次数和下消化道途径给入可以提高 UC 的缓解率。2018 年，Imdad 等发表了一篇 Cochrane 综述，纳入 4 项 FMT 治疗 UC 的 RCT 研究，共计 277 例患者，其中 3 项 229 例通过下消化道途径（结肠镜和灌肠途径）给入 FMT，1 项 48 例通过上消化道途径（鼻十二指肠途径）输入，作者在亚组分析中发现下消化道途径疗效高于上消化道途径（39.3% vs. 26.1%）。2018 年另一项关于 FMT 治疗 UC 的荟萃分析纳入 18 项研究，446 例 UC 患者，结果提示灌肠途径和结肠镜途径 FMT 疗效明显高于鼻胃管、胃镜途径、鼻腔肠管等上消化道及中消化道途径，虽然灌肠途径缓解率比结肠镜途径更高（33.37% vs. 25.74%），但作者更倾向于推荐结肠镜途径，因为肠镜下评估病变同时可以给入足够容积的菌液于肠道深部，并且，一些研究中存在患者对多次保留灌肠不耐受的情况。此外，回

顾 FMT 治疗 IBD 的研究发现，同一例患者常会选择两种移植途径，即第一次结肠镜下给入菌液，随后再采用另一种途径。Costello 和 Paramsothy 等报道两项 FMT 治疗 UC 的 RCT，采用的移植途径都是结肠镜下输注联合保留灌肠途径给入菌液。这种有趣的现象也间接反映了传统移植途径的局限性。近两年随着结肠 TET 的推广运用，实现一定时间内可重复结肠途径给入 FMT。Chen 等在 2020 年报道了通过结肠途径 TET 管 1 周内给入 3 次 WMT 治疗轻中度 UC 的研究，共纳入 47 例 UC 患者，FMT 治疗后 4 周临床无激素反应率和缓解率分别是 84.1% 和 70.5%，无移植途径相关不良事件发生。同年，另一项研究报道，通过鼻腔肠管或结肠 TET 管给入 WMT 治疗中重度 UC，共纳入 9 例 UC 患者，其中，44.4%（4/9）通过鼻腔肠管给入菌液，55.6%（5/9）通过结肠 TET 途径，12 周的临床缓解率和内镜缓解率分别是 55.6% 和 33.3%，两种移植途径间疗效无区别。来自我国台湾的一项研究纳入 4 例 UC 和 5 例复发性 CDI 患者，在 9 例患者间比较了胃镜、结肠镜、灌肠及结肠 TET 四种移植途径，结果显示经结肠 TET 是一种便捷、可重复进行 FMT 的途径，可获得更好的疗效。Ding 等对 109 例 UC 患者接受 247 次 FMT 治疗的数据进行总结，结果提示结肠途径 TET 给入菌液不良事件的发生率明显低于中消化道途径，且两种途径间疗效无明显差异。对于 UC 患者经结肠 TET 完成重复 FMT 治疗外，还可兼顾结肠给药（包括美沙拉嗪灌肠液、中成药液、激素药液等）治疗。

FMT 治疗 CD 的 RCT 证据不足，探讨移植途径对 FMT 疗效、安全影响的研究相对较少。2015 年 Cui 报道了 30 例经中消化道单次 FMT 治疗难治性 CD 的临床观察性研究，6 个月有效率和缓解

率分别为 66.7% 和 60%。2017 年 He 等报道采用序贯 FMT 治疗 25 例合并腹腔炎性包块的中重度 CD 患者，其中 23 例患者在麻醉状态下通过胃镜途径给入，2 例通过结肠 TET 给入，治疗后 3、6、12 个月的临床缓解率分别是 52%、48%、32%。Fang 等在 2018 年发表的研究针对 FMT 治疗 IBD 的数据进行系统综述和荟萃分析，研究纳入 23 项队列研究和 4 项 RCT，结果发现 UC 患者上消化道途径和下消化道途径给入 FMT 的临床缓解率分别是 8% 和 31%；CD 患者上消化道途径和下消化道途径给入 FMT 的疗效分别是 23% 和 27%。Lai 等随后发表了另一篇系统综述和荟萃分析，纳入 31 项 FMT 治疗 IBD 的研究，结果发现 IBD 患者中上消化道途径给入 FMT 与混合途径相比可以获得更高的缓解率（CD: 66.3% *vs.* 27.1%，*P* = 0.012；UC：43.3% *vs.* 12.8%，*P* = 0.047），同时还发现上消化道途径与下消化道或灌肠途径相比，不良事件的发生率更高。Sokol 等在 2020 年发表了首例 FMT 维持 CD 缓解的 RCT，研究纳入 17 名口服皮质类固醇进入临床缓解期 CD 患者，FMT 组 8 例，对照组 9 例；通过结肠镜途径给入菌液，在第 10 周和第 24 周，对照组缓解率分别为 44.4% 和 33.3%，FMT 组缓解率分别为 87.5% 和 50%。同年，Xiang 等报道了目前最大样本量 FMT 治疗 CD 的研究，纳入 174 例接受 FMT 升阶梯治疗的患者，其中 1 例患者结肠镜检查时发现合并结肠病变有灌肠给药治疗需求，因此，肠镜检查同时放入结肠 TET 管，择期行 FMT 治疗；其余患者所涉及的移植途径有胃镜下输注、鼻腔肠管、中消化道途径 TET，但研究并未涉及移植途径间的疗效比较。这些报道中 FMT 移植途径多为中消化道途径，原因考虑与 CD 患者中消化道植管可同时兼顾肠内营养的需求有关，但是，患者若存在胃或十二指肠或小肠瘘、严重腹腔感染、小肠不全梗阻等情况，则优先考虑结肠 TET 途径。有学者报道了 1 例复杂 CD 合并严重肠内瘘感染接受结肠 TET 途径 FMT 治疗，研究提示，在面临中消化道途径 FMT 有风险和困难的条件下，结肠灌肠清洁后，选择结肠 TET 途径 FMT 安全可行。IBD 通常比 CDI 复杂，临床实践中需从安全性、个体化角度选择 WMT 途径。FMT 治疗 IBD 不同移植途径间研究结果的比较见表 14-5。

表 14-5　FMT 治疗 IBD 不同移植途径的疗效对比

编号	研究类型	途径比较	结果	作者
UC				
1	MA	下消化道途径 *vs.* 上消化道途径	下消化道途径给入 FMT 临床缓解率比上消化道途径高（29.8% *vs.* 27.5%）	Sun
2	MA	下消化道途径 *vs.* 其他	增加 FMT 治疗次数和下消化道途径给入可以提高 UC 的缓解率	Paramsothy
3	综述	下消化道途径 *vs.* 上消化道途径	下消化道途径疗效高于上消化道途径（39.3% *vs.* 26.1%）	Imdad
4	MA	下消化道途径 *vs.* 上消化道途径	灌肠途径和结肠镜途径 FMT 疗效明显高于上消化道及中消化道途径	Cao
5	系列病例	胃镜、结肠镜、灌肠及结肠 TET	结肠 TET 是一种便捷、可重复进行 FMT 的途径，可获得更好的疗效	Wang
6	队列研究	结肠 TET *vs.* 中消化道途径	结肠 TET 给入菌液不良事件的发生率明显低于中消化道途径，两种途径间疗效无明显差异	Ding
7	MA	上消化道途径 *vs.* 下消化道途径	上消化道和下消化道途径给入 FMT 临床缓解率分别是 8% 和 31%	Fang
8	MA	上消化道途径 *vs.* 混合途径	上消化道给入 FMT 与混合途径相比缓解率更高（43.3% *vs.* 12.8%）	Lai
CD				
1	MA	上消化道途径 *vs.* 下消化道途径	上消化道和下消化道途径给入 FMT 疗效分别是 23% 和 27%	Fang
2	MA	上消化道途径 *vs.* 混合途径	上消化道给入 FMT 与混合途径相比缓解率更高（66.3% *vs.* 27.1%）	Lai

FMT. 粪菌移植；IBD. 炎症性肠病；MA. 荟萃分析。

（引自：Endosc Int Open, 2016, 4：610-613.）

（3）FMT 与 IBS：肠道菌群失调已明确与 IBS 的病理生理学相关。1989 年，Borody 等首次报道了通过 FMT 治疗 IBS 的研究。然而，回顾 FMT 治疗 IBS 研究发现，最常用的途径是结肠镜下给入。一项前瞻性的队列研究纳入了 12 例难治性 IBS，通过结肠镜给入新鲜菌液，12 周后 75% 的患者症状改善，随访 1 年仍有 78% 的患者自我感觉症状改善。随后多项 FMT 治疗 IBS 的 RCT 研究相继出现。2017 年 Holster 等报道了第一项 FMT 治疗 IBS 的随机安慰剂对照研究，纳入 16 例患者，通过结肠镜下给入菌液，结果显示 FMT 对 IBS 患者的症状评分和生活质量有一定的改善作用。2018 年 Johnsen 报道另一项 FMT 治疗中重度 IBS 患者的双盲 RCT 研究，通过结肠镜给入菌液，治疗 3 个月评价疗效，分析治疗组与自体移植对照组相比疗效更好（65% *vs.* 43%）。2019 年 Huang 等的研究报道了通过结肠 TET 建立可重复移植途径用于 FMT 治疗 IBS，研究纳入 30 例难治性 IBS 患者，结果发现 FMT 可以改善患者的胃肠道症状及焦虑、抑郁情况，治疗后症状改善可维持 3 ～ 6 个月。然而，Lahtinen 等在 2020 年报道的结肠镜下单次给入 FMT 治疗 IBS 的 RCT 研究，结果提示 FMT 虽然能改变患者的肠道菌群，仅能暂时缓解 IBS 患者的症状，并且不推荐结肠镜下单次治疗作为 FMT 治疗 IBS 的移植途径。回顾 2017 年后发表的文献发现 FMT 治疗 IBS 的途径从结肠镜给入向吞服胶囊、鼻腔肠管等上消化道途径转变。2018 年 Halkjær 等在 *Gut* 发表的一项使用粪菌胶囊治疗中重度 IBS 的双盲 RCT 研究，结果显示 FMT 改变了 IBS 患者的肠道菌群，但与

FMT 组相比，安慰剂组患者在 3 个月后症状缓解更明显。随后，2019 年发表的一项双盲 RCT 研究，纳入 48 例 IBS 患者，每天口服 FMT 胶囊 25 粒，连服 3 天，12 周后评价症状，治疗组与安慰剂对照组相比症状无改善，治疗组分别有 10%、8%、6% 和对照组分别有 8%、4%、17% 患者出现腹痛、恶心、腹泻加重的不良事件。2019 年，来自 Owyang 团队的荟萃分析纳入 4 项 RCT 研究中 254 例患者，结果显示来自 RCT 研究的证据不支持 IBS 患者可以从 FMT 中获益。造成这一阴性结果的原因，可能与口服胶囊 RCT 研究占了所有治疗数据的主要构成比有关。有效的途径是保证功能菌群存活数量的关键，菌群冻存、冻干、胶囊化过程涉及长时间、暴氧操作等因素均影响功能菌群的存活。同年发表的另一篇荟萃分析纳入 5 项 RCT 研究中的 267 例患者，结果显示 IBS 患者可能获益于经结肠镜或鼻腔肠管给入的 FMT 治疗。最近，刚发表在 *Gastroenterology* 上的一项通过鼻腔肠管给入 FMT 治疗难治性 IBS 的 RCT 研究，发现与安慰剂（自体移植）相比，FMT 可以减轻患者症状，尽管效果在 1 年后有所下降，但再次 FMT 治疗可以恢复之前的疗效。回顾这些 FMT 治疗 IBS 的研究可以发现使用内镜或可重复 FMT 治疗的肠道内植管途径是保证疗效的关键。FMT 治疗 IBS 不同移植途径间研究结果的比较见表 14-6。

表 14-6　FMT 治疗 IBS 不同移植途径的疗效对比

编号	研究类型	途径比较	结果	作者
1	MA	结肠镜、鼻腔肠管、胶囊、其他	阴性结果	Xu
2	MA	结肠镜、鼻腔肠管、胶囊、其他	结肠镜或鼻腔肠管给入的 FMT 可以获得更好疗效	Ianiro

FMT. 粪菌移植；IBS. 肠易激综合征；MA. 荟萃分析。

（引自：Endosc Int Open, 2016, 4：610-613.）

3. 移植途径的安全性　安全性是 WMT 移植途径建立首先要考虑的因素，安全是谈论疗效的前提。Vermeire 等所报道研究中有 1 例 UC 患者经鼻腔肠管进行 FMT 治疗后出现呕吐，并发生吸入性肺炎。Kelly 等报道 1 例患者在麻醉状态实施 FMT 出现误吸死亡。这些严重不良事件的发生均与移植途径的选择不当有关。因此，鉴于上消化道途径的相关风险，多数研究者倾向于选择下消

化道结肠镜途径，他们认为：其一，结肠镜下给入菌液有利于优势菌群在结肠定植；其二，肠镜检查前肠道清洁有利于肠道菌群重建；其三，通过肠镜检查，有助于评估结肠病变，并进行鉴别诊断。Wang 等于 2016 年报道的关于 FMT 不良事件的综述，发现上消化道途径不良事件发生率高于下消化道途径（43.6% *vs.* 17.7%）。Marcella 等回顾全球 2000 ～ 2020 年 129 项研究的 FMT 安全

性数据，FMT 不良事件可分为微生态相关不良事件和移植途径相关不良事件两大类，研究发现，FMT 移植途径相关不良事件的发生率分别为结肠 TET（6%）、结肠镜（15%）、灌肠（26%）、胶囊（29%）、中消化道植管（29%）和胃镜（32%），其中上消化道途径不良事件发生率高于下消化道途径（28.8% *vs.* 17.5%），结肠途径 TET 是最安全的给入途径。不仅如此，多项研究已证实结肠 TET 内镜操作过程是安全的。Wen 等的一项研究纳入 303 例接受结肠 TET 的受试者，植管成功率 100%。并且，研究发现对于进镜困难者可以使用透明帽辅助，植管过程中及植管后均未发生严重不良事件，仅有 3.0%（9/303）受试者主诉有轻度不良事件，包括肛门疼痛、轻度肛门不适、一过性肛门出血。Zhong 等研究显示，结肠 TET 可以作为 3 ～ 7 岁儿童结肠重复 WMT 和肠道给药治疗的途径，研究纳入了 47 例接受结肠 TET 的儿童，植管成功率为 100%，45 例自然脱落者 TET 管在结肠内的中位保留时间为 6 日，最长保留时间为 21 日，在随访期间，未观察到严重不良事件。结肠 TET 不仅能运用于低龄儿童，重症高龄患者同样适用。汪等报道 1 例高龄、重症难治性假膜性结肠炎患者，左半结肠灌肠后实施普通肠镜下左半结肠检查，内镜进一步确诊为假膜性结肠炎，并于内镜下植入结肠 TET 管，使用组织夹将其固定于降结肠，建立可重复实施 WMT 的途径并成功救治患者。对于病重、高龄患者，内镜和麻醉都具有诱发心脑血管事件的风险；口服泻药完成全消化道清洁对病重患者有困难；为减少泻药导致的过度腹泻、电解质紊乱及麻醉风险，左半结肠灌肠后行普通肠镜检查可进一步鉴别诊断，同时植入结肠 TET 管即可建立重复 FMT 移植途径。左半结肠灌肠及内镜检查操作方便、创伤小，适用于不适合肠镜的危重患者。

目前，结肠 TET 已经在中国大陆和中国台湾得到广泛运用，并被 2020 年国际共识、指南和前沿专家推荐。哈佛大学 Allegretti 等在 *Lancet* 发表的综述中评价结肠 TET 是有前景的 FMT 新途径。2020 年发表的 WMT 方法学南京共识和同年在 *Gut* 发表的国际指南均推荐结肠 TET 作为移植新途径。

4. 移植途径的决策　移植途径的选择是 WMT 决策中的重点。除了安全性、疗效外，还应考虑患者年龄、疾病状态、成本效果、耐受程度及意愿等因素。临床上单次 WMT 治疗需求的患者选择经胃镜或肠镜内镜钳道孔注入即可，若有多次治疗需求，需建立能够重复使用的移植管道，主要包括中消化道途径的中消化道 TET 或鼻腔肠管，以及下消化道途径的结肠 TET。若患者合并营养不良，优选中消化道（鼻空肠）途径植管，满足内镜操作需求或存在内镜检查需求者，可在胃镜检查同时进行中消化道植管操作，除完成重复 WMT 治疗外还可兼顾肠内营养、肠道影像学检查（肠道磁共振前肠道清洁和肠道充盈）、小肠造影等需求；有学者报道 1 例 CD 合并营养不良患者，在胃镜排除上消化道病变，同时完成中消化道 TET 植管，后经此管完成肠镜及 MRE 肠道准备、充盈，避免了饮用大量液体泻药和对比剂溶液可能产生的不良症状，也为后期肠内营养和 WMT 治疗创造了途径。若患者高龄、合并症多，存在内镜及麻醉禁忌，可选择 X 线透视下放入鼻腔肠管，兼顾肠内营养的同时还可避免老年患者反流误吸的风险。若患者存在结肠镜检查需求，可在肠镜检查的同时完成结肠植管操作，建立重复 FMT 途径，同时还可以满足病变肠道给药治疗需求；对于便秘合并直肠黏膜脱垂的患者，完成肠镜检查及结肠 TET 后，同时可在肠镜下针对直肠黏膜脱垂进行透明帽辅助内镜下硬化术（cap-assisted endoscopic sclerotherapy，CAES），通过结肠 TET 重建肠道菌群，同时加上 CAES 治疗直肠黏膜脱垂，可以提高便秘治疗疗效。共同利用侵入性操作机会，建立植管途径完成重复 FMT 外，同时兼顾其他治疗需求对于减少医疗成本非常重要。此外，患者对移植途径的看法及态度也在一定程度上影响移植途径的选择。Zhong 等报道了 IBD 患者对 FMT 和 TET 的认知及态度研究，在对 FMT 移植途径进行调查时，向患者列出 5 个临床常用的移植途径，包括胃镜途径、结肠镜途径、结肠 TET、中消化道 TET、灌肠途径，让患者选出最愿意接受的移植途径，结果显示，在未经历过 FMT 的患者中，42.3% 的患者更倾向于灌肠这种侵入性小的途径；而在曾经历过 FMT 的患者中，31.2% 的患者更愿意选择胃镜途径；针对患者对 TET 的选择中，发现经历过 FMT 的 CD 患者更愿意选择中消化道 TET，而在 UC 患者中，经历过 FMT 的患者更愿意选择结肠 TET。他们还在另一项研究中调查了 3 ～ 7 岁儿童父母选择最愿意接受的移植途径，在患儿接受结肠 TET 前，51.06% 的父母选择灌肠途径，仅有 29.79% 的父母选择结肠 TET；而在结肠 TET 后，70.21% 的父母首选结肠 TET 途径；父母对结肠 TET 的满意度为 100%。毫无疑问，TET 的出现，在一定程度上消除了患者对 FMT 美学及安全性的担忧，提高了患者对 FMT 的接受程度，而结肠 TET 相较中消化道 TET 在美学、隐私保护、舒适度方面更具有优势，也是最符合生理逻辑的移植途径。

5. **小结**　选择合适的移植途径可以让 FMT 治疗更加安全、便捷、人性、有尊严，但是，没有哪种途径是满足所有患者需求的最佳移植途径，移植途径的选择需遵循个体化原则，需要整合安全性、疗效、疾病状态、成本效果、患者依从性等因素综合决策。

（张发明）

第五节　营养支持

肠道作为人体最大的消化器官，在为人体提供营养供应方面发挥重要作用。肠道功能障碍直接影响食物的消化和吸收，不仅影响患者生活质量，还可能造成营养不良，从而导致贫血、骨质疏松等并发症，严重者可发生癌变。

随着对生活质量要求的提高，肠道疾病受到越来越多的关注，常见的肠道疾病包括克罗恩病、溃疡性结肠炎、结直肠癌、肠道寄生虫病等。健康的肠道环境受多种因素影响，包括遗传、环境、饮食、菌群等，在肠道疾病的诊断和治疗中发挥着不可或缺的作用。

一、营养与肠道疾病的发病

（一）饮食因素影响肠道疾病的发生发展

1. **饮食因素影响 IBD 的发生发展**　虽然饮食对肠道疾病发病的影响仍知之甚少，但导致肠道促炎变化的饮食一直被认为与 IBD 的发病机制有关。Russell 等的研究证明，低浓度或缺乏碳水化合物和膳食纤维的饮食可以显著减少结肠癌保护性粪便代谢物，并加剧结肠炎，延长症状，如血便，在改用植物性和半素食饮食后缓解症状。

膳食脂肪与 IBD 的发病机制有关，特别是多不饱和脂肪酸（PUFA）。ω-6 PUFA（包括亚油酸和花生四烯酸）被认为具有促炎作用，而 ω-3 PUFA（特别是二十碳五烯酸和二十二碳六烯酸）则被认为具有抗炎作用。在一项对 17 万名参加护士健康研究的女性进行的前瞻性研究中，较高的 n-3 ∶ n-6PUFA 比率与降低患 UC 的风险相关。在一项研究中发现，给予高脂高糖饮食的小鼠黏膜厚度减少，屏障通透性增加，与 TNF-α 分泌增加有关。使得侵入性大肠杆菌更容易定居在肠黏膜上并诱导炎症。肉类，特别是红肉会导致 IBD 的发展。肉类含有硫氨基酸，当肠道中的细菌发酵时，会产生硫化氢。研究表明，硫化氢通过抑制结肠细胞的丁酸氧化和（或）通过减少黏液层的二硫键而损害肠屏障功能，增加了肠道对肠道病原体的通透性，从而参与 UC 的发病机制。

纤维的摄入可预防 IBD 的发生。Hou 等发现，无论是回顾性研究还是前瞻性研究都观察到高膳食纤维摄入量与降低 UC 和 CD 的风险有关。纤维可通过肠道细菌代谢产生短链脂肪酸（SCFA）而发挥抗炎作用，并在维持肠道屏障功能方面发挥作用。

目前的研究表明，包括肉类、脂肪、纤维和食品添加剂（如乳化剂）在内的各种成分与肠道微生物群相互作用，加强或削弱肠道屏障功能，从而使肠道病原体在不同程度上易位。这可能是饮食在 IBD 发病机制中的作用。

2. **饮食因素影响结直肠癌的发生发展**　广泛的研究表明，营养与饮食因素可能在结直肠癌的发生发展中起重要作用，研究认为，高脂肪饮食与食物纤维不足是结直肠癌发生的主要原因，肠道菌群紊乱亦参加结直肠癌的发生。包括营养饮食因素在内的生活方式被认为是结直肠癌最重要的环境危险因素之一，尤其是在散发性结直肠癌中。近年来，随着生活水平的提高，生活方式也发生了极大的转变，如增加动物脂肪、加工肉和红肉的摄入，减少纤维的摄入、减少运动和肥胖，这都被认为会改变肠道菌群的组成并增加患结直肠癌的风险。一些研究已经表明了饮酒和大肠癌发病率之间存在着因果关系。前瞻性研究的荟萃分析表明，重度酒精使用（＞50g/d）与大肠癌相关的死亡率之间存在适度的正相关。这种联系在亚洲人群中比在白色人种群体中更明显，这可能与遗传因素有关，如酒精代谢、饮食因素、叶酸摄入量和身体组成等。在不同的解剖部位，如结肠和直肠，饮酒与大肠癌死亡风险的关系是相似的。一项错配修复缺陷携带者的前瞻性研究也揭示了饮酒（每天＞28g或每天饮酒2次）和结肠癌的正相关性。乙醛是乙醇的代谢产物，通过影响谷胱甘肽的DNA合成、修复、结构和功能的改变，以及促进结肠黏膜增殖而发挥致癌作用。多项观察研究表明，肥胖与大肠癌风险之间存在联系（男性每增加5kg/m² 肥胖率为20%～30%，女性每增加5kg/m² 肥胖率为10%）。孟德尔随机化研究表明，女性比男性更容易患肥胖症和大肠癌。

3. 饮食因素影响寄生虫病的发生发展　某些寄生虫感染阶段寄生在动物肉类或水产品中，人因食入含有虫卵或幼虫的生的或未煮熟食物而感染。随着市场开放与经济发展，食物种类越来越丰富，居民生食、半生食等饮食习惯及烤、涮等烹饪方法的普及导致寄生虫病发病率呈上升蔓延趋势，并成为广泛存在的公共卫生问题。

患者常因生食或半生食含有华支睾吸虫囊蚴的淡水鱼或虾而感染华支睾吸虫。猪带绦虫病是由于食入生的或未烧熟的含有囊尾蚴的猪肉所致，而牛带绦虫感染则与食入含有囊尾蚴的未煮熟的牛肉相关。蛔虫、蛲虫、鞭虫成虫寄生于人体肠道。因吞食虫卵而被感染。人因食入生或未煮熟的含有广州管圆线虫三期幼虫的螺类，含有其幼虫的蛙类、鱼、虾、蟹等或被其幼虫污染的蔬菜、瓜果及饮水而感染广州管圆线虫。布氏姜片虫成虫寄生于肠道，可因生吃菱角、荸荠等时吞食虫卵而被感染。肠道阿米巴常因吞食其包囊感染。

（二）饮食因素通过肠道菌群影响肠道疾病的发生发展

1. 肠道菌群的分类和功能　在所有的身体器官中，胃肠道拥有最丰富和最多样化的微生物群落，有10～1000亿种微生物，对人体健康有极大影响。正常情况下，肠道微生物群与宿主共生进化，但是，当这种关系受到干扰时，肠道菌群可引起多种疾病的发病，如IBD、哮喘、肥胖、结直肠癌、代谢综合征和肠感染。

根据其在宿主体内的作用，肠道微生物群可分为三大类。第一类包括与宿主共生的生理性细菌。它们附着在深层黏膜上皮细胞上，大多数是厌氧菌。它们是肠道的主要微生物群（如双歧杆菌、胃肠球菌），在营养和免疫调节中起关键作用。第二类包括寄生在宿主体内的有条件的病原体。它们主要是兼性需氧细菌和非显性细菌（如肠球菌和肠杆菌）。这些微生物在维持肠道微生态平衡时是无害的，但在某些情况下可能对人体有害。第三类主要含有病原体（如变形杆菌和假单胞菌）。当微生态处于平衡状态时，病原体的长期定植并不多见，而且这些微生物的数量很少，且是非致病性的。一旦肠道和外部环境的变化导致肠道内主要微生物群减少，就会发生肠道微生物群失衡，病原体或有条件的病原体增加到引起疾病的程度，就会导致疾病的发生。

在健康方面，肠道菌群具有多种功能，如参与淀粉消化过程释放能量，以及作为维生素K（如拟杆菌）的重要来源等。另外，肠道菌群负责代谢各种药物，如柳氮磺吡啶，它是硫胺吡啶和5-氨基水杨酸由偶氮键连接的偶轭物，通过细菌偶氮还原酶活性还原偶氮键，随后释放硫胺吡啶和5-氨基氨杨酸盐代谢（药物的活性代谢物）。此外，肠道微生物群的一个主要功能是通过几种机制来保护宿主免受致病菌的过度生长、附着和侵袭。这包括直接竞争营养物质（如碳水化合物、氨基酸和有机酸）和致病菌入侵肠壁底层所需的附着部位。肠道微生物释放出短链脂肪酸等多种生物活性物质，具有强大的免疫调节作用。乙酸、丁酸和丙酸是最丰富的短链脂肪酸（SCFA）。细菌类和梭状菌种被认为是人类结肠中短链脂肪酸（SCFA）的主要来源。SCFA 是结肠上皮细胞的主要能量来源，通过结肠上皮细胞的表型改变直接影响宿主的消化道。它们还可以作为肿瘤抑制剂，研究证明，SCFA 是肠道神经内分泌系统的调节剂。此外，SCFA 在体外和体内都参与了抗炎基因的调控。粪便杆菌（Faecalibacterium prausnitzii）和玫瑰伞菌常被认为是益生菌的丁酸产生菌。丁酸盐可以保护肠道上皮的完整性，促进肠道免疫反应，抑制肿瘤细胞的生长，降低促癌酶的活性，从而保护肠壁，减少肠道炎症和大肠癌的发病率。此外，丁酸酯还增加了紧密联结（TJ）蛋白的表达，从而增加了上皮屏障的完整性，如闭塞和带闭塞 -1（ZO-1），防止病原体通过细胞外途径侵入底层肠黏膜。

更重要的是，肠道微生物群在先天和适应肠道免疫系统的发育和成熟中也发挥重要作用。关于先天免疫问题，肠道微生物群对于肠道相关淋巴组织（GALT）的正常产生和成熟至关重要，这是一种免疫结构，其中抗原被吸收并提呈，以增强免疫反应。肠道微生物群在适应性免疫过程中也起关键作用。肠道微生物群调节肠道内特异性淋巴细胞的发育。Th17 细胞通过产生 IL-17 和 IL-22 起到预防感染的作用。此外，研究表明，保存在无细菌环境下或使用抗生素治疗的小鼠的肠道 Th17 细胞显著减少，这证实了肠道微生物群在 Th17 的发展和成熟中起到一定的促进作用。同时 Th17 细胞主要在肠内累积，表明这些细胞的发育可能会受到肠道微生物群的调控。此外，肠道微生物群介导肠道特异性 B 细胞的反应。而在无菌小鼠中，在肠中产生 IgA 的细胞的数量显著减少，说明在肠中产生的主要免疫球蛋白 IgA 也受到肠道微生物群的调节。总之，肠道微生物群参与了许多生理作用，包括营养代谢、药物代谢、防止病原体入侵、免疫细胞的发育和成熟等。肠道微生物涉及人体的消化、吸收、免疫、代谢等多个功能领域，对机体有诸多生物学功能，合成重要的代谢产物，如短链脂肪酸、吲哚、胆汁酸等，并为机体提供能量，分泌生长因子，刺激肠黏膜免疫系统构建，阻止病原微生物入侵，维持肠道微生态和机体内环境的稳定。

2. 饮食因素对肠道菌群的影响 饮食被认为是形成肠道细菌和代谢物产生的主要驱动力之一。在 IBD 的发病机制研究中，Levine 等深入探索了饮食、宿主遗传学、肠道微生物群和免疫功能之间的相互作用。肠道微生物群在几种维生素（B 族维生素、维生素 K 和维生素 A）的合成中也起着重要作用，可以影响机体对铁、镁、钙等人体必需矿物质的吸收。

饮食结构的改变可影响肠道菌群的种类和数量，通过调节肠道微环境影响肠道健康。哈佛大学的一项研究表明，饮食可以快速地对肠道微生物产生重大影响，在 1 日之内，饮食可以改变肠道中的微生物群体及肠道菌群表达的基因类型。日常饮食中，蛋白质、脂质、碳水化合物及膳食纤维的摄入可显著影响肠道菌群种类和数量。植物蛋白能够增强肠道内有益菌（双歧杆菌和乳酸杆菌）的数目，增强肠道屏障功能，减少炎症反应发生。而动物蛋白则会导致有害菌增加，有益菌减少。高脂饮食会增加总的厌氧微生物和拟杆菌的数目。减少脂肪的摄入会增加粪便中双歧杆菌的丰度。O'Keefe 等研究表明，从低纤维高脂肪饮食转向高纤维低脂肪饮食与黏膜和微生物的改变有关，而这种改变可减轻肠道炎症反应。适量膳食纤维的摄入也可增加肠道微生物丰度，减少肠道炎症的发生。

不同的饮食方式也会影响肠道菌群的构成。研究表明，地中海饮食可增加肠道菌群种类丰度和数量，相关的有益肠道微生物群变化主要是由于膳食纤维和相关维生素和矿物质的增加，如维生素 C、维生素 B_6、维生素 B_9、铜、钾、铁、锰和镁。Rangan 等研究表明，模拟禁食饮食（FMD）干预会增加乳酸菌和双歧杆菌等保护性微生物的丰度。粪便移植的结果表明，FMD 干预引起肠道微生物群的变化，进而影响免疫细胞的轮廓、细胞因子水平和结肠的再生活动。低 FODMAP 饮食的患者青春双歧杆菌、长双歧杆菌和普拉梭菌的丰度显著降低。

3. 肠道菌群改变影响 IBD 的发生发展 在对肠道微生物及其对 IBD 的影响进行大量研究后，发现肠道微生态的改变是 IBD 发病的主要原因之一。正常情况下，不同个体的肠道微生物种群基本相同，但每种细菌的具体数量却有较大差异。菌群结构保持在一个相对稳定的状态，IBD 患者在受到多种内源性或外源性因素刺激后，这种稳态被打破。因此，与健康个体相比，IBD 患者的肠道微生物群组成的种类和数量都大有不同，抵抗感染的能力也随之下降。有研究证实，与健康人相比，IBD 患者肠腔内细菌数量和微生物抗原浓度明显升高，菌群生态失调，伴随肠黏膜屏障功能降低和免疫调节异常，诱导易感人群发生肠黏膜炎性反应。IBD 患者肠道内的有益微生物群的丰度大幅下降，如厚壁菌门和拟杆菌门中的乳酸杆菌属、梭菌属及双歧杆菌，而有害微生物、变形菌门和放线菌门中的肠杆菌科包括大肠杆菌和黏附侵袭性大肠杆菌及胃球菌的比例则显著增加。全基因组联合研究鉴定了大量与胃肠道先天免疫相关的基因（包括与自噬相关的 *ATG16L1* 和 *IGRM*），在肠道菌群中寻找与 IBD 发病相关的特定病原物，并对特定病原物如何从与人体肠道共生转变为致病菌进行研究。结果表明，UC 中阿克曼氏菌减少，阿克曼氏菌中提取的囊泡具有抗炎作用，可以减少引发结肠炎的物质；CD 患者中主要负责产生丁酸盐的粪便杆菌减少。

研究表明，肠道微生物群在 IBD 的启动和进展中都起关键作用。例如，在一些 IBD 患者体内，梭状杆菌、类细菌、玫瑰杆菌、松杆菌、黏杆菌、黏膜肠杆菌、粪杆菌、铜绿假单胞菌、AIEC、副结核分枝杆菌、念珠菌、青霉菌、酵母菌、螺旋杆菌和弯曲杆菌等致病性微生物数量增加。一些方法已被用来证明肠道微生物群对于肠道局部免疫稳态维持、发育和成熟至关重要。例如，建立小鼠无菌模型，将动物饲养在无菌环境中，使其不接触任何微生物。或者通过抗生素治疗或微生物菌群重建来控制微生物菌群也可提供微生物群在维持肠道稳态中作用的关键证据。这种无菌环境降低了动物自发性结肠炎的严重程度。有研究显示，缺乏 IL-10 的小鼠可发生类似于人 IBD 的自发性小肠结肠炎，这归因于肠道菌群的存在。此外，在一项研究中，使用 HLA-B27 转基因大鼠，发现野生型（WT）大鼠可自发发展为慢性结肠炎，但将它们放在无菌环境中并未引起疾病。最近的

一份报告显示，将含有少量具有抗炎作用的厚壁菌的 UC 患者的粪便移植给无菌小鼠，使 Th17 相关基因的表达上调，体内表达 IL-17A 的 CD4 细胞也发生扩增，从而增强结肠炎的严重程度。

4.肠道菌群改变影响结直肠癌的发生发展　各种动物模型和流行病学研究表明，肠道菌群与结直肠癌的发生有关。用大肠癌患者的粪便标本喂养无菌小鼠后，可在其肠道内发现不典型增生和增殖性改变。在 APCMin/+ 小鼠模型和大肠癌患者上的实验表明，遗传因素和肠道微生物群可以相互作用，促进肠癌的发生。流行病学研究还揭示了大肠癌患者微生物菌群的改变。例如，日本人群的一项研究显示，对照受试者与腺瘤受试者癌症之间的微生物菌群组成存在差异。

研究发现，肠道微生物群通过激活炎性通路、代谢改变或改变免疫反应来促进癌变。有核梭杆菌通过与 e- 钙黏蛋白结合，激活与炎症和癌变相关的转录因子 NF-κB 途径，从而促进肿瘤的发生。NF-κB 信号传导也可通过鞭毛蛋白与 Toll 样受体的结合来促进。此外，脆弱拟杆菌肠毒素还可通过激活 *STAT3* 基因和增强上皮细胞 Th17 应答诱导结肠炎症，从而导致大肠癌。Tsoi 等也表明厌氧消化链球菌属通过其对 Toll 样受体的作用与增加活性氧类物质的产生有关。

此外，CRC 相关细菌可能与某些代谢途径的过度表达有关，其产生可引发和促进 CRC 的代谢物。已经发现参与糖酵解和脂肪酸代谢的某些酶，如 ALDH 和 ACS 在 CRC 样品中过表达。已知在这些代谢过程中产生的乙醛是致癌的。已经发现 PP 途径基因过度表达，导致 NADPH 产生增加，这将鼓励核酸合成，从而有助于细胞增殖。Wirbel 等和 Thomas 等的代谢分析揭示了微生物组从利用细菌的碳水化合物转变为利用细菌的氨基酸，主要是梭状芽孢杆菌，这可能与高脂肪和低膳食纤维摄入的饮食生活方式有关。氨基酸代谢导致多胺和氨基酸的产生，这些氨基酸在癌的发生中起作用。Dai 等也指出结直肠癌患者体内减少的细菌，即丁酸梭菌、唾液链球菌、嗜热链球菌、麦芽肿杆菌和鸡乳杆菌，对维持正常肠道健康有一定作用，它们的减少可能促进结直肠癌相关细菌的增殖。

5.肠道菌群与寄生虫的关系　在肠道内，寄

生虫和共生菌共同生存于肠道环境中，也会发生一些重要的相互作用。寄生虫病可影响肠道微生物的种类及数量，使肠道微环境失衡。Xu 等的研究中，探讨了弓形虫（Tg）感染肠道微生物群（GM）群落的变化影响，结果表明 Tg 感染促进了优势菌群的扩张，梭菌科被确定为共感染组 GM 中的特征标记。Liu 等通过高通量测序（Illumina）检测旋毛虫感染小鼠的肠道内容物检测出 T. 螺旋体感染降低了受感染小鼠肠道菌群的多样性。然而，目前尚不清楚螺旋线虫感染引起的肠道菌群变化与寄生虫发病机制之间的关系，有待进一步研究。

同时，肠道微生物也对寄生虫的入侵及定植影响显著。其影响环节作用于寄生虫的定植、存活、生殖与传播等过程，而细菌与免疫系统相互作用，对寄生虫能否在宿主体内存活有巨大的影响。细菌通过转化和去基团的方式调节初级胆汁酸和次级胆汁酸的生成，通过多条通路调节免疫细胞的功能，影响宿主对寄生虫的抵抗。贾第虫（giardia lamblia）感染也使得肠屏障破坏，使肠腔细菌易位至黏膜导致 CD8$^+$T 细胞活化从而导致双糖酶的缺陷，而双糖酶缺陷可以进一步加重上皮损伤和肠上皮微绒毛缩短，这不利于寄生虫的定植和存活。研究显示，感染了艰难梭菌的小鼠可以抵抗阿米巴感染。其机制与艰难梭菌使得骨髓树状突细胞产生 IL-23 的水平较高，诱导 IL-17A 和中性粒细胞的产生相关。

值得庆幸的是，目前大多数国家对寄生虫病都有了完善的防治方案，且取得了较好的效果。在我国，完备的健康教育干预的制订和实施，有助于居民了解卫生知识，并且形成卫生的生活习惯。在接受健康教育之后，主动购药驱虫的居民数量越来越多，寄生虫感染率明显下降。目前对肠道微生物与寄生虫病之间关系的研究尚少，可给予二者更多关注，深入探讨发掘更多机制，以便将来更好地将肠道微生物应用到寄生虫病的防治当中。

二、肠道疾病患者的营养状况

（一）IBD 患者营养状况

由于肠道疾病患者病变主要累及肠道，因此慢性病程，如 IBD 患者比较容易出现营养障碍，

表现为衰弱、消瘦、贫血、低白蛋白血症等。Pirlich 等的一项研究显示，40% 的 IBD 患者住院期间会发生营养不良。2019 年周文鹏的一项研究对 177 例 IBD 患者进行了为期两年的随访，收集符合纳入标准的 IBD 患者及按照性别、年龄匹配的健康体检者的一般营养指标数据［血清总蛋白、血清白蛋白、血红蛋白含量、高密度脂蛋白、BMI、腓肠肌围（calf circumference，CC）、上臂肌围（upper arm muscle circumference，UAMC）并进行微型营养评估（mini nutritional assessment，MNA）及患者主观整体营养评估（patient-generated subjective global assessment，PG-SGA）］评分。发现炎症性肠病患者白细胞和 PG-SGA 评分升高；血红蛋白、血总蛋白、血白蛋白、高密度脂蛋白、CC、UAMC、BMI、MNA 评分降低。

造成 IBD 患者营养不良的主要原因：①反复发作的腹泻、便血导致营养物质丢失过多；②肠道不适导致食欲缺乏、营养物质摄入减少；③胃肠道吸收功能障碍引起营养物质消化吸收不良；④疾病状态下机体慢性消耗增加；⑤肠道敏感使患者主动避免进食刺激性食物及不易消化食物；⑥药物不良反应等。

1. UC 患者的营养状况与其发病　研究发现，UC 的发病除与遗传因素、感染、免疫相关外，还与环境因素有关，其中大量流行病学研究提示，营养因素也是影响 UC 发病的重要原因。

有研究表明，约 60% 的 UC 患者有营养不良的表现，安徽医科大学第一附属医院对 54 例 UC 住院患者（活动期）进行了营养评估，结果显示营养风险发生率为 37%。广州第一人民医院临床营养科选取该院符合纳入标准的 82 例 UC 患者进行研究，用食物频率法对患者进行膳食调查，应用膳食平衡指数 DBI-07 评分系统进行评价，同时进行人体测量及营养指标测定。发现 68.3% 的 UC 患者近半年有不同程度的体重降低，40.2% 的患者存在低白蛋白血症，34.1% 的患者合并贫血。且研究发现，UC 患者 TS 值、DQD 值与血清白蛋白呈正相关，而 LBS 绝对值与血清白蛋白呈负相关，可见摄入不足是 UC 患者营养不良的重要因素。

同时，营养不良可导致 IBD 患者机体免疫功能下降，增加感染的概率；影响 UC 患者肠黏膜

的修复，进一步加重肠道炎症，导致疾病恶化、病程反复，严重影响患者的生活质量。

对 UC 患者进行治疗时，多以抑制炎症、促进黏膜愈合及缓解症状为目标，药物常用 5- 氨基水杨酸、免疫抑制剂及糖皮质激素等。但长期使用药物治疗会出现相应的不良反应，同时患者长期治疗依从性较差等，研究人员不断寻求新的治疗方法。近年来发现，辅以营养干预治疗，包括饮食，肠道内、外营养支持治疗，肠道菌群干预治疗等，可改善肠黏膜屏障功能。目前肠道内、外营养支持治疗应用已较成熟，随着肠道菌群研究的深入，研究人员也开始给予肠道菌群干预治疗更多关注。

2. 营养不良的 CD 患者治疗效果欠佳　流行病学资料显示，25%～80% 的 CD 患者并发不同程度的营养不良，约 1/3 的青少年 CD 患者生长发育迟缓。营养不良的患者食欲缺乏、进食受限、药物不良反应等导致饮食摄入量减少；存在炎性反应的肠道发生蛋白质渗漏，引起低蛋白血症；肠道隐性或显性失血引起铁丢失和缺铁性贫血；慢性腹泻导致低镁血症和脂肪丢失；炎性反应、手术、瘘等导致肠道吸收面积减少，引起维生素 B_{12} 和维生素 D 吸收障碍，继而引起骨质疏松。

营养不良与 CD 的治疗效果也存在明显相关性。营养不良患者缺乏多种营养成分，可影响溃疡愈合、增加感染发生率，病情迁延不愈，产生恶性循环，严重影响患者生活质量。手术患者营养不良易发生切口感染和切口疝，甚至肠吻合口破裂，形成肠瘘，增加腹腔感染、肺部感染等并发症的发生率，延长患者住院时间，增加病死率等。所以了解患者营养状况至关重要，为及时做好营养治疗、控制炎症活动、诱导并维持疾病缓解提供依据，可预防或推迟手术，减少术后并发症，改善患者的生活质量和疾病预后。

因此，CD 患者一经确诊，就需要定期进行营养筛查，一旦发现有营养不良，应立即纠正。营养风险筛查和评估是行营养治疗的初始，分为儿童和成人营养风险筛查。目前广泛使用的是 NRS2002 营养风险筛查。将患者的营养状态分为 3 个等级。当评分 > 3 分时需进行营养支持治疗，4～8 分为中度营养不良，> 8 分为重度营养不良。

客观营养评估是指结合患者身高、体重、体重指数、三头肌厚度、血红蛋白、白蛋白、红细胞沉降率、白细胞、铁蛋白及叶酸浓度等。

进行营养治疗前应充分考虑 CD 患者可能存在营养不良，并对其营养与代谢状态做出评估。临床上多通过病史、体格检查、体表指数、体质量连续测量、是否存在水肿、血清白蛋白水平及血清铁水平等。初步、快速地了解患者的营养状况。进一步正式评估应按照人体测量和评分系统来进行，如主观综合评估体系（subjective global assessment，SGA）和营养危险指数（nutrition risk indexes，NRI）进行评估。

（二）结直肠癌患者的营养状况

由于结直肠癌患者常有慢性失血、癌肿溃烂、感染、毒素吸收等状况，经常出现贫血、消瘦、乏力、低热、多器官功能减弱等营养不良症状。Yang 等研究显示，消化系统肿瘤患者营养不良发生率高达 89.4%。

营养不良对放化疗、手术的治疗效果及患者生存质量均有较大影响。营养不良导致患者对放化疗敏感性降低，腹泻及放射性肠炎等放化疗不良反应发生率明显升高，甚至出现死亡。在发生营养不良的肿瘤患者中，仅有 48% 的患者能够完成全量化疗。长期营养不良导致患者错过手术时机或影响手术效果。YAMANO 等提出，对于结直肠癌手术的患者，营养不良是术后并发症吻合口瘘的独立危险因素，并与术后感染显著相关。

美国外科医师协会 / 国家外科质量改进计划（ACS/NSQIP，American College of Surgeons National Surgical Quality Improvement Program）在 2015 年发布的一组包含 42 483 例结直肠癌患者的营养研究数据显示，与其他最常见的癌症相比，结直肠癌的营养不良患病率更高。营养不良会显著影响术后死亡率、发病率和总住院时间。GUPTA D 等应用癌症患者生命质量测定量表 QLQ-C30（European organization for research treatment of cancer，EORTC；quality of life questionnaire-C30，EORTC QLQ-C30）对 58 例在美国癌症治疗中心接受治疗的 Ⅲ、Ⅳ 期结直肠癌患者调查结果显示，营养不良患者在多个维度得分均低于非营养不良组，营养不良程度越重，EORTC QLQ-C30 得分越低，患者生活质量越差。由此可见，积极纠正和改善结直肠癌患者的营养状况，在预防并发症、提高生存质量等方面具有重要意义。

（三）肠道寄生虫患儿的营养状况

研究发现，肠道寄生虫感染对患儿的影响不仅表现为身高、体重等直观的生长发育数据及营养不良，还对患儿智力发育有重要影响。2013 年在我国贵州省选取了 7 个国家级贫困县的 9 ～ 11 岁儿童共 2179 名进行观察。结果显示，42% 的小学适龄儿童感染了蛔虫、鞭虫和十二指肠钩虫或美洲钩虫中的一种或多种。且感染鞭虫的儿童，无论是仅感染鞭虫还是同时感染鞭虫和蛔虫，与未感染的同龄人或仅感染蛔虫的儿童相比，其认知、营养和教育结果更差。2018 年一项来自尼日利亚的横断面研究中，选取了六所公立小学的 384 名学生。结果显示，肠道寄生虫患病率为 24%，双重感染发生率为 3.2%。蛔虫最流行，占 22.1%，钩虫占 3.4%，蛔虫占 0.3%。学生的营养状况显示，正常体重 95.8%，体重不足 3.6%，超重 0.5%。在认知方面，65.4% 的儿童有智力缺陷、14.3% 的儿童有智力迟钝，只有 20.3% 的儿童处于平均水平。

三、营养与肠道疾病的治疗

近几年，对营养作为肠道疾病治疗的关键因素越来越感兴趣。认识到环境对疾病发病机制的影响，加上对微生物组及其功能作用的更好理解，促进了饮食对肠道健康影响的科学研究。

目前饮食和营养在肠道疾病治疗中的作用已引起广泛的关注。深入研究饮食和营养作用的具体机制和最佳的干预措施必将成为下一步研究的重点。针对肠道疾病患者的个体化饮食方案同样值得进一步研究。

（一）肠道疾病的饮食干预和营养支持

1. 周期性禁食模型治疗 IBD　Priya Rangan 等的报道主要研究了低热量循环的影响和低蛋白模拟禁食饮食（FMD）治疗小鼠 IBD 模型相关病理及其对炎症的影响。结果表明，FMD 周期使肠道炎症减轻，肠道干细胞（ISC）增加，均能促进肠道菌群中有益菌的扩增，从而改善 IBD 患者的症状。并且，接受 FMD 治疗小鼠的粪菌移植可促进 IBD 相关症状的积极变化。FMD 周期通过调节白细胞计数，部分减少了人类和小鼠中与 IBD 相关的炎症。促进造血和免疫系统，特别是肠道微生物群的协调有益变化的饮食干预，有很高的潜力来改善并可能逆转 CD、结肠炎和其他炎症性和自身免疫性疾病。

2. 饮食干预治疗 IBD　饮食干预包括一般营养支持治疗，国际上普遍认为对缓解期 IBD 患者，应鼓励给予健康、均衡的饮食，尽量食用 ω-3/ω-6 PUFA 比例高的食物，如水果、蔬菜，避免高脂肪、高酪蛋白饮食，如肉类、海鲜及快餐速食品。针对特殊营养素丢失的特殊饮食，如微量元素、维生素 D，对回肠切除 > 20 cm 的患者应适当补充维生素 B_{12} 等。同时注意饮食因素对肠道环境的再次伤害，如狭窄型患者选用低渣饮食防止梗阻，伴有肠易激综合征的患者应选用低纤维素饮食，以腹泻为主要症状时，暂时减少经口摄入的纤维素含量，尤其应避免食用未烹饪过的肉和生鸡蛋。

研究显示，人体的体重指数、血糖、血脂、饮食结构等均能影响肠道菌群结构及其产生的代谢产物。目前尚无明确证据证实缓解 IBD 的具体食物因素。但一些特殊饮食方式可能会在 IBD 治疗中有益处。

一项前瞻性研究显示，地中海饮食（现泛指希腊、西班牙等处于地中海沿岸各国以蔬菜水果、鱼类、五谷杂粮、豆类和橄榄油为主的饮食风格）能显著降低迟发型 CD 的发病风险。地中海饮食有点类似于消炎饮食，因为它包括摄入植物营养素、不饱和脂肪，如橄榄油取代饱和脂肪酸和反式脂肪酸，ω-3 多不饱和脂肪酸，蔬菜，高纤维全谷物，坚果和低红肉摄入。坚持这种饮食与炎症标志物的减少有关。这种饮食有望成为对抗 IBD 的可能策略，同时，有证据表明，在考虑疾病前饮食时，高水果和纤维饮食可以预防 CD，大量的蔬菜摄入可以预防 UC 的发生，而高肉类摄入、ω-6 脂肪酸、多不饱和脂肪酸和总脂肪酸与 CD 和 UC

的发病率增加有关。与其他饮食方法不同，地中海饮食可减少 IBD 患者营养不良的可能性。

低 FODMAP 饮食最初是为肠易激综合征患者制订的，然后也被建议用于治疗 IBD 疾病。这种饮食是基于排除短链碳水化合物，这些碳水化合物吸收不良，被肠道细菌高度发酵，从而促进腹泻、腹胀和腹痛。低 FODMAP 饮食可能不会影响 IBD 的炎症反应，但可能缓解 IBD 患者并发的功能性消化道症状。一项荟萃分析也表明，低 FODMAP 饮食有利于减轻静止期 IBD 患者的胃肠道症状。一项对 89 例 IBD 患者进行的随机对照开放性研究显示，低 FODMAP 饮食治疗 6 周后，患者的胃肠道症状和生活质量均有显著改善。事实上，低 FODMAP 饮食治疗的患者出现症状改善的可能性是正常饮食治疗患者的 5 倍。在一项随机对照交叉试验中，Halmos 等报道，在临床缓解期 CD 患者从低 FODMAP 饮食转为典型饮食后，胃肠道症状的严重程度加倍。在对 72 例 IBD 患者的回顾性分析中，70% 的患者在 3 个月后坚持低 FODMAP 饮食，并且在疼痛、腹胀和腹泻等症状方面有所改善。同样，Prince 等指出，78% 的 IBD 患者（$n = 69$）在接受低 FODMAP 饮食后症状有所改善。此外，在大便一致性和频率方面也有显著改善。

鉴于数据显示高摄入肉类和（或）膳食脂肪可能在炎症性肠病的发病机制中起作用，研究人员推测，避免食用肉类可能在控制 IBD 方面发挥有益作用。一项针对日本 22 例 CD 患者的小型前瞻性研究发现，在半素食饮食（每周只允许吃一次鱼，每 2 周允许吃一次肉）的情况下，94%（15/16）的 CD 患者病情得到缓解，而杂食饮食组为 33%（2/6）。同样，一项小型研究使用 IgG4 引导的排除性饮食，其中动物蛋白是最常被排除的食物，报道 90% 的患者（$n = 26$）在饮食干预后症状改善。

动物研究表明，麸质摄入可能会促进肠道炎症并增加肠道通透性，但尚无前瞻性研究评估 GFD 在克罗恩病和溃疡性结肠炎的诱导和维持中的作用。一些横断面报告表明，GFD 可能会改善 IBD 患者的症状，但由于缺乏高质量的前瞻性临床研究，目前的数据不支持 GFD 在 IBD 中的普遍使用。

Kuijpers 等研究出一种格罗宁根抗炎饮食（Groningen anti-inflammatory diet，GrAID）用于缓解 IBD 炎症反应，GrAID 包括瘦肉、鸡蛋、鱼、纯乳制品、水果、蔬菜、豆类、小麦、咖啡、茶和蜂蜜。应限制红肉、其他乳制品和糖。应避免罐头和加工食品、酒精和含糖饮料。

目前，饮食干预影响 IBD 炎症的机制尚不清楚。涉及微生物组、代谢组和蛋白质组的研究正开始揭示真相，并将有助于指导未来更有针对性的饮食治疗方法。饮食疗法的作用机制需要在临床和临床前模型中进一步研究。与药物一样，饮食疗法并不是对所有患者都有效，饮食疗法的个性化将成为新的饮食治疗方向。膳食疗法可以用作独立的单一疗法，或者与免疫抑制药物一起使用。

3. 饮食干预治疗结肠癌　目前，饮食变化，增加体力活动，阿司匹林和非甾体抗炎药的使用，维生素 D 的使用，咖啡摄入量已被证明是有益的术后辅助治疗。虽然没有随机临床试验评估手术后饮食的作用，但至少有两项研究表明，饮食中增加加工肉类、红肉、甜食、细粮的患者复发率增加，无病生存率降低。高血糖指数的饮食也与肥胖和超重患者的 DFS 降低有关。饮用咖啡也被证明对早期结肠癌患者有益。研究表明，即使考虑到其他潜在的混杂因素，如血糖指数、体力活动和其他饮食因素，咖啡的摄入也能降低死亡风险。在另一项观察性研究中，Ⅲ期结肠癌的患者摄入更多的咖啡与 CRC 特异性和全因死亡率的降低相关。每一杯咖啡可降低 18% 的 CRC 特异性死亡率和 20% 的全因死亡率。在不同的观察性研究中，被诊断为大肠癌后增加膳食纤维摄入的患者，CRC 特异性和全因性死亡率较低（每天增加 5g，风险分别降低 19% 和 14%）。富含坚果的饮食也与 DFS 和总体生存率的增加有关。一项针对 Ⅲ期大肠癌患者的研究表明，食用更多的坚果和健康的生活方式与癌症复发率降低 42% 和死亡率降低 57% 相关。虽然众所周知，肥胖会增加与肥胖相关癌症的风险，如肾癌、胰腺癌、绝经后乳腺癌、食管癌、子宫内膜癌，但目前还不清楚 CRC 幸存者的体重减轻是否会改善长期生存的结果。

4. IBD 术后患者的营养支持治疗　研究发现，约 70% 的 CD 患者有狭窄或穿透性并发症，需要在诊断后的 20 年内进行选择性手术。术后并发症在接受肠切除术的患者中很常见，而营养支持治疗可帮助减轻炎症反应，改善术后患者的预后。目前针对 IBD 术后患者的营养支持疗法有饮食干预、肠内营养（EN）、肠外营养（PN）、肠道微生物干预。其中肠内、肠外营养疗法发展已较成熟。

营养支持治疗的首要目的是提高营养不良患者的营养状况，除非完全禁忌，应首选肠道内途径。EN 是一种液体饮食方案，它不含固体食物，食物以液体状态提供全部必要的热量。在疾病复发时，尤其推荐使用这种饮食方式。当它应用 6～8 周以诱导缓解时，EN 作为饮料、粉末、甜点样零食或通过喂食管口服给药时疗效相同。迄今为止，EN 可以根据蛋白质和脂肪含量分为三种配方：元素、半元素和聚合物。元素配方含有低脂肪营养素，如氨基酸、单糖或寡糖，以及易于吸收的中链三酰甘油。半元素配方包括不同链长的肽、单糖、葡萄糖聚合物或淀粉，以及中链三酰甘油。最后，聚合物配方含有全蛋白质、复合碳水化合物和长链三酰甘油。EN 被推荐为 CD 缓解期间的维持性饮食，与通常的饮食相结合。维持性肠内营养（MEN）已被证明可增加生物疗法（如英夫利昔单抗）的积极作用，从而防止手术诱导缓解后疾病的复发。EN 也可作为唯一的营养治疗方法使用，即专用肠内营养（EEN）。

肠外营养（PN）及其独有的全肠外营养（TPN）通过中央静脉导管提供营养物质（微量营养素和电解质）与 ECCO 目前的实践立场一致："CD 患者的 PN 可以优化手术前的营养状况，作为 EN 的补充，或者如果不使用 EN，也可以作为替代品"，PN 通常推荐给正在经历急性炎症期的营养不良患者，以缓解肠道症状。此外，术后并发症时使用 PN 影响胃肠功能，其他使用 PN 的情况包括肠梗阻或亚闭塞、高输出瘘、肠缺血、严重出血、吻合口漏或引起肠道功能障碍的活动性疾病。一篇系统的综述显示，PN 可改善红细胞沉淀率、胆固醇、总磷脂和血清白蛋白，同时避免产生低血糖症状。

（二）饮食因素通过影响肠道菌群治疗肠道疾病

1. 饮食因素影响肠道菌群的构成 众所周知，

饮食模式会影响肠道菌群，有研究比较了欧洲儿童和非洲农村布基纳法索（BF）儿童的肠道微生物群，通过使用高通量 16S rDNA 测序和生化分析，发现两组之间的肠道微生物群存在显著性差异。BF 儿童显示出拟杆菌显著富集和厚壁菌减少，具有独特丰富的普氏菌属和木糖杆菌属。造成这种差异的原因很可能是饮食的不同。特殊的饮食模式，也可对肠道菌群产生影响。FODMAP 饮食减少了双歧杆菌的种群，从而增强了菌群失调。

细菌饮食干预与宿主特异性微生物群落之间同样存在潜在相互作用，但因环境、肠道耐受力、个体差异等方面的影响。即使是细微的饮食变化也有可能在一天之内改变肠道微生物的组成，目前对二者相互作用的研究尚不明确。现有的研究表明，短期的饮食干预，尤其是无碳水化合物的饮食干预对 IBD 的治疗最强。也有相关研究表明，碳水化合物丰富的饮食可提高肠道内真菌丰度，假丝酵母丰度与碳水化合物摄入呈正相关，与饱和脂肪酸总量呈负相关。饮食中红肉和脂肪含量高则导致的微生物组成和细菌代谢物的显著变化。另有研究表明，膳食纤维能够促进普氏菌属生长，而更高比例的蛋白质和脂肪摄入能促进巴氏杆菌优势生长。口服铁对 CD 患者的肠道细菌也有很强的影响。依附的侵袭性大肠杆菌表达铁获取的基因，需要铁进行巨噬细胞的生长和延续。

2. 肠道菌群是肠道疾病治疗的新靶点 肠道黏膜共生菌可增强肠道稳定性。共生菌有助于抑制病原体在肠道的定殖。高度进化的细菌占据了肠道，防止病原体侵入固有层。肠道细菌通过引起轻微的炎症来刺激肠道黏膜。这种炎症有助于肠道免疫系统的形成和改善，这种免疫系统监测可消除有害细菌，以维持身体健康。肠道细菌也参与重要的生理代谢活动。在体内，费氏丙酸杆菌 ET-3 可以产生大量的维生素 K_2 前体物质，它可以激活芳香受体，参与物质代谢、解毒并抑制葡聚糖硫酸钠诱导的结肠炎。当肠道共生菌的组成发生变化时，肠道微生物群就会失衡，引起肠道免疫反应。

人体肠道黏膜屏障是保护肠道黏膜的重要结构，包括机械、生物及免疫屏障。一旦肠道菌群失调，有益菌减少，而肠道内条件致病菌增多，这些致病菌分泌的肠毒素就会直接作用于肠道黏膜，使肠上皮细胞通透性增高，即肠黏膜的机械屏障被破坏。同时，致病菌会产生一些可以诱导肠道炎症的物质，激活肠道黏膜免疫系统，诱导核因子NF-κB的激活，同时分泌大量细胞因子。益生菌对UC的治疗作用机制也可从侧面推断肠道菌群失调引起UC的作用机制。益生菌能有效抑制NF-κB活化途径，减少一些促炎性因子，如肿瘤坏死因子-α（TNF-α）、γ干扰素（IFN-γ），以及白细胞介素（IL）家族中的IL-1、IL-8等表达，同时上调抗炎因子（如IL-10）和转化生长因子TGF-β表达，从而调节肠黏膜免疫耐受，抑制中性粒细胞浸润引起的损伤。大肠杆菌被证实能降低TNF-α、IFN-γ和IL-2的水平，并提高IL-10表达水平，从而减少肠黏膜上皮T细胞浸润，达到减轻肠道炎症的效果。

肠道微生物群落、代谢产物的改变和疾病的易感性之间的许多联系使肠道微生物群落成为一个潜在的新治疗靶点，成为人们关注的焦点。目前，微生物移植、饮食干预和相关药物是用于影响菌群失调和肠道疾病的主要治疗工具。其他方法包括益生菌和益生元的摄入，而确定的微生物酶途径的小分子抑制剂也有希望用于肠道疾病的治疗。

3. 通过调节肠道菌群治疗IBD IBD患者肠道微生物菌群结构较正常人有较大改变，尤其是结肠部位的微生物，其普遍特征使物种丰富度和多样性降低、时间稳定性降低，而肠道微生物组的变化在决定IBD发病中起关键作用。多项研究已经确定了某些IBD中增加或减少的微生物类群，包括细菌、真菌、病毒和古细菌。简而言之，IBD患者肠道菌群主要特征是有益细菌的减少和病原细菌的增加。缓解和复发IBD肠道菌群状态之间也存在显著差异。肠道微生物群落组成和丰度的变化已被证明可作为诊断性生物标志物。因此，调节肠道微生物群的方法成为缓解或治疗IBD的新型靶点。

（1）通过益生菌调节肠道菌群治疗IBD：目前，使用抗生素及益生菌和益生元调节肠道菌群的组成进而改善疾病症状，已成为治疗IBD的重要辅助疗法。益生菌是不可消化的、选择性发酵的物质，通过改变肠道菌群的成分和（或）活性来发挥其有益的作用，包括低聚糖，如低聚果糖（FOS）、低聚半乳糖（GOS）、乳酸糖和菊粉。益生元的使用已经证明可以刺激一些保护性共生菌的生长，如双歧杆菌和乳酸杆菌。此外，能够发酵益生菌的长双歧杆菌，在细胞外环境中释放游离果糖，反过来又会诱导其他细菌的生长。另外，益生菌是一种活的非致病性微生物，通过影响屏障功能和调节肠道免疫反应，对宿主的健康产生有益影响。此外，益生菌已被证明可以刺激抗体（如IgA）的产生，以防止致病菌的易位和随后的炎症反应。此外，益生菌在抑制致病肠菌生长方面起着关键作用。益生菌抗肠病菌定植的机制之一是通过降低管腔的pH，另一种机制是通过产生能抵抗微生物感染的物质，如细菌素和防御素。

目前使用益生菌治疗IBD患者的目的是纠正肠道中潜在的生物失调。这包括使用单一或极少数菌株的剂型，如片剂或胶囊。此外，还没有观察到某些形式的益生菌（如乳酸杆菌和双歧杆菌）在控制UC的炎症反应方面发挥完全一致的作用。例如，它们已被证明可以防止致病菌的定植和防止感染的发展，然而，它们加剧了遗传易感的UC患者的炎症反应。

（2）通过粪菌移植调节肠道菌群治疗IBD：益生菌种类和定植数量较难控制，因此，近年来，重点转向含有已知能在肠道中存活并能够适应肠道环境的物种的粪便物质作为维持微生物共生和控制肠道炎症反应的替代方法。即粪菌移植（FMT）。

使用肠道衍生的物质来治疗某些疾病的方法可以追溯到17世纪。最初的FMT是一种涉及使用牛的胃内容物来治疗失去反刍能力的动物的过程，且至今仍然是治疗反胃性酸中毒的首选方法。北非的贝都因人也采用过类似方法，他们摄入新鲜的骆驼粪便来治疗细菌性痢疾。此外，在约1700年前的中国，葛洪通过口服人类粪便悬浮液来治疗腹泻和食物中毒的患者。1983年首次有临床研究通过FMT治疗复发性艰难梭菌感染，结果显示治疗效果非常显著，但在当时的作用机制并不清楚。近些年FMT在治疗复发性艰难梭菌感染取得的成就，使FMT作为新型方法对其他疾病影响的研究也受到关注。1989 年，Bennet 等首次利用 FMT 法治疗 IBD，证实 FMT 对 UC 患者的临床症状具有缓解作用。此后，关于 FMT 治疗 IBD 的疗效及安全性的研究越来越多。FMT 现在被认为是治疗 CDI 最有效的方法，成功率超过 90%。

FMT 是将健康个体的粪便菌液注入某种疾病患者肠道内的一种治疗方法，健康个体的粪菌主要包括双歧杆菌、类杆菌、乳酸杆菌、肠杆菌、肠球菌，以双歧杆菌、类杆菌及乳酸杆菌等。健康人群的粪便通过稀释、匀浆再过滤，并与生理盐水和甘油混合制得粪便悬浊液，再导入到患者的肠道内来达到治疗目的，采用不同的给药途径 / 方法将粪菌输送到肠道，如潴留灌肠、结肠镜检查、结肠造口（下肠）、鼻胃管、结肠镜内肠管（中肠）或口腔胶囊（上肠）。其最佳利用时间为 6 小时以内，且不应超过 24 小时。可以在短时间内改变受体肠道菌群的组成，目前该方法已被接受并得到广泛应用。它不仅在艰难梭菌感染和肠道类固醇抗药急性移植物抗宿主病中有明确的使用，该手术还用于与非 GIT 相关的疾病，如肥胖、帕金森病、慢性疲劳综合征和自闭症。FMT 的实质是通过使异常的免疫和炎症反应、神经递质和血管活性物质的数量和活性恢复正常，重建肠道微生物群，治疗疾病。

FMT 能改善肠道微生态，提高肠黏膜的透性。它能通过 TLR 途径激活肠道体液免疫反应，诱导 IgA、IgG 和 IgM 的合成，从而保护肠黏膜。FMT 还可以降低肠道的 pH，增加细菌和 H_2O_2 的黏附，竞争性地抑制病原菌的黏附和转运。FMT 还可以通过抑制促炎细胞因子的分泌和促进 Th1 分化、T 细胞活性、白细胞黏附和免疫刺激因子来治疗免疫性疾病。

在胃肠动态平衡中，微生物群的多样性防止了病原体的定植和过度生长。FMT 可以通过增加 SCFA 的产生来降低肠道通透性，从而降低疾病的严重程度。结肠上皮细胞的主要能量来源——丁酸盐增加，通过降低肠道通透性维持上皮屏障的完整性。FMT 还可以恢复微生物群的失调。使有益菌的比例增加，多样性也增加。FMT 可使微生物群的组成在很长一段时间内更有可能与供体相似。Dutta 等的一项研究发现，FMT 增加了粪便微

生物群的多样性，增加了产丁酸菌的螺旋菌科的比例。这些发现不仅证实了 FMT 的作用机制，而且表明螺旋菌科可能是 FMT 成功的关键细菌。这一发现可能导致有针对性和标准化的 FMT。

综上所述，FMT 可以通过重建 IBD 患者的肠道优势菌群、增加肠道有益菌和微生物群的比例、恢复微生物群的生态失调、调节黏膜免疫系统来缓解炎症反应。

4. 通过调整肠道菌群辅助治疗结直肠癌　鉴于肠道菌群在结直肠癌发病中的重要作用，针对肠道菌群的结直肠癌治疗也开始被关注，包括益生菌及 FMT 的应用。

根据粮农组织 / 世界卫生组织提供的定义，益生菌是"适量给予宿主健康益处的活微生物"，它们不仅包括用于治疗腹泻等疾病的药品，而且还包括食品和膳食补充剂。益生菌包括乳酸杆菌属、双歧杆菌属、丙酸杆菌属和酵母菌属。酸奶、奶酪、冰淇淋、酪乳、酸奶油是益生菌的一些食物来源。最近的一项荟萃分析为发酵乳制品，如酸奶和奶酪与大肠癌风险之间的负相关提供了证据。2018 年 CUP 报告支持这一点，表明随着乳制品消费量的增加，结直肠癌风险降低。益生菌可能通过增加 SCFA 的产生，与致癌化合物结合并阻止其吸收，以及通过改变肠道环境使其有利于有益细菌的生长和抑制致癌细菌的增殖来预防大肠癌。此外，它们通过诱导树突细胞、T 细胞和 B 细胞的分化和成熟，有助于改善肿瘤的免疫防御机制。

FMT 具有可以通过许多不同方式给药的优势。到目前为止，将该技术用于良性疾病的治疗中，甚至在免疫功能受损的个体中，都有很好的安全性。但将该技术应用于结直肠癌患者中以治疗结直肠癌的相关研究非常有限，这可能与健康志愿者粪菌的获取与保存、如何有效地提高抗肿瘤疗效等问题有关。FMT 给我们提供了很好的防治结直肠癌的手段，未来学界需要开展更多的临床试验将该技术对肠道微生物群的调节与结直肠癌治疗整合起来。

（吴　琼）

第六节　心理治疗

一、精神心理因素对肠病的作用机制

（一）脑-肠轴

脑-肠轴是指中枢神经系统与肠神经系统之间形成的双向通路，涉及神经、内分泌、免疫方面。胃肠信号经脑-肠轴投射到中枢的躯体、情感和认知中枢，对各种胃肠刺激产生反应；相反，中枢神经系统通过脑-肠轴调节机体的内脏活动功能。机体通过脑-肠轴之间的双向网状环路进行胃肠功能的调节称为"脑肠互动"。大脑和肠道之间有三个主要的沟通渠道：神经系统、免疫系统和内分泌系统。每个系统的沟通交流方式各不相同，它们都拥有自己独特的交流"语言"，但互相之间也需要相互协调，因此，它们也拥有一些共同的信号分子。神经系统：负责向大脑传递信息，使用神经递质进行信息交流，特点为快速而且点对点，但短效。免疫系统：随时准备集结防御力量，对抗体内健康平衡受到的威胁，使用称为细胞因子的蛋白质分子来发出信号，特点为反应快速，但其急性的化学作用可能足以引起组织损伤。内分泌系统：监控和管理生长和新陈代谢，它的组成腺体通过将激素分泌到血液中进行通信，从而向全身发送信号，其运行速度比其他两个系统更慢、更温和、更系统，但作用时间更长。

（二）神经递质

"脑-肠轴"互动是通过中枢神经系统与胃肠道神经内分泌系统间释放的神经递质，参与各个环节并起调节作用，其在胃肠道疾病中发挥重要作用。研究较多的神经递质有 5-羟色胺（5-HT）、去甲肾上腺素（NE）、多巴胺（DA）、乙酰胆碱（ACh）、中枢兴奋性氨基酸谷氨酸（Glu）、中枢抑制性氨基酸 γ-氨基丁酸（γ-aminobutyric acid，GABA）等。Drossman 等研究发现 5-HT、NE、DA 与胃肠道运动功能及内脏疼痛相关。NE、DA、促肾上腺皮质激素释放激素（corticotropin releasing hormone，CRH）可能与改变肠神经系统功能和对"脑-肠轴"信号感知有关，并已在肠平滑肌和肠神经系统上检测到 DA 受体，认为 DA 受体在内脏感觉系统中参与调节摄食行为，NE、GABA 及 CRH 等神经递质活性异常与许多认知情感功能障碍的疾病有关，也与患者的消化不良症状有关。Matsueda 等提示胃动力紊乱主要受 ACh 参与调节影响，通过功能性脑成像提示 Glu 与功能性消化不良（FD）患者的焦虑、抑郁和躯体化症状呈正相关，大脑皮质释放 Glu 增多可导致焦虑发生，且与 FD 患者的消化不良症状严重度相关。中枢神经系统释放的 GABA 是重要的抑制性神经递质，当缺乏时会表现出明显的心理反应，如焦虑、失眠等不稳定情绪，此外，还发现兴奋 GABA 可以缓解 FD 患者内脏疼痛。5-HT 在介导内脏敏感性和胃肠动力方面发挥了重要作用。心理应激可激活小肠和结肠局部释放 5-HT。IBS 中，腹泻型 IBS 患者循环中去血小板血浆 5-HT 水平升高，而便秘型 IBS 患者 5-HT 水平降低，并且脑功能影像学也发现脑中合成 5-HT 也出现类似相应的改变。临床上治疗抑郁症的选择性 5-羟色胺再摄取抑制剂（SSRI）可降低抑郁症患者脑突触间隙 5-HT 水平，并且也证实 SSRI 治疗非便秘型 IBS 是有效的，以上均说明 5-HT 在脑和 IBS 的发病中起着重要的作用。

（三）微生物菌群

1. 肠道微生物菌群影响大脑的主要途径

（1）脑-肠轴的神经交互通路：肠道可通过脊髓内的自主神经系统和迷走神经与大脑进行相互信息交流；也可通过位于肠道内的肠道神经系统与脊髓内的 ANS 和 VN 双向交流再与大脑进行相互双向交流。

（2）脑-肠轴的神经内分泌—HPA 轴途径：肠道微生物群对于 HPA 轴应激反应的形成至关重要。肠道微生物群的缺乏和肠道 Toll 样受体表达低或缺乏本身就可使肠道产生对致病源的神经内分泌反应。

（3）其他途径：如通过肠道免疫系统途径、肠道细菌合成的多种神经递质和神经调节物途径、通过肠黏膜屏障和血脑屏障（简称屏障系统）途径等。肠道微生物群的代谢产物中的短链脂肪酸、芳香烃受体的配体、多胺类物质等都可显著影响机体的免疫功能。

2. 肠道微生物菌群与常见精神障碍的关系 已有研究表明，肠道微生物群与抑郁、焦虑、孤独症等关系密切。抑郁、焦虑障碍的发生常与个性、精神应激、遗传等多种因素有关。近年来，随着微生物组计划推动，微生物群对精神健康的影响受到广泛关注。一项双盲、随机、安慰剂对照临床试验研究表明，接受含乳杆菌合剂和双歧杆菌的益生元治疗 30 天后，抑郁、焦虑情绪显著缓解；动物实验也进一步表明，随着肠道炎症加重，动物焦虑样行为加剧，抗生素治疗可减轻焦虑样行为。此外，母婴分离小鼠存在应激反应及压力相关行为改变，且肠道微生物群种类和数量及皮质醇基线水平显著异常，早期益生菌治疗可使幼年经历母婴分离小鼠的皮质醇基线水平恢复正常。

多项研究表明，孤独症患儿的粪便、胃肠样本中的微生物群组成与正常对照差异显著，主要表现在梭菌属厌氧菌数量显著升高及菌属种类显著差异；研究发现，孤独症患者尿液中芳香族化合物水平显著升高，此类化合物前体是由肠道微生物群代谢产生的；也有研究推测孤独症可能与胃肠道长期亚急性感染破伤风杆菌有关，部分孤独症患者可检出较高浓度的血清破伤风毒素，而抗肠道梭菌治疗可减轻孤独症症状；另有临床试验发现，给予万古霉素口服治疗可减轻孤独症的临床症状，停药则可致症状复发。上述研究均提示孤独症可能与肠道微生物群代谢产物有关。目前已有证据提示，肠道微生物群通过脑-肠轴的神经通路、神经内分泌、免疫系统和肠道细菌产生的代谢产物及屏障系统等途径影响神经精神功能，可能参与了某些常见精神障碍的发病机制。已有临床试验提示，益生菌或益生元可有效改善抑郁、焦虑症状，万古霉素可用于治疗孤独症，推测益生元制品和抗生素有望成为治疗常见精神障碍的新途径之一。

（四）胃肠道激素

中枢神经系统、肠道神经系统和胃肠道间靠一些神经递质的传递而将脑-肠之间相联系，这些神经递质不但存在于肠道神经系统、中枢神经系统，也存在于胃肠道，称为胃肠激素，即脑肠肽。已证实有多种脑肠肽可作为神经调节递质参与中枢对胃肠功能的调控，亦可直接作用于胃肠道效应细胞的感觉神经或平滑肌相应受体而调节其感觉和运动功能。因此，脑肠肽具有神经递质和激素的双重作用，在外周和中枢均参与对消化器官功能的调节。脑肠肽虽然在组织中的含量很少，但其与靶细胞上的相应受体结合后，可以通过一系列级联反应放大相应的调节信号，对消化系统的各个功能起着重要的调节作用。脑肠肽可以通过以下五种方式实现生物学效应。①自分泌：经释放后作用于分泌细胞本身。②旁分泌：脑肠肽释放后，与邻近靶细胞的受体结合作用于邻近细胞而发挥作用。③内分泌：分泌的胃肠激素释放入血，通过血液循环输送至远部靶器官起作用。④作为神经递质，经树突或突触接触传递而实现信息的传递，进而调控胃肠道的运动和分泌功能。⑤神经内分泌：神经末梢释放的胃肠激素入血，随血液循环运输到其他组织。到目前为止，已经发现的脑肠肽达数十余种，均通过作用于胃肠道相应的受体，激动或抑制胃肠道功能，如胃泌素、胃动素等能促进胃收缩和加快胃排空；胆囊收缩素、促胰液素、血管活性肠肽、生长抑素等则明显抑制胃运动，延长胃排空时间。

1. 胃泌素（GAS） 最早也是最常见的脑肠肽之一，也是第一个阐明分子结构的胃-肠-胰激素系统激素。正常生理状态下 GAS 主要由胃窦及十二指肠近端黏膜中的 G 细胞合成和分泌，又称为促胃液素，可通过不同的分泌方式进入到血液、消化液和组织间隙中。G 细胞为开放型胃肠内分泌细胞，主要受胃肠腔内化学物质刺激及迷走神经的调节。GAS 的主要生理作用：刺激壁细胞分泌胃酸；营养、促进胃黏膜的生长；激发胃肠平滑肌收缩，促进胃肠道的运动；因其可促进细胞因子和炎性介质的表达、释放，故可参与胃黏膜炎性反应。

2. 胃动素 胃动素的分泌与释放受胃肠内容物的质量及迷走神经等因素的影响。精神因素可能通过它间接影响血浆胃动素水平。Tang 等研究表明，在腹泻型肠易激综合征患者胃动素含量偏高，临床上患者所表现的腹痛、腹泻、肠鸣等症状可能与机体胃动素分泌增加而引起蠕动增强有关，机制可能为患者发病时精神因素的影响导致中枢神经系统及自主神经功能紊乱，从而改变迷走神经的紧张性使胃动素的分泌增加，并且观察到针刺配合心理治疗后患者血浆胃动素水平明显降低，同时相应的临床症状也随之消失或减轻。

功能性消化不良也是一种常见的胃肠运动功能紊乱性疾病，研究发现，该病的发生与胃肠内分泌、运动功能紊乱及心理因素密切相关。Li 等认为，胃肠运动障碍的患者空腹及餐后胃动素浓度明显低于正常人，胃的移行性运动复合波是由十二指肠膜细胞释放诱发的，与发生胃肠动力障碍密切相关。患者胃肠动力低下时会有血浆激素水平异常。经过多潘立酮、马来酸曲美布汀和安慰剂治疗后患者症状明显改善，水平升高，证明在患者中促胃动力药可使胃动素水平升高、改善症状，同时表明在特殊人群中的发生与精神因素相关。

3. 生长抑素（somatostatin，SS） 可分为 14 肽和 28 肽两种结构形式，在胃肠道的 SS 主要为 14 肽的形式，在 1973 年首先从羊的下丘脑中分离出来，并且证明了它具有抑制垂体合成、释放生长激素的作用。SS 主要存在于胰岛、胃黏膜、垂体和中枢神经系统中，在消化系统主要由 D 细胞分泌，主要以旁分泌的形式发挥作用，对于维持胃肠道环境稳定有重要作用。SS 对多种脑肠肽的释放有广泛的抑制作用，如 SS 可调节 G 细胞 GAS 的分泌，通过抑制胆囊收缩素、胃动素等胃肠激素的分泌和释放，普遍抑制胃肠道的生理功能。SS 可以通过抑制许多脑肠肽及细胞因子的释放，对胃肠道进行直接和间接调节作用。有研究表明，FD 患者的外周 SS 含量增高可能是引起胃排空延缓的主要原因。SS 不仅抑制消化器官的生理活动，还能防止有害物质对胃肠道上皮细胞的损伤，由此推测 SS 分泌异常或许是机体的一种自我保护反应。SS 是一个对多种分泌方式均起作用的脑肠肽，对许多肿瘤细胞及正常组织有抗增生作用，有抑制细胞增殖、促进凋亡的作用。GAS 和 SS 的分泌平衡有利于维持胃肠道正常的生理功能。GAS 和 SS 的分泌失调可以引起消化道症状，

机体处于病理状态下又可导致其分泌的失调。

4. 其他 应激可引起促肾上腺皮质激素和血管升压素释放，其中糖皮质激素可直接作用于杏仁核引起兴奋作用。杏仁核是调节机体和内脏对应激的主要中枢，可引起结肠对张力刺激的反应性增高。

（五）免疫功能缺陷和免疫调节紊乱

有研究显示，胃肠道的炎症、感染、精神应激均可导致黏膜的肥大细胞数目增多。肥大细胞是连接免疫机制和神经机制的桥梁，可通过其表面的神经激肽 –1 受体把刺激的免疫反应信息传达到神经系统，并可接受神经系统的调控，对靶器官引起更进一步的免疫反应，从而参与胃肠运动的调节。肥大细胞参与肠黏膜的免疫调节，活化后可分泌多种介质，如组胺、细胞介素和各种神经肽，作用于末梢神经和组织中的内分泌细胞，从而产生相应症状。当出现精神应激时肥大细胞开始活化并出现脱颗粒样改变，此时内脏的反应性增高及动力增强，从而出现腹痛、腹泻。内脏敏感性增高主要表现为对管腔的生理刺激可能引起患者不适或疼痛，机制尚未阐明，可能是胃肠道外周神经传导改变引起，也可能由于中枢神经系统的异常处理所导致。心理应激可以通过促肾上腺皮质激素释放激素——肾上腺皮质激素轴作用于肠道的免疫系统，从而导致肠道分泌和动力的异常。还有学者认为心理因素或精神刺激导致伤害感受器的增加而致感觉受体的敏感性增高。脊髓背角神经元的兴奋性增高，从而上传到中枢的感觉信号不同。活动期 IBS 患者肠黏膜内肥大细胞的数量较对照组明显增多并呈活化状态。严重的生活事件或慢性精神压力影响 IBS 的发病方式和严重程度，动物实验证明经受慢性精神刺激的大鼠黏膜浸润的炎性细胞中肥大细胞数显著增加，同时黏膜上皮的通透性也增加，也有动物实验表明，事先给予动物肥大细胞稳定剂可以改善由于肠管扩张引起的痛阈降低的情况。这可能为胃肠功能疾病，如 IBS 的治疗提供新思路。

（六）心身症状与疾病

心身症状与疾病是一组发生发展与心理社会

因素密切相关，但以躯体症状表现为主的症状与疾病，主要特点：①心理社会因素在症状和疾病的发生与发展过程中起重要作用；②表现为躯体症状，有器质性病理改变或已知的病理生理过程；③不属于躯体形式障碍。心身症状与疾病的产生是身体和精神相互作用的结果，包括神经系统的精神活动和内分泌系统的生理活动，两者密切相关。情绪活动通过生理反应暗示或身心相互作用等条件反射储存下来，然后又与个人的体质因素、性格倾向、不健康的生活条件等相互作用，使身心症状得以产生，并通过身体疾病的神经症状形式表现出来。不同的个体其身心症状所表现的部位也不同，有的人在头部，有的人在消化系统，有的人在其他系统，这是由个人的情绪活动种类、潜意识的内容和象征、心理矛盾和性格特征与虚弱的器官条件相结合所产生的。

研究表明，心身疾病相关因素对胃肠疾病的发生发展产生重要作用。例如，精神应激可以导致或加重高血压、冠心病、消化性溃疡、皮肤病等心身疾病。Cannon 研究认为，胃是最能表现情绪的器官之一，情绪的改善则有利于胃溃疡等心身疾病的康复。Mirsky 曾对加拿大伞兵进行了一项前瞻性的溃疡病发病研究，探讨情绪、个体易感性与溃疡病的关系，发现紧张训练可增加溃疡病的发病率；另外发现，63 例具有高蛋白酶原者中有 5 人患溃疡病，而低蛋白酶原者则无一人患溃疡病。因此认为高蛋白酶原是消化性溃疡的易感因素之一。对行为模式的研究发现，消化性溃疡病的患者大多比较被动、依赖性强、顺从、缺乏创造性等。美国心理生理障碍学会制订的消化系统相关心身疾病包括胃、十二指肠溃疡、神经性呕吐、神经性厌食、溃疡性结肠炎、幽门痉挛、过敏性结肠炎等，均可在心理应激后起病、情绪影响下恶化，心理治疗有助于病情的康复。

二、精神心理因素与常见肠病

（一）功能性胃肠病

功能性胃肠病（FGID）通常是指临床常见的多种慢性、复发性胃肠道症状群，经过各种相关检查未能发现明确的器质性病变和生物学改变，

包括功能性食管病（如功能性胃灼热、癔球症等）、功能性胃十二指肠病（如功能性消化不良等）、功能性肠病（如肠易激综合征、功能性便秘、功能性腹泻等）。FGID 患病率较高，国外报道患病率可高达 40%。其概念最早由 Almy TP 等就情绪紧张对人体结肠功能的影响进行了一系列临床研究后于 1950 年提出。随着近年来对 FGID 研究的不断深入，人们对其发病机制的理解已经取得长足而深远的进步，如胃肠动力异常、胃肠道高敏感性及脑 - 肠轴互动功能异常等假说的提出，以及发现其与中枢神经系统、自主神经系统和肠神经系统的功能异常有关。

早在 20 世纪 70 年代，Engel 就已提出"生物 - 心理 - 社会"这个更具整体观念、更加合理的疾病模式。在功能性胃肠病的临床诊治中，对该模式的充分深刻理解尤为重要，因为越来越多的证据显示精神心理因素参与了功能性胃肠病的发病。罗马Ⅲ诊断标准中就已明确指出，对于功能性胃肠病的诊治，除了胃肠道症状，还应对患者的精神心理状态进行评估，帮助患者树立对疾病的正确认识，消除疑虑，在缓解症状的基础上，恢复个体的社会功能，从而促进疾病的转归。

研究表明，精神心理、社会因素是 FGID 发病的重要原因，并可影响、加重 FGID 患者的胃肠道表现。生活应激事件常诱发或加重 FGID，神经质、情绪化等人格特征明显影响患者就诊率和症状程度，躯体化症状更多见于 FGID 患者。FGID 患者常具有胃肠道外症状，如呼吸困难、心慌、慢性头痛、肌痛等。精神方面的疾病也常见于 FGID 患者，尤其是症状严重或顽固的患者，其发生率为 42% ～ 61%。FGID 多合并精神心理障碍，其中抑郁和焦虑最为常见。研究发现，功能性消化不良患者中有 38.2% ～ 43.5% 合并焦虑，16.4% ～ 22.6% 合并有抑郁；在肠易激综合征患者中，焦虑患病率为 34% ～ 67.7%，抑郁患病率可高达 84%，FGID 与抑郁、焦虑有较高的共病率。焦虑、抑郁和恐惧等情绪常可导致胃肠道动力低下，而愤怒、厌恶可导致高动力反应。应激可明显加速腹泻型 IBS 的口 - 盲肠通过时间，从而加重腹泻；减缓便秘型 IBS 的口 - 盲肠通过时间，加重便秘。

有研究表明，功能性精神心理疾病和功能性胃肠疾病有着共同的病理、生理变化。研究者对15例功能性胃肠病的患者进行汉密尔顿抑郁量表、汉密尔顿焦虑量表测评分析，发现功能性胃肠疾病的患者都不同程度地存在个性失常、焦虑、抑郁状态。有研究者对66例海员FGID进行调查，发现不良个性特征、异常心理因素、负性生活事件等与海员的功能性胃肠病有相似的变化。在治疗过程中予以非典型抗精神病药5-HT再摄取抑制剂治疗可以很快缓解情绪状态，协同缓解消化道症状。

在肠易激综合征就诊与不就诊的人群中，心理障碍的发生有着明显不同，这主要取决于患者对疾病的认识和自我评价，而后者与疾病适应不良行为有关，表现为肠易激综合征的患者对胃肠道症状的认识不足，对疾病严重程度估计过重，甚至怀疑得了不治之症，而导致更多的关注和焦虑症状，导致频繁的就医行为。就诊者对胃肠功能异常的体验时间更早、程度更重，由于应付能力欠缺而引起的生活挫折更多。

1. 功能性消化不良（functional dyspepsia，FD） 又称消化不良，是指具有上腹痛、上腹胀、早饱、嗳气、食欲缺乏、恶心、呕吐等不适症状，经检查排除引起上述症状的器质性疾病的一组临床综合征。FD是临床上最常见的一种功能性胃肠病。

随着生物-心理-社会医学模式的发展及"脑-肠互动"概念的明朗，精神心理因素及脑肠肽对FD发病和转归的影响已日益受到关注。有研究指出，精神心理因素在FD的发生发展过程中发挥重要作用，约87%的FD患者伴有不同程度的焦虑、抑郁等精神心理障碍。国外研究表明，抑郁患者基线期存在功能性胃肠病或某些消化道症状是焦虑、抑郁的较强独立预测因子，提示精神心理因素尤其是焦虑和抑郁状态与消化道的功能之间关系密切。例如，精神状态的变化能影响胃肠道黏膜的分泌功能及血流量的变化，进而导致消化系统生理功能的变化。因此，最终出现FD症状的患者多共患严重的焦虑、抑郁等特点。

有研究提示，免疫激活增强是FD的特征之一，伴有焦虑状态的FD患者与对微生物抗原的免疫反应增强有关；异常的细胞因子释放会导致FD患者免疫反应调节异常，而焦虑为这一过程的协同因素。Dibaise等通过胃排空试验的测定发现大量的精神心理因素参与了胃排空异常的发病过程。而且胃排空障碍患者的精神心理异常的程度相似，与是否符合罗马Ⅲ诊断标准的FD标准无关。也有学者发现在FD患者中，焦虑状态与FD患者的胃调节受损有关。

随着神经胃肠病学的不断发展，越来越多的研究试图从脑-肠互动（brain-gut interaction）的角度认识精神心理因素在FD发病机制中的作用。脑-肠互动是由胃肠道捕获的信息传入到中枢神经系统并由中枢神经系统整合继而对胃肠道进行调控的相互作用。在中枢神经系统的直接或间接控制下，消化系统的各项功能都受肠神经系统及自主神经系统的调控，然后胃肠道的分泌、运动、免疫等功能活动还可以反作用于神经系统，二者互相作用。精神心理因素可通过自主神经系统和脑-肠轴影响胃肠生理功能，Stasi等研究发现伴胃肠动力障碍FD患者的症状与迷走神经切断术后的患者相似，提示迷走神经功能障碍可能与FD发病机制有关。多数研究提示FD患者存在自主神经功能障碍，且以迷走神经功能障碍为主；而且存在精神心理异常的FD患者更易出现自主神经功能障碍。有学者认为，焦虑可兴奋交感神经而抑制副交感神经，导致近端胃容受性障碍；而抑郁可致消化道的蠕动减慢，使内脏敏感性增加。Yarandi等发现，FD患者的心理疾病的患病率更高，本病与心理因素是相互作用的；而精神心理异常的患者容易诱导促CRH和ACTH释放增加从而影响胃排空，导致上腹痛、早饱等消化不良症状。

有研究指出，精神心理异常可通过脑-肠轴启动感觉警报系统，引起功能性胃肠病患者的胃肠过度反应和内脏感觉阈值降低，进而影响FGID患者症状的严重程度；另一方面表现在胃肠道获取的信息可上行传递至中枢神经系统进行加工整理，之后再通过传出神经进行对胃肠道功能的调节。

FD患者共患抑郁症的发生率高达57.0%～70.0%。有研究发现，无论FD患者是否伴抑郁症，均有较高的神经质得分，这些患者可能具有易紧张、多思虑、易忧郁、常主诉各种身体不适等特点。有研究表明，FD患者较正常人更具神经质、焦虑和抑郁，国内学者对 FD 患者进行调查显示，其消化不良症状与焦虑和抑郁分数呈正相关。FD 患者 SAS 和 SDS 评分显著高于健康人，且 FD 患者生活质量显著降低。国外研究发现，FD 患者较正常人具有更多的负性生活事件，而负性生活事件则与 FGID 的发生和精神心理异常有直接关联。有研究指出，FGID 患者中存在较高比例在儿童时期或成人后有性虐待或躯体虐待经历，而这些虐待史可能与 FD 患者的胃排空减慢或胃容受顺应性的下降相关。

心理因素对 FD 的影响一直是关注的热点，国内外有大量研究结果肯定了二者的相关性，并可通过一些检查手段，如 fMRI 对中枢功能进行检测，可以对大脑活动有一定判断，从而可了解 FD 患者的症状与精神心理相关的关系。有研究通过功能神经影像学发现 FD 患者的额皮质、前扣带回、丘脑、海马等区域活动变化异于正常人。

2. 功能性便秘　排便是一种人体各部参加的错综复杂的协调运动，包括随意运动及不随意运动，是一种协调而准确的生理反射功能。正常的排便需要肠内容物以正常的速度及时通过各段肠道，抵达直肠，然后刺激直肠肛门，而发生排便反射，并且排便时盆底各肌群协调活动才能完成排便，其中任何一个环节发生问题都会引起便秘的发生。功能性便秘病因目前多认为与饮食生活习惯、遗传因素、盆底功能障碍、肠道神经内分泌异常及精神心理因素等多种因素有关，但引起功能性便秘的主要原因可能是精神心理的异常状态。

国内外众多研究均证实精神心理异常与便秘密切相关，便秘可以引起精神心理异常，反之精神心理异常也可引起便秘的发生。精神心理障碍与便秘可能存在以下两种不同的情况：①患者先出现精神心理障碍，继而导致便秘，称为"原发性"精神心理异常、"继发性"便秘；②患者先出现便秘，继而导致精神心理障碍，称为"原发性"便秘、"继发性"精神心理异常。肠道的蠕动，是在大脑中枢的控制下由自主神经即交感神经和副交感神经来支配的。交感神经兴奋性增强时，肠道的蠕动和分泌功能受到抑制，而副交感神经兴奋时则相反。人的各种思维活动与调节自主神

经功能的中枢有着密切相关。长期焦虑抑郁，烦躁易怒等精神因素都可通过大脑皮质影响自主神经系统，进而影响大脑中枢，致使自主神经功能紊乱，引起肠道运动减弱及分泌功能下降，而引起便秘的发生。杨向东等认为，便秘患者肠内大量的有害物质及分解产物，如硫化氢、苯类等毒素，不能及时排出体外，吸收过多进入血液，可引起神经内分泌功能紊乱而产生焦虑、抑郁等精神心理异常症状。因此焦虑、抑郁等精神心理异常与长期便秘密切相关。Xu 等采用焦虑抑郁量表对慢性功能性便秘的患者进行了调查评分，结果表明，慢性功能性便秘焦虑的抑郁倾向明显高于对照组。研究表明，与正常人相比，功能性便秘患者存在更多的精神心理问题，且其躯体化、强迫症、焦虑、抑郁、精神病性评分较正常人差异均有统计学意义，其中以焦虑和抑郁最为突出。有学者采用 Zung 焦虑自评量表和 Zung 抑郁自评量表评估 59 例功能性便秘患者的精神心理状况，并选择 115 名健康人进行对照。结果显示，与健康人相比，功能性便秘患者存在明显的焦虑和抑郁心理，且症状总积分与 Zung 焦虑自评量表及 Zung 抑郁自评量表得分呈正相关。

国外学者也研究发现，便秘患者与精神心理障碍的发生存在相关性。Chattat 等研究病态行为、感情障碍和肠道传输时间的关系，发现便秘患者与正常对照组相比其精神心理障碍发生率要显著增加。Dykes 等对 28 例难治性特发性女性便秘患者进行便秘与精神心理因素关系的研究，结果发现 61% 的患者有近期精神心理障碍，64% 的患者有精神心理疾病。Huseyin 等纳入 65 例功能性便秘儿童（患病组）、59 名健康对照儿童（健康对照组）和孩子们的母亲，由母亲填写儿童行为检查表、症状检查表和父母态度调查量表。结果显示，在各种情绪和行为参数中，患病组儿童的问题得分高于健康对照组；且患病组儿童的母亲们有较多的心理困扰、过度保护式养育和严格的纪律。

3. 肠易激综合征（IBS）　是一组持续或间歇发作，以腹痛、腹胀、排便习惯和（或）粪便性状改变为临床表现，而缺乏胃肠道结构和生化异常的肠道功能紊乱性疾病。

目前研究表明，脑 - 肠轴调节失衡可能是

IBS 与精神心理因素共病的潜在病理生理基础。该轴调控具有双向性，涉及神经、免疫和循环多个系统，并同时伴随多种激素、细菌产物、免疫因子和神经递质产生和释放，正常情况下处于动态平衡状态，一旦失衡可能引发肠道和精神心理疾病。一方面，动物实验研究表明在应激诱导下，试验性刺激小鼠大脑皮质、神经冲动经边缘系统和网状结构兴奋下丘脑－垂体－肾上腺轴（HPA），导致肾上腺分泌皮质醇和儿茶酚胺，并释放进入血液循环系统，进而引起肠道病理生理损害，导致肠道菌群失调、内脏感觉障碍和肠蠕动减慢，最终产生 IBS 临床症状。另一方面，IBS 患者肠黏膜损伤，肠道内分泌细胞产生的神经递质和致病细菌产物经自主神经系统、免疫系统和循环系统作用于大脑，引起血脑屏障通透性增高，进而造成脑损害，具体表现为神经小胶质细胞、星形细胞炎性反应、局部脑区异常激活和 HPA 轴兴奋，引起 IBS 患者抑郁、焦虑、疲乏、食欲缺乏、睡眠紊乱等负性情绪和异常行为。

（1）脑功能的异常变化：脑功能显像技术已证实 IBS 患者脑功能的异常变化。采用正电子发射断层成像显示与疼痛有关的区域包括前联合、岛叶、额前叶、丘脑及小脑，岛叶与内脏感觉关系最紧密，而前扣带回与主观感觉最相关。一项对健康人的研究显示：精神压力具有明显的致肠动力紊乱作用，乙状结肠反复扩张致直肠高敏感与右侧丘脑、杏仁核和纹状体对疼痛的反应异常有关。

（2）诱发内脏疼痛：IBS 患者焦虑常易诱发内脏疼痛，动物实验证实焦虑状态下结肠对膨胀刺激的反应明显增强。Blomhoff 等对比研究了 IBS 患者和正常人群暴露于日常语言中的带有情感色彩的词汇时直肠壁压力的变化，发现暴露于带有愤怒、悲伤色彩的词汇时，IBS 患者直肠壁压力变化明显强于正常人群；同时该研究也发现同时伴有额叶脑事件相关电位的变化，提示额叶参与脑－肠的相互作用；还发现 IBS 患者不仅内脏感觉异常，同时脑电生理检查显示对声音刺激敏感性增强，认为脑功能异常对于非精神病个体可能为 IBS 的发病原因之一。

（3）肠道感知和动力失调：大量研究已显示心理因素与感知和动力失调密切联系。心理压力下 IBS 患者结肠的动力反应更强，且心理紊乱的严重程度和反应强度相关联。在精神错乱时小肠扩张的感觉强度更强，躯体投射区域更广泛。有报道在直肠扩张前或当时给予心理压力会增加直肠对扩张的敏感性，这一作用在心理压力解除后至少持续 1 小时。

精神心理因素与 IBS 病程的长短和严重程度关系较为密切。一方面长期腹痛及排便异常可引起精神心理异常，容易合并焦虑、抑郁等负性情绪；另一方面，IBS 多因压力、情绪紧张、焦虑、抑郁等精神心理因素诱发，长期处于持续性负性情绪中，也会导致 IBS 活动和症状加重，同时研究报道经过心理治疗后 IBS 患者症状可以明显改善。有研究表明，那些经历了积极心理治疗的患者，其关于 IBS 临床症状的医疗相关随访次数较少。IBS 的国际治疗指南主张采用分级治疗方法，NICE 指南建议患者在 12 个月后症状对药物治疗没有反应并且持续发生症状（难治性 IBS）的患者应考虑转诊至认知行为治疗（CBT）、催眠治疗或其他心理治疗，如心理动力学（人际）治疗和正念心理治疗等。

（二）消化性溃疡

消化性溃疡（peptic ulcer，PU）是指由多种致病要素引起的黏膜炎症反应与黏膜的坏死、脱落，造成溃疡，溃疡的黏膜坏死缺损穿透黏膜肌层，在严重的情况下，可以抵达固有肌层或更深处。临床中以十二指肠溃疡（duodenal ulcer，DU）最为常见，其次是胃溃疡（gastric ulcer，GU）。根据现代的心理－社会－生物医学模式的观点，消化性溃疡已成为医学界公认的一种身心疾病范畴之一，其发生、发展、转归与社会心理因素的关系极为密切。一项关于 PU 患者合并情绪障碍的调查研究显示，PU 患者伴有抑郁占 20%，伴焦虑占 33.3%，同时伴抑郁和焦虑占 16.7%。

不良的精神心理因素会通过大脑影响自主神经系统，使得自主神经系统的交感神经兴奋，并且压抑副交感神经。交感神经的兴奋，伴随着的就是"战或逃"反应，因此，大量血液会向肌肉集中（保证有足够的力量来战斗或逃跑），而消化系统（主要受副交感神经调控）的供血则会被压抑，从而导致供血不足，引起胃肠道功能失调，导致胃酸和胃蛋白酶分泌过多，而保护胃黏膜的黏液层分泌减少，过多分泌的胃酸会使胃黏膜受到损伤，导致胃痛、溃疡，甚至发生胃炎。消化性溃疡的复发或加重，会引起患者精神焦虑、抑郁，导致患者精神和躯体不适，频繁就医，甚至劳动力丧失等，严重影响了患者的生活质量，给家庭和社会带来沉重负担。

中医学理论认为：情志不舒、肝郁气滞，致脾的运化功能失常，胃肠失和（指消化及吸收功能），最后发生胃或十二指肠溃疡。所谓"病从思虑而得"。情志不畅等致使肝气不得舒，横犯脾土；或饮食不节等所致湿邪内蕴，脾胃运化受纳失衡，日久反侮肝木，肝气不舒，木郁化火上扰心神。从医学心理学角度来讲，人的性格和长期反复的消极情绪，都与消化性溃疡病发生有着密切的联系，这是高级神经功能改变导致了自主神经功能紊乱，从而影响胃和十二指肠的分泌与运动功能，最后发生溃疡病。当一个人在一定的内外界刺激作用下，伴随着情绪体验，会发生一系列生理变化。长期紧张不安、忧郁焦虑、沮丧恐惧的情绪，可引起胃酸持续性分泌增高，故此，焦虑症、抑郁症等一些情绪病也常伴发溃疡病。医学心理学把消化性溃疡病等一类疾病列为心身疾病。

1. 社会因素与生活事件　心理社会因素容易引发机体的神经内分泌失调，影响下丘脑、垂体、肾上腺轴的功能。当机体处于应激状态时，下丘脑功能失调，刺激肾上腺皮质分泌大量糖皮质激素，促进胃酸胃蛋白酶的分泌，抑制胃黏液的分泌，导致胃黏膜的糜烂与溃疡。

1973 年，美国心理学家 Holmes 调查了 5000 多份病历，收集了大量与应激相关的一般生活事件的条目，并编制了生活事件心理应激评定量表，量表列出了 43 种生活变化事件，并以生活变化单位为指标加以评分，研究发现，某一年的生活变化单位 < 150 单位时，提示第二年可能健康状况较好；某一年的生活变化单位累积在 150 ～ 300 个单位，提示第二年患心身疾病的概率为 50%，其中包括消化性溃疡、冠心病等；某一年的生活

变化单位累积超过 300 个单位，提示第二年患病的可能性达 70%。初诊为消化性溃疡或消化性溃疡复发的患者中，80% 的患者在症状出现前一周受到严重生活事件刺激，而健康人在同一时期仅 20% 遭遇严重生活事件刺激。负性生活事件是常见的诱发消化性溃疡的心理因素。Feldman 等研究发现，生活负性事件压力与消化性溃疡有很强的正相关。国内也有学者研究发现，消化性溃疡患者遭遇的负性生活事件数显著多于正常人。金雁等对十二指肠溃疡患者进行了一系列研究，包括心理社会因素和实验室研究，结果发现负性生活事件和消极应对方式可能促进十二指肠溃疡发病。

2. 情绪因素　20 世纪 40 年代末，美国心理生理学派的代表人物 Woff 通过实验室研究和临床观察发现，情绪愉快时，胃黏膜血管充盈，胃液分泌增加；愤怒或仇恨时，胃黏膜充血，胃液分泌增加，胃运动显著增强；忧郁或自责时，胃黏膜苍白，胃液分泌减少，运动受到抑制。此外，应用催眠暗示法研究消化性溃疡的患者，结果发现患者生气、焦虑、激动、恐惧时，胃液分泌增加，并且酸性增高；抑郁、失望、悲伤时，胃液分泌减少，胃运动减少。这种改变可能是因为情绪反应引发了自主神经功能的改变，以神经内分泌机制为中介，血管活性肠激素、胃抑制因子、胃运动素等的分泌发生变化，而使胃血管收缩，胃液分泌增加。情绪激动持续时间过长，会导致胃酸分泌增加，胃运动素分泌降低，消化期间运动时限延长，而胃、十二指肠内容物清除受限，胃酸和其他侵袭因素接触胃、十二指肠黏膜的时间延长，使黏膜充血、糜烂，进而发生溃疡。高静芳等的研究表明，消化性溃疡患者在发病期间有着多方面的身心健康损害，包括躯体症状和情绪障碍等。

3. 性格因素　个性特征对心身疾病的发生、发展、转归和治疗可能产生重要的影响。患者常依据自己的人格特征来体验疾病，并建立了针对应激事件的独特反应模式。Piper 等研究发现，消化性溃疡患者多内向，具有神经质特点，表现为孤僻、好静、悲观，遇事过度思虑，易激惹，但又常压在心里不宣泄。国内有学者研究发现，A 型性格与消化性溃疡密切相关。具有这些性格的人好胜心强，雄心勃勃，努力工作，有时间紧迫

感，精神经常处于紧张、焦虑、急躁、忙乱的状态，情绪反应强烈。具有 A 型性格的十二指肠球部溃疡的患者是具有 A 型性格的胃溃疡患者的 2 倍，可见，A 型性格的人群更易患十二指肠球部溃疡。卢宁等研究表明，消化性溃疡患者的个性多具有内倾性，情绪不稳定，并证实这种个性倾向是消化性溃疡发病的主要危险因素之一。

4. 其他因素　在应激 – 疾病链中，社会支持属于保护性因子，起着缓解作用。高的躯体疾病发生率通常伴随低的社会支持。缺乏社会支持，意味着个体得不到情感的支持，无安全感，不能保证个人的价值，因此不易保持身心健康。缺乏社会支持是消化性溃疡的高危因素之一。国内学者王丽虹等研究发现，消化性溃疡患者的主观和客观社会支持及支持利用度都比正常人低。此外，应对方式与消化性溃疡之间的关系也是一个研究热点。尽管许多因素都会影响消化性溃疡患者应对方式，但是患者使用怎样的应对方式直接与患者的心身健康有关。国内研究发现，消化性溃疡患者的消极应对方式分值显著高于正常组。Medalie 等研究也证实，消化性溃疡和应对方式显著相关。

（三）肠道恶性肿瘤

肠道癌是最常见和最主要的恶性肿瘤，包括结肠和直肠癌等。消化道癌中，胃癌发病有明显的地域性差别，在我国的西北与东部沿海地区胃癌发病率比南方地区明显为高。好发年龄在 50 岁以上，男女发病率之比为 2 ∶ 1。大肠癌是常见的恶性肿瘤，包括结肠癌和直肠癌，近年有向近端（右半结肠）发展的趋势。其发病与生活方式、遗传、大肠腺瘤等关系密切。

长期基础及临床研究表明，癌症本身属于一种身心疾病，因此，大部分癌症患者会产生明显的负面情绪，包括抑郁、恐惧、焦虑不安、紧张等，如若不良情绪长期得不到有效的缓解，很容易导致患者机体免疫力下降，内分泌失调等机体功能紊乱表现，不利于疾病的疗效、转归及患者的生活质量。临床观察发现，恶性肿瘤患者在手术或化疗期间情绪易波动，大部分均出现不良的心理反应，尤其是焦虑、抑郁。国外学者 Renouf 等发现，

恶性肿瘤患者 13% 表现为重度抑郁，4% 则存在焦虑障碍。国内学者梁鼎英等调查报道，肿瘤患者焦虑、抑郁发生率分别为 19.2% 及 50.9%，明显高于正常人。大量临床调查也显示肿瘤患者的愤怒、恐惧、孤独、焦虑等评分均明显高于正常人，且随着化疗周期的延长，患者的抑郁、焦虑情绪明显增加。且化疗过程中表现出的胃肠道反应、肝肾功能损伤等不良反应更加重了患者的不良情绪。

1. 肿瘤患者产生焦虑、抑郁等不良情绪的原因　总结国内外学者的研究报道，导致恶性肿瘤患者心理障碍的常见原因可概括为以下几点：①机体对疾病产生的应激反应及继发性情绪障碍。患有癌症的人群被社会视为处于生命倒计时中的人，患者在确诊后的会感到生存的时间有限，痊愈的希望渺茫，于是继发出现心理负性情绪。负性情绪不但不利于患者疾病的治疗和转归，而且容易形成恶性循环，进一步增加患者的负性心理和应激障碍，导致其出现严重的抑郁和焦虑情绪。②疗效和转归情况。确诊后患者认为癌症就是与死亡相提并论，产生恐惧心理及对生存的渴望，会从心理上过高依赖于治疗的疗效，加之恶性肿瘤目前预后普遍较差，一旦病情出现反复或者恶化，焦虑、抑郁及悲伤等不良情绪随即产生。③对治疗过程认知不足。随着医学科学的发展，肿瘤的治疗手段，尤其是化疗药物的不断更新，已不再是单纯的姑息性治疗，而是从姑息向根治过渡。患者由于缺乏医学知识，对治疗过程的必要性、利弊和安排等知之甚少，不良情绪便会加重。④治疗过程产生的毒副作用。大部分患者在进行化疗后会产生骨髓抑制、脱发、胃肠道反应等不良反应，形态的改变和躯体的不适均可加重负性情绪。⑤经济及家庭、社会的支持作用。恶性肿瘤的各项诊疗措施会产生巨大的费用，给患者家庭带来沉重的负担，在长期痛苦治疗的影响下，患者身心极度脆弱，更加需要家庭成员的关心、社会的理解，若家庭成员等缺乏对患者的关心和精神支持，会使患者感到无助，进而加重各种不良情绪。⑥医务人员及治疗环境的影响。由于各种原因，某些医务人员对患者的情绪变化不能充分理解，在治疗问询过程中态度不够亲近，再加

上医院环境的压抑或者反复入院，也有一些患者因治疗需要经常远离家庭成员的照顾，长期处在医院不熟悉的环境中，都可导致患者焦虑、抑郁等情绪的加重。多数学者认为，环境、社会的不良应激等社会不良因素是导致抑郁心理危机的重要原因。

2. 焦虑、抑郁等不良情绪对肿瘤患者的影响　不良情绪是导致恶性肿瘤生存率较低的关键因素，良好的心态、积极的思维、开朗的性格，不但有利于患者疾病的转归和康复，而且在抵抗抑郁焦虑情绪方面具有潜在的较重要的影响，能够有效防止疾病的恶性循环，是较好生活质量的重要保障。因为存在焦虑、抑郁等不良情绪通常会使患者对治疗失去信心而出现抵触情绪，严重的可使患者出现内分泌紊乱及神经系统功能失调，细胞免疫力和应激反应能力严重下降，严重影响患者的生活质量，亦不利于患者的后续治疗。研究表明，未进行干预的化疗患者焦虑和抑郁症状随着化疗的进行逐步加重，生活质量的评分明显下降，提示患者经过化疗后，不良情绪的加重使生活质量下降，患者抵抗疾病的信心逐渐下降，继而会影响疾病的康复转归，而经过心理干预的化疗患者焦虑、抑郁得到改善，有较好的生活态度去面对后续治疗。

三、肠病的精神心理治疗

（一）精神类药物治疗

当精神障碍的存在影响了对原发躯体疾病的治疗或由于精神心理因素导致心身疾病时，需要联合精神类药物治疗相关精神障碍以达到对症治疗的目的。在联合使用精神类药物治疗时，应慎重选择药物，同类作用药物中选择不良反应相对较少的药物，低剂量起始，逐渐增量，在精神症状稳定缓解后，逐渐减量至停药。同时，要注意精神类药物与躯体疾病治疗药物之间的药物的相互作用。对伴有精神病性症状（包括各类幻觉、妄想、思维障碍和行为紊乱等）及兴奋躁动的患者，可给予小剂量抗精神病药，如氟哌啶醇、利培酮、奥氮平等。对伴有抑郁或焦虑的患者，可给予选择性 5- 羟色胺再摄取抑制剂（SSRI）类药

物，如帕罗西汀、舍曲林等，或选择性 5- 羟色胺 - 去甲肾上腺素再摄取抑制剂（SNRI）类药物，如文拉法辛、度洛西汀等；或 NaSSA 类药物，如米氮平。对于睡眠障碍的患者可以小剂量镇静催眠类药物，苯二氮䓬类药物，如艾司唑仑、阿普唑仑、劳拉西泮等，或者非苯二氮䓬类的催眠药物，如酒石酸唑吡坦、佐匹克隆等。对于震颤谵妄患者，需要给予大剂量的苯二氮䓬类药物；而非震颤谵妄的患者，可以应用小剂量的抗精神病药物，如氟哌啶醇肌内注射，或者口服新型抗精神病药物，如奥氮平、利培酮或富马酸喹硫平。

（二）心理治疗

1. 基本原则　对躯体疾病所致精神障碍的患者，在进行躯体疾病治疗的同时，可根据患者躯体疾病的性质和严重程度选择适合的心理治疗方法。心理治疗一般在急性期后或意识障碍恢复后进行。针对有幻觉妄想患者，解释要切合时机，否则容易引起患者反感抵触而拒绝治疗；针对具有抑郁、焦虑等情绪患者，以言语性解释、保证等为主；针对精神运动性抑制或缄默、木僵等患者，要加强行为训练。在综合医院中，心理治疗应具有充分的灵活性，根据患者症状的变化随时调整治疗方案。

2. 支持性的心理治疗　是各种特殊的心理治疗的基础，对于躯体疾病患者，支持性心理治疗比较简单也较易被患者接受。治疗时，首先要耐心、诚恳听取患者及其家属的倾诉，建立良好的治疗关系；同时结合心理测试结果充分了解患者，有计划、有针对性回答患者的咨询和疑问。其次要适当地向患者介绍躯体疾病相关知识，分析患者的思维活动和情绪变化，对患者不恰当的认知和情绪问题给予指导和纠正，对患者给予支持、疏导、安慰、鼓励，帮助患者应对疾病过程中出现的社会心理问题，使患者情绪稳定，增强适应能力。

3. 问题解决疗法（Problem solving therapy，PST）　患者对自身疾病有一定认识后，需要解决在现实生活中所面临的问题，而很多患者缺乏解决问题的能力，问题解决疗法可以帮助患者增强解决问题的能力，使其更好地适应社会。问题解

决疗法较少关注探讨症状背后的原因，而是集中在患者的问题和解决上。对于躯体疾病所致精神障碍患者出现的抑郁、焦虑等情绪问题，问题解决疗法可以作为一种辅助心理治疗手段。具体的过程包括明确与界定问题；确立目标；制订解决方案；评估方案；执行方案；评估初效，做出调整。

4.认知行为治疗（cognitive-behaviour therapy，CBT）　是目前心理治疗的主流，它关注于患者对问题认识的不合理性，通过改变患者对自己、对他人和对事物的态度和想法来进行调节。首先对患者进行认识上的改造，使患者认识到原先的信念是与客观事实不符的，并帮助其进行认识的重建。其次通过劝说、正确示范、放松训练等方法改善患者的抑郁、焦虑情绪。最后要进行行为训练，典型的方法是布置作业，使患者在日常生活中进行分析和实践。

5.森田疗法　"顺其自然、为所当为"是森田疗法的基本治疗原则。森田理论要求人们把烦恼等当作人的一种自然的感情来顺其自然地接受和接纳它，消除思想矛盾，并对疑病素质的情感施加陶冶锻炼，使其摆脱疾病观念，打破精神交互作用，按照患者的症状和体会使之体验顺从自然。森田疗法强调，不能简单地把消除症状作为治疗的目标，而应该把自己从反复想消除症状的泥潭中解放出来，然后重新调整生活。不要指望，也不可能立即消除自己的症状，而是学会带着症状去生活。

6.其他　除了以上几种心理治疗方法外，根据患者疾病的种类和程度，还可进行家庭治疗、集体心理治疗等。

（武圣君）

第七节　中医诊疗

中医的治疗重点在于辨证论治，以下就上述几种中医常见肠病的辨证治疗进行阐述。

一、肠痈

（一）瘀滞型

脘腹闷胀，绕脐疼痛阵作，随即转移至右下腹，按之痛剧，腹皮微急，恶心欲吐，嗳气纳呆。不寒不热或微热，或恶寒，大便正常或便秘，尿清或黄。舌质正常或暗红，舌苔薄白或微黄，脉迟紧或弦略数。本证相当于急性单纯性阑尾炎，轻型化脓性阑尾炎，或阑尾周围脓肿消散后期。治则化瘀行滞，清热解毒。方药以大黄牡丹汤合红藤煎剂加味。该方由大黄、芒硝、桃仁、牡丹皮、冬瓜仁、红藤等组成。

（二）湿热型

腹痛较剧，右下腹硬满，按之内痛，或可扪及有压痛之肿块。伴有发热，口干渴，汗出，便秘尿赤。舌质红，苔黄干，脉弦数。或伴有身热不扬，头昏重，呕恶胸闷，腹胀痛，便溏不爽，尿黄浊。舌红苔黄腻，脉滑数。本证相当于急性化脓性阑尾炎，阑尾周围脓肿早期或并局限性腹膜炎。治则清热化湿，通里攻下。方药可选用大柴胡汤或大黄牡丹汤合薏苡附子败酱散加减。

（三）热毒型

腹痛更甚，弥漫全腹，腹皮硬、手不可近。热毒伤阴者，伴有高热持续不退、时时汗出，烦渴欲饮，面红目赤，唇干口臭，呕吐不食，两眼凹陷，大便秘结，或似痢不爽，小便短赤，或频数似淋；舌质红绛而干，苔黄厚干燥，或黄腻，脉弦滑数或洪大而数。热毒伤阴损阳者，见发热不高，或不发热，精神萎靡，肢冷自汗，气促；舌质淡而干，苔多薄白，脉沉细而数。肠结腑实者，见全腹膨胀，呕吐频频，无排气排便。本证相当于急性阑尾炎并发局限性或弥漫性腹膜炎，已形成的阑尾脓肿有扩散趋势，或由腹膜炎引起的肠麻痹，盆腔脓肿，感染性休克等并发症。治则清热解毒。方药以大黄牡丹汤合透脓散加减。

肠痈的各个阶段也可采用其他方法予以辅助

治疗，如芒硝的中医外敷法、大黄牡丹汤的灌肠法等均可有较好疗效。

二、痢疾

（一）湿热痢

腹痛，里急后重，下痢赤白脓血，赤多白少，或纯下赤冻。兼肛门灼热，小便短赤或发热恶寒，头痛身楚，口渴发热。舌质红，苔腻微黄；或舌质红，苔薄白；或舌质红，苔黄腻。脉象滑数，或浮数，或大而数。治法：清热解毒，调气行血。方药：芍药汤。

（二）疫毒痢

发病急骤，壮热，痢下鲜紫脓血。兼腹痛剧烈，里急后重明显，口渴，头痛烦躁，或神昏谵语或痉厥抽搐，或面色苍白，汗冷肢厥。舌质红绛，苔黄燥，或苔黑滑润。脉象滑数，或脉微欲绝。治法：清热解毒，凉血止痢。方药：白头翁汤。暴痢脱者，应急服参附汤或独参汤，或参附注液静脉推注或点滴，以回阳救逆。

（三）寒湿痢

腹痛，里急后重，痢下赤白黏冻，白多赤少，或纯为白冻。兼脘闷，头身困重，口淡，饮食乏味。舌质淡，苔白腻。脉象濡缓。治法：温化寒湿，调气和血。方药：胃苓汤。

（四）阴虚痢

下痢赤白黏冻，或下鲜血黏稠。兼脐腹灼痛或脐下急痛，虚坐努责，心烦，口干口渴。舌质红少津，苔少或无苔。脉象细数。治法：养阴清肠。方药：驻车丸。

（五）虚寒痢

下痢稀薄，带有白冻，甚则滑脱不禁。兼腹部隐痛，排便不爽，食少神疲，四肢不温，腰痠怕冷，或脱肛。舌质淡，苔白滑。脉象沉细而弱。治法：温补脾肾，收涩固脱。方药：桃花汤合真人养脏汤。

（六）休息痢

以时发时止，经久不愈为辨证重点，临床分为发作期、缓解期。发作期见腹痛，里急后重，大便夹有脓血。兼倦怠怯冷，嗜卧，食少。舌质淡，苔腻。脉象濡软或虚数。治法：温中清肠，调气化滞，方药：连理汤。缓解期见腹胀食少，大便溏薄或夹少量黏液，肢体倦怠，神疲乏力，少气懒言，面色萎黄，或脱肛，舌质淡，苔白或腻，脉缓弱，为脾气虚弱证候，治宜补中益气，健脾升阳，方药为补中益气汤。缓解期见腹痛绵绵，喜按喜温，大便稀溏，夹有少许黏液白冻，形寒气怯，四肢不温，纳少，面白不华，口淡不渴，或肢体浮肿，舌质淡胖或有齿痕，苔白滑，脉沉迟无力，此为脾阳虚衰，治宜温阳祛寒、益气健脾。方药：附子理中汤。缓解期见胃脘灼热，烦渴，腹痛绵绵，下痢稀溏，时夹少量黏冻，兼饥而不欲食，强食则吐，四肢不温，舌质红，苔黄厚腻。

此为寒热错杂证，脉象沉缓，治宜温中补虚，清热燥湿，方为乌梅丸。缓解期见腹部刺痛，拒按，下痢色黑，兼腹部刺痛固定不移，常在夜间加重，面晦暗，或腹部结块，推之不移，舌质紫暗或有瘀斑，脉象细涩，此为瘀血内阻证，治宜活血祛瘀，行气止痛，方为膈下逐瘀汤。

三、腹痛

（一）寒邪内阻

腹痛急迫，剧烈拘急，得温痛减，遇寒尤甚。兼恶寒身蜷，手足不温，口淡不渴，小便清长，大便尚调。苔白腻。脉沉紧。治法：温里散寒，理气止痛。方药：良附丸合正气天香散。

（二）湿热壅滞

腹部胀痛，痞满拒按。大便秘结，或溏滞不爽。兼胸闷不舒烦渴引饮，身热自汗，小便短赤。苔黄燥或黄腻。脉滑数。治法：通腑泄热。方药：大承气汤。

（三）中脏虚寒

腹痛绵绵，时作时止，喜热恶冷，痛时喜按。

兼饥饿劳累后加重,得食休息后减轻,疲乏力,气短懒言,形寒肢冷,胃纳不佳,面色无华,大便溏薄。舌质淡,苔薄白。脉沉细。治法:温中补虚,缓急止痛。方药:小建中汤。

(四)饮食停滞

脘腹胀满,疼痛拒按,嗳腐吞酸。兼厌食,痛而欲泻,泻后痛减,粪便奇臭或大便秘结。苔厚腻。脉滑。治法:消食导滞。方药:枳实导滞丸。

(五)气机郁滞

脘腹疼痛、胀满不舒,攻窜两胁。兼常痛引少腹,时聚时散得嗳气矢气则舒,遇忧思恼怒则剧。苔薄白。脉弦。治法:疏肝解郁,理气止痛。方药:柴胡疏肝散。

(六)瘀血阻滞

少腹疼痛,痛势较剧,痛如针刺。甚则腹有包块,经久不愈。舌质紫暗。脉细涩。治法:活血化瘀。方药:少腹逐瘀汤。

四、泄泻

(一)寒湿泄泻

泻下清稀,甚至如水样,有时如鹜溏。兼腹痛肠鸣,脘闷食少,或兼有恶寒热,鼻塞头痛,肢体酸痛。舌苔薄白或白腻。脉濡缓。治法:芳香化湿,疏表散寒。方药:藿香正气散。

(二)湿热泄泻

腹痛即泻,泻下急迫,势如水注,或泻而不爽,粪色黄褐而臭。兼烦热口渴,小便短赤,肛门灼热。舌质红,苔黄腻。脉濡数或滑数。治法:清热利湿。方药:葛根芩连汤。

(三)暑湿泄泻

夏季盛暑之时,腹痛泄泻,泻下如水,暴急量多,粪色黄褐。兼发热心烦,胸闷脘痞,泛恶纳呆,自汗面垢,口渴尿赤。舌质红,苔黄厚而腻。脉象濡数。治法:清暑化湿。方药:黄连香薷饮。

(四)食滞肠胃

腹痛肠鸣,泻后痛减,泻下粪便臭如败卵,夹有不消化之物。兼脘腹痞满,嗳腐酸臭,不思饮食。舌苔垢浊或厚腻。脉象滑大。治法:消食导滞。方药:保和丸。

(五)肝气乘脾

肠鸣攻痛,腹痛即泻,泻后痛缓、每因抑郁恼怒或情绪紧张而诱发。平素多有胸胁胀闷,嗳气食少,矢气频作。舌苔薄白或薄腻。脉象细弦。治法:抑肝扶脾。方药:痛泻要方。

(六)脾胃虚弱

大便时溏时泻,反复发作。稍有饮食不慎大便次数即增多,夹见水谷不化。兼饮食减少,脘腹胀闷不舒,面色少华,肢倦乏力。舌质淡,苔白。脉象细弱。治法:健脾益胃。方药:参苓白术散。

(七)肾阳虚衰

每于黎明之前,脐腹作痛,继则肠鸣而泻,完谷不化,泻后则安。兼形寒肢冷,腹部喜暖,腰膝酸软。舌质淡,苔白。脉象沉细。治法:温肾健脾,固涩止泻。方药:四神丸。

五、便秘

(一)肠胃积热

大便干结,腹中胀满,口干口臭。兼面红身热,心烦不安,多汗,时欲饮冷,小便短赤。舌质红干,苔黄燥,或焦黄起芒刺。脉象滑数,或弦数。治法:泻热导滞,润肠通便。方药:麻子仁丸。

(二)气机郁滞

大便干结,欲便不出,腹中胀满。兼胸胁满闷,嗳气呃逆,食欲缺乏,肠鸣矢气,便后不畅。舌苔薄白,或薄黄,或薄腻。脉象弦,或弦缓,或弦数,或弦紧。治法:顺气导滞、降逆通便。方药:六磨汤。

(三)气虚便秘

虽有便意,临厕努挣乏力,难以排出。兼便后乏力,汗出气短,面白神疲,肢倦懒言。舌淡胖,或舌边有齿痕，苔薄白。脉象细弱。治法：补气健脾，润肠通便。方药：黄芪汤。

（四）血虚便秘

大便干结，努挣难下，面色苍白。兼头晕目眩，心悸气短，失眠健忘；或口干烦，潮热盗汗，耳鸣，腰膝酸软。舌质淡，苔白；或舌质红，少苔。脉象细，或细数。治法：养血润燥，滋阴通便。方药：润肠丸加减。

（五）阳虚便秘

大便艰涩，排出困难。兼面色白，四肢不温，喜热怕冷，小便清长，或腹中冷痛，拘急拒按，或腰膝酸冷。舌质淡，苔白，或薄腻。脉象沉迟，或沉弦。治法：温阳通便。方药：济川煎。

六、肠道癌瘤

（一）湿热蕴结

腹部阵痛，大便脓血，里急后重，肛门灼热。兼有身热不扬或发热缠绵。舌质红，苔黄腻，脉滑数。治法：清热化湿，宽肠散结。方药：白头翁汤加减。

（二）瘀毒内结

腹痛腹胀，里急后重，大便脓血或血色紫暗。兼有发热，口干咽燥，喜冷饮。舌质紫暗或有瘀点。脉滞涩或细数。治法：清热解毒，化瘀软坚。方药：仙方活命饮加味。

（三）脾胃虚寒

腹胀隐痛，喜温，腹部痞块，大便溏泄。兼面色萎黄，四肢不温，气短乏力。舌质淡，苔薄白。脉沉细无力。治法：温阳健脾，止血散结。方药：黄土汤加减。

（四）脾虚下陷

腹部坠胀，大便稀溏，泻下不止，甚则脱肛。兼气短懒言，食少乏力，面色白。舌质淡，苔薄白。脉沉细无力。治法：益气健脾，升阳举陷。方药：补中益气汤加减。

（刘　潜　王　萍　章文春）

第八节　康复治疗

肠道是人体最大的消化器官，肠道皱褶中存在肠道内的神经系统，其能独立于大脑进行感知、接收信息，并做出反应，使人产生愉快或不适感觉，甚至还能像大脑一样参加学习等智力活动。因此，肠道又被称为人体的"第二大脑"。然而，肠道既强大又脆弱，它既有多重功能，又易受到多种疾病困扰。

康复医学是一个跨学科、跨领域的医学分支学科，其最终目的和落脚点是帮助患者最大限度地消除或减少在社会生活中的障碍和困难，尽可能恢复其功能，提高生活质量，重返社会。在肠道疾病诊疗过程中，完善康复理念有利于以患者为本，促进患者疾病康复，回归新生活。

一、常见肠道疾病的康复

（一）功能性肠道疾病

功能性肠道疾病是一种症状源于中、下消化道的功能性胃肠病，该病是临床检查患者肠道无结构异常或生化异常的肠道症状群，其患病率较高。

1. 肠易激综合征（IBS）　是一种腹泻与便秘交替出现，无明确形态学、组织学或生化代谢异常的肠道症状综合征。IBS患者除了肠道功能不适，还常见有焦虑和抑郁的情绪症状。主要治疗方法如下所述。

（1）肛肠生物反馈疗法（BFT）：采集直肠压力和肛门外括约肌电信号，通过视频和音频指示形成反馈，指导患者进行肛门括约肌的协调运动。

（2）骶神经刺激（SNS）：植入式神经调节方法，使用预先植入的临时电极，以持续低频电刺激骶神经 $L_3 \sim L_4$，可改善直肠敏感度和结肠收缩功能。

（3）肉毒杆菌毒素（BTX）：针对顽固性便秘患者进行注射，BTX 通过突触前抑制乙酰胆碱释放引起肌肉的可逆性麻痹，具有显著松弛肛门括约肌的作用。

（4）粪菌移植（FMT）：将健康人粪便中的功能性细菌移植到患者肠道，重建其正常肠道菌群及其功能，从而改善患者临床症状和生活质量。

（5）心理干预：减轻患者的压力，调节内脏感觉阈值，从而改善患者疼痛和排便障碍。

2. 功能性消化不良（FD）　具有上腹部疼痛、烧灼感，餐后饱胀感、胀气、恶心、嗳气等慢性消化不良症状，但其临床表现不能用器质性、系统性或代谢性疾病等来解释的一组临床综合征。主要治疗方法如下所述。

（1）药物治疗：胃肠动力调整药物，如莫沙必利、西尼必利、曲美布汀、多潘立酮（吗丁啉）等药物；改善消化的药物如复方阿嗪米特、慷彼申、多酶片等药物。

（2）针刺：针刺 FD 患者足三里穴，可改善患者胃排空障碍，主要可能与某些胃肠运动相关的激素水平变化相关。

（3）心理干预：研究显示，心理社会因素可能通过影响内脏感觉功能、胃运动功能等而影响 FD 患者的消化道症状。心理干预可改善 FD 患者的消化不良症状，抗焦虑或抗抑郁治疗对 FD 亦有一定疗效。

3. 功能性便秘（functional constipation，FC）　是一种常见临床疾病，以每周排便次数减少、持续性排便困难，或排便不尽感为主症，是由于结肠、直肠、肛管、盆底肌功能异常，排除机体器质性病变的功能性疾病。目前国际上将 FC 分为慢性传输型便秘（slow-transit constipation，STC）、功能性出口梗阻型（fanctional outlet obstructing congstipatio，FOOC）及混合型（MIX）三类。主要治疗方法如下所述。

（1）肛肠生物反馈疗法（BFT）：采集直肠压力和肛门外括约肌电信号，通过视频和音频指示形成反馈，指导患者进行肛门括约肌的协调运动，减少排便障碍。

（2）中频电疗法：研究显示，常规康复训练及中频电治疗可以促进肠蠕动、纠正胃肠功能紊乱、缓解胃肠道痉挛的作用，进而改善患者功能性便秘。

（3）针刺：针刺大肠俞穴、天枢穴等位，可以通肠润便、改善便秘。

（4）功能性腹泻：主要表现为排便频次的增多及粪便性状的改变，且至少 75% 不伴有腹痛。研究发现，针刺曲池及下巨虚等穴位调节大肠功能，可以明显降低肠道的高敏感性、改善肠道菌群紊乱、调节人体交感与副交感神经的平衡。

（二）器质性肠道疾病

1. 炎症性肠病（IBD）　包括溃疡性结肠炎（UC）和克罗恩病（CD），病因和发病机制尚未明确。CD 是一种病因未明的从口腔至肛门的消化道任何一段均可受累的消化管壁全层性炎性反应疾病，腹痛、腹泻和体重下降三大症状是本病的主要临床表现。UC 是一种由遗传背景与环境因素相互作用而产生的疾病，呈慢性的炎性反应状态，病变呈连续性，可累及直肠、结肠的不同部位，临床以发作、缓解和复发交替为特点的消化系统疾病。主要康复治疗方法如下所述。

（1）药物治疗：氨基水杨酸制剂，如柳氮磺吡啶仅适用于病变局限在结肠的轻、中度患者；美沙拉嗪能在回肠末段、结肠定位释放，适用于轻度回结肠型及轻、中度结肠型患者。糖皮质激素对控制病情活动有较好疗效，适用于各型中至重度患者，以及上述对氨基水杨酸制剂无效的轻至中度患者，但长期激素治疗患者应同时补充钙剂及维生素 D 以预防骨病发生。免疫抑制剂多选择硫唑嘌呤或巯嘌呤，适用于对激素治疗无效或对激素依赖的患者，对硫唑嘌呤或巯嘌呤不耐受者可试换用甲氨蝶呤。抗菌药物，如硝基咪唑类、喹诺酮类药物应用于本病有一定疗效，甲硝唑对肛周病变、环丙沙星对瘘有效。生物制剂，如英夫利昔为促炎性细胞因子拮抗剂，临床试验证明对传统治疗无效活动性克罗恩病有效，重复治疗可取得长期缓解，近年已逐步在临床推广使用。

（2）运动疗法：研究证实，中高强度间歇运动可以降低 CD 患者炎性反应；此外，运动还可以改善患者心理健康，抵抗负性情绪。

（3）中医理疗：隔药灸结合针刺可有效治疗 CD，可能是通过降低肠黏膜异常增高的 TNF-α、TNFR1、TNFR2，并主要通过 TNF-α 和 TNFR1 途径抑制肠上皮细胞的异常凋亡，从而保护 CD 肠黏膜上皮屏障损伤和减轻肠道炎症反应；神阙隔药灸疗法可能通过调节机体的免疫功能治疗溃疡性结肠炎；研究显示，穴位埋线可通过调节上皮紧密连接、修复肠黏膜上皮屏障、促进肠黏膜愈合等改善 UC 的症状。

（4）粪菌移植（FMT）：FMT 可以调节肠道代谢物，改善肠肝循环，减轻黏膜免疫炎症，促进黏膜愈合，并可介导肠外受累器官的免疫修复。FMT 治疗 UC 的方法、疗效和安全性已成为目前研究的热点。

（5）康复宣教：指导患者建立良好的生活规律、劳逸结合，注意饮食卫生、避免肠道感染，合理休息及锻炼，提高抗病能力，保持乐观态度，积极配合治疗。

2. 肠造口 肠造口术是外科最常施行的手术之一，肠造口术虽然挽救了患者的生命，但术后并发症发生率高，而且造口是一种违反生理的残疾或畸形，所以肠造口患者在社会、心理、生理上都承受着巨大的压力，生活质量受到很大影响。世界肠造口治疗师协会提出，让所有肠造口患者无论他们生活在哪里，都能接受由专业造口治疗师提供的造口护理。在我国，肠造口术后康复治疗和护理越来越受到医师和患者的重视。肠造口多学科团队主要由肛肠科医师、造口师或主管护师、营养师及心理咨询师组成，多学科协作护理可有效提高肠造口患者自我护理能力及生活质量。主要康复治疗方法如下所述。

（1）造口护理指导：指导患者了解造口袋、皮肤保护剂的种类、作用及使用方法，教会患者选择合适的造口护理用品，并教会患者造口袋使用技巧。

（2）日常生活指导：指导患者着宽松柔软的衣服，避免衣物过紧压迫造口；原则上不必限制饮食，但应尽量少食辛辣、刺激性、易产气、易激惹的食物与饮料；患者体力恢复后可继续一定工作，但应避免过度发力动作。

（3）心理疏导：对造口患者进行心理干预，使他们能够正确认识造口，从心理真正接受造口。这不仅有利于促进造口患者的身心健康，更有利于重建他们对生活的信心。

二、伴有肠道功能障碍的疾病康复

研究证明，人体健康不仅与自身基因组有关，还与肠道内环境微生物有密不可分的联系。肠道菌群通过与宿主间的相互作用调控肠道稳态，各种原因导致的肠道稳态失衡将会影响人体的健康，导致肥胖、糖尿病、癌症等 50 多种疾病的产生。因此肠道菌群对人体健康至关重要，它被视为人体又一"隐藏的器官"。

（一）脑卒中

1. 脑卒中继发肠道功能障碍 急性脑卒中发生时，机体会产生强刺激引起全身的应激反应，而肠道是应激反应的中心器官，也是重要的靶器官。脑 - 肠轴（BGA）调节应激反应的过程涉及神经通路、免疫机制和内分泌机制。BGA 基本组成包括中枢神经系统（CNS）、自主神经系统（ANS）、下丘脑 - 垂体 - 肾上腺轴（hypothalamic-pituitary-adrenal axis，HPA）和肠道神经系统（enteric-nervous system，ENS）等，各组分之间相互影响、相互作用，促进中枢神经系统和肠道间信号的双向沟通。

脑卒中应激引起的消化道症状在临床上很常见，高达 50% 的患者会出现消化道症状，包括吞咽困难、消化道出血、便秘或失禁等。缺血性脑卒中后脑组织相应病理改变会引起肠道黏膜缺血、缺氧及再灌注损伤，导致肠道节律紊乱及蠕动幅度改变，肠道传输功能下降；肠道功能障碍又进一步加重肠道黏膜的缺血、缺氧，致使肠道功能严重损害，伴有肠道菌群紊乱；研究发现，患者肠道菌群多样性改变可以介导神经炎症反应加剧脑缺血损伤程度。

2. 维持肠道功能有助于脑卒中康复

（1）加强早期肠道营养：脑卒中患者存在营养不良的风险，尤其在吞咽障碍、严重脑卒中及老年脑卒中患者中更为多见。脑卒中患者伴营养不良是卒中后感染等并发症的重要基础，也是影响脑卒中康复的重要原因之一。患者早期选择合理的肠营养支持方法，有利于患者获得必需的营养需求，减少营养状况恶化，降低并发症的概率；因此，加强脑卒中患者肠道的营养支持，维持肠道功能对促进脑卒中患者神经功能恢复及加速其肢体功能康复具有积极的影响。

（2）饮食调整：脑卒中后患者应戒烟戒酒，多饮水，饮食采用低盐、低脂肪、高维生素、高纤维素的易消化食物，避免食用油腻食物，尽量少食多餐。

（3）运动疗法：指导患者做腰部前屈运动、提肛运动，并适当行走；鼓励卧床患者经常翻身和进行床上运动，适量的活动可增加膈肌、腹肌、肛提肌的力量，促进肠道的蠕动功能，提高患者排便能力。

（4）物理因子治疗：临床运用中频电疗法治疗卒中后便秘，可提高患者肠道平滑肌张力，增强肠道平滑肌蠕动收缩能力，改善便秘症状。生物反馈治疗是通过声音和影像的反馈，诱导患者正确控制盆底肌肉，训练其舒张和收缩功能，避免便秘反复发生。

（5）针灸：研究发现，电针刺激足三里等穴位可提升肠道蠕动、增强肠道激素分泌，进而改善脑卒中继发的肠功能紊乱，有助于患者康复。

（6）平衡肠道菌群：研究发现，肠道菌群可通过脑-肠轴机制参与中枢神经系统疾病的发病过程。脑卒中并发感染的患者通过粪菌治疗性移植可纠正菌群失调，进而改善脑缺血后神经功能。肠道菌群可以直接影响血小板激活及动脉粥样硬化，此外，其免疫机制可以促进脑卒中损伤后的修复，以上发现有望成为神经保护的新靶点。未来以肠道菌群为靶点的治疗在缺血性脑卒中的防治中将发挥重要的作用。

（二）脊髓损伤

1. 脊髓损伤导致肠道功能障碍　脊髓损伤（spinal cord injury，SCI）不仅严重损害患者的躯体运动和感觉功能，还导致患者伴有神经源性肠道功能障碍。其主要病理变化为肠道蠕动频率降低、幅度下降、结肠通过时间延长、直肠肛门协调性紊乱。SCI患者中高达1/3者出现肠道功能障碍，主要表现为便秘、排便障碍等，可继发腹胀、腹痛等症状；SCI后由于骶髓（$S_2 \sim S_4$）的副交感神经排便中枢与大脑高级中枢的联系中断，排便只能通过脊髓低级中枢部分反射来进行，并且副交感神经作用增强，直肠顺应性降低，直肠肛管储存和排出大便的功能受到破坏；患者肠蠕动减慢，结肠转运时间延长，正常人粪便从盲肠到达肛门的时间为12～28小时，而SCI患者可延长到72小时。排便障碍导致肠内微环境改变，异常菌群通过介导肠道炎症进一步破坏肠黏膜屏障，加重SCI患者肠道功能障碍。

2. SCI肠道功能障碍的康复　临床上多维度的肠道排空计划，包括搭配饮食、药物治疗、充足的液体摄入量，以及物理因子刺激、灌肠等措施，可以明显改善肠道功能、规律排便，实现定时、规律、干净的排便。

（1）饮食调整：建议高纤维饮食（每天纤维摄入在15 g以上，不超过40 g），监控饮食改变后的反应并调整饮食结构。

（2）肠道功能训练：便秘患者可采用顺时针摩腹、手指直肠刺激、盆底肌训练、桥式运动和模拟排便；而大便失禁者多采用肛门牵拉和盆底肌训练。基于患者生活习惯选择排便时间，宜在每天同一时间完成；依据脊髓损伤部位，排便频率也不同。建议上运动神经源性肠道患者隔天一次大便；而下运动神经源性肠道患者每天1次或2次。

（3）物理因子治疗：功能性磁刺激可刺激腹部肌肉收缩，降低平均结肠传输时间；经皮电刺激通过刺激腹部皮肤的神经纤维，降低肛门内、外括约肌的压力及肛门直肠抑制反射，降低排便难度，增加排便频率，改善腹痛、腹胀的症状；经直肠电刺激及经膀胱内电刺激适用于大便失禁患者，可以调节肠道及内、外肛门括约肌的活动，改变肠道习惯，提高肠道控制能力；植入电刺激可调节肠道自主神经功能，减少自主神经反射异常，提高肠道控制能力，降低大便失禁发生率，从而提高生活质量。

（4）针灸：研究发现针刺夹脊穴可以改善 SCI 所致的便秘；此外，腹部按摩结合针刺治疗 SCI 患者大便障碍有较好效果。临床上，SCI 的治疗多偏用针灸结合现代康复技术并辅以药物治疗的方案，多疗法配合可显著改善 SCI 患者的肠道功能障碍。

（三）创伤性脑损伤

创伤性脑损伤（traumatic brain injury，TBI）是致残和导致死亡的主要原因之一，越来越多的研究发现，肠道屏障功能障碍与 TBI 的发生、发展密切相关。颅脑在受到损伤后，下丘脑－垂体－肾上腺轴等中枢神经调节体系被破坏，进而导致中枢神经系统对胃肠激素的调控紊乱、激素异常分泌，使胃肠排空及小肠传送受阻。此外，由于机体受到创伤后，肠道受到缺血再灌注打击，肠道黏膜发生缺血、缺氧，进而导致肠道功能受损。而改善 TBI 患者肠道屏障功能，促进其神经功能恢复，对其后期康复具有积极作用。

1. 早期营养　脑外伤患者早期行肠道内营养可有效维持胃肠结构和功能，对防治肠源性感染、提高免疫力、降低高代谢、促进病情恢复等方面具有重要意义。

2. 高压氧　研究发现，高压氧治疗不仅减轻 TBI，还可以减轻小肠缺血再灌注损伤，保护 TBI 后的肠屏障功能，其作用机制主要包括缺血再灌注后发生的氧化应激和炎性反应。

3. 针灸　电针刺激足三里穴位能够改善胃肠蠕动，间接修复受损脑细胞，提高脑皮质细胞工作效率。

三、加速康复外科与肠道手术

加速康复外科（enhanced recovery after surgery，ERAS）由丹麦医师 Henrik Kehlet 在 2001 年正式提出，采用一系列有循证医学证据的围手术期处理措施，以减少手术患者的生理及心理的创伤应激，达到快速康复目的。这是一项新的理念和治疗康复模式。ERAS 理念获益体现在：

①提高治疗效果；②减少术后并发症；③加速患者康复；④缩短住院时间；⑤降低医疗费用；⑥减轻社会及家庭负担。

ERAS 核心内容主要是关于围手术期患者的医疗支持建议，其中包括术前、术中及术后的标准化干预措施有下述几项。

（一）术前宣教与准备

术前向患者宣教关于 ERAS 手术的相关信息，促进患者参与到其治疗和康复中来；术前宣教有助于减轻患者的焦虑，提高手术成功率。

（二）术前营养

术前禁食抑制胰岛素分泌，促进分解代谢激素的释放从而导致胰岛素抵抗。而研究证实，术前 2 小时摄入碳水化合物液体可以减轻术前口渴和饥饿，降低患者发生胰岛素抵抗和术后应激反应的概率，有利于保持身体质量和肌肉力量，从而缩短住院时间。

（三）术中预防性给药

预防性抗菌药物的应用能够有效对抗需氧菌和厌氧菌，减少肠道手术感染性并发症的发生。术中应用小剂量肝素有助于减少静脉血栓、肺栓塞的发生及降低结直肠手术患者的死亡率。

（四）术后措施

1. 去除尿管　及早撤去导尿管，可增加患者舒适感，利于早期活动，减少术后并发症。

2. 术后镇痛　患者自控镇痛（PCA）在快速康复的背景下主要用于减少疼痛和缩短术后肠麻痹的时间。

3. 早期进食　早期肠内营养或经口进食，可以在胃肠道神经内分泌调节机制作用下，促进胃肠功能恢复从而缩短术后肠麻痹的病程。

4. 早期活动　尽早活动有助于减少肺部并发症、防止肌肉萎缩，减轻因不活动而产生的胰岛素抵抗、缓解术后疲劳、提高睡眠质量、减少并发症发生。

我国在加速康复外科领域起步较晚，近两年随着外科医师们对于快速康复理念理解的进一步加深，有关于各学科的快速康复治疗也逐步地开展起来。快速康复外科明显缩短术后住院时间，降低住院费用，最大限度地利用了有限的医院资源，将成为外科发展的趋势。快速康复外科的实现不仅仅是外科医师的职责，它需要一个完整的团队，包括外科医师、麻醉科医师、康复医师、护理人员等。系统性的改变需要多学科相互支持、相互配合，需要设立专门工作小组进行诊疗、康复、护理以及质量控制。

（丁敬宾）

参考文献

李鹏，王拥军，陈光勇，等，2015. 中国早期结直肠癌及癌前病变筛查与诊治共识意见 (2014 年 11 月·重庆). 中华内科杂志，54(4): 375-389.

中华人民共和国卫生和计划生育委员会医政医管局，2015. 中国结直肠癌诊疗规范 (2015 版). 中华消化外科杂志，14(10): 783-799.

中华医学会外科学分会胃肠外科学组，2015. 胃肠间质瘤规范化外科治疗专家共识. 中国实用外科杂志，35(6): 593-598.

中华医学会消化病学分会胃肠动力学组，外科学分会结直肠肛门外科学组，2013. 中国慢性便秘的诊治指南 (2013, 武汉). 中华消化杂志，33(5): 291-297.

中华医学会消化病学分会炎症性肠病协作组，欧阳钦，胡品津，等，2007. 对我国炎症性肠病诊断治疗规范的共识意见. 中华消化杂志，27(8): 545-550.

Allali I, Boukhatem N, Bouguenouch L, et al, 2018. Gut microbiome of Moroccan colorectal cancer patients. Med Microbiol Immunol, 207(3-4): 211-225.

Brandt LJ, Feuerstadt P, Longstreth GF, et al, 2015. ACG clinical guideline: epidemiology, risk factors, patterns of presentation, diagnosis, and management of colon ischemia(CI).Am J Gastroenterol, 110(1): 18-44; quiz 45.

Burns MB, Montassier E, Abrahante J, et al, 2018. Colorectal cancer mutational profiles correlate with defined microbial communities in the tumor microenvironment. PLoS Genet, e1007376.

Cao S, Jin S, Cao J, 2015. Advances in malignant peritoneal mesothelioma. Int J Colorectal Dis, 30(1): 1-10.

Charles DB, Douglas OF, 2015.Neoplasms of the small and large intestine// Goldman L, Schafer AT.Goldman's Cecil Medicine. 25th ed. Philadelphia: Elsevier Saunders, 1320-1322.

Cirocchi R, Farinella E, Trastulli S, et al, 2013.Safety and efficacy of endoscopic colonic stenting as a bridge to surgery in the management of intestinal obstruction due to left colon and rectal cancer: a systematic review and meta-analysis.Surg Oncol, 22(1): 14-21.

Comeche JM, Comino I, Altavilla C, et al, 2019. Parenteral nutrition in patients with inflammatory bowel disease systematic review, meta-analysis and meta-regression. Nutrients, 11(12): 2865.

Cox SR, Lindsay JO, Fromentin S, et al, 2020. Effects of Low FODMAP diet on symptoms, fecal microbiome, and markers of inflammation in patients with quiescent inflammatory bowel disease in a randomized trial. Gastroenterology,158(1): 176-188. e7.

Cristian S, Cristian M, Cristian P, et al, 2015. Management of idiopathic retroperitoneal fibrosis from the urologist's perspective.Ther Adv Urol, 7(2): 85-99.

CSCO 神经内分泌肿瘤专家委员会，2013. 中国胃肠胰神经内分泌肿瘤专家共识. 临床肿瘤学杂志，18(9): 815-832.

Di Caro S, Fragkos KC, Keetarut K, et al, 2019. Enteral nutrition in adult Crohn's disease: toward a paradigm shift. Nutrients, 11(9): 2222.

Ghosh TS, Rampelli S, Jeffery IB, et al, 2020. Original research: Mediterranean diet intervention alters the gut microbiome in older people reducing frailty and improving health status: the NU-AGE 1-year dietary intervention across five European countries.Gut, 69(7): 1218-1228.

Hu Y, Ding M, Yuan C, et al, 2018. Association between coffee intake after diagnosis of colorectal cancer and reduced mortality. Gastroenterology, 154(4): 916-926.e9.

Kaplan GG, Ng SC, 2017. Understanding and preventing the global increase of inflammatory bowel disease. Gastroenterology,152(2): 313-321.e2.

Kelly CP, Bai JC, Liu E, et al, 2015. Advances in diagnosis and management of celiac disease.Gastroenterology, 148(6): 1175-1186.

Lacy BE, Me arin F, Chang L, et al, 2016. Bowel disorderrs. Gastroenterology, 150(6): 1393-1407.

Leffler DA, Lamont JT, 2015. Clostridium difficile infection.N Engl J Med, 372(16): 1539-1548.

Levine A, Boneh RS, Wine E, 2018. Evolving role of diet in the pathogenesis and treatment of inflammatory bowel diseases. Gut, 67(9): 1726-1738.

Ludvigsson JF, Bai JC, Biagi F, et al, 2014. Diagnosis and management of adult coeliac disease: guidelines from the British Society of Gastroenterology.Gut, 63(8): 1210-1228.

Marth T, 2015. Systematic review: Whipple's disease(Tropheryma whipplei infection)and its unmasking by tumour necrosis factor inhibitors. Aliment Pharmacol Ther, 41(8): 709-724.

Molska M, Regula J, 2019. Potential mechanisms of probiotics action in the prevention and treatment of colorectalcancer. Nutrients, 11(10): 2453.

Nguyen DL, Palmer LB, Nguyen ET, et al, 2015. Specialized enteral nutrition therapy in Crohn's disease patients on maintenance infliximab therapy: a meta-analysis. Ther Adv Gastroenterol, 8(4): 168-175.

Pedersen N, Ankersen DV, Felding M, et al, 2017. Low-FODMAP diet reduces irri- table bowel symptoms in patients with inflammatory bowel disease. World J Gastroenterol, 23(8): 3356-3366.

Rindi G, Petrone G, Inzani F, 2014. 25 Years of neuroendocrineneoplasms of the gastrointestinal tract.Endocr Pathol, 25(1): 59-64.

Runyon BA, 2013. Introduction to the revised American Associa- tion for the study of liver diseases practice guideline management of adult patients with ascites due to cirrhosis 2012.Hepatology, 57(4): 1651-1653.

Sureda A, Bibiloni MDM, Julibert A, et al, 2018. Adherence to the Mediterranean diet and inflammatory markers. Nutrients, 10(1): 62.

Thomas AM, Manghi P, Asnicar F, et al, 2019. Metagenomic analysis of colorectal cancer datasets identifies cross-cohort microbial diagnostic signatures and a link with choline degradation. Nat Med, 25(4): 667-678.

Urban ML, Palmisano A, Nicastro M, et al, 2015. Idiopathic and secondary forms of retroperitoneal fibrosis: a diagnostic approach. Rev Med Interne, 36(1): 15-21.

Weaver KN, Herfarth H, 2021. Gluten - free diet in IBD: time for a recommendation. Mol Nutr Food Res, 65(5):e1901274.

Weber AT, Shah ND, Sauk J, et al, 2019. Popular diet trends for inflammatory bowel diseases: claims and Evidence. Curr Treat Options Gastroenterol, 17(4): 564-576.

Wirbel J, Pyl PT, Kartal E, et al, 2019. Meta-analysis of fecal metagenomes reveals global microbial signatures that are specific for colorectal cancer. Nat Med, 25(4): 679-689.

Wong SH, Zhao LY, Zhang X, et al, 2017. Gavage of fecal samples from patients with colorectal cancer promotes intestinal carcinogenesis in germ-free and conventional mice. Gastroenterology, 153(6): 1621-1633. e6.

Yamano T, Yoshimura M, Kobayashi M, et al, 2016.Malnutrition in rectal cancer patients receiving preoperative chemoradiotherapy is common and associated with treatment tolerability and anastomotic leakage. Int J Colorectal Dis, 31(4): 877-884.

Yang YX, Chen X, Gan HT, 2014. Toll-like receptor 2 regulates intestinal inflammation by controlling integrity of the enteric nervous system: why were TLR3's roles not tested. Gastroenterology, 146(5): 1428.

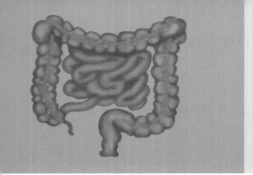

第15章 肠道疾病常见炎症

第一节 常见感染性肠炎

绝大多数感染性肠炎以急性腹泻为主要临床表现，病情较轻，病程自限。根据2013年的统计，我国腹泻的总体发病率为0.17～0.70/人·年，其中法定报告的感染性肠炎发病率约为74.78/10万。在世界范围内，感染性肠炎的病因构成受饮食习惯、社会经济、医疗卫生等因素的影响，不同国家和地区之间有明显差异。据世界卫生组织估计，全世界儿童感染性肠炎的患病率为3%～20%，每年有460万婴幼儿因此而死亡，非洲等不发达地区患病率较高。随着我国城市化程度的提高和国人生活方式的转变，感染性肠炎趋于减少，而功能性肠病、炎症性肠病和结直肠癌的发病率却不断升高。

自新中国成立初期开始，我国即将霍乱、伤寒和痢疾等肠道传染病列为法定报告和重点防治的病种，并采取了一系列有针对性的防控措施。1961年埃尔托霍乱传入后，又将其列入甲类传染病与古典霍乱并列。20世纪50年代，我国已基本消灭了古典霍乱，控制了伤寒、副伤寒、痢疾和血吸虫病的大面积流行，同时也大幅度降低了其他感染性肠病的发生率，为人民健康提供了有力保障。这是我国健康事业取得的重大成就。近年来，随着社会经济的高速发展，人民生活水平不断提高，卫生设施趋于完善，我国各类肠道传染病包括细菌、病毒和寄生虫感染整体呈下降趋势。但也应该看到，我国幅员辽阔，各地区经济、文化及卫生水平发展不平衡，肠道感染仍然是我国各类传染病中发病率最高的一组疾病。例如，2013

年全国共报告法定肠道传染病3 165 954例，其中325人死亡，因此，仍需临床高度重视。

肠道感染的流行情况不仅与社会经济水平、医疗卫生条件相关，还取决于宿主免疫情况。欧美发达国家的经验提示，随着经济及医疗卫生水平的提高，感染性腹泻病通常呈下降趋势，而非感染性炎症性肠病发病率不断升高。以旅行者腹泻（travller's diarrhea，TD）为例，该病在拉丁美洲、非洲、东南亚及南亚地区发病率最高，上述地区也被列为发生TD的高危地区（表15-1）。来自欧美等发达国家（低危地区）的旅行者在高危地区旅游后，罹患TD的风险可高达40%。TD的主要病原体为细菌（61%），如产肠毒素性大肠杆菌、侵袭性大肠杆菌、志贺菌、沙门菌等，也包括病毒、寄生虫等其他致病体。在亚洲旅行期间发生TD的患者10%～20%为诺沃克病毒感染所致。蓝氏贾第鞭毛虫是TD最常见的寄生虫病原体。从表15-1也可以看出，该病的发病风险与旅行目的地的经济社会发展水平密切相关。

另外，不同免疫状态的机体罹患感染性腹泻，其病原体亦存在差异。例如，寄生虫感染是导致慢性腹泻的常见病原体，包括原虫和蠕虫。免疫力正常的患者罹患寄生虫肠炎，其病原体以阿米巴最为常见，蓝氏贾第鞭毛虫次之；而获得性免疫缺陷综合征（AIDS）患者或常见变异型免疫缺陷病（CVID）患者，主要寄生虫病原体则为蓝氏贾第鞭毛虫和隐孢子虫。AIDS患者感染性腹泻的常见病原体还包括各类细菌、真菌、巨细胞病毒等。

表 15-1　不同国家和地区之间旅行者腹泻发病率的差异

发病率	国家和地区
高危地区（罹患率约 40%）	南亚和东南亚 中美洲 南美洲 西非、北非和东非
中危地区（罹患率 8%～15%）	俄罗斯 中国 加勒比群岛 南非
低危地区（4% 以下）	北美 西欧、北欧 澳大利亚和新西兰 日本

［引自：BMC Public Health., 2020, 20（1）: 1146.］

除了普通人群肠道感染之外，还需重视医源性腹泻。广义上的医源性腹泻包括药物、手术、放疗等治疗因素引起的腹泻。其中对抗生素相关性腹泻研究较多，典型代表为艰难梭菌感染，也是最受关注的一种医源性感染性肠炎。艰难梭菌感染占抗生素相关性腹泻的 15%～25%，是非常重要的院内感染致病体。在住院患者中该菌的感染率达 0.15%～10%，可导致假膜性结肠炎的院内暴发流行。罹患该病的危险因素包括免疫缺陷状态、高龄、腹部手术、慢性基础疾病、抗生素的种类和疗程、应用抑酸药、住院时间延长等。我国现阶段抗生素应用还存在诸多不规范现象，容易滋生耐药菌，因此艰难梭菌的流行情况需要医务界高度重视，并采取有效的应对措施。

肠易激综合征（IBS）是全世界最常见的慢性腹泻病。全球 IBS 患病率为 3%～22%，10%～20% 的成人和青少年具有 IBS 的症状。我国 IBS 患病率约为 5%。2000 年 Pan 等进行的一项整群、分层、随机的流行病学研究提示，北京地区有症状符合 Manning 标准的 IBS 患病率高达 7.3%，且发现痢疾、受凉和凉食等可能是诱发

IBS 的危险因素。流行病学研究显示，肠道感染是国人 IBS 的高危因素。荟萃分析表明，IBS 患者合并小肠细菌过度生长的比例是对照组的 4.5 倍。肠道微生态失衡很可能也参与了 IBS 的发病。病原体感染可通过以下途径导致肠道功能紊乱：①肠道感染可导致促肾上腺素皮质激素释放激素（CRF）的合成和释放增加，部分患者感染后中枢 CRF 神经元的功能异常持续存在，从而持续影响胃肠运动和分泌功能；②某些病原体可直接破坏肠黏膜屏障，也可通过内毒素或细胞因子破坏肠黏膜，使其通透性增加；③肠道感染改变了原有正常菌群，引起肠道微环境变化；④发生肠道感染后，在一定环境中，即使病原体被清除，肠黏膜炎症消退，遗留的肠道肌肉和神经功能异常依然会持续相当长的时间。北京协和医院的研究发现，病程处于恢复期的痢疾患者即使粪便细菌培养转阴，仍有相当数量的患者存在类似 IBS 的症状。这类患者被称为感染后 IBS（post-infective IBS，PI-IBS），占全部 IBS 病例数的 6%～17%。

肠道不仅是营养吸收器官，还是人体内最大的免疫器官。已知人体约 2/3 的免疫细胞和炎性细胞位于肠道，肠道菌群及其代谢产物（如短链脂肪酸）广泛参与调控肠道免疫细胞成熟、活化等过程，这些免疫细胞随后通过血液和淋巴系统迁移到肠外组织和器官。这一过程又被称为免疫细胞的"教育"。少数感染性肠炎患者经治疗后虽然病原体被清除，但却诱发其他器官自身免疫性疾病，如吉兰 - 巴雷综合征、赖特综合征等，其病因很可能与肠道感染改变了免疫细胞功能有关。因此，我们需要用整合医学的观念来看待感染性肠炎这一常见病，特别要重视其对全身其他器官系统的影响。

（吴　东　钱家鸣）

第二节　细菌性肠炎

细菌性肠炎（bacteria enteritis）大多表现为急性腹泻，但少数病原体也可导致慢性腹泻。免疫抑制人群罹患细菌性肠炎更容易出现病程迁延。细菌性肠炎的致病因素主要为细菌感染释放毒素刺激肠道分泌增多（分泌性腹泻），以及细菌侵袭致肠道黏膜损伤（渗出性腹泻）。重视询问流行病学史，积极开展粪便及血液相关病原体检查，以及针对性的抗生素治疗，是细菌性肠炎诊治的关键点。约50%细菌性肠炎患者不能明确病原体，需要经验性应用抗生素治疗。应注意合理把握抗生素的种类和疗程，避免细菌耐药和肠道菌群紊乱。对于腹泻量较大的患者，必须及时补充液体，纠正电解质紊乱及酸中毒。

细菌性肠炎，也称细菌性腹泻（bacteria diarrhea），是指由某一种或多种细菌导致的肠道感染，以腹泻为突出表现的临床症候群。随着我国经济社会发展水平的提高，感染性腹泻的发病率已呈下降趋势。但在卫生条件落后地区，某些时段（如夏季），以及特殊人群（如免疫力受损者、儿童、老年人等），本病仍时有发生，值得临床重视。细菌也是旅行者腹泻最常见的病原体，约占全部病例的61%。

细菌性肠炎大多急性起病，病程小于2周，呈自限性经过，少数患者也可病程迁延。流行病学资料证实，在免疫功能正常个体中能造成慢性腹泻的致病菌主要包括大肠杆菌、沙门菌、志贺菌、弯曲菌、耶尔森氏菌、气单胞菌和邻单胞菌等。另外，艰难梭菌是导致医源性腹泻的重要病原体，相关内容详见本章第三节。

一、病因和发病机制

多数细菌性肠炎患者表现为急性腹泻，亦存在少数细菌感染导致慢性腹泻，这一点在免疫抑制人群更为常见。细菌病原体感染肠道引起慢性腹泻的机制较为复杂，包括产生肠毒素、侵袭肠黏膜、影响肠道动力等。部分细菌性肠炎患者即使病原体消失后，腹泻症状仍将持续很长时间，

其原因可能是细菌感染引起肠道微生态改变和肠动力异常。

（一）肠毒素所致腹泻

这类感染性腹泻的代表病原体包括肠产毒素性大肠杆菌（enterotoxigenic Escherichia coli，ETEC）、气单胞菌等。这些细菌产生的肠毒素可刺激肠黏膜细胞分泌并抑制肠道吸收，对肠黏膜的直接损伤较轻，病变部位主要在小肠。其中ETEC可产生两种不同的肠毒素，分别称为耐热毒素（ST）和不耐热毒素（LT）。LT的致病机制与霍乱毒素相似，ST可活化鸟苷酸环化酶产生cGMP，刺激肠上皮大量分泌水和电解质。ETEC还可以增加肠壁间质内组胺浓度，从而促进肠上皮细胞分泌。临床表现为水样泻，腹泻量大者可类似分泌性腹泻，可有腹部痉挛性疼痛，但全身中毒症状较轻，无明显发热、里急后重等表现，无黏液脓血便，粪便中白细胞阴性或少量。

（二）侵袭性病原体所致腹泻

肠侵袭性大肠杆菌（enteroinvasive Escherichia coli，EIEC）、沙门菌、志贺菌、空肠弯曲菌等细菌直接侵袭肠道黏膜，以远段小肠及结肠受累多见。临床上表现为炎症性腹泻，可有腹痛、黏液脓血便或血水样便，严重者有明显的全身毒血症状，如高热等。粪便常规中可见大量红细胞、白细胞。志贺菌感染易累及直肠，患者多有里急后重。此外，感染性直肠炎还可见于男同性恋人群，常见病原体包括奈瑟菌、苍白密螺旋体（梅毒）和沙眼衣原体（性病淋巴肉芽肿）。

侵袭性病原体和产肠毒素性病原体的区别只是相对的，因前者也可产生肠毒素。例如，很多革兰氏阴性致病菌，如大肠杆菌、沙门菌、志贺菌和空肠弯曲菌等均可产生细胞致死性扩张毒素（cytolethal distending toxin，Cdt）。Cdt可破坏肠上皮细胞，诱发小肠细菌过度生长，还可引起自身免疫反应并影响到肠外器官，如肠病性关节炎等。

（三）肠道动力异常

早在 1918 年，英国医师 Arthur Hurst 就观察到，急性细菌性肠炎患者病情恢复后，其肠道症状仍将持续存在很长时间。据统计，约 1/4 的细菌性肠炎患者在根除病原体后依然有腹泻、腹痛等不适，其症状符合 IBS 的诊断标准，被称为感染后肠易激综合征（PI-IBS）。北京协和医院 Pan 等曾对 PI-IBS 进行了系统研究。该研究纳入了 295 例确诊的细菌性痢疾患者，其中 71.4% 的患者粪便志贺菌培养阳性；对照组为患者配偶或兄弟姐妹，共计 243 例，两组随访时间为 1 ～ 2 年。结果表明，菌痢患者即使病原菌被清除，仍有 22.4% 的患者在随访过程中出现功能性腹泻（FBD），8.1% 出现 IBS，远高于对照组 7.4% 和 0.8% 的相应比例。菌痢急性期腹泻时间较长（≥ 7 天）是后期发生 FBD 的独立危险因素（OR 3.49，95%CI 1.71 ～ 7.13）。

据统计，PI-IBS 占全部 IBS 病例数的 6% ～ 17%。目前认为其发病机制可能是由于病原体改变了肠道菌群的组成，在病原体被清除后这一影响仍持续存在。例如，肠道常驻微生物具有保护性生物膜，主要由多糖构成。而研究证实，致病性空肠弯曲菌可分解该生物膜，并将原本对人无害的正常肠道细菌变成有致病力的有害菌。在有害菌的影响下，肠道动力加快，上皮细胞分泌液体增加，使得腹泻症状持续。这一细菌由"好"变"坏"的过程类似于西方文学中经常出现的"僵尸"故事，因此，学术界形象地将这类被转变的细菌称为"僵尸菌"。另外，感染性肠炎恢复后患者结肠黏膜的淋巴细胞和肥大细胞计数仍持续增高，并释放生物活性物质，可能也是 PI-IBS 的发病机制之一。在北京协和医院的上述研究中，IBS 患者末端回肠和直肠 - 乙状结肠黏膜的肥大细胞计数，以及 IL-1β mRNA、神经元特异性烯醇化酶（NSE）、P 物质和 5- 羟色胺的阳性率均显著高于对照组。

二、临床表现

（一）流行病学史

细菌性肠炎多为粪口传播，有不洁饮食、疫区居留、接触特殊环境等病史的患者应警惕本病。部分地区可出现局部流行。例如，气单胞菌和邻单胞菌广泛存在于自然界的水、土壤及水生动物中，曾在河流或湖泊中游泳、饮生水或生食水产品的慢性腹泻患者，应怀疑这两种病原体感染。烹饪不充分的鸡肉可能被沙门菌、弯曲菌或志贺菌污染。肠出血性大肠杆菌（O157：H7）感染常来自汉堡等食品。蜡样芽孢杆菌（Bacillus cereus）易污染重复加热的食物（如炒饭）。不合格的奶油或蛋黄酱中可能检出金黄色葡萄球菌及沙门菌，沙门菌还可污染禽、蛋、鱼及乳制品。食用软奶酪及生冷食品可能患李斯特菌肠炎。烹饪不当的海产品或盐腌制品（如海鱼、虾、海蜇、贝类等）可传播弧菌肠道感染。不同类型的细菌感染潜伏期不同，可从最短的 4 小时（如侵袭性大肠杆菌）到数月（如沙门菌）不等。

（二）不同类型的细菌性肠炎

因不同细菌的致病机制不同，其临床表现差异较大，可大致分为非炎症性腹泻和炎症性腹泻这两组症候群。前者主要由细菌产生的肠毒素引起，症状为水样便，腹泻量较大，可伴有腹部绞痛、恶心、呕吐等，一般无发热或仅有低热；后者则由侵袭性病原体导致，表现为血水便或黏液脓血便，伴有里急后重、发热等，腹痛常较为剧烈。感染性腹泻病程迁延者多有不同程度的消瘦。

患者症状和体征与具体病原体有关。

1. 沙门菌　伤寒沙门菌和副伤寒沙门菌可导致稽留高热，患者可出现玫瑰疹，查体可有相对缓脉、肝脾大等阳性体征。病程的第 3 周可有肠道出血、穿孔等严重并发症。非伤寒沙门菌多以恶心、呕吐起病，腹泻发生率较高但全身症状较轻。沙门菌肠炎的内镜下表现可类似炎症性肠病，其在末段回肠可形成特征性的周边隆起的椭圆形小溃疡。

2. 志贺菌　志贺菌肠道感染可导致痢疾，患者有特征性的脓血便，伴直肠刺激症状，但在病程早期，患者可仅有水样泻（为志贺菌毒素所致）。慢性志贺菌肠炎内镜下表现与溃疡性结肠炎类似，需避免误诊。

3. 空肠弯曲菌　该菌感染可导致发热（90%）、

腹泻（90%）、腹痛（70%）和血便（50%），约16%的患者病程超过2周。免疫增生性小肠病（immunoproliferative small intestinal disease, IPSID）患者肠组织标本及粪便培养中可分离出空肠弯曲菌，且针对该菌的抗生素治疗可使部分患者病情缓解，提示该菌与淋巴增殖性疾病相关。

4. 耶尔森菌　耶尔森菌肠炎好发于回盲部，表现为炎症性腹泻，可伴右下腹痛和压痛，易误诊为阑尾炎。

5. 沙眼衣原体　沙眼衣原体肠炎好发于男同性恋人群，约5%的男同性恋为无症状带菌者。该病临床表现类似菌痢，可有血便、里急后重和肛门疼痛，严重者可引起肛周脓肿，应注意与炎症性肠病相鉴别。奈瑟菌肠炎的危险因素、症状和内镜表现与之相似。

部分细菌性肠炎可出现全身并发症，如反应性关节炎、Reiter综合征、吉兰-巴雷综合征、心肌炎、脑膜炎、肾炎等。肠出血性大肠杆菌（O157:H7）感染可造成溶血尿毒综合征（HUS）和血栓性血小板减少性紫癜（TTP）。

三、诊断和鉴别诊断

不明原因的慢性水样泻、黏液脓血便的患者需考虑细菌性肠炎。系统的病史采集除了腹泻情况之外，还应重视起病前感染病原体的暴露情况，症状持续时间，前期抗生素治疗及疗效评价，以及有无可疑流行病学史。详细的体格检查需注意体温、脉搏、神志、血压等，了解有无相对缓脉，观察有无脱水表现，重点是腹部查体。某些病原体（沙门菌、志贺菌等）感染可造成肠穿孔、中毒性巨结肠等临床急症，应保持警惕。

辅助检查中，以粪便常规和隐血最基本，以粪便病原学检查最为重要。传统的粪便病原学显微镜下涂片观察及培养后的菌种鉴定仍是诊断细菌感染的金标准。一般微生物学实验室可常规分离培养沙门菌、志贺菌、空肠弯曲菌等常见肠道病原体。由于粪便中有大量杂菌存在，若临床怀疑某些特殊病原体感染，应与实验室充分沟通，必要时对粪便标本做特殊处理，以提高培养阳性

率。即使积极行病原体化验，仍有50%以上的细菌性肠炎无法明确病原体，只能依靠临床表现和治疗经过做出诊断，并给予经验性抗生素治疗。

部分细菌的血清学检查亦有助于疾病的诊断，如对于伤寒有诊断价值的肥达试验。国际上已有商品化的粪便微生物的诊断试剂盒，可通过PCR扩增病原体特异的核酸序列鉴定腹泻病原体。例如，xTAG胃肠病原体检测通道试剂盒可同时测定14种病毒、细菌及寄生虫。该方法不依赖于传统的粪便病原体培养，而且更快捷、易使用、不受太多人为因素限制，有助于及时检出细菌性肠炎的致病病原体，但该技术本身存在一定的假阳性率。此外，血培养检查对于易并发血流感染的沙门菌、单胞菌、大肠杆菌感染等特异度较高，亦有一定的诊断价值。

鉴别诊断方面，以渗出性腹泻表现的细菌性肠炎需要与炎症性肠病、缺血性肠病等相鉴别，而肠产毒素性腹泻表现者需与吸收不良综合征、乳糜泻、神经内分泌肿瘤、胆汁酸性腹泻、显微镜下结肠炎等相鉴别。流行病学史、病原学检查、经验性抗生素疗效及疾病转归均有助于疾病的鉴别诊断。炎症性肠病(IBD)是慢性腹泻的重要病因，该病在我国的发病率正快速上升。细菌性肠炎所致慢性腹泻临床表现与IBD可能高度相似，而治疗却完全相反，临床不可不慎。Tedesco等曾进行过一项前瞻性观察研究，发现在表现为黏液脓血便并拟诊为IBD的一组患者中，最终有38%的患者被确诊为感染性肠炎，其病原体包括空肠弯曲菌、沙门菌、志贺菌、阿米巴、艰难梭菌等。

四、治疗

对症支持治疗对于细菌性结肠炎有重要意义。首先应补充液体避免血容量不足，腹泻量大的患者尤其要重视补液。不能耐受口服补液者应积极静脉输注。洛哌丁胺不推荐作为细菌性腹泻的单一用药，但在细菌病原体明确，无中毒性巨结肠表现，且已加用针对性抗生素时可考虑使用。益生菌和益生元有助于调节和恢复肠道正常菌群，可酌情使用（表15-2）。

表 15-2 常见细菌性肠炎的临床表现及抗生素治疗

细菌病原体	潜伏期	腹泻类型	临床表现	诊断方法	首选抗生素及疗程
肠致病性大肠杆菌	4 小时	炎症性腹泻	水样泻、发热	粪便培养及应用 DNA 探针技术检测粪便大肠杆菌的特异核酸序列	头孢曲松、喹诺酮类抗生素，2 日
肠产毒素性大肠杆菌	24 ~ 48 小时	肠产毒素性腹泻	水样泻	粪便培养及应用 DNA 探针技术检测粪便大肠杆菌的特异核酸序列	氨苄西林、四环素和喹诺酮类抗生素，2 日
肠聚集性大肠杆菌	8 ~ 52 小时	肠产毒素性腹泻	水样泻，可出现脓血便	粪便培养及 HEP-2 细胞黏附试验	头孢曲松和喹诺酮类抗生素，2 日
伤寒沙门菌	1 ~ 3 周	炎症性腹泻	腹泻、腹痛、发热、里急后重	血清学检测（肥达试验）、粪便细菌培养、血培养、骨髓培养	喹诺酮类抗生素，5 ~ 7 日；头孢曲松，5 ~ 7 日
志贺菌	8 小时~ 9 日	炎症性腹泻	黏液血便、里急后重、腹痛、发热	粪便涂片及培养	喹诺酮类抗生素、磺胺，3 日
空肠弯曲菌	1 ~ 5 日	炎症性腹泻	黏液血便、发热、腹痛、里急后重	粪便培养；粪便特异性抗原检测	红霉素、喹诺酮类抗生素，5 ~ 7 日
耶尔森菌	3 ~ 7 日	炎症性腹泻	腹痛、腹泻，重者可有发热、穿孔	粪便培养；PCR 检测	多西环素联合妥布霉素或庆大霉素，头孢曲松、喹诺酮类抗生素，5 日；重症者疗程 21
气单胞菌 / 邻单胞菌	> 24 小时	肠产毒素性腹泻为主	腹泻，可有轻度黏液血便	粪便和血培养	喹诺酮类抗生素、磺胺，3 日

某些细菌性肠炎不需要抗感染治疗而自愈，甚至抗生素治疗可加重病情，如大肠杆菌（O157：H7）和非伤寒沙门菌等。但对于多数患者，尤其是病程迁延而造成慢性腹泻者，针对性的抗生素治疗是治疗细菌性腹泻的关键。若能明确感染的细菌种类及药物敏感试验，可根据药物敏感试验选择合理的抗生素。然而 50% 以上的细菌性肠炎难以明确病原体，因此当临床上高度怀疑细菌性腹泻，在完成病原学标本采集后，可给予经验性抗生素治疗，包括喹诺酮类药物、三代头孢类抗生素等。随着抗生素的广泛应用，近年来细菌耐药率有升高的趋势，如初始对于左氧氟沙星敏感的大肠杆菌感染患者，约 16% 在后续治疗中会出现耐药情况。肠道菌群紊乱和抗生素相关性腹泻也是值得重视的问题。故应严格掌握抗生素的种类和疗程，避免不必要地长期使用广谱抗生素。多数细菌性肠炎经针对性抗感染治疗可治愈，但少数病情较重者可能需要手术治疗。手术适应证：①中毒性巨结肠；②急性肠穿孔，或慢性肠瘘经内科治疗而未能闭合；③完全性肠梗阻；④严重消化道出血经非手术治疗不能止血。

（吴 东 钱家鸣）

第三节 抗生素相关性腹泻

抗生素相关性腹泻（antibiotic-associated diarrhea，AAD），也称抗生素相关性肠炎（antibiotic-associated enteritis，AAE），是指与抗生素应用相关的腹泻。临床经过大多为良性、自限性，与抗生素所致肠道菌群紊乱相关，抗生素停用及采取对症治疗后病情通常可缓解。据统计，10% ~ 15% 应用抗生素的住院患者发生 AAD；除抗生素使用外，AAD 的典型危险因素包括免疫缺陷状态、高龄（≥ 65 岁）、接受腹部手术、使用抑酸药物及长时间住院等。

临床上，很大一部分 AAD 不能找到明确致病菌。但在临床表现为结肠炎的患者中，艰难梭菌感染（C. difficile infection，CDI）是最主要的病因。美国医院的调查研究显示，CDI 的发生率在住院 2 周后可高达 8% ～ 10%。2000 年以来，全世界 CDI 的发病率和病情严重程度均有不断增高的趋势，值得临床高度重视。

抗生素相关腹泻是住院患者腹泻的最常见病因。几乎所有抗生素均有引起抗生素相关性腹泻的可能；临床表现从轻度腹泻到重度假膜性结肠炎甚至中毒性巨结肠不等。大部分抗生素相关性腹泻在停用抗生素和进行支持治疗后缓解。临床表现为结肠炎的 AAD 患者中，艰难梭菌是最重要的病原体。CDI 需要特定的抗生素治疗，并且复发率高；少数患者可发展为具有致死性的中毒性巨结肠，需要手术治疗。

一、病因和发病机制

理论上，所有抗生素均可引起 AAD。长时间地使用抗生素，特别是使用经肠道吸收差或经胆道分泌高的抗生素，易引起肠道菌群组成和功能的改变，从而导致 AAD。广谱抗生素，尤其是头孢菌素、氟喹诺酮类、克林霉素最易引发 AAD。结肠厌氧菌群的减少可干扰碳水化合物和胆汁酸代谢，产生渗透性和（或）分泌性腹泻。在肠道微生态和代谢改变的环境下，条件致病菌会发生过度生长。

临床上，15% ～ 25% 的 AAD 是由艰难梭菌引起的。在临床表现为结肠炎的 AAD 患者中，CDI 发生率较高。据统计，50% ～ 75% 的抗菌药物相关性结肠炎和 95% ～ 100% 的假膜性结肠炎与 CDI 相关。艰难梭菌是一种产芽孢的专性厌氧革兰氏阳性杆菌，其芽孢具有极强的生存能力，具有热耐受性、干燥耐受性，以及无法被含乙醇类消毒剂杀灭等特点。同时，艰难梭菌容易定植于医院的环境中，进而导致院内播散性感染。美国疾病预防与控制中心 2013 年发布的《抗菌药物耐药性威胁报告》中，艰难梭菌被列为最高威胁等级中的第一位。

艰难梭菌的主要毒力因子是毒素 A 和毒素 B。毒素 A 是一种肠毒素，可导致肠道炎性反应和肠黏膜损伤，能趋化中性粒细胞在肠壁浸润并释放细胞因子，导致液体大量分泌和出血性坏死。毒素 B 是一种细胞毒素，可刺激单核细胞释放炎性细胞因子，直接损伤肠壁细胞。在毒素 A 和毒素 B 的协同作用下，肠道黏膜屏障被破坏并引发一系列的炎性反应。在无症状或轻症感染的患者血浆和粪便中可检测到毒素 A 的抗体，而重度患者中缺乏，提示宿主的免疫反应对临床结局非常重要。

2002 年以来，一种高产毒艰难梭菌型别 RT027/NAP1/BI（PCR- 核糖体分型 027 型，脉冲场凝胶电泳分型 NAP1 型，限制性内切酶分型 BI 型）在北美和欧洲暴发流行，该型菌株引起的临床症状更加严重且传播性更强，易复发，预后差，导致 CDI 发病率快速升高，并迅速成为美国、比利时、北爱尔兰、苏格兰和西班牙等国家或地区的优势流行菌株。除毒素 A、毒素 B 表达量明显升高以外，该型别菌株会额外产生一种二元毒素 CDT。根据细胞及动物研究显示，产二元毒素艰难梭菌菌株致死率较一般菌株更强。

病理表现上，CDI 所致结肠炎可分为三个阶段。第一阶段，表现为局灶上皮坏死，以及纤维素渗出和中性粒细胞浸润。第二阶段，出现典型的火山口改变，即黏膜溃疡形成并显著地渗出。第三阶段的特点是弥漫的、进一步加重的黏膜溃疡和坏死，常出现由纤维素、白细胞和破碎细胞组成的假膜。

二、临床表现

多数患者 AAD 发生于应用抗生素 2 ～ 7 天后，少数患者可发生于停药后 2 ～ 8 周。AAD 的临床表现差异较大，可以是轻度腹泻，也可以是暴发性乃至致死性的结肠炎。AAD 通常出现于抗生素使用过程中，但也有滞后 8 周出现的病例，常不伴有全身症状。

在 CDI 相关性 AAD 中，临床严重程度通常与患者自身的感染高危因素有关，同时也取决于艰难梭菌菌株的基因型。CDI 相关性 AAD 典型表现除腹泻外，腹部症状还包括黏液便或蛋花汤样便、腹痛、里急后重等。典型 CDI 属于炎症性腹泻，少数患者表现为水样泻。便血较为少见，但粪便隐血试验和白细胞常为阳性。查体通常腹部触软，肠鸣音活跃，左下腹可存在轻度压痛。全身症状常见，包括恶心、呕吐、脱水和低度发热等。血白细胞常轻度升高。若结肠炎局限于右半结肠，典型的表现是腹痛、白细胞升高和发热，而腹泻不突出。重度患者可出现中毒性巨结肠。特别是当出现"腹泻好转"的假象，而全身症状如发热、心率增快、腹膜炎体征加重，实验室提示白细胞升高、乳酸酸中毒时应加倍警惕。腹部 X 线平片可见明显的结肠扩张，伴或不伴肠壁积气。

CDI 病情的严重程度分级：

（1）轻度 CDI：仅有腹泻表现。

（2）中度 CDI：指患者存在腹泻症状，但不伴有重度或复杂 CDI。

（3）重度 CDI：指存在低白蛋白血症（血白蛋白低于 30g/L）和下述任意一项：①血白细胞计数 $> 15 \times 10^9$/L；②存在腹部压痛。

（4）复杂性 CDI：如符合下述任意一项则诊断为复杂性 CDI：①因 CDI 而收入重症监护病房；②低血压，需要或不需要应用血管活性药物；③体温 $\geq 38.5\ ℃$；④肠梗阻；⑤显著的腹部膨隆；⑥意识改变；⑦血白细胞计数 $\geq 35 \times 10^9$/L 或 $\leq 2 \times 10^9$/L；⑧血乳酸浓度 > 2.2mmol/L；⑨全身任何器官衰竭表现。

三、诊断和鉴别诊断

近期应用抗生素治疗并出现腹泻症状的患者均应考虑 AAD 的诊断，切忌将腹泻盲目归因于"肠道感染"而继续应用抗生素治疗，导致病情不断恶化。病史是诊断的关键，询问病史应追溯至腹泻症状前 8 周内的抗生素用药情况，包括抗真菌药物。病史、实验室检查、影像学和结肠镜检查均有助于诊断。血白细胞计数升高、粪白细胞、粪便隐血试验阳性支持诊断，但正常也不能除外诊断。影像学检查如腹部 X 线片、腹盆 CT 有助于及时发现并发症（如中毒性巨结肠）。

CDI 多见于应用抗生素治疗的住院患者，需要和导致该人群腹泻的其他疾病相鉴别，包括原发病累及肠道（如移植物抗宿主病）、抗生素以外的其他药物不良反应、肠内营养不耐受、炎症性肠病等。CDI 的实验室诊断方法包括粪便培养、艰难梭菌毒素检测、菌体抗原检测和核酸扩增试验等。

（一）粪便培养

粪便培养常采用选择性培养基，如 CCFA 培养基（cefoxitin-cycloserine-fructose agar，CCFA）或艰难梭菌显色培养基对标本进行至少 24～48 小时厌氧培养。对粪便标本通过加热或乙醇预处理可以减少粪便正常菌群，并在培养前筛选细菌芽孢。艰难梭菌在 CCFA 上具有典型的"马粪"气味，在紫外光下显示黄绿色荧光；在艰难梭菌显色培养基上的菌落具有灰黑色至黑色、扁平、粗糙、边缘不整齐的特点。典型的菌落可进一步使用实验室仪器（生化鉴定仪、质谱等）进行鉴定。

厌氧培养敏感度较高，获得菌株可以做进一步分子分型等。但要求实验室有厌氧培养的条件，同时操作较为复杂，周期较长，亦不能区分菌株是否产生毒素，是否需进一步进行该方面检测。因此临床应用受限，多用于流行病学研究或者 CDI 暴发流行调查。

（二）谷氨酸脱氢酶检测

谷氨酸脱氢酶（glutamate dehydrogenase，GDH）是所有艰难梭菌高水平表达的代谢酶。GDH 检测可用于筛查疑似 CDI 患者粪便样本中是否存在艰难梭菌。通常使用酶免疫测定（enzyme immunoassay，EIA）直接检测粪便标本中的 GDH 抗原。检测时间 1～2 小时，操作简便，且成本较低。系统综述显示该试验具有较高的敏感度（> 90%）、特异度（> 90%）和阴性预测值（95%～100%），但同艰难梭菌培养一样，不能区分菌株是否产生毒素（即是否有致病力）。该方法可作为一种高度敏感的初筛试验，GDH 检测阴性，可直接排除 CDI；GDH 检测阳性，则需要进一步检测毒素或毒素基因进行确证。

（三）EIA 法检测艰难梭菌毒素

目前常用酶免疫方法直接检测腹泻粪便标本中的艰难梭菌毒素。其原理是运用单克隆抗体特异性结合艰难梭菌毒素蛋白 A/B。EIA 检测艰难梭菌毒素的优点是特异度高（＞90%），能区分产毒株和不产毒株，并且检测周期短，数小时即可出结果，操作简便，应用广泛。缺点是敏感度较低（39%～76%），不能单独用于 CDI 的实验室诊断。艰难梭菌毒素在室温条件下不稳定，数小时后即可降解，因此留取新鲜粪便标本并快速送检，有助于提高检测阳性率。目前，推荐联合应用 EIA 和 GDH 检测或核酸扩增技术，用于 CDI 实验室两步法或三步法诊断。

（四）核酸扩增试验

核酸扩增试验（nucleic acid amplification technology，NAAT）有多种技术方法，包括聚合酶链反应（PCR）、环介导等温扩增（LAMP）、依赖解螺旋酶恒温扩增技术（HDA）等，大部分是针对 CD 毒素 B 和毒素 A 基因的扩增检测，敏感度可达 90%～100%，特异度达 94%～100%。近年一些商品化的检测系统，将样品提取、纯化、核酸扩增、产物自动化检测整合，通常可在 2 小时内完成检测，同时可检测毒素 A、毒素 B 负调控基因 tcdC 基因的突变和缺失，以及毒素 CDT 编码基因，以预测高产毒菌株 RT027 型 CD。然而目前由于价格、试剂注册及应用推广等问题，该方法在国内并不常用。

（五）推荐实验室诊断流程

由于不同的诊断方法各有优缺点，综合考虑不同方法的敏感度、特异度、耗时、费用等因素，推荐使用两步法或三步法进行 CDI 诊断。三步法即首先使用 GDH 试验初筛，GDH 阳性检测毒素 EIA，二者结果不一致使用 NAAT 确证。两步法即同步联合检测 GDH 和毒素 EIA，二者结果不一致使用 NAAT 确证。目前美国卫生保健流行病学学会（SHEA）针对 CDI 的联合指南及欧洲临床微生物与感染性疾病学会（ESCMID）的 CDI 指南均推荐使用三步法或两步法，进行 CDI 的准确诊断。

（六）内镜检查

内镜属于有创检查，且通常 AAD 的表现并不特异，如充血、水肿、红斑、血管纹理模糊等，故诊断意义有限，不作为常规推荐。但对于假膜性结肠炎，内镜具有诊断意义，典型的内镜下表现为在正常或轻度红肿黏膜表面多发的隆起的黄色结节。由于内镜检查可能加重结肠炎，因此需谨慎掌握适应证，通常仅在病因不清，需要与其他疾病（如炎症性肠病）相鉴别的情况下进行。

四、预防及治疗

目前尚无明确证据支持药物预防 CDI，而加强手卫生防护是最重要的预防手段。再次特别强调，艰难梭菌芽孢不能被酒精等含醇类消毒剂杀灭；因此，特别在医护人员接触疑似艰难梭菌感染患者后，必须使用肥皂或抗菌皂，遵循洗手法流水洗手。如果发现有确诊或疑似 CDI 的患者，建议进行有效隔离，以防止感染在院内扩散。

大部分 AAD 症状较轻，经停用抗生素、补充水电解质和对症治疗后好转。有症状的 CDI 均需要治疗，对于高度怀疑 CDI 的重度患者可以在诊断前经验性给予治疗。控制腹泻症状的解痉药物可能诱发中毒性巨结肠，因此需慎用。CDI 的治疗包括如下所述。

（一）一般治疗

停用可能造成 CDI 的抗生素；给予积极的对症支持治疗，如纠正水和电解质紊乱、低蛋白血症等。荟萃分析指出肠道微生态制剂有助于预防 CDI，但其对于 CDI 的治疗作用证据尚不充分，还需要进一步大样本量的研究。

（二）抗生素治疗

甲硝唑和万古霉素是目前治疗的首选药物。轻中度患者首选甲硝唑口服，200mg 1/6h 或 500mg 1/8h，疗程 10～14 日。如甲硝唑治疗 5～7 日仍无效果需转换为口服万古霉素治疗。重度患者首选口服万古霉素，125mg 1/6h，疗程 10～14 日。重度和复杂 CDI 患者应接受口服万古霉素联合静脉应用甲硝唑治疗，同时应请外科会诊评估手术指征。对于腹胀明显、疑有中毒性巨结肠的患者，予口服万古霉素（250～500mg，1/6h）加上万古霉素灌肠（500mg 加入 500ml 水，1/6h）联合静脉应用甲硝唑（500mg，1/8h），同时外科评估手术指征。CDI 感染复发率高，对于初次复发的轻中度患者，可再次应用初次治疗的药物。对于重度或复杂 CDI 的复发患者首选万古霉素口服（125mg，1/6h）。

（三）粪菌移植治疗

美国胃肠病学会（ACG）指南明确提出对于复发 2 次以上的 CDI 可考虑粪菌移植治疗，治疗前需注意粪菌供体的筛选和检测。随着肠道微生态研究的不断深入，发现粪菌移植治疗该病疗效比较肯定，临床应用正在普及。

（四）其他药物

近年来一些新药已用于临床治疗 CDI，其中

Tolevamer 是一种聚苯乙烯吸附剂，在肠道内不被吸收，可吸附艰难梭菌毒素 A 和毒素 B。初步研究证实，口服 Tolevamer 6g/d 的疗效与常规剂量的万古霉素相当。

（五）外科治疗

重度 CDI 患者出现中毒性巨结肠且内科药物治疗无效时需考虑尽早手术。手术方式推荐结肠次全切除加回肠造口术，结肠局部切除效果不佳。

五、预后

大多数 AAD 患者病情轻且自限，在诱因去除和对症治疗后完全恢复。然而 CDI 需要接受抗生素治疗。虽然大多数患者治疗反应好，但复发率高。仅有少数暴发性结肠炎病例需及时外科手术干预。

（吴　东　钱家鸣）

第四节　非感染性肠炎

非感染性肠炎是一系列由于饮食不当或不良刺激、过敏性腹泻、非特异性溃疡等引起的肠炎，主要包括了过敏性肠炎和非特异性肠溃疡。

一、过敏性肠炎

过敏性肠炎最常见的原因是对食物过敏，如牛奶、海鲜、蛋、豆类的蛋白质，通常发生在 6 个月至 14 周岁的儿童，属于 IgE 介导的 I 型过敏反应。部分患者为 IgE 与非 IgE 混合或仅由非 IgE 介导的过敏性肠炎，如过敏性嗜酸性肠炎、食物蛋白质诱发的小肠结肠炎综合征、过敏性直肠结肠炎、肠病综合征等。

（一）流行病学

食物过敏是一种常见的过敏性疾病，有报道表明其在全球范围内的发病率逐渐升高。我国西南部基于食物激发试验（oral food challenge，OFC）诊断标准的研究发现，婴儿的食物过敏率

为 3.8%～7.7%，与西方国家相似，而一项德国的研究发现，年龄较小的儿童发病率更高。在我国香港，有 4.5%～5% 的儿童被诊断有食物过敏反应。尽管食物过敏在西方国家更为频繁，且致死性过敏也较亚洲地区常见，如英国（22.0%）、新西兰（11.0%）和澳大利亚（6.0%）。但亚洲有一些西方国家未出现的特异性食物过敏源，如燕窝、荞麦、鹰嘴豆及栗子，这与亚洲人丰富多样的饮食文化有关。在这些食物中，牛奶（2.2%）、花生（1.8%）和坚果（1.7%）是儿童中最常见的过敏原，而贝类（1.9%）、水果（1.6%）和蔬菜（1.3%）则是成人中最常见的过敏原。而其他的过敏性肠炎则较为少见，如在每 10 万人中仅有 120 例患有嗜酸性肠炎。

（二）危险因素及发病机制

大量临床研究发现，性别（男性儿童）、种族（亚洲及非洲人种）、遗传（家族相关、HLA 和其他特定基因）、特应性反应（如特应性皮炎）、维

生素 D 缺乏、食物脂肪（ω-3 多不饱和脂肪酸的消耗减少）、抗氧化物消耗减少、抑酸剂使用增加（减少对过敏原的消耗）、肥胖（促使炎症状态产生）、过度清洁及接触食物的时间和途径增加，这些都可能成为促进食物过敏反应发生的危险因素。然而，关于这些危险因素引发食物过敏的具体机制是一个在不断研究的复杂问题，涉及环境及遗传因素的交互作用对免疫发病机制的影响。例如，母乳喂养通过 IL12RB1、TLR9 和 TSLP 基因中的单核苷酸多态性单独或共同修饰影响儿童食物过敏的发生。另一项研究表明，维生素 D 缺乏增加了 CC/CT 基因型儿童发生食物过敏的风险。近年来，肠道菌群在过敏性疾病中的作用也被揭示，Forsberg 等发现使用益生菌治疗的儿童体内的 IL-5、IL-10、IFN-γ 和 CCL22 水平低于对照组，这些细胞因子可诱导免疫反应，这一研究结果说明，乳酸杆菌可降低过敏原反应性。一个研究食物过敏组织的队列研究提出 IL-4 表达与牛奶及花生过敏相关。除过敏原外，食物过敏的途径也是一个值得引起注意的问题。人们通常认为的致敏途径主要为口服和呼吸道，同时皮肤暴露于环境食物过敏原也可能是一种致敏途径，特别是当有上皮屏障功能障碍时，如特应性皮炎。有研究通过实验发现了其中的潜在机制，如皮肤屏障的聚丝蛋白基因突变是花生过敏的相关因素。然而，一项研究表明蚊虫叮咬是一种皮内致敏途径，与哺乳动物对半乳糖过敏相关。除了这些常见直接的致敏途径外，食物的一些加工方式可能导致蛋白结构改变而间接致敏，如加热过程中的美拉德反应增强了过敏原的 T 细胞免疫原性。

（三）临床表现

过敏性肠炎的临床症状主要包括 IgE 和非 IgE 介导反应。IgE 反应，即 I 型过敏反应，临床症状出现较快，可在进食后几分钟到 1 ～ 2 小时发生。最早出现的常是皮肤、黏膜症状，如唇、舌上腭和喉发痒和肿胀。呼吸道症状如哮喘出现较晚或不出现，严重者可伴呼吸道症状，食物诱发的哮喘在婴儿比较多见，年长儿童或成人严重食物过敏可诱发过敏性休克。婴儿食物过敏还可发生肠绞痛，表现为婴儿阵发性烦躁不安，极度痛苦喊叫，腿蜷缩，腹膨胀，排气多，一般于出生后 2 ～ 4 周发病，到 3 ～ 4 个月痊愈。

混合型或非 IgE 介导的过敏反应，常见的是过敏性嗜酸性胃肠炎，可表现在任何年龄，表现为慢性腹痛、呕吐、食欲缺乏、发育不良、体重减轻、贫血或蛋白质丢失的肠病。食物蛋白质诱发小肠结肠炎综合征是一种对食物蛋白质的严重系统性反应，通常发生在摄入诱发性食物后的 1 ～ 4 小时发生，多发生于婴幼儿时期。可发生于经常接受母乳喂养的婴儿，也可发生于看似健康的婴儿，表现为带血条纹或隐血试验阳性的粪便。症状包括呕吐、腹泻、酸中毒，有时还会休克。食物蛋白质诱导的过敏性直肠结肠炎是一种常见的婴儿短暂性疾病，通常在出生后 1 ～ 2 年消失，表现为黏液样、带血条纹的粪便，还可表现为慢性呕吐、腹泻和发育不良。食物蛋白质诱导肠病综合征是一种罕见的疾病，表现为慢性腹泻（80%的病例出现脂肪痢）、体重减轻和生长衰竭，症状与乳糜泻患者相似，但仅出现在婴儿身上。

（四）诊断

（1）食物过敏性肠炎的诊断首要方法是仔细询问病史及过敏史、家族史，根据详细病史判断是否食用过可能致敏的食物。若疑为 IgE 介导反应，通常在进食几分钟至几小时内出现过敏反应，若患者无既往严重过敏反应或诊断明确的过敏史，为排除可疑食物可进行如下检查。

1）皮肤点刺试验：在识别可能引发 IgE 介导的食物过敏反应方面是安全和有用的，但对食物过敏的临床诊断的阳性预测值较低。试验的阳性结果通常被认为是平均直径为 3mm 或大于阴性对照组的风团。

2）皮内试验：尽管皮内试验在诊断 IgE 介导的食物过敏方面可能比皮肤点刺试验更敏感，但其发生全身不良过敏反应的风险更大。因此不推荐其作为首选诊断方式。

3）总血清 IgE：尽管在特应性过敏症患者中经常发现血清总 IgE 水平升高，但其敏感度和特异度较低，不足以确诊食物过敏。

4）过敏原特异性血清 IgE：有助于识别可能引发 IgE 介导的食物过敏反应，指定的"截止"水平（定义为 95% 预测值）可能比皮肤点刺试验更能预测某些人群的临床反应，与口服食物相比，过敏原特异性血清 IgE 抗体的绝对水平可能直接与临床反应性有关，但单独使用时，它们不能诊断食物过敏。

5）特应性斑贴试验：通过将浸有过敏原的小垫片贴在未破损的皮肤上来确定过敏性。该检测的敏感度和特异度在不同的研究中有所不同，可能特应性皮炎的存在和患者年龄的影响，在诊断食物过敏方面没有显著的临床价值。

6）联合使用皮肤点刺试验、过敏原特异性血清 IgE 试验和特应性斑贴试验：三种试验结果可能比单独任何一种试验能提供更高的阳性和阴性预测值，但使用所有 3 种试验耗时、不方便，仅有轻微改善的阳性和阴性预测值。

7）消除饮食：详细的病史加上可疑食物的消除导致症状的解决为食物过敏性肠炎的诊断提供了证据。在这些情况下，没有已知的实验室检测来诊断致敏食物，而口服食物刺激虽然可能是一种有用的诊断检测，但可能引起严重的过敏反应，因此不推荐为首选方式。

8）口服食物挑战：单盲或开放式食物挑战被认为是诊断食物过敏的首选。如果这些挑战中没有引起症状的食物（即挑战是消极的），那么食物过敏可以被排除；但是，当任何一种挑战引起了客观症状（即挑战是阳性的），且这些客观症状与病史相关，并得到实验室测试的支持，那么食物过敏的诊断就得到了支持。

（2）另一部分患者可能是由 IgE 与非 IgE 混合介导或仅由非 IgE 介导的过敏反应，这类过敏症状通常涉及胃肠道，具有较慢性的性质，并且与摄入致敏食物没有密切联系。在进行诊断性检查之前，仅根据病史和体格检查可能很难区分 IgE 介导的过敏和非 IgE 介导的过敏，因此需要进行如下实验室检查。

1）过敏性嗜酸性肠炎：诊断金标准是内镜活检组织中每个高倍视野下超过 15 ～ 20 个嗜酸性粒细胞。一种证明食物过敏与嗜酸性肠炎相关的方法是消除饮食后临床症状和嗜酸性粒细胞增多的现象得到缓解，以及重新引入可疑食物后嗜酸性粒细胞增多。

2）食物蛋白质诱发小肠结肠炎综合征：目前还没有实验室研究证明其高特异度和敏感度的诊断方式，因此需要通过口服食物刺激来确定诊断。然而，如果病史非常明显（例如，在 6 个月内对同一种食物有 2 次或 2 次以上的典型症状反应，并且在从饮食中去除致敏食物后症状消失），则可能不需要通过口服食物刺激来诊断。

3）食物蛋白质诱导的过敏性直肠结肠炎：通过口服食物刺激来确定诊断。结肠镜显示局限于大肠的病变，包括黏膜水肿与上皮和固有层嗜酸性粒细胞的浸润，在伴有隐窝破坏的严重病变中，多形核白细胞明显。

4）食物蛋白质诱导肠病综合征：诊断的基础是临床症状，消除饮食缓解症状和口腔食物试验后症状的复发。

（五）鉴别诊断

在一项评估过敏性肠炎患病率的分析中，多达 35% 的人主诉对特定食物有过敏反应，认为自己患有过敏性肠炎，而通过口服食物测试证实其患病率仅约为 3.5%，这种差异很大程度上是由于对非致敏的食物的不良反应错误分类导致，如乳糖不耐受会导致食用乳制品后的腹痛、腹胀和腹泻。过敏性肠炎通常需要与如下同样表现为腹痛、腹泻、呕吐等胃肠道症状的疾病相鉴别。

（1）药物不良反应或蚊虫叮咬等引起急性过敏反应导致的胃肠道症状。

（2）由消化道反流、感染、解剖紊乱、代谢异常（如乳糖不耐受）和其他原因引起的慢性胃肠道症状。

（3）食物的化学效应和刺激效应可能模拟过敏反应，如对于辣度、温度等诱发非免疫反应。

（4）味觉潮红综合征的患者可表现为食用酸的食物会在脸颊皮肤上沿着耳颞神经的分布触发一条红斑带。

（5）由细菌毒素引起的食物中毒，如产毒的大肠杆菌，或由变质的黑肉鱼引起的中毒，如金枪鱼，可诱发类似过敏反应。

（6）行为和精神障碍可能导致厌恶食物，并发生进食后呕吐等胃肠道症状（如神经性厌食症、贪食症和代理孟乔森综合征）。

（7）食物中的化学物质（如西红柿中的色胺）和食品添加剂的药理作用可能会模仿皮肤和胃肠道的一些过敏症状。

（8）食物不耐受是指由食物或添加剂引起的非免疫反应（如中毒性、药理性、代谢性感染性反应及其他非免疫因素所致的异常反应），它不涉及免疫反应，但可由非免疫因素引起的肥大细胞释放炎症介质参与。

（六）治疗

（1）对于急性、危及生命的过敏性肠炎（包括剧烈痉挛、腹痛、恶心、呕吐和腹泻、严重脱水、休克）应立即治疗。

1）肾上腺素是严重的过敏反应的一线治疗药物，治疗作用包括一系列与过敏反应机制相关的广泛效应，如通过 β_1 肾上腺素能受体激动剂效应增加血管收缩性，通过 β_2 肾上腺素能受体激动剂效应降低肥大细胞和嗜碱性细胞炎症介质的释放。治疗方式通常为静脉注射、肌内注射或皮下注射 1：1000 肾上腺素溶液，根据病情严重程度可重复 3～4 次。

2）对于喉头严重水肿等呼吸困难者，可将支气管扩张剂辅助肾上腺素进行使用，如沙丁胺醇雾化吸入器。

3）尽管使用了肾上腺素和静脉输液，但仍有持续低血压的患者应接受滴定的血管升压药物，以达到恢复血压的预期效果。理想情况下，应对血压和心率进行连续无创监测。

4）若患者对肾上腺素治疗产生耐药性，并可能发展为难治性低血压和心动过缓。在这种情况下应该使用胰高血糖素，成人建议单次静脉给药 1～5mg（儿童 20～30μg/kg，最多 1mg），静脉给药 5 分钟以上，可重复或随后滴注 5～15μg/min。

5）皮质类固醇药物通常是由于其抗炎特性，有利于过敏性和炎性疾病。

6）考虑对心动过缓的患者静脉注射阿托品。

7）对于所有发生过敏反应的患者，特别是有缺氧或呼吸窘迫的患者，应首先给氧，补充氧气不仅有助于优化氧气输送和器官灌注，而且有助于支气管扩张。

8）少数患者需要外科治疗。

（2）若为症状较轻或慢性过敏反应，可采用如下治疗。

1）对于 IgE 介导的过敏性肠炎，通过饮食避免其特定过敏原，这是最有效的防止方式。有 IgE 介导的食物过敏记录的个体应避免摄入特定的过敏原。然而，这种限制饮食应该由卫生保健专业人员与患者一起决定是否应该避免某些交叉反应性食物，同时判断一些特定食物中非过敏原的成分是否可以摄入，如鸡蛋最容易过敏的部分为蛋清，6～12 个月后小儿一般对蛋黄部分失去敏感性，此外，烹调或加热也使大多数食物抗原失去变应原性。同样，也可以通过饮食避免与过敏性肠炎相关的疾病的特定过敏原，如特应性皮炎、哮喘和嗜酸性食管炎的过敏原。

2）必要时使用抗组胺药物是非严重性过敏反应的一种治疗方式。

3）在严格监测情况下，免疫疗法是通过改变对过敏原的免疫反应来治疗食物过敏的一种手段，可以通过使用少量的过敏食物（过敏原特异性免疫治疗）或交叉反应过敏原（交叉反应过敏原特异性免疫治疗）来使患者脱敏。

4）对于非 IgE 介导的如嗜酸性肠炎，类固醇是目前主要的治疗药物，但其他药物的作用，如白三烯抑制剂、肥大细胞稳定剂、白细胞介素-5 抑制剂、抗免疫球蛋白 E，以及免疫途径中的其他靶点，目前正在探索。消除饮食疗法同样可在一定程度上缓解非 IgE 介导的过敏性肠炎。

5）对已确诊的过敏性肠炎患者提供营养咨询及长期随访检测，教育其识别食品上的预防过敏性成分标签。

6）对鸡蛋过敏者，有研究提出可进行接种含卵清蛋白的疫苗，但其具体风险仍在评估中。

（七）预后

一般预后良好，婴幼儿的食物过敏性肠炎通常随着年龄增长而逐渐缓解，研究发现，儿童时期对牛奶、鸡蛋、小麦和大豆的食物过敏通常会在儿童时期消退，而对花生、坚果、鱼和贝类的过敏则会持续。同样的，食物过敏相关的嗜酸性肠炎若在幼儿时期发病，且确定特定的过敏原，到儿童期后期疾病缓解的可能性是很高的。早期预测患者未来的耐受性将有助于计划是否应用免疫治疗干预，并为预后提供个性化的见解。早期过敏原特异性血清 IgE 水平越高，预后越差。但过敏性肠炎仍会对患者的生活质量产生不良影响，可参考全球过敏及哮喘欧洲协会共识提出的患者预后报告评估（patient report outcome，PRO），以更好地了解患者对其健康状况要素的主观评估，及早进行干预。

二、非特异性肠溃疡

非特异性肠溃疡是一种病因多样复杂的非特异性的肠道溃疡，好发于小肠部位，也可涉及结肠和直肠。主要包括孤立性非特异性小肠溃疡、特发性慢性溃疡性肠炎和药物引起的小肠溃疡。

（一）流行病学

孤立性非特异性溃疡较为少见，大约 1 年每 10 万患者中有 40 ～ 50 例患者，在这些患者中，年轻男性人数略多，确诊时的平均年龄约为 50 岁。特发性慢性溃疡性肠炎也是一种罕见疾病，平均发病年龄约为 50 岁，患者中女性略微占主导地位。药物引起的小肠溃疡可发生在任何年龄、任何性别，在慢性非甾体抗炎药使用者中，胃十二指肠溃疡的发病率约为 20%，每年有 1% ～ 2% 的患者会出现严重的并发症（出血或穿孔）。

（二）危险因素及发病机制

非特异性肠溃疡大多病因不明，孤立性非特异性小肠溃疡的发病机制可能包括感染、创伤、神经病变、激素、血管和解剖因素。有研究表明，特发性慢性肠溃疡与遗传背景有关。最早由日本学者在这些患者中检测到溶质载体有机阴离子转运体 2A1 基因的隐性突变，导致了 SLCO_2A1 相关的慢性肠病。对于具有类似小肠病变但更常位于空肠的多灶性溃疡性狭窄性肠炎，另一种基因 PLA2G4A 突变已被检测出来。传统的非甾体抗炎药已经成为药物引起的小肠溃疡最常见的原因。局部溃疡可能是由于药片或胶囊溶解前直接压在肠壁造成的，其他溃疡是通过释放一种具有特定

细胞毒性作用的高浓度药物而发生的。虽然大多数传统的非甾体抗炎药完全从上消化道吸收，但一些是部分排泄在胆汁，其活性成分要经历肠肝循环，同时这些药物影响前列腺素的合成及作用，进而对肠黏膜的完整性造成破坏。

（三）临床表现

孤立性非特异性肠溃疡的常见临床表现主要为肠梗阻（50%）、出血（22%）、穿孔（10%）。特发性慢性溃疡性肠炎症状包括腹痛、恶心、呕吐、腹泻、体重减轻、腹胀及营养不良。肌肉萎缩、指杵状突起、淋巴结病和低热可能是明显的，约 1/3 的患者出现胃肠道出血、肠梗阻或穿孔合并腹膜炎等并发症。药物引起的小肠溃疡临床表现各不相同，但最常见的主诉是间歇性腹痛、体重减轻、贫血和低白蛋白血症，在接受慢性非甾体抗炎药治疗的类风湿关节炎患者中，可出现高达 5% 的肠道狭窄。

（四）诊断

孤立性非特异性小肠溃疡通常位于回肠远端距回盲瓣 100cm 以内，也可见空肠溃疡。典型的溃疡呈穿孔样，边缘清晰，溃疡通常是浅表的，但也可能是深部的，如果持续存在，可能发展成纤维性狭窄，这些溃疡通常在剖腹手术或剖检时确诊。组织病理学检查为非特异性炎症，无绒毛萎缩，镜下未见肉芽肿、干酪样组织、嗜酸性粒细胞浸润、病毒包涵体等。

特发性慢性溃疡性肠炎诊断较为困难，通常需要剖腹手术才能确诊。实验室检查结果包括吸收不良的证据，如低蛋白血症、低白蛋白血症和低钙血症，其中 d - 木糖吸收受损和脂肪渗漏是常见的，可发现低色素性或巨细胞性贫血及中性粒细胞增多的现象。特发性慢性溃疡性肠炎早期的钡剂检查显示正常的小肠形态或不同程度的扩张、絮凝、分割和黏膜皱襞的消失（斑模形态）。晚期改变的特点是更广泛的黏膜消失或小肠循环的交替变窄和扩张，提示狭窄。剖腹探查显示小肠浆膜充血并伴有肠壁水肿，最常累及空肠，其次是回肠和（很少）近端结肠，黏膜病变从肠横轴方向的斑片状、小的浅表溃疡到边界分明的、深的、

穿透性溃疡，并伴有狭窄。组织病理学特征为多发狭窄和黏膜或黏膜下层浅表溃疡，非特异性粒细胞炎症，无特异性克罗恩病的发现。

非甾体抗炎药引起的溃疡或其他药物引起的溃疡最常影响远端小肠，部分可引起小肠狭窄，这些狭窄可以是单一的，也可以是多发的，具有明显的膈样外观，可使管腔的横向直径小至1mm。由于长期使用非甾体抗炎药，皱襞出现环状溃疡，可发展为纤维化网和隔膜病。药物引起的小肠溃疡的诊断可能是困难的，因为病变可能无法在放射学上看到，并且通常不能在剖腹手术中得到证实，除非进行小肠切开术。小肠胶囊内镜观察到的病变包括瘀点、皱褶发红、绒毛丢失、糜烂和溃疡。停药后的愈合或特殊治疗可以进一步支持这一诊断。

（五）鉴别诊断

肠溃疡常与炎症性肠病有关，特别是克罗恩病，因此非特异性肠溃疡需与之进行鉴别。根据ECCO指南，在至少1个月没有服用非甾体抗炎药的情况下，小肠胶囊内镜中至少有3处溃疡被认为是高度提示克罗恩病。在回肠结肠镜检查有孤立性回肠炎症状的患者中，小肠胶囊内镜检测到66%的患者有小肠糜烂或溃疡，但只有1/3的患者被诊断为克罗恩病。疑似克罗恩病患者通常肠镜下可观察到鹅卵石黏膜、纵向或不规则溃疡、线性或不规则糜烂，密切的肠镜随访及持续的症状可帮助确诊克罗恩病。

除自身免疫疾病外，一些肠道感染性疾病也可出现肠溃疡的症状，常见的如肠结核。肠结核的典型特征包括环状溃疡和远端分布，病变通常累及回盲瓣，超过50%的患者临床表现为腹水、盗汗、发热和肺结核，内镜下狭窄占85%，CT扫描多节段性病变占85%，坏死淋巴结占46%。组织学检查约47%的患者有融合性肉芽肿伴干酪样坏死。巨细胞病毒感染引起的肠道溃疡更常在接受化疗或移植后的患者中，也可见于部分艾滋病患者。临床表现为发热、腹痛、腹泻、便血。内镜检查显示溃疡基底及周围多灶性或弥漫性不规则溃疡，伴有炎症，EBV原位杂交阳性。

肠道溃疡也发生在一些恶性疾病中。原发性肠EBV相关的自然杀伤/T细胞淋巴细胞增生性疾病在内镜下表现为多节段性、不规则、可变或孤立的巨大溃疡，结肠和回盲肠弥漫性炎症。单型肠上皮性T细胞淋巴瘤临床表现为腹泻，内镜检查发现黏膜肿胀，绒毛萎缩，浅层溃疡伴CD8T细胞浸润，肠壁对称性增厚，黏膜层显像，淋巴结肿大是肠造影的特征。原发性肠弥漫性大B细胞淋巴瘤中最常见的病变部位是回盲区，其次是小肠和结肠。多发性骨髓瘤小肠浸润表现为息肉样肿胀和弥漫性溃疡。恶性免疫增殖性小肠疾病中有多发性小肠溃疡和绒毛萎缩，可能与弯曲杆菌感染有关，由于小肠淋巴瘤的内镜下表现非常多变，组织学是至关重要的，有时甚至需要手术切除才能正确诊断。

部分血管性疾病也出现肠溃疡症状。非闭塞性肠系膜缺血也可导致肠道节段性溃疡。免疫球蛋白A血管炎在内镜下可发现出血性溃疡，组织病理系列显示固有层有小毛细血管的累及和出血。在内镜下探针共聚焦激光显微镜下，这些毛细血管的节段性狭窄被描述为一串香肠图案。白塞综合征是一种自身炎症性血管炎，表现为葡萄膜炎、口腔溃疡、生殖器溃疡，并可能累及皮肤、大脑和胃肠道，48%的白塞综合征患者也可出现肠道溃疡。嗜酸性肉芽肿合并多血管炎累及小肠的情况很少见，包括溃疡穿孔，镜下多血管炎的不典型表现为广泛的小肠坏死。有报道表示，3.5%的狼疮患者可出现肠溃疡。

急性肠移植抗宿主病（GI-GVHD）是骨髓移植的常见并发症，可引起小肠溃疡，甚至有症状的小肠狭窄。放射性肠炎，通常发生在治疗后数年，可显示明显的淋巴管扩张、溃疡、有狭窄形成和连续包膜滞留的高风险。小肠淀粉样变可引起团块病变或多重溃疡。溃疡性梅克尔（Meckel）憩室可发生克罗恩样狭窄。

（六）治疗

1. 饮食及生活方式 目前没有证据表明饮食或特定的生活方式会导致孤立性小肠溃疡或药物诱发的小肠溃疡。对于特发性慢性溃疡性肠炎，可以开始无谷蛋白饮食，尽管限制谷蛋白饮食可导致明显的临床缓解，但小肠黏膜损伤的改善并不显著。

2. 药物治疗

（1）对于孤立性小肠溃疡没有特定的药物治疗，患者必须停止使用任何已知的可能易患非特异性小肠溃疡的药物，如地高辛、亚铁盐类、免疫抑制剂、类固醇等。

（2）特发性慢性溃疡性肠炎尚无特异性药物治疗。在一项研究中，约 2/3 的患者对皮质类固醇（20～50mg/d 泼尼松或同等剂量）有反应；大多数患者需要低剂量延长皮质类固醇治疗（5～15mg/d 泼尼松）以防止复发。但类固醇治疗通常不被认为是有益的，它们的使用可能会使患者面临更大的穿孔风险。

（3）对于无并发症的肠道溃疡，避免使用非甾体抗炎药通常是适宜的治疗方法，尽管在药物停用后，肠道炎症可能持续长达 16 个月。

（4）对于需要长期使用非甾体抗炎药的患者，在减少小肠溃疡的发生方面，适宜的治疗选择尚未确定。尚无任何临床研究检测了使用前药物或非甾体抗炎药相关活性药物或其代谢物的胆排泄减少与小肠溃疡发生率的相关性。

（5）肠道菌群在非甾体抗炎药肠病中的作用尚不明确，但甲硝唑和柳氮磺吡啶在一些人体研究中改善了肠道炎症。这种反应在预防非甾体抗炎药引起的并发症（包括小肠溃疡）方面尚未得到证实。

（6）血栓烷合成酶抑制剂、硫糖盐、五肽类药物和可乐定的预处理或联合应用已成功减少动物的非甾体抗炎肠病，但仍缺乏临床研究证实其作用。

（7）前列腺素类似物米索前列醇或抗分泌药物（质子泵拮抗剂和 H_2 受体拮抗剂）联合应用可有效预防非甾体抗炎药引起的胃和十二指肠损伤，但它们在预防小肠溃疡方面的作用尚未确定。

（8）临床试验显示了环加氧酶 -2 选择性药物在降低胃和十二指肠溃疡发生率及降低并发症（出血、穿孔）发生率方面的疗效。然而，关于这些新型药物在预防小肠溃疡方面的数据还很缺乏。

（9）一项非随机对照研究证实了美沙拉嗪和甲硝唑疗效在治疗非特异性小肠溃疡方面效果显著，且甲硝唑疗效不差于美沙拉嗪，但其推广应用及作用机制仍有待进一步研究。

3. 内镜治疗

（1）在 X 线透视或小肠镜引导下，狭窄球囊扩张可能对孤立性非特异性溃疡有治疗作用。活动期炎症是这项治疗的禁忌证。该治疗可能引起肠穿孔或出血。

（2）多项研究表明，小肠胶囊内镜可用于检测非特异性小肠穿孔，并且在其治疗方面疗效确切。

4. 手术治疗

（1）对于孤立的非特异性溃疡，可对溃疡或狭窄病变进行节段性切除，采用端到端吻合是常用手术方式。肠成形术可在某些情况下进行。

（2）对于特发性慢性溃疡性肠炎，当疾病的药物治疗受到限制时，手术切除可能是可治愈的，特别是对出血或狭窄的患者。早期手术干预已被推荐，因为该病可能发展为相关小肠恶性肿瘤。但目前尚未见这种情况下小肠移植的资料。

（七）预后

孤立性非特异性小肠溃疡的大多数病例是自限性的，对于严重的并发症如持续性狭窄保留手术切除。围手术期死亡率可高达 8.5%，多数死亡发生于穿孔或腹膜炎。这些溃疡的复发率估计约为 10%。

特发性慢性溃疡性肠炎通常对药物治疗无效。一般来说，预后很差，死亡率高达 75%。症状出现后的平均生存率约为 3 年。

药物引起的肠溃疡在停止服用该药物后预后较好，部分患者需要进行内镜或手术干预。

（沈　骏　房静远）

第五节　炎症性肠病

现代疾病谱正在不断发生变化，肠炎的发病谱也从曾经的感染性肠炎如霍乱、痢疾等逐渐走向多因性、自身免疫性的肠炎，或称炎症性肠病（IBD）。炎症性肠病，主要包括溃疡性结肠炎（UC）和克罗恩病（CD），是一种主要累及胃肠道的非特异性、慢性、复发性、炎症性疾病。

目前而言，有病医病的治疗已经达到瓶颈，整合医学的大趋势必不可免。医学必须在科学的基础上利用人类学、社会学、心理学、环境学等知识全面系统地认识人体，以实现一种新的医学知识体系的创建。在临床上，相对于普通肠炎，IBD 更显得棘手。IBD 病因不明，症状多变，病情迁延，从而诊断和治疗都存在困难，在疗法上缺乏纲领性方针。出现这一问题的本质原因在于缺乏系统性的人性思维而过度追求量化准确性，因而整合医学对于 IBD 的诊疗尤显重要。

一、病因

IBD 的发病因素众多。近 20 年，虽然全球对 IBD 的发生机制和临床诊疗进行了深入研究，但 IBD 的具体病因和确切发生机制目前仍不清楚，也未发现能够治愈 IBD 的药物和方法。现在已知它与环境、遗传、肠道微生态及免疫因素相关，这几种因素相互关联，难以分割。

从遗传角度，IBD 患者一级亲属发病率高于普通人，双胞胎研究显示，CD 和 UC 的共同发病率均增加，CD 在同卵双胞胎之间的共同发病率高达 58%。易感基因研究显示，相关的基因可能有 *NOD2/CARD15*、*IL-23R*、*TNFsf15*、*IRGM*、*HLA-DR* 等。*NOD2* 为白色人种特异的易感基因，而 *TNFsf15* 为亚洲人种的特异基因，*IRGM* 为两者共同的易感基因。在遗传上医疗人员只可进行筛选工作，但对于包括饮食在内的环境问题，则可进行积极把控。研究表明，高饱和脂肪和加工肉类的饮食与 IBD 的发展有关，而高纤维饮食可以降低 CD 的风险。例如，北美地区该病症发病率较高，与当地人喜食油炸速食有关。形象地说，这些"垃圾食品"养坏了他们的肠道菌群，助长了肠道内的"邪恶势力"，如肠球菌和大肠埃希菌，却压迫了肠道内的"劳动人民"，如厚壁菌及拟杆菌。IBD 患者真菌的组成也发生了变化。CD 患者肠道中白念珠菌、马拉色菌等含量增加；IBD 患者肠道中线黑粉菌、酿酒酵母菌、小球腔菌、毛孢子菌的丰度出现了降低。此外，肠道菌群的紊乱也与滥用抗生素和消炎药、工作压力和精神调节等多方面因素有关。从免疫角度，T 细胞 - 定向制剂的治疗已经取得了突出成就，我们的很多患者依靠修美乐，即阿达木单抗，很好地控制了病情。研究发现，T 细胞介导的反应在 CD 和 UC 中都被放大。在 CD 中，炎症是由 T 辅助因子（Th）1 和 Th17 反应引发的，这导致了促炎性细胞因子白细胞介素（IL）-17、干扰素 γ（IFN-γ）和肿瘤坏死因子 α（TNF-α）的分泌，从而导致炎症自我延续的恶性循环。在 UC 中，这种反应是 Th2 介导的，它通过促进 IL-5 和 IL-13 的分泌，激活 B 细胞和自然杀伤 T 细胞。T 细胞就像警卫军，如果不好好培训，就容易敌我不分，导致自身免疫性肠炎。当然以上都存在个体差异，我们见过"五毒俱全"（即各种危险因素都具备），却不受影响的健康人，也在临床上遇到小心翼翼但一紧张就便血不停的 UC 患者，有时候我们也很为难，只能从患者教育并斟酌治疗手段中一点点入手，多管齐下，希望有所成效。

二、发病与预防

IBD 所带来的社会负担已经越来越重，区域已不局限于欧美国家。我国多中心病例回顾研究表明，IBD 患者住院率和内镜检出率在 15 年间有明显增多趋势。普通的肠炎，对症治疗，三五天多能痊愈。但 IBD 患者病程较长，症状反复，治疗方法十分有限，因此 IBD 被比作"不是肿瘤，恶似肿瘤"的恶性疾病。而且，IBD 患者分布主要集中于青壮年，根据我国资料，UC 高峰年龄为 20 ～ 49 岁，CD 为 15 ～ 30 岁。年龄尚轻，生活质量就遭受极大影响，对患者个人和家庭、社会都十分不利，长程患者甚至有癌变风险。

因此，在 IBD 管控中，整合预防比治疗意义更重大。IBD 的发生与许多因素相关，也具有遗传异质性。如上所述，改善饮食、戒烟、减少抗生素使用、减少生活应激、积极运动多方面都能改善肠道菌群，调节免疫，可以有效地降低发病概率。从整合医学角度，脑 - 肠轴、内分泌、肠道菌群、精神疾病等多方面因素都与 IBD 的发生有关。可建立高危人群基因库及家族图谱，进行早期筛查。可以进行微生态的监测，以早期发现 IBD。此外，婴儿的早期生活方式对后续 IBD 的发生也有影响。婴儿的肠道微生物群不稳定且变化很大。围分娩期产妇状态和环境条件也能导致儿童肠道微生物群成分的差异。这也提醒我们，IBD 的预防也需要从儿童抓起。

三、治疗与进展

在治疗方面，可以延续预防的管理。研究发现，增加膳食纤维有利于 IBD 患者，它的潜在好处包括减少腹泻或便秘，产生短链脂肪酸（SCFA），降低调节炎症，促进组织愈合，并降低易感 IBD 患者结肠直肠癌（CRC）的发病率。由于 IBD 患者常有腹痛、腹泻、肠道黏膜病变和肠道微生态的异常，故 IBD 患者营养障碍十分常见，且复杂和严重。因此，改善营养是治疗不可忽视的一环。IBD 合并贫血的患者应适当评估贫血原因，并进行充分治疗。持续检测患者 BMI 及各项指标，按需给予肠内营养，必要时加用肠外营养，以更好地整合各疗法疗效。

当然，在临床管理中，药物是治疗 IBD 的主要手段，单抗治疗的突破性进展促进了 IBD 药物治疗的蓬勃发展。传统 IBD 通常是升阶梯治疗，根据疾病活动严重程度及对治疗的反应选择治疗方案，药物包括氨基水杨酸、糖皮质激素和免疫抑制剂。氨基水杨酸制剂是治疗轻度、中度 UC 的主要药物，可结合病变部位选择口服、灌肠及栓剂，病情完全缓解后仍需长期维持治疗；氨基水杨酸疗效不佳或中毒 UC 患者，可口服或静脉

用糖皮质激素，症状缓解后开始逐步减量；免疫抑制剂则用于激素无效或依赖的患者。对于轻中度 CD，氨基水杨酸诱导缓解多疗效不佳；中度活动期 CD 患者，可合用布地奈德，无效再加硫唑嘌呤类药物或甲氨蝶呤。但是，随着越来越多患者对传统疗法耐药，迫切需要开发更具体的新型疗法。抗 TNF-α 药物重磅出世，英夫利昔单抗（infliximab），阿达木单抗（adalimumab）等药物已上市并被批准用于临床治疗。整合治疗也颇有成效，临床试验表明，英夫利昔单抗与硫唑嘌呤联用对 CD 的治疗有益。但是，由于抗 TNF-α 药物高昂的费用，很多患者只能望而却步，早期使用生物仿制药替代治疗，不失为一种高性价比的选择。

许多患者不愿面对的是，严重的 IBD 最终仍需手术处理。国内外 IBD 共识指南中 UC 手术指征较为一致，手术治疗绝对指征包括大出血、穿孔、癌变及高度疑为癌变。相对手术指征：①积极内科治疗无效的重度 UC；②内科治疗疗效不佳和（或）药物不良反应已严重影响生存质量者。

CD 有可能累及整个胃肠道，表现为一种慢性、弥漫性、反复发作的疾病。外科手术无法根治 CD，手术治疗用于出现并发症或内科治疗无效的患者，能缓解症状处理严重并发症、改善生活质量。CD 手术治疗的主要适应证包括内科治疗无效、纤维性狭窄伴梗阻、消化道穿孔、脓肿形成、出血、癌变、内科治疗效果差的瘘管、儿童生长迟滞等。手术难以根治 CD，但对部分患者可带来一段较长时间的显著缓解，提高生存质量。

新兴的治疗观念也影响我们。大家都听过吃牛带绦虫减肥，用蛆清除感染的伤口，那么想过用寄生虫治疗 IBD 吗？蠕虫能调节宿主的免疫网络，小鼠实验证明口服鞭虫卵能减少结肠炎的发生，临床研究表明，有患者以此能达到缓解。有研究对 1874 例患者的 27 项临床研究表明，草药如车前草、姜黄、穿心莲、芦荟等能使 IBD 患者达到临床缓解。治疗方式千千万，各项基础和临床的研究层出不穷。临床医学正整合智慧，不断创新，以期战胜 IBD 这一劲敌。

目前而言 IBD 治疗只是整合医学的一部分，

但是整合医学却在领域内展现出极大的发展趋势。利用整合思想，以宏观却不粗略，细致却不偏激的角度看待疾病，那么，医学治疗必将迎来新的飞跃。

第六节　小肠移植

小肠移植（intestinal transplantation）是指将异体全部或部分小肠通过血管吻合、肠道重建方式移植到另一个个体内，并使之迅速恢复功能，代替因各种原因切除或丧失功能的小肠。由于小肠是含有大量淋巴组织的高免疫反应性器官，肠腔内含有丰富的各种微生物，移植术后排斥反应和继发感染等严重并发症发生率高，因此，小肠移植被认为是目前临床上最具挑战性的外科技术之一。

小肠移植从动物实验、临床试验到现在具有临床价值的实用阶段经历了一个漫长而艰辛的历程。早在1903年，法国医师Alexis Carrel发明了血管的"三线缝合法"。运用该方法，将犬的肠系膜上动脉吻合在颈内动脉上获得成功，解决了小肠的血液供应问题。1959年，美国明尼苏达大学Lillehei首次建立了犬小肠移植模型，为临床小肠移植的研究奠定了基础。1964年，Deterling在美国波士顿成功进行了世界首例异体之间的小肠移植，但术后不久因排斥反应而告败。在此后60年代的数年里，全世界共尝试小肠移植手术8例，患者最长生存仅79天，均因排斥反应、继发感染或其他并发症而失败。20世纪70年代，由于全胃肠外营养（TPN）开始用于临床，加之缺乏强有力的免疫抑制药物，临床小肠移植一度处于停顿状态。在20世纪70年代末期，环孢素A开始用于临床肾移植术后抗免疫排斥，取得了令人满意的效果，重新燃起了学界对小肠移植的兴趣。1988年，德国科隆施行的一例活体部分小肠移植采用环孢素A作为主要的抗免疫排斥药物，生存时间达61个月，被认为是临床小肠移植一个新的里程碑。然而，在环孢素A时代，世界上共施行小肠移植15例，移植物存活率和患者生存率并不理想。直至20世纪90年代初期，随着高效免疫抑制剂他克莫司的问世，临床小肠移植才开始有了根本性突破。在我国，南京黎介寿团队于1994年成功施行首例尸体供肠小肠移植，患者生存近1年，最终死于真菌感染。紧随其后，西安第四军医大学吴国生团队于1999年完成了第一例亲属捐献小肠移植手术，患者如今存活已超过24年，移植小肠功能优良，是国际上生存时间最长的小肠移植患者之一。近年来，由于外科技术的进步、新型免疫抑制剂的临床应用及围手术期处理水平的提高，小肠移植患者的生存率明显提高，生存质量明显改善，小肠移植已经成为治疗肠衰竭患者的一个非常重要的手段。

一、适应证

肠衰竭是指由于肠道结构缺损或功能丧失，导致肠道消化吸收功能严重障碍，需要补充营养、水和电解质等以维持健康和（或）生长需求。肠衰竭可分为三大类：第一类是肠道解剖缺陷，包括各种原因所致小肠广泛切除后的短肠综合征；第二类是肠道动力障碍，主要包括神经源性或肌源性假性肠梗阻、内脏神经病变和消化道神经节缺如；第三类是先天性小肠黏膜病变，包括微绒毛包涵体病（microvillus inclusion disease）和先天性簇绒肠病（congenital tufting enteropathy）。成人引起肠衰竭的常见原因有肠系膜血管性疾病、肠系膜低度恶性肿瘤、肠扭转及腹部创伤等造成小肠坏死、克罗恩病、小肠动力障碍和放射性小肠炎等。儿童引起肠衰竭的常见原因有先天性腹壁裂、小肠闭锁、肠扭转、坏死性小肠结肠炎、小肠动力障碍和先天性小肠微绒毛包涵体病等。据国际小肠移植注册中心统计，儿童约占小肠移植患者总数的1/2以上。

长期以来 TPN 一直是治疗肠衰竭患者的首选治疗方案。然而，随着 TPN 的推广应用，其相关的一系列并发症逐渐清晰，特别是长期应用 TPN 引起的肝功能损害、静脉导管血栓和感染、代谢紊乱等严重并发症，显著影响患者的生存质量和长期生存。与此同时，由于小肠移植多种关键技术的突破，小肠移植的治疗效果获得了明显改观。在国外少数大的移植中心，患者的生存率和移植器官的 1 年存活率分别达到 92% 和 89%，接近家庭肠外营养（HPN）的疗效，而且小肠移植的效价比明显优于 HPN。然而，小肠移植的中远期生存率仍不理想，有诸多问题有待研究攻克。当前，TPN 和小肠移植仍然是治疗肠衰竭患者的两种主要手段，究竟选择何种治疗方式尚存争议。

最近，小肠康复和移植协会强烈推荐，所有肠衰竭患者应尽早到专门的小肠康复和移植治疗中心就诊，由相应的专家团队评估病情并决定进一步治疗方案。目前倾向性意见：对于家庭肠外营养支持耐受良好病情稳定的患者，若不存在发生严重并发症的高危因素，是否需要小肠移植尚存较大争议，可以根据患者情况灵活选择。只有当患者出现下列情况时应优先考虑小肠移植：①肠外营养治疗失败，包括并发肠衰竭相关性肝病（intestinal failure-associated liver disease，IFALD）、两条以上中心静脉导管相关性血栓闭塞、中心静脉导管导致全身细菌或真菌感染，需要多次住院治疗；②原发疾病死亡风险甚高，尤其是侵袭性腹腔硬纤维瘤、先天性小肠黏膜疾病（微绒毛萎缩和小肠上皮增生不良）和超短肠综合征（儿童残留小肠长度小于 10cm，成人小于 20cm）；③因肠衰竭需要频繁住院治疗或患者拒绝接受长期的 TPN 支持。其中 IFALD 是一种严重的致命性并发症，临床表现为持续或进行性加重的肝功能损害、肝内胆汁淤积、肝脏炎症和纤维化等，应首选手术治疗，术前通过肝活检明确肝脏损伤程度，决定单纯小肠移植还是肝小肠联合移植。

二、禁忌证

与其他器官移植类似，小肠移植的手术禁忌证包括心、肺、脑等重要脏器严重器质性病变、难以根治的恶性肿瘤、获得性免疫缺乏综合征、无法控制的全身感染、难以控制的精神病等。

三、小肠移植的类型及手术方式

根据移植小肠的来源不同，分为尸体供肠小肠移植和活体供肠小肠移植两种。根据移植物的内容不同，小肠移植一般分为 3 种类型，包括单独小肠移植、肝小肠联合移植和腹腔多器官簇移植。

（一）单独小肠移植

移植物中仅包含小肠，不含肝脏和胃，适用于单独小肠缺失或功能障碍的患者。活体小肠移植一般选择远端回肠 200cm 并连带一定长度的肠系膜上动、静脉，尸源性供肠可保留肠系膜上静脉蒂或门静脉蒂，肠系膜上动脉尽量游离足够长度或带腹主动脉蒂。动脉吻合：移植肠动脉与腹主动脉吻合，或与受体肠系膜上动脉残端吻合。静脉吻合：通常采取门静脉回流方式，移植肠静脉与受体肠系膜上静脉或门静脉吻合，也可以选择腔静脉回流方式，即移植肠静脉与受体下腔静脉吻合。消化道重建：移植肠近端与受体残留空肠远端或十二指肠吻合，移植肠远端与受者结肠或回肠端侧吻合，移植肠末端造瘘供术后定期内镜观察与活检，3 ～ 6 个月后关瘘。

（二）肝小肠联合移植

移植物中包含小肠和肝脏，适用于合并肝衰竭的患者。首先将肝脏、小肠和其他器官充分游离，体内低温快速灌洗之后整块切除移至工作台，再分离切除非必要器官。尽管肝脏和小肠可以分开来移植，然而在当前，大多数欧美著名移植中心多选择保留十二指肠和部分或全部胰腺的方案，这种方法既保留了胆道完整性避免了胆道吻合，同时避免了分离切除胰腺可能造成的邻近重要血管损伤，因而非常适用于婴幼儿。动脉吻合：切取包含腹腔干动脉和肠系膜上动脉的腹主动脉蒂，采用一段直径一致的大血管（多选择胸主动脉）架桥，最后与腹主动脉吻合。静脉吻合：供体肝静脉与受体下腔静脉吻合。消化道重建：在保留十二指肠和胰腺的情况下，供体空肠近端与受体残留空肠近端吻合重建，移植肠远端造瘘。

（三）腹腔多器官簇移植

移植物中包含肝脏、小肠、胃和胰腺，称为全腹腔多器官簇移植（full multivisceral transplantation），主要适用于广泛门静脉和肠系膜静脉栓塞合并肝衰竭者。若移植物中不包含肝脏，则称为改良腹腔多器官簇移植（modified multivisceral transplantation），适用于由吸收、动力和血管因素引起的广泛胃肠道病变而不合并肝功能障碍者。血管吻合重建方法与肝小肠联合移植类似。消化道重建：过去多采取食管胃直接吻合的方式，近年来多主张采取胃-胃吻合的方式，即保留受体的一小部分胃底部与供体的胃底部吻合，这种方法保留了食管胃结合部的完整性，从而降低术后反流性食管炎的发生率。多数研究不支持移植结肠，可能增加感染的发生率。但在结肠很短的患者，保留一小部分包括回盲瓣的回盲部有助于术后纠正水和电解质紊乱，降低腹泻危害。

四、术后免疫抑制治疗

小肠移植排斥反应进展快，治疗不及时可能迅速演变为不可逆转，因此，需要强效免疫抑制药物联合应用预防其发生发展。免疫抑制诱导治疗（Induction therapy）通过术前、术中及术后早期给予生物制剂以降低或调节 T 细胞对异基因抗原提呈的免疫应答，从而达到预防急性排斥反应，增强免疫抑制效果的目的。近年来诱导疗法的应用越来越广泛，大部分小肠移植患者接受诱导治疗，特别是存在高致敏因素的患者，使用诱导治疗的必要性已达成共识，然而，对于选择何种诱导治疗药物和诱导方案尚无一致意见。小肠移植患者多选择淋巴细胞清除性抗体如抗胸腺细胞球蛋白（anti-thymocyte immunoglobulin，ATG）或抗淋巴细胞单克隆抗体 Campath-1H，也有学者选择 IL-2 受体拮抗剂。目前，普遍采用他克莫司（Tacrolimus）为基础的免疫抑制初始和长期维持方案，通常联合抗增殖类药物吗替麦考酚酯（MMF）和激素。对于 MMF 不耐受的患者，可以选择抗增殖类的咪唑立宾（Rapamycin）作为替代治疗方案。

五、术后常见并发症

（一）排斥反应

含有大量淋巴组织的小肠属高免疫反应性器官，术后急慢性排斥反应发生率显著高于其他大器官移植。急性排斥反应是小肠移植术后最常见的排斥反应类型，发生率达 50%～70%，一般发生在术后 1 周至 6 个月。近年来由于诱导治疗的常规应用，急性严重排斥反应的发生率有所下降，但死亡率仍然高达 50%。急性排斥反应临床表现缺乏特异性，通常表现为发热、心动过速、腹痛、恶心、呕吐和肠造口分泌量明显增加或突然减少等。急性排斥反应诊断需要结合患者的临床表现、内镜观察和病理学检查结果，肠黏膜活检病理学检查是目前诊断急性排斥反应的金标准。根据黏膜下淋巴细胞浸润程度、黏膜上皮和隐窝上皮损伤程度、黏膜结构变化及隐窝上皮凋亡小体数目等指标判断排斥反应的严重程度并指导临床治疗。治疗关键是早期发现，及时处理。首选方案为提高他克莫司血液浓度和大剂量激素冲击治疗；治疗无效者，必须联合淋巴细胞清除性抗体如 ATG 或 Campath-1H。大部分患者反应良好，排斥反应逆转，黏膜结构功能恢复正常。文献报道，约 9% 的患者治疗无效，若治疗过程中出现严重感染或感染性休克，肠镜活检提示肠上皮破坏严重，黏膜下腺体缺失，应及时决定切除小肠，挽救患者生命。

术后慢性排斥反应发生率为 10%～20%，通常出现在术后 1～5 年，是造成远期移植小肠功能减退并最终失去功能最主要的原因。临床研究表明，单独小肠移植是发生慢性排斥反应的高危因素，而含肝的小肠移植能够降低慢性排斥反应风险，可能与移植肝脏吸收清除 HLA 抗体有关。近年来认为，供体特异性抗体（donor-specific antibody，DSA），特别是术后新生 DSA 在慢性排斥反应中起重要作用。因此，主张术后常规监测 DSA 以早期发现慢性排斥反应的高危因素，当患者存在产生 DSA 的高危因素或出现新生 DSA

时，应维持充分的免疫抑制并进行药物干预。

（二）术后感染

细菌感染最常见，其次为病毒、真菌和原虫感染。感染是造成移植小肠功能丧失和患者死亡的主要原因。术后感染率高可能与下列因素有关：①小肠为空腔有菌器官，缺血 – 再灌注损伤或排斥反应造成肠黏膜屏障破坏导致细菌移位（bacterial translocation）；②大多数小肠移植患者术前有过多次腹部手术史，腹腔炎症、粘连、积液或潜在的感染是术后引起细菌感染的高危因素；③术后各种并发症，特别是腹水、吻合口瘘、腹腔出血或长时间留置中心静脉导管；④术前免疫功能低下和术后长期使用免疫抑制药物降低了机体的免疫防御功能，使小肠移植患者成为机会性感染的高风险人群。

文献报道，小肠移植术后细菌感染发生率高达 70%，多出现在术后 1 个月内，腹腔为最常见的感染部位，其次为血液、泌尿道、肺和手术切口。常见的病原菌包括铜绿假单胞菌、大肠杆菌、肠球菌和肺炎克雷伯菌等。小肠移植术后细菌感染呈现多重耐药菌感染趋势，是临床面临的一大挑战。有研究表明，术后 1 个月内细菌感染率为 57.5%，47% 为耐药性细菌：31% 大肠杆菌和肺炎克雷伯菌为产超广谱内酰胺酶（ESBL）菌株，36% 铜绿假单胞菌为多药耐药（MDR）菌株，75% 肠球菌对万古霉素耐药。长时间应用广谱抗生素、住院时间长、侵入性操作包括各种管道和严重潜在基础疾病是引起 MDR 的高危因素。

巨细胞病毒（CMV）感染是小肠移植术后最常见的病毒感染，其次为 EB 病毒、腺病毒和轮状病毒感染等。CMV 感染发生率在 16% ～ 24%，多出现在术后 1 ～ 12 个月。CMV 感染的高危因素：供受者之间 CMV 错配，尤其是 CMV 血清抗体阴性的婴幼儿接受 CMV 阳性的供者器官；使用淋巴细胞清除性抗体作为诱导治疗；并发细菌或真菌感染造成的促炎症环境有助于 CMV 病毒重新激活。CMV 感染的预防是移植术后治疗的重要内容，推荐术后应用预防性抗病毒药物 9 ～ 12 个月。另外，术后腺病毒和轮状病毒等引起的肠炎通常表现为顽固性腹泻，必须与排斥反应鉴别以免延误诊断。

侵袭性真菌感染是小肠移植术后常见的并发症之一，发生率在 25.5% ～ 59%，白念珠菌和曲霉菌为最常见的病原体，可出现在术后任何时间段，血液、腹腔和泌尿系统为最常见的感染部位。免疫抑制是术后发生真菌感染的关键机制，高危因素主要包括小肠黏膜屏障破坏、留置中心静脉导管和长期应用广谱抗生素等。

（三）移植术后淋巴增殖性疾病

移植术后淋巴增殖性疾病（post-transplant lymphoproliferative disorders，PTLD）是一种与 EB 病毒感染密切相关的淋巴细胞恶性增殖疾病，发生率高达 5% ～ 23%。移植术后由于 T 淋巴细胞数量和功能受损，EB 病毒驱动的 B 细胞不可控增殖可导致 EBV 病或 PTLD。小肠黏膜及系膜大量的淋巴组织负荷和术后强效免疫抑制剂可能是造成 PTLD 发生率高于其他器官的重要因素。PTLD 多发生于术后 1 ～ 20 个月，低龄、多器官联合移植、OKT3 和 Campath-1H 是 PTLD 的高危因素。PTLD 诊断采用病理组织学检查。术后 EBV-DNA 持续检测是提示和早期诊断 PTLD 的重要依据。免疫抑制剂剂量调整、利妥昔单抗（Rituximab）和化疗等综合治疗可能有利于提高治疗成功率。

（四）移植物抗宿主病

移植物抗宿主病（graft versus host disease，GVHD）是小肠移植术后早期的严重并发症，多见于术后 1 ～ 3 个月，发生率在 7% ～ 11%，死亡率高达 70%，是移植小肠含有的免疫活性细胞，特别是成熟 T 细胞移至受者体内并攻击受者靶器官的临床病理综合征。免疫功能低下的婴幼儿、脾切除和脾移植及多器官联合移植是其主要的高危因素。GVHD 主要累及皮肤、胃肠道和肝脏，严重时可累及骨髓和肺。皮肤是最常受累的器官，主要表现为皮肤充血和斑丘疹，初发于手掌、足底和躯干部，严重者伴表皮坏死和剥脱。GVHD 诊断主要依据临床表现并结合病理活检排除药疹和感染等因素，检测外周血供受者淋巴细胞嵌合率有助于明确诊断。GVHD 缺乏有效的治疗措施，激素冲击治疗和提高免疫抑制剂剂量是主要的治疗手段，若治疗效果欠佳，病情严重者可使用生物制剂包括 ATG 或 Campath-1H。

六、预后

全球小肠移植登记中心（Intestinal Transplant Registry，ITR）的资料显示：至 2013 年 2 月 2 日全球共有 82 个移植中心对 2699 例患者完成了 2887 次小肠移植，患者总的 1、5、10 年生存率分别为 76%、56% 和 43%。其中单独小肠移植 1309 次（占 45.3%），1、5、10 年移植物存活率分别为 74%、42% 和 26%；肝小肠联合移植 898 次（占 31.1%），1、5、10 年移植物存活率 61%、46% 和 40%；全腹腔多器官簇移植为 539 次（占 18.7%），1、5、10 年移植物存活率 70% 50% 和 40%。不含肝脏的改良多器官簇移植 141 次（4.9%）。从 2000 年以后移植的患者总体存活率略有提高，1、5、10 年存活率分别为 77%，58%，47%；相应的移植小肠存活率为 71%，51% 和 41%。

（吴国生）

参考文献

陈旻湖，杨云生，唐承薇，2019. 消化病学. 北京：人民卫生出版社：254-269

程敬伟，刘文恩，马小军，等，2017. 中国成人艰难梭菌感染诊断和治疗专家共识. 协和医学杂志，8(21): 131-138.

樊代明，2016. 整合医学：理论与实践. 西安：世界图书出版公司.

樊代明，2021. 整合医学：理论与实践 7. 西安：世界图书出版公司.

王丽萍，曾令佳，任翔，等，2015. 中国 2013 年报告法定传染病发病及死亡特征分析. 中华流行病学杂志，36(3): 194-198.

王勉，洪流，孙豪，等，2021. 自体小肠移植在累及肠系膜血管根部疾病手术治疗中的应用. 中华普通外科杂志，36(5): 321-326.

吴国生，梁廷波，2021. 自体小肠移植技术的实践与挑战. 中华消化外科杂志，20(1): 85-88.

肖东楼，宋应同，王长鳌，等，1996. 我国腹泻病控制规划的现状. 中华流行病学杂志，(5): 41-43.

张洪伟，王为忠，吴国生，等，2002. 活体部分小肠移植中移植肠管的植入技术. 中华普通外科杂志，(11): 55.

中华医学会肠内肠外营养学分会，中国医药教育协会炎症性肠病专业委员会，2021. 中国炎症性肠病营养诊疗共识. 中华消化病与影像杂志（电子版），11(1): 8-15.

中华医学会消化病学分会炎症性肠病学组，2020. 炎症性肠病外科治疗专家共识. 中华炎性肠病杂志，4(3):180-199.

钟敏儿，吴斌，2017. 炎症性肠病外科治疗国内外共识与指南主要内容介绍及解读. 中国实用外科杂志，37(3): 244-247.

Ahmed I, Roy BC, Khan SA, et al, 2016. Microbiome, metabolome and inflammatory bowel disease. Microorganisms, 4(2): 20.

Anand S, Mande SS, 2018. Diet, Microbiota and gut-lung connection. Front Microbiol, 9: 2147.

Ananthakrishnan AN, Khalili H, Konijeti GG, et al, 2013. A prospective study of long-term intake of dietary fiber and risk of Crohn's disease and ulcerative colitis.Gastroenterology, 145(5): 970-977.

Barrett J, Brown M, 2016. Travellers' diarrhoea. BMJ, 353: i1937.

Bernstein CN, Eliakim A, Fedail S, et al, 2016.World Gastroenterology organisation global guidelines infla matory bowel disease: update august 2015. J Clin Gastroenterol, 50(10): 803-818.

Chetcuti Zammit S, McAlindon ME, Hale MF, et al, 2019. Small bowel ulcers on capsule endoscopy and their significance. Inflamm Bowel Dis, 25(5): e55.

Colombel JF, Rutgeerts P, Reinisch WJ, et al, 2011. Early mucosal healing with infliximab is associated with improved long-term clinical outcomes in ulcerative colitis. Gastroenterology, 141(4): 1194-1201.

Colombel J, Rutgeerts PJ, Sandborn WJ, et al, 2014. Adalimumab induces deep remission in patients with Crohn's disease. Clin Gastroenterol Hepatol, 12(3): 414-422.e5.

D' HaensG, Geboes K, Ponette E, et al, 1997. Healing of severe recurrent ileitis with azathioprine therapy in patients with Crohn's disease. Gastroenterology, 112(5): 1475-1481.

DuPont HL, 2014. Acute infectious diarrhea in immunocompetent adults. N Engl J Med, 370(16): 1532-1540.

DuPont HL, 2016. Persistent diarrhea: a clinical review. JAMA,315(24): 2712-2723.

Elliott DE, Urban JR, Argo CK, et al, 2000. Does the failure to acquire helminthic parasites predispose to Crohn's disease. FASEBJ, 14(12): 1848-1855.

Feagan BG, Fedorak RN, Irvine EJ, et al, 2000. A comparison of methotrexate with placebo for the maintenance of remission in Crohn's disease. Gastroenterology, 118(4): A190.

Gupta S, 2016. Infectious disease: something in the water. Nature, 533(7603): S114-S115.

Jostins L, Ripke S, Weersma R, et al, 2012. International IBD Genetics Consortium(IIBDGC): host-microbe interactions have shaped the genetic architecture of inflammatory bowel disease. Nature, 49(7422): 119-124.

Kaplan GG, 2015. The global burden of IBD: from 2015 to 2025. Nat Rev Gastroenterol Hepatol, 12(2): 720-727.

Kühn F, Klar E, 2015. Surgical principles in the treatment of ulcerative colitis. Viszeralmedizin, 31(4): 246-250.

Lam S, Zuo T, Ho M, et al, 2019. Review article: fungal alterations in inflammatory bowel diseases.Aliment Pharmacol Ther, 50(11-12): 1159-1171.

Lamb CA, Kennedy NA, Raine T, et al, 2019. British Society of

Gastroenterology consensus guidelines on the management of inflammatory bowel disease in adults. Gut, 68(Suppl 3): s1-s106.

Levenstein S, 2000. Stress and exacerbation in ulcerative colitis: a prospective study of patients enrolled in remission. Am J Gastroenterol, 95(5): 1213-1220.

Liu TC, Stappenbeck TS, 2016. Genetics and Pathogenesis of Inflammatory Bowel Disease. Annu Rev Pathol, 231(1): 127-148.

Maire F, 2010. Infliximab, azathioprine, or combination therapy for Crohn's disease. N Engl J Med, 363(11): 1086-1088.

Miao L, Chen X, Huang Z, 2018. A rare cause of whole gastrointestinal duct edema and multiple small intestinal polypoid ulcers. Gastroenterology, 154(4): 812-813.

Moayyedi P, Benchimol E I, Armstrong D, et al, 2020. Joint Canadian Association of Gastroenterology and Crohn's colitis Canada position statement on biosimilars for the treatment of inflammatory bowel disease. J Can Assoc Gastroenterol, 3（1）: e1-e9.

Neurath M, 2017. Current and emerging therapeutic targets for IBD. Nat Rev Gastroenterol Hepatol, 14(5): 269-278.

Oligschlaeger Y, Yadati T, Houben T, et al, 2019. Inflammatory bowel disease: a stressed "gut/feeling". Cells, 8(7): 659.

Ooi CJ, Makharia G, Hilmi I, et al, 2016. The Asia pacific consensus statements on Crohn's disease part 1: definition, diagnosis and epidemiology. J Gastroenterol Hepatol, 31(1): 45-55.

Øresland T, Bemelman W A, Sampietro G M, et al, 2015. European evidence based consensus on surgery for ulcerative colitis. J Crohns Colitis, 9(1): 4-25.

Panaccione R, Ghosh S, Middleton S, et al, 2014. Combination therapy with infliximab and azathioprine is superior to monotherapy with either agent in ulcerative colitis. Gastroenterology, 146(2): 392-400.e3.

Picco MF, 2011. Dietary intake and risk of developing inflammatory bowel disease: a systematic review of the literature. Yearbook of Medicine, 2011: 449-450.

Ramos GP, Papadakis KA, 2019. Mechanisms of disease: inflammatory bowel diseases. Mayo Clin proc, 94(1): 155-165.

Rink AD, Fischer IR, Vestweber B, et al, 2014. Long-term outcome of laparoscopic ileocecal resection for Crohn's disease before the era of biologics. Int J Colorectal Dis, 29(1): 127-132.

Savino F, Roana J, Mandras N, et al, 2011. Faecal microbiota in breast - fed infants after antibiotic therapy. Acta Paediatr, 100(1): 75-78.

Shaw SY, Blanchard JF, Bernstein CN, 2010. Association between the use of antibiotics in the first year of life and pediatric inflammatory bowel disease. Am J Gastroenterol, 105(12): 2687-2692.

Summers RW, Elliott DE, Urban JF, et al, 2005. Trichuris suis therapy in Crohn's disease. Gut, 54(1): 87-90.

Triantafyllidi A, Xanthos T, Papalois A, et al, 2015. Herbal and plant therapy in patients with inflammatory bowel disease. Ann Gastroenterol, 28(2): 210-220.

Wu G, Zhao Q, Wang M, et al, 2018. Identical twin small-bowel transplantation without maintenance immunosuppression: a 5-year follow-up and literature review. Transplant Direct, 4(8): e374.

Yamaguchi S, Yanai S, Nakamura S, et al, 2018. Immunohistochemical differentiation between chronic enteropathy associated with $SLCO_2A1$ gene and other inflammatory bowel diseases. Intest Res, 16(3): 393-399.

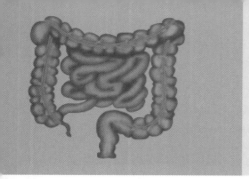

第16章 肠道疾病及其整合诊治

小肠是消化道最长的器官，全长 4 ~ 6m，上端接幽门与胃相通，下端通过回盲瓣与大肠相连，是食物消化吸收的主要场所，分为十二指肠、空肠和回肠三部分。发生在小肠的疾病统称为小肠疾病（small bowel disease，SBD），其疾病种类复杂，临床表现多样，常见 SBD 主要包括以下 4 大类：小肠炎性疾病、小肠感染性疾病、小肠肿瘤、吸收不良综合征。

第一节 小肠炎性疾病

小肠炎性疾病是发生在小肠的一系列病因尚不十分明确的炎性疾病，常见疾病包括克罗恩病、白塞综合征、隐源性多灶性溃疡性狭窄性小肠炎等。

一、克罗恩病

克罗恩病（CD）是一种以自身免疫反应异常为主要病因的肠道非特异性炎症性疾病，在胃肠道的任何部位均可发生，但好发于末端回肠和右半结肠。本病与溃疡性结肠炎两者统称为炎症性肠病（IBD）。CD 最常发生于青年期，根据我国统计资料，发病高峰年龄为 18 ~ 35 岁，男性略多于女性（男女比约为 1.5 ：1）。

（一）流行病学

IBD 好发于年轻患者，在西方国家 IBD 具有较高的发病率及患病率，是北美、欧洲及澳洲较为常见的胃肠道疾病。在欧洲 CD 发病率高达 11.5 /10 万；患病率（1.5 ~ 213）/10 万不等。在我国，近 20 年来，IBD 病例数呈显著增长趋势。

（二）临床表现

临床表现呈多样化，包括消化道表现、全身性表现、肠外表现和并发症。消化道表现主要有腹泻和腹痛，可有血便；全身性表现主要有体重减轻、发热、食欲缺乏、疲劳、贫血等，青少年患者可见生长发育迟缓；肠外表现包括关节炎、结节性红斑、葡萄膜炎等；并发症包括瘘管、腹腔脓肿、肠腔狭窄和肠梗阻、肛周病变（肛周脓肿、肛周瘘管、皮赘、肛裂等），较少见的有消化道大出血、肠穿孔，病程长者可发生癌变。腹泻、腹痛、体重减轻是 CD 的常见症状，如有这些症状出现，特别是年轻患者，要考虑本病的可能，如伴肠外表现和（或）肛周病变则高度疑为本病。肛周脓肿和肛周瘘管是少部分 CD 患者的首诊表现，应予注意。

（三）诊断

我国炎症性肠病诊治共识意见中指出 CD 缺乏诊断金标准，需结合临床表现、实验室检查、内镜检查、影像学检查和组织病理学检查进一步综合分析并密切随访。在内镜检查中可观察到小肠和（或）结肠存在纵行溃疡、"铺路石征"等表现（图 16-1，图 16-2）；小肠影像学检查亦可见肠壁呈节段性增厚强化，梳状征表现；组织病理学可见肠壁全层炎症细胞浸润、局灶性黏膜炎和非干酪样肉芽肿形成。

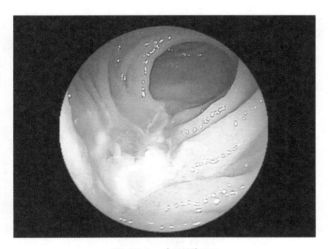

图 16-1　小肠型 CD
可见回肠下段偏侧纵行溃疡形成，纵行溃疡跨越数个小肠皱襞
（图片由自上海交通大学医学院附属瑞金医院消化科提供）

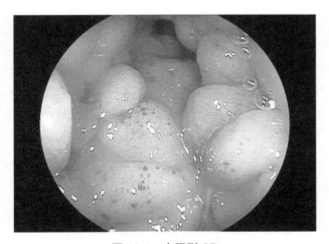

图 16-2　小肠型 CD
可见回肠下段多发肉芽组织增生，呈"铺路石征"导致肠腔狭窄
（图片由上海交通大学医学院附属瑞金医院消化科提供）

（四）治疗

CD 目前缺乏有效的根治手段。治疗目标为诱导并维持临床缓解及促进黏膜愈合，防治并发症，改善患者生命质量，加强对患者的长期管理。CD 的治疗方式分为一般治疗、药物治疗与手术治疗。一般治疗包括必须要求患者戒烟及营养支持。药物治疗需要根据疾病活动严重程度及对治疗的反应选择治疗方案，常用药物包括氨基水杨酸制剂、糖皮质激素、免疫抑制剂、生物制剂等。尽管相当部分 CD 患者最终难以避免手术治疗，但因术后复发率高，CD 的治疗仍以内科治疗为主。当药物治疗无效或者存在肠梗阻、腹腔脓肿、瘘管形成、急性穿孔、癌变等严重并发症者，可考虑手术治疗。

二、白塞综合征

白塞综合征，又称白塞病、贝赫切特综合征、丝绸之路病，是一种以血管炎为基本病理表现的慢性、复发性、全身性疾病，以反复发作的口腔和生殖器溃疡、眼炎及皮肤损害为主要临床特征，并可累及关节、血管、消化道、神经等全身多组织器官。其中，白塞综合征合并胃肠道溃疡者又称为肠白塞综合征，是白塞综合征的特殊类型。

（一）流行病学

从地中海盆地到东亚的古丝绸之路沿线国家的白塞综合征发病率最高。北美和北欧国家的发病率很低，在（0.27 ～ 5.20）/100 000 不等。患病率估计值各不相同，据报道，意大利为（3.80 ～ 15.9）/10 万，法国为 7.1/10 万，西班牙为 7.5/10 万，埃及为 7.6/10 万，土耳其为（20 ～ 420）/10 万，以色列为（15.2 ～ 120）/10 万，伊朗为 68/10 万，中国为 14/10 万，日本为（7.5 ～ 13）/10 万。男女比例因地区而异，在大多数地中海、中东和亚洲国家，该病通常在男性中更为常见；相反，在美国、北欧和东亚国家，女性发病率较高。不同国家患者中消化道受累的频率不同。土耳其（2.8%）、印度（3.4%）和沙特（4%）的频率较低，中国（10%）的频率中等，英国（38% ～ 53%）和日本（50% ～ 60%）的频率最高。

（二）临床表现

主要临床表现为复发性口腔溃疡、生殖器溃疡、眼炎及皮肤损害，也可累及血管、神经系统、消化道、关节、肺、肾、附睾等器官。胃肠道表现通常发生在口腔溃疡发病 4.5 ～ 6 年。肠白塞综合征好发于回盲部、回肠下段，有时在食管中亦可发现病变。最常见的症状包括腹痛、恶心、呕吐、腹泻和胃肠道出血，并发症包括消化道出血、梗阻和穿孔。

（三）诊断

本病诊断主要根据临床症状，应注意详尽的

病史采集及典型的临床表现。目前完全性白塞综合征较多采用国际白塞综合征研究组于 1990 年制订的诊断标准：1 条必要条件加 4 条次要条件中的两条，注意每项临床表现需除外其他疾病。

1. 必要条件

（1）复发性口腔溃疡。

（2）在一年内观察到至少 3 次口疮样或疱疹样溃疡。

2. 次要条件

（1）复发性外阴溃疡：经医师确诊或患者本人确有把握的外阴溃疡或瘢痕。

（2）眼炎：前、后葡萄膜炎，或眼科医师用裂隙灯查到玻璃体，有白细胞，或视网膜血管炎。

（3）皮肤损伤：目前或以往患过结节红斑或假毛囊，或脓性丘疹，或未用过糖皮质激素和非青春期者而出现的痤疮样结节。

（4）针刺试验阳性者：值得注意的是，肠白塞综合征有时并不满足上述白塞综合征的诊断标准，这种情况被称为不完全性白塞综合征。2010年日本对肠白塞综合征制订的诊断标准如下所述：

1）通过内镜或 X 线在回盲部发现火山口样、圆形、椭圆形溃疡（图 16-3）；根据是否存在其他白塞综合征表现，诊断为完全性或不完全性白塞综合征。

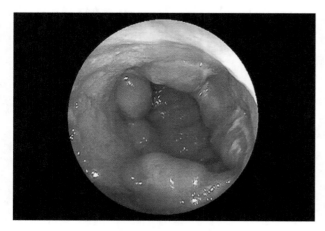

图 16-3　肠白塞综合征
回盲部可见巨大圆形溃疡，溃疡底部光整，洁净，溃疡周边黏膜轻度隆起
（图片由自上海交通大学医学院附属瑞金医院消化科提供）

2）排除急性阑尾炎和感染性肠炎。需要通过临床表现，内镜和影像学检查与克罗恩病、肠结核、药物相关性肠炎相鉴别。

（四）治疗

治疗目的为控制现有症状、防治重要脏器损害、减缓疾病进展。药物治疗主要包括非甾体抗炎药、糖皮质激素、免疫抑制剂、生物制剂等。一般不主张手术治疗，出现并发症，如大出血、肠道穿孔、肠道梗阻者可考虑手术治疗。白塞综合征的临床病情表现不同，各类型治疗选择药物应有所侧重。患者不同时期疾病严重程度有变化，应及时调整药物或剂量。治疗方案应该根据病情个体化、精准化、分型治疗及中西医结合治疗。另外，鉴于白塞综合征是累及多个系统、器官的疾病，故需要如眼科、消化科、血管外科、普外科、心脏外科等多个学科的联合诊治。

三、隐源性多灶性溃疡性狭窄性小肠炎

隐源性多灶性溃疡性狭窄性小肠炎（crypto-genicmultifocal ulcerous stenosing enteritis，CMUSE）是一种病因尚未明确、主要累及小肠的少见疾病，其特点是小肠多部位环形狭窄与多灶性浅溃疡导致慢性或复发性肠梗阻发作和贫血症状。

（一）流行病学

CMUSE 是一种较为少见的疾病。自 1964 年 Debray 等首次描述 CMUSE 以来，全世界已报道的 CMUSE 病例不足 100 例。但近年来随着小肠内镜技术的蓬勃发展，CMUSE 被临床医师的重视和认识变得越来越多。

（二）临床表现

CMUSE 为慢性病程，易复发。基于小肠多发环形狭窄、黏膜下层异常增厚，黏膜层浅溃疡的组织学改变，其临床主要表现为肠梗阻、贫血、消化道出血，具体包括黑便、腹痛、腹胀、呕吐、恶心、腹泻、食欲缺乏、乏力、体重下降等，但较少出现发热。部分患者可有水肿、多浆膜腔积液，严重贫血可出现头晕甚至晕厥。个别患者出现蛋白丢失性肠病、营养不良、生长迟缓。大部分患者粪便隐血试验阳性、贫血。部分患者伴有低白蛋白血症，炎症指标包括 ESR、C 反应蛋白或超敏 C 反应蛋白正常或轻度增高，少数增高者与肠

梗阻急性期的炎症反应相关。少部分患者伴有免疫指标阳性。影像学检查（包括立位腹部 X 线平片、小肠 CT 重建、全消化道造影等）可发现肠梗阻、肠壁增厚、肠腔狭窄等病变，但对该病的诊断价值有限。胶囊内镜和小肠镜在 CMUSE 诊断中起重要作用。CMUSE 内镜下主要表现为多发浅表性溃疡，形态多样，可出现环形溃疡（图 16-4），病灶间黏膜表现正常。一般伴有数量不等的肠腔狭窄，严重者可出现内镜不能通过。CMUSE 病变狭窄及溃疡性病变主要分布于空肠和回肠，回肠多见。

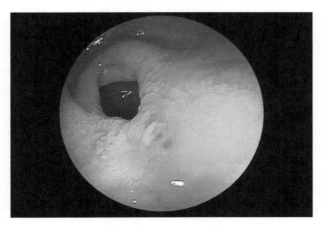

图 16-4　CMUSE
回肠下段可见环形狭窄
（图片由上海交通大学医学院附属瑞金医院消化科提供）

（三）诊断

CMUSE 的诊断尚未完全统一，2001 年 Perlemuter 等提出 CMUSE 诊断要点：

（1）不明原因的小肠狭窄和梗阻。

（2）病理显示黏膜层和黏膜下层浅表溃疡。

（3）慢性病程，反复发作，尤其术后易复发。

（4）ESR 和 C 反应蛋白等炎症指标正常。

（5）激素治疗有效。

（6）除外其他小肠溃疡性疾病。

（四）治疗

CMUSE 的治疗包括药物、营养、手术及内镜下治疗。药物首选系统性激素治疗，但多数患者出现激素依赖，少数可能对激素抵抗。肠外或肠内营养及补铁治疗短期可改善症状，但随着患者恢复进食，黏膜溃疡、贫血及低蛋白血症很快复发。小肠狭窄最初是经手术切除治疗，近年来可以在内镜下扩张术或切开术解除非溃疡性小肠狭窄。手术指征包括解除肠梗阻、活动性消化道出血等。

（顾于蓓）

第二节　小肠感染性疾病

小肠感染性疾病包括细菌、病毒、寄生虫和真菌等引起的感染性腹泻，以及结核杆菌引起的小肠结核等。

一、感染性腹泻

每天排便 3 次或 3 次以上，总量超过 250g，出现时间不超过 2 周的腹泻。粪便性状可为稀便、水样便、黏液便、脓血便或血样便，可伴恶心、呕吐、腹痛或发热等全身症状。

（一）流行病学

引起感染性腹泻的病原体包括细菌、病毒、寄生虫和真菌等。我国调查资料显示，全人口腹泻病发病率为 0.17 ～ 0.70 次 / 人年。感染性风险一般为散发，也经常有暴发报告。霍乱为甲类传染病，细菌性和阿米巴痢疾、伤寒和副伤寒为乙类传染病，其他感染性腹泻为丙类传染病。

（二）临床表现

成人急性感染性腹泻病，不仅临床表现多样、病情轻重不一，而且致病病原体种类繁多。不同病原体感染或不同个体感染后的预后差异甚大，轻者为自限性过程，重者可因严重脱水、中毒和休克等致死。

（三）诊断

感染性腹泻病的诊断包括临床诊断和病原学

诊断。临床诊断：①流行病学史，夏季多见细菌性感染，秋季多见诺如病毒和轮状病毒性腹泻，冬春季节亦多见各种病毒性腹泻。②临床表现：腹泻为主要症状，其他胃肠道症状和体征有腹痛、腹胀、恶心、食欲缺乏、呕吐等，还包括全身症状（发热、乏力、倦怠等）、脱水、电解质紊乱和酸碱失衡。病原学诊断：粪便常规检查、乳铁蛋白和钙卫蛋白检测、粪便细菌培养、血清免疫学诊断、分子生物学诊断技术的应用等。

（四）治疗

感染性腹泻病的治疗包括饮食治疗、补液治疗、止泻治疗、抗感染治疗及中医药治疗。急性感染性腹泻患者一般不需禁食（严重呕吐除外），口服补液疗法或静脉补液开始后 4 小时应恢复进食，少食多餐（建议每日 6 餐），进食少油腻、易消化、富含微量元素和维生素的食物，尽可能增加热量摄入。避免进食罐装果汁等，以免加重腹泻。轻度脱水患者及无临床脱水证据的腹泻患者也可正常饮水，同时适当予以口服补液治疗。水样泻及已发生临床脱水的患者应积极补液治疗，尤其霍乱流行地区。抗感染药物应用原则：急性水样泻患者，排除霍乱后，多为病毒性或产肠毒素性细菌感染，不应常规使用抗菌药物；轻、中度腹泻一般不用抗菌药物。以下情况考虑使用抗感染药物：①发热伴有黏液脓血便的急性腹泻；②持续的志贺菌、沙门菌、弯曲菌感染或原虫感染；③感染发生在老年人、免疫功能低下者、败血症或有假体患者；④中、重度的旅行者腹泻患者。应用抗菌药物前应首先行粪便细菌培养和药物敏感试验，若无结果，则行经验性抗菌治疗。

二、小肠结核

结核分枝杆菌侵及小肠引起的结核病变。临床可出现发热、盗汗等症状。随病变发展可出现腹胀、腹痛、腹泻或便秘、腹部肿块等表现。

（一）临床表现

肠结核好发于回盲部，青壮年多见，女性略多于男性，常伴有肺结核。起病缓慢，早期缺乏特异性症状，随着疾病的进展出现下列症状。

1. 腹痛　最常见，多为隐痛，疼痛部位多位于右下腹或脐周，可伴有腹胀。并发肠梗阻或穿孔时，疼痛可突然加重。

2. 腹部包块　多位于下腹部，以回盲部居多。

3. 腹泻与便秘　多数为单纯腹泻，也有腹泻与便秘交替发生，单纯便秘者略少。少数患者可有便血。

4. 月经紊乱　女性患者可出现月经紊乱。

5. 全身症状（结核中毒症状）　出现低热、盗汗、乏力、食欲缺乏、体重下降等全身中毒症状。

6. 体格检查　50% 以上患者可触及腹部包块，常位于右下腹，位置较深，质地硬，表面不平，有压痛，相对固定。合并肠梗阻、肠穿孔、局限性腹膜炎时可出现有关体征，如肠鸣音亢进、肠型、腹部压痛及反跳痛等。继发结核性腹膜炎时可有腹水。

（二）诊断

（1）有结核病史或肺结核等肠外结核病灶。

（2）有腹痛、腹泻与便秘、腹部包块。

（3）有结核中毒症状。

（4）可有轻度贫血、红细胞沉降率增快、痰培养阳性，PPD 试验阳性对诊断有参考价值。

（5）X 线钡剂造影或结肠双对比造影可显示肠管激惹征、充盈缺损、肠腔狭窄。

（6）CT 多表现为肠壁环形增厚，少数见盲肠内侧偏心性增厚，回盲瓣增厚。

（7）纤维结肠镜下可见肠道炎症、溃疡和增生性病变。溃疡多不规则，呈椭圆形或类圆形，横行走向多见，与肠轴垂直（图 16-5）；增生型特点为增生性结节，大的可形成不规则肿块样隆起。

（8）病理组织学检查见结核结节；抗酸染色发现结核杆菌。

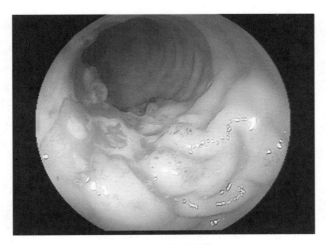

图 16-5　小肠结核

回肠下段可见带状溃疡，呈横行走向，溃疡底部不平整，充血水肿，

溃疡呈"鼠咬症"

（图片由上海交通大学医学院附属瑞金医院消化科提供）

（三）治疗

肠结核的治疗原则是合理选用抗结核药物，早期、规律、全程、适量、联合用药。手术适应证：

（1）完全性肠梗阻。

（2）急性肠穿孔，或慢性肠穿孔瘘管形成经内科治疗而未能闭合者。

（3）肠道大量出血经积极抢救不能有效止血者。

（4）诊断困难须剖腹探查者。

（5）反复发作的慢性肠梗阻，严重影响患者的工作、生活，伴营养障碍。术后仍需严格按照抗结核治疗原则进行规范化的抗结核治疗。

（顾于蓓）

第三节　小肠肿瘤

肠肿瘤是指从十二指肠起到回盲瓣止的小肠肠管所发生的肿瘤。小肠良性肿瘤较少见，好发于回肠，空肠其次，十二指肠最少见。良性肿瘤通常根据组织来源分类，分为上皮性肿瘤如腺瘤，最常见，发病年龄多见于 40 岁左右，男女发病率相近；非上皮性来源的肿瘤有脂肪瘤（图 16-6）、血管瘤（图 16-7）、神经纤维瘤、纤维瘤和淋巴管瘤（图 16-8）等。小肠恶性肿瘤占胃肠道全部恶性肿瘤的 1%～3%。男性多于女性约 2 倍，在 45 岁以后患病率上升，60～70 岁较多。原发性小肠恶性肿瘤分为 4 类：腺癌（图 16-9）、类癌、淋巴瘤（图 16-10）和肉瘤。其他一些小肠肿瘤包括间质瘤（图 16-11）、黑色素瘤、浆细胞瘤等。

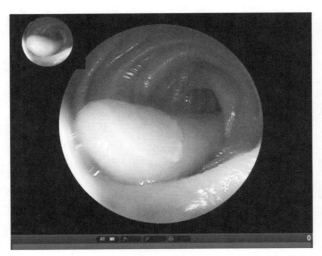

图 16-6　小肠脂肪瘤

（图片由上海交通大学医学院附属瑞金医院消化科提供）

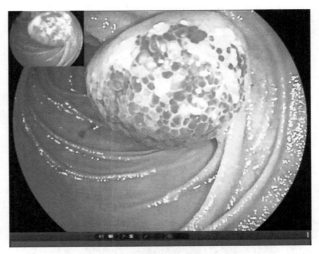

图 16-7　小肠海绵状血管瘤

（图片由上海交通大学医学院附属瑞金医院消化科提供）

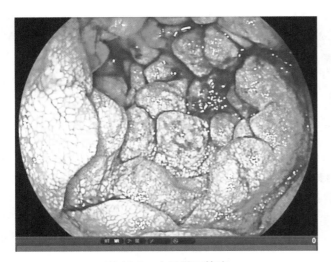

图 16-8 小肠淋巴管瘤
（图片由上海交通大学医学院附属瑞金医院消化科提供）

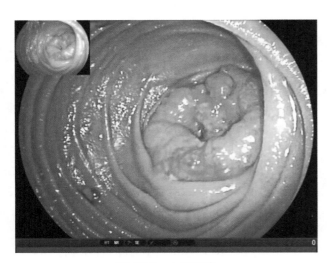

图 16-9 小肠腺癌
（图片由上海交通大学医学院附属瑞金医院消化科提供）

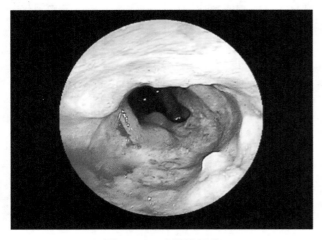

图 16-10 小肠淋巴瘤
（图片由上海交通大学医学院附属瑞金医院消化科提供）

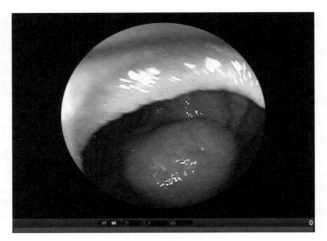

图 16-11 小肠间质瘤
（图片由上海交通大学医学院附属瑞金医院消化科提供）

一、临床表现

小肠肿瘤缺乏特异性临床表现。良性肿瘤多数无症状，部分以急腹症或腹部包块而就诊，既往主要依靠手术和尸解意外发现。恶性肿瘤常在中晚期才出现症状，临床表现多样、复杂且无规律，主要临床表现有腹痛、腹部肿块、消化道出血、肠梗阻、肠穿孔及腹膜炎等。

二、诊断

瘤病灶隐匿且症状非特异，常被延误诊断。对于常规胃肠镜检查阴性的腹痛、消化道出血和肠梗阻的患者，应考虑是否存在小肠肿瘤的可能。不明原因的营养不良、贫血、体重下降也要考虑该病可能。目前常用的小肠肿瘤诊断方法有小肠CT/MRI 成像、小肠镜、胶囊内镜、选择性血管造影术、腹腔镜、术中内镜等。

三、治疗

小肠肿瘤治疗原则以手术切除为首选，良性肿瘤切除率可达 100%。对小肠恶性肿瘤，应尽可能行根治手术。腺癌恶性程度高，其手术切除后的 5 年生存率也仅 15%～35%。对可疑小肠肿瘤的患者手术探查是必要的，并要与回肠末端多见的克罗恩病相区分。小肠恶性肿瘤对放疗不敏感，且正常小肠黏膜放射反应较大，所以除淋巴瘤和一些转移性肿瘤外，一般不主张放疗。小肠恶性肿瘤化疗有效率也仅 50%，建议采用联合化疗方案。

（顾于蓓）

第四节　小肠吸收不良综合征

由于各种原因引起的营养物尤其是脂肪不能被小肠充分吸收，从而导致腹泻、营养不良、体重减轻等症状，称为吸收不良综合征。

一、乳糜泻

乳糜泻（celiac disease）又称麦胶性肠病（gluten-induced enteropathy），是一种由于摄入麦胶蛋白而引起的慢性小肠疾病，通常以多种营养物质吸收不良、小肠绒毛萎缩和去除饮食中麦胶蛋白后症状改善为特征。目前认为这是一种全球性疾病，我国尚缺乏明确的流行病学资料。该病女性发病多于男性，各年龄段均可发病，发病高峰年龄主要是儿童与青年，但近年来老年人发病率有增高趋势。

（一）临床表现

本病的临床表现实质上是由于营养物质消化吸收障碍，从而导致的营养不良综合征群，临床表现差异很大，症状可不典型，部分患者症状较轻，不易察觉。常见的症状和体征如下所述。

（1）腹泻、腹痛。

（2）体重减轻、乏力虽然程度不一，但几乎为必有症状。严重者可呈恶病质。

（3）维生素缺乏及电解质紊乱。

（4）水肿、发热、夜尿增多、水肿常见，发热多由于伴发感染所致。发病期夜尿量多于昼尿量，可有 IgA 肾病、不育症、出血倾向等。

（二）诊断

对长期腹泻、体重减轻的患者，应警惕小肠吸收不良的存在。根据粪脂、胃肠 X 线检查及小肠吸收试验对吸收不良的性质做出初步判断，并与其他肠道器质性疾病、胰腺疾病等所致的吸收不良病因进行鉴别。血清特异性抗体阳性和小肠黏膜绒毛萎缩是诊断的金标准。对于临床高度怀疑乳糜泻而且特异性抗体阳性的患者，建议进行 I-ILA-DQ2 和 HLA-DQ8 检测，加强诊断的力度。对于无症状的个体也可进行 HLA 检测，以决定是否需进行乳糜泻特异性抗体检测。

（三）治疗

严格的终身无麸质饮食是当前对乳糜泻的唯一治疗方法。乳糜泻潜在的并发症可通过严格的无麦胶饮食达到预防目的，相关疾病包括淋巴瘤、骨质疏松、脾功能减退、贫血及微量元素缺乏等。对于骨密度减低或维生素 D 缺乏的患者，应积极补充钙剂和维生素 D。贫血者应及时补充铁剂、叶酸、维生素 B_{12} 等。长期禁食麦胶的患者易继发铁、锌、铜等微量元素不足，因此对那些经饮食结构调整仍不能改善者，建议根据同年龄、同性别的人群水平进行相应补充。

二、热带口炎性腹泻

热带口炎性腹泻又称热带脂肪泻，是一种可能由感染导致的慢性腹泻病，可累及小肠，以营养素（尤其是叶酸和维生素 B_{12}）吸收不良为特征。见于热带人群（以南美、非洲、印度及东南亚地区最为常见）或近期热带旅行者。任何年龄均可患病。

（一）临床表现

本病除有舌炎、口角炎体征外，尚有乏力、腹痛、腹泻，排便每日 1～2 次，或 10 余次不等，粪便量多，呈糊状，色淡恶臭，油腻泡沫状，约 30% 的患者有脂肪泻及低白蛋白血症，口服蛋白耐量试验显示吸收延缓。50% 的患者可有葡萄糖耐量异常,90%的患者木糖吸收试验显示尿液中 D- 木糖尿排出量减少。维生素 A 及维生素 B_{12} 吸收试验亦不正常。

（二）诊断

根据发病地区、临床表现、小肠吸收功能减损及小肠黏膜活检可做出诊断。本病还应与肠阿米巴病、炎症性肠病,乳糜泻及维生素缺乏症相鉴别。

（三）治疗

广谱抗生素和叶酸治疗最为有效。四环素（250mg,口服,每日 4 次）加叶酸（5mg/d）治疗 3～6 个月,维生素 B_{12} 缺乏者应给予肌内注射（1000μg/ 周）。叶酸和维生素治疗时间一般要维持一年,常与抗生素同时服用。平时饮食宜注意营养均衡,适当补液,纠正电解质紊乱。腹泻次数过多的患者应及时给予止泻药物治疗。

三、Whipple 病

Whipple 病又称肠源性脂肪代谢障碍症,是一种由 Whipple 杆菌引起的慢性、复发性、累及多系统的感染性疾病,病变部位主要位于小肠,其他如淋巴结、关节、肝、脾、心脏、肺、脑等器官亦可受累。特点为小肠黏膜和肠系膜淋巴结内含有糖蛋白的巨噬细胞浸润,可导致腹痛、腹泻、体重减轻等消化吸收不良综合征。

（一）临床表现

起病隐匿,症状无特异性,最常见的消化道症状为腹泻、消瘦,20%～30% 的患者可有肠黏膜隐性出血,5% 的患者可出现腹水。部分患者以关节痛为首发症状,通常为游走性,累及大多数关节,但以对称性踝、膝、肩和腕关节最常见。关节痛与胃肠道症状无关。个别患者可无腹泻,仅表现为腹痛和低热。其他症状包括全身淋巴结肿大、脾大等,少数可累及中枢神经系统,出现定位体征和神经精神症状。

（二）诊断

长期有关节痛伴有腹泻,或同时有全身淋巴结肿大者,应考虑本病可能。诊断主要依赖小肠镜检查和病理活检。内镜下可见十二指肠及空肠黏膜充血白斑、溃疡及出血,病理活组织检查可见本病特征性的含有糖蛋白（可被 PAS 染色）的泡沫状巨噬细胞,电子显微镜检查可见巨噬细胞内有小棒状杆菌。若在淋巴结、中枢神经系统、心脏、胃、结肠、肝、肌肉、肺等组织中发现 PAS 染色阳性的巨噬细胞,则提示本病的多系统损害。应注意排除艾滋病（AIDS）、巨球蛋白血症及全身性网状内皮细胞真菌病。

（三）治疗

除对症支持治疗外,主要是抗生素治疗。治疗给予长程广谱抗生素:青霉素 G 120 万 U,链霉素 1g,每日 1 次,静脉滴注 10～14 日;或头孢曲松 2g,静脉滴注,每日 1 次;或美罗培南 1g,静脉滴注,每 8 小时 1 次,10～14 日,以后甲氧苄啶（TMP）160mg 和磺胺甲噁唑（SMZ）80mg,每日 2 次,共 1 年。本病可复发,复发大多发生于疗程少于 6 个月的患者。但前期用头孢曲松或美罗培南者复发率低。PAS 阳性巨噬细胞在治疗成功后仍可持续存在,巨噬细胞外致病菌则提示感染持续可能是疾病复发的早期征象。同时伴有中枢系统症状的患者应行脑脊液检查,确诊后治疗持续两年。早期诊断结合有效的治疗或可治愈。症状完全消失需数月至数年,组织学恢复则更慢。

综上所述,鉴于近 20 年来小肠内镜技术（气囊辅助小肠镜、胶囊内镜）和小肠影像学检查快速进展,小肠也不再是消化道盲区,临床医师对各类小肠疾病的认识也逐步加深。期待在整合医学的发展下,对小肠疾病的诊治更为精准和全面。

（顾于蓓 钟 捷）

第五节　小肠淋巴瘤

胃肠道是结外淋巴瘤最好发的部位。胃肠道淋巴瘤（gastrointestinal lymphoma，GIL）是一组异质性较高的疾病，病灶可单一或多发于消化道不同部位；可作为淋巴瘤全身系统受累的首发或继发病灶；病理类型也颇具多样性。小肠为 GIL 的发病部位之一，小肠淋巴瘤可分为原发性小肠淋巴瘤和继发性小肠淋巴瘤。前者指淋巴瘤起源于小肠黏膜固有层或黏膜下层的淋巴组织，需符合以下标准：①无全身浅表淋巴结增大；②无纵隔淋巴结大；③外周血白细胞计数正常；④无肝脾大；⑤除肠局部淋巴结增大外未见其他部位病灶。而后者则为全身性淋巴瘤侵及小肠。由于小肠淋巴瘤相对罕见，起病隐匿，临床症状特异性不强，故临床医师对该病的认识仍较为局限。

一、流行病学

GIL 是临床上较为少见的消化系统肿瘤，仅占胃肠道恶性肿瘤的 1%～4%。疾病发病率为（2.10～2.97）/10 万人。GIL 按病灶发生部位可分为食管淋巴瘤、胃淋巴瘤、小肠淋巴瘤、结肠淋巴瘤及消化道多灶性淋巴瘤。目前国内大多数研究认为，胃淋巴瘤在 GIL 中最为多见，小肠淋巴瘤或结肠淋巴瘤发生率次之。国内一项对 1010 例原发性胃肠道淋巴瘤（primary gastrointestinal lymphoma，PGIL）回顾性分析的研究中指出在总体患者中胃淋巴瘤发生率为 52%，结肠淋巴瘤发生率为 19%，回盲部淋巴瘤发生率为 9%，小肠淋巴瘤发生率为 17%，食管淋巴瘤发生率为 4%，多灶性淋巴瘤发生率为 3%。然而，在全球不同地区这一比例不尽一致，在中亚、非洲和太平洋地区患者中最多见的 GIL 亚型是小肠淋巴瘤。一项土耳其的研究指出，小肠淋巴瘤是 GIL 中最常见的类型，其比率高达 50%。来自伊朗南部的相关研究报道也指出当地小肠淋巴瘤比率高达 31.8%。推测造成这种差异的原因可能与遗传背景、生活环境、医疗机构诊断能力差异等因素相关。

二、临床表现

由于小肠是深部肠道器官，致使小肠淋巴瘤早期起病时临床症状隐匿。部分患者因体检发现粪便隐血试验阳性而进一步追踪发现小肠淋巴瘤病灶，部分患者因全身系统其他脏器证实淋巴瘤，进而在全面评估时发现小肠亦为受累器官；而大部分患者通常在疾病发展到一定阶段出现明显临床症状，如腹痛、消化道出血、消瘦、发热等才引起重视；甚至不少患者因出现严重肠道并发症如穿孔、梗阻、致命性的消化道大出血等接受手术治疗后才得以明确诊断。根据回顾性分析上海交通大学医学院附属瑞金医院 2010～2018 年诊断的 67 例原发性小肠淋巴瘤，38.8%（26/67）患者因发热、盗汗、6 个月体重减少超过 10% 等症状就诊，而高达 34.3%（23/67）患者以严重的肠道并发症形式，如肠梗阻、肠套叠、肠穿孔等初次就诊。因此，小肠淋巴瘤的临床症状特异性不强，难以仅通过临床症状与其他肠道疾病进行鉴别，早期诊断较困难。因而加强内镜、影像学及病理诊断能力有助于提高疾病诊断阳性率。

三、诊断

总体而言，小肠淋巴瘤的诊断是临床工作中的难题。当前对于小肠淋巴瘤的诊断主要包括以下方法：内镜活检、穿刺活检和手术病理明确。由于小肠淋巴瘤症状隐匿，早期缺乏明显临床表现和筛查指标，故患者通常在就诊时疾病严重程度较重、一般情况较差，因此对于侵入性小肠镜操作耐受较差。且由于小肠淋巴瘤大多发生于黏膜下层，在活检时不易取到或取材过少，因此淋巴瘤病理诊断通常需要获得多块、大块组织，并且需要有经验的病理科医师阅片后才可明确诊断。同时，由于小肠镜操作技术要求相对较高，操作性和普及性不如胃镜和结肠镜。因此依靠小肠镜活检明确诊断小肠淋巴瘤的比例并不十分高。大部分原发性小肠淋巴瘤患者通过手术和术后病理明确诊断，对于继发性小肠淋巴瘤患者通常也是通过其他受累脏器的穿刺或手术病理明确诊断。不同病理类型的小肠淋巴瘤具有不同的内镜或影像学特点，可对临床医师在诊断过程中辅以提示。

（一）内镜表现与病理特点

小肠淋巴瘤好发于距离回盲部 100cm 以内的回肠下段，可能与该部位淋巴组织丰富相关，但十二指肠、空肠和回肠中上段亦可受累。从病理类型分析最多见的是弥漫大 B 细胞淋巴瘤和MALT 淋巴瘤，其余病理类型包括外周 T 细胞淋巴瘤、NK/T 细胞淋巴瘤、肠病相关性 T 细胞淋巴瘤、伯基特（Burkitt）淋巴瘤、滤泡性淋巴瘤、套细胞淋巴瘤等。总体来说，B 细胞淋巴瘤是全球大部分地区 PGI 中最多见的形式，但亚洲地区肠道 T 细胞和 NK/T 细胞淋巴瘤构成比例较欧美地区增高，且后者预后明显更差，造成这一现象的原因目前尚未完全知晓。笔者在上海交通大学医学院附属瑞金医院一项尚未发表的研究中对 81 例小肠淋巴瘤进行病理类型分析可知各亚型比例如下：弥漫大 B 细胞淋巴瘤 77.8%（63/81）、MALT 淋巴瘤 11.1%（9/81）、外周 T 细胞淋巴瘤6.2%（5/81）、NK/T 细胞淋巴瘤 2.4%（2/81）、肠病相关性 T 细胞淋巴瘤 1.2%（1/81）、滤泡性淋巴瘤 1.2%（1/81）。

尽管小肠淋巴瘤的异质性很强，但部分病理类型的小肠淋巴瘤在分布位置和形态学特征方面具有一定的共性，因此掌握这些共性对诊断小肠淋巴瘤可带来帮助。当前用于发现和诊断小肠淋巴瘤的内镜技术主要包括小肠镜（双气囊、单气囊或螺旋式）、胶囊内镜。胶囊内镜虽为无创性内镜操作，但由于存在一定的假阴性率和无法获得病理活检因而通常仅用于发现小肠淋巴瘤用途，而需进一步小肠镜或手术获得病理组织从而明确诊断。双气囊小肠镜因其对接率相对较高、并可获得病理活检是当前应用最为广泛的小肠疾病诊断方式；单气囊小肠镜和螺旋式小肠镜虽对接率稍差，但因操作相对较为简便，亦可作为小肠淋巴瘤的诊断方式之一。与胃淋巴瘤和结肠淋巴瘤不同的是，超声内镜技术在小肠淋巴瘤的诊断和治疗随访应用方面较为有限。

1. B 细胞淋巴瘤　小肠 B 细胞淋巴瘤主要包括弥漫大 B 细胞淋巴瘤、MALT 淋巴瘤、套细胞淋巴瘤、滤泡性淋巴瘤。其中 MALT 淋巴瘤和滤泡性淋巴瘤的预后相对较好，而弥漫大 B 细胞淋巴瘤则进展较快（表 16-1）（图 16-12 ～ 图 16-19）。

表 16-1　T 细胞和 NK 细胞淋巴瘤分类与特点

分类	特点
弥漫大 B 细胞淋巴瘤	弥漫大 B 细胞淋巴瘤是最常见的小肠淋巴瘤类型，约占总体小肠淋巴瘤 58%。内镜下表现为溃疡型、隆起型、弥漫浸润型和混合型。随着疾病的进展可发生肠道梗阻或穿孔
MALT 淋巴瘤	该亚型好发于十二指肠，可能与 Hp 感染相关，内镜表现通常为多发的糜烂灶与结节样增生。小肠其他部位的 MALT 淋巴瘤少见，有时可与弥漫大 B 细胞淋巴瘤共同存在
套细胞淋巴瘤	套细胞淋巴瘤是一种少见的小肠淋巴瘤形式，其最典型的内镜表现是"淋巴瘤性息肉样增生（Lymphomatous polyposis，LP）"，这是一种在肠道内表现为密集分布的大小约 0.2cm 至数厘米的均一性的息肉样增生
滤泡性淋巴瘤	滤泡性淋巴瘤是一种少见的小肠淋巴瘤形式，好发于十二指肠或末端回肠，亦可同时多灶性起病。LP 是滤泡性淋巴瘤最多见的内镜表现，其次为溃疡。该亚型一般预后良好

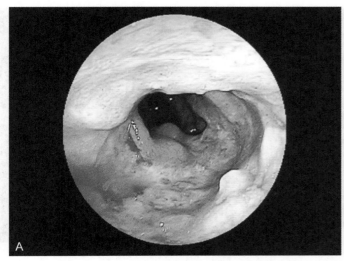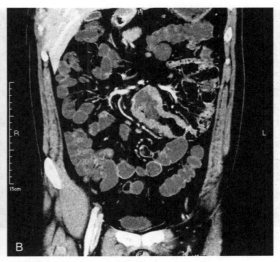

图 16-12　回肠弥漫浸润型病变病理证实弥漫大 B 细胞淋巴瘤
（图片由上海交通大学医学院附属瑞金医院消化科提供）

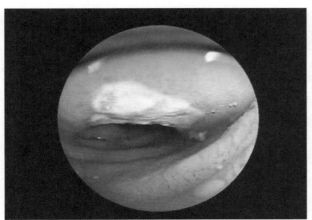

图 16-13　弥漫大 B 细胞淋巴瘤
回肠下段隆起型病灶，上覆溃疡
（图片由上海交通大学医学院附属瑞金医院消化科提供）

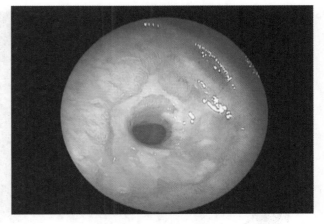

图 16-15　MALT 淋巴瘤
空肠中段单灶性环形狭窄伴溃疡形成
（图片由上海交通大学医学院附属瑞金医院消化科提供）

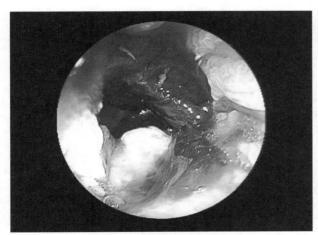

图 16-14　弥漫大 B 细胞淋巴瘤
十二指肠降段弥漫浸润型病灶
（图片由上海交通大学医学院附属瑞金医院消化科提供）

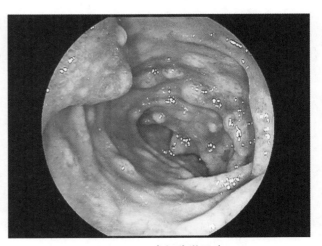

图 16-16　套细胞淋巴瘤
末端回肠见淋巴瘤性息肉样增生，大小 0.3 ～ 1.0cm
（图片由上海交通大学医学院附属瑞金医院消化科提供）

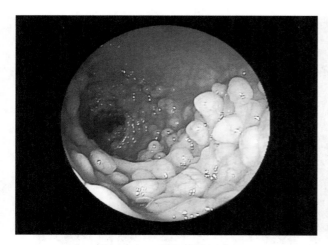

图 17-17   滤泡性淋巴瘤

末端回肠见淋巴瘤性息肉样增生，大小 0.3 ～ 2.0cm

（图片由上海交通大学医学院附属瑞金医院消化科提供）

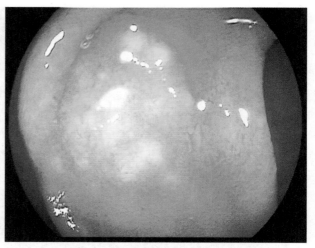

图 16-18   高侵袭性滤泡性淋巴瘤

十二指肠降段见白色结节样增生

（图片由上海交通大学医学院附属瑞金医院消化科提供）

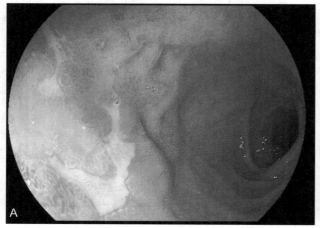

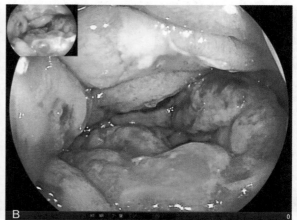

图 16-19   滤泡性淋巴瘤

A、B. 十二指肠和降结肠均可见溃疡性病变

（图片由上海交通大学医学院附属瑞金医院消化科提供）

2. T 细胞和 NK 细胞淋巴瘤   总体而言 T 细胞和 NK 细胞淋巴瘤的临床诊断更困难。T 细胞和 NK 细胞淋巴瘤罕见，约占总体 GIL 的 5%。但在不同地区这一比例存在较大差异：如在欧洲 T 细胞淋巴瘤的比例仅为 1.3%；而在东方国家中这一比例可高达 7% ～ 15%。T 细胞和 NK 细胞淋巴瘤最重要的内镜表现是"溃疡"，易出现穿孔并发症，深挖大块活检风险较大。因此在临床工作中有时会与其他肠道溃疡性疾病，如炎症性肠病相混淆。根据 2008 年 WHO 分类将 T 细胞和 NK 细胞淋巴瘤分类如下：肠病相关性 T 细胞淋巴瘤（enteropathy-associated T-cell lymphomas，EATL）、外周 T 细胞淋巴瘤（peripheral T-cell lymphomas，PTCL）和结外 NK/T 细胞淋巴瘤、成人 T 细胞白血病/淋巴瘤（audlt T-cell leukemia/lymphoma，ATLL）（表 16-2，图 16-20，图 16-21）。

表 16-2　T 细胞和 NK 细胞淋巴瘤分类与特点

分类	特点
肠病相关性 T 细胞淋巴瘤	主要的临床表现包括发热和腹泻，十二指肠和空肠是最常受累的部位。内镜下形态通常不具有特异性，表现为多发糜烂和溃疡，有时内镜中可见增厚或结节状黏膜，狭窄和肿块相对少见。可分为 I 型和 II 型 I 型继发于乳糜泻，表现为腹痛、小肠穿孔和梗阻。可见巨大肿块或坏死，其旁小肠黏膜可见萎缩 II 型并非继发于乳糜泻，但病灶处可见肿块及萎缩小肠黏膜。预后差，诊断后中位生存期为 7～10 个月
外周 T 细胞淋巴瘤和结外 NK/T 细胞淋巴瘤	该亚型在南美和亚洲较为多见，病灶较多位于十二指肠。内镜下可表现为溃疡型、浸润型，有时也可见多发结节型，而肿块型少见。病灶处容易发生穿孔或腹膜炎。该亚型与 EBV 感染关系颇为密切
成人 T 细胞白血病 / 淋巴瘤	与 HTLV-1 病毒感染相关，疾病进展较快，内镜下通常表现为溃疡，在十二指肠处有时可见黄白色息肉状改变

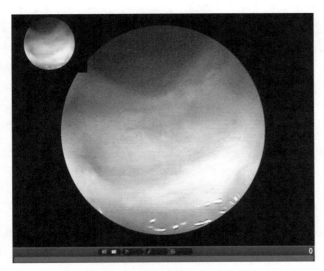

图 16-20　肠病相关性 T 细胞淋巴瘤
回肠中段溃疡性病灶
（图片由上海交通大学医学院附属瑞金医院消化科提供）

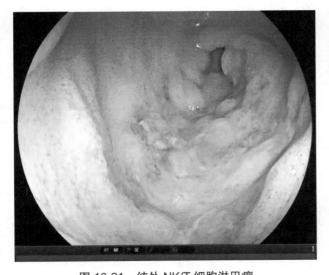

图 16-21　结外 NK/T 细胞淋巴瘤
回肠下段溃疡性病灶
（图片由上海交通大学医学院附属瑞金医院消化科提供）

（二）小肠影像学特征

小肠 B 细胞淋巴瘤在小肠 CT 中的典型表现为肠壁浸润增厚伴肠系膜淋巴结增大，呈单发或多节段分布，也可表现为肠腔内分叶状息肉样软组织肿块，肠道周围及肠系膜、后腹膜淋巴结肿大，呈"夹心面包征"。病变的肠壁能保持一定的扩张度，很少引起肠腔狭窄和梗阻，特征性表现为受累肠腔呈"动脉瘤样"扩张，累及肠壁明显增厚，病灶边界较光滑，肠腔周围存在脂肪层（图 16-22，图 16-23）。

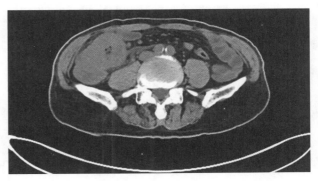

图 16-22　弥漫浸润性回肠下段弥漫大 B 细胞淋巴瘤
回肠下段增厚，病灶边界较光滑，呈"动脉瘤样"扩张
（图片由上海交通大学医学院附属瑞金医院消化科提供）

小肠 T 细胞 /NK 细胞淋巴瘤和 B 细胞淋巴瘤在小肠影像学检查中存在一定区别，由于 B 细胞淋巴瘤为黏膜下层的病变，则在影像学上主要表现为外生性肿块及环形肿块；而 T 细胞 /NK 细胞淋巴瘤为黏膜层病变，影像学上主要表现为肠壁斑片状增厚、溃疡及肠腔狭窄，且容易发生胃肠道穿孔（图 16-24）。就不同分型而言，B 细胞淋巴瘤在影像学上更具特异性，而 T 细胞淋巴瘤可能需要由内镜与病理来确诊。

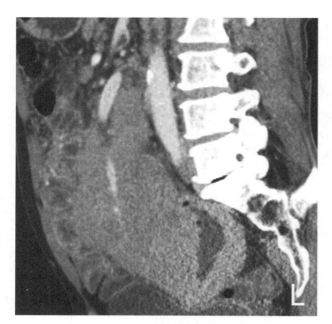

图 16-23　回肠弥漫大 B 细胞淋巴瘤

门脉期矢状面重建图像，清晰显示肿大融合淋巴结影，包绕肠系膜血管，形成典型的"夹心面包征"

（图片由上海交通大学医学院附属瑞金医院消化科提供）

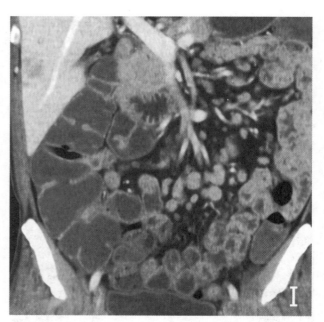

图 16-24　回肠 T 细胞淋巴瘤

门脉期冠状面重建图像，显示很长的一段回肠黏膜皱襞增多，与空肠黏膜皱襞相仿，即为回肠黏膜"空肠化"改变

（图片由上海交通大学医学院附属瑞金医院消化科提供）

四、治疗与预后

小肠淋巴瘤的治疗方案应根据其病理类型决定。侵袭性淋巴瘤的治疗仍然以化疗为主，弥漫性大 B 细胞淋巴瘤通常采用利妥昔单抗（R）联合环磷酰胺、多柔比星、长春新碱和泼尼松（CHOP）的 R-CHOP 方案为基础的免疫化疗方案；套细胞淋巴瘤的治疗方案通常包含利妥昔单抗和阿糖胞苷；T 细胞淋巴瘤以 CHOP 方案为主；NK 细胞淋巴瘤以含门冬酰胺酶的化疗方案作为基础。惰性淋巴瘤，如滤泡性淋巴瘤、MALT 淋巴瘤等，近年来正逐步走向无化疗时代，除了传统的利妥昔单抗联合 CHOP 或环磷酰胺、长春新碱和泼尼松（CVP）化疗仍然应用于临床之外，利妥昔单抗联合苯达莫司汀或来那度胺等低毒、高效的治疗方案正逐步替代传统化疗的地位。

手术除了对小肠淋巴瘤具有明确诊断的作用外，是否能改善患者的预后目前尚存争议。部分研究认为，手术切除小肠中受累病灶后再予以化疗，不仅可预防如穿孔等并发症的发生，同时对延长患者的生存期具有帮助；但亦有部分研究认为手术与否并不能改善小肠淋巴瘤患者的生存期。总体而言，小肠淋巴瘤的预后与患者病理分型密切相关，T 细胞和 NK 细胞淋巴瘤预后较差，而 MALT 淋巴瘤和滤泡性淋巴瘤预后相对较好。

（顾于蓓　许彭鹏　陈憩）

第六节　结直肠肿瘤

结直肠癌（colorectal cancer）是常见的消化道恶性肿瘤。全球范围内，每年约有 180 万结直肠癌的新发病例，并且有超过 80 万人死于结直肠癌。2019 年美国结直肠癌的发病患者数和死亡人数分别为 145 600 例和 51 020 例，位居所有恶性肿瘤的第三位。近年来，随着我国居民饮食、生活方式和环境因素的改变，结直肠癌的发病率呈逐年上升趋势，而且成为我国近 10 年来发病率上升速度最快的肿瘤之一。

尽管针对结直肠癌的诊疗技术得到显著提高，但由于其发病隐匿，症状缺乏特异性，大多数患者在就诊时已是中晚期，治疗效果不佳，且易发生远处转移，预后差。早期可通过内镜或手术根治，其 5 年生存率可达 60% 以上。随着对疾病认识的深入，结直肠癌治疗已从单纯外科手术时代逐步过渡到外科手术协同化疗、放疗、靶向治疗、免疫治疗的整合治疗时代。但是，如何进行科学合理、规范个体的多学科整合诊疗，如何有效整合各学科资源、合理排兵布阵，仍是值得深入研究的临床问题。

一、病史特点

（一）结直肠癌发病高危人群

（1）年龄 ≥ 40 岁。

（2）I 级亲属有结直肠癌史者。

（3）有癌症史或肠道腺瘤或息肉史。

（4）粪便隐血试验阳性者。

（5）以下五种表现具有两项以上者：黏液血便、慢性腹泻、慢性便秘、慢性阑尾炎史及精神创伤史。

（二）结直肠癌临床表现

结直肠癌生长缓慢，起病隐匿，早期无明显症状，或仅表现为粪便隐血试验阳性。患者出现不同的症状与肿瘤的大小和生长部位有关。

1. 右半结肠癌 右半结肠包括盲肠、升结肠、横结肠右半侧。其临床特点：①腹痛，右半结肠癌有 70% ～ 80% 的患者有腹痛，多为隐痛；②贫血，因癌灶的坏死、脱落、慢性失血而引起，有 50% ～ 60% 的患者血红蛋白低于 100g/L；③腹部肿块，也是右半结肠癌的常见症状。腹部肿块同时伴梗阻的病例临床上并不多见。

2. 左半结肠癌 左半结肠包括横结肠左侧到乙状结肠下端。其临床表现：①便血、黏液血便，70% 以上的患者可出现便血或黏液血便；②腹痛，约 60% 的患者出现腹痛，腹痛可为隐痛，当出现梗阻表现时，也可表现为腹部绞痛；③腹部肿块，

40% 左右的患者可触及左侧腹部肿块。

3. 直肠癌 临床表现：①直肠刺激症状：便意频繁，排便习惯改变，便前有肛门下坠感，伴里急后重，排便不尽感，晚期有下腹疼痛；②肠腔狭窄症状：癌肿侵犯致肠管狭窄，初时粪便变形、变细，严重时出现肠梗阻表现；③癌肿破溃感染症状：粪便表面带血及黏液，甚至脓血便。

直肠癌症状出现的频率依次为便血 80% ～ 90%；便频 60% ～ 70%；便细 40%；黏液便 35%；肛门痛 20%；里急后重 20%；便秘 10%。

癌肿侵犯前列腺、膀胱时，可出现尿频、尿痛、血尿等表现。侵犯骶前神经可出现骶尾部持续性剧烈疼痛。晚期出现肝转移时可有腹水、肝大、黄疸、贫血、消瘦、水肿等。

二、体格检查

早期结直肠癌，常无明显的体征，进展期乃至晚期结直肠癌患者可出现下列体征。

（1）中下腹部深压痛，有时伴有轻度肌紧张，并发肠梗阻时，腹痛较剧烈，多为绞痛，伴有呕吐，停止排便排气。

（2）腹部包块，多为瘤体本身，有时可扪及肿大的淋巴结及梗阻附近侧肠腔内的积粪，肿块大多坚硬，呈结节状，活动度差。

（3）直肠指检：60% ～ 70% 的直肠癌可在直肠指检时触及，因此直肠指检是诊断低位直肠癌重要的体格检查，凡遇直肠刺激症状、便血、粪便变细等均应进行直肠指检。

（4）腹股沟淋巴结肿大：齿状线以下的直肠癌可有腹股沟淋巴结肿大。

（5）并发症或晚期体征：结直肠癌合并肠梗阻可表现为腹部膨隆、肠鸣音亢进。肝转移可表现为肝大、黄疸、移动性浊音。晚期可表现为营养不良或恶病质。

三、实验室检查

（一）常规检查

粪便隐血试验是结直肠癌筛查的常规检查方法。粪便隐血试验简便、无创、快速敏感，具

有很好的实用价值。应用粪便隐血试验可检出50%～60%的结直肠癌患者。粪便隐血试验持续阳性可能是早期结直肠癌的唯一可检查出的异常指标。其他常规检查主要包括血常规、肝功能及肾功能等。这些检查虽然不是结直肠癌的特异性指标，但对结直肠癌的诊疗和病情监测有重要的临床意义。因此，在结直肠癌的治疗和随访期间，定期复查血常规、肝功能及肾功能，以便了解患者的一般情况，及时调整治疗方案。

（二）肿瘤标志物检测

肿瘤标志物是肿瘤发生和增殖过程中，肿瘤细胞合成、释放或者是由机体对肿瘤细胞反应而产生的一类物质。肿瘤标志物广泛应用于临床，肿瘤标志物的联合检测、动态检测可以对肿瘤具有辅助诊断、指导治疗、监测复发转移和判断预后的作用。血清癌胚抗原（CEA）是结直肠癌最具临床价值和广泛应用的肿瘤标志物，诊断的阳性率为50%～60%。血清CEA水平与TNM分期呈正相关，TNM Ⅰ、Ⅱ、Ⅲ、Ⅳ期患者的血清CEA的阳性率分别为25%、45%、75%和85%，与结直肠癌临床分期和病情程度有密切相关性。由于早期阶段敏感度较低，特异度不强，CEA对结直肠癌的诊断价值有限。通过动态测定血清CEA可提高诊断的特异度。另外，同时联合糖类抗原（CA）242、CA19-9及CA72-4，以提高诊断结直肠癌的敏感度和特异度，对结直肠癌的诊断和监测有重要的临床意义。

（三）肿瘤基因检测

结直肠癌的发生和发展是一个涉及癌基因激活和抑癌基因失活及其产物异常表达的多基因和多阶段的积累过程。目前结直肠癌的基因检测主要包括 *K-ras*、*P53*、*APC*、微卫星不稳定性（MSI）和杂合性缺失（LOH）等。基因变异发生于癌前病变的早期阶段，因此，结直肠癌的常规检查（粪便隐血试验，肿瘤相关抗原、内镜、病理等）均难以实现大肠肿瘤的早期诊断，而基因诊断则为结直肠癌的早期诊断提供了可能性。PCR等分子生物学技术的广泛应用为结直肠癌的基因诊断提供了一种有效方法。结直肠癌患者血液、粪便或肿瘤组织的肿瘤相关基因异常成为结直肠癌早期诊断和病情监测的重要基因标志。

（四）液体活检

循环肿瘤细胞（CTC）是肿瘤原发灶或转移灶的肿瘤细胞脱落进入血液循环所形成，是转移的必要条件。循环肿瘤细胞在结直肠癌分期、评估疗效及检测复发转移中有重要价值。

四、影像学检查

（一）钡剂灌肠

钡剂灌肠是结直肠癌的重要检查方法，但对低位结直肠癌的诊断意义不大，用于排除结直肠多发癌和息肉病。早期表现：圆形或类圆形肠腔内充盈缺损，直径在2cm左右；病灶表面光滑或凹陷；若病灶侵及黏膜下，肠壁有僵硬感。进展期表现：结节状或菜花状肿块伴肠壁僵硬；黏膜皱襞破坏中断或消失；肿块表面不平，分叶明显，部分可见腔内龛影；癌肿沿肠壁浸润，肠腔不规则环形狭窄；病灶与正常肠管分界清楚。

1. 增生型　腔内出现不规则的充盈缺损，轮廓不整，病变多发生于肠壁的一侧，表面黏膜皱襞破坏、中断或消失，局部肠壁僵硬平直，结肠袋消失，肿瘤较大时可使钡剂通过困难，病变区可触及肿块。

2. 浸润型　病变区肠管狭窄，常累及一小段肠管，狭窄可偏于一侧或形成向心性狭窄，其轮廓可光滑整齐，也可呈不规则状，肠壁僵硬，黏膜破坏消失，病变区界限清晰，常可引起梗阻，甚至钡剂止于肿瘤的下界而完全不能通过，病变区亦可触及肿块。

3. 溃疡型　肠腔内有较大的龛影，形状多不规则，边界多不整齐，具有一些尖角，龛影周围有不同程度的充盈缺损和狭窄，黏膜破坏中断，肠壁僵硬，结肠袋消失。

（二）CT 检查

CT检查可以了解直肠和盆腔内扩散情况，有无侵犯膀胱、子宫及盆壁，是术前常用的检查方法。腹部CT扫描可检查有无肝转移癌及腹主动脉旁淋巴结转移。目前，结直肠癌的 CT 检查主要用于以下方面。

（1）提供结直肠恶性肿瘤的分期。

（2）发现复发肿瘤。

（3）评价肿瘤对各种治疗的反应。

（4）阐明钡剂灌肠或内镜发现的肠壁内和外在性压迫性病变的内部结构，明确其性质。

（5）对钡剂灌肠检查发现的腹内肿块做出评价，明确肿块的来源及其与周围脏器的关系。

（6）可判断肿瘤位置。

（三）MRI 检查

MRI 检查的适应证同 CT 检查。推荐在中低位直肠癌进行 MRI 检查，以评估肿瘤在肠壁内的浸润深度，对中低位直肠癌的诊断及术前分期有重要价值。MRI 在判断复发和纤维瘢痕方面优于 CT 和超声内镜，动态对比观察对于肿瘤复发的判定有着重要的意义。

（四）PET/CT 检查

PET/CT 检查对结直肠癌检查的优势在于诊断复发及复发者的分期，比其他常规检查可探测出更多的病灶，可减少 10% 的带有根治意愿的手术。另外，研究显示 PET/CT 检查对于放疗、化疗或靶向治疗的疗效评价也有一定价值，如氟尿嘧啶。

PET/CT 检查在以下情况有独特的优势：①恶性肿瘤的诊断，有助于鉴别良恶性肿块和探查全身转移灶，且对区域淋巴结及全身远处转移提供的肿瘤的代谢情况远比 CT 等解剖学信息准确。②病程病期的分类为合理的治疗方案提供依据。③肿瘤术后复发与瘢痕组织的鉴别。④肿瘤放疗后复发与放疗后坏死的鉴别。⑤肿瘤治疗如放疗和化疗前后疗效监测等。⑥对于血清肿瘤标志物，如 CEA、CA242、CA19-9 等持续增高的患者进行原发和全身转移灶的寻找，PET/CT 检查更有其独特的优势。⑦全身健康检查可早期发现隐匿的肿瘤微小病灶，为早期治疗创造有利条件。

目前 PET/CT 检查是具有发展前途的一种阳性核医学显像技术，相信随着临床应用经验的不断积累，PET 显像仪的进一步改进和正电子显像剂的不断发展，PET/CT 检查对肿瘤的诊断治疗和研究是具有很大潜力的。

五、内镜检查

（一）结肠镜检查

结肠镜检查对早期大肠癌的诊断意义重大，而结肠镜检查及活检组织病理学检查是诊断早期大肠癌的金标准。凡是有粪便性状、习惯改变，如便血、腹泻、便秘等，经直肠指检无阳性发现者，应常规进行结肠镜检查，可以明确结肠有无器质性病变。小的病变，如有蒂息肉可通过结肠镜进行治疗。随着内镜技术的提高和设备的不断更新，结肠镜到达回盲部成功率显著提高（＞98%），操作时间显著缩短（10 分钟以内），使患者易于接受，结肠镜检查已成为普遍开展的诊断技术，对结直肠癌的诊断和治疗意义重大。

1. 早期结直肠癌的分型　Ⅰ型息肉隆起型（Ⅰp 型有蒂型，Ⅰs 型无蒂广基型）；Ⅱ型平坦型（Ⅱa 型表浅隆起型，Ⅱb 型表浅平坦型，Ⅱc 型表浅凹陷型）；Ⅲ型深凹陷型。

2. 进展期结直肠癌分型　①肿块型：多如宽基息肉样、菜花样肿块及不规则肿块突入肠腔，肿块表面常有糜烂、坏死和出血灶。组织较脆，触之易出血。②溃疡型：肿瘤边缘结节状突起形成堤坝，形似火山口样。底部覆有污秽厚苔，表面糜烂，触之组织脆，易出血。③狭窄型：肿瘤环形浸润肠管呈管状狭窄，瘤组织在黏膜下生长蔓延，纤维结肠镜常难以通过。晚期肿瘤出血、糜烂或坏死，诊断一般较易。

内镜下可初步判断结直肠肿瘤的性质，但对病灶的组织学类型难以做出即时诊断。另外，对微小病灶也易遗漏。

（二）超声内镜检查

超声内镜是将微型高频超声探头安置在内镜顶端，当内镜插入体腔后，通过内镜直接观察腔内形态，还可通过活检孔对靶组织进行活检和细胞学检查，同时又可进行实时超声扫描，以获取管壁层次的组织学声像特征和周围邻近脏器的超声图像，从而进一步提高内镜和超声的诊断水平。准确的术前分期是选择结直肠癌手术方式的关键，目前术前分期的判断主要手段有超声内镜、CT、MRI 等。对结直肠癌的 TNM 分期，超声内镜可明确肿瘤的侵犯深度、范围、有无周围淋巴结转移及有无周围组织器官的侵犯，可较准确地诊断结直肠早癌，为早癌的内镜下切除提供保障，对进展期的结直肠癌可进行较准确的术前 TNM 分期，以便于制订手术方案或进行术前新辅助放化疗，因此，超声内镜是最具有价值的检查手段。随着超声内镜新技术不断出现及内镜下各种治疗技术迅速发展，超声引导下的细针抽吸活检术等已逐渐成为临床上的常规诊疗方法，如何将超声内镜与其他诊疗技术结合起来以进一步提高术前 TNM 分期的准确率，从而术前精确诊断结直肠癌，对决定是否能手术、选择内镜下手术还是外科手术及结直肠癌术后复发癌肿的检查具有重要意义。

六、病理检查

结直肠癌的病理检查是目前结直肠癌明确诊断的金标准。主要包括术前组织活检、息肉摘除活检及大肠癌手术切除标本的病理学检查。

（一）活体组织检查

对于孤立性或数个小的息肉（腺瘤）样病变，宜完整切除送活检；而对于高位单发性腺瘤样息肉，可通过纤维结肠镜切除。在行结直肠癌根治术前必须获得明确病理学结果，采集足够的有代表性的组织是必要的，应注意多点取样，避免取自浅表的坏死组织，如有可能尽量应取到肿瘤基底与正常黏膜交界处的组织。溃疡型病灶应钳取溃疡边缘部组织，取足够大小和深度的活检，以及标本的正确定位是诊断可靠所必需的条件。对于临床疑有恶变的息肉，必要时应反复三次活检，提高术前诊断率。小块活检组织，必须以其黏膜面贴于吸水纸上固定，注意包埋方向，以保持正常解剖组织学关系。

（二）手术切除标本的病理学检查

1. 对切除的结直肠标本进行膜完整性评估，

根据 Dutch 结直肠癌组（DCCG）提出的标准，直肠癌 TME 标本的肉眼评估分为 3 个等级。

（1）完整：完整系膜组织，表面光滑。缺陷深度 ≤ 5mm，标本的远切缘没有成锥形。环周切缘光滑、规则。

（2）较完整：中等块系膜组织，表面不规则。缺陷深度 > 5mm，但未及固有肌层。标本的远端切缘有适度的锥形。环周切缘不规则。

（3）不完整：小块系膜组织，缺陷深达固有肌层，标本的远端切缘呈锥形，呈非常不规则的环周切缘。同时须注意直肠癌标本远切缘是否呈"W"形及"U"形，是否存在"V"形。结肠癌标本要查看结肠系膜后叶是否完整。

2. 观察肿瘤有无侵犯、突破浆膜，近切断缘和远切断缘，主干血管和边缘血管情况。同时注意观察标本系膜上是否黏附有神经、输尿管及其他器官，如果黏附其他器官，要标明器官名称，T4b 结直肠癌联合器官切除，要标注器官名称、切除部位和范围。注意浆膜和筋膜分布范围、系膜有无浸润、系膜内有无肿大淋巴结、外科切面有无癌组织外露。如果有浸润、转移的情况，应观察、测量其部位，记录浸润、转移的范围和性状。观察有无肿瘤梗阻、有无肠壁水肿，测量近端肠管直径。

3. 结直肠癌的病理诊断：①结直肠癌的发生部位。②结直肠癌的大体类型、组织学类型及分级。③肿瘤浸润深度。④远近切缘情况。⑤淋巴结转移情况。⑥有无远处转移，有者加以说明。例如：直肠上段隆起型中分化管状腺癌，肿瘤浸及深肌层，远近切缘净。⑦淋巴结转移性腺癌（3/20）：肠壁组（2/10），系膜组（1/8），系膜根部组（0/2）。

七、综合评估

（一）分期评估

结直肠癌分期推荐美国癌症联合会（AJCC）和国际抗癌联盟（UICC）联合制订的分期（表 16-3），还可以根据需要采用解剖分期（表 16-4）。

表 16-3　AJCC/UICC 结直肠癌 TNM 分期（第 8 版）

分期		症状
原发肿瘤（T）	Tx	原发肿瘤无法评价
	T0	原发肿瘤无证据
	Tis	原位癌：局限于上皮内或侵犯黏膜固有层
	T1	肿瘤侵犯黏膜下层
	T2	肿瘤侵犯固有肌层
	T3	肿瘤穿透固有肌层到达浆膜下层，或侵犯无腹膜覆盖的结直肠旁组织
	T4	肿瘤侵犯腹膜脏层或侵犯或粘连于邻近器官或结构
	T4a	肿瘤穿透脏腹膜（包括大体肠管通过肿瘤穿透和肿瘤通过炎性区域连续浸润脏腹膜表面）
	T4b	肿瘤侵犯或粘连于其他器官或结构
区域淋巴结（N）	NX	区域淋巴结不能评估
	N0	无区域淋巴结转移
	N1	1～3 个区域淋巴结转移（淋巴结内肿瘤最大直径 ≥ 0.2mm）或存在任何数量的肿瘤结节并且所有可辨识的淋巴结无转移
	N1a	1 个区域淋巴结转移
	N1b	2～3 个区域淋巴结转移
	N1c	浆膜下、肠系膜、无腹膜覆盖结肠 / 直肠周围组织内有肿瘤种植，无区域淋巴结转移
	N2	≥ 4 个区域淋巴结转移
	N2a	4～6 个区域淋巴结转移
	N2b	≥ 7 个区域淋巴结转移
远处转移（M）	M0	无远处转移
	M1	有远处转移
	M1a	远处转移局限于单个器官（如肝、肺、卵巢、非区域淋巴结），但没有腹膜转移
	M1b	远处转移分布于一个以上的器官
	M1c	腹膜转移有或没有其他器官转移

（引自：Organization of the AJCC Cancer Staging Manual. AJCC Cancer Staging Manual，2017.）

表 16-4　AJCC/UICC 结直肠癌病理分期

分期组	T	N	M
0 期	Tis	N0	M0
I 期	T1，T2	N0	M0
IIA 期	T3	N0	M0
IIB 期	T4a	N0	M0
IIC 期	T4b	N0	M0
IIIA 期	T1-2	N1/N1c	M0
IIIA 期	T1	N2a	M0
IIIB 期	T3-T4a	N1/N1c	M0
IIIB 期	T2-3	N2a	M0
IIIB 期	T1-2	N2b	M0
IIIC 期	T4a	N2a	M0
IIIC 期	T3-T4a	N2b	M0
IIIC 期	T4b	N1-N2	M0
IVA 期	Any T	Any N	M1a
IVB 期	Any T	Any N	M1b
IVC 期	Any T	Any N	M1c

（二）病理评估

1. 组织学分型

（1）普通类型腺癌。

（2）特殊类型腺癌：筛状粉刺型腺癌、髓样癌、微乳头状癌、黏液腺癌、锯齿状腺癌、印戒细胞癌。

（3）少见类型癌：腺鳞癌、梭形细胞癌、鳞状细胞癌、未分化癌。

（4）其他特殊类型。

2. 组织学分级　依据腺体的分化程度分为高分化、中分化和低分化（高级别、低级别）。

3. 结直肠癌分期　推荐 AJCC 和 UICC 联合制订的分期。

4. 分子分型　结直肠癌分子分型主要分为 4 型。① CMS1-MSI 免疫型（14%）：组织学常伴有大量淋巴细胞浸润。常伴有微卫星不稳定状态、CpG 岛甲基化、BRAF 突变率高及高频突变常见，复发以后生存时间短。② CMS-2- 经典型（37%）：具有较高体细胞拷贝数变化、WNT 及 MYC 通路激活常见。③ CMS-3- 代谢型（13%）：显著的代谢失调，*K-RAS* 突变频率较高。④ CMS-4- 间质型（23%）：具有较高体细胞拷贝数变化，更为重要的是，该种亚型常有上皮 – 间充质转化（EMT）相关基因的上调、血管生成、TGF-β 信号通路及间质重建通路的激活。

5. 免疫标记物分析　PD-L1 和 PD-1 在结直肠癌组织中的表达与其临床病理特征及免疫治疗相关。另外，MSI 检测用于结直肠癌患者预后及治疗指导，可作为 PD-1 抑制剂治疗的生物标志物。

（三）肿瘤患者生存质量评分标准

1. KPS 功能状态评分标准　见表 16-5。

表 16-5　KPS 功能状态评分

体力状况	评分
正常，无症状和体征	100
能进行正常活动，有轻微症状和体征	90
勉强可进行正常活动，有一些症状或体征	80
生活可自理，但不能维持正常生活工作	70
生活能大部分自理，但偶尔需要别人帮助	60
常需人照料	50
生活不能自理，需要特别照顾和帮助	40
生活严重不能自理	30
病重，需要住院和积极的支持治疗	20
重危，临近死亡	10
死亡	0

（引自：Evaluation of Chemotherapeutic Agents. New York：Columbia University Press，1949：199-205.）

2. 体力状况（PS）分析标准　见表 16-6。

表 16-6　PS 分析

体力状况	级别
正常活动	0
症状轻，生活自在，能从事轻体力活动	1
能耐受肿瘤的症状，生活自理，但白天卧床时间不超过 50%	2
肿瘤症状严重，白天卧床时间超过 5%，但还能起床站立，部分生活自理	3
病重卧床不起	4
死亡	5

［引自：Am J Clin Oncol，1982，5（6）：649-655.］

（四）整合诊断

结直肠癌的鉴别诊断主要为结直肠炎性疾病，如肠结核、血吸虫病、肉芽肿、阿米巴肉芽肿、溃疡性结肠炎、结肠息肉病、痔及细菌性痢疾等。采用内镜检查进行病变部位活检及病理学检查等方法明确病变是否为癌、肿瘤的分化程度等与结直肠癌自身性质和生物行为学特点密切相关的属性与特征。同时通过适宜的辅助检查方法获得临床分期，主要包括病变浸润深度、淋巴结转移及远处转移等情况。结直肠癌经组织病理学确诊后，需进行相关分子检测，指导后续临床治疗。同时应充分考虑患者存在的伴随疾病，制订整合治疗策略。

八、整合治疗

（一）外科治疗

1. 右半结肠切除术　适用于盲肠、升结肠及结肠肝曲部的癌肿。切除范围：回肠末端 15 ～ 20cm、盲肠、升结肠及横结肠的右半，切断及切除回盲动脉、右结肠动脉、中结肠动脉支及其所属系膜及淋巴结。肝曲的癌肿尚需切除横结肠大部分及胃网膜右动脉组的淋巴结。切除后做回肠、结肠端端吻合或端侧吻合（缝闭结肠断端）。

2. 左半结肠切除术　适用于降结肠、结肠脾曲部癌肿。切除范围：横结肠左半、降结肠、部分或全部乙状结肠，连同所属系膜及淋巴结。切除后结肠与结肠或结肠与直肠端端吻合。

3. 横结肠切除术　适用于横结肠癌肿。切除范围：横结肠及其肝曲、脾曲。切除后做升结肠、降结肠端端吻合。若吻合张力过大，可加做右半结肠切除，做回肠、结肠吻合。横结肠中部癌，随中结肠动脉的左、右支转移至肠系膜上动脉区淋巴结。手术应将大网膜、横结肠及其系膜、淋巴结等全部切除，再游离升结肠及降结肠，做结肠对端吻合。

4. 乙状结肠癌切除术　根据癌肿的具体部位，除切除乙状结肠外，或做降结肠切除或部分直肠切除，做结肠与结肠吻合或结肠与直肠吻合。

5. 直肠癌的根治性手术方式

（1）全直肠系膜全切除术（TME）：为中低位直肠癌手术的标准式式，是指在直视下锐性解剖盆筋膜脏层和壁层间的特定间隙，完整切除脏层筋膜内的全部组织，包括直肠系膜内的血管淋巴管结构、脂肪组织和直肠系膜筋膜，保留自主神经功能。切除肿瘤下缘以下 4～5cm 的直肠系膜或达盆膈，下段直肠癌（距离肛缘＜5cm）切除肿瘤远端肠管至少 2cm。直肠癌手术的四大原则：①充分切除原发灶；②合理清扫淋巴结；③直肠系膜全切除术（TME）；④保留盆腔自主神经，减少术后排尿及性功能障碍。

（2）经腹会阴联合切除术（Miles）：适用于肿瘤距肛缘 7cm 以下直肠癌。切除范围包括乙状结肠下部及其系膜和全部直肠、肠系膜下动脉周围淋巴结、肛提肌、坐骨直肠窝内脂肪、肛管和周围直径约 5cm 的皮肤及全部肛门括约肌。乙状结肠近端在左下腹做永久性人工肛门。

（3）经腹直肠癌切除术（Dixon 手术）：适用于肿瘤距肛缘 10cm 以上的直肠癌。可保留足够的直肠和乙状结肠。手术损伤小，保留正常肛门，排便功能良好。

（二）内科治疗

结直肠癌的内科治疗包括化疗、靶向治疗和免疫治疗。化疗仍是晚期结直肠癌患者治疗的基础和首选。近年来，靶向药物联合化疗已经是治疗的大趋势，使越来越多的患者获益，但是靶向药物的耐药及合理使用的问题不可无视。不同肿瘤特异的、稳定的分子靶点需要进一步的探究明确。随着肿瘤免疫学的发展，肿瘤免疫为晚期结直肠癌患者带来希望，但是其疗效、安全性需要大样本的临床试验验证，且免疫检查点抑制剂"免疫刹车"失灵后带来的副作用是需要我们进一步解决和保证临床使用的关键。

1. 化疗　化疗药物可以杀灭特定的细胞，尤其是快速增殖的细胞。化疗药物可以分为烷化剂、抗代谢药、抗肿瘤抗生素、植物类抗癌药、杂类、激素、免疫抑制剂等。通过直接与 DNA 作用干扰正常功能、干扰核酸的合成代谢、抑制蛋白质合成、影响纺锤丝的形成，抑制有丝分裂等机制发挥作用。在结直肠癌中，常用的化疗药物有氟尿嘧啶类、奥沙利铂、伊立替康、雷替曲塞、TAS-102 等。

（1）氟尿嘧啶类：常见的氟尿嘧啶类的化疗药物为卡培他滨（CAP）和氟尿嘧啶（5-FU）。CAP 是用化学方法将氟尿嘧啶的化学结构改造而形成的抗肿瘤前体药物。CAP 因含有氨甲酸酯结构而能以完整的分子形式被肠黏膜快速吸收，在体内通过胸苷磷酸化酶转化为 5-FU，5-FU 进一步代谢为一磷酸氟代脱氧尿苷和三磷酸氟尿苷。前者与亚叶酸形成复合物抑制胸苷合成限速酶——胸苷合成酶；后者作为嘧啶类似物干扰核酸合成，进而达到抗肿瘤的作用，而甲酰四氢叶酸可增加 5-FU 抑制脱氧胸苷酸合成酶活性，增强其抗肿瘤效果。Tsukamoto 等的研究发现，CAP 比 5-FU 优先浓集于肿瘤组织内。口服 CAP 治疗，肿瘤中的 5-FU 是血浆和肌肉的 127 和 22 倍，而直接静脉注射 5-FU 治疗，肿瘤、血浆和肌肉的浓度差异不显著。Shuller 等报道，原发性结直肠癌或并发肝转移患者，术前口服 CAP，术后测定原发肿瘤的 5-FU 浓度与血浆 5-FU 浓度之比大于 20。2019 年肿瘤临床学会（CSCO）CRC 诊疗指南指出，使用单氟尿嘧啶方案辅助化疗时，CAP 为首选。

（2）奥沙利铂（OXA）：是第三代铂类抗肿瘤药物，属于烷化剂，可直接作用于肿瘤细胞 DNA 发挥细胞毒作用，亦可通过诱导产生免疫源性细胞死亡、抑制 STAT6 磷酸化，活化 T 细胞、调节肿瘤微环境等影响机体免疫学功能发挥抗肿瘤作用。

2019 年 CSCO 指出，以奥沙利铂为主的联合化疗方案是Ⅱ期高危患者和Ⅲ期患者辅助化疗的Ⅰ级推荐。新辅助化疗方案首选推荐奥沙利铂为基础的方案。

（3）伊立替康（CPT-11）：属于植物类抗癌药。研究表明，CRC 患者肿瘤组织 Topo Ⅰ 的含量高于正常组织，且肿瘤细胞处于 S 期时，Topo Ⅰ 活性大幅度提高。伊立替康作为 Topo Ⅰ 的抑制剂，可以干扰 DNA 复制和有丝分裂，并且可以选择性抑制增殖期的肿瘤细胞。在 CRC 中，以伊立替康为基础的方案，不是术后辅助化疗和新辅助化疗首选，但也可根据个人情况选择。对于初始不可切除的 CRC，依据患者情况可使用单氟尿嘧啶方案或联合奥沙利铂或伊立替康，或三药联合转化治疗。伊立替康无论是一线治疗还是奥沙利铂失败的二线治疗都显示了对于转移性 CRC 的抗肿瘤活性。

（4）雷替曲塞：属于抗代谢类的抗肿瘤药物，被细胞摄取后，由叶酸基聚谷氨酸合成酶代谢为一系列多聚谷氨酸类化合物，此化合物可抑制胸苷酸合成酶活性，抑制 DNA 合成，并可在细胞内长时间潴留发挥抗肿瘤作用。多个研究表明，一线雷替曲塞单药或联合化疗，RR、PFS 不亚于 5-FU 单药或联合化疗，且雷替曲塞的耐受性更好，不良反应低于 5-FU。一线 5-FU 方案失败后，二线无论使用单药雷替他赛还是联合用药，有效率、无进展生存的获益均优于继续使用 5-FU。2019 年 CSCO 指出，雷替他赛为氟尿嘧啶类不耐受的标准替代。

（5）TAS-102：是一种新型口服细胞毒性抗肿瘤药物，原则上属于氟尿嘧啶类。由曲氟尿苷（FTD）和盐酸替匹嘧啶（TPI）组成。2018 年 8 月国家药典委员会命名为曲氟尿苷替匹嘧啶片 。与传统氟尿嘧啶类药物不同，FTD 以三磷酸盐形式整合到 DNA 中，直接取代胸腺嘧啶发挥抗肿瘤作用，故对于氟尿嘧啶类药物耐药的患者依然有效。TPI 是胸苷磷酸化酶强效抑制剂，防止 FTD 的降解，维持血药浓度。

2009 年，在日本开展的随机安慰剂对照 Ⅱ 期临床研究表明，既往标准治疗失败，TAS-102 比安慰剂末线治疗显著延长了 mCRC 患者总生存期（OS）。随后日本、澳大利亚、欧美等开展的 RESOURSE 国际性 Ⅲ 期临床研究和中、韩、泰 30 家临床中心参与的 TERRA 区域性 Ⅲ 期临床研究表明，TAS-102 使耐药的 mCRC 患者受益，且无区域差异。目前 TAS-102 已在多个国家上市并获得权威指南推荐。2019 年 8 月 28 日，我国批准上市，用于既往接受过氟尿嘧啶、奥沙利铂、伊立替康为基础的化疗，以及接受过或不耐受靶向治疗的 mCRC 患者。

2. 化疗方案及选择

（1）结直肠癌常用的化疗方案：单氟尿嘧啶方案（卡培他滨、5-FU/LV 持续静脉输注双周方案）、以奥沙利铂为基础的联合化疗方案（XELOX、

FOLFOX）、以伊立替康为基础的联合化疗方案（FOLFIRI、XELIRI）。化疗方案根据病理分期、身体情况等综合考虑。

（2）方案选择：早期患者的术后辅助化疗方案原则为 Ⅰ 期和 Ⅱ 期低危患者不考虑术后辅助化疗，定期随诊观察；Ⅱ 期普危患者推荐单药氟尿嘧啶化疗，首选卡培他滨；Ⅱ 期高危患者及 Ⅲ 期患者推荐以奥沙利铂为基础的联合化疗方案：XELOX 和 FOLFOX。2019 年 CSCO 指南指出除临床试验外，不推荐在辅助化疗中使用伊立替康、替吉奥、TAS-102、所有靶向药物和所有免疫检查点抑制剂。

对于原发灶潜在可切除的患者，可采用转化治疗。对于可能转化的患者选择高反应率的化疗方案或者化疗联合靶向药物治疗。化疗方案可以选择单药氟尿嘧啶化疗或联合奥沙利铂或联合伊立替康，亦可三药联合化疗。联合靶向药物治疗时，联合贝伐珠单抗或西妥昔单抗均可改善患者预后，但是不推荐两种靶向药物联合使用。

新辅助化疗方案首选以奥沙利铂为基础的方案（XELOX、FOLFOX），但是根据个人情况也可选择以伊立替康为基础的方案（FOLFIRI）。

目前转移性结直肠癌患者的姑息治疗仍然是化疗联合靶向治疗。以奥沙利铂为基础的方案（XELOX、FOLFOX）或者以伊立替康为基础的方案（FOLFIRI）联合靶向治疗仍是主流选择使晚期患者获益。姑息治疗的二线方案中，一线接受奥沙利铂治疗的改用伊立替康治疗。同理一线接受伊立替康治疗的首先考虑改用奥沙利铂治疗。已经接受过奥沙利铂和伊立替康联合方案化疗的患者，姑息治疗三线方案首先考虑使用靶向药物治疗。

3. 靶向治疗　肿瘤的分子靶向治疗，特异性地与致癌位点发生作用，使瘤细胞特异性死亡，正常组织免受损伤。从分子水平寻找肿瘤发生、发展和预后的位点并开展靶向治疗已成为热点。目前的肿瘤分子靶向治疗的药物包括肿瘤细胞靶向治疗和肿瘤血管的靶向治疗。在 CRC 中，已有近十种单克隆抗体及酪氨酸激酶抑制剂被批准用于临床，靶向药物联合化疗已成为晚期结直肠癌治疗的趋势所在，为改善 CRC 患者预后提供了全新的途径。CRC 常见的分子靶点：表皮生长因子

受体（EGFR）、血管生长因子（VEGF）、血管生长因子受体（VEGFR）。

（1）EGFR 单抗：EGFR 是 ErbB（HER）家族成员之一，是具有酪氨酸激酶活性的跨膜受体。配体与 EGFR 结合后形成同源或异源二聚体，活化酪氨酸激酶，启动自磷酸化过程，激活 RAS-RAF-MAPK、P13K-AKT-mTOR、JAK-STAT 等下游信号通路，促进肿瘤的增殖、转移、耐药和肿瘤新生血管的生成。在各种实体肿瘤中，EGFR 表达最高的是头颈部肿瘤达 95% ～ 100%，CRC 为第二位达 60% ～ 80%。EGFR 的单克隆抗体通过与 EGFR 竞争性结合，抑制下游信号的传导，发挥抗肿瘤作用。临床中 KRAS 基因检测可筛选出 EGFR 靶向治疗有效的 CRC 患者，如 KRAS 基因突变时，ras 通路持续异常激活，EGFR 靶向治疗效果差。目前西妥昔单抗和帕尼单抗已通过临床试验，并批准临床使用。

在临床中，应根据原发肿瘤的位置和基因检测结果选择西妥昔单抗。西妥昔单抗主要适用于原发肿瘤位于左侧（自脾曲至结肠），RAS 基因野生型的患者。与西妥昔单抗相比，帕尼单抗是全人源化的表皮生长因子受体 IgG_2 单克隆抗体，与 EGFR 亲和力更高，半衰期更长，不良反应少。ASPECCT 研究显示，帕尼单抗组和西妥昔单抗组 mOS 分别为 10.4 个月和 10 个月，mPFS 分别为 4.1 个月和 4.4 个月。研究结果显示，帕尼单抗在治疗难治性 KRAS 野生型 mCRC 患者的效果并不亚于西妥昔单抗。

（2）VEGF 及受体 VEGFR：1971 年 Folkman 提出肿瘤的血管生成观点，实体肿瘤形成之初依靠弥散获得营养，当肿瘤大小超过 $1 ～ 2mm^3$ 时，若无新生血管形成，肿瘤则发生退化。肿瘤的血管形成过程与正常形成的主要区别之一就是肿瘤 VEGF 及受体 VEGFR 表达水平增加。约 50% 以上的 CRC 组织中可检测到 VEGF 和（或）VEGFR 高表达，且表达程度与肿瘤分期、预后密切相关。目前在 CRC 中，靶向 VEGF 的药物有贝伐珠单抗和阿柏西普，靶向 VEGFR 的药物有雷莫芦单抗、瑞戈非尼和呋喹替尼。

与抗 EGFR 单抗相比，抗 VEGF 单抗与 RAS 突变状态无关。此外，暂未观察到抗 VEGF 单抗的疗效与部位存在明显关联。对于 RAS 或 BRAF 突变型 CSCO 推荐贝伐珠单抗联合化疗。瑞戈非尼于 2017 年 3 月被批准为现有标准治疗失败后的三线用药，以中国为主的亚洲临床研究（CONCUR）证明了瑞戈非尼的生存期延长较西方人群更有优势。呋喹替尼于 2019 年获得批准，是我国第一个自主研发的肿瘤靶向药物。

（3）其他少见靶点和治疗策略：：目前国内外结直肠癌诊疗指南普遍推荐患者进行的基因检测有 KRAS、NRAS、BRAF 和 MSI 状态检测，并根据突变状态进行 EGFR 单抗使用的治疗决策。此外，还新增了 HER2 的检测。随着全面基因组测序分析技术等先进的测序技术在临床肿瘤中应用的迅速发展，发现了在 2% ～ 7% 的结肠癌中，受体酪氨酸激酶（RTKs）发生遗传学改变，如基因突变、扩增和激活重排等，这意味着更多的患者目前尚未检出致癌驱动基因改变，是潜在靶向治疗的获益人群（表 16-7）。目前，针对肠癌 HER2 扩增或过表达以及 BRAF V600E 突变患者，均有较强循证医学强度的临床实验支持相应的治疗方案用于临床实践。可以预见，未来的 CRC 诊疗发展将对患者的分子诊断更加精细，有望识别出更多的适用于靶向治疗的治疗靶点，研发相应的靶向治疗药物。

表 16-7　结直肠癌少见基因变异及疗效预测

基因	染色体位置	主要异常形式	突变位点 / 伴侣基因	可否预测疗效
ERBB2	17q21-q22	突变或扩增	S310F,L755S,V777L,V842I 和 L866M	阳性患者抗 HER2 治疗生存更好
ALK/ROS1	2p23	基因融合或扩增	EML4、SPTBN1、CAD、SMEK2、STRN、SENPF、MAPRE3、PRKAR1A、C2orf44 和 PPP1R21 等	抑制剂治疗可获益
NTRK	1q22、9q21、15q25	基因融合	融合与家族基因不相关的基因	靶向治疗可获益

续表

基因	染色体位置	主要异常形式	突变位点 / 伴侣基因	可否预测疗效
BRAF	7q34	基因突变	V600E（约占 80%）	靶向联合治疗阳性患者生存获益
RET	10q11.2	基因融合	CCDC6，NCO4，TNIP1，SNRNP70 等	融合阳性患者死亡风险远高于阴性患者
FGFR2	10q26	基因扩增	S267P，D283N，W290C，S252W，K310R，A315T，S372C 和 Y375C 等	FGFR/STAT 通路为治疗靶点
EGFR	7p12-p14	基因突变	Ser492 等	发生在西妥昔单抗继发耐药的患者
CDKs		基因扩增	细胞周期蛋白	相关抑制剂提供了治疗可能

4. 肿瘤免疫治疗　正常机体存在免疫监视机制，可以清除发生肿瘤性转化的细胞。发生肿瘤性转化的细胞分泌肿瘤抗原，经抗原提呈激活以细胞免疫为主的抗肿瘤免疫。肿瘤抗原表达下调、免疫细胞活性降低或死亡都会破坏正常的肿瘤免疫。肿瘤免疫治疗目的就是重启并维持肿瘤免疫循环，恢复正常的抗肿瘤免疫反应。在 CRC 中，免疫疗法主要包括肿瘤疫苗、过继 T 细胞疗法、细胞因子治疗、免疫检查点抑制剂等。

（1）肿瘤疫苗：治疗原理是将肿瘤抗原以各种形式导入患者体内增强免疫原性，激活机体抗肿瘤免疫反应。肿瘤疫苗分为全细胞疫苗、多肽疫苗、基因工程疫苗等。在 CRC 中主要为全细胞疫苗，树突细胞（DC）疫苗和 OncaVAX 疫苗。肿瘤全细胞疫苗包含了全系列的肿瘤相关抗原，能够引起全面有效的抗肿瘤应答，并诱导形成记忆 T 细胞。

DC 是功能最强的抗原提呈细胞。将患者自体的单核细胞在体外培养诱导成 DC，负载肿瘤抗原，体外培育获得 DC 疫苗。CEA 是结肠癌的相关性抗原，早期临床试验将载有 CEA 的 mRNA 产物或 CEA 肽的 DC 疫苗用于 CRC 患者，患者疫苗耐受性好但是肿瘤治疗效果欠佳。OncaVAX 疫苗属于肿瘤细胞疫苗，将患者自身的肿瘤细胞经物理、化学或生物的方法处理，使其保留免疫原性但无致瘤性。一项Ⅲ期临床试验中，患者随机分入手术组（对照组，126 例）和手术 + 疫苗组（治疗组，128 例），中位随访期为 5.3 年（8 ～ 107 个月），治疗组的复发风险显著降低。近期的荟萃分析表明，CRC 患者术后联合 OncoVAX 疫苗有较好的临床效益。

（2）过继 T 细胞疗法（ACT）：利用免疫学方法将患者体内的 T 细胞分离、扩增后回输入患者体内。ACT 包括肿瘤浸润 T 细胞（TIL）和嵌合抗原受体（CAR）T 细胞。TIL 疗法是从自身肿瘤组织中分离出具有抗肿瘤效应的 T 细胞、扩增后回输入人体。CAR 疗法是将靶向 T 细胞经基因工程处理后，使其能表面表达能够识别特异性抗原的特殊受体即嵌合抗原受体（CAP），同时在受体的胞内段加上引起 T 细胞活化的信号传递区域。CAP 可查小规模的临床试验且多用于晚期血液肿瘤患者。在 CRC 中的疗效和不良反应仍需进一步探究。

（3）细胞因子治疗：某些细胞因子注入体内后可以增强免疫细胞的功能，调节肿瘤免疫，如 TNF、GM-CSF、IL-2 等。2008 年首次报道了细胞因子疗法用于 CRC 的临床试验，试样中 46 例 mCRC 患者接受化疗药物治疗后，又接受 GM-CSF 和 IL-2 治疗，结果显示 6 例患者总生存期和无进展生存期延长，并且患者体内记忆 T 细胞和特异性细胞毒 T 细胞增加。

（4）免疫检查点抑制剂：免疫检查点起着"免疫刹车"的保护作用，防止免疫细胞误伤自身正常细胞。肿瘤细胞利用这一特性，过表达免疫检查点分子，抑制免疫反应。在 CRC 中研究和应用比较广泛的免疫检查点抑制剂，包括 PD-1 及其配体 PD-L1 的抑制剂、CTLA-4 抑制剂。

1）PD-1 及其配体 PD-L1 的抑制剂：程序性死亡受体 -1（PD-1/CD279）在肿瘤细胞和肿瘤浸润免疫细胞表达、在肿瘤微环境中发挥功能。与之结合的配体有 PD-L1 和 PD-L2，但只有与 PD-L1 结合才会通过 mTOR、PI3K/AKT 通路减弱 T 细胞的应答。PD-L1 亦在肿瘤细胞和肿瘤浸润免疫细胞中表达。PD-1/PD-L1 抑制剂能够特异地结合肿瘤细胞上的 PD-L1 抑制表达，进而恢复 T 细胞的识别功能。但是由于"免疫刹车"功能失灵，会发生各个系统的自身免疫损害。

结直肠癌可分为错配修复功能缺陷或微卫星高度不稳定（dMMR/MSI-H）CRC 及错配修复功能完整或微卫星低度不稳定或微卫星稳定（pMMR/MSI-L），目前单独使用 PD-1 抑制剂对 dMMR/MSI-H 的 CRC 患者有效，对 pMMR/MSI-L 无效。Keynote-177 研究是 MSI-H/dMMR 型的结直肠癌一线治疗的头对头研究，在 PFS，ORR 及 DOR 等多项指标方面，帕博利珠单抗单药免疫治疗均胜过标准的靶向联合化疗。以帕博利珠单抗为代表的免疫治疗是 MSI-H/dMMR 型的结直肠癌的一线治疗的新标准。

2）CTLA-4 抑制剂：细胞毒性 T 淋巴细胞相关抗原 4（CTLA-4/CD152）主要表达在活化的 T 细胞和自然杀伤（NK）细胞中，其配体（CD80/CD86）只表达在抗原递呈细胞上。故对免疫细胞的抑制作用发生在次级免疫器官，而非肿瘤微环境。阻断 CTLA-4 可以重新激活 T 细胞的免疫反应，增强肿瘤免疫。目前关于 CTLA-4 单抗治疗的研究大多数集中在双免治疗领域，如与 PD-1/PD-L1 单抗联用的双免治疗。

九、直肠癌的分期整合治疗原则

（一）Ⅰ期（T1-2N0M0）

单纯性根治手术。如果经肛切除术后，为 T₁ 存在高风险因素（分化差、脉管淋巴管受侵、切缘阳性）或 T₂ 病例应给予术后同步放化疗。

（二）Ⅱ、Ⅲ期（T3-4N0M0，T1-4N1-2M0）

标准治疗为术前同步放化疗或术后同步放化疗；T4 或 N2 病例术前同步放化疗对提高手术切除率和局部控制率更有优势，低位直肠癌通过术前同步放化疗能提高保肛率。

（三）Ⅳ期（T1-4N0-2M1）

可手术切除的晚期直肠癌（局限于肝或肺的转移灶及盆腔原发灶可手术切除），如果病理分期为 T1-4N1-2M1，建议术后辅助化疗后行盆腔同步放化疗。

（四）术后局部复发

术后局部复发可再次手术切除病例，如果再分期为 Ⅱ、Ⅲ 期（T3-4N0M0，T1-4N1-2M0），且既往未曾接受放疗，建议术后同步放化疗。不能手术切除的、复发后无法手术切除的或高龄、合并严重并发症无法手术的直肠癌，进行同步放化疗，缓解症状，提高生存质量并延长生存时间，部分病例转为手术切除。

（五）术中发现肿瘤无法手术切除或无法手术切净

术中发现肿瘤无法手术切除或无法手术切净，可考虑术后同步放化疗；骨或其他部位转移灶引起疼痛，严重影响患者生活质量时，如果患者身体状况允许，可考虑局部放疗以减轻患者症状，改善生活质量。

（卢瑗瑗　顾东英　赵晓迪）

参考文献

陈丹，钱家鸣，吴东，2017. 隐源性多灶性溃疡性狭窄性小肠炎. 中华内科杂志，56(8): 621-623.

樊代明，2016. 整合医学：理论与实践. 西安：世界图书出版公司.

樊代明，2021. 整合医学：理论与实践 7. 西安：世界图书出版公司.

金英虎，王锡山，2015. 肠结核的诊断与治疗. 中华结直肠疾病电子杂志，4(2): 57-58.

李学锋，彭霞，周明欢，2020. 我国炎症性肠病流行病学研究进展. 现代消化及介入诊疗，25(9):1265-1267.

林果为，王吉耀，葛均波，2017. 《实用内科学》第 7～15 版. 科技与出版，(12): 2.

孟令男，刘浩，聂勇战，等，2021. 结直肠癌少见基因变异的临床诊疗进展. 中国肿瘤临床，48(21): 1107-1112.

缪晓辉，冉陆，张文宏，等，2013. 成人急性感染性腹泻诊疗专家共识. 中华消化杂志，33(12): 793-802.

盛剑秋，陆晓娟，2014. 隐源性多灶性溃疡性狭窄性小肠炎. 胃肠病学和肝病学杂志，23(3): 342-345.

吴开春，梁洁，冉志华，等，2018. 炎症性肠病诊断与治疗的共识意见（2018 年，北京）. 中华消化杂志，38(5): 292-311.

张雪凤，刘崎，2013. 原发性小肠淋巴瘤影像诊断及进展. 癌症进展，11(3): 202-206, 218.

郑文洁，李璐，2018. 关于《2018 年最新白塞综合征临床管理 EULAR 指南》解读. 中华临床免疫和变态反应杂志，12(3): 259-262.

中国临床肿瘤学会（CSCO）结直肠癌专家委员会，2021. 结直肠癌分子标志物临床检测中国专家共识. 中华胃肠外科杂志，24(3): 191-197.

中华人民共和国国家卫生健康委员会, 2020. 中国结直肠癌诊疗规范 (2020 年版). 中华外科杂志, 58(8): 561-585.

中华医学会风湿病学分会, 2011. 白塞病诊断和治疗指南. 中华风湿病学杂志, 15(5): 345-347.

中华医学会检验医学分会分子诊断学组, 2021. 早期结直肠癌和癌前病变实验诊断技术中国专家共识. 中华检验医学杂志, 44(5): 372-380.

APDW2004 Chinese IBD Working Group, 2006. Retrospective analysis of 515 cases of Crohn's disease hospitalization in China: nationwide study from 1990 to 2003. J Gastroenterol Hepatol, 21(6): 1009-1015.

Benson AB, Venook AP, Al-Hawary MM, et al, 2021. Colon cancer, version 2.2021, NCCN clinical practice guidelines in oncology. J Natl Compr Canc Netw, 19(3): 329-359.

Chen D, Liu W, Zhou W, et al, 2020. Retrospective study of the differential diagnosis between cryptogenic multifocal ulcerous stenosing enteritis and small bowel Crohn's disease. BMC Gastroenterol, 20(1): 252.

Chow DKL, Leong RWL, Lai LH, et al, 2008. Changes in Crohn's disease phenotype over time in the Chinese population: validation of the Montreal classification system. Inflamm Bowel Di, 14(4): 536-541.

Criteria for diagnosis of Behcet's disease, 1990. International Study Group for Behcet's Disease. Lancet, 335(8697): 1078-1080.

Ding WS, Zhao S, Wang, JC, et al, 2015. Gastrointestinal lymphoma in Southwest China: subtype distribution of 1,010 cases using the WHO(2008) classification in a single institution. Acta Haematologica, 135(1): 21-28.

Ebi H, Bando H, Taniguchi H, et al, 2020. Japanese Society of Medical Oncology Clinical Guidelines: Molecular Testing for Colorectal Cancer Treatment, 4th edition. Cancer Sci, 111(10): 3962-3969.

Geramizadeh B, Jahromi MK, 2014. Primary extranodal gastrointestinal lymphoma: a single center experience from southern iran -report of changing epidemiology. Arch Iran Med, 17(9): 638-639.

Glynne-Jones R, Wyrwicz L, Tiret E, et al, 2017. Rectal cancer: ESMO clinical practice Guidelines for diagnosis, treatment and follow-up. Ann Oncol, 28(suppl_4): iv22-iv40.

Perlemuter G, Guillevin L, Legman P, et al, 2001. Cryptogenetic multifocal ulcerous stenosing enteritis: an atypical type of vasculitis or a disease mimicking vasculitis. Gut, 48(3): 333-338.

Shaukat A, Kahi CJ, Burke CA, et al, 2021. ACG clinical guidelines: colorectal cancer screening 2021. Am J Gastroenterol, 116(3): 458-479.

Skef W, Hamilton MJ, Arayssi T, 2015. Gastrointestinal Behcet's disease: a review. World J Gastroenterol, 21(13): 3801-3812.

Vetro C, Bonanno G, Giulietti G, et al, 2015. Rare gastrointestinal lymphomas: the endoscopic investigation. World J Gastrointest Endosc, 7(10): 928-949.

Vetro C, Romano A, Amico I,et al, 2014. Endoscopic features of gastro-intestinal lymphomas: from diagnosis to follow-up. World J Gastroenterol, 20(36): 12993-3005.

Yildirim N, Turkeli M, Aldemir MW, et al, 2019. Evaluation of 22 primary gastrointestinal lymphoma patients. Eurasian J Med, 51(1): 53-56.

Zheng G, Zhong L, Xiang H, 2016. Anatomic distribution, clinical features, and survival data of 87 cases primary gastrointestinal lymphoma. World J Surg Oncol, 14: 85.

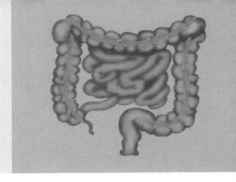

第17章　功能性胃肠病及其整合诊治

临床上常见患者以腹痛、腹泻、便秘、恶心、呕吐、腹胀、饱腹感等症状为主诉就诊于胃肠外科或消化内科。这些症状可在许多疾病中出现，包括胃肠肿瘤、消化性溃疡、炎症性肠病等。然而，相当数量的患者的症状无法寻找到潜在的结构异常，在这种情况下，这些症状通常被称为功能性症状。功能性胃肠病（Functional gastrointestinal disease，FGID）即是位于胃肠道的一组不适的综合症状，临床上尚缺乏相应的组织生化和解剖结构异常。诊断为功能性胃肠病的患者不仅饱受胃肠道症状带来的不适，还通常伴随着精神心理障碍，其健康相关生活质量也受到损害。功能性胃肠病的病理生理学特征非常复杂，涉及肠道 – 大脑相互作用的双向调节失衡（肠 – 脑轴异常），

肠道微生物失调、黏膜免疫异常、内脏高敏反应和胃肠动力异常等因素。近年来，肠 – 脑轴异常在功能性胃肠病的发病机制中作用越发受到重视。由于功能性胃肠病对患者自身和全球医疗卫生保健系统影响巨大，因此及时发现和治疗此类疾病至关重要。基于病理生理学基础，功能性胃肠疾病的治疗目标主要是缓解胃肠道症状和心理异常。其治疗方法在未来可能会变得更具有个性化特征。根据2016年最新颁布的罗马Ⅳ诊断标准，功能性胃肠病分为33种成人FGID和17种儿童FGID。本章有针对性地选择了功能性胸痛、功能性消化不良、肠易激综合征和功能性便秘这四种疾病进行介绍。

第一节　功能性胸痛

胸骨后疼痛是一种常见的临床症状，然而有部分患者在经历了心血管检查或评估后仍未明确胸痛病因，说明除心血管疾病导致的胸痛外，还有非心源性疾病引起的胸痛。该类型归为非心源性胸痛（noncardiac chest pain，NCCP），NCCP同样需要得到临床医师的重视。功能性胸痛（functional chest pain，FCP）属于NCCP的亚类之一，是NCCP的第二大常见原因。2016年最新颁布的罗马Ⅳ诊断标准将"疑似食管源性功能性胸痛"这一称谓简化为"功能性胸痛"，并分类为A1。它的定义是指反复发作的、起源于食管的胸骨后疼痛或不适，其他原因不可解释，也不能用反流性疾病或其他黏膜疾病和动力异常来解

释。诊断功能性胸痛需排除其他食管源性和非食管源性疾病，包括心脏病、胃食管反流（gastroesophageal reflux disease，GERD）、嗜酸细胞性食管炎（eosinophilic esophagitis，EoE）、食管动力障碍等，尤其是心脏方面疾病。

一、流行病学

据研究显示，NCCP患者绝大部分就诊于急诊科或心血管科，只有15%于消化内科就诊。由于FCP是排他性诊断，且研究非常有限，因此FCP患病率并不十分明确。我们可从NCCP的相关研究数据来估计。人群研究报告显示，普通

成年人 NCCP 的患病率为 19.0% ～ 33.0%，但这些数据包括了会引起胸痛的各种食管疾病，如 GERD、EoE、食管动力障碍和 FCP，因此可能高估了真实的 FCP 患病率。在 NCCP 中，患者发病年龄多在 45 ～ 55 岁，男女患病率近似，但在小于 25 岁的患者中以女性多见。据 Fass 和 Dickman 等报道，NCCP 队列中有 50.0% ～ 60.0% 的患者诊断为 GERD，15.0% ～ 18.0% 的患者诊断为食管动力障碍，32.0% ～ 35.0% 的患者诊断为 FCP。另一项纳入 177 例 NCCP 患者的研究显示，FCP 在 NCCP 中所占比例为 33%。整体来说，似乎功能性胸痛约占 NCCP 患者的 1/3。不同地区的 FCP 患病率不同，澳大利亚（33%）、欧洲（24%）与美国（23%）患病率较高，而中国、韩国、日本的 FCP 患病率较低，分别为 14%、13%、5.3%。据研究，NCCP 患者的生活质量受损，并且随着胸痛严重程度的提高，他们的生活质量也会恶化。

二、病因与发病机制

FCP 的发病机制和病理生理特征还在不断探索，大多数患者存在外周或中枢敏感化所致的食管高敏感。除此之外，其发病还可能与食管刺激引起的中枢处理改变、食管机械生理特性异常、自主神经调节异常、动力异常、心理异常（焦虑、抑郁、躯体化）等因素有关。

（一）食管高敏感

FCP 患者存在疼痛感知的改变。食管高敏感表现为对非疼痛性刺激感知为疼痛，对疼痛性刺激感知加剧。食管组织损伤、炎症或重复机械刺激均可使周围传入神经致敏。食管高敏感可在刺激消退后很长一段时间内持续存在，其存留机制不明。酸灌注测试、球囊扩张和电刺激生理学测试方法可用来检查食管高敏感的存在，不同程度刺激下患者可表现为疼痛阈值降低。这体现在部分 FCP 患者于球囊扩张体积在正常阈值之下便已出现疼痛症状。研究发现，FCP 球囊扩张引起的疼痛并非由黏膜血流改变导致，而是主要由食管应力和食管张力介导。此外，皮质诱发电位的研究显示，NCCP 患者受内脏刺激引起的中枢处理

作用增强了。但中枢机制并不能完全解释该疾病，因为 FCP 患者未证实存在睡眠脑电图、中枢定位或皮质诱发电位波形、潜伏期和振幅的异常。

（二）动力异常

目前对食管动力障碍在 FCP 的认识不完全明确。鲜有证据支持轻微的动力异常与胸痛之间的关联性。有研究称，约 1/3 的 NCCP 患者存在异常的食管动力异常。但其与胸痛的联系似乎不那么强烈。许多患者在进行食管动态压力检测过程中并未反映出现症状，临床检出率也很低。故而有学者认为动力异常并不是 FCP 的直接原因，而可能源于食管传入纤维激活引起的继发性蠕动反应，属于附带现象。最近的证据表明，持续的纵行肌收缩可能与胸痛有关，考虑为过强的收缩导致食管缺血而引起的。持续性食管收缩可见于 75%（18/24）的患者中，收缩的平均持续时间为 68 秒。当然，这些理论的因果关系还需要进一步证实。传统的食管压力检测手段并不能识别食管纵行肌的持续收缩。高分辨率食管测压可以辅助排除严重的动力障碍，如食管痉挛、过度收缩或贲门失弛缓症等，是在非 GERD 相关 NCCP 中识别食管动力障碍的主要检测手段。

（三）自主神经功能失调

食管功能可能受多种因素影响，如应激反应系统（如自主神经系统）和心理因素。有研究证实，NCCP 患者的迷走神经功能发生改变。在食管酸化的心率变异检测中，部分 NCCP 患者可出现心绞痛样疼痛。经对比分析，这些患者基线心率较高，而迷走神经功能降低。经食管电刺激或机械刺激后，迷走神经的传出活动增加。

（四）精神心理因素

心理因素同样在 FCP 的发病中发挥了重要作用。但其如何影响 NCCP 的发病和病程尚不清楚。与对照组相比，FCP 患者多项心理评估量表结果存在显著异常，如医院焦虑和抑郁量表（HADS）、大五人格量表（FBI-N、BFI-E）、斯皮尔伯格状态 - 特质焦虑量表（STAI-T、STAI-S）。据研究统计，NCCP 患者合并精神心理异常的比例可高

达 75%，最为常见的类型是焦虑、抑郁和躯体化障碍。此外，胸痛也可作为惊恐障碍的表现形式之一。如 Tew 等发现，有 50% 的 NCCP 患者合并恐慌症。另一研究显示，NCCP 患者合并惊恐障碍的比例是 33% ～ 50%，而焦虑症、严重抑郁则为 24% ～ 70%、11% ～ 22%。其他心理障碍类型还包括了强迫症、神经症、恐惧症和疑病行为，以及出现了类似的症状但不符合诊断标准的异常心理。心理障碍在 NCCP 中存在性别差异，女性患者相对于男性患者来说，焦虑和抑郁程度更重。此外，心理共病会影响 NCCP 的病程发展。若未进行及时有效的治疗，NCCP 逐渐演变成慢性病程，并且随着时间的推移，胸痛症状的恶化与焦虑相关。NCCP 患者还不太善于管理压力。与没有心理障碍的患者相比，有心理障碍的 NCCP 患者的生活质量下降，胸痛症状更频繁，治疗效果难度更高。相对于心脏疾病患者，NCCP 患者表现出更强的疾病信念和自我保护行为。他们通常会过度关注自身的身体变化，如血压和脉搏的变化。因此，不管是精神心理与 FCP 两者互为因果还是由因及果，克服潜在的心理问题对 FCP 的成功治疗至关重要。中枢及外周神经系统与 FCP 精神心理障碍间可能存在相互作用的机制，参与 FCP 的发生发展。

三、临床特征

FCP 的临床表现并无特异性。它的发作特点与心绞痛相似，表现为胸骨后或剑突下疼痛感。疼痛性质为钝痛、压榨感或痉挛痛，可向上肢、颈背部、下颌部位放射，持续时间数分钟至数小时不等，口服抑酸、抗痉类药物后缓解或自行缓解。因此，疼痛定位与放射痛对于 FCP 和心绞痛两者的鉴别意义并不大。此外，FCP 发作可能与进食、体位变动或进行体力活动相关。烧心般疼痛感不属于 FCP，此时应考虑其他食管源性胸痛，如 GERD。

FCP 患者体格检查无明显异常体征。凭借病史和体格检查不能精确地区分食管源性胸痛与心源性胸痛。

四、辅助检查

由于心脏疾病引起的胸痛在临床上非常常见，且较食管源性胸痛拥有更高的发病率和病死率。甚至有部分患者存在两种疾病重叠的情况。因此，胸痛患者首先应进行心电图等常规心脏方面的检查，必要时完善冠状动脉 CT 或冠状动脉造影排除心源性胸痛。其次，部分胸痛可能由呼吸系统疾病引起，需结合病史和体征行肺部 CT 等检查以除外肺部原因。在排除了心源性胸痛和呼吸系统疾病引起的胸痛后，才能对其他食管源性和非食管源性胸痛进行排查。当确定为 NCCP 后，还需要进一步鉴别是否为食管黏膜炎症、食管动力功能障碍所导致的胸痛，尤其需要排除 GERD。检查手段通常有 PPI 试验、食管 pH 监测、消化内镜、食管测压、食管球囊扩张、食管酸滴注，以及高分辨测压、食管压力地形图等。在选择检查手段时，应根据患者临床特点、耐受程度、检查操作难度、费用及是否为侵入性等多方面因素考量，选择必要且合适的手段对上述疾病进行病因筛查。

（一）心电图、冠状动脉 CT 或造影

疑似心脏病患者需进行心电图、心肌酶学等检测。心电图对分析是否存在心肌梗死、心律失常和传导阻滞意义重大。心肌酶化验可检测因心肌细胞坏死而释放出的酶的水平。冠状动脉造影虽为有创性检查，但是可准确显示血管管腔状况、病变部位、范围、狭窄程度等。上述检查在心源性胸痛中具有极大的诊断价值。

（二）PPI 试验

NCCP 的各个疾病谱中，GERD 的患病率最高。短疗程大剂量 PPI 疗法是排除 GERD 的一种简单易行的办法。例如，在早餐前和晚餐前分别服用 40mg、20mg 奥美拉唑，持续 1 周。据荟萃分析统计，经 PPI 治疗后，NCCP 持续胸痛减少，风险比为 0.54（95%CI 0.41 ～ 0.71）。在不同研究中，PPI 检测的敏感度和特异度分别为 69.0% ～ 95.0% 和 67.0% ～ 86.0%。总体而言，PPI 试验是一种用于诊断 GERD 相关 NCCP 的简单、高灵敏且具有成本效益的检测手段。

（三）食管 pH 监测

食管 pH 监测可识别食管异常酸暴露时间。在检查的同时可以结合胸痛发作频率、持续时间分析，以判断胸痛是否与酸暴露、酸反流相关。这一检查方法同样有助于 GERD 的筛查。相比之下，很少有研究评估 pH 阻抗在 NCCP 患者中的应用价值。无线 pH 胶囊可以监测长达 96 小时的酸暴露，使得异常食管酸暴露的检出率增加 10.0%。条件有限的医疗中心可以用 24 小时动态食管 pH 监测代替。

（四）食管压力测定

食管压力测定是检查食管动力异常的主要检查方法，行该检查的主要目的是排除主要的食管动力障碍。少数 NCCP 患者能在食管压力测定中监测出异常，这一比例大概为 30%。尽管目前认为胸痛与动力障碍的相关性不十分确切，胸痛与食管动力障碍出现时间也并非一致，但食管压力测定仍然有助于鉴别食管动力异常引起的胸痛。食管动力异常常见的病因有弥漫性食管痉挛、胡桃夹食管、贲门失弛缓、胃食管连接部流出道梗阻、食管蠕动异常、食管下括约肌低压等。最近，Akinsiku 等发现食管下括约肌低压是传统测压法下最常见的运动障碍形式（27.3%），而无效食管动力是高分辨率食管测压下最常见的食管运动障碍（25.3%）。治疗手段因疾病类型不同而各异，因此食管压力测定具有一定的诊断意义。

（五）上消化道内镜

FCP 患者进行内镜检查及活检有助于排除嗜酸性或淋巴细胞性食管炎。一项研究表明，高达 14.0% 的患者在食管活检组织中出现了异常的嗜酸性粒细胞浸润。若 NCCP 患者合并吞咽困难、食欲缺乏、体重减轻和消化道出血等报警症状，建议完善上消化道内镜检查。对于没有警报症状的患者，应首先考虑进行 PPI 测试或用 PPI 进行经验性治疗。对于治疗无反应的患者，可考虑进行内镜检查及活检。一项纳入 3688 例 NCCP 患者内镜资料的研究中，发现 44.0% 患者存在食管异常。疾病类型依次为食管裂孔疝（28.6%）、糜烂性食管炎（19.4%）、Barrett 食管（4.4%）、食管狭窄（3.6%）和消化性溃疡（2.0%）。总体而言，

大多数 NCCP 患者行上消化道内镜检查未发现异常的食管黏膜病变和解剖学改变。

（六）激发试验

关于 FCP 患者的激发试验数据有限。这类实验包括酸滴注试验、食管球囊扩张试验、电刺激、热刺激等，尤以前两者为主。然而，不同的激发试验方法尚未标准化，如食管球囊扩张试验时的球囊类型选择、球囊扩张速度与形式、充气方式。并且，上述检测具有侵入性，除引起患者不适外，其阳性结果也无益于指导患者的治疗方法或预测治疗结果。酸滴注试验初始用于区分疼痛来源于心脏还是食管。该试验特异度很高，但是敏感度一般。食管球囊扩张试验也可用于区分心源性和食管源性疼痛。多数研究认为，NCCP 患者在食管球囊扩张试验中疼痛阈值降低。

（七）心理评估

FCP 患者合并心理障碍很常见，如焦虑、抑郁、神经症、惊恐发作等。心理评估有益于指导治疗方法、改善治疗反应性、降低患者疾病感知和提高生活质量。合并严重心理障碍时，可考虑请心理医师或精神科医师介入诊疗。

五、诊断和鉴别诊断

（一）诊断标准

最新的罗马Ⅳ诊断标准提出，FCP 的诊断必须满足下列 4 项条件：①胸骨后疼痛或不适；②无胃灼热、吞咽困难等与食管相关的症状；③无胃食管反流或嗜酸细胞性食管炎导致该症状的证据；④排除主要的食管动力障碍性疾病，如贲门失弛缓、食管胃连接部（EGJ）流出道梗阻、弥漫性食管痉挛、胡桃夹食管、蠕动缺失等。上述 4 项标准至少出现 6 个月，且近 3 个月发作频率为每周至少出现 1 日。

相较于罗马Ⅲ诊断标准，罗马Ⅳ诊断标准认为 FCP 是 NCCP 的亚类之一，FCP 的诊断必须除外所有胃灼热、吞咽困难等与 GERD 相关的症状。嗜酸细胞性食管炎患者也可出现胸痛，且治疗方法与 FCP 不同，可通过组织活检进行排除。需要注

意的是，存在轻度食管动力障碍的患者，如食管弱蠕动或无效蠕动、食管下括约肌张力变化、食管高压蠕动、胡桃夹食管，也有可能为 FCP。

（二）鉴别诊断

FCP 需要与以下疾病相鉴别：心源性疾病如冠心病、X 综合征；血管源性胸痛，如主动脉夹层、主动脉瘤；肺源性胸痛，如肺栓塞、气胸；食管源性胸痛，如 GERD、嗜酸细胞性食管炎；食管动力障碍性疾病，如贲门失弛缓、胡桃夹食管、食管胃连接部流出道梗阻、弥漫性食管痉挛等；还有其他疾病，如急性胆道疾病、带状疱疹、Prinzmental 血管痉挛等。

六、治疗

FCP 的治疗目标为控制症状，改善生活质量。治疗方式主要以药物治疗为主，尤其是疼痛调节类药物。其他治疗方式包括心理干预、替代疗法。疼痛调节药物种类较多，应用于 FCP 的主要有三环类抗抑郁药、选择性 5- 羟色胺再摄取抑制剂、5- 羟色胺 – 去甲肾上腺素再摄取抑制剂，腺苷拮抗剂、5- 羟色胺受体拮抗剂、加巴喷丁、普瑞巴林等。其中，前三者可以针对中枢和外周的痛觉过敏进行调节。FCP 患者治疗相关的试验及研究很少，因此目前针对该疾病的大多数治疗建议均来自 NCCP 患者的研究。

（一）三环类抗抑郁药

三环类抗抑郁药（TCA）是一种化合物，对去甲肾上腺素、5-HT、组胺 -1 和乙酰胆碱四种受体表现出不同的亲和力。TCA 抑制 5-HT 和去甲肾上腺素再摄取。它可以通过提高神经突触间隙的 5-HT 和去甲肾上腺素水平，增强对疼痛传导通路的下行抑制。有研究显示，使用阿米替林治疗可显著改善患者疼痛和总体健康感知。TCA 类药物一般于晚睡前服用，文献中报道，其初始剂量范围是每天 10 ～ 50mg，最大剂量为每天 25 ～ 150mg。由于每种 TCA 对受体亲和力具有差异，因此在一种 TCA 效果不佳情况下，可换用另一种 TCA。若出现过强的不良反应，可考虑降低药物剂量或更换 TCA 种类。接受 TCA 治疗的患者不良反应较为普遍，概率为 30% ～ 100%。其不良反应包括头晕、嗜睡、精神紧张、尿潴留、口干、便秘、视物模糊、直立性低血压、精神状态改变、性功能障碍、心律失常和体重增加等。老年男性患者，尤其是前列腺增生和心血管疾病患者，应谨慎使用 TCA。心脏束支传导阻滞或 QT 间隔延长的患者应避免使用 TCA。

（二）选择性 5- 羟色胺再摄取抑制剂

选择性 5- 羟色胺再摄取抑制剂（SSRI）选择性阻断突触前 5-HT 转运蛋白，从而增强脊髓及以上水平 5-HT 的神经传递。NCCP 患者中应用帕罗西汀的剂量范围为 5 ～ 50mg，舍曲林的剂量范围为 50 ～ 200mg。该类药物不良反应主要有恶心、呕吐、厌食、腹泻、性欲下降、射精延迟、嗜睡、失眠、疲劳、头痛等，发生率可能高达 74.0%。一项双盲对照试验显示接受帕罗西汀治疗 8 周后的患者自我疼痛无缓解，但量表测评显示有所改善。另一项研究评估了曲舍林的有效性。在 50 ～ 200mg 的剂量下，曲舍林能显著改善患者疼痛症状及生活质量。也有荟萃分析表明，SSRI 在改善胸痛或抑郁症状方面可能不优于安慰剂。但在最近的罗马基金会工作组报告中指出，SSRI 对食管疼痛显示出一定的益处。

（三）5- 羟色胺 - 去甲肾上腺素再摄取抑制剂

5- 羟色胺 - 去甲肾上腺素再摄取抑制剂（SNRI）通过阻断 5-HT 和去甲肾上腺素的再摄取，从而增强 5-HT 和去甲肾上腺素的神经传递作用。文拉法辛是首个上市的 SNRI 类药物。一项随机双盲对照试验表明，睡前服用 75 mg 的文拉法辛与安慰剂相比可获得更高的症状改善率（52.0% *vs.* 4%）。文拉法辛的不良反应包括睡眠障碍、厌食、恶心、口干、嗜睡、头晕和射精异常等。此类药物避免与单胺氧化酶抑制剂同时使用。

（四）腺苷拮抗剂

腺苷可能是导致食管疼痛的中间介质。茶碱是一种黄嘌呤衍生物，它可以缓解腺苷所诱导的胸痛。已证实茶碱可提高食管球囊扩张患者疼痛的知觉阈值。给予患者每天 2 次，1 次 200mg 茶碱可以显著改善胸痛发作、症状持续时间和症状严重程度。但由于其不良反应太大，限制了茶碱在功能性胸痛中的应用。

（五）其他药物

昂丹司琼、替加色罗分别是 5-HT₃ 受体激动剂、5-HT₄ 受体激动剂。研究表明，前者可增强患者食管感觉阈值，后者可降低患者感受球囊扩张的机械感受器的敏感性。但是鲜有相关 FCP 患者的研究，而且替加色罗已经被限制在临床上的应用。

（六）替代疗法

替代疗法可能对 FCP 具有潜在治疗效应，如 Johrei 疗法。有 FCP 患者在 Johrei 疗法治疗后症状强度减弱，且表现出良好的耐受性。

（七）心理干预

在 NCCP 患者中进行了广泛的行为认知疗法（CBT）研究，但 FCP 患者的研究相对缺乏。CBT 不仅能缓解胸痛症状，提高健康相关生活质量，还可以改善各种心理参数。其他一些心理干预方式也被证明可改善 NCCP 患者的症状，包括催眠，应对技能训练、团体心理治疗等。此外，催眠疗法作为多种功能性胃肠道疾病的干预手段，也显示出良好的疗效。它可以使 NCCP 患者胸痛症状改善、强度降低。

七、预后

FCP 患者 10 年内病死率仅 1%。尽管 FCP 的病死率低，但仍有许多患者在长期随访中表示存在一定程度的胸痛。同时，FCP 患者承受着较严重的心理负担，频繁地就诊于医院或住院增加患者的经济压力。FCP 的整体生活质量也显著下降，因此需要对此类患者进行早期识别和早期干预，减轻症状的发生。

（凌方梅　朱良如）

第二节　功能性消化不良

消化不良（dyspepsia）是指患者以上腹部疼痛或烧灼感，进食后上腹饱胀或早饱为主要症状，可伴随着上腹胀、恶心、呕吐、过度嗳气的一组症状。根据病因不同，消化不良分为两大类，即器质性消化不良和功能性消化不良（functional dyspepsia，FD）。FD 的诊断需除外器质性疾病。临床工作中，精确区分不同的疾病类型有利于医师制订治疗策略。功能性消化不良是指患者出现餐后饱胀不适、早饱、上腹痛或上腹部烧灼感的其中一项或多项症状，并且经临床评估未发现生化、组织学异常，不能用器质性疾病来解释的一组临床综合征，也是临床上最常见的消化不良类型。基于临床表现和发病机制间的差异，罗马Ⅳ诊断标准将 FD 又划分为 2 种亚型：餐后不适综合征（postprandial discomfort syndrome，PDS）和上腹痛综合征（epigastric pain syndrome，EPS）。餐后出现消化不良是 PDS 的症状特点，而 EPS 则表现为上腹痛或烧灼感，但在空腹时或进餐后也可能发生。两种亚型间症状可重叠出现，即餐后出现消化不良和上腹疼痛、烧灼感。

一、流行病学

FD 的发病具有性别和年龄差异，一般女性患病率为男性的 1.24 ～ 1.50 倍，东方国家以 50 ～ 59 岁年龄段多发，而西方国家多发于 18 ～ 34 岁。流行病学研究结果显示，普通人群中消化不良的患病率约为 20%，而其中 80% 的患者胃十二指肠镜检查未见异常。据此推算，FD 总的患病率约在 16%。FD 的年发生率为 3% ～ 5%。目前，基于罗马Ⅳ诊断标准统计的 FD 人群患病率的研究不多。一项纳入来自美国、英国、加拿大的 5931 名普通人群的调查显示，约 10% 的成年人符合罗马Ⅳ功能性消化不良的症状标准。不同地区的亚型分布方式相似，61% 的患者为 PDS，18% 的患者为 EPS，21% 的患者存在症状重叠。这三个国家和地区的患病率从高到低依次为美国（12%）、英国（8%）、加拿大（8%）。根据罗马Ⅲ诊断标准的患病率统计，FCP 的发病率存在较大的地区差异。据统计，欧美国家 FD 患病率为 11% ～ 16%，亚洲国家为 8% ～ 23%，其中中国为 10% ～ 30%。遗传、文化、社会经济、饮食和环境因素可能影响了不同地区的人群发病情况。此外，各个诊断标准影响流行病学调查结果。如在中国台湾，采用罗马Ⅰ诊断标准统计人群 FD 患病率为 24%，而采用罗马Ⅱ诊断患病率仅为 12%。FD 具有众多不同的危险性因素，其原因可能与诊断标准差异、人群选择等研究设计差异相关。女性、吸烟、年龄增长、心理共病、非甾体抗炎药物（NSAID）、幽门螺杆菌感染、急性胃肠炎、城市化程度低、教育水平缺乏、社会经济地位高、婚姻状况等均已被报告为 FD 的危险因素。

二、病因与发病机制

尽管进行了广泛的研究，但由于 FD 病理生理学的复杂性，该病的病因和发病机制仍不清楚。病因主要考虑与遗传易感、病原体感染、精神心理应激、饮食相关；机制主要与胃肠感觉和运动障碍、免疫激活、脑-肠轴互动异常、肠道微生物群改变、肠屏障功能受损等相关。FD 症状的产生可能由社会因素、压力、食物刺激等因素触发，是大脑与胃、十二指肠间交互影响的表现之一。

（一）遗传易感性

FD 症状的表现与遗传因素有关。多个基因位点已被阐述与 FD 有关，如 G 蛋白亚基 β3（GNB3）、CCK-A 受体 CC 基因型、一氧化氮合酶（NOS）基因（即神经元 NOS 的 T 等位基因）、辣椒素/辣椒素受体（TRPV1 315C）基因、*TLR-2* 基因等。目前研究较多的是 *GNB3* 基因多态性，它增加 FD 的发病风险，同时有证据表明，其与 FD 症状强度相关。携带 G315C 多态性的个体影响 *TRPV1* 基因并改变其蛋白质水平从而影响 FD 的发病。日本的研究中发现，SCN10A 的遗传多态性与日本 FD 患者有关。

许多研究还探索了候选基因多态性与 FD 亚型的相关性，如 *MIF-173C*、*IL-17-7488T*、*COX-1*、*NPS-R* 基因多态性与 EPS 亚型关系密切。

（二）感染后消化不良

沙门菌、大肠杆菌、弯曲杆菌、贾第鞭毛虫病、诺如病毒等病原体感染后可促进 FD 发生。纳入 19 项研究的荟萃分析报告显示，感染 6 个月以上，FD 发生的概率几乎是未感染者的 3 倍。急性细菌性胃肠炎后患者罹患 FD 的风险增加约 2.5 倍，罹患 FD 和 IBS 重叠综合征的风险同样有所增加。其他数据表明，具有痢疾暴露因素的人群出现消化不良的 OR 值为 2.3（95%CI 1.7 ～ 3.0）。幽门螺杆菌（*Hp*）在 FD 发病中的作用在过去一直存在争议。但现在有证据支持 *Hp* 参与了 FD 的发生。FD 人群中 *Hp* 感染率明显升高，根除 *Hp* 可以使部分 FD 患者症状缓解。*Hp* 定植于胃黏膜，可通过分泌胃酸、降低饥饿素、损伤胃黏膜微循环而导致胃黏膜炎症、氧化应激和胃动力异常，引起上腹部疼痛、烧灼感、上腹饱胀等症状，促进 FD 的发生。因此目前认为，若 FD 患者在进行 *Hp* 根治后获得症状的持续缓解，认为 *Hp* 是导致 FD 的原因之一。

（三）社会心理因素

FD 最突出的心理社会特征是心理共病。中枢神经系统与 FD 间具有双向调节，中枢可能会驱动胃肠道不适症状的产生，而胃肠道不适也可能导致精神心理障碍。已证实心理社会因素会对 FD 的临床病程和治疗结果产生负面影响。抗抑郁和焦虑治疗对 FD 症状缓解有效。相较于健康人群，FD 患者焦虑、抑郁、神经质和躯体化患病率增高，生活事件相关压力大，应对能力下降。据研究显示，FD 患者出现心理共病的概率甚至可能高于器质性胃肠道或非胃肠道疾病患者，但与 IBS 相比孰轻孰重不得而知。有研究发现，抑郁是消化不良的预测因子，焦虑是功能性胃肠病的重要独立预测因子，可使 FD 的发生风险增加 7.6 倍。而另一项为期 10 年的随访研究发现基线焦虑症患者的 FD 发病率高了近 8 倍，提示两者具有因果关系，但孰因孰果有待前瞻性研究进一步证实。中国的多中心研究调查显示，焦虑和抑郁分别占 FD 患者的19.7%、13.8%。此外，不同的心理特征被发现与 FD 患者胃感觉运动功能改变有关，包括胃敏感性、胃调节能力和胃排空。例如，焦虑、抑郁、躯体化可影响 FD 患者的胃排空，焦虑状态可使 FD 患者的胃痛阈和胃顺应性降低。以上均支持心理社会因素在 FD 发生中的重要地位。

（四）饮食、环境等多种因素

尽管机制尚待阐明，但饮食习惯被认为与 FD 症状的发生有关。过多摄入脂肪会影响胃十二指肠生理分泌功能，改变胆囊收缩素水平等肠道激素水平，会减缓胃排空并导致早饱、腹胀等消化不良症状。高体重指数是 FD 发展的独立预测因子。食物不耐受、食物过敏、进食速度过快、不规则用餐等也可能在 FD 中起直接作用。牛奶、巧克力、辣椒、碳酸饮料、咖啡等食物可能加重 FD 的症状。由于不同国家和地区的文化饮食差异，饮食是否为参与 FD 的关键因素还需高质量的证据支持。此外，社会经济地位与 FD 发病相关，但仍有争议。

（五）胃肠道运动功能障碍

正常情况下，胃和十二指肠具有一定的压力差，促进胃排空。胃排空延迟被认为是消化不良症状的一种机制，尤其是 PDS 亚型，可引起餐后饱胀、早饱等症状。其机制或与胃局部神经反射调控、中枢神经系统调控、Cajal 细胞相关。FD 患者中，10%～40% 的患者存在胃排空延迟。还有少部分 FD 患者存在胃排空加快，约为 5%。但是，胃排空速率与 FD 症状严重程度间的关联并不十分紧密。部分非消化不良的人群经检测也可发现存在胃排空延迟，说明还有其他机制影响了 FD 胃肠道运动功能。胃 - 幽门 - 十二指肠运动功能协调性下降、胃 - 十二指肠反馈异常、胃电节律紊乱、胃窦与小肠移行性复合运动（MMC）减少或缺如、胃肠激素分泌失衡、黏膜免疫细胞激活、胆囊运动异常、小肠无效收缩也可能导致动力异常。

（六）胃容受性功能减低

健康个体在进食后，食物刺激消化道感受器，使得胃的舒张性和顺应性增加，以更好地容纳食物。此过程受迷走 - 迷走神经反射调控。胃调节功能受损导致胃容积分布不均，胃窦容积增大，但胃底容积却较小。研究显示，胃底舒张功能损害可影响多达 40% 的 FD 患者，导致胃内食物分布异常、胃窦食物残留，引起餐后早饱、腹胀、体重下降等临床症状。胃窦扩张的程度与 FD 症状的严重程度有关。焦虑和性别（女性）可影响 FD 患者的胃排空和固体食物在胃内的分布。

（七）内脏感觉高敏感

内脏高敏感与 FD 的症状严重程度相关。高敏感即异常痛觉（对正常非疼痛刺激感知为痛觉），或者痛觉过敏（对疼痛刺激的敏感性增加）。FD 患者的胃十二指肠对机械刺激和化学刺激表现出高敏感。其中以近端胃感知机械扩张后的敏感性增加最为明显。机械高敏感主要促使患者出现腹痛、嗳气和体重减轻。研究显示，37.5% 的 FD 患者存在机械性高敏感性，且症状评分高。感觉传入神经、外周感受器、自主神经系统和中枢整合系统的调节异常均有可能导致高敏感出现。其次为化学刺激高敏感。研究显示，恶心症状与十二指肠对外源性和内源性酸的敏感性增加及酸清除率降低有关。十二指肠酸化降低了胃球囊扩张的不适阈值。疼痛刺激、炎症介质、神经生长因子、低 pH，甚至微生物激活的辣椒素受体 TRPV1 在十二指肠酸过敏中发挥重要作用。FD 患者对 TRPV1 激动剂辣椒素具有敏感性。TRPV1 可通过诱导神经肽（CGRP-1、P 物质）的释放，增加内脏敏感性并引发症状，如腹痛和恶心。向十二指肠内注入脂质也会引发 FD 患者对胃扩张高敏。这可能是因为直接神经元刺激、提高肠内分泌细胞对脂质敏感性、升高全身或局部胆囊收缩素水平（脂质刺激分泌）等异常生理过程所致。

（八）胃十二指肠低度炎症和免疫功能异常

当前的机制研究主要集中在十二指肠嗜酸性粒细胞浸润、十二指肠黏膜低度炎症和黏膜屏障功能受损。FD 患者十二指肠嗜酸性粒细胞的数量增加，且与黏膜通透性增加有关。同时，FD 患者中观察到明显的嗜酸性粒细胞脱颗粒现象，随后可能促进细胞因子、趋化因子、碱性蛋白、神经毒素的释放。进一步研究表明，十二指肠嗜酸性粒细胞增多与疼痛和早期饱腹感症状有关。这可能是通过自身脱颗粒作用，以及活化肥大细胞后使之产生组胺、5-HT、前列腺素等化学物质刺激胃肠神经，引起平滑肌异常收缩导致的，也有可能是黏膜下神经结构异常和黏膜下神经元反应性受损引起的。而FD 黏膜屏障完整性破坏除了受到上述两种关键细胞影响外，还与紧密连接蛋白的异常表达相关。研究发现，FD 患者外周循环中促炎和抗炎细胞因子水平及小肠归巢 T 细胞水平升高，并与症状强度和胃排空障碍相关，提示 FD 胃功能障碍可能继发于十二指肠炎症。这主要是由 Th2 型反应来介导的。整体来说，在抗原提呈后，Th2 细胞通过产生 IL-4、IL-5、IL-13 细胞因子募集嗜酸性粒细胞和肥大细胞募集到炎症部位，从而引起组织损伤，并可能引起上皮屏障功能障碍并干扰肠道神经功能。上皮通透性增加又促使抗原向管腔的浸润增加，形成循环从而进一步扩大免疫应答并导致症状的产生。此时，细胞因子也可以在大脑中传递信号，从而实现免疫系统、大脑和肠道之间的相互作用。另外，胃肠功能受到免疫细胞和肠神经的相互作用的影响。FD 患者中黏膜下丛神经元附近的嗜酸性粒细胞和肥大细胞数量增加，神经元反应性降低。胃肠黏膜的轻度炎症可能通过使神经免疫系统失调而引起胃肠动力障碍和内脏高敏感。

（九）肠 – 脑轴功能障碍

肠 – 脑轴作用的发挥需要外周神经系统（消化道）、中枢神经系统、自主神经系统和下丘脑 – 垂体 – 肾上腺轴共同协调。目前，双向"肠 – 脑轴"互动异常受到了胃肠病学家们高度重视，罗马Ⅳ诊断标准强调了肠 – 脑轴在功能性胃肠道疾病的地位。5-HT、促肾上腺皮质激素释放激素、乙酰胆碱、γ- 氨基丁酸等神经递质参与了肠 – 脑轴的信号传导。例如，压力和促肾上腺皮质激素释放激素可增加胃肠道通透性；嗜酸性粒细胞在压力应对时会释放 P 物质和促肾上腺皮质激素释放激素，促进肥大细胞活化；微生物群改变可以通过肠道合成或消耗 5-HT、多巴胺、乙酰胆碱等神经递质从而导致情绪状态和行为的改变；肠源性细胞因子也可以在大脑中传递信号，从而实现免疫系统、大脑和肠道之间的相互作用。功能磁共振成像（FMRI）、PET 及其他新兴成像技术可辅助判断脑肠互动的异常联系。已有影像学研究证实，FD 患者存在疼痛调节回路相关的大脑区域变化，以及负责处理内脏传入信息的大脑区域的结构和功能连接异常，包括丘脑、右内囊、右外囊、右前扣带回皮质，尤其是在 EPS 亚型中。在 PDS 亚型中也报道了灰质密度发生变化。部分研究提示，焦虑和抑郁与脑回路中的葡萄糖代谢水平增高有关，但还需要更多研究证实。

三、临床特征

FD 的临床表现并无特异性，病程时间长。可以单一症状为主，也可以一组症状出现，疾病过程中症状可相互变化。临床上，患者和医师对 FD 症状定义的理解不一，给诊断带来了阻碍。因此，罗马Ⅳ诊断标准对 FD 各个症状进行了描述性定义。

（一）餐后饱胀

餐后饱胀是指进食后，食物长时间停留在胃内而引起的饱胀不适感。

（二）早饱感

早饱感是指患者进食少量食物后很快感觉到胃内饱胀不适，使患者不能达到正常的摄食量。餐后饱胀和早饱是 PDS 亚型最突出症状，皆与进食相关。约 60% 的 FD 患者可出现上述症状。

（三）上腹痛

上腹痛可见于 64%～85% 的患者。疼痛定位于脐水平以上，剑突水平以下，两侧锁骨中线以内区域，一般无他处放射痛，无规律性。FD 患者的上腹痛是一种主观的、强烈的不适感，通常使患者认为具有组织损伤。

（四）上腹烧灼感

上腹烧灼感是位于上腹部的主观的、不适的灼热感。上腹烧灼感和上腹痛占 FD 患者的20%～40%，呈间断性发作，进食后可诱发，但空腹状态下也可发生，排便后通常无法缓解。该症状需要与胃灼热相鉴别，胃灼热已被排除在消化不良定义之外。

上述四种症状为 FD 最主要症状，可单独存在，也可重叠发生，重叠率为 16%～20%。FD 还可能与 GERD、IBS 这两类功能性胃肠病重叠，重叠率分别为 50% 和 25%～55%。

（五）其他胃肠道症状

其他胃肠道症状包括上腹胀气、恶心、呕吐、嗳气等。上腹胀气是指位于上腹部的气体膨胀带来的不适感，需与腹部膨胀相鉴别。恶心是指作呕、想呕吐的不适感。呕吐是指胃内容物经口排出，腹肌和胸肌发生收缩，需与反流、反刍相鉴别。嗳气是指胃内的气体从食管、口排出，可与餐后饱胀一起出现，嗳气后症状可获得缓解。

主要表现为精神心理症状，包括焦虑、抑郁、躯体化、精神紧张、思维迟缓、注意力不集中等，部分患者睡眠、工作和学习受到严重影响。

FD 患者查体通常无明显阳性发现。

四、辅助检查

诊断 FD 前需排除其他疾病引起的消化不良，因此辅助检查一方面是辅助鉴别诊断，另一方面是确诊后进一步评估患者的胃肠功能等病理生理学变化，寻找危险因素。

（一）常规检查

根据病史特征和体格检查，有选择性地使用实验室检查对一些引起 FD 症状的常见疾病进行筛查。血常规、粪便隐血、肝肾功能、电解质、甲状腺功能、血糖、ENA、腹部彩超等检查以协助排查胃肠道感染、甲状腺功能亢进、电解质紊乱、风湿免疫性疾病、糖尿病、肾病及其他肝胆脾等疾病；结肠镜、腹部 CT 或 MRI、肿瘤标志物等协助排查胃肠道肿瘤，如肝癌、结肠癌、胰腺癌等。

（二）胃十二指肠镜检查

FD 患者在出现症状期间且在未进行抑酸治疗的情况下，可进行胃十二指肠镜检查及活检，以排除消化性糜烂、溃疡、肿瘤等疾病。由于我国 Hp 感染、胃癌和食管癌发病率较欧美国家高，且上消化道内镜得到广泛普及，在价格相对适宜的情况下，早期完善胃镜检查可减少肿瘤的漏诊。不同于欧美国家制订的指南，我国于 2015 年颁布的 FD 专家共识推荐初诊消化不良患者及时完善胃镜检查。

（三）Hp 检测

Hp 与多种胃十二指肠疾病相关，如消化性溃疡、肿瘤及 FD 等。我国 Hp 感染率高，据统计我国部分地区 Hp 感染率甚至高达 70%，远远超过欧美报道的 13%～27%。尤其是当前已证实 Hp 与 FD 发病相关，且 FD 的症状在根除 Hp 治疗后可获得一定程度的改善。在经验性治疗无效的 FD 患者中可应用 C13、C14 呼气试验或快速尿素酶法进行 Hp 检测，以指导治疗。

（四）胃肠功能检查

目前罗马 IV 诊断标准及我国 FD 专家共识均不推荐在 FD 患者中常规进行胃排空试验和胃容受性检测等胃感觉运动功能检测，主要原因是该检测并非为临床常规检查，仅有少数医疗中心具备检测条件，且操作存在难度。但确实有研究结果显示，FD 患者存在胃排空延迟和胃容受性功能异常的病理生理特征。因此，在临床诊断困难或进行临床发病机制研究、药物疗效评估等情况下，可考虑进行胃感觉运动功能检测。胃排空试验有放射性核素标记法、氢呼气法和腹部超声。标准化放射性核素显像进行 4 小时核素扫描，具有较高的特异度和准确度，缺点是费用昂贵，不能作为常规测试广泛使用。氢呼气法和腹部超声测量胃窦变化相对简单易行，其准确性与核素法相比相对逊色。胃容受性检测方法为胃恒压器试验和负荷试验。前者准确性优于后者，是一种侵入性检测手段；后者操作简单，但无标准化操作方案。

（五）心理评估

心理障碍影响 FD 的自然病程，心理评估是 FD 患者的重要评估内容。常用的临床精神心理评估量表有汉密尔顿焦虑量表（HAMA）和抑郁量表（HAMD）。仅凭量表无法准确地识别 FD 患者心理状态，心理医师介入有助于综合评估。

五、诊断与鉴别诊断

（一）诊断程序

尽可能详细地收集患者的病史资料（包括症状频率和严重程度、心理状态等）和细致地进行查体。首先需要排除报警症状以鉴别器质性胃肠疾病，排除 NSAID 或其他药物所致不适。报警症状包括年龄超过 40 岁，原因不明体重下降、贫血、呕血、黑便、进行性吞咽困难、发热、黄疸、腹部肿块等。虽然报警症状对器质性疾病的阳性预测值欠佳，但仍需对该类患者进行积极的排查，进行相关的实验室检查和影像学检查，寻找病因。若无报警症状，初诊消化不良患者可予以经验性治疗，若治疗有效，则考虑为 FD；若治疗无效或诊断可疑，需考虑以下原因：①患者存在器质性疾病，此时应进行相应检查；②合并 Hp 感染，可完善 Hp 检测，阳性者接受根治治疗。根据罗马Ⅳ诊断标准做出 FD 的诊断后进行临床分型和疾病程度评估，以指导治疗决策。

（二）诊断标准

FD 的罗马Ⅳ诊断标准：

1. B1. FD 的诊断标准（包括以下 1 项或多项）

①餐后饱胀不适；②早饱不适感；③中上腹痛；④中上腹烧灼不适。

无可以解释上述症状的结构性疾病的证据（包括胃镜）。

诊断前症状出现至少 6 个月，近 3 个月符合以上诊断标准；PDS 和 EPS 须符合以下标准

2. B1a. PDS 的诊断标准（必须包括以下 1 项或 2 项，且至少每周 3 日）

①餐后饱胀不适（以致影响日常活动）；②早饱不适感（以致不能完成平常餐量的进食）。

3. B1b. EPS 的诊断标准（必须包括以下 1 项或 2 项，且至少每周 1 日）

①中上腹痛（以致影响日常活动）；②中上腹烧灼不适（以致影响日常活动）。

（三）鉴别诊断

1. 继发性消化不良 是其他器质性或代谢性疾病引起的消化性不良。继发性消化不良的症状会随着原发病的控制或消除而改善，如慢性胃炎、消化性溃疡、Hp 感染、消化道肿瘤、消化道梗阻、炎症性肠病、肠系膜血管病变、慢性胰腺炎、肝胆疾病等胃肠道疾病，可通过胃镜、腹部 CT、MRI、血管造影等传统的诊断方法确定，一般不难鉴别。还有一些胃肠外的全身性疾病、内分泌代谢性疾病和药物性因素需予以鉴别，如结缔组织病、糖尿病、甲状腺功能减退、肾病、NSAID 使用、抗胆碱药物使用、5-HT$_3$ 受体拮抗剂使用等。总体而言，引起 FD 症状的疾病种类繁多，临床医师应仔细全面考虑，合理利用检查手段排查。FD 症状应当是传统诊断方法均无法解释的消化不良症状。

2. 其他功能性胃肠病 IBS、GERD、功能性胃灼热、慢性便秘等。IBS、GERD 也可出现上腹痛的症状。IBS 腹痛与排便关系密切，症状可于便后缓解，且患者排便习惯通常发生改变。GERD 有时与 FD 难以鉴别，两者均可出现上腹烧灼感。临床上常混淆上腹烧灼感与胃灼热两个概念，其实后者更强调的是位于胸骨后的烧灼感，且胃灼热对 GERD 来说具有中度特异性。若胃灼热与进食后消化不良同时存在，经内镜检查无阳性发现，抑酸后症状获得缓解，更倾向于诊断 GERD；若症状无明显好转，更倾向于诊断 FD，前提是排除其他疾病。此外，食管 pH 监测、食管测压等也有助于两者鉴别。

3. 重叠症状 在消化不良中并不少见，研究显示，消化不良症状可与 IBS 重叠，亚洲人群重叠率在 1.6% ～ 49%。如果在排便后上腹痛和胀气症状基本缓解，那么应该考虑病因来源于下消化道，而并非消化不良症状。FD 患者还可与 GERD 重叠，来自我国的研究显示其重叠率在 20% ～ 30%。

六、治疗

FD 的治疗旨在缓解症状，提高生活质量。FD 病理生理特征无明显特异性，故当前未制订出标准化治疗方案。区分 EPS、PDS 亚型有利于指导药物选择，EPS 以抑酸为主，PDS 以促进胃肠道动力为主。治疗方式包括一般治疗、药物治疗、

非药物治疗三方面。

（一）患者教育

确诊 FD 后，医师应向患者详细地解释诊断及其治疗方案，尽管有效性尚未得到证实。调整饮食有助于症状改善。FD 患者应避免进食高脂类食物、刺激或辛辣食物、碳酸饮料、含酒精的食物和浓茶等，PDS 尤其需要避免食用甜食和产气食物。而酸奶、蜂蜜、冰糖、苹果等对改善 FD 症状有益。建立良好的生活习惯同样重要，嘱患者保持规律饮食、避免进食过快过多。尽量避免服用产生消化不良症状的药物，如 NSAID。

（二）根除 *Hp* 感染

普通人群中，约有 5% 消化不良归因于 *Hp* 感染。部分 *Hp* 感染的 FD 患者接受 *Hp* 根除治疗后症状获得缓解，甚至长期缓解，尤其是 EPS 亚型患者。目前 *Hp* 感染处理指南和我国 FD 共识均推荐 *Hp* 阳性感染者进行根除 *Hp* 治疗。指南还提出可对 *Hp* 进行"检查 – 治疗"策略，尤其在亚洲等高感染风险地区。京都全球共识会议和罗马委员会均支持若 *Hp* 阳性的消化不良患者经抗 *Hp* 后获得长期缓解（6 ~ 12 个月），则归因为 *Hp* 胃炎这一说法。此外，根除 *Hp* 不仅能改善 FD 的症状，还能预防消化性溃疡、胃癌、NSAID 胃黏膜损害和胃 MALT 淋巴瘤的发生。

FD 患者 *Hp* 根除方案同消化性溃疡。

（三）抑酸药物

抑制胃酸分泌是 FD 最常用的一线治疗方法，FD 患者十二指肠酸清除受损和酸过敏的证据为其提供了理论支持。抑酸药物分为质子抑制剂（proton pump inhibitor，PPI）和 H_2 受体拮抗剂（H_2RA）两类。前者主要包括兰索拉唑、雷贝拉唑、奥美拉唑、埃索美拉唑等；后者主要包括雷尼替丁、法莫替丁、西咪替丁。除抑酸效应外，PPI 还能改善嗜酸性粒细胞浸润。相较于 PDS，以上腹痛为突出表现的 EPS 患者对药物反应性更显著。我国专家共识提出，FD 患者的经验性治疗药物首选 PPI 或 H_2RA，治疗剂量为标准剂量，治疗疗程为 4 ~ 8 周，尤其是 EPS。加大药物剂量对于症状改善并无益处。若治疗效果不佳，需再次调整药物方案。抗酸剂、铋剂和硫糖铝对 FD 无效。

（四）改善胃肠动力药物

相当比例的 FD 患者存在胃肠动力障碍和胃容受性舒张功能减低，因此改善胃收缩能力的药物是治疗 FD 的主要药物之一，尤其是 PDS 患者。尽管存在一定的偏移，荟萃分析显示给予 2 ~ 8 周促胃肠动力药物治疗 FD 的疗效明显优于安慰剂，相对危险度减少 33%（95%CI，18% ~ 45%）。我国 FD 专家共识认为，促动力药可作为 PDS 的首选经验性治疗药物，可以缓解与进食相关的饱胀、早饱症状。药物使用疗程一般在 2 ~ 8 周。

促胃肠动力药主要有多巴胺 D_2 受体拮抗剂（多潘立酮、伊托必利、甲氧氯普胺）和 5-HT 受体激动剂（莫沙必利）两类。多潘立酮、莫沙必利和伊托必利是我国最常用的促胃肠动力药。多潘立酮主要通过拮抗外周神经系统的多巴胺受体协调胃 – 十二指肠运动，加速胃排空，对中枢影响较小。使用方法为每日 3 餐前 15 ~ 30 分钟服用 10mg，疗程 2 周。有研究发现，老年患者每日剂量超过 30mg 有室性心律失常和猝死风险。莫沙必利同样对 FD 具有良好治疗效果，成人剂量为每天 3 次，每次 5mg，疗程 2 ~ 4 周。伊托必利主要通过抑制多巴胺 D_2 受体和乙酰胆碱酯酶，促进乙酰胆碱释放增强胃十二指肠运动，使用剂量为每天 3 次，每次 50mg，疗程 2 ~ 4 周。其他药物如甲氧氯普胺不仅作用于外周多巴胺受体，还能透过血脑屏障作用于中枢，有 30% 的患者会出现锥体外系反应。其应用因此而受到限制。西沙必利也由于增加心脏不良事件的风险被停用。

（五）胃底舒张药物

胃收容性功能受损是 FD 症状出现的潜在机制之一，也是作用靶点之一。激活 5-HT1A 抑制胆碱能受体可以使近端胃松弛。丁螺环酮、坦度螺酮、舒马曲普、阿考替胺为此类代表性药物。研究发现，丁螺环酮能有效地松弛胃底，减少餐后腹胀症状。

FD 患者接受坦度螺酮治疗 4 周后的有效率显著高于对照组。5-HT1B/D 受体激动剂舒马曲普作为一种抗偏头痛药，在 FD 中可能具有应用价值，但数据比较有限。同样，中草药 STW-5 也能使胃底松弛，尽管机制不明。阿考替胺目前已被批准用于日本 PDS 患者，它的作用机制是抑制胆碱酯酶和拮抗抑制性 M_1/M_2 受体增加胃舒张性。但需注意阿考替胺对 EPS 患者无效。

（六）助消化药

消化酶制剂和益生菌制剂有助于食物的消化吸收。一项随机双盲的平行对照临床试验表明使用消化酶制剂能对 FD 患者的症状有缓解作用，其有效率在 80% 左右。但其确切的效果仍需更多及更高质量的临床研究验证。

（七）中枢作用药物

肠–脑轴异常与功能性胃肠道相关。FD 患者常伴随着焦虑、抑郁、精神紧张等心理障碍。中枢神经调节剂，如小剂量的抗抑郁药，除了能改善情绪外，还具有改善周围疼痛、提高内脏感觉阈值的作用，对 FD 治疗具有特殊意义。结合药物治疗和心理治疗可更好地治疗 FD。虽然已有不少可观的试验数据被报道，但抗抑郁和抗焦虑药物在 FD 的有效性存在不一致，证据还不够充分。例如，荟萃分析显示 SSRI 或 SNRI 对 FD 疗效不佳。而 TCA 丙米嗪和阿米替林治疗 FD 与安慰剂相比显示出良好有效性，RR 值为 0.74。但 TCA 类药物不良事件相对常见，且仅对上腹痛症状有效。在国外一项研究中，接受阿米替林、艾司西酞林和安慰剂治疗 FD 的有效率分别是 53%、38% 和 40%。另一项研究提示接受米氮平治疗的 FD 患者在 8 周后，其早饱症状和生活质量均有显著的改善。因此，关于 FD 患者是否需要接受中枢药物治疗尚无定论，若患者精神心理症状明显，应请心理科医师介入。在应用中枢作用药物时，还需注意药物不良反应带来的不良后果。

（八）中草药

传统中草药在 FD 缺乏明确的作用机制，但在临床试验中显示了有益的效果。中药复方制剂 STW5 由 9 种草药组成，可以增强胃窦收缩功能，降低胃肠道症状的严重程度。加味六君子汤的研究显示，它可以改善上腹部疼痛、餐后早饱感症状，其机制或与改善胃调节功能和促进胃排空有关。

（九）补充疗法和替代疗法

针灸治疗对 FD 症状有一定疗效，多数来源于我国中医领域，高质量研究较少。针灸穴位中，最常选用的是足阳明经脉和任脉，最常见的 4 种穴位刺激方式是经皮穴位电刺激、电针、毫针针刺和穴位埋线。有荟萃分析表明，针灸治疗 FD 的总有效率优于促动力剂。在缓解 FD 患者上腹痛、反酸、嗳气、腹胀、食欲缺乏症状，提高 FD 患者生活质量方面，穴位刺激被证明是有效的。但有研究者发现相较于经典穴位刺激，非确定穴位刺激也能缓解 FD 症状，说明穴位刺激存在安慰剂效应。

（十）心理干预

除药物治疗之外，FD 患者的心理干预方法有多种，包括团体治疗、行为认知疗法和催眠疗法等。相关结果表明，心理干预可以改善 FD 患者的症状和心理状态，提高生活质量。目前心理干预治疗 FD 的研究较为欠缺，其有效性有待探讨。

七、预后

FD 虽是症状反复发作的慢性疾病，但其为一种良性疾病，多数进展不快，预后良好，并不会对患者生命安全产生严重的威胁。建立健康的生活方式、接受合理的方案治疗后，患者通常能获得症状缓解。长达 10 年的病例追踪提示 FD 症状稳定。有部分 FD 患者因持续性症状影响健康相关生活质量和心理健康。还有 30% 的患者在数年后可能会出现典型的 IBS 表现。

（凌方梅　朱良如）

第三节　肠易激综合征

肠易激综合征（IBS）是一种功能性肠病，其临床特征为反复发作的腹痛，伴有排便习惯改变或粪便性状改变，而无器质性病变。常可表现为便秘、腹泻或便秘与腹泻交替。根据 IBS 排便习惯的改变，将其分为 4 个亚型：便秘型（IBS-C）、腹泻型（IBS-D）、混合型（IBS-M）、未定型（IBS-U）。尽管 IBS 是功能性的疾病，但其高发病率及长期反复的病程，对患者的生活质量造成严重影响。

一、流行病学

由于不同地区对 IBS 的定义标准不同，以及调查人群、调查方法的差异，不同地区的 IBS 患病率和发病率差别较大。2012 年一篇纳入了 81 个国家和地区包含了 260 960 例个人的荟萃分析研究显示，IBS 的人群总体患病率约为 11%。总体而言，欧美人群 IBS 患病率为 10%～22%；而中国人群 IBS 患病率为 1.0%～16.0%，消化专科门诊就诊的 IBS 患病率为 10%～30%。我国以 IBS-D 最多见，国外研究也显示 IBS-D 和 IBS-M 更常见。我国人群 IBS 患病率女性略高于男性。年龄以 20～50 岁多发。

二、病因与发病机制

（一）病因

IBS 的病因尚不完全清楚，既存在可增加疾病易感性的因素，也存在与症状产生和发作相关的因素。不同 IBS 个体可能涉及遗传、环境、社会心理及胃肠感染等多种因素的影响，目前公认这些因素引起"肠－脑轴"失调，导致不同的病理生理改变，相应地导致不同的 IBS 症状。

1. 遗传及基因多态性　IBS 更易在家族中聚集出现，患者亲属更容易有 IBS 症状。另有研究显示，同卵双生患者双方发病率显著高于异卵双生患者。此外，多种功能蛋白的基因单核苷酸多态性改变与部分 IBS 患者发病相关，目前较明确地包括神经递质代谢或转运蛋白如 5-HT 转运体和受体基因及炎性因子如 TNF-α 和 IL-10 等基因多态性等。

2. 心理社会因素　心理障碍与 IBS 有关。新近有研究显示，IBS 患者焦虑、抑郁积分高于常人。IBS 患者具有很高的神经质水平，神经质被认为是 IBS 最明显的病理性人格特征。此外，童年时期的创伤性经历也与成年后 IBS 发生相关，生活中的负性生活事件（工作、经济和人际关系等），会增加 IBS 的患病风险。

3. 肠道菌群紊乱　消化道微生态在 IBS 的发生发展过程中起重要作用。研究发现，IBS 患者的肠道菌群与对照组有差异，但尚未发现特异菌群。多数研究显示，IBS 患者双歧杆菌和乳酸杆菌数量减少而肠杆菌、兼性厌氧菌及厌氧生物体数量增多，补充益生菌后患者的症状明显改善。此外，肠道菌群失调可能是通过破坏肠黏膜屏障、激活肠道免疫，从而促进内脏高敏感发生和胃肠动力异常。此外，也有研究证实，IBS 患者小肠内存在细菌过度生长。

4. 饮食因素　一项社区调查显示，IBS 与健康对照组存在饮食差别，IBS 患者摄入脂肪多而碳水化合物少。麦麸、谷类、乳制品、果糖等食物不耐受可诱发或加重 IBS 患者的症状。此外，可发酵寡聚糖、单糖、二糖、多糖和多元醇，这类物质不被小肠吸收，刺激结肠收缩增加排便频率，也可以加重或诱发部分患者 IBS 症状。患者常认为他们对某些食物过敏，而流行病学研究也发现呼吸道过敏与 IBS 存在关联。

5. 感染后 IBS（post-infectious irritable syndrome，PI-IBS）　已有的研究证实，胃肠道感染为诱发 IBS 的病因，PI-IBS 的发病机制可能与下列因素有关：①炎症和黏膜损伤；②肠道通透性增加；③肠道菌群紊乱；④肥大细胞增多；⑤肠神经可塑性改变；⑥炎性因子改变。胃肠炎 6 个月后，约有 10% 的患者报告腹痛伴糊状便及排便次数增加。肠道感染后发生 IBS 的平均患病率为 11.5%。PI-IBS 的危险因素与感染类型和程度有关。病毒感染导致 PI-IBS 的风险相对较低，细菌感染后发展成为 IBS 的风险升高 6.4 倍，空肠弯曲杆菌、沙门菌和志贺杆菌是引起 PI-IBS 最常见的细菌。寄生虫感染后等也可导致 PI-IBS。

（二）发病机制

IBS 的病理生理机制复杂、尚未完全明确，并且不同亚型及不同个体可能存在不同发病机制。"肠-脑轴"的失调可能是产生 IBS 症状的关键。

1. 肠-脑轴失调 肠-脑轴是胃肠道与中枢神经系相互关联的神经-内分泌网络。胃肠道是人体内受中枢神经系统、自主神经系统和肠神经系统共同支配的器官，因此，肠-脑轴失调可能涉及以上三个神经系统的异常，导致胃肠动力紊乱及内脏高敏感。IBS 患者直肠扩张后，大脑活动反射区域的兴奋性比正常人更高，表明中枢神经系统对肠道传入信号的处理及对肠神经系统的调节异常与 IBS 的发病有关。此外，某些 IBS 患者的交感神经张力增高和（或）迷走神经张力下降等自主神经系统（ANS）失衡，下丘脑-垂体-肾上腺轴（HPA）功能紊乱，促肾上腺激素释放激素（CRH）分泌紊乱。

2. 消化道动力异常 IBS 是一种胃肠动力障碍性疾病，却很难用一种动力模型来定义。已有大量证据表明，IBS 不仅累及结肠，还可能存在食管和胃、小肠、直肠及肛门等运动异常。食管、胃动力异常：IBS 患者食管括约肌压力较低，食管体部重复性收缩和自主收缩增多，近端胃舒张功能受损，胃排空异常等；小肠运动异常：IBS 不同亚型小肠转运速度及移行性复合运动（MMC）周期不同，小肠丛状收缩增加；结肠运动异常：进食后结肠运动功能紊乱与患者便秘和腹泻症状明显相关，IBS-C 患者，结肠慢波频率明显增加，导致分节运动加强，高幅蠕动收缩（high amplitude propagated contraction，HAPC）和结肠推进运动的频率明显减少，而另外两型 IBS 患者 HAPC 显著增加，可能与腹泻及腹痛的发生有相关性，部分患者餐后结肠推进性蠕动增加，乙状结肠动力增加；肛门直肠运动异常：不同 IBS 分型的患者存在肛门直肠静息压、肛门直肠自控功能和直肠顺应性的改变存在差异，研究发现，IBS-D 患者的肛门内括约肌压、直肠内压及肛门直肠压差均显著低于正常人，从而导致腹

泻，相反，IBS-C 肛管内压力明显升高，肛门括约肌对其上段直肠内气囊充气扩张的反应迟缓，不易产生便意。

3. 内脏高敏感性 多数研究认为，IBS 患者存在内脏高敏感性，可能与内脏传入通路敏感性增加和（或）内脏传入信号中枢放大有关，机体对刺激的感受增强，对疼痛和不适的阈值降低。IBS 内脏感觉受性别、排便习惯、认知和情绪等多方面影响，涉及肠道、脊髓和脑多个水平。外周致敏：一过性消化道炎症可能提高内脏敏感性，可能是由于炎症介质的释放导致初级感觉传入神经敏感性增加。研究发现，IBS 患者直肠 TRPV1 阳性神经元数量增加，肠神经中 PGP9.5 染色增加；脊髓致敏：脊髓背角是内脏感觉产生的关键部位，在 IBS 内脏高敏感模型动物中发现，其脊髓背角神经元 c-Fos 表达上调，兴奋性增高；中枢致敏：一项神经影像荟萃分析显示，IBS 患者接受直肠球囊扩张后大脑活动反射区域对直肠扩张反应表现出较正常人更高的兴奋性，表明中枢敏感性增高。长期反复出现内脏疼痛的 IBS 患者有大脑内微观结构的变化，躯体感觉的皮质厚度增加，而涉及疼痛处理的岛叶皮质和前扣带回皮质的厚度变薄且其厚度与 IBS 症状的严重程度呈负相关。

4. 免疫功能紊乱 多项研究证实，IBS 患者肠道局部存在低度的炎症和（或）免疫异常。IBS 患者空肠、回肠、结肠肥大细胞数量明显增加，脱颗粒增加，炎症介质表达上调（如组胺和类胰蛋白酶等），并发现肥大细胞介质可以兴奋内脏神经元。研究发现，不同节段的肠道黏膜 T 细胞数量增加。此外，IBS 患者可能存在外周血免疫异常，如 IBS 患者外周血中活化的 T 细胞数量增多，但 Treg 细胞的功能和数量并无明显变化；同时，IBS 患者外周血 B 细胞活化水平较正常人增高。

三、临床表现

IBS 起病隐匿，病程可达数十年，主要特征是慢性、反复发作的腹痛或者腹部不适，伴有排便频率和（或）粪便性状的改变，同时缺乏可以解释症状的解剖或生化异常。

（一）腹痛和腹胀、腹部不适

IBS 患者常见症状包括腹痛、腹部不适及排便习惯改变等。腹痛是 IBS 最突出的症状，常发生在进食后和排便前，并且多数可在排便或排气后明显缓解或减轻，疼痛与不适等症状消失也提示症状可能源于结肠。疼痛的部位多发于左下腹降结肠或乙状结肠区，性质以钝痛和胀痛最多，有时可牵连到腰、肾、肋部等，程度多为轻中度，常持续数分钟至数十分钟。IBS 腹痛及腹部不适不影响睡眠，未见报道在睡眠中痛醒的患者。

（二）排便次数与粪便性状改变

IBS 患者表现为粪便性状改变和（或）排便次数异常，在没有应用泻剂和止泻剂的情况下，应用 Bristol 粪便性状列表判断粪便性状（表 17-1）。

表 17-1　Bristol 粪便性状量表

1 型		分散的干粪球，如坚果，很难排出
2 型		腊肠状，多块的
3 型		腊肠样，表面有裂缝
4 型		腊肠样或蛇状，光滑而柔软
5 型		柔软团块，边缘清楚（容易排出）
6 型		糊片状，边缘毛糙，或糊状
7 型		水样，无固形成分

［引自：BMJ, 1990, 300 (6722): 439-440.］

（三）腹泻

排便次数增加，常为 3～5 次 / 日，偶有报道可达 10 余次 / 日，多在晨起或餐后发生。粪便多呈稀糊状，也可为水样；粪便可有黏液但无脓血。便前常伴有腹部绞痛或有排便窘迫感，排便后这些症状消失或缓解。腹泻可长期持续，但罕有报道因腹泻引起的水和电解质紊乱、营养不良，也不影响患者的生长发育。肠道推进性运动过快和分泌亢进可能是 IBS 腹泻的机制。

（四）便秘

便秘多见于 IBS-C，每周仅排便 1～2 次，偶有 10 多日排便一次，粪便呈球状，干硬。多数便秘患者伴有腹痛或腹部不适，排便后腹部症状可有不同程度缓解。便秘发生的机制可能为肠内容物推进缓慢，非推进性、分节收缩增加，水分被过度吸收，排便阈值增高等有关。临床对于便秘评价常采用 Bristol 评分（表 17-1）。

（五）便秘与腹泻交替

部分患者表现为便秘与腹泻交替。便秘与腹泻交替的频率及病程因人而异，差别很大。也有报道，一段时间的便秘与腹泻交替后转变成持续便秘或持续腹泻者。引起便秘与腹泻交替的原因可能是消化道功能紊乱不稳定，或受不同的诱因作用所致；也有小部分患者是因止泻剂或者泻剂服用不当而产生的医源性原因。

（六）排便过程不适

便秘患者通常伴有排便困难、排便费力、肛门阻塞感，而腹泻患者便前多有排便窘迫感。部分 IBS 患者还可能有排便不尽感、直肠坠胀感。

（七）其他胃肠症状

IBS 常伴有多种其他胃肠道症状，包括胃灼热、反流、上腹痛、上腹灼热、早饱、恶心等症状。IBS 常与功能性消化不良、胃食管反流病等上消化道疾病重叠。不少 IBS 患者就诊时，因为其主诉上消化道症状而被认为是胃部疾病或食管疾病，因此医师应注意对其鉴别诊断。研究发现，24.8% 的 FD 患者同时符合 IBS 的诊断，而约 37.5% 的 IBS 患者合并胃食管反流症状。

（八）胃肠外症状

IBS 患者可伴有多种胃肠道外症状，以精神心理异常最为常见，包括焦虑、抑郁等，伴有精神症状的患者可合并头晕、头痛、睡眠障碍、慢性疲劳综合征、纤维性肌痛及慢性盆腔痛等全身症状。部分患者可能伴有胸闷、胸痛、心悸、呼吸困难等循环系统或呼吸系统症状，也可伴有如尿频、尿急、夜尿、排尿不尽感及性欲减退等泌尿生殖系统症状。

（九）体征

IBS 常无明显的阳性体征，部分患者可能有腹部轻压痛。听诊无特殊发现，腹痛、腹泻时可闻及肠鸣音亢进。

四、辅助检查

（一）结肠镜检查

年龄≥ 50 岁患者需行结肠镜检查，有以下指征也需行结肠镜检查。

1. 有报警征象和体征　①消瘦：3 个月内体重减轻＞ 10%；②证实并非由痔疮或肛裂引起的便血；③夜间腹泻；④发热；⑤结肠癌家族史；⑥炎症性肠病。

2. 慢性水样腹泻及每日排便＞ 6 ～ 10 次和（或）对经验性治疗无效的持续腹泻　有典型 IBS 症状及无报警征象且年龄＜ 40 岁的患者可不推荐常规检查结肠镜。腹部超声、腹部或盆腔 CT、全消化道造影有助于排除腹部器质性疾病。

（二）实验室检查

对初诊或不能排除器质性疾病者，需完善血、尿、粪三大常规和血生化检查。

C 反应蛋白和钙卫蛋白有助于鉴别 IBS 与 IBD。伴有多饮、多食、出汗、消瘦者等可行甲状腺功能检查以排除甲状腺疾病。对经验性治疗无效的 IBS-D 和 IBS-M 患者应行血清抗肌内膜抗体（EMA）和抗组织转谷氨酰胺转移酶抗体（anti-DGP）水平定性检测，以排除乳糜泻。粪便细菌、寄生虫及虫卵分析对以腹泻为主要症状的患者有一定意义。此外，肌电图、胃肠传输时间、胃肠和肛管测压等功能检查对于深入了解运动异常的类型有一定的作用。

五、诊断与鉴别诊断

（一）诊断标准及分型

诊断标准（目前采用国际公认的罗马Ⅳ诊断标准）：反复发作的腹痛，近 3 个月内平均发作至少 1 日 / 周，伴有以下 2 项或 2 项以上。

（1）与排便相关。

（2）伴有排便频率的改变。

（3）伴有粪便性状（外观）改变。

诊断前症状出现至少 6 个月，近 3 个月符合以上诊断标准。此外，以下症状支持诊断：①异常的排便频率，每周排便少于 3 次，或每日排便多于 3 次；②粪便性状异常：干球粪或硬粪，或糊状粪或稀水粪；③排便费力；④排便急迫感或排便不尽；⑤排黏液；⑥腹胀。

（二）诊断分型

根据患者粪便性状的不同，罗马Ⅳ诊断标准进一步将 IBS 分为 4 种亚型，① IBS 便秘型（IBS-C）：硬便或块状便排便比例≥ 25%，稀便（糊状便）或水样便排便比例＜ 25%；② IBS 腹泻型（IBS-D）：稀便（糊状便）或水样便排便比例≥ 25%，硬便或块状便排便比例＜ 25%；③ IBS 混合型（IBS-M）：硬便或块状便排便比例≥ 25%，稀便（糊状便）或水样便排便比例≥ 25%；④ IBS 未定型（IBS-U）：粪便的性状不符合上述的任一标准。

（三）鉴别诊断

IBS 需要与引起腹痛、腹泻和便秘等排便习惯改变的其他功能性肠病，以及胃肠道或全身性器质性疾病进行鉴别。

1. 功能性便秘（FC）和功能性腹泻（FDr）　其中 FC 以排便困难、排便次数少或排便不尽感为主要表现，而 FDr 以反复排稀便或者水样便为主要表现，二者较少伴有腹痛和（或）腹部不适症状。

2. 溃疡性结肠炎　常有腹泻、黏液脓血便、里急后重、发热等表现，可出现肠穿孔、肠梗阻等并发症，经 X 线钡剂灌肠或结肠镜检查后可鉴别。

3. 克罗恩病　有腹痛、腹泻、腹部肿块及发热贫血等表现，结肠镜下可见肠道黏膜呈鹅卵石样伴有裂隙状溃疡。

4. 乳糖酶缺乏症　严重腹泻，粪便中含大量泡沫，多因进食乳制品及牛奶引起，去除乳制品后症状缓解，如糖耐量试验提示患者缺乏乳糖酶。

5. 肠道肿瘤　小肠的良性肿瘤及结肠癌可出现类似肠功能紊乱的症状，结肠 CT 造影检查及结肠镜检查有助于鉴别。

6. 胃泌素瘤　胰腺非 B 细胞瘤分泌过量胃泌素，可刺激胃液大量分泌，引起反复发作的腹泻及消化性溃疡。

7.内分泌疾病　甲状腺功能亢进可出现腹泻，而甲状旁腺功能亢进可出现便秘，甲状腺及甲状旁腺功能检查可鉴别。

8.精神类疾病　大多数 IBS 患者存在胃肠外症状，如头痛、焦虑等，需与惊恐障碍、焦虑障碍等精神类疾病相鉴别。

六、治疗

目前 IBS 尚无特异性治疗药物，治疗主要是遵循个体化对症处理原则，消除患者顾虑，减轻或缓解症状，减少发作的频率及程度。针对每例 IBS 患者，均需要个体化分析其诱因、病因、病理生理改变、分型、心理因素等。

（一）一般治疗

取得患者的信任、理解与配合，建立良好的医患关系是有效、经济的治疗方法，也是 IBS 治疗的重要环节。应注意：①对患者进行医患教育，使患者真正了解和认知 IBS 的发病因素、病程特点，对患者进行支持，给患者以希望，树立面对疾病的信心；②嘱患者调整生活方式，注意休息、充足睡眠、减少烟酒摄入，鼓励患者加强锻炼，养成有规律的排便习惯；③嘱患者记录 14 天生活日记，包括症状、排便、饮食及用药等，确定哪些是症状的诱因，从而采取相应的调整。

（二）饮食治疗

积极调整生活方式有助于患者改善 IBS 的症状，饮食疗法的原则是以患者自己的体验为依据，避免或减少诱发 IBS 症状的食品。目前尚无特定的食谱及摄食规律适合于所有的患者。已有研究表明，可限制下列食物的食用：①辛辣食物、高脂/油腻食物和重香料的食物；②富含可发酵寡聚糖、二糖、单糖、多元醇等成分的食物；③膳食纤维可改善便秘但不利于腹泻。无麦麸饮食和低 FODMAP 饮食近年来被作为重要的或辅助治疗 IBS 的措施。研究显示，无麸质饮食显著改善了部分 IBS-D 患者症状，减少了排便次数，降低

了小肠的通透性；低 FODMAP 饮食通过减少体内发酵改善了 IBS 患者腹痛、腹胀等症状，但长期低 FODMAP 饮食治疗的效果及安全性有待进一步研究。

（三）药物治疗

主要选择对症治疗的药物（表 17-2）。

1.便秘症状的药物治疗

（1）容积性泻剂：纤维素和膨胀剂，腹胀明显者可酌情选用此类药物，常用药物包括欧车前、甲基纤维素和多羧钙等。

（2）轻泻药：一般主张使用作用温和的缓泻药以减少不良反应和药物依赖性，常用的为聚乙二醇（PEG）、乳果糖，应尽可能避免长期应用刺激性泻剂（如酚酞类及大黄、番泻叶等蒽醌类），这类泻剂有较强的刺激肠运动的作用，易引起或加重便前腹痛，且长期使用会导致结肠黑变病。

（3）促动力剂：普芦卡必利是 $5-HT_4$ 受体激动剂，对慢传输型便秘患者有治疗作用，具有选择性强、不良反应少及对肠道的促动力作用强的特点。

（4）促分泌剂：①鲁比前列酮（lubiprostone）是前列腺素 E1 的衍生物，可以选择性激活肠上皮 2 型氯通道（CIC-2），促进氯离子、钠离子和水分子转运至肠腔，目前美国已在临床应用。主要的不良反应为恶心、腹泻和腹痛，胃肠道梗阻患者和妊娠女性禁用。②利那洛肽（linaclotide）通过作用于肠上皮细胞鸟苷酸环化酶 C（GC-C）受体，提高细胞内 cGMP 的浓度，从而激活肠上皮细胞顶膜上氯通道 CFTR，促进氯离子分泌。目前利那洛肽被批准用于治疗成年 IBS-C 患者，主要的不良反应是腹泻。

（5）胆汁酸调节剂：研究发现，增加肠道内胆汁酸含量可有效改善 IBS-C 患者症状。当胆汁酸达到一定浓度时，会显著促进结肠分泌和加快结肠传输，改善粪便性状、增加排便频率。回肠胆汁酸转运体抑制剂（如 elobixibat）则可抑制回肠胆汁酸重吸收，增加结肠胆汁酸浓度，目前处于临床试验中。

表 17-2　主要选择对症治疗的药物

症状	药物类型		药物机制	药物名称
便秘	缓泻剂	容积性泻剂	吸附水分,增加粪便含水量和粪便容量	欧车前(3.5g,每日 1~3 次) 甲基纤维素(500mg,每日 1~3 次) 多羧钙(1.25g,每日 1~3 次)
		渗透性泻剂	不被肠道吸收,提高渗透性从而增加肠道内水分	聚乙二醇(10g,每日 1~2 次) 乳果糖(10g,每日 1~3 次)
		刺激性泻剂	刺激肠道分泌和蠕动	比沙可啶(5~10mg,每日 1 次) 番泻叶(15mg,每日 1 次)
		润滑性泻剂	局部滑润软化粪便	液状石蜡(5~10ml,每日 1~3 次) 多库酯(100mg,每日 1~3 次)
	促动力剂	5-HT₄激动剂	与肠肌间神经丛 5-HT₄ 受体结合,增加胆碱能神经递质的释放,促进肠道推进运动	普芦卡必利(1~2mg,每日 1 次)
	促分泌剂	ClC-2 激活剂	选择性激活肠上皮 2 型氯通道,通过增加氯离子分泌,进而驱动水分泌	鲁比前列酮(24μg,每日 2 次,与餐同服)
		GC-C 激动剂	作用于肠上皮细胞鸟苷酸环化酶 C 受体,提高细胞内 cGMP 的浓度,激活 CFTR 氯通道	利那洛肽(290μg,每日 1 次)
	胆汁酸调节剂	胆汁酸补充剂	促进结肠分泌和加快结肠传输	鹅脱氧胆酸(CDCA)
		回肠胆汁酸转运体抑制剂	抑制回肠胆汁酸重吸收,增加结肠胆汁酸浓度,进而促进肠道分泌和排便	elobixibat(Ⅲ期临床试验)
腹泻	吸附性止泻剂		主要吸附水分及致病菌	八面体蒙脱石(3g,每日 3 次)
	μ 阿片受体激动剂		可以减缓结肠传输,增加水和离子的吸收	洛哌丁胺(4mg,每日 1~2 次) 艾沙度林(100mg,每日 1 次)
	5-HT₃受体拮抗剂		使结肠松弛,减慢小肠转运,提高内脏感觉阈值	阿洛司琼(0.5mg,每日 2 次)
	抗生素		肠道不可吸收的广谱抗生素	利福昔明(550mg,每日 3 次)
	胆汁酸螯合剂		减少胆汁酸对肠道分泌和运动的促进作用	考来维仑(1.875mg,每日 2 次)
腹痛	解痉剂	抗胆碱药	抑制平滑肌收缩	东莨菪碱(0.2mg,每日 3~4 次)
		钙通道阻滞药	选择性消化道钙拮抗,抑制平滑肌收缩	匹维溴铵(50mg,每日 3 次) 奥替溴铵(40mg,每日 3 次)
		平滑肌松弛剂	直接作用于胃肠道平滑肌,松弛平滑肌	美贝维林(135mg,每日 3 次) 阿尔维林(60mg,每日 3 次)
		胃肠动力调节剂	对胃肠道平滑肌具有双向调节作用	曲美布汀(0.1~0.2g,每日 3 次)
	抗抑郁药	TCA	抗抑郁作用,降低内脏敏感性	阿米替林(10~150mg,睡前) 地昔帕明(10~150mg,睡前)
		SSRI	选择性抑制 5-HT 再摄取 抗抑郁作用,降低内脏敏感性	帕罗西汀(20~50mg,每日 1 次) 西酞普兰(20mg,每日 1 次) 氟西汀(10~40mg,每日 1 次)

2. 腹泻症状的药物治疗

(1)止泻剂:包括八面体蒙脱石、洛哌丁胺及艾沙度林等。洛哌丁胺属于外周 μ 阿片受体激动剂,可以减缓结肠传输,增加水和离子的吸收,从而改善粪便性状,减少了排便频率,但对腹痛症状缓解不明显。不良反应是便秘。艾沙度林是混合型 μ 阿片受体激动剂 /δ 阿片受体拮抗剂,对肠道蠕动的抑制作用较洛哌丁胺弱,美国已临床应用艾沙度林治疗 IBS-D。

(2)5-HT₃ 受体拮抗剂:可抑制胃肠动力,提高内脏感觉阈值,减慢小肠转运,缓解腹痛。常用药物有阿洛司琼,是一种高选择性 5-HT₃ 受体拮抗剂。但该药的不良反应是便秘及缺血性肠炎等严重的不良反应,因此限制了临床应用。

（3）抗生素：利福昔明是一种较少被肠道吸收的广谱抗生素，美国已批准利福昔明用于治疗非便秘型 IBS。研究发现，利福昔明能改善 IBS 患者的粪便硬度、腹胀、腹痛及整体症状。若患者存在肠道菌群紊乱引起的腹胀及肠道产气增多，则应用该药物可取得较好疗效。

3. 腹痛症状的药物治疗

（1）解痉剂：包括抗胆碱药、平滑肌松弛剂、钙通道阻滞药及胃肠动力调节剂。匹维溴铵和奥替溴铵是选择性钙通道阻滞剂，可以减少 IBS 患者平滑肌峰电位频率，从而减轻肠道痉挛性收缩，增强肠道通过时间，生理性蠕动对腹泻和便秘也有一定疗效。解痉剂可短期内缓解 IBS 患者腹痛的症状，但长期效果尚不明确。

（2）抗抑郁药：可以提高内脏感觉阈值，缓解腹痛。对于没有明显伴随精神和心理障碍表现的患者有效，合并明显精神心理障碍，联合应用抗抑郁药物相对于单纯对症治疗的效果更佳。常用的药物包括 TCA 和 SSRI。但目前仅有有限的资料对 SSRI 治疗 IBS 的有效性进行研究，结论存在争议。

4. 微生态治疗　肠道微生态制剂有助于调节肠道菌群紊乱、调节黏膜免疫功能、恢复黏膜屏障功能等，可能对 IBS 患者有益。研究发现，双歧杆菌和乳酸杆菌可以减少 IBS 患者腹痛、腹胀、排便异常等症状，且没有明显不良反应。但目前针对 IBS 不同亚型应该选取的益生菌种类、剂量和用药时间尚不明确。此外，已经有病例报道和小样本非对照的病例研究证实粪菌移植治疗 IBS。但是粪菌移植的疗效和安全性仍需进一步证实。

5. 心理行为治疗　包括认知 - 行为治疗、心理动力治疗、正念减压治疗、催眠治疗、生物反馈治疗、情绪意识训练等。认知 - 行为治疗可以识别和校正消极的扭曲的思维方式；正念减压训练有助于缓解 IBS 患者的肠道症状；催眠治疗通过语言暗示来改变患者感觉、感知和思想或行为；心理行为学治疗可用于难治性 IBS 患者的辅助治疗。

6. 其他治疗　目前，越来越多功能性胃肠病或 IBS 患者选择中药治疗和针灸疗法等补充替代治疗。一些小样本研究表明，中药和针灸对 IBS 有一定的疗效，但目前针对中药和针灸等补充替代疗法的临床研究缺乏或大多数研究质量很低，难以得出可靠的结论。

七、预后

IBS 病程长，反复发作，但预后一般较好。大多数患者的症状可在 1 年内消失。一项系统性回顾研究发现，5% ～ 30% 的患者 5 年后症状无改善，甚至加重，严重影响患者的生存质量。若患者存在严重心理障碍、病程长和有既往手术史等 IBS 的危险因素，预后不佳。

（陈翌东　朱良如）

第四节　功能性便秘

功能性便秘（FC）属于功能性肠病的一种，是慢性便秘的主要病因，主要表现为排便费力，排便次数减少，肠镜等检查无胃肠道器质性异常。病程至少 6 个月，且近 3 个月内有症状。

一、流行病学

慢性便秘的发生与多种因素相关，包括饮食、疲劳、精神状态等。新进研究证实，高脂饮食、女性吸烟、低体重指数、低文化者更易发生便秘。功能性便秘（FC）的诊断需要明确排除器质性疾病及代谢性等疾病。一项荟萃分析报道称，世界范围内，功能性便秘在儿童的发病率为 9.5%（95%CI 7.5 ～ 12.1），成人具有 14% 的患病率，而且女性更常见于男性（OR 2.22，95% CI 1.87 ～ 2.62），老年患者高于年轻人。我国的整群随机流行病学调查资料表明，符合罗马 II 诊断标准的成人慢性便秘的患病率为 3.6% ～ 12.9%；

老年人患病率高达 20.3% ～ 40.1%。患病率存在地区差异，还与流行病学样本选取、采用的便秘判断标准及调查方式等有关。

二、病因与发病机制

（一）病因

FC 的病因尚不完全清楚。新近的荟萃分析表明，女性、年龄增长、社会经济地位低是慢性便秘的主要危险因素。早期排便训练不佳、内分泌功能紊乱、不良的排便习惯、进食不规律、纤维素摄入不足、身体状况较差、遗传、应激和创伤、精神心理障碍等因素可能与 FC 的发病相关或者使其症状加重。

（二）发病机制

FC 的发病机制尚未完全明确，可能与下列因素有关。

1. 胃肠道动力异常

（1）胃和小肠动力异常：FC 患者存在小肠动力的异常，缺乏移行性复合运动（MMC）及动力参数的改变，此外 FC 患者胃排空速率低于正常对照组。

（2）结肠动力异常：FC 患者结肠动力传输时间延长，结肠集团运动是维持结肠动力最重要的形式，集团运动常见于餐后，由胃 - 结肠反射引起，研究发现，慢传输型 FC 患者空腹时结肠集团运动减少，餐后集团运动亦显著减少，导致结肠传输延缓，大便不能及时推送至直肠，致使粪便中水分被大量吸收，粪便干燥、坚硬。

（3）直肠动力异常：直肠的蠕动能力是克服肛门括约肌阻力将粪便退出直肠的根本动力，FC 患者也可存在直肠动力减弱、直肠感觉阈值显著增高，直肠最大耐受量增加，便意减弱。

2. 直肠肛管运动不协调　正常排便时耻骨直肠肌与肛门外括约肌松弛，若括约肌功能障碍，可能会导致排便困难。部分 FC 患者以排便障碍为主要表现，存在不协调排便（即试图排便时肛门括约肌或盆底肌不协调性收缩）或在试图排便时直肠推进力不足。

3. 肠神经系统的改变　结肠动力依靠平滑肌、肠神经系统和脑 - 肠轴功能共同调节。研究显示，部分严重慢传输型便秘患者的结肠标本，通过嗜银染色可发现肌间丛神经元数量减少，残余细胞体积变小、皱缩、轻度肿胀、染色不均匀，肠神经节细胞空泡变性，神经丝明显减少，甚至缺损。此外，患者乙状结肠或者全段结肠各层组织 Cajal 间质细胞密度比对照组明显减少。

4. 胃肠激素及神经递质改变　FC 患者兴奋性胃肠激素如胃动力素和促胃液素分泌减少，胃肠道平滑肌对肽能神经递质（如 P 物质、VIP）反应性下降、5-HT$_3$ 受体表达明显减少（环形肌层 5-HT$_3$ 受体水平与结肠传输时间呈正相关）、肌间神经丛抑制性神经递质一氧化氮增加。

三、临床表现

FC 患者主要表现为自发排便次数减少，是指每周排便少于 3 次、粪便干硬及排便费力，也可有排便时肛门直肠堵塞感、排便不尽感，甚至需要手法辅助排便。

（一）缺乏便意

缺乏便意是常见症状，提示直肠感觉功能减退，粪便长时间存留在直肠内，导致水分被过度吸收，粪便干硬。

（二）排便次数减少

排便次数减少、粪便干硬常提示结肠传输延缓所致；如排便费力突出、排便时肛门直肠堵塞感、排便不尽感、需要手法辅助则提示可能为排便障碍。自发性排便（spontaneous bowel movements, SBM）是指在不使用泻剂或手法辅助情况下的自主排便，SBM 可以体现患者肠道功能的真实情况。对长期服用泻剂或依赖开塞露、灌肠辅助排便的患者，可酌情建议停药后评估症状及其严重程度。粪便性状与全胃肠传输时间具有一定相关性，干硬粪便提示结肠传输时间延长。

（三）精神心理异常

FC 患者常伴睡眠障碍、紧张沮丧情绪，或表现为焦虑、惊恐、抑郁、强迫等。精神心理因素是引起或加重便秘的因素，影响治疗效果。

（四）体征

FC 患者体格检查多无明显腹部体征，部分患者可触及乙状结肠襻和盲肠襻，肠鸣音正常。若出现肠型、肠蠕动波和肠鸣音改变需要与机械性和假性肠梗阻相鉴别。直肠指检可触及直肠内多量干硬粪块，如肛诊时存在缩肛无力、力排时肛门括约肌不能松弛提示患者可能存在功能性排便障碍（FDD）。

FC 患者病程较长，可为间断性或持续性，与情绪、生活习惯改变、出差或季节等多种因素有关。对长期便秘患者，如排便习惯和粪便性状发生变化，需警惕发生器质性疾病的可能性。

四、辅助检查

在罗马Ⅳ诊断标准中，并没有要求 FC 患者必须经过辅助检查排除器质性疾病和结构形态学改变，但是在中国慢性便秘的诊治指南（2007 年和2013 年）的修订中，考虑到我国的实际情况，对年龄 > 40 岁的慢性便秘初诊患者，特别对伴有警报征象的患者需要辅助检查以明确排除器质性疾病。警报征象：便血、粪便隐血试验阳性、发热、贫血和乏力、消瘦、明显腹痛、腹部包块、血癌胚抗原浓度升高、有结直肠腺瘤史和结直肠肿瘤家族史等。

（一）实验室检查

对初诊或不能排除器质性疾病者，需完善血、尿、粪三大常规和血生化检查。并发痔疮等直肠肛管疾病时，粪便常规检查可有阳性发现。

（二）物理检查和辅助检查

1. 直肠指检　可获得肛门、直肠是否存在器质性病变的直观判断。直肠指检时，要了解患者肛门括约肌的紧张度，肛门括约肌紧张度降低可能是合并大便失禁的原因，紧张度过高会导致排便障碍。对存在肛门、直肠疼痛的患者，向后牵拉耻骨直肠肌出现触痛，提示可能为肛提肌综合征；直肠指检时嘱患者用力排便，如手指被夹紧，

提示患者可能存在不协调性排便。

2. 内镜　直肠镜、乙状结肠镜、结肠镜等内镜检查有助于评估患者肛门及直肠情况，对排除器质性病变有重要价值。所有年龄 ≥ 50 岁的患者应进行结肠镜筛查，有报警征象的患者应及时进行早期干预。

3. 胃肠传输实验　包括不透 X 线标记物法、核素法和氢呼气法。其中不透 X 线标记物法在临床应用最广泛，嘱患者连续 3 日服用不同形状的标记物，正常情况下经 72 小时绝大部分标记物可被排出，于第 4 日拍摄腹部平片，根据标记物在肠道的分布，计算不同肠段的通过时间；也可以一次顿服不透 X 线标记物，并于 48 小时、72 小时拍摄腹部平片，如 48 小时时 70% 的标记物在乙状结肠以上提示存在结肠慢传输，如 80% 的标记物存留于乙状结肠和直肠，则提示功能性排便障碍。

4. 肛门直肠测压　该项检查有助于评估肛门内、外括约肌的收缩功能和直肠的运动功能，检测肛门括约肌的收缩压和排便时的松弛压，主要评估患者是否存在功能性排便障碍。超声内镜检查可了解是否存在解剖结构变异或者括约肌功能异常。

5. 排便造影　通过向患者直肠注入对比剂，对患者"排便"时肛管直肠部位进行动、静态结合观察的检查方法。根据对比剂不同，分为钡液法和钡糊法。它能显示肛管直肠部位的功能性及器质性病变，对发现结肠出口型功能梗阻有较大帮助。

6. 盆底肌电图检查　用针电极、柱状膜电极或丝状电极分别描记耻骨直肠肌、外括约肌的肌电活动，用于了解盆底肌肉的功能状态及神经支配情况。盆底横纹肌在解剖、生理上均与躯体其他部位的横纹肌有所不同。其含 Ⅰ 型纤维（张力型纤维）较多，尤其是外括约肌与耻骨直肠肌。因其较小，故由其单根肌纤维及运动单位所产生的动作电位都比较小。这些肌肉平时总是处于持续张力收缩状态，产生一定的电活动，即使在睡眠时也是如此。排便时，肌肉松弛，电活动减少或消失。盆底肌电图检查对寻找盆底肌功能失常有重要价值。

7. 球囊逼出试验　被检查者左侧卧位，球囊

润滑后放入直肠，注入 50ml 温水，然后让检查者在坐便器上用力排除球囊，若不能在 1 分钟内排出球囊，则视为试验结果阳性，能排出则为阴性（阴性不能完全排除盆底肌收缩功能异常的可能性）。

五、诊断

（一）诊断标准

目前采用国际公认的罗马 IV 诊断标准。

1. 必须包括以下 2 项或 2 项以上

（1）1/4（25%）以上的排便费力感。

（2）1/4（25%）以上的排便为干球状粪或硬粪（Bristol 粪便性状量表中 1 型、2 型）。

（3）1/4（25%）以上的排便有不尽兴感。

（4）1/4（25%）以上的排便有肛门直肠梗阻 / 堵塞感。

（5）1/4（25%）以上的排便需要手法辅助（如用手指协助排便、盆底支持）。

（6）每周自发排便 < 3 次。

2. 在不用泻剂时很少出现稀便。

3. 不符合肠易激综合征的诊断标准。

当以研究为目的时，如患者符合阿片类药物引起的便秘的诊断标准，不应诊断为 FC，因为难以区分阿片类药物的不良反应和其他原因的便秘，但临床医师要注意 FC 和阿片类药物引起的便秘两者可重叠。

在诊断 FC 的同时，要重视对患者精神心理状态的了解，必要时行心理评估，分析心理异常和便秘的因果关系。常用的心理评估量表有 Zung 氏焦虑自评量表（SAS）、Zung 氏抑郁自评量表（SDS）、广泛性焦虑障碍量表（GAD-7）、PHQ-9 抑郁检测量表、汉密顿抑郁量表（HAMD）和汉密顿焦虑量表（HAMA）等。

（二）诊断分型

根据患者肠道动力和肛门直肠功能变化特点可将 FC 分为三型。

1. 慢传输型 结肠传输延缓，导致便次和便意均减少，粪便常干硬，用力排便有助于排出粪便。

2. 排便障碍型 即出口梗阻型，患者的直肠感觉阈值常增高，粪便刺激不易引起便意，主要表现为排便费力、排便不尽感、排便时肛门直肠堵塞感、需手法辅助排便等；若患者的临床表现符合 FC 的诊断标准且有提示其肛门直肠排便功能异常的客观证据，即可诊断为该型便秘。

3. 混合型 患者同时具备结肠传输延缓和肛门直肠排便障碍的特点。

六、鉴别诊断

（一）便秘型肠易激综合征

便秘型肠易激综合征（IBS-C）与 FC 同属功能性肠病，均表现为便秘，但 IBS-C 患者多有腹痛或腹部不适为主要表现，且腹痛或腹部不适受排便频率及粪便性状的影响。症状符合罗马 VI 诊断标准的 IBS 患者不再考虑 FC。

实际上，FC 和 IBS-C 可以发生转换，研究表明，FC 和 IBS-C 的患者中，各有 1/3 的患者在 1 年后诊断发生转换。因此，在临床实践中鉴别 FC 和 IBS-C 的意义不大，可根据患者最主要的不适症状选择治疗。

（二）阿片类药物引起的便秘

阿片类药物引起的肠道病特指阿片类药物作用于胃肠道和中枢神经系统所导致的一组疾病，其中最常见的是阿片类药物引起的便秘（opioid-induiced constipation，OIC）。在罗马 IV 诊断标准中强调：①在开始使用阿片类药物、改变剂型或增加剂量过程中新出现的或加重的便秘症状，且必须包括下列 2 项或 2 项以上：a. 1/4（25%）以上的排便感到费力；b. 1/4（25%）以上的排便为干球粪或硬粪（Bristol 粪便性状量表 1 型、2 型）；c. 1/4（25%）以上的排便有不尽感；d. 1/4（25%）以上的排便有肛门直肠梗阻 / 堵塞感；e. 1/4（25%）以上的排便需要手法辅助（如用手指协助排便、盆底支持）；f. 每周自发排便少于 3 次。②不用泻剂时很少出现稀粪。如患者符合 OIC 标准，就不诊断 FC，但要注意 FC 可与 OIC 重叠，或加重 OIC。结合典型的阿片类药物使用史，不难鉴别。

（三）炎症性肠病

炎症性肠病包括溃疡性结肠炎和克罗恩病，

多数患者表现为腹泻、脓血便、腹痛、发热等，但少数患者为便秘，容易误诊为 FC。粪便、血液常规检查及内镜检查可鉴别。

（四）功能性排便障碍

罗马Ⅲ诊断标准中，提出了功能性排便障碍（FDD）的概念，并将其归入功能性肛门直肠病中。功能性排便障碍是指试图排便时盆底肌矛盾收缩或不能充分松弛，或排便推进力不足，从而导致大便排出困难。功能性排便障碍分为排便不协调和排便推进力不足两个亚型。主要表现为排便费力、排便不尽感、排便时直肠肛门堵塞感、排便费时、需要手法辅助排便等。需要用胃肠传输试验和肛门直肠功能检查进行鉴别。

（五）慢性假性肠梗阻

主要表现为慢性或反复发作的恶心、呕吐，腹痛、腹胀。腹痛常位于上腹部或脐周，呈持续性或阵发性，常伴有不同程度的腹泻或便秘，有的腹泻和便秘交替出现，或有吞咽困难，尿潴留，膀胱排空不完全和反复尿道感染，体温调节功能障碍，瞳孔散大等。体格检查有腹胀，压痛，但无肌紧张，可闻及振水声，肠鸣音减弱或消失。影像学检查可见受累的食管、胃、小肠和结肠显著扩张、运行迟缓。

（六）先天性巨结肠

先天性巨结肠又称肠管无神经节细胞症，是由于直肠或结肠远端的肠管持续痉挛，粪便淤滞近端结肠，使该肠段肥厚、扩张。借助 CT 结肠重建或钡剂灌肠上典型的表现有助于鉴别诊断。

（七）结直肠肿瘤

结直肠肿瘤可因肿瘤阻塞肠道而表现为便秘、排便习惯改变、粪便变形、粪便隐血试验阳性及其他警报征象提示结直肠肿瘤的可能性，腹部常可扪及包块。直肠指检、内镜及病理活检可鉴别。

（八）肠结核

病变主要累及肠道的回盲部，可引起便秘等症状，多伴有其他系统的结核感染。结核菌素试验阳性，抗结核治疗有效，内镜及病理活检也可鉴别。

（九）其他

应注意与其他疾病引起的便秘相鉴别，如糖尿病、甲状腺功能减低及风湿免疫病等均可引起便秘，当原发病表现不明显时，易被忽略。

七、治疗

FC 的治疗应注重个体化的综合治疗，以缓解症状，恢复正常肠动力和排便生理功能为目的，帮助患者认识便秘的因素、建立正确的排便习惯，推荐合理的生活方式等，解除患者的心理负担，调整精神心理状态，必要时可给予心理行为学治疗；需长期应用通便药者要避免滥用泻剂。

（一）一般治疗

帮助患者建立良好的生活方式，注意休息、充足睡眠，强化排便生理教育，养成良好的排便习惯，增加膳食纤维及水分的摄入，使患者保持健康平稳的心理状态，进行适当的体育锻炼。

（二）药物治疗

FC 治疗药物的使用，应根据患者可能的病理生理机制及便秘症状的严重程度合理选择药效好、安全性高、药物依赖性低的药物，如明确患者为排便次数减少为主的慢传输型或是以排便费力为主的排便障碍型等。FC 患者主要通过药物治疗，有下列几类。

1. 轻泻药　主要包括容积性、渗透性、刺激性及润滑性泻药。一般主张使用作用温和的缓泻药以减少不良反应和药物依赖性，常用的为聚乙二醇（PEG）、乳果糖，应尽可能避免长期应用刺激性泻剂（如酚酞类及大黄、番泻叶等蒽醌类），这类泻剂有较强的刺激肠运动的作用，易引起或加重便前腹痛，且长期使用会导致结肠黑变病。

（1）容积性泻药：纤维素和膨胀剂，可增加粪便中水的含量和粪便体积，进而刺激肠道蠕动，主要用于轻度便秘，使用时应保证液体摄入充足。常用药物包括欧车前、甲基纤维素和多羧钙等。

（2）渗透性泻药：通过提高肠道内的渗透压增加肠道水分可用于轻、中度便秘。临床上常用的有聚乙二醇、不被吸收的糖类如乳果糖、盐类泻药如硫酸镁。聚乙二醇口服后不被肠道吸收代谢，不易造成水盐代谢紊乱，较少引起不良反应。乳果糖有助于促进肠道内有益菌群的生长，对维持肠道内正常菌群结构有一定价值。过量应用泻药可造成电解质紊乱，老年人、心功能不全、肾功能不全者应注意合理选用泻药并控制剂量。

（3）润滑性泻药：局部润滑并软化粪便从而进而促进粪便排出，常用药物包括开塞露、多库酯、液状石蜡等。

（4）刺激性泻药：刺激肠道分泌和蠕动，包括比沙可啶、酚酞、蒽醌类药物等。刺激性泻剂限于短期间断使用；开塞露、灌肠等是临时性通便措施，对长期卧床和终末期患者可作为主要治疗手段。

对轻度便秘、老年患者首选膳食纤维制剂或溶剂性泻剂，疗效温和，安全性好；从小剂量开始，逐渐增加剂量，避免严重腹泻等不良反应。对中重度便秘患者首选渗透性泻剂，根据患者症状严重程度给予足量；必要时可尝试聚乙二醇和乳果糖合用。对重度慢传输型 FC 患者应给予渗透性泻剂与促动力剂合用可提高疗效。孕产妇便秘患者首选膳食纤维制剂和乳果糖，哺乳期妇女可以服用聚乙二醇。

2. 促动力剂

（1）普芦卡必利（prucalopiide）：是一种高选择性、高亲和力的 5-HT$_4$ 受体激动剂，通过与肠肌间神经丛 5-HT$_4$ 受体结合，增加胆碱能神经递质的释放，从而刺激结肠产生高幅推进性收缩波。普芦卡必利主要不良反应有恶心、腹泻、腹痛和头痛等，但较轻微。普芦卡必利治疗特发性便秘和慢性便秘的循证资料较多，疗效肯定，对常规药物无效的、特别合并慢传输型便秘女性患者，可使用。

（2）西沙必利和莫沙必利：为非选择性 5-HT 受体激动剂，可通过刺激胃肠道肌间神经元促进胃肠平滑肌蠕动，亦可作用于胃肠器官壁内肌神经丛神经节后末梢，促进乙酰胆碱的释放并增强胆碱能神经元的功能。西沙必利导致患者更易

出现心肌缺血等不良反应，故目前较少应用于临床。有研究显示，部分患者经莫沙必利治疗后可出现腹痛、腹泻等不良反应，减少药物剂量或机体对药物适应后，药物的不良反应可逐渐减轻甚至消失。

3. 促分泌剂

（1）鲁比前列酮（lubiprostone）：一种二环脂肪酸类前列腺素 E1 衍生物，其机制是选择性激活肠上皮 2 型氯通道（CIC-2），促进氯离子、钠离子和水分子转运至肠腔，富含氯离子的肠液加速小肠和结肠的肠道传输功能。临床试验证实，该药可显著增加慢性便秘患者 SBM，对便秘的疗效呈剂量反应效应，常见不良反应有恶心、腹泻、腹胀、头痛和腹痛。

（2）利那洛肽（linaclotide）：是鸟苷酸环化酶激动剂，由 14 个氨基酸组成的多肽，可与肠上皮细胞的鸟苷酸环化酶 C 受体结合，通过提高肠上皮细胞内环磷酸鸟苷（cGMP）水平从而诱导氯离子和碳酸盐分泌进入肠腔，加速肠道传输，常见不良反应有腹泻、腹痛和腹胀等。

鲁比前列酮和利那洛肽从不同的机制促进肠道分泌，两药在国外均已通过严格的临床试验，可用于慢传输型便秘的治疗；此外，鲁比前列酮对吗啡引起的便秘有效。

4. 中医中药　许多中药和中成药对便秘有效，如扶正攻下、补气益肠丸、泻下通腑、要注意药物的不良反应及含有刺激性泻剂成分对肠道的不良作用。

5. 精神心理治疗　FC 患者与精神心理失调密切相关，患者精神心理障碍的严重程度与肠动力及排便功能异常程度呈正相关。对于合并明显焦虑、抑郁的便秘患者，可酌情选择抗抑郁焦虑药物，但应注意避免有便秘不良反应的药物。常用的药物包括 TCA 和 SSRI。可在心理科医师指导下采用认知行为治疗、催眠疗法、松弛疗法等对患者进行辅助治疗。

6. 生物反馈训练　是一种在行为疗法基础上发展的一种心理治疗技术，具有无痛苦、无创伤性，无药物不良反应、低复发率的优势。研究发现，生物反馈治疗对结肠传输延缓为主要表现的 FC 有一定的治疗作用。生物反馈治疗方式：①直肠压

力介导的生物反馈；②肌电图生物反馈；③球囊排出训练，可将医院治疗和家庭治疗结合，提高疗效。

7. 大肠水疗　国内有报道，利用大肠水疗机进行大肠水疗可协助患者及时排出粪便，彻底清除肠道内滞留的粪便，恢复肠黏膜的正常分泌功能。水疗液体中还可加入甲硝唑、庆大霉素等药物，有助于调节肠道合理的菌群结构。但长期水疗的安全性及疗效缺乏循证医学证据。

8. 其他治疗　研究发现，针灸与推拿按摩能治疗便秘。针灸能促进肠道运动，按摩推拿可促进胃肠蠕动，刺激迷走神经，促进局部血液循环等，改善便秘症状。针灸的治疗方法包括手针、电针、穴位注射、穴位埋入羊肠线等，选天枢穴、大肠俞穴、腹结穴等穴位。但以上疗效缺乏大样本、科学的临床设计进一步验证。

（三）手术治疗

极少数严重影响工作和生活的便秘患者，且经过至少 6 个月严格的非手术治疗无效时，可考虑手术切除结肠治疗。FC 患者的病因多样，结肠外科切除治疗术式亦多样，但术式选择上尚无标准的参考依据，手术有并发症和复发的风险，因此应全面检查评估结直肠解剖结构和功能并结合患者病因，严格掌握手术适应证、慎重选择手术方式。

八、预防

（一）树立正确的观点

很多人为每日排便是必需的观点所误导，应悉知正常人排便可有不规律的现象，不应因此而有心理负担。

（二）创造良好的生活模式

创造良好的生活模式包括饮食习惯、排便习惯、作息规律及加强运动等。增加膳食纤维的食用量可以使排便增加，在没有限制饮水的情况下每日饮水量应达到 1500 ～ 2000ml；排便习惯和对排便的认知与便秘密切关系，如厕条件、排便时不专注会影响排便，每天应该留出充足规律的

时间排便，晨起和晚餐后结肠运动活跃，适合训练和培养规律排便的习惯。

（陈翌东　朱良如）

参考文献

2020 年中国肠易激综合征专家共识意见 , 2020. 中华消化杂志 , 40(12): 803-818.

樊代明 , 2016. 整合医学 : 理论与实践 . 西安 : 世界图书出版公司 .

樊代明 , 2021. 整合医学 : 理论与实践 7. 西安 : 世界图书出版公司 .

中华医学会消化病学分会胃肠动力学组 , 中华医学会外科学分会结直肠肛门外科学组 , 2013. 中国慢性便秘诊治指南 (2013, 武汉). 胃肠病学 , 18(10): 605-612.

中华医学会消化病学会分会胃肠动力学组 , 2016. 中国功能性消化不良专家共识意见 (2015 年 , 上海). 中华消化杂志 , 36(4): 217-229.

Akinsiku O, Yamasaki T, Brunner S, et al, 2018. High resolution vs conventional esophageal manometry in the assessment of esophageal motor disorders in patients with non-cardiac chest pain. Neurogastroenterol Motil, 30: e13282.

Aziz I, Palsson OS, Törnblom H, et al, 2018. Epidemiology, clinical characteristics, and associations for symptom-based Rome IV functional dyspepsia in adults in the USA, Canada, and the UK: a cross-sectional population-based study. Lancet Gastroenterol Hepatol, 3(4): 252-262.

Chan AO, Hui WM, Lam KF, et al, 2007. Familial aggregation in constipated subjects in a tertiary referral center. Am J Gastroenterol, 102(1): 149-152.

Chen Y, Wang R, Hou B, et al, 2018. Regional brain activity during rest and gastric water load in subtypes of functional dyspepsia: A preliminary brain functional magnetic resonance imaging study. J Neurogastroenterol Motil, 24(2): 268-279.

Dionne J, Ford AC, Yuan Y, et al, 2018. A Systematic Review and Meta-Analysis Evaluating the Efficacy of a Gluten-Free Diet and a Low FODMAPs Diet in Treating Symptoms of Irritable Bowel Syndrome. Am J Gastroenterol, 113(9): 1290-1300.

Drossman DA, 2016. 罗马 IV: 功能性胃肠病 (中文翻译版), 第 2 卷 . 方秀才 , 侯晓华 , 译 . 北京 : 科学出版社 .

Drossman DA, Track J, Ford AC, et al, 2018. Neuromodulators for functional gastrointestinal disorders(disorders of gut-brain interaction): a Rome foundation working team report. Gastroenterology, 154: 1140-1171.

Enck P, Azpiroz F, Boeckxstaens G, et al, 2017. Functional dyspepsia. Nat Rev Dis Primers, 3: 17081.

Fass R, Shibli F, Tawil J, 2019. Diagnosis and Management of Functional Chest Pain in the Rome IV Era. J Neurogastroenterol Motil, 25(4): 487-498.

Fayet-Moore F, Cassettari T, Tuck K, et al, 2018. Dietary fibre intake in Australia. paper I: associations with demographic, socio-economic, and anthropometric factors. Nutrients, 10(5): 599.

Ford AC, Lacy BE, Harris LA, 2019. Effect of antidepressants and psychological therapies in irritable bowel syndrome: An updated systematic review and meta-analysis. Am J Gastroenterol, 114(1): 21-39.

Ford AC, Mahadeva S, Carbone MF, et al, 2020. Functional dyspepsia. Lancet, 396(10263): 1689-1702.

Ford AC, Marwaha A, Sood R, et al, 2015. Global prevalence of, and risk factors for, uninvestigated dyspepsia: A meta-analysis. Gut, 64(7): 1049-1057.

Ghoshal UC, Singh R, Chang FY, et al, 2011. Epidemiology of uninvestigated and functional dyspepsia in Asia: facts and fiction. J Neurogastroenterol Motil, 17(3): 235-244.

Gomez Cifuentes J, Lopez R, Thota PN, 2018. Factors predictive of gastro-esophageal reflux disease and esophageal motility disorders in patients with non-cardiac chest pain. Scand J Gastroenterol, 53: 643–649.

Halmos EP, Christophersen CT, Bird AR, 2015. Diets that differ in their FODMAP content alter the colonic luminal microenvironment. Gut, 64(1): 93-100.

Ianiro G, Eusebi LH, Black CJ, 2019. Systematic review with meta-analysis: efficacy of faecal microbiota transplantation for the treatment of irritable bowel syndrome. Aliment Pharmacol Ther, 50(3): 240-248.

Klem F, Wadhwa A, Prokop LJ, et al, 2017. Prevalence, Risk Factors, and Outcomes of Irritable Bowel Syndrome After Infectious Enteritis: A Systematic Review and Meta-analysis. Gastroenterology, 152(5): 1042-1054.

Koppen IJN, Vriesman MH, Saps M, et al, 2018. Prevalence of Functional Defecation Disorders in Children: A Systematic Review and Meta-Analysis. J Pediatr,198: 121-130.e6.

Liu P, Fan Y, Wei Y, et al, 2018. Altered structural and functional connectivity of the insula in functional dyspepsia. Neurogastroenterol Motil, 30(9): e13345.

Mayer EA, Gupta A, Kilpatrick LA, et al, 2015. Imaging brain mechanisms in chronic visceral pain. Pain, 156: S50–S63.

Osadchiy V, Martin CR, Mayer EA, 2019. The Gut-Brain Axis and the Microbiome: Mechanisms and Clinical Implications. Clin Gastroenterol Hepatol, 17(2): 322-332.

Pittayanon R, Yuan Y, Bollegala NP, et al, 2018. Prokinetics for functional dyspepsia. Cochrane Database Syst Rev, 10: CD009431.

Powell N, Walker MM, Talley NJ, 2017. The mucosal immune system: master regulator of bidirectional gut-brain communications. Nat Rev Gastroenterol Hepatol, 14(3): 143-159.

Sugano K, Tack J, Kuipers EJ, et al, 2015. Kyoto global consensus report on Helicobacter pylori gastritis. Gut, 64(9): 1353-1367.

Talley NJ, 2016. Functional dyspepsia: new insights into pathogenesis and therapy. Korean J Intern Med, 31(3): 444-456.

Vanheel H, Vicario M, Vanuytsel T, et al, 2014. Impaired duodenal mucosal integrity and low-grade inflammation in functional dyspepsia. Gut, 63(2): 262-271.

Waehrens R, Ohlsson H, Sundquist J, et al, 2015. Risk of irritable bowel syndrome in first-degree, second-degree and third-degree relatives of affected individuals: a nationwide family study in Sweden. Gut, 64(2): 215-221.

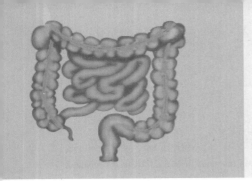

第18章　整合肠道病学展望

肠道是人体重要的消化器官，是消化道中最长的一段，也是功能最重要的一段。从人胚第4周时，中肠头端与前肠尾段首先形成一个"C"形袢，随着胃的转位，形成十二指肠，到中肠袢的旋转（始于第6周，止于第12周）形成肠道。肠道是一个开放的生态系统，是机体消化、吸收营养物质的主要场所，同时还具有内分泌、免疫调控、屏障保护等功能。本书从肠道的胚胎发育、生理病理，以及甲基化、乙酰化、泛素化、糖基化、磷酸化"五化"人体重要生化过程与肠道疾病的关系，纵向对肠道及相关疾病进行了详细剖析，同时从消化科、神经科、泌尿科、妇科、风湿免疫科、血液科、骨科等多学科分析与肠道疾病的密切关系，横向分析肠道相关疾病，对于肠道疾病进行了不同视角的深入分析。但是肠道作为人体重要器官，同时也有众多难题尚未破解，仍有以下重要问题，有待于今后更多学者和医务工作者共同努力，以资解决。

多脏器功能衰竭最早多出现于肠道，到了终末阶段，最难以恢复的是肠衰竭。心力衰竭可以通过体外循环维持全身组织器官的血液供应，肺衰竭可以通过体外膜肺氧合（extracorporeal membrane oxygenation，ECMO）对重症心肺功能衰竭患者提供持续的体外呼吸与循环，以维持患者生命。肝衰竭可以通过人工肝（artificial extracorporeal liver support）暂时或部分替代肝功能，从而协助治疗肝功能不全或相关疾病。肾衰竭可以通过血液透析、连续肾替代疗法（continuous renal replacement therapy，CRRT）加以解决。但是肠衰竭，尚无可以替代的方法。Carrico认为肠道是导致多器官功能障碍综合征（MODS）的始

动器官和靶器官，由于肠黏膜的损伤，肠腔中的细菌内毒素得以侵入体内，这种肠源性细菌移位又加重破坏肠黏膜屏障的完整性，大量细菌和内毒素经由门静脉和淋巴系统侵入体循环，造成肠源性感染和内毒素血症，并在一定条件下激发细胞因子和其他炎性介质的连锁反应，引起全身各器官的损害从而在体内形成恶性循环，这一循环在不可逆休克及MODS中均发挥了重要作用。如何更早地识别肠衰竭，挽救、逆转肠功能，特别是能否创建或研发"人工肠道"的技术，是今后发展的方向。

肠道不仅具有黏膜屏障、内分泌功能，同时还有代谢、免疫等重要功能，肠道相关淋巴组织（gut associated lymphoid tissues，GALT）包括肠壁内的黏膜上皮下的集合淋巴小结、孤立的淋巴小结和阑尾壁内淋巴滤泡群，诱导肠道免疫发生，同时黏膜上皮内及黏膜固有层的免疫组织，即肠道免疫系统的效应部位，包括黏膜上皮细胞、上皮内淋巴细胞和固有层的浆细胞，引发诸多免疫反应，引起肠道病变。肠道溃疡是消化领域具有挑战性的疾病，首先诊断和鉴别诊断就有较大难度，感染性肠炎（如细菌感染、病毒感染、真菌感染、菌群易位等）、免疫相关肠炎（如溃疡性结肠炎、克罗恩病、肠白塞综合征、系统性红斑狼疮引起的肠炎、动脉炎相关肠炎、淀粉样变性肠道累及等）、肿瘤相关肠道溃疡（如结肠癌、肠道淋巴瘤、肠道淋巴细胞增殖性疾病等）、血管源性相关肠道溃疡（如缺血性肠病、憩室炎、门脉高压性肠道损伤、特发性肠系膜静脉炎、内膜异位、隐源性多灶性溃疡性狭窄性小肠炎等）、药物相关肠炎（如NSAID相关肠炎、中药导致肠

道损伤、化疗药导致肠道损伤、免疫检查点化疗导致肠道损伤等）、基因突变相关肠道溃疡（如 *IL-10R*、*SLOCA1*、*MEF* 基因突变导致肠道溃疡）等，识别肠道相关疾病，需要对肠道免疫有更深刻的基础和临床研究，对于不同疾病的发生、发展的本质特征的了解，可以对其实现更早期识别、更精准化治疗，这是未来疑难肠病基础研究及临床探索的重要发展方向。

肠黏膜上皮的干细胞具有强大的自我更新和定向分化能力，成为再生医学和药学等领域研究的重点，而体外诱导培养拟胃肠道的方法成为不可或缺的研究技术。目前，主要利用诱导多能干细胞（iPS cell）、胚胎干细胞（ES cell）或成体干细胞，结合多种调控分子在体外诱导培养拟肠道，是肠道研究的重要途径之一。体外诱导培养的拟肠道在形态和功能上与在体肠道非常相似，对于探讨肠发育、肠道疾病的发生发展及新药的研发，甚至再生医学研究等具有非常重要的应用价值。肠道类器官的培养主要是指上皮细胞类器官，不含有成纤维细胞、免疫细胞、血管细胞等周围基质细胞，不能理想模拟肠道环境。目前类器官的三维培养主要依赖动物来源的基质胶，或基质胶的主要成分胶原蛋白，而动物来源的基质胶成分复杂，难以质控，存在外源病原的风险，均一性较差，生长存在边缘效应，研究开发人工合成的基质胶，同时能把血管内皮干细胞、成纤维干细胞、上皮干细胞等共培养，将能较大程度地模拟体内组织微环境，建立罕见病的体外模型、肠道三维打印、疑难肠病个体化药物和疗法的筛查、类器官体内移植、类器官在组织再生研究中的应用，是未来肠道基础和临床研究的重要方向之一。

肠道被誉为人类的第二大脑，人体胃肠道大量相互作用的细菌、古细菌、真菌、病毒和噬菌体共存，基数量高达 10^{14}，是人体细胞总和的 10 倍，个体中所有肠道微生物基因（即微生物组）的集合代表了一个遗传库，被看作是人体的"第二基因组"。肠道微生物组的复杂程度远高于人类基因组，与消化系统疾病、代谢相关疾病、神经系统疾病、免疫排斥、肿瘤、衰老等密切相关。"长生不老"是从远古时代就为人类不懈追求，

2021 年 11 月发表在 *Nature* 上的一篇研究论文揭示了肠道菌群手握"年轻密码"，通过日本百岁老人（年龄超过 100 岁）、年长者（85 ～ 89 岁）和较年轻的人（21 ～ 55 岁）的菌群分析，发现百岁老人的肠道微生物更丰富，且能通过新的生物合成途径产生独特的二级胆汁酸，特定的胆汁酸可以降低感染的风险，并维持肠道健康。肠道菌群的多样性很有可能就是百岁老人健康长寿的秘密所在。近期爱尔兰 Cork 大学的研究团队发表在 *Nature Aging* 的研究发现，移植年轻小鼠的肠道菌群给老年小鼠，能抵消小鼠大脑中与衰老相关的特定改变，老年小鼠身上与衰老相关的免疫系统在移植年轻小鼠菌群之后发生了逆转，获得年轻捐赠者粪菌移植的老年小鼠含有与年轻小鼠大脑相似的代谢物和基因调控模式，在关于学习、记忆和焦虑的认知测试中，年轻小鼠的粪菌移植也改善了老年小鼠的行为。人类对于肠道微生态的研究刚刚起步，正迈向一个新的台阶，大规模人群研究为解释不同地区、不同人群微生物组的时空多样性提供了前所未有的可能，为鉴别哪些微生物组特性可作为临床和流行病学诊断的生物标志物奠定基础。微生物组与人类健康和疾病的研究从关联研究上升到因果机制解析，正改写对慢性疾病和癌症发生发展的认识。对微生物组的认识从"影响人类健康和疾病"转变为"将人类微生物组视作一个人体器官"。例如，提出"肠 - 脑轴""肠 - 肝轴""肠 - 肺轴"等概念，聚焦肠道微生物与大脑、肝、肺等组织器官之间的信号通路和代谢物传递，解析相互作用机制等。

人工智能（artificial Intelligence，AI）与医学的整合越加深入，美国 MIT 麻省理工学院 2017 年成立的创业公司 Seed 就在征集粪便的照片，利用 AI 分析粪便从而预测肠道疾病。美国 Viome 公司将 AI 应用于复杂的肠道微生物数据，提供个性化饮食、营养和生活方式建议，以实现其帮助人类控制自己的健康。今年 ECCO 会议上也报道了基于卷积神经网络（CNN）——AI 方法的深度学习模型，模型能够自动检测和区分小肠黏膜溃疡和糜烂，准确率为 96.7%，敏感度为 91.7%，特异度为 97.8%，同时验证数据集的平均处理时间为

23秒（约101帧/秒）。我国也有学者利用AI技术应用在肠镜图片分析、解读、肠道准备量化及肠道细胞知识图谱的构建。与AI技术整合，除了在肠镜、影像学方面高效、准确地识别肠道糜烂、溃疡，同时基于大量临床数据、病例，构建疑难肠病整合诊治（MDT TO HIM）模型，将AI应用于肠道微生物、粪便等的分析中，预测肠道疾病、提供个性化饮食、营养和生活方式建议，最终预防和逆转肠道疾病。

英语中有一句俗语"My Gut Feeling"，肠道在人类健康中的重要作用已被认识并越发认识，但研究还不深入。勇于尝试多学科，多中心，整合医学的方法，通过AI大数据，攻克以上尚未解决的问题，最终实现肠道疾病的精准预测、个体化诊治、终末期肠道疾病可进行肠道替代治疗，预防和逆转肠道疾病，为医学进步乃至人类健康而共同努力。

（梁　洁）

参考文献

樊代明, 2016. 整合医学：理论与实践. 西安：世界图书出版公司.

樊代明, 2021. 整合医学：理论与实践 7. 西安：世界图书出版公司.

Almeida A, Linares V, Mora-Castaño G, et al, 2021. 3D printed systems for colon-specific delivery of camptothecin-loaded chitosan micelles. Eur J Pharm Biopharm, 167: 48-56.

Boehme M, Guzzetta KE, Bastiaanssen TFS, et al, 2021. Microbiota from young mice counteracts selective age-associated behavioral deficits. Nat Aging, (1): 666-676.

Carrico CJ, 1993. The elusive pathophysiology of the multiple organ failure syndrome. Ann Surg, 218(2): 109-110.

Feld L, Glick LR, Cifu AS, 2019. Diagnosis and management of crohn Disease. JAMA, 321(18): 1822-1823.

Gelissen H, de Grooth HJ, Smulders Y, et al, 2021. Effect of low-normal vs high-normal oxygenation targets on organ dysfunction in critically Ill patients: a randomized clinical trial. JAMA, 326(10): 940-948.

Sato Y, Atarashi K, Plichta DR, et al, 2021. Novel bile acid biosynthetic pathways are enriched in the microbiome of centenarians. Nature, 599(7885): 458-464.